Rotinas de Diagnóstico e Tratamento do
Diabetes
Mellitus

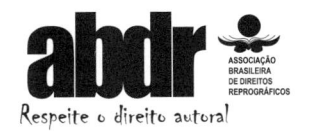

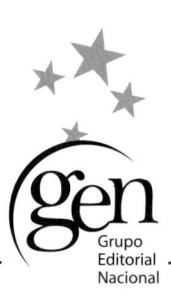

O GEN | Grupo Editorial Nacional reúne as editoras Guanabara Koogan, Santos, Roca, AC Farmacêutica, Forense, Método, LTC, E.P.U. e Forense Universitária, que publicam nas áreas científica, técnica e profissional.

Essas empresas, respeitadas no mercado editorial, construíram catálogos inigualáveis, com obras que têm sido decisivas na formação acadêmica e no aperfeiçoamento de várias gerações de profissionais e de estudantes de Administração, Direito, Enfermagem, Engenharia, Fisioterapia, Medicina, Odontologia, Educação Física e muitas outras ciências, tendo se tornado sinônimo de seriedade e respeito.

Nossa missão é prover o melhor conteúdo científico e distribuí-lo de maneira flexível e conveniente, a preços justos, gerando benefícios e servindo a autores, docentes, livreiros, funcionários, colaboradores e acionistas.

Nosso comportamento ético incondicional e nossa responsabilidade social e ambiental são reforçados pela natureza educacional de nossa atividade, sem comprometer o crescimento contínuo e a rentabilidade do grupo.

Adolpho Milech
José Egídio Paulo de Oliveira

Lenita Zajdenverg
Melanie Rodacki

Rotinas de Diagnóstico e Tratamento do
Diabetes *Mellitus*

gen | AC

Rotinas de Diagnóstico e Tratamento do Diabetes *Mellitus*
Copyright © 2014 by **AC FARMACÊUTICA**
Uma editora integrante do GEN |Grupo Editorial Nacional
Direitos exclusivos para a língua portuguesa

Travessa do Ouvidor, 11
Rio de Janeiro, RJ – CEP 20040-040

Dona Brígida, 701 - Vila Mariana
São Paulo, SP – CEP 04111-081

Direção executiva e comercial: Silvio Araujo | André Araujo
Contatos: acfarmaceutica@acfarmaceutica.com.br | www.acfarmaceutica.com.br
São Paulo: (11) 5080-0770 | Rio de Janeiro: (21) 3543-0770

Esta é uma publicação da

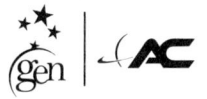

Editoração Eletrônica: DTPhoenix Editorial
Capa: Design Monnerat

CIP-BRASIL. CATALOGAÇÃO-NA-FONTE
SINDICATO NACIONAL DOS EDITORES DE LIVROS, RJ.

R757 Rotinas de diagnóstico e tratamento do Diabetes Mellitus / Adolpho
   Milech... [et al.] . – Rio de Janeiro: AC Farmacêutica, 2014.

   Inclui bibliografia

   1. Diabetes Mellitus 2. Diabetes – Tratamento. I. Milech, Adolpho.

          CDD: 616.462
12-9056   CDU: 616.379-008.64

Queridos Milech e Egídio, dedicamos este livro a vocês como agradecimento e reconhecimento à dedicação que sempre tiveram à nossa formação de médicas e professoras. O convívio e o exemplo de vocês foram e são essenciais para nós.

Lenita e Melanie

Organizadores

Adolpho Milech
Professor Associado da Faculdade de Medicina da Universidade Federal do Rio de Janeiro (UFRJ). Doutor em Medicina pela UFRJ – Setor Nutrologia. Presidente da Sociedade Brasileira de Diabetes (SBD) na gestão 1985-1987.

José Egídio Paulo de Oliveira
Professor Titular da Faculdade de Medicina da Universidade Federal do Rio de Janeiro (UFRJ). Chefe do Serviço de Diabetes e Nutrologia do Hospital Universitário Clementino Fraga Filho (HUCFF), da UFRJ. Presidente da Sociedade Brasileira de Diabetes (SBD) na gestão 2002-2003.

Lenita Zajdenverg
Coordenadora do Programa de Residência Médica em Endocrinologia e Metabologia da Universidade Federal do Rio de Janeiro (UFRJ). Professora Adjunta responsável pelo acompanhamento de gestantes com diabetes da Maternidade Escola da UFRJ. Doutora em Clínica Médica/Nutrologia pela UFRJ. Mestre em Endocrinologia pela UFRJ. Graduada em Medicina pela Universidade Federal Fluminense (UFF). Ex-presidente da Regional Rio de Janeiro da Sociedade Brasileira de Diabetes (SBD).

Melanie Rodacki
Professora Adjunta da Faculdade de Medicina da Universidade Federal do Rio de Janeiro (UFRJ). Mestre e Doutora em Clínica Médica (Nutrologia e Diabetes) pela UFRJ. Ex-fellow Joslin Diabetes Center – Harvard Medical School. Vice-presidente da Regional Rio de Janeiro da Sociedade Brasileira de Diabetes (SBD).

Colaboradores

Adriano Lacerda
Médico-residente em Clínica Médica e Endocrinologia no Hospital Universitário Clementino Fraga Filho (HUCFF), da Universidade Federal do Rio de Janeiro (UFRJ). Médico do Serviço de Endocrinologia do HUCFF. Mestrando em Endocrinologia pela UFRJ.

Alvimar Gonçalves Delgado
Professor Adjunto do Serviço e Disciplina de Nefrologia da Universidade Federal do Rio de Janeiro (UFRJ). Doutor em Medicina pela Faculdade de Medicina do Hospital Universitário Clementino Fraga Filho (HUCFF), da UFRJ.

Amanda Laudier
Médica pela Universidade Federal do Estado do Rio de Janeiro (UNIRIO). Mestranda em Endocrinologia pela Universidade Federal do Rio de Janeiro (UFRJ). Título de Endocrinologista pela Sociedade Brasileira de Endocrinologia e Metabologia (SBEM).

Ana Carolina Nader Vasconcelos Messias
Mestre em Medicina pela Universidade Federal do Rio de Janeiro (UFRJ), área de concentração em Nutrologia. Residência Médica em Endocrinologia Pediátrica e em Endocrinologia e Metabologia pelo Instituto Estadual de Diabetes e Endocrinologia Luiz Capriglione (IEDE). Residência Médica em Clínica Médica pela Santa Casa de Misericórdia do Rio de Janeiro.

Ana Lucia Silva de Almeida
Mestre em Enfermagem pela Universidade Federal do Estado do Rio de Janeiro (UNIRIO). Enfermeira líder da Comissão de Métodos Relacionados à Integridade da Pele, do Hospital Universitário Clementino Fraga Filho, da Universidade Federal

do Rio de Janeiro (COMEIP-HUCFF-UFRJ). Professora Supervisora da Faculdade Bezerra de Araújo (FABA).

Ana Paula Borges Santos de Lucena

Residente de Endocrinologia e Metabologia do Hospital Universitário Clementino Fraga Filho (HUCFF), da Universidade Federal do Rio de Janeiro (UFRJ).

Ana Paula Pires Lázaro

Residência Médica em Clínica Médica pela Universidade Estadual do Rio de Janeiro (UERJ). Residência Médica em Endocrinologia e Metabologia pela Universidade Federal do Rio de Janeiro (UFRJ). Mestranda em Saúde Pública pela Universidade Federal do Ceará (UFC).

Ana Paula Reis Velloso Siciliano

Médica Cardiologista do Instituto Nacional de Cardiologia (INC). Médica cardiologista ecocardiografista do Hospital Samaritano – Pro Echo. Mestrado e Doutorado em Cardiologia pela Universidade Federal do Rio de Janeiro (UFRJ).

Bianca Barone

Médica Endocrinologista do Instituto Estadual de Diabetes e Endocrinologia Luiz Capriglione (IEDE). Médica Endocrinologista na Secretaria Municipal de Saúde do Rio de Janeiro (SMS/RJ). Mestrado em Nutrologia pela Universidade Federal do Rio de Janeiro (UFRJ). Médica formada pela UFRJ. Especialista em Endocrinologia pela Sociedade Brasileira de Endocrinologia e Metabologia (SBEM). Especialista em Endocrinologia Pediátrica pela SBEM.

Claudia Lucia Barros de Castro

Médica do Hospital Universitário Clementino Fraga Filho (HUCFF), da Universidade Federal do Rio de Janeiro (UFRJ). Médica sócia da Clínica de Medicina do Exercício (Clinimex), Rio de Janeiro. Mestrado em Cardiologia pela UFRJ. Especialista em Medicina Desportiva pela Pontifícia Universidade Católica do Rio de Janeiro (PUC-Rio). Especialista em Cardiologia pela PUC-Rio. Médica formada pela Universidade Federal do Estado do Rio de Janeiro (UNIRIO). Diretora Científica do Departamento de Ergometria e Reabilitação da Sociedade de Cardiologia do Rio de Janeiro – gestão 2012-2013.

Claudia Regina Lopes Cardoso

Professora Associada do Departamento de Clínica Médica da Faculdade de Medicina da Universidade Federal do Rio de Janeiro (UFRJ).

Claudio Gil Soares de Araújo

Diretor médico da Clínica de Medicina do Exercício (Clinimex), Rio de Janeiro. Pós-Doutorado em Medicina do Exercício pela McMaster University, Canadá. Doutorado e Mestrado em Fisiologia pela Universidade Federal do Rio de Janeiro (UFRJ). Especialista em Cineantropometria pela Université de Sherbrooke, Canadá. Especialista em Medicina Desportiva pela UFRJ.

Daniel Bulzico

Médico do Serviço de Endocrinologia do Hospital Federal da Lagoa, Rio de Janeiro. Médico da Unidade de Endocrinologia, Seção de Clínica Médica, do Instituto Nacional de Câncer (INCA), Rio de Janeiro. Mestre em Clínica Médica pela Universidade Federal do Rio de Janeiro (UFRJ). Membro titular da Sociedade Brasileira de Endocrinologia e Metabologia (SBEM).

Daniel Luis Schueftan Gilban

Professor Assistente de Endocrinologia da Universidade do Grande Rio (Unigranrio). Endocrinologista Pediátrico do Hospital Federal de Bonsucesso, Rio de Janeiro.

Débora Araújo

Especialista em Endocrinologia e Metabologia pela Sociedade Brasileira de Endocrinologia e Metabologia (SBEM). Mestranda em Nutrologia pelo Hospital Universitário Clementino Fraga Filho (HUCFF), da Universidade Federal do Rio de Janeiro (UFRJ). Residência em Clínica Médica pelo HUCFF. Residência em Endocrinologia e Metabologia pelo Instituto Estadual de Diabetes e Endocrinologia Luiz Capriglione (IEDE), Rio de Janeiro. Médica Endocrinologista formada pela UFRJ.

Débora Lopes Souto

Doutoranda em Ciências Nutricionais pela Universidade Federal do Rio de Janeiro (UFRJ). Mestrado em Nutrição Humana pela UFRJ. Nutricionista formada pelo Centro Universitário Augusto Motta (UNISUAM), Rio de Janeiro.

Diana Madalena Choeri

Médica-residente em Endocrinologia na Universidade Federal do Rio de Janeiro (UFRJ). Residência Médica em Clínica Médica pela UFRJ. Médica formada pela Universidade Federal do Estado do Rio de Janeiro (UNIRIO).

Eduardo Dib

Doutor em Oftalmologia pela Universidade Federal de São Paulo (UNIFESP). Professor Substituto da Faculdade de Medicina da Universidade Federal do Rio de Janeiro

(UFRJ). Chefe do Setor de Retina e Vítreo do Hospital Universitário Clementino Fraga Filho (HUCFF), da Universidade Federal do Rio de Janeiro (UFRJ).

Eliane Lopes Rosado

Doutorado e Mestrado em Ciência e Tecnologia de Alimentos pela Universidade Federal de Viçosa (UFV). Nutricionista formada pela UFV.

Esther Pinto

Especialista em Fisiologia do Exercício e em Nutrição Esportiva pela Universidade Gama Filho (UGF). Formada em Educação Física pela UGF. Observership na Associação Protetora dos Diabéticos de Portugal (APDP) e no Diabetes Research Institute (DRI – University of Miami School of Medicine – Mercy Hospital). Cursos de Educação em Diabetes no Joslin Clinic (Boston – MA – Harvard Medical School), no Centro de Diabetes de Curitiba (CDC) e no Educando Educadores (SBD/IDF/ADJ). Especialista Clínica na Medtronic Brasil.

Fernanda Costa Chuva

Ex-residente do Serviço de Endocrinologia e Metabologia da Universidade Federal do Rio de Janeiro (UFRJ).

Fernanda Vaisman

Endocrinologista e pesquisadora do Instituto Nacional de Câncer (INCA), Rio de Janeiro. Doutora em Endocrinologia pela Universidade Federal do Rio de Janeiro (UFRJ).

Gil Fernando da Costa Mendes de Salles

Professor Titular de Clínica Médica da Faculdade de Medicina da Universidade Federal do Rio de Janeiro (UFRJ). Coordenador do Programa de Hipertensão Arterial do Hospital Universitário Clementino Fraga Filho (HUCFF). Pesquisador 1B do CNPq e Jovem Cientista do Estado do Rio de Janeiro pela Fundação de Amparo à Pesquisa do Estado do Rio de Janeiro (FAPERJ).

Gloria Maria Benamor Teixeira

Mestre em Clínica Médica pela Universidade Federal do Rio de Janeiro (UFRJ). Médica do Serviço de Clínica Médica do Hospital Universitário Clementino Fraga Filho (HUCFF), da UFRJ. Coordenadora do Programa de Residência em Clínica Médica da UFRJ–HUCFF.

Iara Atié

Médica do Serviço de Eletrofisiologia e Arritmias Cardíacas do Hospital Universitário Clementino Fraga Filho (HUCFF), da Universidade Federal do Rio de Janeiro (UFRJ) e do Instituto Estadual de Cardiologia Aloysio de Castro (IECAC). Doutora e Mestre em Cardiologia pela UFRJ. Professora de Cardiologia da UFRJ. Especialista em Cardiologia pela Sociedade Brasileira de Cardiologia (SBC). Especialista em Eletrofisiologia e Arritmias Cardíacas pela UFRJ.

Isabel Tavares

Médica Infectologista da Fundação Oswaldo Cruz (FIOCRUZ). Mestrado em Ciências de Saúde pela FIOCRUZ.

Jacqueline Brito Pontes

Residente de Endocrinologia e Metabologia do Hospital Universitário Clementino Fraga Filho (HUCFF), da Universidade Federal do Rio de Janeiro (UFRJ).

Jacob Atié

Chefe do Serviço de Arritmias Cardíacas do Hospital Universitário Clementino Fraga Filho (HUCFF), da Universidade Federal do Rio de Janeiro (UFRJ) e da Clínica São Vicente. Professor Adjunto de Cardiologia da UFRJ. PhD pela Universidade de Limburgo, Holanda.

Janaina Martins

Residência em Clínica Médica e em Endocrinologia no Hospital Universitário Clementino Fraga Filho (HUCFF), da Universidade Federal do Rio de Janeiro (UFRJ).

Joana Dantas

Especialista em Endocrinologia e Metabologia pela Sociedade Brasileira de Endocrinologia e Metabologia (SBEM). Mestre em Nutrologia pela Universidade Federal do Rio de Janeiro (UFRJ). Médica do Serviço de Nutrologia da UFRJ.

João Régis Ivar Carneiro

Coordenador Clínico do Núcleo de Tratamento Interdisciplinar da Obesidade Mórbida (NUTRIO), do Hospital Universitário Clementino Fraga Filho (HUCFF), da Universidade Federal do Rio de Janeiro (UFRJ). Professor Visitante da Disciplina de Diabetes da Universidade do Estado do Rio de Janeiro (UERJ). Pós-doutorado em Biologia Molecular e Celular pelo Instituto Oswaldo Cruz, da Fundação Oswaldo Cruz (FIOCRUZ). Doutor em Clínica Médica/Nutrologia pela UFRJ. Mestre em Endocrinologia e Metabologia pela UERJ. Presidente da Regional Rio de Janeiro da Sociedade Brasileira de Diabetes (SBD), gestão 2012-2013.

Jorge Eduardo S. Soares Pinto

Professor Adjunto da Faculdade de Ciências Médicas da Universidade do Estado do Rio de Janeiro (UERJ). Médico do Serviço de Nutrologia e Diabetes do Hospital

Universitário Clementino Fraga Filho (HUCFF), da Universidade Federal do Rio de Janeiro (UFRJ). Médico do Grupo de Transplante de Pâncreas do HUCFF. Doutor e Mestre em Medicina pela UFRJ.

Jorge Luiz Luescher

Chefe do Ambulatório de Diabetes do Instituto de Puericultura e Pediatria Martagão Gesteira, da Universidade Federal do Rio de Janeiro (UFRJ). Especialista em Endocrinologia Pediátrica.

Júlia Barros Vargas

Aluna de Medicina da Escola de Medicina e Cirurgia da Universidade Federal do Estado do Rio de Janeiro (UNIRIO).

Juliana Malheiros

Médica do Instituto Estadual de Hematologia Arthur de Siqueira Cavalcanti (HEMORIO). Residência Médica em Clínica Médica e em Endocrinologia pelo Hospital Universitário Clementino Fraga Filho (HUCFF), da Universidade Federal do Rio de Janeiro (UFRJ).

Karina Tabet Munoz

Aluna da Faculdade de Medicina da Universidade Federal do Rio de Janeiro (UFRJ).

Laercio Joel Franco

Professor Titular do Departamento de Medicina Social da Faculdade de Medicina de Ribeirão Preto, da Universidade de São Paulo (USP).

Leonardo Eksterman

Título de especialista pela Sociedade Brasileira de Endocrinologia e Metabologia (SBEM). Mestre em Endocrinologia pela Universidade Federal do Rio de Janeiro (UFRJ). Médico do Instituto Nacional de Infectologia da Fundação Oswaldo Cruz (FIOCRUZ).

Livia Daher Balarini

Residência Médica em Clínica Médica e Endocrinologia e Metabologia pelo Hospital Universitário Clementino Fraga Filho (HUCFF), da Universidade Federal do Rio de Janeiro (UFRJ). Mestranda em Endocrinologia e Metabologia pela UFRJ. Médica formada pela Universidade Severino Sombra (USS), Rio de Janeiro.

Márcia Soares da Mota e Silva Lopes

Doutorado em Ciências Biológicas pela Universidade Federal do Rio de Janeiro (UFRJ). Mestrado em Ciências Morfológicas pela UFRJ. Nutricionista formada pela UFRJ.

Márcio Garrison Dytz

Médico do Instituto Nacional de Câncer (INCA). Mestrando em Endocrinologia pela Universidade Federal do Rio de Janeiro (UFRJ).

Marco Antonio Lima

Neurologista do Instituto Nacional de Câncer (INCA). Pesquisador associado da Fundação Oswaldo Cruz (FIOCRUZ).

Marcus Miranda dos Santos Oliveira

Médico do Serviço de Nutrologia do Hospital Universitário Clementino Fraga Filho (HUCFF), da Universidade Federal do Rio de Janeiro (UFRJ). Mestre em Nutrologia pela UFRJ. Especialista em Endocrinologia e Metabologia pela Sociedade Brasileira de Endocrinologia e Metabologia (SBEM).

Marcus Vinicius Pinto

Diretor médico da Clínica de Eletrodiagnóstico Luiz Carlos Pinto. Residência Médica em Neurologia pelo Hospital Universitário Clementino Fraga Filho (HUCFF), da Universidade Federal do Rio de Janeiro (UFRJ). Neurologista.

Maria Claudia Peixoto Cenci

Doutora em Endocrinologia pela Universidade Federal do Rio de Janeiro (UFRJ).

Maria Heloisa Monteiro de Resende

Enfermeira Educadora em Diabetes, no Grupo de Diabetes do Hospital Universitário Clementino Fraga Filho (HUCFF), da Universidade Federal do Rio de Janeiro (UFRJ). Chefe de seção do ambulatório do HUCFF.

Maria Lucia Elias Pires

Coordenadora da Pós-Graduação *lato sensu* em Endocrinologia da Universidade Federal do Estado do Rio de Janeiro (UNIRIO). Professora Associada da Escola de Medicina e Cirurgia da UNIRIO. Doutora e Mestre em Clínica Médica/Nutrologia pela Universidade Federal do Rio de Janeiro (UFRJ). Especialista em Endocrinologia pela Pontifícia Universidade Católica do Rio de Janeiro (PUC-Rio).

Mariangelica Oliveira da Silva

Enfermeira Coordenadora do Programa de Educação em Diabetes do Hospital Universitário Clementino Fraga Filho (HUCFF), da Universidade Federal do Rio de Janeiro (UFRJ). Chefe de seção do Ambulatório de Diabetes do HUCFF. Educadora em Diabetes.

Mario Vaisman

Professor Titular de Endocrinologia da Universidade Federal do Rio de Janeiro (UFRJ).

Maurilo Leite Jr.

Professor Adjunto do Serviço e Disciplina de Nefrologia do Hospital Universitário Clementino Fraga Filho (HUCFF), da Universidade Federal do Rio de Janeiro (UFRJ). Doutor em Ciências Biológicas pela Faculdade de Medicina da UFRJ.

Mayara Peres Barbosa

Residente de Endocrinologia e Metabologia do Hospital Universitário Clementino Fraga Filho (HUCFF), da Universidade Federal do Rio de Janeiro (UFRJ).

Monick Cardoso

Ex-residente do Serviço de Endocrinologia e Metabologia pela Universidade Federal do Rio de Janeiro (UFRJ). Título de Especialista pela Sociedade Brasileira de Endocrinologia e Metabologia (SBEM).

Monique Alves da Silva

Residente de Endocrinologia e Metabologia do Hospital Universitário Clementino Fraga Filho (HUCFF), da Universidade Federal do Rio de Janeiro (UFRJ).

Natalie Leite

Médica do Hospital Universitário Clementino Fraga Filho (HUCFF), da Universidade Federal do Rio de Janeiro (UFRJ). Doutora e Mestre em Clínica Médica pela Faculdade de Medicina da UFRJ.

Octaviano Magalhães Junior

Professor Adjunto substituto da Escola Paulista de Medicina (EPM) da Universidade Federal de São Paulo (UNIFESP).

Olga de Castro Santos

Médica da Santa Casa da Misericórdia do Rio de Janeiro. Mestranda em Endocrinologia pela Universidade Federal do Rio de Janeiro (UFRJ).

Osvaldo J. M. Nascimento

Professor Titular de Neurologia da Universidade Federal Fluminense (UFF). Coordenador de Pesquisa e Pós-Graduação em Neurologia/Neurociências da UFF. Linha Principal de Pesquisa: Neuropatias Periféricas/Sistema Nervoso Autonômico. Neuropatias Diabéticas: Diagnóstico, Novos Métodos de Investigação, Tratamento.

Patrícia Borges

Ex-residente do Serviço de Endocrinologia e Metabologia pela Universidade Federal do Rio de Janeiro (UFRJ).

Paula Bruna Araujo

MD, Clinical *Fellowship* University of Toronto.

Renata Szundy Berardo

Endocrinologista Pediátrica do Hospital Federal dos Servidores do Estado do Rio de Janeiro. Médica do Ambulatório de Diabetes do Instituto de Puericultura e Pediatria Martagão Gesteira, da Universidade Federal do Rio de Janeiro (UFRJ).

Ricardo Andrade Oliveira

Especialista em Endocrinologia pela Universidade Federal do Rio de Janeiro (UFRJ) e Sociedade Brasileira de Endocrinologia e Metabologia (SBEM). Especialista em Clínica Médica pela Universidade Federal Fluminense (UFF).

Roberta Magalhães Tarantino Mamede

Coordenadora médica da Unidade de Internação do Hospital Norte D'or, Rio de Janeiro. Mestre em Nutrologia/Clínica Médica pela Universidade Federal do Rio de Janeiro (UFRJ). Residência Médica em Clínica Médica pela Universidade Estadual do Rio de Janeiro (UERJ). Residência Médica em Endocrinologia pela UFRJ. Médica formada pela UERJ.

Rodrigo Sá

Professor Auxiliar de Cardiologia da Universidade Federal do Rio de Janeiro (UFRJ), Macaé. Médico plantonista da Unidade Cardiointensiva da Clínica São Vicente da Gávea. Especialista em Cardiologia pela Sociedade Brasileira de Cardiologia (SBC).

Samara Pimentel de Souza

Residente de Endocrinologia e Metabologia do Hospital Universitário Clementino Fraga Filho (HUCFF), da Universidade Federal do Rio de Janeiro (UFRJ).

Tatiana Martins Benevenuto Louro Berbara
Residente de Endocrinologia e Metabologia no Hospital Universitário Clementino Fraga Filho (HUCFF), da Universidade Federal do Rio de Janeiro (UFRJ).

Vivian Kern
Especialista em Endocrinologia e Metabologia pela Sociedade Brasileira de Endocrinologia e Metabologia (SBEM). Mestranda do Serviço de Nutrologia da Universidade Federal do Rio de Janeiro (UFRJ). Médica Endocrinologista da Fundação Saúde do Rio de Janeiro.

Zely Pereira Dias
Enfermeira líder do Ambulatório do Hospital Universitário Clementino Fraga Filho (HUCFF), da Universidade Federal do Rio de Janeiro (UFRJ). Enfermeira Educadora em Diabetes no Grupo de Diabetes do HUCFF. Pós-graduada em Educação em Diabetes pela Universidade Paulista (UNIP). Especialista em Pé Diabético pela Secretaria Municipal de Saúde e Defesa Civil do Rio de Janeiro.

Prefácio

Atualmente, uma das grandes necessidades na Medicina é ensinar a avaliação e o tratamento do paciente diabético em alto nível, o que, infelizmente, não tem sido feito de maneira adequada no Brasil. Considerando a alta prevalência de diabetes em nossa população, bem como a gravidade das morbidades que acompanham essa doença, é necessário difundir na área médica e entre outros profissionais de saúde, como um paciente diabético deve ser diagnosticado e seguido, e qual o melhor tratamento individualizado para ele. Agora temos à disposição o livro *Rotinas de Diagnóstico e Tratamento do Diabetes Mellitus*, de autoria dos professores Adolpho Milech, José Egídio Paulo de Oliveira, Lenita Zajdenverg e Melanie Rodacki, que vem justamente preencher esta lacuna na literatura médica.

A obra consegue ser completa sem ser cansativa. Inicia-se com a história e as perspectivas futuras do diabetes, a classificação, o diagnóstico, a epidemiologia e a etiopatogenia tanto do DM1 quanto do DM2. Em seguida ao quadro clínico e aos exames importantes para o acompanhamento do paciente, há uma parte muito relevante sobre o tratamento, discutido em todos os seus aspectos, não medicamentosos e medicamentosos. Como todo bom livro de diabetes, este também aborda as complicações agudas e crônicas, além das morbidades associadas à doença. Finalmente, é importante destacar que aspectos práticos, mas esquecidos por muitos textos clássicos, são aqui explanados em detalhes, como o manejo per-operatório e o diabetes em situações especiais.

Gostaria, neste prefácio, de fazer uma homenagem especial aos autores. São profissionais de elevado nível científico, com reconhecimento nacional e internacional. Escrevem com erudição e experiência clínica adquiridas no dia a dia da academia e da prática profissional. Entretanto, como a Medicina não é só ciência e experiência prática, mas também uma arte que necessita de importante formação humanista, registro aqui o que pude observar do convívio de anos com esses autores. Posso assegurar que são profissionais éticos e de formação humanista, que colocam o paciente em primeiro lugar. Assim, eles conseguem juntar neste livro ética, ciência e didática, com o amor pela verdade científica e humana que caracteriza suas vidas profissionais. Tenho certeza de que os profissionais de saúde poderão aprender e se atualizar com um livro escrito por professores coerentes e nobres na arte de ensinar, prevenir doenças e tratar pacientes.

Mario Saad
Professor Titular da Disciplina de Semiologia e
Medicina Interna do Departamento de Clínica Médica
da Universidade Estadual de Campinas (UNICAMP).

Apresentação

Organizar e escrever um livro dedicado à educação médica na área clínica é um grande desafio. Como professores universitários, somos constantemente defrontados, por meio do convívio com nossos alunos desde a graduação até a pós-graduação, com a tarefa de manter esta comunicação adequada. Esperamos que o resultado da nossa prática seja a formação de profissionais de excelente padrão e, principalmente, capacitados para exercer o trabalho médico de maneira ética.

"Traduzir" adequadamente o conhecimento teórico para ser aplicado à prática clínica foi o nosso objetivo neste livro.

Ao trabalhar em um hospital de grande porte como é o Hospital Universitário Clementino Fraga Filho (HUCFF), da Universidade Federal do Rio de Janeiro (UFRJ), podemos acompanhar e testemunhar a capacidade de profissionais que atuam em áreas diversas e afins à diabetologia. Por isso, convidamos para valiosas colaborações profissionais com vasta experiência no ensino e na prática clínica para escreverem capítulos em suas respectivas áreas. Tivemos também a alegria de contar com a contribuição de alguns dos nossos alunos e ex-alunos de mestrado e residência médica, que, sob a nossa supervisão, escreveram, sem qualquer modéstia, brilhantemente.

Apresentamos nas páginas a seguir conceitos atualizados, com base em evidências da literatura, sobre os diversos assuntos que interessam àqueles que participam do tratamento do indivíduo com diabetes. Associada a informações conceituais, incluímos nossa experiência clínica diária, o que acreditamos ser um diferencial do livro.

Esperamos que os leitores desfrutem desta publicação, e que ela sirva para incrementar a qualidade da assistência aos indivíduos com diabetes em nosso país.

Adolpho Milech, José Egídio Paulo de Oliveira,
Lenita Zajdenverg e Melanie Rodacki

Sumário

1. Diabetes: passado, presente e futuro *1*
Adolpho Milech | José Egídio Paulo de Oliveira

2. Classificação do diabetes *mellitus* *11*
Joana Dantas | Roberta Magalhães Tarantino Mamede |
Juliana Malheiros

3. Diagnóstico do diabetes *mellitus* *36*
Marcus Miranda dos Santos Oliveira | Fernanda Costa Chuva

4. Um problema de saúde pública: epidemiologia *48*
Laercio Joel Franco

5. Etiopatogenia do diabetes *mellitus* tipo 1 *67*
Bianca Barone | Débora Araújo | Joana Dantas | Melanie Rodacki

6. Etiopatogenia do diabetes *mellitus* tipo 2 *84*
Adriano Lacerda | Samara Pimentel de Souza | Monique Alves da Silva |
Ana Paula Borges Santos de Lucena | Melanie Rodacki |
Adolpho Milech

7. Quadro clínico do diabetes *mellitus* *107*
Maria Claudia Peixoto Cenci | Adolpho Milech

8. Exames laboratoriais no acompanhamento do diabetes *mellitus* *125*
Amanda Laudier | Lenita Zajdenverg

9. Objetivos no tratamento do diabetes *mellitus* *140*
Ana Paula Pires Lázaro | Lenita Zajdenverg

10. Tratamento não medicamentoso do diabetes *mellitus* *162*
10.1 Plano educativo *163*
Mariangelica Oliveira da Silva | Zely Pereira Dias |
Maria Heloisa Monteiro dc Resende | Esther Pinto
10.2 Plano alimentar *194*
Débora Lopes Souto | Márcia Soares da Mota e Silva Lopes |
Eliane Lopes Rosado
10.3 Plano de exercícios físicos *217*
Claudia Lucia Barros de Castro | Claudio Gil Soares de Araújo |
Esther Pinto

11. Tratamento medicamentoso do diabetes *mellitus* *237*
11.1 Insulinas *238*
Márcio Garrison Dytz | Olga de Castro Santos | Lenita Zajdenverg
11.2 Outros medicamentos antidiabéticos *262*
Roberta Magalhães Tarantino Mamede | Tatiana Martins Benevenuto
Louro Berbara | Jacqueline Brito Pontes | Mayara Peres Barbosa |
Lenita Zajdenverg | Melanie Rodacki

12. Abordagem do paciente internado com diabetes *mellitus* *293*
12.1 Importância do controle glicêmico e objetivos *294*
Diana Madalena Choeri | Lenita Zajdenverg | Melanie Rodacki
12.2 Preparo cirúrgico e para exames *301*
Patrícia Borges | Claudia Regina Lopes Cardoso | Lenita Zajdenverg |
Melanie Rodacki
**12.3 Manejo clínico do diabetes *mellitus* como uma comorbidade
durante a internação hospitalar** *314*
Livia Daher Balarini | Lenita Zajdenverg | Melanie Rodacki

13. Complicações agudas no diabetes *mellitus* *327*
Bianca Barone | Lenita Zajdenverg

14. Complicações crônicas do diabetes *mellitus* *349*
14.1 Fisiopatologia *350*
Paula Bruna Araujo | Adolpho Milech

14.2 Resistência à insulina e disfunção endotelial   *369*
Maria Lucia Elias Pires | Júlia Barros Vargas

14.3 Nefropatia diabética   *386*
Alvimar Gonçalves Delgado | Maurilo Leite Jr.

14.4 Neuropatia diabética   *396*
Osvaldo J. M. Nascimento

14.5 Retinopatia diabética   *414*
Octaviano Magalhães Junior | Eduardo Dib

14.6 Doença cardiovascular   *443*
Rodrigo Sá | Iara Atié | Ana Paula Reis Velloso Siciliano | Jacob Atié

14.7 Pé diabético   *461*
Monick Cardoso | Janaina Martins | Ana Lucia Silva de Almeida

14.8 Doença cerebrovascular   *486*
Marcus Vinicius Pinto | Marco Antonio Lima

15. Comorbidades associadas ao diabetes *mellitus*   *500*

15.1 Dislipidemia   *501*
Lenita Zajdenverg | Vivian Kern

15.2 Obesidade   *522*
João Régis Ivar Carneiro | Ana Carolina Nader Vasconcelos Messias

15.3 Hipertensão arterial   *540*
Claudia Regina Lopes Cardoso | Gloria Maria Benamor Teixeira |
Gil Fernando da Costa Mendes de Salles

16. Diabetes em crianças   *552*
Renata Szundy Berardo | Jorge Luiz Luescher |
Daniel Luis Schueftan Gilban

17. Situações especiais associadas ao diabetes   *584*

17.1 Diabetes e gravidez   *585*
Daniel Bulzico | Lenita Zajdenverg

17.2 Diabetes *mellitus* no idoso   *603*
Ricardo Andrade Oliveira | Lenita Zajdenverg

17.3 Diabetes e fígado   *613*
Natalie Leite

**17.4 Transplante e diabetes: transplante de pâncreas no tratamento
do diabetes e diabetes pós-transplante**   *634*
Jorge Eduardo S. Soares Pinto

18. **Infecção no paciente diabético** *647*
    Fernanda Vaisman | Mario Vaisman | Melanie Rodacki

19. **Alterações na homeostase de glicose em pacientes com HIV/AIDS** *664*
    Leonardo Eksterman | Isabel Tavares

20. **Pré-diabetes: definição, consequências e abordagem** *684*
    Joana Dantas | Karina Tabet Munoz | Melanie Rodacki

Índice remissivo *701*

Rotinas de Diagnóstico e Tratamento do

Diabetes

Mellitus

Diabetes: passado, presente e futuro

Adolpho Milech
José Egídio Paulo de Oliveira

INTRODUÇÃO

O conhecimento do diabetes *mellitus* (DM) já data de vários séculos. O papiro egípcio Ebers, em 1500 a.C., descreve uma doença caracterizada pela passagem de grande quantidade de urina. No entanto, o grande marco foi a descrição de Arataeus da Capadócia, no século II, que denominou essa enfermidade de diabetes (correr por meio de sifão), com sua clássica descrição de que "a carne do corpo e dos membros se derretia e se convertia em urina".[1,2] Apesar de várias descrições na China, no Japão e na Índia de que em certas pessoas ocorria poliúria com a urina doce e espessa, coube a Willis, em 1675, a observação da condição semelhante – doce e mel –, estabelecendo o nome de diabetes *mellitus*.[3,4]

INSULINA: DESCOBERTAS E SEUS DESENVOLVIMENTOS

As ilhotas foram descobertas no século XIX por Brockman, mas só receberam o nome de ilhotas de Langerhans após sua descrição, em comunicação posterior por P. Langerhans, em 1869.[5] Minnkowski e Von Mering realizaram uma experiência em que a remoção do pâncreas causava diabetes em cães.[6] No final do século, Opie notou lesão nas células β nas ilhotas de pacientes que faleciam da enfermidade.[7]

Em 1921, o trabalho de 4 pesquisadores – Banting, Best, MacLeod e Collip – foi coroado com o isolamento da insulina por meio da sua extração do pâncreas, o que permitiu evitar a sentença de morte para várias pessoas com a doença. Leonard Thompson, Mary Elizabeth, Theodor Ryder, entre outros, em 12 de janeiro de 1922, foram os primeiros a se beneficiar dessa fantástica descoberta.[8]

Em 1950, foi desenvolvida uma insulina com tempo de ação mais prolongado do que a insulina regular, a insulina NPH (*Neutral Protamine Hagendorn*), caracterizada por ter pH neutro, pela presença da protamina para aumentar o seu tempo de ação e pelo nome do seu descobridor.[9]

A "família" lenta, na qual o tempo de ação da insulina regular era aumentado pela adição de excesso de zinco sem colocação de protamina, surgiu a seguir, pois se acreditava que a protamina fosse responsável pela alergia e pela lipodistrofia.[9]

Progressivamente, as insulinas foram sendo purificadas: pico único, monocomponente até a síntese de insulina humana, o que constituiu o primeiro medicamento a ser desenvolvido em grande escala pela engenharia genética.[9]

O progresso continuou com o desenvolvimento dos análogos de insulina, o que alterou o seu tempo de ação – lispro, aspart, glulisina, glargina e detemir,[10-15] e no momento estão em fase avançada de pesquisa as insulinas degludec e lispro ligada ao polietilenoglicol ("PEGlada"), ambas de ação ultraprolongada.[16]

ANTIDIABÉTICOS ORAIS

O campo dos hipoglicemiantes orais também se desenvolveu. A carbutamida foi a primeira sulfonilureia, utilizada em 1955, logo acompanhada de outras sulfonilureias da chamada 1ª geração – c1orpropamida, tolbutamida, acetoexamida e tolazamida. A 2ª geração foi composta de glibenclamida, glicazida, glipizida, gliquidona e glibornurida. Finalmente, a glimepirida representa a 3ª geração.[17,18]

No que tange às biguanidas, derivadas do primeiro produto que contém guanidina – a sintalina –, já tiveram seus períodos de inferno e de glória. Em 1977, foram praticamente proscritas do receituário nos EUA, devido ao relato de aumento de prevalência de acidose láctica com o uso da fenformina. Esse achado não se confirmou com o uso da metformina, que marcou o retorno triunfal das biguanidas ao receituário. A fenformina e a butilbiguanida deixaram de ser utilizadas.[19]

O uso dos hipoglicemiantes orais foi enriquecido com o aparecimento dos inibidores das α-glicosidades – acarbose, liberadores rápidos de insulina –, repaglinida e nateglinida e o grupo das tiazolidinedionas – representadas, no momento, apenas pela pioglitazona.[20-23]

Um grupo de drogas relacionadas com as incretinas – substâncias que promovem a secreção de insulina quando mediada pela glicose – vem assumindo importante papel no tratamento do diabetes, e pode ser dividido em 2 classes: os análogos do GLP1 exenatida e liraglutida – substâncias injetáveis que também diminuem o apetite e o peso corporal – e os inibidores DPP4, que prolongam a vida média do GLP1, liberada pelo intestino – vildagliptina, sitagliptina, saxagliptina e linagliptina.[24]

Drogas que atuam bloqueando a reabsorção renal de glicose por meio da inibição do cotransportador[2] de sódio e glicose (3GLT2), as glifozinas passaram a scr comercializadas no Brasil em 2014.

IMUNOLOGIA: AVANÇOS E EVOLUÇÃO

A imunologia, se ainda não impediu a eclosão de diabetes *mellitus* tipo 1 (DM1)em indivíduos predispostos, já trouxe um benefício a esses pacientes ao impedir a rejeição nos casos de transplante pancreático e de ilhotas, apesar de a sobrevida das ilhotas diminuir com o tempo. Uma intervenção imunológica foi desenvolvida em Ribeirão Preto/SP pelo grupo de Voltarelli. Pacientes acima de 18 anos de idade com DM1 recém-diagnosticados foram submetidos a ablação e posterior transplante de medula óssea. Desse modo, o sistema imunológico inato era preservado e o adquirido, destruído. Ocorreu, então, recuperação da secreção de insulina. Com o passar do tempo, houve recorrência do diabetes, porém ficou demonstrado que, se pudermos deter a reação imunológica, há a possibilidade de reversão do DM1.[25-28]

Tecnologia

Dentre os avanços tecnológicos, destacam-se os glicosímetros e a bomba de infusão, que trouxeram importante contribuição ao controle dos pacientes diabéticos. Com a aferição da glicemia em tempo real e a ligação ao sistema de infusão, alcançou-se a possibilidade de fazer-se a terapia de alça fechada ou "pâncreas artificial".[29]

Planejamento alimentar

Outra evolução importante de conceito diz respeito ao planejamento alimentar. Na era pré-insulina, a dieta era praticamente constituída de lipídios e proteínas, com baixíssima ingestão de glicídios. Progressivamente, a proporção de glicídios foi aumentada – de 40% até 55% do valor energético total da dieta – e, recentemente, para indivíduos com diabetes tipo 1, a American Diabetes Association (ADA) indica dieta adaptada ao paciente, com contagem de carboidratos e administração de quantidade de insulina de ação ultrarrápida, adequada para sua metabolização e manutenção da normoglicemia. Além disso, a quantidade de lipídios recomendada foi diminuída porque a doença cardiovascular é a principal causa da mortalidade entre os pacientes.[30-31]

Tipos de tratamento: objetivos e resultados

Ainda na década de 1980, uma preocupação continuava presente entre os médicos que estavam acostumados a acompanhar pacientes com diabetes, em paralelo às novidades no tratamento. As complicações crônicas da enfermidade permaneciam em prevalências elevadas. No início da década de 1990, foi publicado o primeiro grande estudo com pacientes portadores de DM1, em que o tratamento convencional foi comparado ao tratamento intensivo.[32]

No tratamento convencional, o objetivo foi evitar cetoacidose e sintomas do diabetes. Já no intensivo, o objetivo principal foi trazer os valores glicêmicos aos mais próximos possíveis da normalidade, com o auxílio de múltiplas injeções subcutâneas diárias de insulina ou por meio do uso de bombas de infusão contínua, em ambas as situações acompanhadas de automonitoração continuada da glicose sanguínea, com múltiplas avaliações da glicemia capilar pré e pós-refeições e a análise periódica da hemoglobina glicada.

Os resultados do Diabetes Control and Complications Trial (DCCT) foram animadores tanto nos pacientes recém-diagnosticados quanto no outro grupo com mais tempo de evolução da afecção com retinopatia e/ou nefropatia incipientes. Em comparação ao grupo submetido ao tratamento convencional, o grupo intensivo de prevenção primária (recém-diagnosticados) obteve redução da incidência de retinopatia em 76% dos casos. No grupo de prevenção secundária (com retinopatia na base do estudo), o tratamento intensivo reduziu a progressão da lesão em 54% dos casos e o desenvolvimento de retinopatia proliferativa em 47%. Nas 2 coortes combinadas, a terapia intensiva reduziu a ocorrência de microalbuminúria (excreção urinária de albumina > 30 mg/24 h) em 39%, de albuminúria (excreção urinária de albumina > 300 mg/24 h) em 54% e de neuropatia clínica em 60% dos casos. O principal efeito adverso foi a hipoglicemia grave associada à terapia intensiva. Com o DCCT, foi possível constatar que a insulinização intensiva apoiada na monitoração contínua da glicemia oferece condições para a normalização da glicemia na maior parte do dia, com espetacular redução na incidência e na velocidade de progressão das complicações vasculares, oculares, renais e neurológicas no paciente com DM1. Após o término do DCCT, os pacientes em tratamento convencional foram convidados a mudar para a terapia intensiva e todos foram enviados aos seus médicos de origem.

Quatro anos depois,[33] a média das hemoglobinas glicadas do grupo que originalmente estivera na terapia intensiva no DCCT foi de 7,9%, enquanto a média verificada no grupo que no DCCT pertencia à terapia convencional foi de 8,2%. A proporção de pacientes que teve piora da retinopatia, inclusive retinopatia proliferativa, edema macular e necessidade de terapia com *laser*, foi menor no grupo originário da terapia intensiva que no da terapia convencional (p < 0,001). A proporção de pacientes com aumento na excreção urinária de albumina também foi significativamente menor no grupo originário da terapia intensiva.

O Epidemiology of Diabetes Interventions and Complications (EDIC) concluiu que, após 4 anos, os pacientes que fizeram terapia intensiva foram protegidos na progressão da retinopatia e da neuropatia, apesar da elevação nos níveis glicêmicos. Alguns anos depois do DCCT, um grupo de pesquisadores japoneses resolveu reproduzir esse estudo em pacientes com diabetes *mellitus* do tipo 2 (DM2). Esse estudo ficou conhecido mundialmente como Kumamoto.[34] Ele mostrou que também o portador de DM2 pode ser beneficiado com o controle intensivo. O tratamento intensivo com múltiplas injeções de insulina/dia retardou o aparecimento e a progressão de retinopatia, nefropatia e neuropatia em pacientes japoneses com DM2. Outra revelação importante desse estudo foi a manutenção da hemoglobina glicada em valores planos, no curso dos 6 anos de acompanhamento dos pacientes com insulinoterapia. Algumas críticas surgiram com relação ao número de pacientes acompanhados (110 pessoas) e também devido ao uso de insulina no tipo 2 apenas.

ESTUDOS IMPORTANTES PARA O TRATAMENTO DO DIABETES TIPO 2

Um grande estudo – o United Kingdom Prospective Diabetes Study (UKPDS) –, realizado com pacientes com DM2, foi apresentado e publicado no final da década de 1990. Após 10 anos de acompanhamento, foi verificada uma diferença de 11% entre as médias de hemoglobina glicada entre os grupos convencional e intensivo. Essa diferença levou a uma redução favorável de 6% ao grupo intensivo em todas as causas de mortalidade, de 10% nas mortes relacionadas com o diabetes, de 12% em qualquer *end point* relacionado com o diabetes e de 25% nas complicações microvasculares, todas com significado estatístico. Houve uma queda de 16% na incidência de infarto do miocárdio favorável ao controle intensivo, mas sem significado estatístico. Em uma análise posterior, que incluiu todos os pacientes em tratamento (na análise anterior, eles foram separados em grupos por tipo de medicamentos para o estudo), verificou-se que, para queda de 1% na hemoglobina glicada, houve redução de 21% para qualquer *end point* relacionado com o diabetes; 21% para mortes relacionadas com o diabetes; 14% para infarto do miocárdio fatal e não fatal; 37% para complicações microvasculares; e 43% para amputação ou óbito por doença vascular periférica, todos estatisticamente significativos.[35,36]

O UKPDS mostrou ainda que a metformina foi a medicação que causou menor ganho ponderal e, entre todas aplicadas no estudo, foi a única que reduziu a mortalidade relacionada com o diabetes e outras causas entre os obesos com DM2.[37] A análise dos participantes do estudo, 10 anos após, demonstrou que o grupo do controle intensivo continuava a apresentar menor incidência das complicações micro e macrovasculares, como se o organismo tivesse uma "memória glicêmica", isto é, quanto melhor o controle no início do tratamento, os resultados a longo prazo também seriam melhores.[38] Diferentemente dos resultados do UKPDS, os estudos de tratamento intensivo em pacientes que já apresentavam doença cardiovascular (ACCORD, ADVANCE e VADT) não mostraram eficácia do controle intensivo da hiperglicemia para diminuir a incidência de eventos circulatórios.[39-41]

Mas, para considerar um paciente com DM2 controlado, é necessário que ele tenha o perfil de lipídios, a pressão arterial e o peso também controlados, juntamente com a glicemia. Hoje temos evidências, por meio dos estudos clínicos, dos benefícios do emprego de medicamentos específicos no controle dessas condições, quando as medidas higiênico-dietéticas falham nesse propósito.

O estudo Steno 2 demonstrou que o controle intensivo da glicemia, da pressão arterial, da dislipemia e o uso de aspirina levaram a diminuição na mortalidade, na retinopatia e na insuficiência renal quando comparado ao grupo controle.[42] Estudos de prevenção primária (AFCAPS/TexCAPS com a lovastatina) e secundária (CARE e LIPID com a pravastatina; 4S e 4S Extended com a sinvastatina) com o uso dos inibidores da HMGCoA redutase para redução de eventos cardiovasculares mostraram melhores resultados entre os pacientes com DM 2, quando comparados com os indivíduos não diabéticos.[43-47] Com o uso de fibratos, os resultados não foram significativos na prevenção primária (Helsinki Heart Study Genfibrozil), apesar da expressiva redução de 68% de eventos cardiovasculares no resultado final.[48] Já na prevenção secundária, os resultados foram significativos e, portanto, melhores (VA-HIT genfibrozil).[49] O controle da pressão arterial no UKPDS apresentou resultados mais expressivos que o próprio controle glicêmico na redução de complicações vasculares.[50] Nesse aspecto, é importante o controle da pressão tanto sistólica quanto diastólica.[51,52] Por outro lado, o indivíduo com DM2 sem complicações tem igual condição de apresentar infarto do miocárdio como o não diabético que já teve um evento prévio.[53] Logo, é importante o emprego de outras medidas, na tentativa da redução dos eventos cardiovasculares nessa população, como os agentes antiagregantes plaquetários. Existem evidências de que o seu uso em pacientes com alto risco, como no diabetes, leva a redução significativa de eventos cardiovasculares.[54,55] O controle da obesidade com as drogas existentes é pouco satisfatório em relação à perda e à manutenção do peso perdido a médio e longo prazos.[56] Porém, até mesmo pequenas perdas de 5% a 10% do peso podem trazer benefícios no controle da glicemia, dos lipídios e da pressão arterial.[57]

CONCLUSÃO

O DM2 hoje é reconhecido mundialmente como um grande problema de saúde pública. Mas temos atualmente evidência de que ele pode ser prevenido com modificações do estilo de vida ou, quando essas medidas não forem possíveis de serem implementadas, com o uso associado de medicamentos. O prolongamento do estudo Diabetes Prevention Program demonstrou a permanência de benefícios com a mudança de estilo de vida.[57-62]

A cirurgia bariátrica, destinada inicialmente para tratamento de pacientes com obesidade grau 3, revelou-se eficaz em promover remissão do diabetes, o que incentivou nos pesquisadores o estudo do papel do intestino no metabolismo glicídico.[63,64]

Os estudos sobre o papel dos genes no DM2 ainda são inconclusivos. Por outro lado, o papel da flora intestinal específica para cada pessoa tem sido objeto de estudo,[65] bem como o papel dos tecidos adiposos branco e marrom.[66,67] Finalmente, não se conseguiu ainda reverter as alterações epigenéticas que contribuem muito para a epidemia da doença.

Em novembro de 2012, 2 importantes artigos foram publicados. Banakh et al.[68] conseguiram demonstrar, em animais com modelo para DM1, a presença de células-tronco no pâncreas capazes de se diferenciar em células beta. Russell et al.[69] conseguiram desenvolver um sistema de alça fechada em que ocorrem simultaneamente a aferição da glicemia e a infusão de insulina ou glucagon, conforme o resultado dessa aferição, caracterizando um "pâncreas artificial".

Um longo caminho foi percorrido desde a descrição de Arataeus. No entanto, é necessário que essa estrada nos leve ao conhecimento da imunologia que permita evitar a eclosão do diabetes do tipo 1 e da biologia molecular, deslindar a patogenia do tipo 2 e a prevenção das complicações e, quem sabe, a cura dessa enfermidade.

REFERÊNCIAS BIBLIOGRÁFICAS

1. Krall LP, Levine R, Bamet D. The history of diabetes. In: Kahn CR, Weir OC, editors. Joslin's diabetes mellitus. 13th ed. Philadelphia: Lea and Febiger. 1994. p. 1-81.
2. Waldt HS. The history of diabetes mellitus. In: Engelhardt DV, editors. Diabetes, its medical and cultural hystory. Berlin: Springer Verlag. 1987.
3. Dobbson M. Experiments and observations on the urine in diabetes. In: Medical observations and inquiries. London: Society of Physicians in London; 1776. p. 298-316.
4. Willis T. Pharmaceutic rationalis sive diatriba de medicamentorum operationibus in humano corpore. London. 2:1674-5.

5. Langerhans P. Beitrage' Zur mikroskopichen Anatomie der Bauchpeichuldruse. Berlin: Med Diss; 1869.

6. Mering JV, Minkowski O. Diabetes Mellitus nach Pancreasexstirpation Zentralbe. Klin Med. 1889; 10: 393-4.

7. Cahill OF Jr. Current concepts of diabetes. In: Marble A, Krall LP, Bradley RF, Chrislieb AR editors. Joslin's diabetes mellitus. 12th ed. Philadelphia: Lea and Febiger. 1985. p. 1-11.

8. Banting FG, Best CH, Collip JB et al. Pancreatic extracts in the treatment of diabetes mellitus. Can Med Asso J. 1922; 12:141 6.

9. Marble A. Insulin treatment of diabetes mellitus. In: Marble A, Krall LP, Bradley R. editors. Joslin's diabetes mellitus. 12th ed. Philadelphia: Lea and Febiger; 1985. p. 380-405.

10. Holleman F, Hoekstra JB. Insulin lispro. N Engl J Med. 1992 Jul 17; 337 (3):176-83.

11. Homko C, Deluzio A, Jimenez C et al. Comparison of insulin aspart and lispro: Pharmacokinetic and metabolic effects. Diabetes Care. 2003 Jul; 26 (7):2027-3.

12. Heinemann L, Linkeschova R, Rave K et al. Time - action profile of the long-acting insulin analog insulin glargine (HOE 901) in comparison with those of NPH insulin and placebo. Diabetes Care. 2000; 23 (5):644-9.

13. Bolli OB, Owens DR. Insulin glargine. Lancet. 2000 Aug 5; 356 (9228):443-5.

14. Owens DR, Zinman B, Bolli OB. Insulin today and beyond. Lancet. 2001; Sept 1; 358 (9283):739-46.

15. Rave K, Nosek L, Heinemann L et al. Insulin detemir and NPH insulin comparison of pharmacokinetic and pharmacodynamic properties in Japanese and Caucasian volunteers. Diabetes. 2003; (1-A):453.

16. Wang F, Surh J, Kaur M. Insulin Degludec as an ultralong-acting basal insulin once a day. Diabetes Met Synd Obes. 2012; 5:191-204.

17. Loubatieres A. The hypoglycemic sulfonamides: History and development of the problem from 1942 to 1945. Ann NY Acad Sci. 1957; 71:2-11.

18. Lebovitz HE. Insulin secretagogues: Old and new. Diabetes Review. 1999; 7 (3):139-53.

19. Cusi K, De Fronzo RA. Metformin, a review of its metabolic effects. Diabetes Review. 1998; 6 (2):89-131.

20. Lebovitz HE. Alpha glucosidase inhibitors as agents in the treatment of diabetes. Diabetes Review. 1998; 6 (2):132-45.

21. Marbury T, Huang WC, Strange P et al. Repaglinide versus glyburide one year comparison trial. Diabetes Res Clin Pract. 1998; 43:155-66.

22. Saloranta C, Hershon K, Ball M et al. Efficacy and safety of nateglinide in type 2 diabetic patients with modest fasting hyperglycemia. J Clin Endocrinol Metab. 2002 Sep; 87 (9):4171-6.

23. King AB. A comparison in a clinical setting of the efficacy and side effects of three thiazoliidinediones. Diabetes Care. 2000; 23:557.

24. American Diabetes Association. Standards of medical care in diabetes 2012. Diabetes Care. 1992; 35:S11-S63.

25. Sutherland DER, Gillinghan, K, Moudry-Munns K. Results of pancreas transplantation in the United States for 1987-1990 from the United Network for Organ Sharing (UNOS). Registry with comparison to 1984-87 results. Clin Transplant. 1991; 5:330-41.

26. Kelly WD, Lillehei RC, Merkel FK et al. Allotransplantation of the pancreas and duodenum along with the kidney in diabetic nephropathy. Surgery. 1967; 61:827-37.

27. Shapiro AM, Lakey JR, Ryan EA et al. Islet transplantation in seven patients with type 1 diabetes mellitus using a glucocorticoid free immunosupressive regimen. N Engl J Med. 2000 Jul 27; 343 (4):230-8.

28. Voltarelli JC, Couri CE, Stracieri AB et al. Autologous nonmyelo ablative hematopoietic stem cells transplantation in newly diagnosed type 1 diabetes. JAMA. 2007; 297 (14):1568-76.

29. Bode SW, Steel RD, Davidson PC. Reduction in severe hypoglycemia with long-term continuous subcutaneous infusion in type 1 diabetes. Diabetes Care. 1996; 19:324-7.

30. American Diabetes Association. 1992-1993 Nutritional Recommendations and principles for individuals with diabetes mellitus. Diabetes Care. 1993; 16:22-9.

31. American Diabetes Association. Nutrition recommendations and principles for people with diabetes mellitus. Diabetes Care. 1999; 22 (1):542-2545.

32. The Diabetes Control and Complications Trial Research Group. The effect of intensive treatment of diabetes on the development and progression of long-term complications in Insulin Dependent Diabetes Mellitus. N Engl J Med. 1993; 329:977-86.

33. DCCT/EDIC Research Group. Retinopathy and nephropathy in patients with type 1 diabetes four years after a trial of intensive therapy. N Engl J Med. 2000; 342:381-9.

34. Ohkubo Y, Kishikawa H, Araki E et al. Intensive insulin therapy prevents the progression of diabetic micro-vascular complications in Japaneses patients with non-insulin-dependent diabetes mellitus: A randomized prospective 6-year study. Diabetes Res Clin Pract. 1995; 28:103-17.

35. UKPDS Study Group. Intensive blood-glucose control with sulphonilureas or insulin compared with con-ventional treatment and risk of complications in patients with type 2 diabetes (UKPDS 33). Lancet. 1998; 352:837-53.

36. Stratton IM, Adler AI, Neil HAW et al. UKPDS Group. Association of glycaemia with macrovascular and microvascular complications of type 2 diabetes (UKPDS-35): Prospective observational study. BMJ. 2000; 321:405-12.

37. UKPDS Study Group. Effect of intensive blood glucose control with metformin on complications in over-weight patients with type 2 diabetes (UKPDS 34). Lancet. 1998; 352:854-65.

38. Holman RR, Paul SK, Bethel M et al. 10 years follow-up of intensive control in type 2 diabetes. N Engl J Med. 2008; 359 (15):1577-89.

39. Gerstein HC, Miller ME, Genuth S et al. Accord Study Group, Long-term effects of intensive glucose lower-ing on cardiovascular outcomes. N Engl J Med. 2011; 364 (9):818-28.

40. Patel A, MacMahon S, Chalmers J et al. Advance Collaborative Group, N Engl J Med. 2008; 358 (24):2560-72.

41. Duckworth W, Abraira C, Moritz T et al. Glucose Control and vascular complications in veterans with type 2 diabetes. N Engl J Med. 2009; 360 (2):129-39.

42. Gaede P, Lund-Andersen H, Parving HH et al. Effect of a multifactorial intervention on mortality in type 2 diabetes. N Eng J Med. 2008; 358 (6):580-91.

43. Downs JR, Clearfield M, Weis S et al. Primary prevention of acute coronary events with lovastatin in men and women with average cholesterol levels: Results of AFCAPS/TexCAPS. JAMA. 1998; 279:1615-922.

44. Goldberg RB, Mellies MJ, Sacks FM et al. CV events and their reduction with pravastatin in diabetic and IGT myocardial infarction survivors with average cho esterol levels. CARE TRIAL. Circulation. 1998; 98:2513-9.

45. Pyorala K, Pedersen TR, Kjekshus J et al, 4S Group. Cholesterol lowering with sinvastatin improves prognosis of diabetic patients with CHD: Asub-group analysis of 4S. Diabetes Care. 1997; 20:614-20.

46. LIPID Study Group. Prevention of CV events and death with pravastatin in patients with CHD and a broad range of initial cholesterol levels. N Engl J Med. 1998; 339: 1349-57.

47. Haffner SM, Alexander CM, Cook TJ et al. for the 4S Survival Study Group. Reduced coronary events in sinvastatin-treated patients with coronary heart disease and diabetes or IGT levels: Subgroup analyses in 4S. Arch Int Med. 1999; 156:2661-7.

48. Koskinen P, Mänttäri M, Manninen V et al. CHD incidence in NIDDM patients in Helsinki Hearth Study. Diabetes Care. 1992; 15:820-5.

49. Rubins HB, Robins SJ, Collins D et al. Gemmfibrozil for secondary prevention of coronary heart disease in men with low levels of high density lipoprotein cholesterol. N Engl J Med. 1999; 341:410-8.

50. UKPDS. Tight blood pressure control and risk of macrovascular and microvascular complications in type 2 diabetes. BMJ. 1998; 317:703-13.

51. Thuomilehto J, Rastenyte D, Birkenhager WH et al. For the Systolic Hypertension in Europe Trial Investi-gators. Effects of calcium-channel blockade in older patients with diabetes and systolic hypertension. N Engl J Med. 1999; 340:677-84.

52. Hansson L, Zanchetti A, Carruthers SG et al. For the HOT Study Group. Effects of intensive blood-pressure lowering and low-dose aspirin in patients with hypertension: Principal results of Hypertension Optimal Treatment (HOT) randomized trial. Lancet. 1998; 351:1755-62.

53. Haffner SM, Lehto S, Ronnemaa T et al. Mortality from coronary heart disease in subjects with type 2 diabetes and in nondiabetic subjects with and without prior myocardial infarction. N Engl J Med. 1998; 339:229-34.

54. Harpaz D, Gottlieb S, Graf E et al. For the Israeli Bezafibrate Infarction Prevention Study Group. Effects of aspirin treatment on survival in NIDDM patients with CAD. Am J Med. 1998; 105:494-9.

55. Antithrombotic Trialists' Collaboration. Collaaborative meta-analysis randomised trials of antiplatelet thera-py for prevention of death, myocardial infarction, and stroke in high risk patients. BMJ. 2002; 324:71-86.

56. Glazer G. Long-term pharmacotherapy of obesity 2000. A review of efficacy and safety. Arch Inter Med. 2001; 161:1814-24.

57. Thuomilehto J, Lindstrom J, Eriksson JG et al. Prevention of diabetes mellitus by changes in lifestyle among subjects with impaired glucose tolerance. N Engl J Med. 2001; 344:1343-50.

58. Knowler WC, Barrett-Connor E, Fowler SE. et al. Reduction in the incidence of Type 2 Diabetes with life-style intervention or metformin. N Engl J Med. 2002; 346:393-403.

59. Buchanan TA, Xiang AH, Peters RK et al. Preservation of pancreatic cells function and prevention of type 2 diabetes by pharmacological treatment of insulin resistance in high-risk Hispanic women. Diabetes. 2002; 51:2796-803.

60. Chiasson JL, Josse RG, Gomis R, Hanefelde M, Laakso M. Acarbose for prevention of type 2 diabetes: The STOP-NIDDM randomized trial. Lancet. 2002; 359:2072-7.

61. Diabetes Prevention Program Research Group. Reduction in the incidence of type 2 diabetes with lifestyle intervention or metformin. N Engl J Med. 2002; 346:393-403.

62. Diabetes Prevention Program Research Group. 10 years follow-up of diabetes incidence and weight loss in the Diabetes Prevention Program Outcome Study. Lancet. 2009; 374:1677-86.

63. Sjôstrom L, Lindroos AK, Peltonem M et al. Swedish Obese Study Scientific Group. Lifestyle, diabetes, and cardiovascular risk factors 10 years after bariatric surgery. N Engl J Med. 2004; 351:2683-93.

64. Cohen RV, Pinheiro JC, Schiavon CA et al. Effects of gastric bypass surgery in patients with type 2 diabetes and only mild obesity. Diabetes Care. 2012; 35:1420-8.

65. Vrieze A, Holleman F, Zoetendal G et al. The environment within – how gut microbiota may influence metabolism and body composition. Diabetologia. 2010; 53 (4):606-13.

66. Jacene HA, Whal R. The importance of brown adipose tissue. New Engl J Med. 2009; 368 (4):417-8.

67. Cypess AM, Lehman S, Williams G et al. Identification and importance of brown adipose tissue in human adults. New Engl J Med. 2009; 360 (15):1509-17.

68. Banakh I, Gonez LJ, Sutherland RM, Naselli G, Harrison LC. Adult pancreas side population cells expand aftar B cell injury and are a source of insulin-secreting cells. Plos One. 2012 7(11)e48997.

69. Russell SJ, Firas HEK, Nathan DM, Magyar KL, Jiang J, Damiano ER. Blood glucose control in type 1 diabetes with a bihormonal bionic endocrine pancreas. Diabetes Care. 2012; 35:2148-55.

Classificação do diabetes *mellitus*

Joana Dantas
Roberta Magalhães Tarantino Mamede
Juliana Malheiros

INTRODUÇÃO

O diabetes *mellitus* (DM) é uma doença com elevada prevalência na população e com formas de apresentação muito distintas. Ao diagnóstico, os indivíduos podem se apresentar assintomáticos ou oligossintomáticos até ter um quadro clínico franco, característico da hiperglicemia, cursando com poliúria, polidipsia, perda ponderal, cetoacidose diabética ou coma hiperosmolar não cetótico.[1] Até 1979, classificávamos o diabetes de acordo com o tipo de tratamento: insulinodependente (IDDM) e não insulinodependente (NIDDM).[1,2] Desde então, a sua classificação é feita de acordo com a fisiopatologia da doença: insulinorresistência, autoimunidade, alterações mitocondriais, distúrbios de secreção de insulina decorrentes de alterações monogenéticas, entre outros, que serão discutidos separadamente a seguir.[2,3] Portanto, a importância da correta classificação é permitir a escolha do tratamento adequado, orientar o clínico quanto às possíveis comorbidades associadas a cada tipo de diabetes e orientar os familiares quanto ao tipo de herança genética.[2,3] Na maioria dos casos, anamnese adequada e um bom exame físico nos permitem classificar a maior parte dos pacientes; porém, em alguns, precisamos de certos exames complementares discutidos a seguir, além do acompanhamento da evolução da doença para a sua melhor definição. Na Tabela 2.1 descreve-se a classificação etiológica do diabetes.

DIABETES *MELLITUS* TIPO 1

O diabetes *mellitus* tipo 1 (DM1) é uma doença crônica causada pela destruição progressiva das células β pancreáticas, com consequente evolução para a deficiência na

Tabela 2.1 Classificação etiológica do diabetes *mellitus*

I. Diabetes tipo 1 (destruição de células β, deficiência absoluta de insulina)
   A. Imunomediado
   B. Idiopático
II. Diabetes tipo 2 (varia desde resistência insulínica com deficiência relativa de insulina a defeito na secreção de insulina predominantemente, com resistência insulínica)
III. Outros tipos específicos
   A. Defeitos genéticos da função da célula β
      1. Cromossomo 12, HNF-1α (MODY3)
      2. Cromossomo 7, glicoquinase (MODY2)
      3. Cromossomo 20, HNF-4α (MODY1)
      4. Cromossomo 13, *insulin promoter factor-1* (IPF-1; MODY4)
      5. Cromossomo 17, HNF-1β (MODY5)
      6. Cromossomo 2, NeuroD1 (MODY6)
      7. DNA mitocondrial
      8. Outros
   B. Defeitos genéticos na ação da insulina
      1. Resistência insulínica tipo A
      2. Leprechaunismo
      3. Síndrome de Robson-Mendenhall
      4. Diabetes lipoatrófico
      5. Outros
   C. Doenças do pâncreas exócrino
      1. Pancreatite
      2. Trauma/pancreatectomia
      3. Neoplasia
      4. Fibrose cística
      5. Hemocromatose
      6. Pancreatopatia fibrocalculosa
      7. Outros
   D. Endocrinopatias
      1. Acromegalia
      2. Síndrome de Cushing
      3. Glucagonoma
      4. Feocromocitoma
      5. Hipertireoidismo
      6. Somatostatinoma
      7. Aldosteronoma
      8. Outros
   E. Induzido por droga
      1. Vacor
      2. Pentamidina
      3. Ácido nicotínico

(continua)

(continuação)

    4. Glicocorticoide

    5. Hormônio tireoidiano

    6. Diazóxido

    7. Agonista β-adrenérgico

    8. Fenitoína

    9. γ-Interferon

    10. Outros

  F. Infecção

    1. Rubéola congênita

    2. Citomegalovírus

    3. Outros

  G. Formas incomuns de diabetes imunomediado

    1. *Stiff-man syndrome*

    2. Anticorpo antirreceptor de insulina

    3. Outros

  H. Outras síndromes genéticas associadas ao diabetes

    1. Síndrome de Down

    2. Síndrome de Klinefelter

    3. Síndrome de Turner

    4. Síndrome de Wolfram

    5. Ataxia de Friedreich

    6. Coreia de Huntington

    7. Síndrome de Laurence-Moon-Biedl

    8. Distrofia miotônica

    9. Porfiria

    10. Síndrome de Prader-Willi

    11. Outras

IV. Diabetes gestacional

---

produção de insulina e hiperglicemia. Pode ser subdividido em 2 subgrupos: tipo 1-A, mediado pela destruição autoimune da célula β, e tipo 1-B, também chamado de idiopático, muito menos frequente, com apresentação clínica semelhante ao tipo 1-A, mas sem componente autoimune identificado.[4,5] O DM1-B caracteriza-se por deficiência absoluta da secreção de insulina (avaliada por meio da dosagem do peptídeo C) e ausência de autoanticorpos pancreáticos. Compreende cerca de 5% dos pacientes classificados inicialmente como DM1 e é mais frequente em asiáticos e afrodescendentes.[6]

O DM1-A pode ser dividido de acordo com a herança genética: monogênica, mais rara, e poligênica. A forma monogenética está associada a duas doenças raras, a síndrome poliglandular autoimune do tipo 1 (SPA-1) e a síndrome Immune dysregulation, polyendocrinopathy, enteropathy, X-linked (IPEX), com mutação dos genes AIRE e FoxP3, respectivamente. Enquanto a primeira apresenta herança autossômica recessiva, a segunda tem herança ligada ao X.[6,7]

A SPA-1 também é conhecida como APECED (*polyendocrinopathy-candidiasis-ectodermal dystrophy*), e cursa com candidíase mucocutânea crônica, hipoparatireoidismo e insuficiência adrenal. A presença dos 3 componentes não é necessária para o diagnóstico e outras doenças autoimunes, como o DM1, podem ocorrer ao longo da vida. Em uma série de casos, 23% dos indivíduos apresentavam o diagnóstico de diabetes do tipo 1-A.[8] Tem prevalência variável de acordo com a região, mais frequente em áreas onde o casamento consanguíneo é mais comum, como na Sardenha (1:14.000) e entre os judeus iranianos (1:9.000). Nos Estados Unidos é muito rara e ocorre em 1:200.000 habitantes. Geralmente, a primeira manifestação da doença acontece antes dos 5 anos de idade, sendo caracterizada por candidíase oral, cutânea e vaginal. É seguida por hipoparatireoidismo, diagnosticado em torno dos 10 anos de idade. O diagnóstico da insuficiência adrenal ocorre em seguida, em geral aos 15 anos, podendo verificar-se até o início da vida adulta. A presença dos anticorpos anti-CYP21, característicos da síndrome poliglandular autoimune 2 (SPG-2), geralmente não ocorre na SPG-1. Nesse caso, são encontrados mais frequentemente os anticorpos anti-CYP 17 e anti-CYP11A1. As 3 doenças características da síndrome estão presentes em 40% dos indivíduos.[9-11]

A outra forma monogenética de DM1-A é conhecida como síndrome IPEX, muito rara, e ocorre por uma alteração das células T regulatórias. O diabetes pode preceder ou aparecer concomitantemente com a enteropatia autoimune, que cursa com diarreia aquosa significativa.[12] Os primeiros sintomas já parecem na fase neonatal. A dermatite, também característica da síndrome, costuma suceder esses sintomas e pode ser extensa. Outras doenças autoimunes, como hepatite, tireoidite e nefrite podem ocorrer ao longo da vida do indivíduo, mas, em geral, a letalidade é elevada e ocorre na primeira infância.[12] Há relatos de casos com a possibilidade de aumento da sobrevida com transplante de medula óssea.[13,14]

A forma poligênica do DM1-A é muito mais frequente. Ocorre em 15 a 30 milhões de pessoas na população mundial, que corresponde a 5% a 10% de todos os casos de diabetes. Nas últimas décadas, sua incidência tem apresentado aumento anual de 3% a 5%,[4,5] principalmente em países desenvolvidos e em crianças < 5 anos de idade.[4-6] Existe uma importante variação geográfica na incidência do DM1, sendo elevada na Finlândia e na Suécia (36,5 e 24,2 indivíduos por 100 mil habitantes, respectivamente) e baixa no México e no Paquistão. Em países como Brasil e Alemanha, a incidência de DM1 é intermediária (estimada em cerca de 7,6 casos novos a cada 100 mil habitantes).[15] Cerca de 50% a 60% desses pacientes têm < 18 anos de idade no momento do diagnóstico e a incidência diminui ao longo da vida adulta.[4,6] O DM1-A apresenta incidência semelhante em indivíduos do sexo masculino e feminino, com predomínio em caucasianos.[6]

Os genes mais importantes associados à forma poligênica do DM1-A (também denominada oligogênica) estão localizados dentro do complexo de histocompatibilidade (MHC), na região de classe II do sistema de HLA (*human leukocyte antigen* – antígeno leucocitário humano), no cromossomo 6p21.31. Estes são responsáveis por 45% da suscetibilidade genética em populações caucasianas.[16,17] Aproximadamente 95% dos pacientes apresentam HLA DR3-DQ2 ou HLA DR4-DQ8, e 60% são heterozigotos HLA DR3-DQ2/DR4-DQ8, sendo este o genótipo de maior risco de desenvolvimento da doença.[18] Outros alelos são associados à proteção para o desenvolvimento do DM1-A, como HLA-DR2, e essa proteção parece ter um efeito dominante em relação aos HLA de risco para o desenvolvimento do diabetes autoimune.[16,18] Outros genes localizados fora do MHC também foram estudados nos últimos anos e estão associados ao desenvolvimento do DM1-A, entre estes o mais importante é o polimorfismo do gene da insulina, seguido pelo PTPN22. Outros polimorfismos também foram associados: CTLA-4, IL-3, IL-4, entre outros.[18,19]

A avaliação da função secretória das células β também pode auxiliar na classificação de um indivíduo como DM1-A, uma vez que, no momento do diagnóstico, destruição significativa das células β das ilhotas pancreáticas já terá ocorrido, com redução da secreção de insulina. Devemos avaliar a função residual pancreática por meio da dosagem do peptídeo C (PC), pois a dosagem da insulina tem algumas limitações importantes: 40% a 60% sofrem efeito da primeira passagem pelo fígado, o seu *clearance* periférico varia de acordo com as condições metabólicas, não é possível diferenciar a insulina endógena da exógena e alguns *kits* disponíveis não conseguem diferenciar a pró-insulina da insulina, além da possibilidade de haver interferência dos anticorpos anti-insulina na análise.[20,21] A dosagem do PC pode ser basal ou sob estímulo da glicose, refeição padrão ou do glucagon.[21,22] Atualmente, o estímulo com uma refeição padrão é a técnica considerada ideal, superior à avaliação basal e ao estímulo com glucagon. Este, apesar de prático, pode causar náuseas transitórias, o que limita o seu uso na prática clínica.[21,22]

Em geral, pacientes com longa duração do DM1 apresentarão PC indetectável ou com baixos títulos. De forma oposta, nos primeiros anos do diabetes, essa dosagem pode ser variável.[7-10] Estudos recentes têm demonstrado a presença de função residual das células β, uma proporção significativa de indivíduos com DM1-A superior à descrita em estudos iniciais, tanto ao diagnóstico quanto após vários anos de doença.[20,23] Porém, níveis de PC dentro da normalidade (>1,5 ng/dL) em pacientes com DM1 de longa duração de doença não são a regra, portanto outros diagnósticos diferenciais devem ser considerados. Por outro lado, pacientes com diabetes *mellitus* tipo 2 (DM2) de longa duração apresentam níveis baixos de PC pois há perda de função secretória ao longo do curso da doença.

Os autoanticorpos pancreáticos são marcadores da destruição autoimune das células β, e a sua dosagem é uma ferramenta útil para a confirmação do DM1-A, podendo ser solicitado quando há dúvida desse diagnóstico. O anticorpo anti-ilhotas pancreáticas – ICA (*cytoplasmatic islet cell antibody*) foi o primeiro a ser identificado, porém é uma técnica de difícil reprodutibilidade.[24] Posteriormente, outros 4 autoantígenos pancreáticos foram identificados, e testes para a detecção dos anticorpos contra esses antígenos foram validados internacionalmente: anti-insulina, antidescarboxilase do ácido glutâmico (anti-GAD), antitirosina fosfatase (anti-IA2) e antitransportador de zinco (ZnT8).[20,25,26] É importante lembrar que, logo após o início da insulinoterapia (em 5 a 7 dias), a maior parte dos pacientes desenvolve anticorpos contra a insulina exógena, o que pode interferir no teste do anticorpo anti-insulina (AAI).[27,28]

Esses anticorpos podem preceder o aparecimento da doença clínica em meses ou até anos.[24,29] Evolutivamente, o primeiro autoanticorpo a ser detectado na maioria dos indivíduos com risco para DM1-A é o AAI, sendo seguido por anti-GAD, anti-IA-2, anti-IA2β.[29-32] Nesse contexto, anti-ZnT8 surge mais tardiamente, e raramente precede outros autoanticorpos contra ilhota. Todavia, ele pode surgir concomitante aos demais marcadores.[33,34] Ao diagnóstico, 90% das crianças apresentam um ou mais anticorpos pancreáticos positivos.[3] A persistência desses anticorpos na fase pré-clínica até o diagnóstico de diabetes é variável, com flutuações de seus títulos.[27] Portanto, os pacientes tanto na fase pré-clínica quanto clínica (após o diagnóstico) podem apresentar esses anticorpos negativos em algum momento, sendo indicada mais de uma dosagem.[3]

A maioria dos autoanticorpos associados ao DM1 apresenta declínio da positividade após o diagnóstico da doença, porém anti-GAD pode permanecer positivo durante muitos anos após o diagnóstico.[3,35] Anti-ZnT8 também pode permanecer positivo após o diagnóstico por longos períodos.[33]

Em geral, os pacientes com DM1-A têm índice de massa corporal (IMC) normal ao diagnóstico ou baixo, devido ao estado de lipólise causado pela insulinopenia. A presença de outras doenças autoimunes na família ou no próprio indivíduo corrobora o diagnóstico de DM1-A.[6] Indivíduos com IMC elevado não devem ter o diagnóstico de DM1-A excluído, já que também podem apresentar autoimunidade pancreática e necessidade de insulinoterapia desde o diagnóstico. Com o aumento da obesidade mundial, crianças e adolescentes estão fazendo o diagnóstico de diabetes autoimune com IMC mais elevado que em décadas passadas; portanto, a sua presença não deve afastar a possibilidade do diabetes autoimune.[36]

Cetoacidose diabética (CAD) é uma emergência endócrina tida como característica dos pacientes com DM1. Ocorre ao diagnóstico com frequência variável em diversas populações. Na população brasileira, um estudo recente encontrou frequência de 42,3%, com redução progressiva a partir do ano 2000.[37] Crianças apresentam maior frequência de CAD ao diagnóstico, e ocorre em até 65% dos pacientes. Adultos podem ter essa apresentação clínica inicial em até 30% dos casos.[38] A CAD não é específica dos pacientes com DM1-A, podendo ocorrer em casos específicos de pacientes com DM2 com tendência à cetose, como será discutido a seguir. Esses indivíduos têm um fenótipo de DM2 com obesidade e sinais clínicos de resistência insulínica, mas não apresentam autoimunidade pancreática. Após o início do tratamento, evoluem com redução e até suspensão da insulinoterapia e podem manter o controle glicêmico adequado por um longo período apenas com medicação oral e mudança do estilo de vida.[34] Portanto, em alguns casos será necessário acompanhamento para a classificação correta do diabetes.

LATENT AUTOIMMUNE DIABETES OF ADULTS

Um grupo de indivíduos com diabetes apresenta inicialmente fenótipo de DM2, mas com presença dos autoanticorpos pancreáticos, o que sugere fisiopatologia mais semelhante ao DM1 do que ao DM2.[2,3] Zimmet sugeriu essa nomenclatura, *latent autoimmune diabetes of adults* (LADA), em 1995, a partir das observações de que muitos pacientes com o diagnóstico de DM2 evoluíam para insulinoterapia mais precocemente e tinham anticorpos contra as células β positivo.[41] Cerca de 11% a 12% dos pacientes definidos como DM2 têm anti-GAD (+) e evoluem para insulinoterapia mais precocemente, segundo estudos em populações caucasianas.[42,43] Já em populações asiáticas, essa prevalência fica em torno de 5%.[44,45]

A Immunology of Diabetes Society (IDS) sugeriu 3 critérios para padronizar o diagnóstico de LADA:[45]

- Idade ≥ 35 anos.
- Positividade para pelo menos um autoanticorpo pancreático (anti-ICA, anti-IA2, anti-GAD, anti-ZnT8 ou AAI).
- Ausência de necessidade de insulinoterapia por pelo menos 6 meses.

Na prática clínica, são pacientes com idade superior à faixa dos 30 a 35 anos, sem obesidade, com início insidioso da hiperglicemia, sem cetoacidose ao diagnóstico, além de ausência da necessidade de insulinoterapia nos primeiros 6 a 12 meses. A presença de autoanticorpos pancreáticos, principalmente o anti-GAD, permite diferenciar estes pacientes daqueles com DM2. Em geral, pacientes com LADA apresentam PC superior àqueles com DM1-A recém-diagnosticado, porém inferior ao DM2, o qual se encontra geralmente normal ou até mesmo elevado.[45,46] Como no DM1-A, a presença de obesidade não exclui o diagnóstico de LADA, nem mesmo a presença de sinais clínicos de resistência insulínica, como acantose *nigricans* e obesidade central, já que o espectro clínico é variável. É provável que esses pacientes apresentem uma fisiopatologia comum com o DM1 e DM2, associando a agressão autoimune das células β (com redução da secreção de insulina) à resistência periférica à insulina.[45-48] É importante lembrar que a idade é uma definição arbitrária e que a definição de um ponto de corte para a idade de definição de LADA tem sido criticada. Por outro lado, nem todos pacientes com DM1 diagnosticados após 35 anos apresentam LADA.

As características genéticas também não são iguais ao DM1 clássico, uma vez que os pacientes com LADA apresentam menor frequência dos HLA DR3 e DR4, e, de forma oposta, apresentam maior prevalência do HLA protetor (DR2) do que os pacientes com DM1-A clássico.[45,46] Alguns polimorfismos genéticos fora da região do HLA (gene da insulina, do TNF-α e PTPN 22) também são mais prevalentes nos pacientes com DM1-A clássico do que com LADA.[45,46,48] Esses pacientes, por outro lado, também têm um perfil genético em comum com os pacientes com DM2, avaliado pelo gene TCF7L2, sugerindo que não seja apenas um espectro do DM1-A.[47]

O perfil imunológico também parece ser diferente entre essas formas de diabetes. A presença de AAI, anti-IA2 e anti-ZnT8 é maior no DM1-A clássico. A prevalência do anti-GAD é elevada em ambos, porém, a subclasse de IgG4 do anti-GAD é mais prevalente nos pacientes com LADA. Outras diferenças imunológicas parecem ocorrer entre esses 2 tipos de diabetes, como maior reatividade das células T ao GAD 65, porém mais estudos estão em andamento para compreender essas diferenças.[45,46] Fourlanos *et al.* sugeriram pesquisar LADA em pacientes com 2 dos critérios a seguir: (1) idade ao diagnóstico < 50 anos; (2) presença de sintomas agudos de DM; (3) IMC < 25 kg/m^2; (4) história pregressa de doença autoimune. A utilização desses critérios tem sensibilidade de 90% e especificidade de 71%.[49]

Ainda não há uma recomendação específica para esse grupo de pacientes, mas estudos clínicos controlados estão em andamento para auxiliar nessa decisão terapêutica. Coortes prospectivas têm demonstrado que os pacientes com LADA apresentam pior controle metabólico dos que os pacientes com DM2, talvez pelo retardo na insulinização plena desses indivíduos.[45,46] Um estudo japonês iniciou o tratamento com insulina desde o diagnóstico de LADA e demonstrou melhor controle glicêmico e melhor nível de PC estimulado quando comparada à sulfonilureia. Há outros grupos que estão avaliando se há maior benefício de determinada classe de antidiabético oral em relação às outras para os pacientes com LADA. Recentemente, meta-análise da Cochrane que incluiu 1.019 pacientes encontrou pior controle glicêmico com o uso da sulfonilureia quando comparado à insulina, além de pior nível de PC estimulado.[50]

DIABETES *MELLITUS* TIPO 2

O DM2 compreende 85% a 90% dos casos de diabetes no mundo, com prevalência estimada no Brasil de 7,6% da população. Com o aumento mundial da obesidade, também observamos uma epidemia de DM2 em todo o mundo. Cerca de 80% a 90% dos pacientes com DM2 têm síndrome metabólica, definida por aumento da circunferência abdominal, dislipidemia, hipertensão, além da alteração da glicemia.

Seu diagnóstico é clínico, geralmente indivíduos acima da faixa etária dos 40 a 50 anos com sinais clínicos de resistência insulínica, como obesidade central e acantose *nigricans*. Na sua maioria, o início dos sintomas é insidioso, com um longo período assintomático precedendo o diagnóstico, que frequentemente se dá com exame laboratorial de rotina. Inicialmente, antidiabéticos orais associados a dieta e atividade física são o tratamento adequado para a maioria dos pacientes; porém, cerca de 30% necessitam de insulinoterapia posteriormente. A maioria dos pacientes tem história familiar positiva para DM2 e/ou síndrome metabólica. A concordância de gêmeos monozigóticos é de 80% a 90%.

O estado hiperosmolar não cetótico é a complicação aguda característica do DM2. Normalmente, está associado a infecção, infarto agudo do miocárdio (IAM), embolia pulmonar ou acidente vascular encefálico (AVE) e apresenta elevada letalidade. Inicialmente, acreditava-se que a cetoacidose diabética (CAD) fosse característica do paciente com DM1-A e, portanto, todos os pacientes que tivessem essa apresentação clínica eram classificados desta forma. Os primeiros relatos de CAD em pacientes adultos, com fenótipo de DM2 e que conseguiam ficar sem utilizar insulina por longos anos após a estabilização clínica inicial, surgiram na década de 1960.[51] Posteriormente, em 1994, Banerji *et al.* descreveram casos de CAD em pacientes jovens obesos de origem caribenha que residiam na área de Flatbush, no Brooklyn, Nova York. O termo "diabetes *flatbush*" foi devido a essa origem geográfica e, posteriormente, foi denominado diabetes tipo 2 com tendência à cetose. Esses pacientes tinham anti-ICA e anti-GAD negativos e PC detectável.[53] Outros estudos demonstraram que esses indivíduos tinham níveis de PC após estímulo com glucagon intermediário entre os pacientes com DM1 recém-diagnosticado e os DM2 obesos.[54] Há predomínio do sexo masculino (3:1), com relato de perda de peso, poliúria e polidipsia por até 4 semanas antes da internação.[54] Em 75% dos casos, não há um evento desencadeante e a CAD pode recorrer, principalmente se o paciente ficar sem tratamento adequado.[54,55] Em um estudo prospectivo, após 9 semanas, 70% desses pacientes estavam com excelente controle metabólico com antidiabéticos orais e dieta. Após 10 anos, cerca de 50% mantinham um bom controle glicêmico sem necessidade de insulina.[55] O mecanismo que causaria essa deficiência relativamente aguda, mas reversível, da secreção de insulina permanece desconhecido, sendo questionado o papel da lipotoxicidade e um distúrbio na secreção do glucagon.[39] Não há associação dos HLA de risco para o desenvolvimento do DM1, porém outros genes foram associados, como mutação do gene HNF-1 e polimorfismo do gene PAX-4.[39]

A epidemia mundial de obesidade que também acomete crianças e adolescentes está levando a um significativo aumento do diagnóstico de DM2 nessa faixa etária. O DM1 é a principal forma de diabetes em indivíduos com menos de 18 anos, contudo, em 2 ou 3 décadas o DM2 será a principal forma de diabetes em adolescentes nos Estados Unidos.[56] No Japão, cerca de 80% das crianças e adolescentes com diagnóstico de diabetes são classificados como DM2. No continente norte-americano, há predomínio em meninas (65%), com idade média de 14 anos e maior prevalência em minorias étnicas, como índios americanos, hispânicos e negros.[39,56] Esse grupo etário também pode desenvolver diabetes com tendência à cetose, devendo fazer diagnóstico diferencial com DM1 clássico por meio da dosagem dos autoanticorpos pancreáticos e do PC.

Na Tabela 2.2, observamos as principais diferenças clínicas entre os pacientes com DM1, LADA e DM2.

DIABETES MONOGENÉTICO

O diabetes *melllitus* (DM) monogenético se caracteriza pelo início precoce, diagnosticado geralmente antes dos 25 anos de idade em pelo menos 1 e idealmente 2 membros da mesma família. Outra característica é não necessitar de insulina nos primeiros anos, sendo mais bem avaliado pela presença de níveis detectáveis de peptídeo C após 3 a 5 anos do diagnóstico. Pela forma de herança, que na maioria das vezes é autossômica dominante, idealmente 3 gerações da mesma família devem ter o diagnóstico de diabetes, apesar de este não ser um critério obrigatório. A obesidade não é usual e este tipo de diabetes é causado por um único defeito genético que altera a função da célula β pancreática. O DM monogenético pode ser dividido em 4 grandes grupos:

- Diabetes neonatal.
- Hiperglicemia familiar leve (MODY-2).

- Diabetes familiar de início precoce (MODY relacionado com a mutação nos fatores de transcrição).
- Diabetes com manifestações extrapancreáticas.

O termo MODY (*maturity onset diabetes of the young*) classifica o diabetes monogenético de acordo com a mutação genética envolvida (conforme descrito na Tabela 2.3). O MODY-2 está relacionado com a mutação no gene da glicoquinase, enquanto os outros 6 subtipos estão relacionados com mutações em genes de fatores

Tabela 2.2 Diferenças entre DM1, DM2 e LADA

Características	DM1	DM2	LADA
Idade ao diagnóstico usual	Crianças, adolescentes e adultos jovens*	> 40 anos de idade*	> 35 anos*
Frequência	10%	90%	10% a 12% dos pacientes classificados como DM 2
Peptídeo C	Indetectável a detectável com baixo nível sérico (0,5 a 1,5 ng/mL)	Normal a elevado (> 1,5 ng/mL)	Nível intermediário entre DM 1 e DM2
Anti-GAD	Positivo	Negativo	Positivo
Associação a HLA	Sim, associação a HLA de risco (DR3 e DR4)	Não	Sim, associação a HLA de proteção (DR2-DQ8)
Quadro clínico	Poliúria, polidipsia, perda ponderal	> 50% dos casos assintomático	Variável
Emergência clínica	Cetoacidose diabética	Coma hiperglicêmico hiperosmolar não cetótico	Não há
Tratamento medicamentoso inicial	Insulinoterapia	Medicação antidiabética oral	Medicação anti diabética oral por período > 6 meses**

* Diagnóstico em qualquer faixa etária.
** Em geral, usam medicação oral por período superior a 6 a 12 meses.
DM1 = diabetes *mellitus* do tipo 1; DM2 = diabetes mellitus do tipo 2; LADA = *latent autoimmune diabetes of adults*; anti-GAD = anticorpo antidescarboxilase do ácido glutâmico.

de transcrição. A prevalência estimada é de que 1% a 2% de todos os casos de DM no mundo sejam de DM monogenético. Entretanto, acredita-se que tal prevalência seja subestimada. Isso se deve, em grande parte, à escassez de meios de diagnóstico, particularmente no Brasil, onde a real prevalência é desconhecida. A história natural exata de cada tipo de mutação ainda é desconhecida, além da possibilidade de outras mutações ainda não descritas poderem ocorrer em populações específicas.

Tabela 2.3 Caracterização dos tipos de mutação

	Gene	Quadro clínico (heterozigoto)	Trata-mento	Base molecular	Quadro clínico (homozigoto)
MODY-1	HNF-4α	DM, ↓TG e LPa	ADO, ins	Alt transc gênica	
MODY-2	Glico-quinase	Gli jejum ↑	Dieta, exercício	↓fosf gli→↓sensibilidade gli célula β	DNP/tto ins
MODY-3	HNF-1α	DM, ↑glicosúria	ADO, ins Sulfonil	Alt transc gênica	
MODY-4	IPF1	DM	ADO, ins	Alt transc gênica	Agen pancr/ DN
MODY-5	HNF-1β	DM, cistos renais	Ins	Alt transc gênica	
MODY-6	NeuroD1	DM	Ins	Alt transc gênica	

ADO: antidiabético oral; Ins: insulina; TG: triglicerídeos; LPa: lipoproteína a; gli: glicose; DNP: diabetes neonatal permanente; tto: tratamento; alt transc: alteração da transcrição; Agen pancr: agenesia pancreática; DN: diabetes neonatal; fosf: fosforilação.

Entretanto, a grande importância na detecção dos casos não é só para estimar a real prevalência da doença, mas para mudar a estratégia terapêutica. Isso porque os 2 principais subtipos respondem muito bem a medidas específicas: dieta e atividade física para o MODY-2, e droga oral, particularmente sulfonilureia em vez de insulina, para o MODY-3.

No caso da hiperglicemia familiar leve (também denominada MODY-2), há pouco efeito dos antidiabéticos orais, uma vez que a regulação glicêmica está preservada, apenas em um limiar mais elevado. Nesses casos, o mais importante no tratamento é dieta e atividade física. A única exceção no tratamento do MODY-2 é a gestação, em que pode haver necessidade de insulina se o feto estiver macrossômico.

Na ausência da mutação no feto, o mesmo ficará macrossômico devido ao aumento da insulina fetal em resposta à hiperglicemia materna.

No caso da mutação dos genes HNF-1α e HNF-4α (MODY-3 e 1), há ótima resposta à sulfonilureia em baixa dosagem. O defeito da célula β, resultado da redução da função de um fator de transcrição, leva a prejuízo do metabolismo glicêmico. Porém, as sulfonilureias, que atuam no canal K⁺, estimulam a liberação de insulina de forma ATP-independente, conseguindo sobrepor esse defeito genético.

DIABETES NEONATAL

O DM neonatal corresponde à maioria dos casos de diabetes diagnosticado antes dos 6 meses de vida. A incidência está em torno de 1 em cada 400 mil a 500 mil nascidos vivos. Cinquenta por cento dos casos se devem a mutações nos genes KCNJ11, ABCC8 e gene da insulina. Em até 50% dos casos, há resolução espontânea, sendo chamado de DM neonatal transitório, em oposição a 40% a 50% das crianças que permanecem com DM (DM neonatal permanente).

Nos casos de DM neonatal permanente, ocorrem mutações na subunidade Kir6.2 do canal de potássio ATP-dependente. Manifestações neurológicas estão presentes em 20% dos casos (síndrome DEND – desenvolvimento atrasado, epilepsia, diabetes neonatal). A forma de apresentação é, em geral, do nascimento até 26 semanas de vida (média 5 a 7 semanas), com hiperglicemia marcada, cetoacidose diabética (CAD) em 30% dos casos, peptídeo C indetectável e baixo peso ao nascer (inferior a 2.500 g). As mutações ativadoras do KCNJ11 ou do ABCC8 levam à inibição do fechamento do canal K⁺. Com isso, há aumento do K⁺ intracelular e hiperpolarização da membrana, que resulta em redução da secreção de insulina.

As mutações no SUR1 levam a um fenótipo similar, porém sendo mais frequente o diabetes neonatal transitório. Nesses casos, a síndrome DEND é rara.

As mutações no gene da insulina correspondem a 12% dos casos de DM neonatal permanente, sendo mais comuns em pré-escolares e escolares, e simulam um DM1 com fase de lua de mel prolongada. A síndrome IPEX, já descrita anteriormente, também pode ser diagnosticada no período neonatal, bem como a síndrome de Wolcott-Rallison, caracterizada por DM precoce, displasia epifiseal, insuficiência renal e insuficiência hepática.[11]

O DM neonatal transitório é geralmente diagnosticado na primeira semana de vida. As crianças têm baixo peso ao nascer (média 2.000 g) e há necessidade de menor dose de insulina. A remissão ocorre em torno de 12 semanas, porém pode ocorrer recaída, em 50% a 60% dos casos, por volta dos 14 anos. Portanto, existe a necessidade de seguimento dos casos até a adolescência. Macroglossia e hérnia umbilical estão presentes em 23% e 7% das crianças, respectivamente, e a sua fisiopatologia é desconhecida. Com relação ao diagnóstico diferencial entre os 2 tipos de diabetes neonatal, ocorrem hiperglicemia mais precoce, menor peso ao nascimento, necessidade de menor dose de insulina e menor frequência de CAD no DM neonatal transitório.

O papel do aconselhamento genético para o diabetes neonatal é mínimo, uma vez que mais de 80% dos casos se devem à herança autossômica recessiva e à mutação de novo.

Nos casos em que há a mutação do canal K^+ e pouca ou nenhuma secreção endógena de insulina (peptídeo C indetectável), a insulinoterapia está indicada. Entretanto, como as sulfonilureias se ligam à subunidade SUR1 do canal causando o seu fechando de forma ATP-independente, há excelente resposta a essa droga. Quando há mutação do Kir6.2, há resposta de 90% dos casos com sulfonilureia em dose alta (equivalente a glibenclamida 0,4 a 0,8 mg/kg/dia), mas todos devem ter função residual das células β avaliada por meio da dosagem do PC. É, inclusive, descrita alguma melhora nos sintomas neurológicos associados devido à ligação não específica ao SUR dos canais K^+ dos nervos, músculos e no sistena nervoso central (SNC).

DIABETES COM MANIFESTAÇÕES EXTRAPANCREÁTICAS

Os casos de diabetes com manifestações extrapancreáticas são heterogêneos. O MODY-5 ou a síndrome de cistos renais e DM é caracterizado por mutações no gene HNF-1β, com grande variação fenotípica. O HNF-1β é um fator de transcrição expresso no desenvolvimento embrionário do rim, pâncreas, fígado e trato genital. Portanto, mutações desse gene são responsáveis pelo aparecimento de cistos renais (mais comum), displasia renal, malformações do trato geniturinário, alteração na função hepática, hiperuricemia e gota. Os recém-natos têm baixo peso ao nascer pela redução da secreção de insulina intrauterina. O fenótipo do diabetes é similar ao da mutação no gene HNF-1α; entretanto, há maior resistência à insulina e ausência de resposta à sulfonilureia. Outra diferença é que, em 2/3 dos casos, as mutações são espontâneas, não sendo necessária a presença da doença em 3 gerações.

Outro tipo de DM com manifestações extrapancreáticas é a síndrome de Wolfram, que é caracterizada por diabetes *insipidus*, DM, atrofia óptica, surdez neurossensorial e ataxia de tronco. A síndrome é decorrente da mutação no gene WFS1, geralmente autossômica recessiva. A maioria dos casos se apresenta com DM e atrofia óptica progressiva em menores de 16 anos. O DM geralmente surge aos 6 anos de idade e com grande necessidade de insulina.

A anemia megaloblástica responsiva à tiamina (síndrome de Roger) está relacionada com anemia megaloblástica, DM e surdez neurossensorial. A forma de herança é autossômica recessiva e ocorre mutação no gene SLC19A2. Com relação ao DM, há necessidade de insulina com relatos de melhora parcial com o uso de tiamina.

DIABETES MITOCONDRIAL

O diabetes mitocondrial ocorre por herança materna, logo, há transmissão a toda prole, porém nem todos são afetados (penetrância de 85% aos 70 anos). Há prevalência estimada de 0,4% na população geral, mas nos japoneses essa prevalência parece ser superior, de 1,5%. É caracterizado por DM, surdez neurossensorial bilateral e baixa estatura. Vale a pena ressaltar que a disfunção mitocondrial presente leva a manifestações nos órgãos mais metabolicamente ativos. As formas mais graves se apresentam com miopatia, encefalopatia, acidose láctica e episódios tipo AVE (síndrome MELAS). Com relação ao DM, a forma de apresentação geralmente é insidiosa, semelhante ao DM2 (falência progressiva de células β). Em torno de 20% se apresentam com a forma aguda, similar a um quadro de DM1, e CAD pode ocorrer em 8% dos casos. A idade média do diagnóstico é de 37 anos.

O tratamento inicial dos casos de diabetes mitocondrial é dieta e antidiabéticos orais. Entretanto, a maioria evolui em 2 anos para a necessidade de insulinoterapia. É fundamental ter atenção nesses pacientes para o risco de acidose láctica ao utilizar metformina.

DIABETES ASSOCIADO A MUTAÇÕES NO RECEPTOR INSULÍNICO

São mais de 70 tipos de mutações descritas no receptor de insulina que podem resultar em hiperinsulinemia, hiperglicemia leve, diabetes grave, virilização em mulheres e cistos ovarianos.[56] Alguns pacientes podem se apresentar com acantose *nigricans*. Antigamente era chamada de resistência insulínica do tipo A. O leprechaunismo (fatal na infância) e a síndrome de Rabson-Mendenhall (associada a anormalidades nos dentes e unhas com hiperplasia de hipófise) são duas síndromes pediátricas com mutação no receptor da insulina (alterações na função do receptor) e extrema resistência à insulina.[58] No leprechaunismo há diminuição extrema do tecido adiposo subcutâneo, hirsutismo, acantose *nigricans*, fácies característica. Cursa com crescimento intrauterino retardado e evolui para óbito, geralmente no primeiro ou segundo ano de vida. Além da característica hiperglicemia pósprandial, cursa com hipoglicemia paradoxal nos períodos de jejum devido a baixa capacidade de gliconeogêncsc. Aproximadamente 1/3 dos pacientes é oriundo de casamentos consanguíneos.[58]

DIABETES LIPOATRÓFICO

O diabetes lipoatrófico é uma doença heterogênea caracterizada por perda parcial ou completa do tecido celular subcutâneo, que pode ser congênita ou adquirida.[59,60] A extensão da perda de gordura se correlaciona à gravidade das anormalidades metabólicas. Clinicamente, os pacientes com lipodistrofia grave apresentam importante resistência insulínica e um grupo de características clínicas e laboratoriais, como: hiperlipidemia grave, doença hepática progressiva (esteatose, cirrose, hepatomegalia), hipertrofia muscular com veias proeminentes, hipertrigliceridemia, hiperglicemia, aumento da taxa metabólica e, ocasionalmente, hipertricose/hirsutismo, cardiomegalia (cardiomiopatia hipertrófica) e retardo mental.[61,62]

Classificação das lipoatrofias

Classificam-se em:
- **Adquirida:** lipoatrofia total (síndrome de Lawrence), parcial (atrofia superior com hipertrofia inferior), relacionada com o uso de inibidores de protease na infecção pelo HIV e localizada (induzida por drogas, induzida por pressão, idiopática, paniculite, centrífuga).
- **Congênita:** lipoatrofia total (síndrome de Berardinelli), parcial (Dunnigan, Koeberling, lipodistrofia com outras características dismórficas, displasia mandibuloacral), outras.

Lipoatrofia congênita parcial

- **Síndrome de Koeberling:** doença rara, caracterizada por perda do tecido adiposo de extremidades, musculatura proeminente com obesidade truncal e gordura visceral normal.[63,64] Na maior parte dos pacientes, ocorre hipertrigliceridemia e diabetes.[65] Suas características fenotípicas são similares às da síndrome de Dunnigan (as 2 síndromes podem ser variantes de um mesmo distúrbio).

- **Síndrome de Dunnigan:** transmissão autossômica dominante, localizada no cromossomo 1q21-22,[66] com mutação no gene lamin A/C (ou LMNA).[57] Há ausência de gordura em extremidades, abdome e tórax, com excesso de subcutâneo em fossa supraclavicular e ao redor da face. Os pacientes apresentam tecido adiposo normal na infância, com perda de tecido subcutâneo em extremidades, geralmente após o início da puberdade.[68] Está associada a musculatura proeminente, hirsutismo, acantose *nigricans*, anormalidades menstruais, diabetes e hipertrigliceridemia (hiperquilomicronemia) com baixo HDL.[69,70]
- **Lipodistrofia com outras características dismórficas:** transmissão autossômica dominante e alta penetrância. Caracterizada pela presença de lipodistrofia, displasia mandibuloacral e contratura articular. Lipoatrofia identificada na infância ou no início da adolescência, mais comum no sexo feminino, com padrão de distribuição de gordura semelhante à sindrome de Cushing.[70] Alguns pacientes podem ter acantose *nigricans*, hipertensão arterial e hiperandrogenismo ovariano. Também são comuns diabetes, hiperlipidemia e resistência insulínica grave.
- **Síndrome de Barraquer-Simons:** ocorre perda do tecido adiposo na face e no tronco superior, com aumento da adiposidade no resto do corpo.[71,72] A maioria tem aceleração na ativação do complemento com IgG (fator C3 nefrítico), que causa lise do tecido adiposo que expressa adipsina.[73,74] Geralmente inicia-se na infância ou adolescência e normalmente após período febril. Há relatos de associação a doenças autoimunes.[65,75,76] Os pacientes cursam com hiperinsulinemia, mas sem resistência insulínica grave. A presença de diabetes é menos frequente que nos outros tipos de lipodistrofia, e 20% dos pacientes desenvolvem glomerulonefrite membranoproliferativa.[78]

Lipoatrofia adquirida associada ao HIV

No paciente com HIV, lipoatrofia periférica e lipo-hipertrofia central, há redução dos níveis de adiponectina.[81] Os níveis de leptina estão baixos no subgrupo com lipoatrofia e, em ratos, a deficiência de leptina está associada à resistência insulínica.[79] A presença de lipoatrofia parece estar relacionada com a carga viral e o número de CD4 no início da terapia do HIV.[80] Alguns inibidores da transcriptase reversa nucleosídeo (cstavudina, lamivudina, zidovudina) estão associados à lipoatrofia.[81]

O uso de inibidores de protease (principalmente lopinavir e ritonavir) está relacionado com maior incidência de anormalidades glicêmicas,[82-84] e a gravidade da lipoatrofia entre os pacientes usando estavudina e zidovudina parece estar associada a maior risco de resistência insulínica.[86]

Lipodistrofia congênita generalizada (síndrome de Berardinelli)

Apresenta herança autossômica recessiva com frequente associação a consanguinidade. Há 3 formas moleculares distintas nas quais em 95% dos casos ocorrem mutações nos genes AGPAT2 e BSCL2.[87-89]

- **Tipo 1:** mutação no gene AGPAT2, localizado no cromossomo 9q34.
- **Tipo 2:** mutação no gene BSCL2, localizado no cromossomo 11q13, que codifica a proteína chamada seipin. A expressão de BSCL2 é importante para a adipogênese *in vitro* (ausência de BSCL2 leva a falha na indução da expressão de fatores de transcrição lipogênicos, como PPAR-γ, C/EBP-alfa, AGPAT2, DGAT2 e Lipin 1.
- **Tipo 3:** mutação no gene CAV-1, identificado em apenas um indivíduo, localizado no cromossomo 7q31.[89] O seu produto (a caveolina-1) é um componente importante na regulação das vias de sinalização e processos como migração celular, polarização e diferenciação dos adipócitos.

Clinicamente, a síndrome de Berardinelli manifesta-se como ausência de tecido subcutâneo já nos primeiros 2 anos de vida. Há quase ausência de tecido adiposo em abdome, tórax e medula óssea. Há quantidade normal de tecido adiposo em língua, lábios, órbita, palma das mãos, planta dos pés, períneo e periarticular.[90] Durante a infância, o apetite está aumentado, o crescimento linear acelerado, há aumento da taxa metabólica e avanço da idade óssea. Pode ocorrer abdome protruso por hepatomegalia (infiltração de gordura com risco de cirrose), acantose *nigricans*, aparente hipertrofia muscular, precocidade sexual, e alguns pacientes podem ter retardo mental. O fenótipo clínico varia de acordo com o tipo de mutação,[88-91] sendo a do tipo 2 mais grave, com maior incidência de morte prematura, retardo mental e cardiomiopatia. A do tipo 3 tem fenótipo intermediário. Os achados metabólicos incluem diabetes, que usualmente é refratário à insulinoterapia, hipertrigliceridemia com elevação de VLDL e quilomícron (risco de pancreatite) e redução de leptina.[93]

MUTAÇÃO NO GENE PPAR-γ

Mutações neste gene podem ocasionar DM2 de início precoce (lipodistrofia familiar do tipo 3).[56]

DOENÇAS DO PÂNCREAS ENDÓCRINO

Qualquer processo que lese difusamente o pâncreas pode causar diabetes. Os processos adquiridos incluem: pancreatite, trauma, infecção, pancreatectomia, câncer de pâncreas, sendo a pancreatite crônica etílica a mais comum.[57,58] Se extensas, fibrose cística e hemocromatose também podem causar lesão nas células β com prejuízo na secreção de insulina.[58]

- **Fibrose cística:** pacientes com deficiência pancreática endócrina podem ter redução na secreção de insulina, mas tolerância normal à glicose podendo evoluir para intolerância à glicose e diabetes. Até o final da adolescência, em torno de 25% dos pacientes desenvolverão DM.[93,94]

ENDOCRINOPATIAS

Diversos hormônios (como GH, cortisol, glucagon, catecolaminas etc.) antagonizam a ação da insulina nos tecidos periféricos e no fígado. Dessa forma, doenças como feocromocitoma, acromegalia, síndrome de Cushing, glucagonoma, aldosteronoma, somatostatinoma podem cursar com diabetes em aproximadamente 20% a 50% dos casos. Já a frequência de intolerância à glicose pode variar de 75% a 80% nos casos de doença de Cushing e de 60% a 70% nos pacientes com diagnóstico de acromegalia. Essas causas geralmente são identificadas em indivíduos com defeitos preexistentes na secreção de insulina, e, apesar de raras, devem ser lembradas por representarem causa potencialmente reversível do diabetes, pois este tipicamente se resolve quando o excesso de hormônio é sanado.[57,58]

DIABETES INDUZIDO POR DROGAS

Um grande número de drogas pode reduzir a tolerância à glicose por meio de redução na secreção de insulina, aumento na produção hepática de glicose ou causando resistência insulínica. Entre elas estão incluídos anticoncepcionais orais, glicocorticoides, acido nicotínico, tiazídico, β-bloqueador, inibidor de proteases, tacrolimo, ciclosporina, agonista GnRH.[95] Alguns antipsicóticos atípicos, como olanzapina e clozapina, podem causar diabetes, ganho de peso, obesidade, hipertrigliceridemia. O mecanismo, contudo, não está bem esclarecido.[94-96] Pacientes em uso de ziprasidona e aripiprazol não estão sob o risco de desenvolver diabetes ou dislipidemia. Risperidona e quetiapina mostraram risco de ganho de peso, porém os dados são conflitantes em relação ao risco de diabetes e dislipidemia.[97] Vacor (veneno de rato) e pentamidina também podem ocasionar diabetes por destruição das células β permanentemente, assim como em usuários de interferon-α, que podem desenvolver DM relacionado com a produção de anticorpos contra célula β.[57]

INFECÇÕES

Alguns vírus têm sido relacionados com o diabetes por destruição da célula β (citomegalovírus, rubéola, coxsackie B, adenovírus e o da parotidite). Cerca de 20% dos pacientes com síndrome da rubéola congênita apresentam diabetes.[57,58]

SÍNDROMES GENÉTICAS OCASIONALMENTE RELACIONADAS COM O DIABETES

Diversas síndromes genéticas podem cursar com maior incidência de DM, como as síndromes de Down, de Turner, de Klinefelter, de Wolfram ou DIDMOAD (diabetes *insipidus*, diabetes *mellitus*, atrofia óptica e surdez), entre outras.

A síndrome de Turner está associada a resistência à insulina, obesidade central, ao DM2 e dislipidemia.[100]

A síndrome de Wolfram é uma doença autossômica recessiva com penetração incompleta, causada por mutação no gene WFS1, que codifica uma proteína denominada wolframina, localizada no cromossomo 4p16.1,[101-102] que é expressa na célula β e nos neurônios. Pacientes afetados por essa síndrome podem apresentar diabetes *insipidus*, diabetes com necessidade de insulina, surdez neurossensorial progressiva, hidronefrose e disfunção cerebelar.[103,104]

Foi identificado recentemente outro gene na síndrome de Wolfram (CISD2), cuja mutação cursa com atrofia óptica precoce, DM, surdez, diminuição da vida útil e ausência de DI.[57]

Na síndrome de Wolfram também podem estar presentes anormalidades neurológicas (ausência do reflexo de náusea, atrofia cerebral), psiquiátricas, do trato urinário (hidronefrose por atonia ou hiper-reflexia da bexiga) e alguns tipos de disfunção endócrina (hipogonadismo por falência testicular, disfunção hipotálamo-hipofisária, principalmente em pacientes com atrofia do parênquima cerebral e dilatação do terceiro ventrículo, deficiência de ACTH e GH, sendo esta última a alteração mais frequentemente documentada por Medlej *et al.*).[107] A proporção dos 4 componentes (DIDMOAD) é em torno de 53% a 58%. Há maior risco de perda auditiva neurossensorial e diabetes em portadores de anomalia no gene WFS1. A patogênese é desconhecida. Segundo Medlej *et al.*,[107] morte prematura pode ocorrer nos portadores da síndrome, principalmente por manifestações neurológicas. Pode haver complicações microvasculares relacionadas com o diabetes, porém a incidência não foi menor do que a descrita nos pacientes com DM1.[105]

FORMAS RARAS DE DIABETES AUTOIMUNE

A síndrome da pessoa rígida (*stiff-man syndrome*) é um distúrbio autoimune do sistema nervoso central caracterizado por rigidez acentuada e progressiva da musculatura axial, com espasmos dolorosos, associado a diabetes em aproximadamente 1/3 dos casos. Tem maior prevalência no sexo feminino, e, em geral, esses pacientes têm altos títulos de anticorpos anti-GAD. Geralmente a síndrome está associada ao DM1 (anti-GAD está presente em 60% dos pacientes) e outras doenças autoimunes, como tireoidite, vitiligo e anemia perniciosa. Foi observado aumento de IgG policlonal e monoclonal no liquor na maioria dos pacientes, contra neurônios gabaérgicos e seus nervos terminais.[106,107]

REFERÊNCIAS BIBLIOGRÁFICAS

1. National Diabetes Data Group. Classification and Diagnosis of Diabetes and other categories of glucose intolerance. Diabetes. 1979; 28:1039-57.
2. Alberti KG, Zimmet PZ. Definition, diagnosis and classification of diabetes mellitus and its complications. Part 1: Diagnosis and classification of diabetes mellitus provisional report of a WHO consultation. Diabet Med. 1998 Jul; 15(7):539-53.
3. Report of the Expert Committee on the Diagnosis and Classification of Diabetes Mellitus. Diabetes Care. 1997 Jul; 20(7):1183-97.
4. Laakso M, Pyorala K. Age of onset and type of diabetes. Diabetes Care. 1985 Mar-Apr; 8(2):114-7.
5. Devendra D, Liu E, Eisenbarth GS. Type 1 diabetes: Recent developments. BMJ. 2004 Mar 27; 328(7442):750-4.
6. Daneman D. Type 1 diabetes. Lancet. 2006 Mar 11; 367(9513):847-5.
7. Eisenbarth GS. Update in type 1 diabetes. J Clin Endocrinol Metab. 2007 Jul; 92(7):2403-7.
8. Jääskeläinem I, Perhlentupa I. Autoimmune polyendocrinopathycandidosis-ectodermal dystrophy (APECED): a diagnostic and therapeutic challenge. Pediatr Endocrinal Rev. 2009; 7(2):15-28.
9. Dib SA. Heterogeneity of type 1 diabetes mellitus. Arq Bras Endocrinol Metabol. 2008 Mar; 52(2):205-18.
10. Queiroz MS. Type 1 diabetes and autoimmune polyendocrine syndromes. Arq Bras Endocrinol Metabol. 2008 Mar; 52(2):198-204.
11. Proust-Lemoine E, Wémeau JL. Apeced syndrome or autoimmune polyendocrine syndrome Type 1. Presse Med. 2008 Jul-Aug; 37(7-8):1158-71.
12. Barzaghi F, Passerini L, Bacchetta R. Immune dysregulation, polyendocrinopathy, enteropathy, X-linked syndrome: A paradigm of immunodeficiency with autoimmunity. Front Immunol. 2012; 3:211.
13. Burroughs LM, Torgerson TR, Storb R et al. Stable hematopoietic cell engraftment after low-intensity nonmyeloablative conditioning in patients with immune dysregulation, polyendocrinopathy, enteropathy, X-linked syndrome. J Allergy Clin Immunol. 2010 Nov; 126(5):1000-5.
14. Seidel MG, Fritsch G, Lion T et al. Selective engraftment of donor CD4+25high FOXP3-positive T cells in IPEX syndrome after nonmyeloablative hematopoietic stem cell transplantation. Blood. 2009 May 28; 113(22):5689-91.
15. Karvonen M, Viik-Kajander M, Moltchanova E et al. Incidence of childhood type 1 diabetes worldwide. Diabetes Mondiale (DiaMond) Project Group. Diabetes Care. 2000 Oct; 23(10):1516-26.

16. Concannon P, Erlich HA, Julier C et al. Type 1 diabetes: Evidence for susceptibility loci from four genome-wide linkage scans in 1,435 multiplex families. Diabetes. 2005 Oct; 54(10):2995-3001.

17. Concannon P, Rich SS, Nepom GT. Genetics of type 1A diabetes. N Engl J Med. 2009 Apr 16; 360 (16):1646-54.

18. Eisenbarth GS, Jeffrey J. The natural history of type 1A diabetes. Arq Bras Endocrinol Metabol. 2008 Mar; 52(2):146-55.

19. Howson JM, Walker NM, Smyth DJ et al. Analysis of 19 genes for association with type I diabetes in the Type I Diabetes Genetics Consortium families. Genes Immun. 2009 Dec; 10 Suppl 1:74-84.

20. Tsai EB, Sherry NA, Palmer JP et al. The rise and fall of insulin secretion in type 1 diabetes mellitus. Diabetologia. 2006 Feb; 49(2):261-70.

21. Vendrame F, Zappaterreno A, Dotta F. Markers of beta cell function in type 1 diabetes mellitus. Minerva Med. 2004 Apr; 95(2):79-84.

22. Cernea S, Raz I, Herold KC et al. Challenges in developing endpoints for type 1 diabetes intervention studies. Diabetes Metab Res Rev. 2009 Nov; 25(8):694-704.

23. Dantas JR, Almeida MH, Barone B, Serfaty F, Raggio LR, Kupfer R, Zajdenverg L, Oliveira JE, Rodacki M. Continuous C-peptide loss in patients with type 1 diabetes and multiethnic background. Diabetes Res Clin Pract. 2013 Jan 21.

24. Pihoker C, Gilliam LK, Hampe CS et al. Autoantibodies in diabetes. Diabetes. 2005 Dec; 54 Suppl 2:52-61.

25. Eisenbarth GS. Banting Lecture 2009: An unfinished journey: molecular pathogenesis to prevention of type 1A diabetes. Diabetes. 2009 Apr; 59(4):759-74.

26. Wenzlau JM, Juhl K, Yu L et al. The cation efflux transporter ZnT8 (Slc30A8) is a major autoantigen in human type 1 diabetes. Proc Natl Acad Sci USA. 2007 Oct 23; 104(43):17040-5.

27. Graham J, Hagopian WA, Kockum I et al. Genetic effects on age-dependent onset and islet cell autoantibody markers in type 1 diabetes. Diabetes. 2002 May; 51(5):1346-55.

28. Petrone A, Galgani A, Spoletini M et al. Residual insulin secretion at diagnosis of type 1 diabetes is independently associated with both, age of onset and HLA genotype. Diabetes Metab Res Rev. 2005 May-Jun; 21(3):271-5.

29. Baekkeskov S, Nielsen JH, Marner B et al. Autoantibodies in newly diagnosed diabetic children immunoprecipitate human pancreatic islet cell proteins. Nature. 1982 Jul 8; 298(5870):167-9.

30. Pihoker C, Gilliam LK, Hampe CS et al. Autoantibodies in diabetes. Diabetes. 2005; 54 suppl. 2: s52-61.

31. Barker JM, Barriga KJ, Yu L et al. Prediction of autoantibody positivity and progression to type 1 diabetes: Diabetes Autoimmunity Study in the Young (DAISY). J Clin Endocrinol Metab. 2004 Aug; 89(8):3896-902.

32. Ziegler AG, Hummel M, Schenker M et al. Autoantibody appearance and risk for development of childhood diabetes in offspring of parents with type 1 diabetes: The 2-year analysis of the German BABYDIAB Study. Diabetes. 1999 Mar; 48(3):460-8.

33. Marchetti P, Dotta F, Ling Z et al. Function of pancreatic islets isolated from a type 1 diabetic patient. Diabetes Care. 2000 May; 23(5):701-3.

34. Lampasona V et al. Zinc transporter 8 antibodies complement GAD and IA-2 antibodies in the identification and characterization of adult-onset autoimmune diabetes. Diabetes Care. 2010 Jan; 33(1).

35. Andersson C et al. The three ZNT8 autoantibody variants together improve the diagnostic sensitivity of childhood and adolescent type 1 diabetes. Autoimmunity. 2011.

36. Kimpimaki T, Kulmala P, Savola K et al. Natural history of beta-cell autoimmunity in young children with increased genetic susceptibility to type 1 diabetes recruited from the general population. J Clin Endocrinol Metab. 2002 Oct; 87(10):4572-9.

37. Badaru A, Pihoker C. Type 2 diabetes in childhood: Clinical characteristics and role of β-cell autoimmunity. Curr Diab Rep. 2012 Feb; 12(1):75-81.

38. Negrato CA, Cobas RA, Gomes MB, Brazilian Type 1 Diabetes Study Group. Temporal changes in the diagnosis of type 1 diabetes by diabetic ketoacidosis in Brazil: A nationwide survey. Diabet Med. 2012 Sep; 29(9):1142.

39. Umpierrez GE, Kitabchi AE. Diabetic ketoacidosis: Risk factors and management estrategies. Treat Endocrinol. 2003; 2(2):95-108.

40. Smiley D, Chandra P, Umpierrez GE. Update on diagnosis, pathogenesis and management of ketosis-prone Type 2 diabetes mellitus. Diabetes Manag (Lond). 2011 Nov 1; 1(6):589-600.

41. Zimmet PZ. The pathogenesis and prevention of diabetes in adults. Genes, autoimmunity, and demography. Diabetes Care. 1995 Jul; 18(7):1050-64.
42. Irvine WJ, McCallum CJ, Gray RS et al. Clinical and pathogenic significance of pancreatic-islet-cell antibodies in diabetics treated with oral hypoglycaemic agents. Lancet. 1977 May 14; 1.
43. Borg H, Gottsäter A, Landin-Olsson M et al. High levels of antigen-specific islet antibodies predict future beta-cell failure in patients with onset of diabetes in adult age. J Clin Endocrinol Metab. 2001 Jul; 86(7):3032-8.
44. Kobayashi T, Tamemoto K, Nakanishi K et al. Immunogenetic and clinical characterization of slowly progressive IDDM. Diabetes Care. 1993 May; 16(5):780-8.
45. Nakanishi K, Kobayashi T, Miyashita H et al. Relationships among residual beta cells, exocrine pancreas, and islet cell antibodies in insulin-dependent diabetes mellitus. Metabolism. 1993 Feb; 42(2):196-203.
46. Naik RG, Brooks-Worrell BM, Palmer JP. Latent autoimmune diabetes in adults. J Clin Endocrinol Metab. 2009 Dec; 94(12):4635-44.
47. Seok H, Lee BW. Latent autoimmune diabetes in adults: autoimmune diabetes in adults with slowly progressive β-cell failure. Diabetes Metab J. 2012 Apr; 36(2):116-9.
48. Fourlanos S, Dotta F, Greenbaum CJ et al. Latent autoimmune diabetes in adults (LADA) should be less latent. Diabetologia. 2005 Nov; 48(11):2206-12.
49. Fourlanos S, Perry C, Stein MS, Stein MS, Stankovitc J, Harrison LC, Colman PG. A clinical screening tool identifies autoimmune diabetes in adults. Diabetes Care. 2006 May; 29(5):970-5.
50. Laaksonen DE, Niskanen L, Lakka HM, Lakka TA, Uusitupa M. Epidemiology and treatment of the metabolic syndrome. Ann Med. 2004; 36(5):332-46.
51. Ripsin CM, Kang H, Urban RJ. Management of blood glucose in type 2 diabetes mellitus. Am Fam Physician. 2009 Jan 1;79(1):29-36.
52. Dodu SR. Diabetes in the tropics. Br Med J. 1967 Jun 17; 2(5554):747-50.
53. Banerji MA, Chaiken RL, Huey H et al. GAD antibody negative NIDDM in adult black subjects with diabetic ketoacidosis and increased frequency of human leukocyte antigen DR3 and DR4. Flatbush diabetes. Diabetes. 1994 Jun; 43(6):741-5.
54. Winter WE, Maclaren NK, Riley WJ et al. Maturity-onset diabetes of youth in black Americans. N Engl J Med. 1987 Feb; 316(6):285-91.
55. Piñero-Piloña A, Litonjua P, Aviles-Santa L et al. Idiopathic type 1 diabetes in Dallas, Texas: A 5-year experience. Diabetes Care. 2001 Jun; 24(6):1014-8.
56. Umpierrez GE, Woo W, Hagopian WA et al. Immunogenetic analysis suggests different pathogenesis for obese and lean African-Americans with diabetic ketoacidosis. Diabetes Care. 1999 Sep; 22(9):1517-23.
57. Springer SC, Silverstein J, Copeland K et al. Management of type 2 diabetes mellitus in children and adolescents. Pediatrics. 2013 Feb; 131(2):648-64.
58. Vilar L et al. Endocrinologia clínica. Rio de Janeiro: Guanabara Koogan; 2013.
59. American Diabetes Association. Diagnosis and classification of diabetes mellitus. Diabetes Care. 2011.
60. Garg A. Acquired and inherited lipodystrophies. N Engl J Med. 2004; 350:1220.
61. Chan JL, Oral EA. Clinical classification and treatment of congenital and acquired lipodystrophy. Endocr Pract. 2010; 16:310.
62. Javor ED, Moran SA, Young JR et al. Proteinuric nephropathy in acquired and congenital generalized lipodystrophy: Baseline characteristics and course during recombinant leptin therapy. J Clin Endocrinol Metab. 2004; 89:3199.
63. Musso C, Javor E, Cochran E et al. Spectrum of renal diseases associated with extreme forms of insulin resistance. Clin J Am Soc Nephrol. 2006; 1:616.
64. Dunnigan MG, Cochrane MA, Kelly A et al. Familial lipoatrophic diabetes with dominant transmission. A new syndrome. Q J Med. 1974; 43:33.
65. Herbst KL, Tannock LR, Deeb SS et al. Köbberling type of familial partial lipodystrophy: An underrecognized syndrome. Diabetes Care. 2003; 26:1819.
66. Garg A. Lipodystrophies. Am J Med. 2000; 108:143.
67. Peters JM, Barnes R, Bennett L et al. Localization of the gene for familial partial lipodystrophy (Dunnigan variety) to chromosome 1q21-22. Nat Genet. 1998; 18:292.
68. Spuler S, Kalbhenn T, Zabojszcza J et al. Muscle and nerve pathology in Dunnigan familial partial lipodystrophy. Neurology. 2007; 68:677.

69. Helfgott SM. Stiff-man syndrome. From the bedside to the bench. Arthritis Rheum. 1999; 42:1312.
70. Jackson SN, Howlett TA, McNally PG et al. Dunnigan-Kobberling syndrome: An autosomal dominant form of partial lipodystrophy. QJM. 1997; 90:27.
71. Ursich MJ, Fukui RT, Galvão MS et al. Insulin resistance in limb and trunk partial lipodystrophy (type 2 Köbberling-Dunnigan syndrome). Metabolism. 1997; 46:159.
72. Barraquer FL. Pathogenesis of progressive cephalothoracic lipodystrophy. J Nerv Ment Dis. 1949; 109:93.
73. Misra A, Peethambaram A, Garg A. Clinical features and metabolic and autoimmune derangements in acquired partial lipodystrophy: Report of 35 cases and review of the literature. Medicine (Baltimore). 2004; 83:18.
74. Mathieson PW, Peters K. Are nephritic factors nephritogenic? Am J Kidney Dis. 1994; 24:964.
75. Mathieson PW, Würzner R, Oliveria DB et al. Complement-mediated adipocyte lysis by nephritic factor sera. J Exp Med. 1993; 177:1827.
76. Peters DK, Charlesworth JA, Sissons JG et al. Mesangiocapillary nephritis, partial lipodystrophy, and hypo-complementaemia. Lancet. 1973; 2:535.
77. Sissons JG, West RJ, Fallows J et al. The complement abnormalities of lipodystrophy. N Engl J Med. 1976; 294:461.
78. Misra A, Peethambaram A, Garg A. Clinical features and metabolic and autoimmune derangements in acquired partial lipodystrophy: Report of 35 cases and review of the literature. Medicine (Baltimore). 2004; 83:18.
79. Addy CL, Gavrila A, Tsiodras S et al. Hypoadiponectinemia is associated with insulin resistance, hypertri-glyceridemia, and fat redistribution in human immunodeficiency virus-infected patients treated with highly active antiretroviral therapy. J Clin Endocrinol Metab. 2003; 88:627.
80. Nagy GS, Tsiodras S, Martin LD et al. Human immunodeficiency virus type 1-related lipoatrophy and lipohypertrophy are associated with serum concentrations of leptin. Clin Infect Dis. 2003; 36:795.
81. Lichtenstein KA, Ward DJ, Moorman AC et al. Clinical assessment of HIV-associated lipodystrophy in an ambulatory population. AIDS. 2001; 15:1389.
82. Cohen C, Shen Y, Rode R et al. Effect of nucleoside intensification on prevalence of morphologic abnor-malities at year 5 of ritonavir plus saquinavir therapy in an HIV-infected cohort [abstract 683]. In: Program and abstracts of the 9th Conference on Retroviruses and opportunistic infections (Seattle).
83. Noor MA, Lo JC, Mulligan K et al. Metabolic effects of indinavir in healthy HIV-seronegative men. AIDS. 2001; 15:F11.
84. Noor MA, Seneviratne T, Aweeka FT et al. Indinavir acutely inhibits insulin-stimulated glucose disposal in humans: A randomized, placebo-controlled study. AIDS. 2002; 16:F1.
85. Noor MA, Flint OP, Maa JF et al. Effects of atazanavir/ritonavir and lopinavir/ritonavir on glucose uptake and insulin sensitivity: Demonstrable differences in vitro and clinically. AIDS. 2006; 20:1813.
86. Hammond E, McKinnon E, Nolan D. Human immunodeficiency virus treatment-induced adipose tissue pathology and lipoatrophy: Prevalence and metabolic consequences. Clin Infect Dis. 2010; 51:591.
87. Garg A, Wilson R, Barnes R et al. A gene for congenital generalized lipodystrophy maps to human chromo-some 9q34. J Clin Endocrinol Metab. 1999; 84:3390.
88. Magré J, Delépine M, Khallouf E et al. Identification of the gene altered in Berardinelli-Seip congenital lipodystrophy on chromosome 11q13. Nat Genet. 2001; 28:365.
89. Garg A, Agarwal AK. Lipodystrophies: Disorders of adipose tissue biology. Biochim Biophys Acta. 2009; 1791:2507.
90. Kim CA, Delépine M, Boutet E et al. Association of a homozygous nonsense caveolin-1 mutation with Berardinelli-Seip congenital lipodystrophy. J Clin Endocrinol Metab. 2008; 93:1129.
91. Chandalia M, Garg A, Vuitch F et al. Postmortem findings in congenital generalized lipodystrophy. J Clin Endocrinol Metab. 1995; 80:3077.
92. Agarwal AK, Simha V, Oral EA et al. Phenotypic and genetic heterogeneity in congenital generalized lipo-dystrophy. J Clin Endocrinol Metab. 2003; 88:4840.
93. Pardini VC, Victória IM, Rocha SM et al. Leptin levels, beta-cell function, and insulin sensitivity in families with congenital and acquired generalized lipoatropic diabetes. J Clin Endocrinol Metab. 1998; 83:503.
94. Moran A, Pyzdrowski KL, Weinreb J et al. Insulin sensitivity in cystic fibrosis. Diabetes. 1994; 43:1020.
95. O'Riordan SM, Robinson PD, Donaghue KC et al. Management of cystic fibrosis-related diabetes in chil-dren and adolescents. Pediatr Diabetes. 2009; 10 Suppl 12:43.

96. Luna B, Feinglos MN. Drug-induced hyperglycemia. JAMA. 2001; 286:1945.

97. Henderson DC, Cagliero E, Gray C et al. Clozapine, diabetes mellitus, weight gain, and lipid abnormalities: A five-year naturalistic study. Am J Psychiatry. 2000; 157:975.

98. Henderson DC. Clozapine: Diabetes mellitus, weight gain, and lipid abnormalities. J Clin Psychiatry. 2001; 62 Suppl 23:39.

99. Gianfrancesco FD, Grogg AL, Mahmoud RA et al. Differential effects of risperidone, olanzapine, clozapine, and conventional antipsychotics on type 2 diabetes: Findings from a large health plan database. J Clin Psychiatry. 2002; 63:920.

100. American Diabetes Association, American Psychiatric Association, American Association of Clinical Endocrinologists, North American Association for the Study of Obesity. Consensus development conference on antipsychotic drugs and obesity and diabetes. Diabetes Care. 2004; 27:596.

101. Freriks K, Timmermans J, Beerendonk CC et al. Standardized multidisciplinary evaluation yields significant previously undiagnosed morbidity in adult women with Turner syndrome. J Clin Endocrinol Metab. 2011; 96:E1517.

102. Inoue H, Tanizawa Y, Wasson J et al. A gene encoding a transmembrane protein is mutated in patients with diabetes mellitus and optic atrophy (Wolfram syndrome). Nat Genet. 1998; 20:143.

103. Strom TM, Hörtnagel K, Hofmann S et al. Diabetes insipidus, diabetes mellitus, optic atrophy and deafness (DIDMOAD) caused by mutations in a novel gene (wolframin) coding for a predicted transmembrane protein. Hum Mol Genet. 1998; 7:2021.

104. Boutzios G, Livadas S, Marinakis E et al. Endocrine and metabolic aspects of the Wolfram syndrome. Endocrine. 2011; 40:10.

105. Gabreëls BA, Swaab DF, de Kleijn DP et al. The vasopressin precursor is not processed in the hypothalamus of Wolfram syndrome patients with diabetes insipidus: Evidence for the involvement of PC2 and 7B2. J Clin Endocrinol Metab. 1998; 83:4026.

106. Chaussenot A, Bannwarth S, Rouzier C et al. Neurologic features and genotype-phenotype correlation in Wolfram syndrome. Ann Neurol. 2011; 69:501.

107. Medlej R, Wasson J, Braz P et al. Diabetes and optic atrophy: a study of wolfram syndrome in the lebanese population. J Clin Endocrin Metabolism. 2004; 89(4):1656-61.

Diagnóstico do diabetes *mellitus*

Marcus Miranda dos Santos Oliveira
Fernanda Costa Chuva

INTRODUÇÃO

Hoje em dia, o diabetes *mellitus* (DM) é considerado uma das principais doenças de evolução crônica que acometem o homem moderno em qualquer idade, condição social e localização geográfica, podendo levar a problemas de saúde mais sérios, como incapacitações, mortalidade prematura e custos envolvidos no controle e no tratamento das suas complicações. A prevalência mundial da doença tem crescido em proporções epidêmicas e, segundo dados da Federação Internacional de Diabetes em 2011 existiam 366 milhões de diabéticos no planeta (8,3% da população adulta) e esse número se elevará para aproximadamente 552 milhões até 2030.[1]

Um estudo multicêntrico brasileiro do final da década de 1980 mostrou que a prevalência de diabetes em indivíduos entre 30 e 69 anos foi de 7,5%, aumentando para 17,4% no grupo entre 60 e 69 anos.[2] Foi verificado ainda que a prevalência da doença aumentava 2 a 3 vezes entre aqueles com parentes de 1º grau com diabetes *mellitus* tipo 2 (DM2). Cerca da metade dos pacientes com diagnóstico confirmado de diabetes desconhecia previamente a doença e 20% daqueles com diagnóstico prévio não faziam nenhum tipo de tratamento. Com base nessas informações, pode-se presumir que cerca de metade dos pacientes com diabetes convive com a hiperglicemia, que sabidamente aumenta o risco de complicações cardiovasculares, renais, neurológicas, oftalmológicas e infecciosas.

Como grande parte dos indivíduos com DM2 é assintomática, o diagnóstico é feito tardiamente, o que leva, não raramente, à presença de complicações já na detecção inicial. Como consequência dessas complicações, os pacientes com diabetes apresentam elevada morbidade, redução na expectativa de vida e mortalidade 2 a 3 vezes maior do que aqueles não afetados.

Nos países desenvolvidos, como os Estados Unidos, o DM é a primeira causa de amaurose em pessoas com mais de 24 anos de idade.[1-4] Também é a principal causa de doença renal crônica, e cerca de 30% dos pacientes em diálise peritoneal, hemodiálise e programa de transplante são diabéticos.[5] Além disso, o diabetes é a principal causa de neuropatia no mundo ocidental, e cerca de 50% das amputações não traumáticas nos Estados Unidos ocorrem em diabéticos.[6,7] São essas complicações que aumentam o número de consultas, solicitações de exames, internações e cirurgias com incapacitação laboral provisória ou permanente de muitos pacientes, com enorme custo social e econômico. Nos Estados Unidos, um estudo comparativo entre diabéticos e não diabéticos mostra que o custo anual é cerca de 3,6 vezes maior entre os diabéticos.[8] No nosso meio, a situação é semelhante, e dados do Ministério da Saúde mostram que o diabetes é a 5ª causa de internação e representa 26% dos pacientes em diálise.

No Hospital Universitário Clementino Fraga Filho (HUCFF), o paciente com DM apresenta o custo mais elevado entre as internações não cirúrgicas (Figura 3.1). As complicações crônicas e infecciosas justificam esse achado, além dos diversos procedimentos diagnósticos e terapêuticos, com a participação de vários especialistas e, principalmente, com maior tempo de permanência hospitalar.[9]

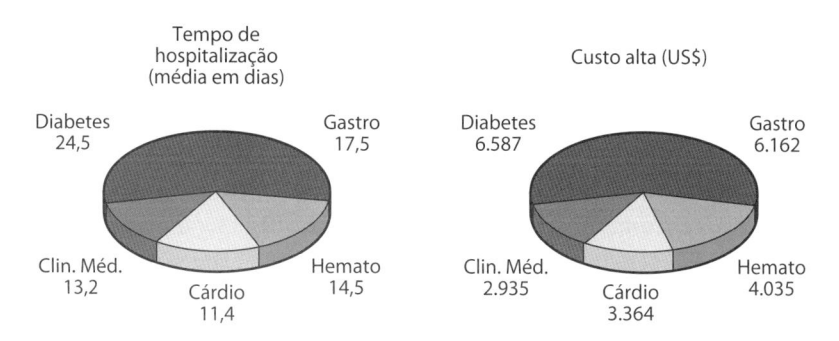

Figura 3.1 Paciente com DM no HUCFF apresenta o maior custo entre as internações não cirúrgicas.

Portanto, o DM, não só por sua elevada e crescente prevalência, mas também pelo fato de ser acompanhado de múltiplas complicações, certamente causa grande impacto nas áreas de saúde, social e econômica. Isto reforça a importância das medidas de prevenção primária e secundária e do diagnóstico precoce associado ao tratamento adequado dessa enfermidade.

DIAGNÓSTICO CLÍNICO

Alguns pacientes podem apresentar sintomas clássicos, como polidipsia, poliúria, polifagia e perda ponderal, que estão frequentemente presentes no momento do diagnóstico do DM tipo 1 (DM1).

No DM tipo 2 (DM2), cerca de 50% dos pacientes são assintomáticos e desconhecem ter a doença, já podendo apresentar complicações crônicas ou sintomas inespecíficos, como tonturas, dificuldade visual, astenia ou cãibras. Outros sintomas também podem alertar para um possível diagnóstico, como as vulvovaginites de repetição, a disfunção erétil e a turvação visual.

Além das complicações crônicas que já podem estar presentes no momento do diagnóstico (particularmente no DM2), alguns pacientes podem abrir o quadro com descompensação metabólica aguda, como cetoacidose diabética ou estado hiperglicêmico hiperosmolar. Este último é mais comum no DM2, predominantemente nos idosos, levando a um quadro de hiperglicemia importante, desidratação e hiperosmolaridade. Já a primeira é mais comum no DM1, também levando a um quadro de hiperglicemia, mas acompanhado da produção de corpos cetônicos e acidose.[10]

A presença dos sintomas clássicos ou descompensação metabólica, associados a glicemia ao acaso superior ou igual a 200 mg/dL, é um dos critérios diagnósticos para DM, não sendo necessária a confirmação com outro exame laboratorial.[10,11]

DIAGNÓSTICO LABORATORIAL

Glicemia de jejum

A glicemia para estabelecer o diagnóstico de DM deve ser a plasmática e realizada em jejum (de pelo menos 8 h). Dois valores iguais ou superiores a 126 mg/dL em ocasiões diferentes fecham o diagnóstico. Nos casos em que os níveis se encontram entre 100 e 125, o paciente pode ser submetido ao teste oral de tolerância à glicose (TOTG).[10]

Teste oral de tolerância à glicose

É realizado por meio da medida da glicemia de jejum (GJ) e após 2 h da administração de 75 g de glicose anidra dissolvida em água. Para o teste, é necessário que seja realizada coleta pela manhã, jejum de 8 h a 14 h e dieta sem restrição de carboidratos por pelo menos 3 dias. O valor igual ou superior a 200 mg/dL após 2 h do teste sela o diagnóstico, mas deve ser confirmado repetindo-se o teste, na ausência de sistomas clássicos de hiperglicemia.[10]

Hemoglobina glicada

A hemoglobina glicada (HbA1c) é produto de uma reação não enzimática entre glicose e o grupo aminoterminal de um resíduo valina na cadeia β da hemoglobina. Reflete os níveis glicêmicos de 2 a 3 meses anteriores. Entretanto, dentro desses 90 dias, a glicemia recente é a que mais influencia o valor da HbA1c. Alguns estudos sugerem que um paciente com controle estável apresentará 50% de sua HbA1c formada no mês precedente ao exame, 25% no mês anterior a este e os 25% remanescentes no 3º ou 4º meses antes do exame.[12,13]

A porcentagem de HbA1c depende da concentração de glicose no sangue, da duração da exposição da Hb à glicose e do tempo de meia-vida dos eritrócitos. Ou seja, quanto maior o período de contato e a concentração de glicose, maior ela será (Tabela 3.1).

Tabela 3.1 Correspondência entre níveis médios de glicemia e HbA1c[18]

HbA1c (%)	Glicose plasmática (mg/dL)	Glicose plasmática (mmol/L)
6	126	7
7	154	8,6
8	183	10,2
9	212	11,8
10	240	13,4
11	269	14,9
12	298	16,5

Alguns fatores podem falsear o valor da HbA1c. Alterações da sobrevida do eritrócito, diminuindo (p. ex., anemias hemolíticas) ou aumentando (p. ex., anemia por carência de ferro ou vitamina B12); interferência na glicação da hemoglobina, inibindo-a e falsamente diminuindo o valor, como nos casos de uso de altas doses de vitamina C ou E; ou interferência no método, falsamente aumentando o valor, como em hipertrigliceridemia, uremia, alcoolismo crônico, uso crônico de opioide e salicilatos (Tabela 3.2).[14,15]

Tabela 3.2 Fatores que influenciam a medida da HbA1c[10,14]

Falso aumento da HbA1c	Falsa diminuição da HbA1c
Deficiência de ferro ou vitamina B12	Administração de eritropoietina (EPO), ferro ou vitamina B12
Alcoolismo	
Doença renal crônica	Reticulocitose
Doses altas de aspirina	Doença hepática crônica
pH intraeritrocitário baixo	Aspirina, vitaminas C e E
Hiperbilirrubinemia	pH intraeritrocitário aumentado
Esplenectomia	Hemoglobinopatias (não com HPLC/CLAE)
Uso crônico de opioides	Esplenomegalia
Hipertrigliceridemia	Artrite reumatoide
Toxicidade por chumbo	Antirretrovirais, ribavirina, dapsona
	Hemoglobina F
	Qualquer condição que diminua a meia-vida do eritrócito (anemia hemolítica, esferocitose, lise por deficiência de G6PD)
	Transfusão de sangue recente
	Gravidez ou parto recente

HPLC/CLAE = cromatografia líquida de alta eficiência

Outro fator que poderia influenciar o valor da HbA1c é a etnia. Alguns observaram que os indivíduos afrodescendentes têm níveis mais elevados de HbA1c do que os caucasianos para valores iguais de glicemia em todas as categorias: tolerância normal à glicose, pré-diabetes e DM. As razões para essa discrepância ainda não estão elucidadas e o assunto ainda é controverso.[16,17]

As vantagens da utilização desse método para o diagnóstico seriam: a não necessidade de dieta especial nem de jejum e a diminuição da influência da variabilidade diária dos valores de glicemia.[19] Porém, outros fatores, além dos citados anteriormente, podem falsear o valor final da HbA1c, tornando esse um método não confiável nestas situações, nem para diagnóstico nem para acompanhamento.

A HbA1c sempre foi um valioso exame para avaliação do controle glicêmico. Em 2009, o International Expert Committee (IEC), que incluía representantes da American Diabetes Association (ADA), da International Diabetes Federation (IDF) e da European Association for the Study of Diabetes (EASD), recomendou o uso da HbA1c também para o diagnóstico de DM e a ADA o adotou como critério em 2010.[10,20] A Sociedade Brasileira de Diabetes (SBD) considera que existem alguns problemas para a aplicação desse parâmetro como critério diagnóstico e que são necessários mais estudos.[21]

O método utilizado no teste diagnóstico deve ser certificado pelo National Glycohemoglobin Standardization Program (NGSP) que foi validado no estudo Diabetes Control and Complications Trial (DCCT).[2,10]

Após definição do GHB Standardization Subcommittee, o método adotado como referência foi o usado no DCCT: high performance/pressure liquide chromatograph (HPLC), representado em português pela sigla CLAE (cromatografia líquida de alta eficiência). Outros métodos (não HPLC) foram certificados pelo NGSP e apresentam resultados de A1C equivalentes aos obtidos com o método aplicado no estudo DCCT.[23] Conhecer o método utilizado é importante para poder analisar se o resultado final pode ter sofrido influência de alguma patologia, como as hemoglobinopatias (Tabela 3.3).

Tabela 3.3 Vantagens e desvantagens de alguns métodos de análise da HBA1c[19]

Método	Vantagens	Desvantagens
Cromatografia de troca iônica	Pode avaliar hemoglobinas variantes	Interferência variável de hemoglobinopatias, HbF e Hb carbamilada
	Boa precisão	Alguns ensaios mais atuais não sofrem interferência desses dois últimos
Cromatografia de afinidade utilizando derivados do ácido borônico	Interferência mínima das hemoglobinopatias, HbF e Hb carbamilada	Não mede só a reação da glicose com o aminoterminal da valina, mede também em outros sítios e outras cadeias
Imunoensaios	Não afetados por HbE, HbD ou Hb carbamilada	Pode ser alterada por hemoglobinopatias com alterações de aminoácidos nos sítios de ligação
	Fácil implementação em diversos formatos	Alguma interferência da HbF

Foi visto que assim como existia relação entre glicemia e prevalência de retinopatia, o mesmo também ocorria com a HbA1c (Figura 3.2). Com base no valor de HbA1c, no qual a prevalência da retinopatia passava a aumentar rapidamente (Figura 3.3), o ponto de corte estabelecido para diagnóstico foi igual ou superior a 6,5%, devendo ser confirmado. O valor menor que 6,5% não exclui o diagnóstico.[10]

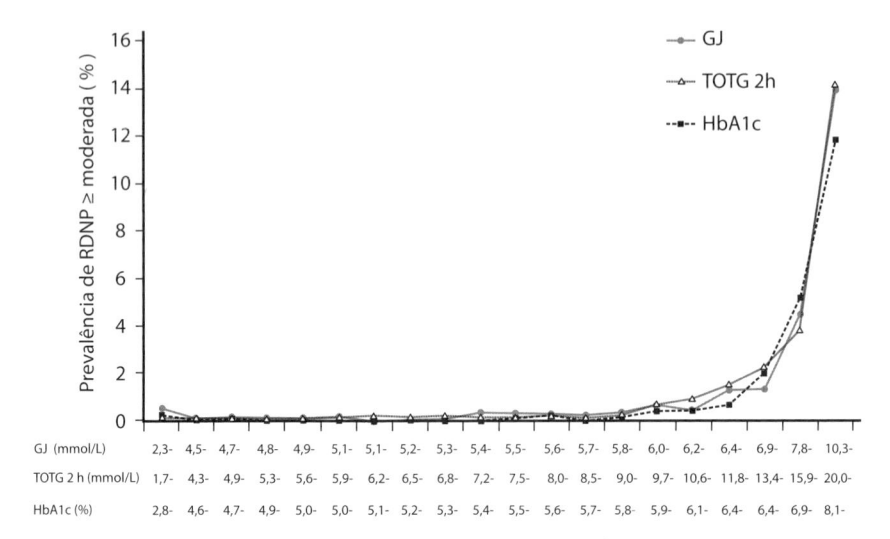

Figura 3.2 Prevalência de retinopatia diabética não proliferativa (RDNP) em relação a glicemia de jejum (GJ), teste oral de tolerância à glicose após 2h (TOTG 2h) e HbA1c, observadas no DETECT-2.[11]

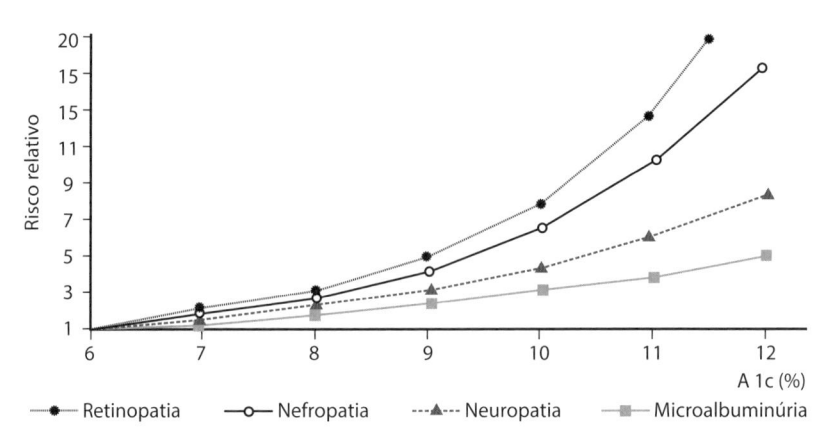

Figura 3.3 Relação entre os níveis de HbA1c e o risco relativo de complicações microvasculares observada no DCCT.

Portanto, os critérios diagnósticos do DM são:[10]

- HbA1c ≥ 6,5%,* ou
- GJ ≥ 126 mg/dL,* ou
- TOTG 75 g após 2h ≥ 200 mg/dL,* ou
- pacientes com sintomas clássicos de hiperglicemia ou descompensação, com glicemia plasmática aleatória ≥ 200.

O ideal é que a confirmação do diagnóstico laboratorial seja realizada com a repetição do mesmo teste. Porém, em casos nos quais foram utilizados 2 métodos diferentes para o diagnóstico e os resultados foram divergentes (p. ex., HbA1c maior que 6,5% e GJ menor que 126), o teste com o valor diagnóstico é o que deve ser repetido. Caso este se mantenha no segundo teste, o diagnóstico de DM está confirmado.[10]

ALTO RISCO PARA DIABETES *MELLITUS* (PRÉ-DIABETES)

Está incluído, nessa classificação, o grupo de indivíduos que não preenche critérios para DM, mas cujos valores dos testes diagnósticos possam estar relacionados com risco de complicações.[10]

Esse grupo apresenta maior risco de desenvolver DM e doenças cardiovasculares. Além disso, está associado a obesidade (principalmente abdominal ou visceral), dislipidemia (triglicerídeo (TGL) alto e lipoproteína de alta densidade (HDL) baixa) e hipertensão arterial sistêmica. Portanto, a partir do momento em que os pacientes são classificados como tal, devem ser informados quanto a esses riscos e orientados a iniciar medidas de prevenção que devem incluir mudança no hábito alimentar e implementação de um programa de atividade física.[10]

Fazem parte deste grupo os indivíduos que apresentam GJ entre 100 e 125 (alterada) e TOTG 2 h entre 140 e 199 (intolerância à glicose).[10]

Diversos estudos prospectivos demonstraram forte associação entre HbA1c e DM futuro. Em uma revisão realizada com 44.203 pacientes de estudos de coorte que foram acompanhados por cerca de 5 a 6 anos, observou-se que o risco de desenvolver DM naqueles com HbA1c entre 5,5% e 6% e 6% e 6,4% em 5 anos era de 9% a 25% e de 25% a 50%, respectivamente.[23]

Portanto, níveis de HbA1c entre 5,7% e 6,4% também são considerados de risco para desenvolver DM no futuro (pré-diabetes). Aqueles com HbA1c > 6%

---

* Os resultados devem ser confirmados, repetindo-se o teste.

têm maior risco e devem ser seguidos mais de perto com medidas preventivas mais intensivas, podendo-se, inclusive, considerar o uso da metformina como estratégia de prevenção.[10]

Os níveis de alto risco para DM (pré-diabetes) são:[10]

- GJ de 100 a 125 mg/dL, ou
- Medida de 2 horas no TOTG 75 g de 140 a 199 mg/dL, ou
- HbA1c de 5,7% a 6,4%.

DIABETES GESTACIONAL

O diabetes *mellitus* gestacional (DMG) é definido como intolerância à glicose diagnosticada pela primeira vez durante a gravidez, independentemente do nível glicêmico pós-parto. Existem várias formas propostas de rastreamento e diagnóstico, ainda sem um consenso sobre qual o melhor teste a ser utilizado.[24]

Em março de 2010, a partir dos resultados do estudo Hyperglycemia and Adverse Pregnancy Outcomes (HAPO) e considerando-se que os critérios diagnósticos até então utilizados se relacionavam com risco materno de evolução para DM tipo 2 após a gestação em vez de desfechos gestacionais desfavoráveis, realizou-se, em um encontro de *experts*, a International Workshop Conference on Diagnosis of Diabetes Mellitus (IADPSG). Com isso, um novo consenso foi publicado, em 2010, com o objetivo de uniformizar os critérios para diagnóstico de DMG.

A recomendação resultante desse encontro é que todas as gestantes devem realizar GJ na primeira consulta pré-natal. Se o resultado for < 92 mg/dL, um TOTG com 75 g deverá ser realizado entre a 24ª e a 28ª semana de gestação. Caso a glicemia esteja ≥ 126 mg/dL o diagnóstico será de diabetes pré-gestacional e se estiver ≥ 92 e < 126 mg/dL, o diagnóstico de DMG está estabelecido. Os resultados devem ser confirmados com uma segunda medida da glicemia. Caso seja necessária realização do TOTG, a dosagem da glicemia deverá ser feita em jejum, 1 h e 2 h após a sobrecarga de glicose. Apenas um valor acima do limite estabelecido é suficiente para o diagnóstico de DMG (Tabela 3.4). A utilização desses novos critérios diagnósticos quase triplicou a incidência de DMG, fato que tem gerado muita discussão se a utilização desses critérios é custo-efetiva. Uma análise recente mostrou que o uso do critério sugerido por IADPSG é custo-efetivo desde que sejam implementadas intervenções pós-parto visando à prevenção de futuro DM.[17] Apesar dessa tentativa de uniformização do critério diagnóstico, a controvérsia permanece e nem todos os países, sociedades e instituições aderiram a esse novo critério proposto até o momento.

Tabela 3.4 Critérios diagnósticos de DMG por International Association of Diabetes and Pregnancy Study Groups 2010

Tempo	Valor máximo da normalidade
Basal	92 mg/dL
1 hora	180 mg/dL
2 horas	153 mg/dL

Diagnóstico quando 1 ou mais valores são ≥ aos listados.

PESQUISA DE DIABETES *MELLITUS* EM INDIVÍDUOS ASSINTOMÁTICOS

Deve-se pesquisar DM nos indivíduos assintomáticos em qualquer idade com índice de massa corporal (IMC) ≥ 25 e 1 ou mais fatores de risco e naqueles que tenham 45 anos ou mais, mesmo na ausência de algum fator de risco.[10]

Os métodos utilizados para o rastreamento são os mesmos que no diagnóstico: HbA1c, GJ e TOTG 75 g.[10]

Caso os resultados dos testes sejam normais, a recomendação é repeti-los pelo menos a cada 3 anos. Quando os valores são equivalentes a pré-diabetes, recomenda-se a pesquisa anual.[10]

Os critérios de pesquisa de DM em adultos assintomáticos são:[10]

- O teste deve ser considerado em todos os adultos com IMC ≥ 25 kg/m²* e na presença de um ou mais dos fatores de risco adicionais a seguir:
  - ☐ Sedentarismo.
  - ☐ Parente de 1º grau com DM.
  - ☐ Mulheres com história de filho com peso > 4 kg ao nascimento ou diagnóstico de diabetes gestacional.
  - ☐ Hipertensão arterial sistêmica.
  - ☐ Colesterol HDL < 35 e/ou TGL > 250.
  - ☐ Mulheres com síndrome do ovário policístico** (SOP).
  - ☐ HbA1c ≥ 5,7%, GJ alterada ou intolerância à glicose prévias.
  - ☐ Outras condições clínicas associadas à resistência insulínica (p. ex., obesidade grave, acantose *nigricans* etc.).
  - ☐ História de doença cardiovascular aterosclerótica.
- Idade ≥ 45 anos (na ausência dos critérios anteriores).

---

* Se os resultados forem normais, repetir a cada 3 anos. Caso venham com valor de pré-diabetes, repetir anualmente.

** O IMC de risco a ser considerado pode ser menor em pacientes de determinados grupos étnicos e com SOP.

O rastreamento em crianças também deve ser realizado nos casos em que o IMC para idade e sexo esteja acima do percentil 85 ou peso para altura esteja acima do mesmo percentil ou peso 120% acima do ideal para a altura e mais 2 fatores de riscos.[10]

Os critérios para pesquisa de DM tipo 2 em crianças assintomáticas são:[10]

- **Pesquisar em crianças:**
  - ☐ Acima do peso (IMC para idade e sexo acima do percentil 85; peso para altura também acima do percentil 85; peso >120% da altura ideal).
- **Mais 2 dos seguintes fatores de risco:**
  - ☐ História familiar de DM tipo 2 em parentes de 1º ou 2º graus.
  - ☐ Sinais de resistência insulínica ou condições associadas (acantose *nigricans*, hipertensão arterial sistêmica, dislipidemia, SOP, baixo peso para a idade gestacional ao nascer).
  - ☐ História de DM materno ou diabetes gestacional durante a gestação da criança.
- **Observações:**
  - ☐ **Idade de início:** 10 anos ou na puberdade, caso esta ocorra antes.
  - ☐ Repetir o teste a cada 3 anos.

REFERÊNCIAS BIBLIOGRÁFICAS

1. International Diabetes Federation. Diabetes atlas. Disponível em www.idf.org.
2. Malerbi DA, Franco Lj. Multicentric study of the prevalence of diabetes mellitus and impaires tolerance in urban Brazilian population aged 30 a 69 yr. Diabetes Care. 1992; 15:1509-16.
3. Aiello LM, Cavallerano JD. Ocular complications of diabetes mellitus. In: Kahn R, Weir GC (eds.). Joslin's diabetes mellitus. Philadelphia: Lea and Febiger, p. 771-93, 1994.
4. National Society to Prevent Blindness, Operational Research Department: Vision Problems in the US: A statistical analysis by the National Society to prevent Blindeness, New York, 1980.
5. US Renal Data System: USRDS 1995 Annual Data Report. Bethesta, MD, The National Insitute of Health, National Insitute of Diabetes and Digestive and Kidney Diseases, April, 1995.
6. Kumar PR, Bhansali A, Ravikiran M et al. Utility of glycated hemoglobin in diagnosing type 2 diabetes mellitus: a community-based study. J Clin Endocrinol Metab. 2010; 95:2832-5.
7. Levin ME. Foot lesions in patients with diabetes mellitus. Endocrinology and Metabolism Clinics of North America. 25:447-62, 1996.
8. Rubin RJ, Altman WM, Mendelson DN. Health care expenditures for people with diabetes mellitus. J Clin Endocrinol Metab. 809 S 809 F, 1992.
9. Oliveira JEP, Milech A, Houaiss M et al. Custo do paciente diabético internado no HUCFF-UFRJ. VII Congresso Brasileiro de Diabetes da Sociedade Brasileira de Diabetes. Resumo dos Trabalhos, Guarapari – ES, 21-5 de Outubro de 1989, nº 056, p. 84.
10. American Diabetes Association. Diagnosis and Classification of Diabetes Mellitus (Position Statement). Diabetes Care. 2012; 35(suppl 1):S11-15.
11. The Expert Committee on the Diagnosis of Diabetes Mellitus: Report of the Expert Committee on the Diagnosis and Classification of Diabetes Mellitus. Diabetes Care. 1997; 20:1183-97.

12. Grupo Interdisciplinar de Padronização da Hemoglobina Glicada – A1C. Atualiazação sobre hemoglobina glicada (A1C) para avaliação do controle glicêmico e para diagnóstico do Diabetes: Aspectos clínicos e laboratoriais. Posicionamento da SBD Nº 3, 2009.
13. Sacks DB. Hemoglobin variants and hemoglobin A1C analysis: Problem solved? Clin Chem. 2003; 49:1245-7.
14. Gallagher EJ, Bloomgarden ZT, Le Roith D. Review of hemoglobin A1C in the management of diabetes. Journal of Diabetes. 2009, 1:9-17.
15. Roberts WL, De BK, Brown D et al. Effects of hemoglobin C and S traits on eight glycohemoglobin methods. Clin Chem. 2002; 48:383-5.
16. Diabetes Control and Complications Trial (DCCT) Research Group. The effect of intensive treatment of diabetes on the development and progression of long-term complications in insulin-dependent diabetes mellitus. N Engl J Med. 1993; 309: 977.
17. Werner EF, Pettker CM, Zuckerwise L, Reel M, Funai EF, Henderson J, Thung SF. Screening for gestational diabetes mellitus: are the criteria proposed by the International Association of the Diabetes and Pregnancy Study Groups Cost-Effective? Diabetes Care. 35:529-35, 2012.
18. Nathan DM, Kuenen J, Borg R, Zheng H, Schoenfeld D, Heine RJ; A1c-Derived Average Glucose Study Group. Translating the A1C assay into estimated average glucose values. Diabetes Care. 2008; 31:1473-8.
19. World Health Organization. Use of glycated haemoglobin (hba1c) in the diagnosis of diabetes mellitus. Abbreviated Report of a WHO consultation. WHO/NMH/CHP/CPM/11.1 ed. Geneva: World Health Organization, 2011.
20. International Expert Committee. International Expert Committee report on the role of the A1C assay in the diagnosis of diabetes. Diabetes Care. 2009;32:1327-34.
21. Diretrizes SBD 2012-2013. Métodos e critérios para o diagnóstico do diabetes mellitus; 10-2.
22. National Glycohemoglobin Standardization Program (NGSP). IFCC standardization of HbA1C. Disponível em: http://www.ngsp.org/prog/IFCCmain.html. Acesso em 7 de janeiro de 2013.
23. Zhang X, Gregg EW, Williamson DF et al. A1C level and future risk of diabetes: a systematic review. Diabetes Care. 2010; 33:1665-73.
24. Metzger BE, Lowe LP, Dyer AR et al. HAPO Study Cooperative Research Group. Hyperglycemia and adverse pregnancy outcomes. N Engl J Med. 2008; 358:1991-2002.

Um problema de saúde pública: epidemiologia

Laercio Joel Franco

INTRODUÇÃO

O diabetes *mellitus* (DM) é um importante e crescente problema de saúde para todos os países, independentemente do grau de desenvolvimento. Em 1985, estimava-se que existissem 30 milhões de adultos com diabetes no mundo; esse número cresceu para 135 milhões em 1995, atingindo 285 milhões em 2010, com projeção de chegar a 439 milhões de indivíduos no ano de 2030, dos quais dois terços estariam em países em desenvolvimento.[1-3]

O número de pessoas com diabetes está aumentando devido ao crescimento e ao envelhecimento populacional, à maior prevalência de obesidade e sedentarismo, bem como à maior sobrevida dos indivíduos com diabetes.

Pelo fato de o diabetes estar associado a maiores taxas de hospitalizações, maiores necessidades de cuidados médicos, maior incidência de doenças cardiovasculares e cerebrovasculares, cegueira, insuficiência renal e amputações não traumáticas de membros inferiores, pode-se prever a carga que isso representará nos próximos anos para os sistemas de saúde dos países em desenvolvimento, a grande maioria ainda com dificuldades no controle de doenças infecciosas.

HISTÓRIA NATURAL

As tentativas de estudos epidemiológicos para elucidar a história natural e a patogênese do diabetes estão baseadas apenas na hiperglicemia, apesar da grande variedade de manifestações clínicas e condições associadas. Entretanto, a hiperglicemia isoladamente não responde a todas as questões. Nas últimas décadas, foram acumuladas evidências de que inúmeros mecanismos etiologicamente diferentes, como genéticos, ambientais e imunológicos, podem ter importante papel na patogênese, no curso clínico e no aparecimento de complicações do estado diabético.

Existem evidências de que pessoas com diabetes mal controlado ou não tratado desenvolvem mais complicações do que aquelas com diabetes bem controlado. Não obstante, em algumas circunstâncias, as complicações do diabetes são encontradas mesmo antes da hiperglicemia. Isso indica a grande heterogeneidade desse distúrbio metabólico e ilustra o fato de que ainda não está claro o quanto as complicações crônicas do diabetes são resultantes de hiperglicemia ou de condições associadas, como deficiência de insulina, mudanças da osmolaridade plasmática ou dos tecidos, glicação de proteínas, alterações lipídicas ou da pressão arterial. Apesar dessas dúvidas, a hiperglicemia permanece sendo o único fator requerido para o diagnóstico do diabetes.

Com o processo de envelhecimento, os valores glicêmicos tendem a ser mais elevados. Na faixa etária de 75 a 79 anos, praticamente metade dos indivíduos tem valores elevados de glicemia.[4] A pergunta que fica é: a partir de que valor de glicemia se inicia o diabetes? Na maioria das populações, os graus de hiperglicemia utilizados para o diagnóstico de diabetes são baseados em resultados de grandes estudos epidemiológicos e validados por observações prospectivas de alguns desfechos, particularmente as complicações microangiopáticas. Entretanto, ainda existem alguns pontos de corte, definidos de forma arbitrária, na distribuição contínua dos valores de glicemia, para definir uma categoria de indivíduos que não são normais nem têm diabetes, a de pré-diabetes.[5] Essa categoria engloba os indivíduos com glicemia de jejum alterada (GJA) e os com tolerância à glicose diminuída (TGD), que apresentam maior risco de progressão para o diabetes, bem como de desenvolver doenças cardiovasculares.[6]

Em 2003, a American Diabetes Association (ADA) recomendou a redução no ponto de corte para o diagnóstico da GJA de 110 para 100 mg/dL, redefinindo a condição como aquela na qual os indivíduos apresentem glicemia de jejum entre 100 e 125 mg/dL.[5] Essa mudança no ponto de corte aumenta substancialmente o número de indivíduos com GJA e, portanto, o número de casos de pré-diabetes. Apenas como exemplo, utilizando esse ponto de corte para a glicemia de jejum, a porcentagem de norte-americanos na faixa etária de 40 a 74 anos com GJA aumenta de 8,3% (95% IC: 7% a 9,66%) para 30,2% (95% IC: 27,8% a 32,6%); portanto, no ano 2000, o número de indivíduos com GJA aumentou de 8,5 para 31,1 milhões.[7] A oferta de serviços de saúde e de ações de prevenção primária para essa importante parcela da população deve ser cuidadosamente avaliada, para evitar que os esforços e recursos disponíveis para melhoria dos cuidados oferecidos aos pacientes já diabéticos não sejam prejudicados.

Deve ser considerado que o nível de glicemia isoladamente tem limitações para predição de doença cardiovascular após ajustes para outros fatores de risco;[8] o papel da identificação de indivíduos com GJA ou TGD é predizer a ocorrência futura de diabetes. Quase todos os indivíduos com GJA apresentam também outros fatores de risco para a síndrome metabólica (SM), como obesidade central, hipertensão e dislipidemia, e irão requerer tratamento para essas alterações, qualquer que seja o nível glicêmico. Um benefício na identificação dos indivíduos com GJA seria a adoção precoce de intervenções no estilo de vida (dieta e exercício); entretanto, dada a dificuldade de convencer indivíduos já com diabetes diagnosticado a incorporar essas mudanças no estilo de vida, a adoção destas medidas por indivíduos com GJA parece pouco provável. Vale ressaltar que as modificações no estilo de vida são muito mais eficazes na prevenção da progressão para o diabetes do que o tratamento medicamentoso isoladamente.[9]

MORBIDADE

Tanto a frequência do diagnóstico de novos casos (incidência) como a de casos existentes (prevalência) são informações importantes para o conhecimento da carga que o diabetes representa para o sistema de saúde. A incidência traduz o risco médio da população em adquirir a doença, além de servir de parâmetro para a avaliação do impacto produzido por medidas de prevenção adotadas. A prevalência é um indicador da magnitude da carga atual que a doença representa para os serviços de saúde e para a sociedade, bem como um preditor da futura carga que as complicações crônicas do diabetes representarão.

Os 10 países com maior número de indivíduos com diabetes para os anos de 2010 e 2030 estão apresentados na Tabela 4.1. Os países que lideram esta lista são Índia, China e EUA. Existe a tendência de alguns países em desenvolvimento avançarem para as primeiras posições e de países industrializados se deslocarem para posições mais baixas nesta lista.

Nos países desenvolvidos, o aumento da prevalência ocorrerá principalmente pela contribuição de indivíduos com diabetes nas faixas etárias mais avançadas, em decorrência do aumento da expectativa de vida e do crescimento populacional, enquanto nos países em desenvolvimento indivíduos de todas as faixas etárias serão atingidos, com destaque para os da faixa etária de 20 a 44 anos, em que a prevalência deverá duplicar.[3]

Tabela 4.1 Relação dos 10 países com maior número estimado de indivíduos com diabetes em 2010 e 2030[2,3]

	2010		2030	
Posição	País	Nº indivíduos (milhões)	País	Nº indivíduos (milhões)
1	Índia	50,8	Índia	87,0
2	China	43,2	China	62,6
3	EUA	26,8	EUA	36,0
4	Rússia	9,6	Paquistão	13,8
5	**Brasil**	**7,6**	**Brasil**	**12,7**
6	Alemanha	7,5	Indonésia	12,0
7	Paquistão	7,1	México	11,9
8	Japão	7,1	Bangladesh	10,4
9	Indonésia	7,0	Rússia	10,3
10	México	6,8	Egito	8,6

Existe um consenso internacional de que a frequência do diabetes vem aumentando nas últimas décadas, sendo que o diabetes tipo 2 vem adquirindo características de epidemia. O número de pessoas com esse tipo de diabetes, que corresponde a mais de 90% do total de casos, deverá duplicar nos próximos 10 a 25 anos, particularmente nos países em desenvolvimento ou recentemente industrializados.[1-3]

Embora o aumento da prevalência do diabetes ocorra sobretudo na população de adultos e idosos, existem evidências de que o diabetes tipo 2 também está se tornando mais frequente em crianças e adolescentes.[10] No Japão, por exemplo, a prevalência de diabetes na faixa de 6 a 15 anos de idade duplicou em um período de 20 anos, tornando-se mais frequente que o diabetes tipo 1 nessa faixa etária.[11] Atualmente, nos EUA, de cada 3 novos casos de diabetes diagnosticados em adolescentes com menos de 18 anos de idade, 1 é de diabetes tipo 2, com acentuadas diferenças entre grupos étnicos.[12]

As marcantes diferenças existentes na prevalência do diabetes entre diversos países e grupos étnicos, mesmo quando os fatores socioeconômicos são levados em consideração, indicam que outros fatores devem estar envolvidos.

A Tabela 4.2 apresenta a lista dos 10 países com as prevalências mais elevadas para a população adulta, estimadas para 2010 e com projeções para 2030, ajustadas pela população mundial, sem fazer a distinção entre os tipos de diabetes.[2] Nota-se que a prevalência mais elevada é observada em Nauru, onde o diabetes era inexistente por ocasião do período da Segunda Guerra Mundial e que, posteriormente, sofreu intenso processo de mudanças culturais, em decorrência da riqueza gerada pela exploração de fosfatos, abundantes no solo desse jovem país.

Tabela 4.2 Relação dos 10 países com as maiores prevalências de diabetes em 2010 e 2030[2]

2010		2030	
País	**Prevalência (%)**	**País**	**Prevalência (%)**
Nauru	30,9	Nauru	33,4
Emirados Árabes	18,7	Emirados Árabes	21,4
Arábia Saudita	16,8	Ilhas Maurício	19,8
Ilhas Maurício	16,2	Arábia Saudita	18,9
Bahrain	15,4	Ilhas Reunião	18,1
Ilhas Reunião	15,3	Bahrain	17,3
Kuwait	14,6	Kuwait	16,9
Omã	13,4	Tonga	15,7
Tonga	13,4	Omã	14,9
Malásia	11,6	Malásia	13,8

Para ilustrar as variações geográficas na prevalência do diabetes, a Tabela 4.3 apresenta a relação de alguns países, com estimativas para o ano de 2010 e projeções para 2030, para a população adulta na faixa etária de 20 a 79 anos de idade.[2,3] Nota-se que o único país com projeção de diminuir a prevalência do diabetes nas próximas décadas é o Japão.

No Brasil, estudo realizado na comunidade nipo-brasileira mostrou um aumento vertiginoso na prevalência de diabetes, cuja taxa passou de 18,3%, em 1993, para 34,9%, em 1999, evidenciando o impacto de alterações do estilo de vida, em particular do padrão alimentar, interagindo com uma provável suscetibilidade genética.[13]

Até recentemente, a frequência de diabetes na população indígena brasileira era relatada como baixa. Entretanto, a população indígena xavante, que vive no estado

Tabela 4.3 Prevalência ajustada pela população mundial e número estimado de indivíduos com diabetes, em alguns países, na população adulta de 20 a 79 anos de idade, para os anos de 2010 e 2030[2,3]

	Prevalência (%)		Nº de adultos com diabetes (milhares)	
	2010	2030	2010	2030
Europa				
Alemanha	5,3	6,5	5.022	5.585
Bélgica	4,8	5,7	515	604
Espanha	6,3	7,8	2.840	3.932
França	5,4	6,6	3.238	3.888
Grécia	5,1	6,1	603	714
Hungria	6,0	7,0	568	599
Itália	5,1	6,4	3.560	4.238
Polônia	9,0	10,1	3.057	3.410
Portugal	9,5	11,5	1.021	1.201
Reino Unido	5,2	6,2	3.064	3.646
Suécia	4,2	5,0	386	433
África				
Egito	16,6	19,1	7.323	12.374
Marrocos	6,8	7,9	1.268	2.035
Sudão	8,6	9,8	1.667	3.166
Tunísia	9,5	11,2	630	1.042
Angola	3,5	4,7	224	506
Moçambique	4,0	5,1	329	585
África do Sul	4,5	5,6	1.283	1.644
Ásia				
China	4,2	5,0	43.157	62.553
Índia	7,8	9,3	50.768	87.036
Japão	5,0	5,9	7.089	6.899
Indonésia	4,8	5,9	6.964	11.980
Malásia	11,6	13,8	1.846	3.245
Bangladesh	6,6	7,9	5.681	10.423
Arábia Saudita	16,8	18,9	2.065	4.183
Paquistão	9,1	10,5	7.146	13.833

(continua)

(continuação)

	Prevalência (%)		Nº de adultos com diabetes (milhares)	
	2010	2030	2010	2030
América do Norte				
Estados Unidos	10,3	12,0	26.814	35.958
Canadá	9,2	10,9	2.866	3.981
América Latina				
Argentina	5,5	6,4	1.532	2.078
Brasil	10,1	11,9	12.440	19.605
Chile	9,5	11,1	1.190	1.730
Colômbia	9,7	11,5	2.609	4.412
Venezuela	10,2	12,0	1.675	2.835
México	10,8	12,9	6.827	11.910

de Mato Grosso, atualmente apresenta prevalência de diabetes da ordem de 25,9%, com marcante diferença entre os sexos (16,6% em homens e 34,8% em mulheres), o que é atribuído à predisposição genética e às importantes e rápidas modificações em seu estilo de vida.[14]

O Estudo Multicêntrico sobre a Prevalência do Diabetes no Brasil,[15] realizado em 9 capitais brasileiras, na população de 30 a 69 anos de idade, é um marco importante no estudo e no dimensionamento dessa doença. Seus resultados têm possibilitado o reconhecimento da importância do diabetes como problema de saúde em nosso país.

A Tabela 4.4 apresenta as prevalências de diabetes, segundo as cidades participantes. Pode-se notar que as taxas mais elevadas foram encontradas nas cidades das regiões Sul e Sudeste do Brasil. Entretanto, mesmo nas cidades das regiões Norte e Nordeste, a magnitude da prevalência é comparável à de países desenvolvidos. Dados mais recentes apontam para taxas mais elevadas, como de 13,5% em São Carlos (SP),[16] e de 15,0% no estudo de Ribeirão Preto-SP.[17]

Na Tabela 4.5 são apresentadas as prevalências por sexo, de acordo com o conhecimento prévio do diagnóstico e segundo etnia, presença de história familiar de diabetes e presença de obesidade. Observa-se que a frequência do desconhecimento do diagnóstico do diabetes é maior entre os homens, o que talvez reflita as maiores oportunidades de diagnóstico no sexo feminino, decorrentes de maior procura por serviços de saúde (pré-natal e exames periódicos, por exemplo).

Tabela 4.4 Prevalência de diabetes *mellitus* (DM) e de tolerância à glicose diminuída (TGD), ajustada por idade, em algumas capitais brasileiras[15]

Capitais	Prevalência (%)			
	DM previamente diagnosticado	DM recém-diagnosticado	DM total	TGD
Belém	3,3	3,9	7,2	9,5
Fortaleza	2,3	4,2	6,5	5,8
João Pessoa	3,8	4,1	7,9	7,2
Recife	3,5	2,9	6,4	5,4
Salvador	4,8	3,1	7,9	4,8
Brasília	3,3	1,9	5,2	4,5
Rio de Janeiro	5,2	2,3	7,5	9,2
São Paulo	4,7	5,0	9,7	11,2
Porto Alegre	4,8	4,1	8,9	12,2
Total	4,0	3,4	7,4	7,7

A influência da idade na prevalência do diabetes e na TGD também é evidenciada nesse estudo brasileiro. A prevalência de diabetes aumenta 6,4 vezes do grupo etário de 30 a 39 anos para o de 60 a 69 anos; para a TGD, o aumento entre esses grupos etários é de 1,9 vez. Esse aumento menor com o progredir da idade na prevalência da TGD pode traduzir a progressão dos indivíduos para o diabetes ou resultar da maior mortalidade por doenças cardiovasculares nessa categoria.

A incidência do diabetes tipo 2 é difícil de ser determinada em grandes populações, pois envolve o seguimento durante alguns anos, com realizações periódicas de glicemias. Os estudos de incidência são geralmente restritos ao diabetes tipo 1, pois em suas manifestações iniciais apresenta sintomas bastante característicos. O diabetes tipo 1 parece ser pouco frequente nos países em desenvolvimento; entretanto, essa aparente baixa frequência tem resultado em desinteresse na cuidadosa documentação de sua morbidade. Assim, deve ser questionada, já que o diabetes tipo 1 é associado a alta mortalidade nas áreas em que os serviços de saúde são insuficientes ou inadequados, se a real frequência desse tipo de diabetes não é muito subestimada.

Nos últimos anos, em decorrência do desenvolvimento do Projeto DiaMond,[19] apoiado pela Organização Mundial da Saúde (OMS) e que visa conhecer as variações geográficas na incidência do diabetes tipo 1, têm surgido diversas publicações sobre sua incidência em diferentes países.

Tabela 4.5 Prevalência de diabetes *mellitus* e tolerância à glicose diminuída ajustada por sexo, cor, escolaridade, história familiar de diabetes e presença de obesidade[15]

Condição	Prevalência (%)			
	DM previamente diagnosticado	DM recém-diagnosticado	DM total	TGD
Sexo				
Homens	3,1	4,3	7,4	6,7
Mulheres	4,5	2,9	7,4	8,4
Etnia				
Brancos	4	3,5	7,5	7,8
Não brancos	3,8	3,3	7,1	7,6
Escolaridade				
< 4 anos	4	3,1	7,1	7,8
≥ 4 anos	3,8	4	7,8	7,8
História familiar de DM				
Presente	7,3	5,2	12,5	10
Ausente	2,8	2,8	5,6	6,9
Obesidade				
Presente	5,3	5	10,3	10,8
Ausente	3	2,5	5,5	5,9

Na Figura 4.1 pode-se observar a grande variabilidade no risco de a população infantojuvenil adquirir diabetes: de 0,5 por 1.000 indivíduos (Paquistão e Paraguai) a 40,9 por 1.000 na Finlândia, ou seja, um gradiente superior a 80 vezes.[18]

Dados de registros populacionais mostram que a incidência de diabetes tipo 1 também está aumentando, particularmente na América do Norte e na Europa, e esse aumento é mais pronunciado no grupo etário < 5 anos de idade.[19,20]

MORTALIDADE

Os dados de mortalidade obtidos mediante atestados de óbito subestimam a importância do diabetes. Frequentemente ele não é mencionado na declaração de óbito de indivíduos diabéticos, principalmente nos idosos, nos quais estão presentes simultaneamente várias doenças crônicas. Também é frequentemente omitido

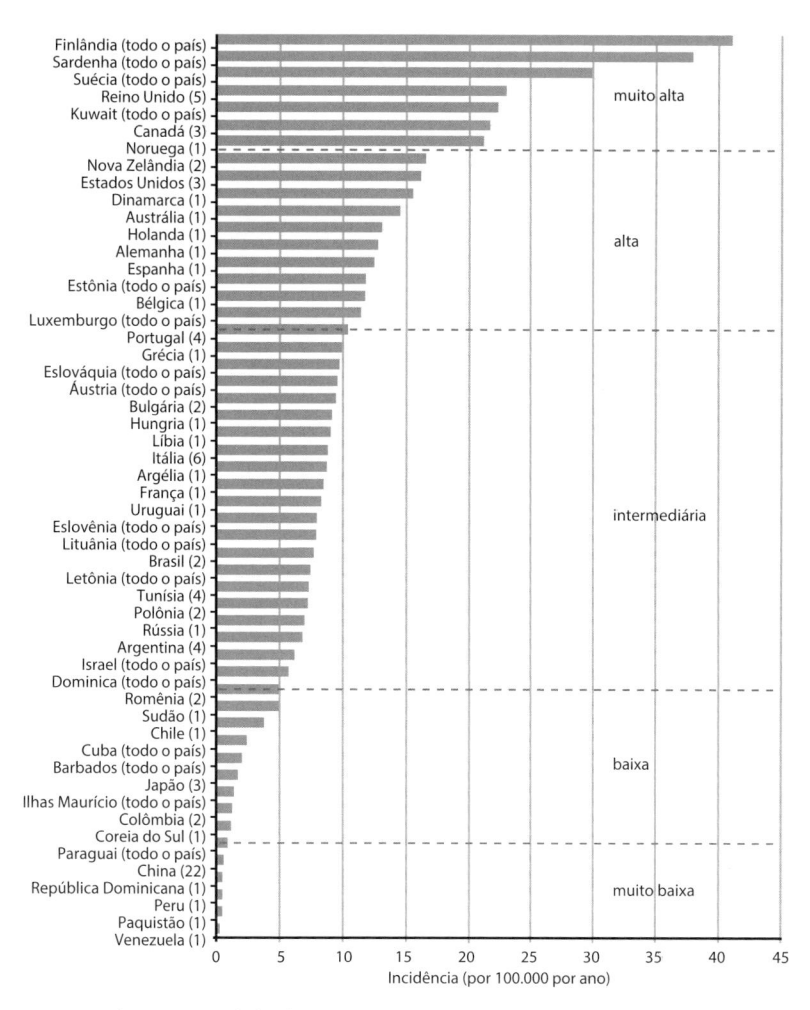

Figura 4.1 Incidência anual de diabetes tipo 1 (por 100 mil habitantes) na população com menos de 15 anos de idade em alguns países. Entre parênteses, o número de centros.[18]

pelo fato de serem suas complicações, particularmente do cérebro e cardiovasculares, as que figuram como a causa do óbito nesses pacientes, estando, assim, nas estatísticas de mortalidade.

Na Tabela 4.6 são apresentadas as taxas de mortalidade por diabetes, por 100 mil habitantes, para as macrorregiões brasileiras, por faixas etárias, para o ano de 2009. Pode-se observar o acentuado aumento na mortalidade por diabetes, conforme o progredir da idade, que cresce mais de 400 vezes da faixa etária de 0 a 29 anos de idade para a de 60 anos ou mais. Ou seja, com o envelhecimento populacional que ocorre no Brasil, o diabetes passará a ter maior contribuição para a mortalidade da população. Nos países ou regiões em que haja carência de recursos médicos, os indivíduos com diabetes tipo 1 tendem a morrer precocemente por complicações metabólicas agudas (frequentemente por falta de insulina) ou devido a infecções (sobretudo tuberculose). Nesses locais, os indivíduos com diabetes tipo 2 têm no acidente vascular encefálico (como complicação da hipertensão arterial) uma das principais causas de óbito.[21]

Tabela 4.6 Taxa de mortalidade por diabetes (por 100 mil habitantes), por macrorregião geográfica brasileira, segundo faixa etária, no ano de 2009

Faixa etária (anos)	Regiões					
	Norte	Nordeste	Sudeste	Sul	Centro-Oeste	Total
Total	**18,3**	**32,0**	**26,5**	**28,3**	**20,3**	**27,2**
0 a 29	0,4	0,6	0,6	0,4	0,5	0,5
30 a 39	2,1	3,5	2,8	2,4	2,9	2,9
40 a 49	11,0	12,8	9,9	8,9	11,1	10,6
50 a 59	43,6	47,4	36,2	32,4	38,5	38,8
60 ou mais	216,0	280,6	184,1	200,1	178,0	212,8

Fonte: DATASUS/MS, 2012.

A análise da causa de óbito, por idade de início e duração do diabetes, mostra que o coma cetoacidótico é uma importante causa de morte para os indivíduos com diagnóstico recente de diabetes tipo 1, e a nefropatia diabética, para os indivíduos com longa duração da doença. Nos indivíduos com diabetes tipo 2, as doenças cardiovasculares são a principal causa de óbito.

Na maioria dos países desenvolvidos, quando se analisa apenas a causa básica do óbito, verifica-se que o diabetes está entre a quarta e a oitava principais causas. Estudos sobre as causas múltiplas de óbito que refletem a frequência da doença por ocasião deste têm mostrado o quanto é subestimada a importância do diabetes quando se analisa apenas a causa básica. Estudos que focalizam esse aspecto, realizados nos municípios de São Paulo (SP), Botucatu (SP), São Manoel (SP), Salvador (BA) e Recife (PE), mostram que quando se analisa a mortalidade pelo método das causas múltiplas, a mortalidade por diabetes aumenta em até 6,4 vezes.[22]

A importância do DM como causa de óbito também pode ser evidenciada pela mortalidade proporcional, ou seja, o quanto essa causa potencialmente contribuiu para o total de óbitos. Na Tabela 4.6 são apresentadas as taxas de mortalidade proporcional por diabetes, por faixa etária e macrorregião geográfica; pode-se obervar a crescente importância do diabetes como causa de morte com o progredir da idade.

O diabetes tem se tornado uma das principais causas de morte nos EUA; certamente, há notificação inadequada do número de óbitos atribuído ao diabetes, por não se considerar essa doença como causa secundária entre os casos registrados. Pacientes diabéticos estão sob maior risco de morrer por outras doenças. As doenças cardiovasculares e cerebrovasculares são responsáveis por 65% das mortes nos pacientes diabéticos. Estima-se que o diabetes seja responsável por 16% das mortes cuja causa primária tenha sido definida como cardiovascular, 38% das causadas por doença cerebrovascular e 57% das decorrentes de insuficiência renal. A maioria das mortes atribuídas ao diabetes ocorre em idosos, sendo 73% dos óbitos observados em pacientes acima de 70 anos de idade, e 7% em idosos entre 65 e 69 anos.[23]

HOSPITALIZAÇÕES

Para se avaliar a carga para o sistema de saúde representada pelas hospitalizações por diabetes, a validade das informações derivadas de boletins de alta hospitalar tem sido questionada. Considerando-se todas as internações de pessoas diabéticas, estima-se que em torno de 40% desses pacientes não têm a menção a essa doença no boletim de alta hospitalar.[23]

Indivíduos com diabetes apresentam maiores taxas de hospitalizações quando comparados com os que não a têm, além de a duração da hospitalização tender a ser mais prolongada para um mesmo problema de saúde.

Tem-se observado no Brasil crescente número nas hospitalizações por diabetes, em proporções superiores às hospitalizações por todas as causas, o que de certa forma reflete o aumento em sua prevalência. Um registro existente na região de Ribeirão Preto (SP), abrangendo 27 municípios, que computa as hospitalizações tanto da rede pública como da particular, demonstra parte da dimensão que o problema está adquirindo. Os dados desse registro estão apresentados na Tabela 4.7, para os anos de 1988 e 1997, podendo-se notar que, para um aumento de 20,6% da população, ocorreu aumento de 14,3% nas hospitalizações por todas as causas e de 53,9% nas hospitalizações com menção ao diabetes.[24]

DOENÇAS ASSOCIADAS AO DIABETES E SUAS COMPLICAÇÕES

São escassas as informações sobre complicações ou morbidade associadas ao diabetes na população brasileira. Como importante exceção, merece ser citada

Tabela 4.7 População e número de hospitalizações por todas as causas e por diabetes na região de Ribeirão Preto (SP) nos anos de 1988 e 1997[24]

	Nº de hospitalizações		
	1988	**1997**	**Aumento (%)**
Todas as causas	128.181	146.460	14,3
Diabetes como causa principal	1.050	1.403	33,6
Com menção de diabetes	2.438	3.751	53,9
População	822.027	991.975	20,6

a incidência de amputações de membros inferiores na região metropolitana do Rio de Janeiro, que foi de 13,9/100 mil habitantes para a população geral e de 180,6/100 mil para a população com diabetes, ou seja, uma taxa 13 vezes maior.[25] Trata-se de área que necessita receber atenção para o desenvolvimento de estudos epidemiológicos. Para fins de comparação, existe uma revisão interessante preparada pelo Carter Center of Emory University,[26] que permite formar juízo da importância que as complicações agudas e crônicas do diabetes representam para o sistema de saúde dos EUA.

Na Tabela 4.8 observa-se que a hipertensão arterial é 2,4 vezes mais prevalente nos indivíduos com diabetes, chegando a ser 3,8 vezes mais frequente no grupo com menos de 44 anos de idade. Na Tabela 4.9 são apresentadas as taxas de incidência por 100 mil habitantes para a faixa etária de 45 a 74 anos de idade, segundo a presença ou ausência de diabetes, para acidente vascular encefálico (AVE), doença coronariana e claudicação intermitente. Os riscos relativos para os indivíduos com diabetes foram, respectivamente, de 2,2 para AVE; 1,7 nos homens e 2,1 nas mulheres para a doença coronariana; e de 4,2 para os homens e 5 para as mulheres na insuficiência arterial periférica. Na Tabela 4.10 observa-se que os indivíduos com diabetes têm risco maior de apresentar cegueira (6,1 vezes), insuficiência renal terminal (17,3 vezes) e amputações de membros inferiores (16,3 vezes) do que os indivíduos sem diabetes.

A CARGA DO DIABETES PARA A SAÚDE PÚBLICA

Durantes as últimas décadas muito se conheceu sobre a etiologia e a fisiopatologia do diabetes. Apesar desse grande progresso, há fortes evidências de que exista um grande número de pessoas com diabetes não diagnosticado, além de os tratamentos efetivos não serem ampla e adequadamente utilizados no tratamento de pacientes diabéticos.

Tabela 4.8 Prevalência de hipertensão arterial, segundo a presença de diabetes, por faixa etária, nos Estados Unidos[26]

Faixa etária (anos)	Prevalência (%) com diabetes	Prevalência (%) sem diabetes	Razão de prevalências
20 a 44	28,6	7,6	3,8
45 a 64	47,3	21,5	2,2
65 ou mais	52,6	31,9	1,6
Total	46,4	16	2,9
Ajustado por idade	38	15,7	2,4

Tabela 4.9 Incidência de acidente vascular encefálico (AVE), doença coronariana e claudicação intermitente, segundo a presença de diabetes por sexo (Framingham – EUA, 1948 a 1978)[26]

	Incidência por 100 mil								
	AVE			Doença coronariana			Claudicação		
	c/ DM	s/ DM	RR	c/ DM	s/ DM	RR	c/ DM	s/ DM	RR
Homens	470	190	2,7	2.480	1.490	1,7	1.260	330	4
Mulheres	620	170	3,8	1.780	690	2,7	840	130	6,4

RR = risco relativo.

Tabela 4.10 Incidência de cegueira, doença renal terminal e amputações de membros inferiores, segundo a presença de diabetes, por faixa etária (Estados Unidos, 1978)[26]

	Incidência por 100 mil								
	Cegueira			Insuficiência renal			Amputação		
Faixa etária	c/ DM	s/ DM	RR	s/ DM	s/ DM	RR	c/ DM	s/ DM	RR
0 a 44	74	3	24,7	140	3	46,7	141	5	28,2
45 a 64	107	20	5,4	82	13	6,3	450	19	23,7
65 ou mais	144	101	1,4	44	19	2,3	1.014	99	10,2
Total	115	17	6,8	79	7	11,3	597	20	29,9
Ajust. por idade	88	18	6,1	118	7	17,3	301	18	16,3

RR = risco relativo.

Muitos fatores são subjacentes à crescente carga que o diabetes representa para os sistemas de saúde, particularmente o aumento das taxas de obesidade e sedentarismo, bem como o envelhecimento populacional.

Diante das evidências da crescente carga representada pelo diabetes e da limitação dos recursos existentes para os cuidados com a saúde, torna-se necessário considerar, nas decisões para a alocação de recursos, como melhor utilizá-los, ponderando os investimentos para tratamentos especializados (transplantes renais e hemodiálise, por exemplo) que beneficiam menor número de pessoas em relação aos investimentos para melhorar a qualidade do tratamento do diabetes e da hipertensão (as principais causas de insuficiência renal), que envolve milhares de pessoas.

Existem diferentes abordagens para estimar os custos relacionados com o diabetes. Podem ser citados os custos:

- Relativos aos cuidados médicos.
- Relacionados com as incapacitações ou a morte prematura.
- Que indivíduos com diabetes enfrentam pessoalmente quando deixam de usar o dinheiro em alguma coisa para poder pagar o tratamento.
- Do uso inadequado de recursos disponíveis.
- Derivados da escassez de serviços para os pacientes com diabetes (nem todos são assistidos) ou do excesso de serviços especializados.

Os custos com diabetes afetam todos, não sendo apenas um problema econômico. Os custos intangíveis – dor, ansiedade, inconveniência e perda da qualidade de vida – também apresentam grande impacto na vida dos indivíduos com diabetes e de suas famílias e são difíceis de serem quantificados.

Os estudos de custos referentes ao tratamento do diabetes, ou seja, os custos diretos, são os mais frequentemente encontrados na literatura. Incluem gastos hospitalares, serviços médicos, exames laboratoriais, cuidados de enfermagem, gastos com medicamentos e com material de monitoramento ou de apoio. Os custos indiretos já apresentam dificuldade maior em sua estimativa e envolvem as consequências de morbidade, incapacitação e mortalidade prematura resultantes da presença do diabetes.

Em 1998, a ADA publicou uma estimativa das consequências econômicas do diabetes nos Estados Unidos, para o ano de 1997.[27] Os custos diretos atribuídos ao diabetes totalizaram 44,1 bilhões de dólares; os indiretos, 54,1 bilhões de dólares. Ou seja, um total de 98,2 bilhões de dólares, dos quais mais da metade poderia ser economizada se as medidas de controle metabólico disponíveis fossem adequadamente utilizadas. O custo *per capita* foi estimado em US$ 10.071 para os indivíduos com diabetes em comparação com US$ 2.669 para os sem diabetes, ou seja, um custo 3,8 vezes maior.

O custo total estimado do diabetes nos Estados Unidos em 2007 foi de 174 bilhões de dólares.[28] Custos médicos atribuídos ao diabetes incluem 27 bilhões de dólares relativos diretamente ao tratamento do diabetes, 58 bilhões de dólares relativos ao tratamento de complicações atribuídas ao diabetes e 31 bilhões de dólares em custos médicos gerais. Em detalhes, 50% do custo total envolvem internação hospitalar, 12% referem-se a medicamentos e suprimentos médicos, 11% referem-se a prescrições para o tratamento de complicações do diabetes e 9% envolvem consulta médica ambulatorial.[29]

Para o Brasil, no ano 2000, o custo total atribuído ao diabetes foi da ordem de 22.603,8 milhões de dólares, sendo 18.651,5 milhões de dólares referentes aos custos diretos. Nesse ano, os gastos *per capita* com saúde foram de US$ 270, sendo de US$ 872 os custos diretos *per capita* decorrentes do diabetes.[29] Atualmente, o gasto com hospitalizações por diabetes *mellitus,* relatado por fontes governamentais, é relevante, sendo 2,2% do orçamento executado pelo Ministério da Saúde, o que corresponde a cerca de 243,9 milhões de dólares ao ano ou a 14,4 mil dólares/10.000 habitantes.[30]

Em relação aos custos ambulatoriais do tratamento do diabetes no Sistema Único de Saúde, em 2007, foi estimado em US$ 2.108 por paciente, sendo US$ 1.335 de custos diretos (63,3%) e US$ 773 por paciente de custos indiretos (36,7%).[31]

Ao analisar o diabetes pela sua importância como carga de doença, ou seja, o impacto da mortalidade e dos problemas de saúde que afetam a qualidade de vida dos indivíduos com essa doença por meio do Disability Adjusted Life of Years (anos de vida perdidos ajustados por incapacidade – DALY), verifica-se que no Brasil, em 1999, o diabetes apresentou uma taxa de 12/1.000 habitantes, ocupando a oitava posição, sendo superado pelo grupo de doenças infecciosas e parasitárias, doenças neuropsiquiátricas, doenças cardiovasculares, doenças respiratórias crônicas, doenças do aparelho digestivo, neoplasias e doenças musculoesqueléticas.[32] Quando se analisa o Years Lived with Disability (anos de vida vividos com incapacidade – YLD), o diabetes assume a quinta posição, com uma taxa de 9/1.000 habitantes, sendo superado pelas doenças neuropsiquiátricas, doenças infecciosas e parasitárias, doenças respiratórias crônicas e doenças musculoesqueléticas.[32] Nessas comparações, deve-se levar em consideração que o diabetes, como entidade única, está sendo confrontado com grupos de doenças e mesmo assim sua importância se destaca.

O diabetes, além de ser uma condição bastante frequente, envolve elevados custos, principalmente para o tratamento de suas complicações. Existem evidências concretas de que várias intervenções podem reduzir as taxas de complicações do diabetes, tanto tipo 1 (Diabetes Control and Complications Trial [DCCT]),[33] como tipo 2 (United Kingdom Prospective Diabetes Study [UKPDS]).[34] Portanto, programas que visem a um bom controle metabólico do diabetes têm grande potencial para acentuada redução nos custos atualmente existentes em seu tratamento.

A prevenção primária do diabetes *mellitus* tipo 1 (DM1) ainda não tem uma base racional que possa ser aplicada a toda a população. Quanto ao diabetes tipo 2, cuja maioria dos indivíduos também apresenta obesidade, hipertensão arterial e dislipidemia, sendo a hiperinsulinemia o elo entre esses distúrbios metabólicos, implicando a necessidade de intervenções abrangendo essas múltiplas anormalidades metabólicas. Os programas de prevenção primária do diabetes tipo 2 têm se baseado em intervenções na dieta e prática de atividades físicas, visando combater o excesso de peso. Resultados do Diabetes Prevention Program (DPP) e do Finnish Diabetes Prevention Study (FDPS) mostram ser possível obter redução de 58% na incidência do diabetes por meio do estímulo a uma dieta saudável e da prática regular de atividades físicas, praticamente o dobro do que se consegue obter com intervenções farmacológicas.[35,36]

REFERÊNCIAS BIBLIOGRÁFICAS

1. Wild S, Roglic G, Green A et al. Global prevalence of diabetes. Estimates for the year 2000 and projections for 2003. Diabetes Care. 2004; 27:1047-53.
2. Shaw JE, Sicree RA, Zimmet PZ. Global estimates of the prevalence of diabetes for 2010 and 2030. Diabetes Res Clin Pract. 2010; 87:4-14.
3. Whiting DR, Guariguata L, Weil C et al. IDF Global estimates of the prevalence of diabetes for 2011 and 2030. Diabetes Res Clin Pract. 2011; 94: 311-21.
4. Wilkerson HLC, Krall LP. Diabetes in a New England town. A study of 3,156 persons in Oxford, Mass. JAMA. 1947; 135:209-16.
5. Expert Committee on the Diagnosis and Classification of Diabetes Mellitus. Report of the Expert Committee on the Diagnosis and Classification of Diabetes Mellitus. Follow-up report on the diagnosis of diabetes mellitus. Diabetes Care. 2003; 26:160-7.
6. World Health Organization. Definition, Diagnosis and Classification of Diabetes Mellitus and its Complications. Report of a WHO Consultation, Part I: Diagnosis and Classification of Diabetes Mellitus. Geneve: WHO; 1999.
7. Benjamin SM, Cadwell BL, Geiss LS et al. A change in definition results in an increased number of adults with prediabetes in the United States [letter]. Arch Intern Med. 2004; 164:2356.
8. Stern MP, Fatehi P, Williams K et al. Predicting cardiovascular disease: Do we need the oral glucose tolerance test? Diabetes Care. 2002; 25:1851-6.
9. Gillies CL, Abrams KR, Lambert PC et al. Pharmacological and lifestyle interventions to prevent or delay type 2 diabetes in people with impaired glucose tolerance: Systematic review and meta-analysis. BMJ. 2007; 334:299.
10. Alberti G, Zimmet P, Shaw et al. Type 2 diabetes in the young: The evolving epidemic – The International Diabetes Federation Consensus Workshop. Diabetes Care. 2004; 27:1798-811.

11. Kitagawa T, Owada M, Urakami T et al. Increased incidence of non-insulin dependent diabetes mellitus among Japanese school children correlates with an increased intake of animal protein and fat. Clin Pediatr. 1998; 37:111-5.

12. Copeland KC, Silverstein J, Moore KR et al. Management of newly diagnosed type 2 diabetes mellitus (T2DM) in children and adolescents. Pediatrics. 2013; 131:364-82.

13. Gimeno SGA, Ferreira SRG, Cardoso MA et al. Weight gain in adulthood and risk of developing glucose disturbance: A study of a Japanese-Brazilian population. J Epidemiol. 2000; 10:103-10.

14. Dal-Fabbro AL, Franco LJ, Silva AS et al. Prevalence of type 2 diabetes mellitus in Xavante Brazilian Indians from Mato Grosso, Brazil. Minerva Endocrinologia. 2012; 37 (Suppl1):72.

15. Malerbi D, Franco LJ,The Brazilian Cooperative Group on the Study of Diabetes Prevalence. Multicenter study of the prevalence of diabetes mellitus and impaired glucose tolerance in the urban brazilian population aged 30-69 years. Diabetes Care. 1992; 15:1509-16.

16. Bosi PL, Carvalho AM, Contrera D et al. Prevalência de diabetes melito e tolerância à glicose diminuída na população urbana de 30 a 79 anos da cidade de São Carlos, São Paulo. Arq Bras Endocrinol Metab. 2009; 53:726-32.

17. Moraes SA, Freitas ICM, Gimeno SGA et al. Prevalência de diabetes mellitus e identificação de fatores associados em adultos residentes em área urbana de Ribeirão Preto, São Paulo, Brasil, 2006: Projeto Obediarp. Cad Saúde Pública. 2010; 26:929-41.

18. Karvonen M, Viik-Kajander M, Motchanova et al. Incidence of the childhood type 1 diabetes worldwide. Diabetes Care. 2000; 23:1516-26.

19. The DiaMond Project Group. Incidence and trends of childhood type 1 diabetes worldwide 1990-1999. Diabetic Medicine. 2006; 23:857-66.

20. Patterson CC, Dahlquist GH, Gyurus E et al. The EURODIAB Study Group. Incidence trends for childhood type 1 diabetes in Europe during 1989-2003 and predicted new cases 2005-20: A multicentre prospective registration study. Lancet. 2009; 373:2027-33.

21. World Health Organization. Diabetes mellitus. Report of a WHO Study Group. Geneva, WHO Technical Report Series no. 727, 1985.

22. Franco LJ. Epidemiologia do diabetes mellitus. In: Lessa I, editor. O adulto brasileiro e as doenças da modernidade. São Paulo: Hucitec; 1998. p. 123-37.

23. Aubert RE, Geiss LS, Ballard DJ et al. Diabetes-related hospitalization and hospital utilization. In: Harris MI, editor. Diabetes in America. 2nd ed. NIH Publication no. 95-1468, chapter 27. 1995. p. 553-69.

24. Franco LJ, Rocha JSY. O aumento das hospitalizações por diabetes na região de Ribeirão Preto, SP, no período de 1988-97. Diabetes Clínica. 2002; 6:108.

25. Spichler ERS, Spichler D, Lessa I et al. Capture-recapture method to estimate lower extremity amputation rates in Rio de Janeiro, Brazil. Pan Am J Public Health. 2001; 10:334-40.

26. The Carter Center of Emory University. Closing the gap: The problem of diabetes mellitus in the United States. Diabetes Care. 1985; 8:391-406.

27. American Diabetes Association. Economic consequences of diabetes mellitus in the USA, 1997. Diabetes Care. 1998; 21:296-309.

28. Dall T, Mann SE, Zhang Y et al. Economic costs of diabetes in the US in 2007. Diabetes Care. 2008; 31:596-615.

29. Barceló A, Aedo C, Rajpathak S et al. The cost of diabetes in Latin America and the Caribbean. Bulletin of the World Health Organization. 2003; 81:19-27.

30. Rosa RS, Schmidt MI. Diabetes mellitus: Magnitude das hospitalizações na rede pública do Brasil, 1999-2001. Epidemiol Serv Saúde. 2008; 17 (2):131-4.

31. Bahia LR, Schaan BD, Dib S et al. The costs of type 2 diabetes mellitus outpatient care in the Brazilian Public Health System. Value in Health. 2011; 14:137-40.

32. Scram JMA, Oliveira AF, Leite IC et al. Transição epidemiológica e o estudo de carga de doença no Brasil. Ciência & Saúde Coletiva. 2004; 9:897-908.

33. The Diabetes Control and Complications Trial Research Group. The effect of intensive treatment of diabetes on the development and progression of long-term complications in insulin-dependent diabetes mellitus. N Engl J Med. 1993; 329:977-86.

34. UK Prospective Diabetes Study (UKPDS) Group. Effect of intensive blood glucose control with sulphonylureas or insulin compared with conventional treatment and risk of complications in patients with type 2 diabetes. Lancet. 1998; 352:837-53.

35. Diabetes Prevention Program Research Group. Reduction of the incidence of type 2 diabetes with lifestyle intervention or metformin. N Engl J Med. 2002; 346:393-403.

36. Tuomilehto J, Lindstrom J, Eriksson JG et al. for the Finnish Diabetes Prevention Program. Prevention of type 2 diabetes mellitus by changes in lifestyle among subjects with impaired glucose tolerance. N Engl J Med. 2001; 344:1343-50.

Etiopatogenia do diabetes *mellitus* tipo 1

Bianca Barone

Débora Araújo

Joana Dantas

Melanie Rodacki

INTRODUÇÃO

O diabetes *mellitus* tipo 1 (DM1) é uma doença inflamatória crônica que evolui com destruição seletiva das células β das ilhotas pancreáticas. Tem prevalência atual de cerca de 15 a 30 milhões de indivíduos.[1,2] Nas últimas décadas, sua incidência apresenta aumento progressivo,[3-5] em uma taxa de aproximadamente 3% a 5% ao ano.[4-7] Esse fenômeno tem sido relatado principalmente em países desenvolvidos,[5] e é mais significativo em crianças com menos de 4 anos de idade.[5,8]

Existe uma variação na incidência de DM1 em função da idade, que é maior em crianças, adolescentes e adultos jovens, com queda da sua incidência acima dos 20 anos de idade. De modo geral, não há uma diferença na sua frequência de acordo com o sexo. Entretanto, em populações de baixo risco para DM1 evidencia-se predomínio do sexo feminino; já o oposto parece ocorrer em populações de alto risco.[9] Além do sexo, a etnia também influencia a incidência de DM1. Indivíduos de descendência hispânica, africana, asiática ou indígena têm menor incidência em relação àqueles de origem caucasiana.[10]

Apesar de ser uma doença antiga e de incidência crescente, ainda não se sabe exatamente quais são os fatores desencadeantes do DM1, que fatores regulam a progressão da doença e quais são os seus mecanismos efetores finais. Consequentemente, ainda não foi encontrada nenhuma forma clinicamente segura e eficaz para prevenção ou cura desta doença. Entretanto, grandes avanços foram feitos nesta área nas últimas décadas (parte em modelos animais).

O risco de um indivíduo da população geral vir a desenvolver DM1 é de aproximadamente 0,4%,[10] o que é influenciado tanto por fatores genéticos quanto ambientais. Fatores ambientais poderiam agir como possíveis deflagradores do processo autoimune em indivíduos geneticamente suscetíveis.[11] A variação mundial da incidência de DM1 entre as várias etnias reflete a diferente prevalência dos genes que promovem suscetibilidade para autoimunidade pancreática, o papel causal dos fatores ambientais ou ainda o somatório de ambos.

Antes do surgimento das manifestações clínicas do DM1, os indivíduos predispostos passam por estágios chamados de pré-clínicos. Nesse período, podem ser detectadas evidências da lesão imunológica contra a célula β pancreática. A duração desses estágios é muito variável e pode chegar a preceder a forma clínica da doença em até 13 anos.[7,10] Em indivíduos com persistência dos anticorpos contra antígenos pancreáticos, ocorre perda precoce da pulsatilidade espontânea da secreção de insulina, com redução progressiva na sua primeira fase. Posteriormente, nota-se diminuição da resposta a outros secretagogos, com subsequente intolerância oral à glicose. Somente então é que se instala a hiperglicemia de jejum.[1,10] Recentemente a elevação de hemoglobina glicada, mesmo dentro de normalidade, tem sido observada nesta fase pré-clínica.

Algumas pessoas podem apresentar positividade transitória para os autoanticorpos pancreáticos ou ainda podem permanecer com anticorpos positivos sem desenvolver o DM1. Isso pode ser decorrente de penetrância incompleta dos genes de suscetibilidade ou da exposição insuficiente a um fator ambiental.[12]

Eisenbarth, em 1986, propôs um modelo de desenvolvimento do DM1 dividido em uma série de estágios, conforme mostrado na Figura 5.1, considerando os diversos fatores genéticos e ambientais envolvidos na patogênese da doença.[1]

Outros modelos de evolução têm sido propostos, considerando a possibilidade de declínio não linear na massa de células β (em ondas) e desenvolvimento de autoanticorpos.[1]

De modo geral, estima-se que, no momento do diagnóstico, a maioria dos pacientes já tenha destruição de cerca de 85% da massa de suas células β pancreáticas, o que justifica a significativa insulinopenia encontrada na maioria desses pacientes. Ocorre perda progressiva adicional dessas células ao longo do tempo, e a perda completa chega após 5 a 10 anos de doença clinicamente manifesta. Nesse momento, os autoanticorpos anteriormente presentes podem não mais ser encontrados.[10]

Apesar de todos os casos de DM1 evoluírem com perda progressiva de células β pancreáticas, a velocidade de queda da insulina é variável entre os indivíduos, e é importante compreender os fatores ambientais e genéticos associados a esse processo.

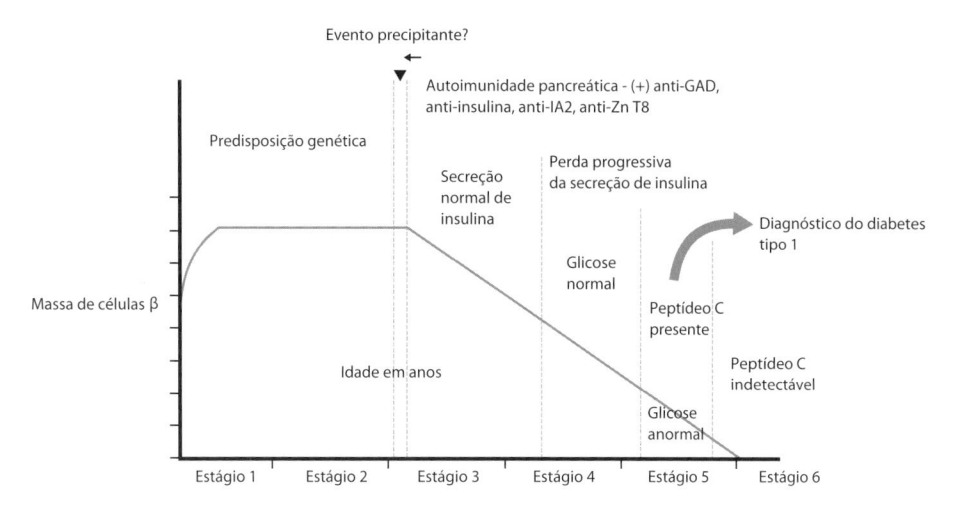

Figura 5.1 Estágios de desenvolvimento do DM1.

FATORES GENÉTICOS ASSOCIADOS AO DESENVOLVIMENTO DO DIABETES *MELLITUS* TIPO 1

O DM1 é uma patologia com herança multigênica complexa de baixa penetrância, isto é, um indivíduo pode apresentar determinada alteração genética, mas pode nunca vir a apresentar o DM1 clinicamente manifesto.[10,13]

Os principais fatores genéticos que podem justificar a predisposição para DM1 são a história familiar e a presença de determinados genótipos de antígeno leucocitário humano (em inglês, *human leukocyte antigen* – HLA) classe II.[11] Contudo, não apenas o gene do HLA está envolvido na fisiopatologia do DM1: cerca de outros 19 genes localizados fora do HLA também já foram relatados como possivelmente envolvidos.

História familiar

Um dos principais fatores de risco para o surgimento de DM1 é a presença de pelo menos 1 familiar de primeiro grau acometido pela doença. Estima-se que cerca de 10% a 13% das crianças recém-diagnosticadas com DM1 tenham um familiar de primeiro grau também acometido.[14] Filhos de pai com DM1 têm maior risco de desenvolver a doença do que os filhos cuja mãe apresentava esse tipo de diabetes (6% *versus* 3%, respectivamente), fato este que não pôde ser completamente explicado até o momento.[15]

Estudos com gêmeos monozigóticos e dizigóticos mostraram que a concordância para DM1 entre os irmãos varia em função do tipo de gemelaridade. No caso de gêmeos univitelínicos/monozigóticos, a concordância para DM1 entre os irmãos chega a 50% dos casos. Já nos casos de gêmeos bivitelínicos/dizigóticos, a concordância é muito menor, e atinge cerca de 10% dos pares. Tal fato corrobora a hipótese de que fatores genéticos são importantes para o surgimento do DM1, mas não exclusivos.[11]

Antígeno leucocitário humano (*human leukocyte antigen*) classe II

Os genes mais importantes tanto para o desenvolvimento quanto para a proteção do DM1 estão localizados dentro do complexo de histocompatibilidade (MHC), na região de classe II do sistema de HLA, no cromossomo 6p21.31 e chamados IDDM1. Produtos oriundos da expressão desses genes são importantes na ativação e na inibição das respostas humorais e celulares. Além disso, podem influenciar o processo de deleção tímica das células T autorreativas, com menor remoção dessas células e maior tendência a doenças autoimunes.[10,11] Nos pacientes com DM1, são responsáveis por 45% a 50% da suscetibilidade genética, porém a maioria dos estudos foi realizada em populações caucasianas, com estudos menores em outros subgrupos populacionais.[10,13] Aproximadamente 95% dos pacientes apresentam HLA DR3-DQ2 (DQB1*0201) ou HLA DR4-DQ8 (DQB1*0302) e 60% são heterozigotos HLA DR3-DQ2/DR4-DQ8, sendo este o genótipo de maior risco de desenvolvimento do DM1.[11,14] Outros alelos são associados à proteção para o desenvolvimento do DM1, como o HLA DR2 e o DQA1*0201-DQB1*0602. Essa proteção parece ter um efeito dominante em relação aos HLA de risco para o desenvolvimento do DM1,[10,13] porém, no Brasil, esse efeito protetor tão importante não foi observado.[16] Na nossa população, há frequência maior de 2 alelos nos pacientes com DM1: o HLA DRB1*03-DQA1*0501-DQB1*02 e o HLA DRB1*0401-DQA1*03-DQB1*0302.[15] Além disso, foi descrita diferença na proporção dos alelos HLA II de alto risco para o DM1 entre pacientes não brancos e brancos.[17] Estudos sobre o tema em uma população multiétnica, como a brasileira, ainda são escassos.

Outros genes envolvidos na patogênese do diabetes *mellitus* tipo 1

Outros genes localizados fora do MHC também foram estudados nos últimos anos, entre estes, o mais importante é o da insulina. Este é chamado de IDDM2 e está localizado no cromossomo 11p15.5, e contribui com cerca de 10% do risco de desenvolvimento do DM1.[18,19] Uma variação de bases (*variable tandem repeat region* – VNTR) na região do *promoter* do gene da insulina é importante para determinar a regulação da expressão desse gene em determinados tecidos, como pâncreas e timo.[10,18] Repetições mais longas de bases foram associadas a risco diminuído para o DM1, enquanto repetições mais curtas foram associadas a maior risco. Posteriormente, foram identificados polimorfismos de um único nucleotídeo (*single nucleotide polymorfism* – SNP) do gene da insulina associados ao DM1 por meio de técnicas semiautomatizadas, o que permite um estudo mais prático dos genótipos de risco para o desenvolvimento do DM1.[18,20] Esse polimorfismo também regula a expressão da insulina no tecido pancreático e em outros tecidos, como o timo.[18,20] A menor expressão dessa molécula neste órgão, provavelmente, alteraria a tolerância imunológica por meio das células T autorreativas.[18]

Genes envolvidos na codificação de proteínas envolvidas na ativação de linfócitos T também já foram identificados como contribuintes do risco genético de surgimento de DM1, como o polimorfismo da molécula tirosina fosfatase linfócito específica (PTPN 22) e a proteína-4 associada ao linfócito T citotóxico (CTLA-4).[18,20] Essas moléculas são importantes para o processo de supressão das células T autorreativas, que aumenta o risco de doenças autoimunes.[19,20]

Genes que influenciam a via regulatória dos linfócitos Th1, codificando interleucinas (IL) e citocinas, como a IL-13, a IL-4, e o receptor da IL-4, também têm sido relacionados com o DM1.[18] Outros genes também envolvidos na patogenia do DM1 estão descritos na Tabela 5.1.

Tabela 5.1 Principais genes envolvidos na patogenia do DM1 e sua localização cromossômica

Gene	Localização cromossômica
HLA	6p21.31
Insulina	11p15.5
PTPN 22	1p13
IFIH1	2q24.3
VDR	12q13.1–q13.3
PTPN2	12q13
CTLA-4	2q33
IL2R	10q15
KIAA0350	16p13.2
**	12q24
**	12q23

** Gene ainda não identificado.

FATORES AMBIENTAIS ASSOCIADOS
AO DESENVOLVIMENTO DO DM1

Estima-se que os fatores ambientais possam ser responsáveis por cerca de 2/3 da suscetibilidade individual para o surgimento de DM1, agindo como um gatilho deflagrador em indivíduos geneticamente predispostos, e podem contribuir com o aumento da sua incidência nas últimas décadas.[19-21] A exposição a múltiplos fatores ambientais ao longo da vida poderia influenciar a penetrância e a expressão genética de determinadas vias imunológicas e contribuir para o aparecimento e progressão da autoimunidade.[21]

A importância dos fatores ambientais pode ser evidenciada em função da variação da incidência do DM1 ao redor do mundo e ao longo das estações do ano. De modo geral, nota-se um padrão sazonal de ocorrência dessa doença, principalmente em crianças mais velhas, e a maioria dos casos novos da doença surge durante o outono e o inverno.[22]

Outros fatores que evidenciam a participação de componentes ambientais na etiopatogenia da doença são o aumento marcante da incidência em menores de 5 anos de idade, o aumento significativo de frequência em várias regiões do mundo desde 1950 e a mudança de incidência após migrações populacionais.[23]

Os agentes virais parecem atuar na iniciação da lesão autoimune do pâncreas, inclusive podem contribuir com a sazonalidade descrita anteriormente.[24] Esse processo poderia ser iniciado a partir de mimetismo molecular entre alguns peptídeos virais e os antígenos pancreáticos, com consequente ativação de linfócitos T autorreativos no indivíduo infectado e,[25,26] possivelmente, envolva alterações de receptores celulares tipo *toll-like* e células *natural killer* (NK), além da secreção de interferon-γ (IFN-γ) e interferon-α (IFN-α).[27] Menser *et al.*, em 1978, foram alguns dos primeiros pesquisadores a suspeitarem dessa associação, devido à alta frequência do diagnóstico de DM1 em pacientes com rubéola congênita.[26] Posteriormente, outros vírus foram associados ao surgimento da autoimunidade pancreática, como herpesvírus, enterovírus, vírus do sarampo, rotavírus, retrovírus e coxsakie B.[29,32]

Por outro lado, a ocorrência de múltiplas infecções durante os primeiros anos de vida estaria associada a menor risco de surgimento do DM1.[18,33] Regiões com melhores condições socioeconômicas e sanitárias apresentam aumento na incidência de DM1, o que é referido como "teoria da higiene". Essa teoria também poderia justificar o aumento da incidência mundial associado à melhoria das condições sanitárias na maior parte dos continentes. É possível que a microbiota simbiótica gastrintestinal também tenha um papel no risco de desenvolvimento de DM1.[33,34]

O papel das vacinas na patogênese do DM1 ainda é controverso. Em uma coorte que observa filhos de pacientes com DM1 (BABYDIAB), a vacinação precoce com BCG em crianças com autoanticorpos pancreáticos positivos foi associada ao posterior diagnóstico do DM1, porém não foi responsável pelo surgimento desses autoanticorpos.[40] Outros autores obtiveram, contudo, resultados opostos, que sugeriram que a vacinação precoce com BCG estaria associada a redução do risco de surgimento de DM1.[37] A associação da positividade do anti-GAD e do anti IA-2 à vacinação para *Haemophilus influenzae* também apresenta resultados controversos.[38-40]

Fatores alimentares

Alguns fatores de origem alimentar parecem ter um papel desencadeante do processo autoimune contra a célula β pancreática em indivíduos geneticamente suscetíveis.[41]

Alguns estudos mostraram que a amamentação teria um efeito protetor contra o surgimento de DM1.[42] O mecanismo para tal predisposição seria a ocorrência de mimetismo molecular entre a proteína do leite bovino e as ilhotas pancreáticas. Contudo, tal suposição não foi confirmada em outros estudos.[43] Um grande estudo clínico está em andamento para avaliar se o aleitamento materno ou o uso de fórmulas hidrolisadas de caseína sem proteína bovina reduzem o risco de DM1 em comparação com o leite de vaca.[44] Além da proteína do leite bovino, a introdução precoce de cereais na alimentação do lactente pode estar associado ao desenvolvimento da destruição autoimune do pâncreas.[45]

Outros fatores dietéticos presentes em corantes e conservantes alimentares também foram associados ao desenvolvimento do DM1. Entre eles estão os nitratos, os nitritos e as nitrosaminas; o provável mecanismo não foi completamente compreendido, mas essas substâncias poderiam ter um efeito tóxico direto nas células β pancreáticas, independentemente da predisposição genética.[46,47]

Na última década, o papel da vitamina D na patogênese do DM1 ganhou grande destaque. A deficiência materna de vitamina D é capaz de promover aumento da incidência de DM1 na prole, bem como a suplementação desta vitamina durante a gravidez promove significativa queda do risco da positividade dos anticorpos pancreáticos nos recém-nascidos.[48] Outro fator que poderia contribuir com a variação da incidência do DM1 ao longo do ano seria a menor produção de vitamina D nos meses de outono/inverno, secundária à redução da exposição solar nos países do hemisfério norte.[49,50] Essa mesma associação não foi encontrada por todos os autores, principalmente em áreas de maior incidência solar.[51] Já foi aventada a associação entre o polimorfismo do gene da vitamina D e o surgimento de DM1, mas os resultados são controversos.[52,53] Um estudo realizado na população brasileira, para avaliar a presença de polimorfismos no gene da vitamina D, não mostrou diferença na prevalência desse polimorfismo entre pacientes com DM1 e indivíduos saudáveis.[54]

O ganho excessivo de peso na infância também poderia influenciar o desenvolvimento da lesão imunológica associada ao DM1 em indivíduos geneticamente predispostos, denominada por alguns autores "hipótese aceleradora".[55,56] Portanto, a epidemia mundial de obesidade infantil poderia estar contribuindo com o diagnóstico mais precoce do DM1. A glicotoxicidade presente nessas crianças poderia acelerar o processo de apoptose das células β pancreáticas, além de induzir a produção de imunógenos contra as ilhotas.[55,56]

Fatores psicológicos

Fatores psicológicos também poderiam modular o sistema imunológico e deflagrar o processo autoimune, e podem ser responsáveis por um percentual de casos de DM1 em indivíduos com os genótipos de risco, principalmente em crianças.[57] O mesmo padrão não foi observado em adolescentes e adultos jovens.[22]

Grandes estudos prospectivos estão em andamento para avaliar o real papel destas hipóteses ambientais, uma vez que em muitos casos nenhum desses fatores pode ser identificado.

Outros fatores ambientais

Também têm sido sugeridos como fatores ambientais capazes de influenciar o risco de DM1 certas toxinas, parto por cesariana, ordem de nascimento (o primeiro filho seria mais predisposto), peso e índice de massa corporal (IMC; aceleraria o aparecimento de DM1) e fatores emocionais.[23]

Fatores epigenéticos

Modificações no DNA que não envolvem mudanças em sua sequência, como metilação do DNA ou modificações pós-tradução de histona, podem ocorrer na vida intrauterina e influenciar o risco de desenvolvimento de determinadas doenças, inclusive autoimunes. Fatores epigenéticos poderiam contribuir para explicar a discordância para DM1 em gêmeos homozigóticos. Em pacientes com DM1 já foram identificadas modificações pós-tradução em histona.[58]

Fatores estocásticos

Fatores aleatórios implicados na diferenciação linfocitária também possivelmente estão associados ao risco de desenvolvimento de DM1.[12]

CITOCINAS ENVOLVIDAS NO DESENVOLVIMENTO DO DM1

O processo autoimune do DM1 tem início por infiltração pancreática de linfócitos tipo T e tipo B.[10] Todavia, os fatores desencadeantes do processo de insulite, que antecedem as manifestações clínicas e/ou laboratoriais do DM1 em meses a anos, permanecem obscuros. Alguns estudos demonstram que alterações no perfil das interleucinas e citocinas liberadas pelos linfócitos são eventos precoces que antecedem o surgimento dos autoanticorpos, e podem ser utilizadas como preditor do surgimento do DM1.

De acordo com Hanifi-Moghaddam *et al.*, há elevação significativa dos níveis de CCL4 (citocina tipo CC-ligante tipo 4) e CCL3 (citocina tipo CC-ligante tipo 3) associada a diminuição dos níveis de CCL2 (citocina tipo CC-ligante tipo 2) nos familiares de primeiro grau de pacientes com DM1, concomitante à positividade para múltiplos autoanticorpos pancreáticos.[54]

Segundo Nielsen *et al.*, outras citocinas, como o fator inibidor de macrófagos (MIF), podem também estar envolvidas na imunorregulação do processo de insulite que ocorre no DM1. Nesse trabalho, houve associação negativa entre os níveis de CCL4, MIF e IL-6 e fatores como idade, sexo feminino e títulos de anticorpos séricos, o que sugere que o CCL4 e a IL-6 possam contribuir com progressão mais agressiva da doença e com período remissivo mais curto em meninas recém-diagnosticadas com DM1.[59]

Papel da metabolômica

A metabolômica é uma ciência emergente que consiste na avaliação global ou parcial dos metabólitos de um ser vivo.[60,61]

Como a metabolômica analisa substâncias de constituição química muito variada, não há um método universal de dosagem. As técnicas mais utilizadas são os métodos cromatográficos acoplados à espectrometria de massa e às espectroscopias de ressonância nuclear magnética (RNM) e infravermelha (FTIR).[60,61]

Estudos sugerem que a desregulação do metabolismo de lipídios e aminoácidos precede o surgimento da lesão imunológica no DM1. Em 2008, Oresic *et al.*[57] analisaram o perfil metabólico de 56 crianças com autoanticorpos pancreáticos positivos que evoluíram para DM1 e compararam com controles saudáveis (anticorpos negativos). Indivíduos que desenvolveram diabetes apresentavam níveis séricos diminuídos de ácido succínico e fosfatidilcolina ao nascimento, além de níveis reduzidos de triglicerídeos e fosfolipídios antioxidantes, e aumento de lisofosfatidilcolina pró-inflamatória durante o acompanhamento. O surgimento dos autoanticorpos anti-GAD e IAA foi precedido por redução de cetoleucina e aumento tanto de ácido glutâmico como de ácidos graxos de cadeia curta.[62-64]

Dessa forma, é possível que a autoimunidade possa ser uma resposta tardia a distúrbios metabólicos precoces. Os fatores desencadeantes do estresse metabólico e da resposta imunológica permanecem obscuros. Estudos de intervenção nesse período pré-autoimune de alterações apenas metabólicas podem representar uma estratégia em potencial para prevenção do DM1.

DESENVOLVIMENTO DA AUTOIMUNIDADE E DA LESÃO PANCREÁTICA NO DIABETES *MELLITUS* TIPO 1

No DM1, assim como nas demais doenças autoimunes, ocorrem alterações nos mecanismos de desenvolvimento de tolerância em linfócitos T, que consistem na eliminação das células B ou T autorreativas. Esse processo pode ser dividido em tolerância central e periférica. Na tolerância central, ocorre deleção de células T autorreativas no timo a partir da presença dos autoantígenos nesse ambiente. Já a tolerância periférica é responsável por destruir ou inibir a função de células autorreativas que tenham vencido os processos de deleção tímica.[65]

Alguns dos genes que conferem risco de surgimento de DM1 são os que determinam os níveis de insulina dentro do timo, que podem interferir no processo de tolerância central.[60,61] Além disso, alterações nas vias de tolerância periférica poderiam contribuir com a liberação de superantígenos após infecções virais. Em situações normais, sem a perda dessa tolerância periférica, esses superantígenos seriam fisiologicamente sequestrados pelo sistema imune, o que evitaria um processo de superativação linfocitária. A presença de um possível mimetismo molecular entre antígenos virais e autoantígenos pancreáticos também pode ter um papel na fisiopatologia da insulite. Tal semelhança molecular poderia promover a ativação de linfócitos T autorreativos, que se direcionariam e atacariam as células pancreáticas.[65]

Outro modelo para explicar o surgimento de autoimunidade associada ao DM1 sugere que o remodelamento fisiológico da massa de células β por apoptose que ocorre no período neonatal libere antígenos modificados dessas células. Esses antígenos poderiam desencadear resposta autoimune e o aparecimento de infiltrado inflamatório insular (insulite).[66]

Após as alterações no desenvolvimento de autotolerância imunológica, inicia-se o processo inflamatório nas células β pancreáticas com um infiltrado composto essencialmente por células mononucleares e linfócitos T CD8[+], seguido quantitativamente por macrófagos, linfócitos T CD4[+] e linfócitos B.[67] O grau de insulite varia nas diversas partes do pâncreas, sendo que nem todas as ilhotas são acometidas pelo processo inflamatório.[67] O mecanismo de morte celular das ilhotas pode ser tanto secundário ao reconhecimento direto de autoantígenos na superfície das células β por linfócitos T quanto pela produção de citocinas a partir da interação linfócitos T/células apresentadoras de antígeno.[68] Apoptose de células β também é observada.

A imunidade celular é considerada o principal mecanismo de lesão das células β no DM1. Já a participação da imunidade humoral, por meio dos autoanticorpos pancreáticos, ainda não foi completamente esclarecida. Embora por muitos anos tenha-se acreditado que as células β não tivessem uma participação direta na destruição das ilhotas,[69,70] estudos recentes sugerem que os linfócitos B podem ter um papel mais importante na patogênese do DM1 do que o que foi descrito anteriormente. Um estudo demonstrou que pacientes com DM1 de curta duração tratados com rituximab (anticorpo monoclonal anti-CD20 que provoca depleção de linfócitos B) apresentaram melhora da função das células β pancreáticas após depleção seletiva de linfócitos B com o uso dessa droga. Acredita-se que o mecanismo pelo qual ocorra esse efeito benéfico seja a redução da apresentação de antígenos mediada pelos linfócitos B, ou ainda que seja por redução da produção de citocinas pancreáticas ou em linfonodos peripancreáticos. Porém, mais estudos são necessários para elucidar esse papel.[71]

PAPEL DOS AUTOANTICORPOS PANCREÁTICOS

O primeiro autoanticorpo pancreático descrito foi aquele contra citoplasma de ilhota pancreática, conhecido como ICA (*cytoplasmic islet cell antibody*). Três autoanticorpos principais contribuem para a positividade do ICA, a saber: uma variante do anti-GAD, anti-IA2 (também conhecido como ICA512) e anticorpos contra glicolipídios.[72] Apesar de muito utilizado no passado, existem inúmeras limitações para a aplicação rotineira desse ensaio, sendo paulatinamente substituído pela dosagem dos autoanticorpos por métodos automatizados.[72]

A descarboxilase do ácido glutâmico (GAD) é uma enzima responsável pela síntese de ácido γ-aminobutírico (GABA) no sistema nervoso central (SNC) e nas ilhotas pancreáticas. O GAD é expresso em todos os tipos celulares que compõem as ilhotas pancreáticas, não sendo restrito às células β. Além disso, existem outras duas isoformas de GAD (conhecidas como GAD64 e GAD67) que são sintetizadas em outros tecidos. O anti-GAD utilizado nos ensaios atuais detecta a isoforma pancreática dessa enzima, de 65 kDa.[72]

Após a descoberta do anti-GAD, foi evidenciado que outro autoantígeno pancreático também apresentava o mesmo peso molecular. Após estudos de fragmentação desse anticorpo, foi isolado o anti-IA2 (de 40 kDa), também conhecido como ICA512,[73] e o anti-IA2β (de 37 kDa), também conhecido como *phorin*. A maioria dos indivíduos que apresentam anti-IA2β também apresenta anti-IA2, contudo o contrário não é verdadeiro. Até o momento, o anti-IA2 parece ser o marcador imunológico mais específico do DM1. Uma vez detectado o anti-IA2, a maioria dos indivíduos apresentará concomitante positividade para anti-GAD e anticorpo anti-insulina (IAA).[74,75]

O IAA é um anticorpo com comportamento próprio no tocante à história natural do DM1, conforme será detalhado adiante. Já foi demonstrado surgimento deste anticorpo após a instituição de terapia com insulina exógena, mesmo com uso de análogos de insulina. Desse modo, é importante que a sua dosagem em um paciente com diabetes seja realizada precocemente, dentro da primeira semana após o início da insulinoterapia.[75]

O anti-ZnT8, anticorpo contra o transportador de zinco 8, foi identificado recentemente como um novo alvo de autoimunidade em pacientes com DM1. Diversos estudos demonstram que esse anticorpo surge contra epítopos expressos na porção COOH-terminal da proteína, e menos frequentemente contra a porção NH_2-terminal.[75-78] Atualmente, são detectadas 3 variantes de anticorpos anti-ZnT8 em pacientes com DM1: anti-ZnT8R (arginina), anti-ZnT8W (triptofano) e anti-ZnT8Q (glutamina).[79,81] A especificidade para os autoanticorpos anti-ZnT8R e anti-ZnT8W demonstrou ser determinada pelo genótipo rs13266634 do gene ZnT8 enquanto a variante ZnT8R demonstrou associação a genótipos de HLA de alto risco (HLA-DQB1*0302).[80,82,83]

Alguns estudos mostram que a sensibilidade diagnóstica dos autoanticorpos pancreáticos pode variar em função da idade do indivíduo ao diagnóstico e em função do sexo do indivíduo. O anti-GAD encontra-se positivo em cerca de 70% a 80% dos indivíduos DM1 caucasianos recém-diagnosticados, embora possa ser menos frequente em crianças menores de 10 anos.[84] O anti-IA2 apresenta grande variação em sua frequência de positividade, sendo encontrado em 32% a 75% dos novos casos de DM1. Em relação ao IAA, nota-se uma queda da sensibilidade com o aumento da idade. Em crianças diagnosticadas abaixo dos 10 anos de idade, a sensibilidade do IAA é de cerca de 50% a 60%, diferentemente dos indivíduos diagnosticados entre 10 e 30 anos de idade, nos quais essa sensibilidade é de cerca de 10%.[86] E, em relação ao anti-ZnT8, surge em média aos 3 anos de idade, com níveis crescentes e persistentes após abertura do quadro de DM1. Ao diagnóstico, 60% a 80% dos pacientes apresentam positividade para esse marcador. Apesar de surgir mais tardiamente, esse anticorpo não prediz progressão iminente para doença clínica quando comparado aos demais marcadores.[75,78]

Em estudo que avaliou a positividade para os 4 autoanticorpos (IAA, anti-GAD, anti-IA2 e anti-ZnT8) em 223 pacientes com DM1 recém-diagnosticado, 219 (98,2%) indivíduos apresentaram pelo menos 1 anticorpo positivo; 177 (79,4%) apresentaram 2 ou mais anticorpos positivos e 4 (1,8%) apresentaram todos os anticorpos negativos ao diagnóstico.[74] Esses resultados demonstram que os testes atualmente disponíveis apresentam elevada taxa de detecção de risco para o surgimento de DM1. Nesse estudo, a dosagem apenas de anti-IA2, anti-GAD e anti-insulina revelou a presença de 1 anticorpo ou mais em 94,2% dos casos, com mais de 5% dos casos apresentando todos os anticorpos negativos.

Na maioria dos indivíduos, nota-se uma sequência comum do surgimento dos autoanticorpos pancreáticos associados ao DM1. O primeiro autoanticorpo pancreático a positivar na maior parte dos pacientes é o IAA, com aparecimento subsequente ou concomitante do anti-GAD.[84] Os últimos autoanticorpos a se tornarem positivos são geralmente o anti-IA2 e o anti-IA2β.[84,86] Nesse contexto, o anti-ZnT8 surge de modo tardio e raramente precede outros autoanticorpos contra ilhota. Todavia, ele pode surgir concomitante aos demais marcadores.[75,78] Uma vez presentes, os autoanticorpos pancreáticos tendem a se manter positivos, apesar de haver variações de seus títulos ao longo do tempo na fase de pré-diabetes. Entretanto, casos recém-diagnosticados de DM1 podem apresentar-se apenas com anti-IA2 positivo.[12]

CONCLUSÃO

O DM1 é uma doença inflamatória crônica, caracterizada pela destruição autoimune seletiva das células β pancreáticas, que apresenta etiopatogenia complexa, a qual envolve fatores genéticos, autoimunes, ambientais, psicossociais e metabólicos.

Os principais autoanticorpos pancreáticos são o anti-GAD (anticorpo contra a descarboxilase do ácido glutâmico), anti-IAA (anti-insulina), anti-IA2 (anti-ilhota) e o mais recentemente descoberto, anti-ZnT8 (anticorpo contra o transportador de zinco 8). Todos esses são marcadores de ativação imunológica e de destruição das células β pancreáticas, e não a causa da lesão propriamente dita.[12,13]

Os fatores desencadeantes da resposta autoimune permanecem obscuros. Estudos recentes sugerem que distúrbios metabólicos precoces possam desencadear o processo de ativação da resposta imunológica. Estudos de intervenção neste período pré-autoimune, de alterações apenas metabólicas, podem representar uma estratégia em potencial para prevenção do DM1.

Nos últimos anos, vários estudos têm sido realizados em diversos países, com o objetivo de estimar este risco em familiares de indivíduos acometidos ou na população em geral.

REFERÊNCIAS BIBLIOGRÁFICAS

1. Atkinson MA, Eisenbarth GS. Type 1 diabetes: New perspectives on disease pathogenesis and treatment. Lancet. 2001; 358(9277):221-9.
2. Rewers M. The changing face of the epidemiology of insulin-dependent diabetes mellitus (IDDM): Research designs and models of disease causation. Ann Med. 1991; 23(4):419-26.
3. Gale EA. The rise of childhood type 1 diabetes in the 20th century. Diabetes. 2002; 51(12):3353-61.
4. Diabetes Epidemiology Research International Group. Secular trends in incidence of childhood IDDM in 10 countries. Diabetes. 1990; 39(7):858-64.
5. Eurodiab Ace Study Group. Variation and trends in incidence of childhood diabetes in Europe. Lancet. 2000; 355(9207):873-6.
6. Onkamo P et al. Worldwide increase in incidence of type I diabetes: The analysis of the data on published incidence trends. Diabetologia. 1999; 42(12):1395-403.
7. Knip M et al. Environmental triggers and determinants of Type 1 diabetes. Diabetes. 2005; 54(Suppl 2): 125-36.
8. Karvonen M et al. The onset age of type 1 diabetes in Finnish children has become younger. The Finnish Childhood Diabetes Registry Group. Diabetes Care. 1999; 22(7):1066-70.
9. Karnoven M, et al. Sex difference in the incidence of insulin-dependent diabetes mellitus: An analysis of the recent epidemiological data. World Health Organization DIAMOND Project Group. Diabetes Metab Rev. 1997; 13(4):275-91.
10. Diagnosis and Classification/Pathogenesis. Bode B. In: Bode BW, editor. Medical management of Type I diabetes. Alexandria (Virginia): American Diabetes Association; 2004. p. 4-18.
11. Achenbach P et al. Natural history of type 1 diabetes. Diabetes. 2005; 54(Suppl 2):25-31.
12. Kelly MA et al. Molecular aspects of type 1 diabetes. Mol Pathol. 2003; 56(1):1-10.
13. Redondo MJ, Eisenbarth GS. Genetic control of autoimmunity in type I diabetes and associated disorders. Diabetologia. 2002; 45(5):605-22.
14. Olmos P et al. The significance of the concordance rate for type 1 (insulindependent) diabetes in identical twins. Diabetologia. 1988; 31(10):747-50.
15. Rodacki M et al. Characteristics of childhood and adult-onset type 1 diabetes in a multi-ethnic population. Diabetes Res Clin Pract. 2005; 69(1):22-8.
16. Dib SA, Gomes MB. Etiopathogenesis of type 1 diabetes mellitus: Prognostic factors for the evolution of residual beta cell function. Diabetol Metab Syndr. 2009; 1(1):25.
17. Steck AK et al. Association of non-HLA genes with type 1 diabetes autoimmunity. Diabetes. 2005; 54(8): 2482-6.
18. Howson JM, Walker NM, Smyth DJ et al. Analysis of 19 genes for association with type I diabetes in the Type I Diabetes Genetics Consortium families. Genes Immun. 2009 Dec; 10(Suppl 1):74-84.
19. Concannon P, Rich SS, Nepom GT. Genetics of Type 1A diabetes. N Engl J Med. 2009 Apr 16; 360(16): 1646-54.
20. Atkinson MA. The pathogenesis and natural history of type 1 diabetes. Cold Spring Harb Perpect Med. 2012, Nov 1; 2(11).

21. Gamble DR, Taylor KW. Seasonal incidence of diabetes mellitus. Br Med J. 1969; 3(5671):631-3.

22. Littorin B, Sundkvist G, Nystron L et al. Family characteristic and life events before the onset of autoimune type 1 diabetes in young adults: A nationwide sudy. Diabetes Care. 2001; 24:1033-7.

23. Lammi N, Karvonen M, Tuomilehto J. Do microbes have a causal role in type 1 diabetes? Med Sci Monit. 2005 Mar; 11(3):RA63-9.

24. Wucherpfennig KW. Mechanisms for the induction of autoimmunity by infectious agents. J Clin Invest. 2001 Oct; 108(8):1097-104.

25. Devendra D, Eisenbarth GS. Interferon alpha; A potential link in the pathogenesis of viral-induced type 1 diabetes and autoimmunity. Clin Immunol. 2004; 111(3):225-33.

26. Menser MA, Forrest JM, Bransby RD. Rubella infection and diabetes mellitus. Lancet. 1978 Jan 14; 1(8055):57-60.

27. Honeyman MC, Coulson BS, Stone NL et al. Association between rotavirus infection and pancreatic islet autoimmunity in children at risk of developing Type 1 diabetes. Diabetes. 2000 Aug; 49(8):1319-24.

28. Pak CY, Eun HM, McArthur RG et al. Association of cytomegalovirus infection with autoimmune type 1 diabetes. Lancet. 1988 Jul 2; 2(8601):1-4.

29. Helmke K, Otten A, Willems WR et al. Islet cell antibodies and the development of diabetes mellitus in relation to mumps infection and mumps vaccination. Diabetologia. 1986 Jan; 29(1):30-3.

30. Suenaga K, Yoon JW. Association of beta-cell-specific expression of endogenous retrovirus with development of insulitis and diabetes in NOD mouse. Diabetes. 1988 Dec; 37(12):1722-6.

31. Infections and vaccinations as risk factors for childhood Type I (insulin-dependent) diabetes mellitus: A multicentre case-control investigation. EURODIAB Substudy 2 Study Group. Diabetologia. 2000; 43(1):47-53.

32. Kolb H, Elliott RB. Increasing incidence of IDDM a consequence of improved hygiene? Diabetologia. 1994; 37(7):729.

33. Huppmann M et al. Neonatal bacille Calmette-Guerin vaccination and type 1 diabetes. Diabetes Care. 2005; 28(5):1204-06.

34. Classen JB, Classen DC. Immunization in the first month of life may explain decline in incidence of IDDM in the Netherlands. Autoimmunity. 1999; 31(1):43-5.

35. Wahlberg J et al. Vaccinations may induce diabetes-related autoantibodies in one-year-old children. Ann N Y Acad Sci. 2003; 1005:404-8.

36. Schattner A. Consequence or coincidence? The occurrence pathogenesis and significance of autoimmune manifestations after viral vaccines. Vaccine. 2005; 23(30):3876-86.

37. Destefano F et al. Childhood vaccinations, vaccination timing, and risk of Type 1 diabetes mellitus. Pediatrics. 2001; 108(6):E112.

38. Rosenbauer J, Herzig P, von Kries R et al. Temporal, seasonal, and geographical incidence patterns of type I diabetes mellitus in children under 5 years of age in Germany. Diabetologia. 1999 Sep; 42(9):1055-9.

39. Sadaskauite-Kuehne V et al. Longer breastfeeding is an independent protective factor against development of type 1 diabetes mellitus in childhood. Diabetes Metab Res Rev. 2004; 20(2):150-7.

40. Hummel M et al. No major association of breast-feeding, vaccinations, and childhood viral diseases with early islet autoimmunity in the German BABYDIAB Study. Diabetes Care. 2000; 23(7):969-74.

41. Ziegler AG et al. Early infant feeding and risk of developing type 1 diabetes-associated autoantibodies. JAMA. 2003; 290(13):1721-8.

42. Knip M, Akerblom HK. Environmental factors in the pathogenesis of type 1 diabetes mellitus. Exp Clin Endocrinol. Diabetes. 1999; 107(Suppl 3):93-100.

43. Toniolo A et al. Induction of diabetes by cumulative environmental insults from viruses and chemicals. Nature. 1980; 2888(5789):383-5.

44. Fronczak CM et al. In utero dietary exposures and risk of islet autoimmunity in children. Diabetes Care. 2003; 26(12):3237-42.

45. Laron Z et al. Seasonality of month of birth of children and adolescents with type 1 diabetes mellitus in homogenous and heterogeneous populations. Isr Med Assoc J. 2005; 7(6):381-4.

46. Mohr SB et al. The association between ultraviolet B irradiance, vitamin D status and incidence rates of Type 1 diabetes in 51 regions worldwide. Diabetologia. 2008; 51(8):1391-8.

47. Bierschenk L et al. Vitamin D levels in subjects with and without Type 1 diabetes residing in a solar rich environment. Diabetes Care. 2009; 32(11):1977-9.

48. Turpeiner H et al. Vitamin D receptor polymorphisms: No association with type 1 diabetes in the Finnish population. Eur J Endocrinol. 2003; 149(6):591-6.

49. Motohashi Y et al. Vitamin D receptor gene polymorphism affects onset pattern of type 1 diabetes. J Clin Endocrinol. Metab. 2003; 88(7):3137-40.

50. Mory DB et al. Prevalence of vitamin D receptor gene polymorphisms FokI and BsmI in Brazilian individuals with type 1 diabetes and their relation to beta-cell autoimmunity and to remaining beta-cell function. Hum. Immunol. 2009; 70(6):447-51.

51. Wilkin TJ. The accelerator hypothesis: weight gain as the missing link between type I and type II diabetes. Diabetologia. 2001; 44(7):914-22.

52. Betts P et al. Increasing body weight predicts the earlier onset of insulin-dependant diabetes in childhood: Testing the 'accelerator hypothesis' (2). Diabet Med. 2005; 22(2):144-51.

53. Sepa A, Ludvigsson J. Psychological stress and the risk of diabetes-related autoimmunity: A review article. Neuroimmunomodulation. 2006; 13(5-6):301-8.

54. Hanifi-Moghaddam P et al. Altered chemokine levels in individuals at risk of type 1 diabetes mellitus. Diabet Med. 2006; 23(2):156-63.

55. Yang MS, YU LC, Gupta RS. Analysis of multiple metabolomic subsets in vitro: Methodological considerations. Toxicol Mech Methods. 2004; 15(1):29-32.

56. Colnago LA. Métodos de análise in vivo para metabolômica: A ligação entre genótipo e fenótipo. Embrapa, Universidade de São Paulo; 2010 Nov.

57. Oresic M et al. Dysregulation of lipid and amino acid metabolism precedes islet autoimmunity in children who later progress to type 1 diabetes. 2008; J Exp Med. 205(13):2975-84.

58. Sebedio JL et al. Metabolomics in evaluation of glucose disorders. Current Opinion in Clinical Nutrition and Metabolomic Care. 2009; 12:412-8.

59. Nielsen L; Poersken S, Pleger C et al. Association of Cyto and Chemokine levels with age, gender and islet-autoantibody titres during the remission period in children with newly diagnosed type 1 diabets: results from the HVidore Study Group on Chielhood Diabetes. American Diabetes Association Meeting 2006. Jun 11; Washington DC.

60. Kamradt T, Mitchison NA. Tolerance and autoimmunity. N Engl J Med. 2001; 344(9):655-64.

61. Vafiadis P et al. Insulin expression in human thymus is modulated by INS VNTR alleles at the IDDM2 locus. Nat Genet. 1997; 15(3):289-92.

62. Roep BO. The role of T-cells in the pathogenesis of type 1 diabetes: From cause to cure. Diabetologia. 2003; 46(3):305-21.

63. Knip M, Siljander H. Autoimmune mechanisms in type 1 diabetes. Autoimmun Rev. 2008; 7(7):550-7.

64. Mathis D, Vence L, Benoist C. Beta-cell death during progression to diabetes. Nature. 2001; 414(6865): 792-8.

65. Achenbach P et al. Natural history of type 1 diabetes. Diabetes. 2005; 54(Suppl 2):25-31.

66. Pihoker C et al. Autoantibodies in diabetes. Diabetes. 2005; 54(Suppl 2):52-61.

67. Pescovitz MD et al. Rituximab, B-lymphocyte depletion, and preservation of beta-cell function. N Engl J Med. 2009; 361(22):2143-52.

68. Yu L, Eisenbarth GS. Humoral autoimmunity. 2008 [acesso em 2010 jun]; Chapter 10. Disponível em: http://www.uchsc.edu/misc/diabetes/books/type1/type1_ch10.html

69. Gianani R et al. ICA512 autoantibody radioassay. Diabetes. 44(11):69.

70. Lu J et al. Identification of a second transmembrane protein tyrosine phosphatase, IA-2beta, as an autoantigen in insulin-dependent diabetes mellitus: Precursor of the 37-kDa tryptic fragment. Proc Natl Acad Sci USA. 1996; 93(6):2307-11.

71. Wenzlau JM et al. The cation efflux transporter ZnT8 (Slc30A8) is a major autoantigen in human type 1 diabetes. Proc Natl Acad Sci USA. 2007; 104(43):17040-5.

72. Lampasona V et al. Zinc Transporter 8 antibodies complement GAD and IA-2 antibodies in the identification and characterization of adult-onset autoimmune diabetes. Diabetes Care. 2010; Jan; 33(1).

73. Rungby J. Zinc, zinc transporters and diabetes. Diabetologia. 2010: 53:1549-51.

74. Achenbach P. Autoantibodies to zinc transporter 8 and SLC30A8 genotype stratify type 1 diabetes risk. Diabetologia. 2009; 52:1881-8.

75. Andersson C et al. The three ZNT8 autoantibody variants together improve the diagnostic sensitivity of childhood and adolescent type 1 diabetes. Autoimmunity. 2011; 44(5):394-405.

76. Brorsson C et al. Correlations between islet autoantibody specificity and the SCL30A8 genotype with HLA-DQB1 and metabolic control in new onset type 1 diabetes. Autoimmunity. 2011; 44(2):107-14.

77. Wenzlau J et al. Novel antigens in type 1 diabetes: the importance of ZnT8. Current diabetes reports. 2009; 9(2):105-12.

78. Wenzlau J et al. A common nonsynonymous single nucleotide polymorphism in the SLC30A8 gene determines ZnT8 autoantibody specificity in type 1 diabetes. Diabetes. 2008; 57(10):2693-7.

79. Vaziri-Sani F et al. ZnT8 autoantibody titers in type 1 diabetes patients decline rapidly after clinical onset. Autoimmunity. 2010; 43(8):598-606.

80. Greenbaum CJ et al. Insulin autoantibodies measured by radioimmunoassay methodology are more related to insulin-dependent diabetes mellitus than those measured by enzyme-linked immunosorbent assay: results of the Fourth International Workshop on the Standardization of Insulin Autoantibody Measurement. J Clin Endocrinol Metab. 1992; 74(5):1040-4.

81. Barker JM et al. Prediction of autoantibody positivity and progression to type 1 diabetes: Diabetes Autoimmunity Study in the Young (DAISY). J Clin Endocrinol Metab. 2004; 89(8):3896-902.

82. Ziegler AG et al. Autoantibody appearance and risk for development of childhood diabetes in offspring of parents with type 1 diabetes: The 2-year analysis of the German BABYDIAB Study. Diabetes. 1999; 48(3):460-8.

Etiopatogenia do diabetes *mellitus* tipo 2

Adriano Lacerda

Samara Pimentel de Souza

Monique Alves da Silva

Ana Paula Borges Santos de Lucena

Melanie Rodacki

Adolpho Milech

INTRODUÇÃO

O diabetes *mellitus* tipo 2 (DM2) é uma doença caracterizada por hiperglicemia decorrente principalmente de resistência à ação da insulina e déficit de secreção da insulina. Vários tecidos estão direta ou indiretamente envolvidos nesse processo, havendo importante interação entre eles.

O DM2 tem etiologia multifatorial, sendo importantes tanto fatores genéticos quanto ambientais, especialmente a obesidade. A incidência do DM2 vem apresentando aumento significativo nas últimas décadas. Esse fato é relacionado com grandes mudanças sociocomportamentais ocorridas na sociedade contemporânea. Esses fatores ambientais, associados a uma predisposição genética complexa, levam ao DM2 e a outros distúrbios, como hipertensão arterial sistêmica (HAS) e dislipidemia (aumento de lipoproteína de baixa densidade [LDL] e triglicerídeos e diminuição de lipoproteína de alta densidade [HDL]). Ao agrupamento dessas entidades associa-se aumento do risco cardiovascular, principalmente devido ao favorecimento da aterosclerose. A resistência à ação da insulina está intimamente relacionada com o desenvolvimento dessas anormalidades.

GENÉTICA

O DM2 representa uma complexa interação entre os fatores ambientais e a predisposição genética. Os genes associados ao diabetes *mellitus* tipo 2 e obesidade estão indicados nas tabelas 6.1 e 6.2 respectivamente. Diversos fatores apontam para a importância dos fatores genéticos no desenvolvimento da doença. Em primeiro lugar, a associação familiar é bastante conhecida. Cerca de 40% dos pacientes apresentam pelo menos um parente de 1º grau com diabetes. Entre gêmeos homozigóticos, se um irmão apresenta DM2, o outro tem cerca de 90% de chance de desenvolver a doença ao longo da vida. O risco de um indivíduo com história familiar apresentar a doença, quando comparado com indivíduo sem esse histórico, é 5 a 10 vezes maior. O risco de desenvolver DM2 chega a 40% se um dos pais for afetado (sendo maior quando a mãe é afetada) e quase 70% se ambos têm a doença. Parentes de 1º grau de indivíduos com DM2 têm anormalidades sutis no metabolismo glicídico com diminuição de síntese de glicogênio muscular e aumento do conteúdo lipídico muscular e/ou distúrbios leves na secreção de insulina.

Além disso, diferentes grupos étnicos que convivem em um mesmo ambiente apresentam diferenças significativas na incidência de DM2. Nota-se maior proporção de negros, índios Pima e hispânicos com a doença do que caucasianos nos Estados Unidos. Porém, devemos atentar para o fato de que a presença de fatores não genéticos (comportamentais, sociais e alimentares) também exerce grande influência.

As alterações genéticas associadas ao DM2 vêm sendo estudadas em diferentes populações. Utiliza-se como referência a análise de genes que codificam proteínas relacionadas com desenvolvimento pancreático, síntese e excreção de insulina e mecanismo de ação desta. Inúmeras modificações já foram observadas, mas boa parte não apresenta forte associação ao desenvolvimento direto da doença. Na maioria dos casos, observamos interação entre vários genes, em que cada um contribui com um pequeno aumento do risco e não com a ação exclusiva de um único gene. Dessa forma, o DM2 é um distúrbio poligênico, na maioria dos casos.

Algumas alterações têm ganhado maior papel na análise do risco de DM2. Uma mutação autossômica no cromossomo 12, constatada em famílias finlandesas e relacionada com falência da secreção de insulina, apresentou forte correlação com a doença. Alterações em somente 1 dos 2 *loci* do gene TCF7L2, envolvido no desenvolvimento das células β e no mecanismo de sinalização do GLP-1, aumentam também fortemente o risco de desenvolvimento da doença, sendo observadas em mais de um grupo populacional. O Diabetes Prevention Program (DPP) demonstrou que polimorfismos do gene TCF7L2 influenciaram o desenvolvimento de diabetes em pacientes com intolerância à glicose ao longo de 3 anos. A síndrome do QT longo adquirido, na qual existe modificação no gene KCNQ1, cursa com lentificação no fechamento dos canais de potássio, o que pode provocar um defeito no funcionamento das células β, assim como a alteração eletrocardiográfica. Polimorfismos do gene PPARG também são associados ao risco de DM2 e variações do índice de massa corporal. Este gene codifica o receptor nuclear PPAR-γ, um fator de transcrição que tem um papel fundamental na diferenciação dos adipócitos. PPAR-γ é o receptor-alvo na ação das tiazolidinedionas.

Tabela 6.1 Genes associados ao diabetes *mellitus* tipo 2

Gene	Nome
ADAMTS9	ADAM metallopeptidase with thrombospondin type 1 motif, 9
ARAP1	ArfGAP with RhoGAP domain, ankyrin repeat and PH domain 1
BCl 11A	B-cell CLL/lymphoma 11A (zinc finger protein)
CAPN10	Calpain 10
CDC123-CAMK1D	Cell division cycle 123 homolog–calcium/ calmodulin-dependent protein kinase ID
CDKAL1	CDK5 regulatory subunit associated protein
DUSP9	Dual specificity phosphatase 9
HHEX	Hematopoietically expressed homeobox
HMGA2	High mobility group AT-hook 2
HNF1A	HNF1 homeobox A
HNF1B	HNF1 homeobox B
HCCA2	YY1 associated protein
IGF2BP2	Insulin-like growth factor 2 mRNA binding protein 2
IRS1	Insulin receptor substrate
JAZF1	JAZF zinc finger 1
KCNJ11	Potassium inwardly-rectifying channel, subfamily J, member 11
KCNQ1	Potassium voltage-gated channel, KQT-like subfamily, member 1
KLF14	Kruppel-like factor
NOTCH2/ADAM30	Notch 2–ADAM metallopeptidase domain 30
PPARG	Peroxisome proliferator-activated receptor gamma
PRC1	Protein regulator of cytokinesis 1
PTPRD	Protein tyrosine phosphatase, receptor type, D
RBMS1	RNA binding motif, single stranded interacting protein 1
SLC30A8	Solute carrier family 30 (zinc transporter), member 8
SRR	Serine racemase

(continua)

(continuação)

Gene	Nome
TCF7L2	Transcription factor 7-like 2 (T-cell specific, HMG-box)
THADA	Thyroid adenoma associated
TP53INP1	Tumor protein p53 inducible nuclear protein 1
TSPAN8-LGR5	Tetraspanin 8–leucine-rich repeat-containing G protein-coupled receptor 5
WFS1	Wolfram syndrome 1 (wolframin) 1
ZBED3	Zinc finger, BED-type containing 3
ZFAND6	Zinc finger, AN1-type domain 6
ADCY5	Adenylate cyclase 5
DGKB/TMEM195	Diacylglycerol kinase, beta 90kDa–transmembrane protein 195
GCK	Glucokinase (hexokinase 4)
GCKR	Glucokinase (hexokinase 4) regulator 1
MTNR1B	Melatonin receptor 1B
PROX1	Prospero homeobox 1

Fonte: adaptada de Ahlqvist E *et al.*, 2011.

Tabela 6.2 Genes associados à obesidade

Gene	Nome
BCDIN3D/FAIM2	BCDIN3 domain containing–Fas apoptotic inhibitory molecule 2
AIF1/NCR3	Allograft inflammatory factor 1/natural cytotoxicity triggering receptor 3
FTO	Fat mass and obesity associated
GNPDA2	Glucosamine-6-phosphate deaminase 2
MC4R	Melanocortin 4 receptor
NEGR1	Neuronal growth regulator 1
SFRS10/ETV5/DGKG	Transformer 2 beta homolog–ets variant 5–diacylglycerol kinase, gamma 90kDa
SH2B1	SH2B adaptor protein 1
TMEM18	Transmembrane protein 18

Fonte: adaptada de Ahlqvist E *et al.*, 2011.

AMBIENTE

Como já mencionado anteriormente, os fatores ambientais apresentam importante relação com o desenvolvimento do DM2. Mudanças recentes nesses fatores sociais e comportamentais vêm favorecendo o crescimento da incidência de diabetes nos últimos tempos.

O aumento da expectativa de vida tem papel importante na falência progressiva das células β pancreáticas. Há maior desenvolvimento de diabetes nos pacientes idosos, e temos observado essa elevação da expectativa de vida por grandes mudanças no saneamento básico e avanços na terapia médica.

A diminuição da atividade física (sedentarismo) e a alimentação inadequada (dietas ricas em carboidratos e gorduras) também apresentam importância neste processo, uma vez que acarretam sobrepeso/obesidade, além de maior acúmulo de gordura corporal visceral. Essas alterações favorecem o desenvolvimento de resistência periférica à ação da insulina, disfunção de células β, aumento da resposta inflamatória sistêmica e aterosclerose. Além disso, vários estudos demonstram que o consumo de carne vermelha e carne processada está associado a risco aumentado de diabetes, enquanto uma dieta rica em frutas, legumes, nozes, grãos integrais e azeite de oliva está associado à redução do risco. Mudanças no estilo de vida, com introdução de atividade física e dietoterapia visando à perda de peso, são capazes de prevenir o aparecimento de DM2 em indivíduos com risco aumentado para o desenvolvimento da doença, com intolerância à glicose e/ou glicemia de jejum alterada.

O tabagismo também está relacionado com o DM2. Uma metanálise de 25 estudos prospectivos mostra que os fumantes têm risco aumentado de desenvolver DM2 em comparação com não fumantes. O mecanismo ainda não está claro, mas uma das explicações é o efeito antiestrogênico do cigarro, que pode levar a um desequilíbrio hormonal, induzindo à obesidade central.

A restrição do crescimento intrauterino, levando à prematuridade e ao baixo peso ao nascer, pode estar associada a risco aumentado de resistência à ação da insulina, intolerância à glicose e DM2 na fase adulta. Acredita-se que a desnutrição durante a vida fetal possa induzir resistência à insulina, melhorando a sobrevivência durante os estados de privação calórica. Os mecanismos fisiopatológicos ainda não estão totalmente esclarecidos.

O alto peso ao nascer (macrossomia) aumenta também o risco de DM2 e sobrepeso/obesidade. O ambiente intrauterino hiperglicêmico parece favorecer essas modificações, independentemente da predisposição genética, e pode estar relacionado com alterações epigenéticas, isto é, alterações genéticas que não afetam a sequência do DNA.

O uso de medicações que induzam alterações na resistência periférica ou no funcionamento ou sobrevida das células β também favorece o desenvolvimento de diabetes, principalmente naqueles que já apresentam alguma predisposição familiar. Várias medicações podem estar relacionadas, principalmente glicocorticoides, anticoncepcionais orais, imunossupressores (tracrolimo, sirolimo, ciclosporina), niacina, inibidores da protease, hidroclorotiazida (doses superiores a 25 mg/dia), antipsicóticos atípicos, álcool e outras (Tabela 6.3).

Tabela 6.3 Drogas relacionadas com intolerância à glicose e diabetes *mellitus*

Glicocorticoides
Contraceptivos orais
Tacrolimo, sirolimo, e ciclosporina
Ácido nicotínico (niacina)
Inibidores de protease
Diuréticos tiazídicos
Antipsicóticos atípicos (clozapina e alguns antipsicóticos convencionais)
Agonistas do hormônio liberador de gonadotropina
Outras (betabloqueadores, clonidina, pentamidina, álcool etc.)

RESISTÊNCIA À AÇÃO DA INSULINA

A resistência à ação da insulina é caracterizada por dificuldade da ação da insulina nos tecidos-alvo, especialmente no fígado e tecido muscular esquelético. Essa alteração está presente anos antes do desenvolvimento do diabetes, agravando-se de forma progressiva ao longo do tempo. Antes de descrever os mecanismos moleculares que contribuem para a patogênese do DM2 é necessário entender a forma como o sinal celular é transmitido pela insulina.

Transmissão do sinal da insulina

A insulina age por intermédio de um receptor transmembrana composto de 2 subunidades α e β ligadas por uma ponte dissulfeto. A subunidade α, extracelular, ao se ligar à insulina ativa o domínio intracelular da subunidade β. A subunidade β ativada catalisa a fosforilação em tirosina de proteínas com domínio SH2, entre esses os substratos do receptor de insulina (IRS).

Até o momento foram identificados 10 IRS, sendo os mais conhecidos a vias IRS1 e IRS2 (dependendo do tipo de célula envolvida), que são responsáveis pela ativação de enzimas envolvidas no metabolismo glicídico, proteico e lipídico, além de promover a incorporação do receptor de glicose GLUT-4 na membrana plasmática.

A fosforilação de IRS gera ligação e ativação da fosfatidilinositol-3-quinase (PI3-q) que catalisa a formação do fosfatidilinositol-3,4,5-trifosfato. Este, por sua vez, regula a proteína quinase dependente de fosfoinositídeos (PDK1) responsável pela fosforilação e ativação da AKT (serina/treonina quinase) que é associada aos efeitos metabólicos da insulina. A regulação dessa via encontra-se reduzida no DM2, contribuindo com a redução dos efeitos metabólicos da insulina.

A via MAP quinase, por meio de ativação conjunta pelo IRS (1 ou 2) e proteínas de domínio SH2 (principalmente proteína Grb2 e Shc), estimula a geração de fatores de transcrição, que irão promover crescimento, proliferação e diferenciação celulares (Figura 6.1). A regulação desta via não está reduzida no DM2 e pode contribuir com o desenvolvimento da aterosclerose.

Conforme explicado anteriormente, o receptor de insulina habitualmente é fosforilado em tirosina, porém pode haver também a fosforilação em serina. Quando essa ocorre, há inibição da fosforilação em tirosina, o que gera atenuação do sinal, causando retroalimentação negativa na sinalização de insulina e gerando, portanto, resistência à ação da insulina.

Proteínas fosfatases de tirosina, catalisadoras rápidas da desfosforilação do receptor de insulina e dos IRS também estão envolvidas na redução da ação da insulina. Entre essas destaca-se a *protein phosphotyrosine phosphatase* (PTP1-B). Estudos

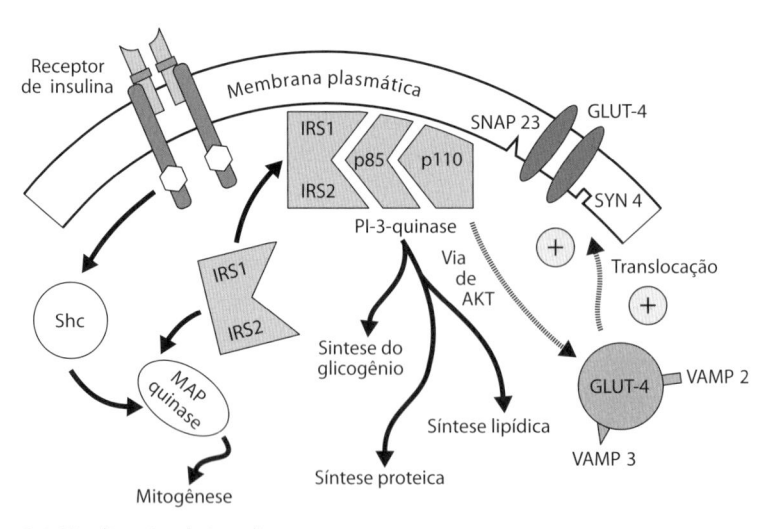

Figura 6.1 Sinalização da insulina.

experimentais em camundongos *knockout* de PTP1B têm sensibilidade aumentada à insulina com melhora do metabolismo da glicose e proteção contra a obesidade induzida pela alimentação rica em gordura, devido à sinalização pelo receptor de leptina, cujos substratos pós-receptor também são alvo da ação da desfosforilação induzida pela PTP1B. Assim, a inibição da PTP1B é um possível alvo terapêutico no tratamento do diabetes e da obesidade.

Obesidade e resistência à ação da insulina

Há uma íntima associação entre obesidade e resistência à ação da insulina, sendo implicados nesse processo os ácidos graxos livres (AGL), as adipocinas (mediadores inflamatórios produzidos pelo tecido adiposo) e a ativação de vias inflamatórias. Durante muito tempo, acreditou-se que o tecido adiposo era um tecido inerte, apenas com função de armazenamento, mas hoje sabe-se que, na verdade, este secreta diversas substâncias capazes de influenciar a sensibilidade à ação da insulina e estimular processos inflamatórios, como o fator de necrose tumoral alfa (TNF-α) e a interleucina 6 (IL-6), o que será detalhado mais adiante.

As concentrações plasmáticas de AGL são elevadas em pacientes obesos e podem inibir a secreção e absorção de insulina estimulada pela glicose, o que pode estar relacionado com o acúmulo de triglicérides e metabólitos tóxicos de ácidos graxos nos músculos, fígado e nas células β.

Muitos estudos têm sido focados sobre o papel da inflamação como o mediador comum entre a obesidade, a aterosclerose e a patogênese do diabetes. Parte da resistência à ação da insulina é relacionada com mecanismos inflamatórios, que, por sua vez, têm relação com a ativação do sistema imune inato e a produção de citocinas pelo tecido adiposo. A origem da associação entre inflamação, resistência à insulina e desenvolvimento de DM2 não é completamente compreendida, mas suas possíveis relações serão discutidas ao longo do capítulo.

O primeiro elo dessa cadeia foi apontado na década de 1990, com a demonstração de expressão aberrante do TNF-α no tecido adiposo de modelos animais de obesidade. Níveis elevados de marcadores inflamatórios (proteína C reativa [PCR], IL-6, interleucina β [IL-β], inibidor do ativador do plasminogênio [PAI-1] e TNF-α) são encontrados em indivíduos com DM2 e podem ser reduzidos com a modificação de estilo de vida. Essas citocinas são capazes de ativar serinas quinases que induzem à fosforilação inibitória em serina do IRS1 e IRS2, induzindo resistência à ação da insulina.

A via das JNK (*c-Jun N-terminal kinase*) também pode influenciar a sensibilidade à ação da insulina, induzindo fosforilação de IRS em resíduos serina, e está associada à resposta inflamatória. Em modelos animais de obesidade, essa via está mais ativada do que o normal, tanto no fígado quanto no tecido muscular. Camundongos obesos com deficiência de JNK apresentam proteção contra o desenvolvimento da resistência à ação de insulina. Animais com deficiência de JNK têm menor adiposidade, sugerindo um papel desta quinase também na regulação da obesidade. Essa via pode ser ativada por citocinas inflamatórias que estão elevadas nos estados de resistência à insulina, podendo ser então um elo entre inflamação e regulação metabólica e um possível alvo terapêutico no DM2.

Outra via pró-inflamatória que pode levar à fosforilação em serina de IRS é a via IκK/IκB/NF-κB. O NF-κB representa uma família de fatores de transcrição que normalmente permanecem inativos no citoplasma pela interação de moléculas inibitórias da família IκB. Em resposta a múltiplos estímulos como citocinas inflamatórias, produtos virais ou bacterianos e diversos tipos de estresse, as moléculas IκB se tornam fosforiladas em 2 resíduos críticos de serina, o que causa sua destruição. Como consequência, NF-κB livre entra no núcleo e ativa a transcrição de diversos genes que participam da resposta inflamatória e imune, adesão celular, crescimento celular e proteção contra apoptose. A via do NF-κB pode ser ativada por TNF-α ou IL-1β. Por outro lado, NF-κB também estimula a produção de citocinas, como TNF-α e IL-6.

Os macrófagos desempenham papel importante no desenvolvimento de resistência à ação da ação da insulina e à inflamação, que ocorrem na obesidade. Ao captarem e armazenarem lipídios, transformam-se em células espumosas que são envolvidas no processo da aterosclerose. Os macrófagos apresentam 2 espectros possíveis: pró-inflamatório, denominado classicamente ativado (M1) e anti-inflamatório, chamado alternativamente ativado (M2). Em pacientes sem excesso de peso os macrófagos presentes no tecido adiposo são predominantemente M2. Na obesidade esse padrão é tipicamente M1, gerando citocinas TNF-α e IL-1β que atuam de maneira parácrina e endócrina, inibindo a ação da insulina nos tecidos-alvo (hepatócitos, adipócitos e miócitos) mediante ativação de serinas quinases como JNK e PKC.

A ativação do sistema imune inato também pode estar implicada na etiopatogenia do DM2 e da resistência à ação da insulina. Lipopolissacarídeos (LPS) derivados da microbiota intestinal podem estimular *toll like receptors* (TLR) e há evidências de que este processo possa ser um gatilho desencadeador da inflamação em indivíduos com resistência à insulina. Estudos têm demonstrado que dieta hiperlipídica é capaz de induzir mudanças na microbiota intestinal, o que pode aumentar a concentração de LPS e induzir maior ativação do sistema imune inato. Estudos com modelos animais demonstraram que animais com mutação ou inativação do TLR4 não desenvolvem resistência à insulina no fígado e músculo e são protegidos contra obesidade induzida por dieta. Em pacientes com DM2 e obesidade, os níveis de LPS são mais elevados e apresentam correspondência com o nível de resistência à insulina e a inflamação subclínica.

A óxido nítrico sintase induzível (iNOS) é alvo das vias da JNK e IκK e sua expressão é estimulada pelo TNF-α, encontrando-se elevada na obesidade. A indução de iNOS, em modelos animais de resistência à insulina, diminui a sinalização de insulina pela via IR/IRS1/Akt e aumenta os níveis de nitrosilação dessas proteínas no músculo esquelético. Portanto, a S-nitrosilação de proteínas envolvidas na transmissão do sinal da insulina também pode ser um mecanismo molecular de resistência à insulina associado à indução da iNOS. *Suppressors of cytokine signaling* (SOCS), cujos genes são alvos das vias da JNK e IκK, também são implicados na resistência à insulina promovida pelo TNF-α.

A obesidade sobrecarrega o retículo endoplasmático e essa sobrecarga leva ao aumento de moléculas inflamatórias e gera piora da resistência à ação da insulina. Além disso, o aumento das espécies reativas de oxigênio produzidas nas mitocôndrias pelo acréscimo do metabolismo da glicose gera aumento da resposta inflamatória, agravando ainda mais a resistência à ação da insulina.

Em suma, na obesidade inúmeras moléculas bioquímicas produzidas nos adipócitos ou macrófagos podem provocar a ativação de serinas quinases e/ou outras moléculas, especialmente a IκK, JNK e iNOS, capazes de fosforilar moléculas em resíduos de serina ou causar nitrosilação em proteínas como o IRS1 e IRS2, gerando resistência à insulina. Intervenções no estilo de vida podem contribuir para a redução dos marcadores de inflamação. Medicamentos com potenciais propriedades anti-inflamatórias, incluindo as tiazolidinedionas e estatinas, podem ter ações além da redução da glicose e dos níveis de colesterol, respectivamente.

FALÊNCIA DAS CÉLULAS β

Defeitos na secreção de insulina são importantes no desenvolvimento do DM2. Vários indivíduos apresentam resistência à ação da insulina, mas o DM2 só aparece quando a célula β é incapaz de superar esse problema.

Durante muitos anos, acreditou-se que a falência das células β fosse um evento tardio ao longo da história natural do DM2, já que nos anos que antecedem o desenvolvimento da doença, e em sua fase inicial, há aumento da secreção de insulina na tentativa de compensar a resistência periférica à ação da insulina.

Entretanto, no DM2, mesmo a hiperinsulinemia é incapaz de contrabalançar a resistência periférica à ação hormonal, configurando um déficit relativo de insulina. Além disso, estudos mais detalhados da função de células β pancreáticas demonstraram que, mesmo que a secreção de insulina seja aumentada na fase inicial do DM2, isto não significa que as células β funcionem normalmente nesses indivíduos. A medida isolada da insulinemia em resposta à sobrecarga de glicose não é um índice ideal da função de células β. A razão da variação da insulinemia e da variação de glicemia (ΔI/ΔG) e especialmente o índice de secreção de insulina/resistência à ação da insulina (ΔI/ΔG/RI) são indicadores mais fidedignos da função da célula β pancreática. Dessa forma, a deficiência na secreção de insulina ocorre desde o início do desenvolvimento do DM2 e mesmo nos anos que antecedem o diagnóstico da doença. DeFronzo *et al.* (2013). demonstraram que pacientes com intolerância à glicose e glicemia 2 horas após sobrecarga de glicose entre 180 e 199 mg/dL podem ter comprometimento de até 80% da secreção pancreática de insulina quando índices adequados para avaliação da secreção de insulina são utilizados.

Tanto a redução da massa de células β quanto a queda de sua função parecem contribuir para a deficiência da secreção de insulina no DM2. A redução da massa de células β pode chegar de 20% a 63%, dependendo do estudo. Estudos em tecidos pancreáticos de autópsias de pacientes com DM2 indicam um déficit no volume celular de 63% para obesos e 40% para magros. Além disso, indicam que há perda de massa celular mesmo em indivíduos sem DM e com glicemia de jejum inadequada e que a apoptose de células β é aumentada no DM2 (em 10 vezes para magros e 3 vezes para obesos).

As razões para o déficit da massa de células β no DM2 não estão bem estabelecidas. A massa de células β é resultado de replicação, tamanho, neogênese e apoptose. Pacientes obesos que não desenvolvem diabetes apresentam taxa de replicação, tamanho e neogênese superior à apoptose, em razão da carga metabólica elevada. A taxa de apoptose das células β é aumentada nos pacientes com DM2, quando comparada com indivíduos normais. A frequência de DM2 é superior nos idosos pelo fato de a taxa de apoptose das células β frequentemente superar as taxas de replicação, associado à tendência à redução de atividade física, ao aumento da obesidade abdominal, à redução da capacidade oxidativa mitocondrial e à elevação de fatores inflamatórios.

A morte de células β está associada a vários fatores, como altas concentrações de glicose e ácidos graxos livres, geração de espécies reativas de oxigênio pela alta demanda secretora na hiperglicemia e obesidade, e produção local de IL-1β. É difícil estimar qual destes mecanismos é mais importante para a indução da apoptose.

A presença de depósito amiloide nas ilhotas pancreáticas tem sido demonstrada em estudos de autópsia em pacientes com DM2 e também parece estar relacionada com disfunção das células β. O polipeptídeo amiloide (amilina) é armazenado nas células β pancreáticas, sendo cossecretado com a insulina, portanto, seus níveis séricos são proporcionais aos de insulina.

A amilina atua no controle glicêmico por diversos mecanismos, incluindo retardamento do esvaziamento gástrico, regulação do glucagon pós-prandial e redução da ingestão de alimento. Esse polipeptídeo apresenta nível sérico reduzido e quantidades aumentadas no pâncreas de pacientes com DM2. Essa alta concentração de amilina pancreática está associada à fibrose de ilhotas com consequente inibição da secreção de insulina endógena e redução da absorção de glicose, sugerindo-se que a amilina possa estar envolvida na patogênese do DM2. No entanto, a administração de doses fisiológicas de amilina não tem qualquer efeito agudo sobre a secreção de insulina. Assim, não está definido se a amilina desempenha papel causal no DM2 ou se apenas está presente em quantidades aumentadas no pâncreas, como consequência da redução da secreção de insulina. Além destes fatores, citocinas inflamatórias (IL-1β, TNF) presentes nas ilhotas pancreáticas têm sido associadas à apoptose da célula β no DM2.

Uma hipótese alternativa ou complementar do aumento da apoptose é a do desenvolvimento insuficiente das ilhotas durante o período de crescimento pré e pós-natal. Em apoio a este raciocínio existe a observação de notável variação na fração de células β entre indivíduos de mesmos grupos etários ao longo período de crescimento pré e pós-natal. Há evidências, inclusive de estudos com gêmeos, de que a massa de células β é determinada em grande parte por fatores genéticos. Durante os últimos anos, a variabilidade genética em mais de 60 *loci* foi fortemente ligada ao risco de desenvolvimento de DM2. Acredita-se que muitos desses *loci* relacionam-se com função e redução da massa funcional das células β.

No DM2 há não só déficit quantitativo na secreção de insulina, mas também qualitativo, com alteração da secreção oscilatória do hormônio, perda da primeira fase de secreção, a qual é importante para utilização da glicose proveniente da dieta, e inibição da produção hepática de glicose logo após a refeição, causando, portanto, alteração da glicemia pós-prandial. Essa alteração da secreção apresenta relação com a sobrecarga com estresse crônico das células β após apoptose de parte do *pool* de ilhotas.

A indução de repouso dessas células por meio de terapia com insulina ou mesmo infusão noturna de somatostatina tem a capacidade de restaurar, em parte, esse déficit de secreção de insulina glicose-induzida nos pacientes hiperglicêmicos com DM2.

Além dessas alterações qualitativas, pacientes com DM2 apresentam aumento da secreção de pró-insulina. A produção de insulina envolve a clivagem de insulina a partir de pró-insulina, sendo que 10% a 15% da insulina secretada nos indivíduos normais são pró-insulina e seus metabólitos intermediários. No entanto, a pró-insulina nos pacientes com DM2 é consideravelmente aumentada no estado basal (> 40%). Esse aumento na secreção de pró-insulina é independente da presença de obesidade, o que demonstra que essa alteração não reflete meramente a resposta ao aumento da demanda imposta pela resistência à insulina relacionada com a obesidade. É possível que a conversão de pró-insulina para insulina esteja prejudicada em pacientes com DM2 ou que não haja tempo suficiente para que os grânulos amadureçam corretamente.

A disfunção de célula β que ocorre no DM2 é progressiva e pacientes com doença de longa duração podem apresentar insulinopenia pronunciada. A hiperglicemia pode influenciar este processo, podendo comprometer a função de células β de forma transitória ou permanente. Indução de autólise, menor expressão do gene da insulina e aumento da geração de espécies reativas de oxigênio parecem ser os principais mecanismos envolvidos. Inicialmente, há depleção reversível da reserva de insulina que é denominada exaustão de célula β. O controle dos níveis glicêmicos (sem alteração da resistência à insulina ou sua secreção) pode ser capaz de recuperar, em parte, estes efeitos. Quando a hiperglicemia é persistente, pode levar à toxicidade pela glicose, que é uma lesão gradual, irreversível, de componentes envolvidos na produção de insulina e indução de apoptose. O estresse oxidativo é associado ao desenvolvimento de toxicidade de células β induzido por hiperglicemia.

Uma dieta rica em gordura também pode interferir na síntese de insulina, prejudicando a ação do transportador de glicose intracelular GLUT-2 das células β, que atuam como um "sensor" de glicose nessas células.

Incretinas

A glicose oral desempenha efeito estimulador sobre a secreção de insulina 50% a 70% maior do que a glicose venosa e esse estímulo foi denominado efeito incretina. Esse efeito é mediado por diversos peptídeos gastrintestinais, particularmente GLP-1 (*glucagon-like peptide 1*) e GIP (*glucose-dependent insulinotropic polypeptide*, ou peptídeo inibitório gástrico).

O GLP-1 é produzido principalmente na parte distal do intestino delgado (células L), secretado em resposta a nutrientes (carboidratos, lipídios, glicose, aminoácidos, adoçantes e fibras dietéticas) e apresenta níveis baixos nos pacientes com

DM2. A secreção dessa incretina é feita em 2 fases: fase precoce, 5 a 15 minutos após a refeição e fase tardia, 30 a 60 minutos após. A forma ativa é degradada pela enzima dipeptil peptidase IV (DPP-IV) e tem meia-vida ativa de 2 minutos.

O GLP-1 exerce o seu efeito principal estimulando a liberação de insulina dependente da glicose a partir das ilhotas pancreáticas. Esse hormônio restaura tanto a 1ª fase quanto a 2ª fase de resposta da insulina à glicose, aumenta a capacidade de síntese da insulina e exerce efeitos antiapoptóticos. O GLP-1 também aumenta a expressão de GLUT-2 e glicoquinase, melhorando a sensibilidade à insulina, retarda o esvaziamento gástrico, inibe a liberação inadequada de glucagon pós-prandial, inibe o apetite e induz a saciedade alimentar. Esses 2 últimos efeitos fazem com que a administração repetida do GLP-1 ou de seus agonistas colabore para a redução de peso. A administração de GLP-1 desempenha ação também em células endoteliais, no miocárdio e no tecido muscular, com aparente efeito cardioprotetor, com melhora da disfunção endotelial. A secreção de GLP-1 é comprometida em pacientes com DM2.

O GIP é produzido principalmente no duodeno e jejuno pelas células K e o principal estímulo para sua secreção são os lipídios. O GIP exerce ação insulinotrópica que está muito reduzida nos pacientes portadores de DM2 e nos intolerantes à glicose. Apesar de a secreção de GIP não ser diminuída no DM2, há resistência à sua ação. Já foi provado que o controle rigoroso da glicemia recupera parte da sensibilidade ao GIP.

Dessa forma, no DM2 há diminuição do efeito incretina, tanto por diminuição da produção de GLP-1 quanto por resistência à ação do GIP e também de GLP-1. Com base na diminuição do efeito incretina nos pacientes portadores de DM2 e nas ações citadas do GLP-1 foram desenvolvidas drogas análogas de GLP-1 e inibidores de DPP-IV capazes de melhorar o controle glicêmico e de peso sem risco significativo de hipoglicemia.

Outros problemas associados ao desenvolvimento de DM2

A diminuição da secreção de insulina pode levar ao aumento de secreção de glucagon. Em condições normais, a secreção de glucagon é inibida pela insulina presente nas ilhotas. No DM2, o comprometimento da secreção de insulina leva à supressão insuficiente da produção de glucagon, o que contribui para a hiperglicemia. Há também maior afinidade dos receptores de glucagon nos hepatócitos, o que contribui com elevação da gliconeogênese.

Além disso, há resistência de adipócitos ao efeito antilipolítico da insulina, por aumento da concentração de AGL e metabólitos tóxicos lipídicos no músculo e no fígado, resistência à insulina e falência de células β. Outros fatores envolvidos no desenvolvimento de DM2 são o aumento da reabsorção renal de glicose e a resistência do sistema nervoso central (SNC) à ação da insulina.

ÓRGÃOS ENVOLVIDOS NO DESENVOLVIMENTO DE DM2

Diversos órgãos estão envolvidos no desenvolvimento do DM2. Além das células β das ilhotas de Langerhans, o fígado, os músculos esqueléticos e o tecido adiposo têm papel fundamental na fisiopatologia da doença, conforme indicado na figura 6.2.

Fígado

O fígado é um órgão de fundamental importância no metabolismo glicídico, sendo responsável pela produção de glicose nos estados de jejum (cerca de 90%) a partir de outros substratos energéticos, pela formação de glicogênio e por parte da captação de glicose após as refeições (no efeito de 1ª passagem após absorção intestinal). Em pacientes com DM2, a resistência hepática à ação da insulina provoca incapacidade de supressão da gliconeogênese, o que desencadeia aumento da produção hepática noturna de glicose de cerca de 2 mg/kg/min para 2,5 mg/kg/min, em média (com incremento de cerca de 25 a 30 g de glicose na circulação sistêmica), apesar de aumento de insulinemia em 2 a 3 vezes. A lipotoxicidade, consequente ao acúmulo de AG nos hepatócitos, ativa a via de PKC e serina, que contribuem para inibir alguns efeitos intracelulares da insulina, como a translocação do GLUT-4 para a membrana plasmática. O aumento dos níveis circulantes de glucagon também contribui para aumento da produção hepática de glicose. O aumento da produção hepática de glicose provoca hiperglicemia, especialmente em jejum.

Musculatura esquelética

O tecido muscular esquelético é o tecido responsável pela maior parte da captação de glicose mediada por insulina. Cerca de 1/3 do que é captado é oxidado e o restante convertido em glicogênio. Nos pacientes com DM2, ambos os processos estão seriamente comprometidos.

Múltiplos defeitos intracelulares são responsáveis por essa dificuldade de ação local da insulina, como disfunção no transporte de glicose e fosforilação, diminuição da síntese de glicogênio, diminuição da oxidação de glicose, defeitos na captação de glicose e na translocação de GLUT-4. A lipotoxicidade tem um importante papel no desenvolvimento de resistência à ação da insulina no tecido muscular esquelético. O excesso de AG circulantes cursa com acúmulo de seus metabólitos, como diacilglicerol, nos miócitos. Indivíduos que têm deficiência da enzima diacilglicerol aciltransferase (DGAT), que converte diacilglicerol em triacilglicerol, têm risco aumentado de desenvolver resistência insulínica. A prática de atividade física aumenta a expressão da enzima DGAT.

A inatividade física associada à hiperglicemia propicia, além do acúmulo de AG nos miócitos, a inibição da enzima mitocondrial carnitina palmitoiltransferase (CPT-1), reduzindo a oxidação dos AG. Há evidências de que a disfunção mitocondrial seja uma das causas do acúmulo intracelular de AG e indivíduos obesos e DM2 têm menor quantidade de mitocôndrias e disfunção mitocondrial.

Tecido adiposo

A importância do tecido adiposo nos mecanismos fisiopatológicos do DM2 vem sendo reconhecida nas últimas décadas. A resistência à ação da insulina em adipócitos dificulta a inibição da lipólise pela insulina, o que consequentemente aumenta os níveis séricos de ácidos graxos livres cronicamente. Essa elevação leva ao acúmulo de triglicerídeos no fígado, nos músculos e no pâncreas. Isto acarreta maior acúmulo de acetil-CoA, ceramidas e diacilglicerol (derivados do metabolismo do triglicerídeo) nesses tecidos, levando a estímulo da gliconeogênese hepática, resistência insulínica muscular e hepática e falência das células β. Esse efeito é conhecido como lipotoxicidade.

Após a ingesta elevada de carboidratos e/ou lipídios, momento em que o nível plasmático de insulina está aumentado, a glicose é convertida em AG e acetil-CoA no fígado. Níveis elevados de acetil-CoA ativam a PKC e a IκB, participantes na via de fosforilação inibitória do IR, levando ao aumento da resistência à ação da insulina, diminuindo a translocação de GLUT-4 para membrana plasmática e, consequentemente, o uso de glicose insulinomediada.

Hoje em dia sabe-se que o tecido adiposo, além de estocar gordura, tem importante função endócrina e imunológica, produzindo hormônios e mediadores inflamatórios, conhecidos como adipocinas. As principais adipocinas são:

▪ **Leptina:** tem ação anorexígena/sacietógena no SNC, além de estímulo ao gasto energético e aumento da atividade de proteína quinase ativada por monofosfato de adenosina (AMPK). Inibe a expressão do neuropeptídeo Y, envolvido em hiperexia e redução do gasto energético. À medida que o peso corporal aumenta, os níveis de leptina também aumentam, sugerindo que a obesidade curse com resistência à leptina. O estado de deficiência ou resistência à leptina pode causar hiperfagia, obesidade, lipotoxicidade, resistência à ação da insulina e DM2.

- **Adiponectina ou Acrp30:** também conhecida como AdipoQ ou GBP28, tem 2 receptores identificados (AdipoR1 e AdipoR2). O AdipoR1 é expresso no músculo e estimula captação de glicose, a fosforilação de tirosina do receptor de insulina e a oxidação de AG via AMPK. AdipoR2 é expresso no fígado e aumenta a sensibilidade à insulina e reduz o influxo de AG, além de aumentar sua oxidação. Níveis plasmáticos de adiponectina têm correlação inversa aos níveis de triglicerídeos e insulina, estando reduzidos em obesos e pacientes com DM2. A adiponectina tem ainda ação anti-inflamatória e antiaterogênica, reduzindo acúmulo de AG nos macrófagos, inibindo adesão endotelial de monócitos e aumentando a produção de NO.

- **Resistina:** estudos, especialmente em modelos animais, sugerem que esta citocina seja um regulador negativo da insulina, reduzindo a captação de glicose no músculo e tecido adiposo e aumentando a gliconeogênese hepática. É controverso se tem relação com resistência à ação da insulina associada à obesidade em humanos. Sua expressão parece ser estimulada por insulina, processos inflamatórios e glicocorticoides e inibida por TNF-α, estimulação β-adrenérgica e PPAR-γ.

- **RBP-4 (proteína ligadora do retinol-4):** molécula secretada pelo fígado e adipócitos, com forte associação à resistência à ação da insulina, relacionada ou não com obesidade. Em camundongos, foi observado que a RBP-4 induz expressão da fosfoenolpiruvato carboxiquinase (PEPCK) no fígado, piorando a sinalização pós-receptor de insulina e aumentando a gliconeogênese. Estudos sugerem que alterações no metabolismo do retinol (vitamina A) possam influenciar a sensibilidade à insulina e o risco de DM2. Parece que a expressão de RBP-4 está reduzida no tratamento com tiazolinedionas (TZD), mas isto ainda necessita de maiores evidências.

- **Visfatina:** proteína altamente expressa no tecido adiposo, principalmente visceral. Parece ter efeito insulinomimético, ativando o receptor de insulina em um sítio de ligação diferente e reduzindo a glicemia. Ainda há necessidade de mais estudos para avaliar relação dos níveis de visfatina, obesidade, resistência à insulina e DM.

- **TNF-α:** secretado por adipócitos e principalmente por macrófagos do estroma vascular do tecido adiposo, sobretudo o subcutâneo. Piora a sinalização da insulina mediante ativação da serina quinase no receptor de insulina; reduz captação de glicose e AG nos adipócitos; altera a expressão da adiponectina e IL-6.

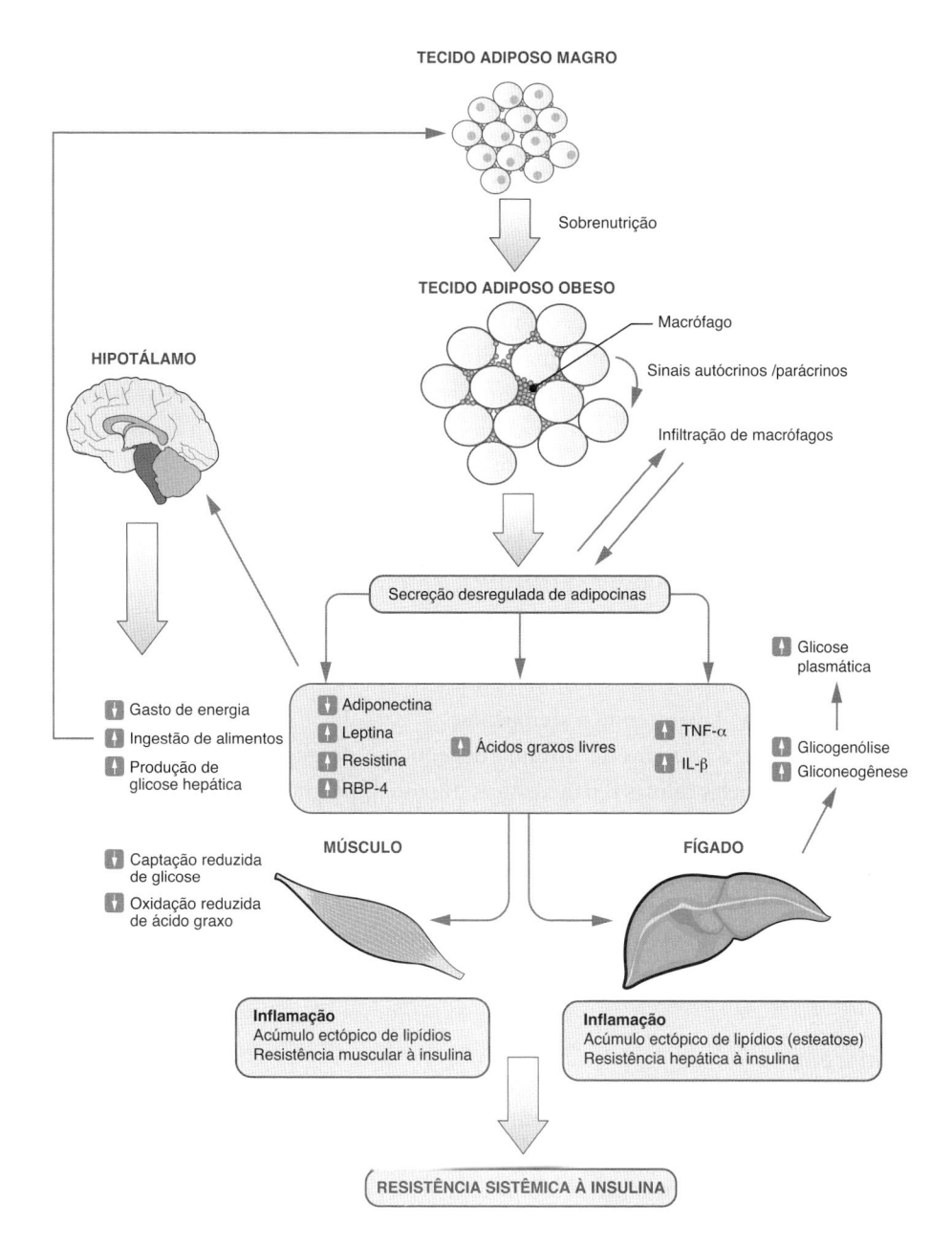

Figura 6.2 Resistência sistêmica à insulina.
Fonte: adaptada de Garlic *et al.*, 2010.

- **IL-6:** é uma citocina associada à obesidade e à resistência à ação da insulina. Seus níveis estão aumentados em obesos e reduzidos em indivíduos com maior sensibilidade à insulina. No entanto, tem efeitos diferentes na periferia e no SNC, tendo nesse último ação anorexígena e promovedora de gasto energético ao estimular o eixo hipotálamo-hipófise-adrenal.
- **CXCL5:** molécula com potente quimiotaxia de leucócitos, expressa em altos níveis pelos macrófagos do tecido adiposo branco. Reduz captação de glicose pelo músculo, sugerindo que seja mediador da resistência à ação da insulina. Sua concentração encontra-se aumentada em obesos e indivíduos com resistência insulínica, sendo reduzida com a perda de peso.
- **Adipsina e ASP:** é uma proteína estimuladora de acilação, cuja produção depende da adipsina. Aumenta a síntese de triglicerídeos por incrementar atividade de diacilglicerol e aciltransferase; reduz a lipólise e aumenta a translocação de GLUT nos adipócitos. Teria influência em obesidade, resistência à ação da insulina e aumento do risco cardiovascular.
- **MCP-1:** monócito quimiotático ligado à proteína 1, regulador da resposta inflamatória. Níveis aumentados de MCP-1 estão relacionados com resistência à ação da insulina.
- **PAI-1:** inibidor da ativação de plasminogênio, produzido por adipócitos, endotélio, hepatócitos e células mononucleares. Altera o equilíbrio entre fibrinólise e fibrinogênese, favorecendo a aterogênese.
- **IL-1β:** inibe a secreção de insulina dependente de glicose, tendo sua síntese aumentada pelas células β pancreáticas durante hiperglicemia. A exposição crônica à hiperglicemia cria um ciclo vicioso, havendo altos níveis de IL-1β, que, por sua vez, pioram a função das células β.
- **Omentina:** é mais expressa no tecido adiposo visceral, tendo correlação positiva a adiponectina e HDL e negativa a resistência à ação da insulina, níveis de leptina e insulina.

Pâncreas

Como já mencionado anteriormente, há perda gradual da massa de células β e comprometimento progressivo de sua função ao longo da história natural do DM2. A resistência à ação da insulina, a lipotoxicidade e a predisposição genética têm papel fundamental neste processo, que é associado ao envelhecimento e à obesidade.

As células α também desempenham papel no desenvolvimento de DM2, com hipersecreção de glucagon devido à resistência à ação da insulina. Isto favorece ou perpetua a hiperglicemia sérica.

Outros órgãos

Outros órgãos também desempenham papel no desenvolvimento do DM2, como o rim e SNC, o que foi abordado anteriormente.

O rim apresenta, tanto no DM2 quanto no DM1, aumento da reabsorção tubular acima da capacidade máxima, podendo contribuir para maior aporte de glicemia no sangue periférico.

O papel do cérebro no desenvolvimento do DM2 vem sendo avaliado pois a insulina é um potente inibidor do apetite. Entretanto, em pacientes obesos (com DM2 ou não), observamos manutenção da ingestão de alimentos, a despeito da hiperinsulinemia compensatória. Esse fato postula uma possível resistência periférica da insulina nos tecidos cerebrais.

CONCLUSÃO

O DM2 é uma doença influenciada por fatores genéticos e ambientais. A sua herança é poligênica e há obesidade associada na maioria dos casos. Os principais distúrbios na etiopatogenia do DM2 são a resistência à ação da insulina e o déficit de secreção de insulina. Outros mecanismos envolvidos são defeitos na secreção ou ação das incretinas, resistência de adipócitos ao efeito antilipolítico da insulina, aumento da secreção e da sensibilidade hepática ao glucagon, aumento da reabsorção renal de glicose e resistência do SNC ao efeito da insulina. O reconhecimento dessas diversas modificações explica por que em muitos casos é necessária a utilização da combinação de drogas para o tratamento, capazes de atuar simultaneamente em diferentes distúrbios envolvidos na fisiopatologia do DM2.

LITERATURA RECOMENDADA

Ahlqvist E, Ahluwalia TS et al. Genetics of type 2 diabetes. Clinical Chemistry. 2011; 57:2, 241-54.

Bays H, Mandarino L, DeFronzo RA. Role of the adipocyte, free fatty acids, and ectopic fat in pathogenesis of type 2 diabetes mellitus: peroxisomal proliferator-activated receptor agonists provide a rational therapeutic approach. J Clin Endocrinol Metab. 2004; 89(2):463-78.

Bhargava SK, Sachdev HS, Fall CH et al. Relation of serial changes in childhood body-mass index to impaired glucose tolerance in young adulthood. N Engl J Med. 2004; 350:865.

Buse, JB, Weyer, C, Maggs, DG. Amylin replacement with Pramlintide in type 1 and type 2 diabetes: a physiological approach to overcome barriers with insulin therapy. Clinical Diabetes. 2002, 20.137.

Butler AE, Janson J, Bonner-Weir S, Ritzel R, Rizza RA, Butler PC. Beta-cell déficit and increased beta-cell apoptosis in humans with type 2 diabetes. Diabetes. 2003; 52:102-10.

Campbell RK. Fate of the beta-cell in the pathophysiology of type 2 diabetes. J Am Pharm Assoc. 2009; 49 Suppl 1:S10-5.

Carvalho-Filho MA, Ueno M, Carvalheira JB, Velloso LA, Saad MJ. Targeted disruption of iNOS prevents LPS-induced S-nitrosation of IRbeta/IRS-1 and Akt and insulin resistance in muscle of mice. Am J Physiol Endocrinol Metab. 2006; 291(3):E476-82.

Carvalho-Filho MA, Ueno M, Hirabara SM, Seabra AB, Carvalheira JB, de Oliveira MG et al. S-nitrosation of the insulin receptor, insulin receptor substrate 1, and protein kinase B/Akt: a novel mechanism of insulin resistance. Diabetes. 2005; 54(4):959-67.

Chiasson JL, Rabasa-Lhoret R. Prevention of type 2 diabetes: insulin resistance and beta-cell function. Diabetes. 2004; 53 Suppl 3:S34-8.

Deeb SS, Fajas L, Nemoto M, Pihlajamaki J, Mykkanen L, Kuusisto J et al. A Pro12Ala substitution in PPAR-gamma2 associated with decreased receptor activity, lower body mass index and improved insulin sensitivity. Nat Genet. 1998; 20:284-7.

DeFronzo RA. From the triumvirate to the ominous octet: a new paradigm for the treatment of type 2 diabetes mellitus. Diabetes. 2009; 58(4): 773-95.

DeFronzo RA, Pathogenesis of type 2 diabetes mellitus. Med Clin N Am. 2004; 88: 787-835.

DeFronzo RA, Davidson JA, Del Prato S. The role of the kidneys in glucose homeostasis: a new path towards normalizing glycaemia. Diabetes Obes Metab. 2012; 14(1):5-14.

DeFronzo RA, Abdul-Ghani MA. Preservation of β-cell function: the key to diabetes prevention. J Clin Endocrinol Metab. 2011; 96(8):2354-66.

DeFronzo RA, Eldor R, Abdul-Ghani M. Pathophysiologic approach to therapy in patients with newly diagnosed type 2 diabetes. Diabetes Care. 2013; 36 Suppl 2:S127-38.

Diabetes Prevention Program Research Group, Knowler WC, Fowler SE, Hamman RF, Christophi CA, Hoffman HJ, Brenneman AT, Brown-Friday JO, Goldberg R, Venditti E, Nathan DM. 10-year follow up of diabetes incidence and weight loss in the Diabetes Prevention Program Outcomes Study. Lancet. 2009; 374(9702):1677-86.

Donath MY, Shoelson SE. Type 2 diabetes as an inflammatory disease. Nat Rev Immunol. 2011; 11:98-107.

Elchebly M, Payette P, Michaliszyn E et al. Increased insulin sensitivity and obesity resistance in mice lacking the protein tyrosine phosphatase-1B gene. Science. 1999; 283:1544.

Esposito K, Maiorino MI, Ceriello A, Giugliano D. Prevention and control of type 2 diabetes by Mediterranean diet: a systematic review. Diabetes Res Clin Pract. 2010; 89:97-102.

Florez JC, Jablonski KA, Bayley N et al. TCF7L2 polymorphisms and progression to diabetes in the Diabetes Prevention Program. N Engl J Med. 2006; 355:241.

Garlic S, Oakhill JS, Steinberg GR. Adipose tissue as an endocrine organ. Moll Cell Endocrinol. 2010; 316 (2): 129-39.

Gerich JE. Is insulin resistance the principal cause of type 2 diabetes? Diabetes Obes Metab. 1999; 1(5):257-63.

Gloyn AL, Pearson ER, Antcliff JF, Proks P, Bruining GJ, Slingerland AS et al. Activating mutations in the gene encoding the ATP-sensitive potassium-channel subunit Kir6.2 and permanente neonatal diabetes. N Engl J Med. 2004; 350: 1838-49.

Groop L, Forsblom C, Lehtovirta M, Tuomi T, Karanko S, Nissen M et al. Metabolic consequences of a family history of NIDDM (the Botnia study): evidence for sex-specific parental effects. Diabetes. 1996; 45:1585-93.

Gurlo T, Ryazantsev S, Huang CJ et al. Evidence for proteotoxicity in beta cells in type 2 diabetes: toxic islet amyloid polypeptide oligomers form intracellularly in the secretory pathway. Am J Pathol. 2010; 176:861.

Harder T, Rodekamp E, Schellong K et al. Birth weight and subsequent risk of type 2 diabetes: a metaanalysis. Am J Epidemiol. 2007; 165:849.

Hawkings M, Rosseti L. Insuline resistance and its role in the pathogenesis of type 2 diabetes. Joslin's diabetes mellitus. 14. ed. Chapter 24. 2005: 437:59.

Hofman PL, Regan F, Jackson WE et al. Premature birth and later insulin resistance. N Engl J Med. 2004; 351:2179.

Hull RL, Westermark GT, Westermark P, Kahn SE. Islet amyloid: a critical entity in the pathogenesis of type 2 diabetes. J Clin Endocrinol Metab. 2004; 89(8):3629-43.

InterAct Consortium. Association between dietary meat consumption and incident type 2 diabetes: the EPIC-InterAct study. Diabetologia. 2013; 56:47.

Jin W, Patti ME. Genetic determinants and molecular pathways in the pathogenesis of type 2 diabetes. Clin Sci (Lond). 2009; 116(2):99-111.

Kahn SE, Halban PA. Release of incompletely processed proinsulin is the cause of the disproportionate proinsulinemia of NIDDM. Diabetes. 1997; 46:1725.

Klaman LD, Boss O, Peroni OD et al. Increased energy expenditure, decreased adiposity, and tissue-specific insulin sensitivity in protein-tyrosine phosphatase 1B-deficient mice. Mol Cell Biol. 2000; 20:5479.

Köbberling J, Tillil H. Empirical risk figures for first-degree relatives of non-insulin dependente diabetics. In: Köbberling J, Tattersall R, eds. The genetics of diabetes mellitus. London: Academic Press; 1982. p. 201-9.

Kwon S, Hermayer KL. Glucocorticoid-induced hyperglycemia. Am J Med Sci. 2013; 345(4):274-7.

Larsen MO. Beta-cell function and mass in type 2 diabetes. Dan Med Bull. 2009; 56(3):153-64.

Lawlor DA, Davey Smith G, Clark H, Leon DA. The associations of birthweight, gestational age and childhood BMI with type 2 diabetes: findings from the Aberdeen Children of the 1950s cohort. Diabetologia. 2006; 49:2614.

Leahy JL. Beta-cell dysfunction in type 2 diabetes mellitus. Joslin's diabetes mellitus. 14. ed. Chapter 25. 2005: 461:473.

Luna B, Feinglos MN. Drug-induced hyperglycemia. JAMA. 2001; 286:1945.

Maedler K, Oberholzer J, Bucher P, Spinas GA, Donath MY. Monounsaturated fatty acids prevent the deleterious effects of palmitate and high glucose on human pancreatic beta-cell turnover and function. Diabetes. 2003; 52:726-33.

Mäkimattila S, Fineman MS, Yki-Järvinen H. Deficiency of total and nonglycosylated amylin in plasma characterizes subjects with impaired glucose tolerance and type 2 diabetes. J Clin Endocrinol Metab. 2000; 85:2822.

Meier J, Bonadonna RC. Role of reduced b-cell mass versus impaired b-cell function in the pathogenesis of type 2 diabetes. Diabetes Care. 2013; 36(Suppl 2):S113-9.

Milanski M, Degasperi G, Coope A, Morari J, Denis R, Cintra DE. Saturated fatty acids produce an inflammatory response predominantly through the activation of TLR4 signaling in hypothalamus: implications for the pathogenesis of obesity. J Neurosci. 2009; 29(2):359-70.

Pan A, Sun Q, Bernstein AM et al. Changes in red meat consumption and subsequent risk of type 2 diabetes mellitus: three cohorts of us men and women. JAMA Intern Med. 2013; 173:1328.

Perreault L, Pan Q, Mather KJ, Watson KE, Hamman RF, Kahn SE; Diabetes Prevention Program Research Group. Effect of regression from prediabetes to normal glucose regulation on long-term reduction in diabetes risk: results from the Diabetes Prevention Program Outcomes Study. Lancet. 2012; 379(9833):2243-51.

Phillips DI, Barker DJ, Hales CN et al. Thinness at birth and insulin resistance in adult life. Diabetologia. 1994; 37:150.

Rahier J, Guiot Y, Goebbels RM, Sempoux C, Henquin JC. Pancreatic beta-cell mass in european subjects with type 2 diabetes. Diabetes Obes Metab. 2008; 10 (Suppl 4):32-42.

Robertson RP, Harmon JS. Diabetes, glucose toxicity, and oxidative stress: a case of double jeopardy for the pancreatic islet beta cell. Free Radic Biol Med. 2006; 41: 177-84.

Salas-Salvadó J, Bulló M, Babio N et al. Reduction in the incidence of type 2 diabetes with the Mediterranean diet: results of the PREDIMED-Reus nutrition intervention randomized trial. Diabetes Care. 2011; 34:14-9.

Schulz LO, Bennett PH, Ravussin E et al. Effects of tradicional and western environments on prevalence of type 2 diabetes in Pima Indians in Mexico and the US. Diabetes Care. 2006; 29:1866.

Shoelson SE, Lee J, Yuan M. Inflammation and the IKK beta/I kappa N/NF-kappa B axis in obesity- and diet-induced insulin resistance. J Clin Invest. 2003;106: 171-6.

Sladek R, Rocheleau G, Rung J et al. A genome-wide association study identifies novel risk loci for type 2 diabetes. Nature. 2007; 445:881.

Thorens B. A Toggle for type 2 diabetes? N Engl J Med. 2006; 354:1636.

Wajchenberg BL. β-cell failure in diabetes and preservation by clinical treatment. Endocrine Reviews. 2007; 28:187-218.

Westermark P, Johnson KH, O'Brien TD, Betsholtz C. Islet amyloid polypeptide-a novel controversy in diabetes research. Diabetologia. 1992; 35:297.

Whincup PH, Kaye SJ, Owen CG et al. Birth weight and risk of type 2 diabetes: a systematic review. JAMA. 2008; 300:2886.

Wilding JP, Khandan-Nia N, Bennet WM et al. Lack of acute effect of amylin (islet associated polypeptide) on insulin sensitivity during hyperinsulinaemic euglycaemic clamp in humans. Diabetologia. 1994; 37:166.

Willi C, Bodenmann P, Ghali WA et al. Active smoking and the risk of type 2 diabetes: a systematic review and meta-analysis. JAMA. 2007; 298:2654.

Zabolotny JM, Bence-Hanulec KK, Stricker-Krongrad A et al. PTP1B regulates leptin signal transduction in vivo. Dev Cell. 2002; 2:489.

Zeggini E, Scott LJ, Saxena R et al. Meta-analysis of genome-wide association data and large-scale replication identifies additional susceptibility loci for type 2 diabetes. Nat Genet. 2008; 40:638.

Quadro clínico do diabetes *mellitus*

Maria Claudia Peixoto Cenci
Adolpho Milech

INTRODUÇÃO

As manifestações clínicas do diabetes *mellitus* são polimorfas e variam consideravelmente de paciente para paciente. Mais amiúde, a sintomatologia é decorrente da hiperglicemia, que pode gerar desde um quadro insidioso e brando até um quadro agudo com aparecimento abrupto dos sintomas, podendo culminar em descompensação metabólica aguda da doença (cetoacidose diabética ou estado hiperglicêmico hiperosmolar). Alguns pacientes podem permanecer assintomáticos durante meses a anos após a instalação do diabetes, sendo o seu diagnóstico efetuado casualmente em exame de glicemia de rotina ou consulta médica devido a uma complicação degenerativa da doença, como neuropatia periférica, oftalmopatia, gangrena, impotência sexual ou evento cárdio/cerebrovascular. A expressão inicial do diabetes em alguns pacientes pode se caracterizar por síndrome de resistência insulínica, cujo espectro varia desde obesidade e alterações do perfil lipídico até quadros mais extremos, nos quais podem estar presentes acantose *nigricans*, hiperandrogenismo, disfunção ovariana ou lipoatrofia.

MANIFESTAÇÕES CLÍNICAS DECORRENTES DE INSULINOPENIA OU *DÉFICIT* NA AÇÃO DA INSULINA

Poliúria

É consequência à diurese osmótica secundária a hiperglicemia sustentada, que resulta em perda de glicose, água livre e eletrólitos na urina. Constitui uma das manifestações mais precoces do diabetes, e, em crianças pequenas, a enurese noturna devido à poliúria pode sinalizar o começo da doença.[1,2] Seu início pode ser insidioso e se agrava nos períodos de maior ingestão de carboidratos (sobretudo no diabetes *mellitus* tipo 2, DM2), ou súbito, progredindo até mesmo para incontinência urinária e nictúria importante (mais comumente no diabetes *mellitus* tipo 1, DM1). O volume urinário pode alcançar 5 a 6 L/24 horas ou mais.[1]

Polidipsia

É causada por estímulo ao centro da sede provocado pela desidratação hipertônica, que, por sua vez, é consequência da poliúria. Por vezes, a sede é um sintoma bastante incômodo, e, por outras, há referência de sensação de secura na boca nos últimos meses. Não é incomum que o paciente ingira grandes quantidades de bebidas açucaradas para aplacar a sede, agravando o quadro metabólico.

Polifagia

Ocorre em 1/3 dos pacientes. Sua gênese parece resultar de um distúrbio do mecanismo regulador dos centros hipotalâmicos de fome e saciedade, que são sensíveis à ação da insulina. A glicopenia tissular causada por insulinopenia ou prejuízo da ação da insulina leva à liberação do centro da fome do controle inibitório do centro da saciedade, uma vez que este último centro é estimulado quando ocorre suprimento de glicose às suas células glicorreceptivas, o que provoca inibição do centro da fome.[2] Além disso, há redução dos níveis circulantes de leptina em resposta à perda do efeito trófico da insulina sobre a célula adiposa. A leptina liberada pelos adipócitos é transportada para o sistema nervoso central (SNC) e liga-se aos seus receptores em áreas específicas do hipotálamo, reduzindo a expressão e a liberação de peptídeos orexígenos, como o neuropeptídeo Y e o hormônio estimulante de melanócitos α (α-MSH), com ativação do sistema nervoso autônomo e aumento do gasto energético, além de aumento da secreção de peptídeos anorexígenos hipotalâmicos, inclusive a pró-opiomelanocortina (POMC) e o hormônio liberador de corticotrofina (CRH), o que leva a redução da ingesta alimentar.[3]

Emagrecimento

A perda de peso a despeito da polifagia reflete o grave estado catabólico.[2] É ocasionada por aumento da lipólise, acentuado catabolismo proteico e desidratação presentes nas fases de descompensação metabólica aguda do diabetes, sendo bastante frequente na abertura do quadro de DM1, quando este se apresenta subagudamente em um período de semanas. A perda lenta e constante de peso em pacientes com DM2, com o decorrer de meses a anos, aliada à hiperglicemia moderada e sem outra causa aparente, é indicativa da necessidade de insulinoterapia.

Fraqueza

Constitui uma queixa comum dos pacientes a incapacidade de realizar suas tarefas habituais devido ao cansaço fácil, causado pelo aumento do catabolismo proteico e distúrbios eletrolíticos, sobretudo a perda de potássio corporal total.

Parestesias

As manifestações parestésicas, tais como sensação de dormência, formigamento e prurido nas extremidades, podem estar presentes quando do diagnóstico de DM1, particularmente nos casos de início subagudo, ou mesmo à época do diagnóstico de DM2. Não são frequentemente relacionadas com complicações crônicas do diabetes, porém são usualmente associadas à depressão e à disfunção erétil. Refletem disfunção temporária dos nervos sensoriais periféricos e geralmente regridem após instituição de insulinoterapia e restauração dos níveis glicêmicos próximos ao normal; logo, sua presença sugere neurotoxicidade decorrente de hiperglicemia sustentada.[2,4]

Distúrbios visuais

Turvação visual e diminuição da acuidade visual podem estar presentes à época do diagnóstico de diabetes ou após a correção de descompensação metabólica aguda e se devem a alterações osmóticas dos humores aquoso e vítreo do globo ocular induzidas por oscilações da glicemia, o que leva a desajustes da refração e da acomodação visual.

Distúrbios do aparelho geniturinário

Prurido vulvar e sintomas de vaginite são frequentemente a queixa inicial de mulheres com DM2, sendo também comum a sua apresentação à abertura do quadro de DM1. Tem sido postulado que aumento nos depósitos de glicogênio vaginal ocorre nas diabéticas, que favorece a instalação de vulvovaginite por *Candida albicans* e *Oidium albicans*.[5] Seu equivalente no homem é a balanopostite, que ocorre principalmente nos portadores de fimose.

Diversos graus de disfunção erétil e diminuição da libido (tanto em homens quanto em mulheres) são relatados por diabéticos quando do seu diagnóstico. Na maioria dos casos, esses distúrbios regridem após o controle da glicemia, ao contrário da disfunção erétil, observada nas fases mais avançadas da doença.

MANIFESTAÇÕES CLÍNICAS ASSOCIADAS À SÍNDROME DE RESISTÊNCIA À INSULINA

Obesidade central

Os diabéticos obesos podem ter qualquer forma de distribuição de gordura corporal; entretanto, o diabetes está relacionado, tanto em homens quanto em mulheres, com a distribuição de gordura predominantemente na parte superior do corpo (particularmente abdome, tórax, pescoço e face), denominada obesidade central, visceral, centrípeta ou de padrão android. Tal padrão de distribuição de gordura caracteriza-se por aumento da relação cintura/quadril, correlaciona-se principalmente à gordura visceral e se associa a alto risco para o desenvolvimento não só de diabetes, mas também de hipertensão arterial, doença cardiovascular e doença da vesícula biliar. Seu prognóstico é significativamente mais desfavorável que a distribuição de gordura na parte inferior do corpo (nádegas, quadril, coxas, região inferior do abdome), denominada obesidade ginecoide ou centrífuga.

O pré-diabetes ou diabetes *mellitus* manifesto, a hipertensão arterial, a hipertrigliceridemia com colesterol de lipoproteína de alta densidade (HDL) baixo e a hiperinsulinemia associadas à obesidade central constituem a chamada "síndrome de resistência insulínica" ou "síndrome plurimetabólica", e sua presença está relacionada com maior risco de doenças ateroscleróticas.[6]

Acantose *nigricans*

É uma lesão aveludada caracterizada por papilomatose, hiperceratose e hiperpigmentação da epiderme, geralmente encontrada na nuca e em dobras axilares e inguinais e ocasionalmente na fossa antecubital e no dorso das articulações interfalangianas distais. Tem sido observada em várias endocrinopatias e neoplasias malignas, sobretudo as de sítio primário gastrintestinal e pulmonar, e a sua presença tipicamente indica pelo menos grau moderado de resistência insulínica subjacente.[7]

Disfunção ovariana/hiperandrogenismo

Oligomenorreia e amenorreia (primária ou secundária) são manifestações comuns em mulheres com resistência insulínica significativa, e associam-se a aumento da produção de androgênios pelos ovários, que leva a elevação moderada dos níveis de testosterona plasmática e graus variados de hirsutismo, podendo ocorrer virilização nos casos mais graves, caracterizada pela presença de alopecia temporal, desenvolvimento muscular masculino e clitoromegalia.[8]

MANIFESTAÇÕES CLÍNICAS DECORRENTES DAS COMPLICAÇÕES AGUDAS DO DIABETES *MELLITUS*

Cetoacidose diabética

O quadro clínico clássico inclui história de poliúria, polidipsia e perda de peso a despeito de polifagia, com evolução para vômitos, dor abdominal, desidratação e alteração do sensório. A duração dos sintomas é relativamente curta e varia de horas a dias (mas tipicamente < 24 h), provavelmente devido aos efeitos tóxicos da cetose e da acidose.[9]

Taquipneia seguida por respiração de Kussmaul e sinais de desidratação e depleção de volume, como diminuição da elasticidade da pele, mucosas secas, língua pregueada, hipotensão e taquicardia, são frequentemente encontrados no exame físico. A hipotensão postural é um achado comum, enquanto a instalação de choque é rara.[10] A presença de hálito de maçã à respiração indica acidose e, em conjunto com a respiração de Kussmaul, torna forte a suspeita de cetoacidose diabética (CAD). Nos casos em que não há taquipneia, a hipótese de depressão do *drive* respiratório devido à acidose grave com pH < 7,1 deve ser aventada.

Alterações do nível de consciência, que varia desde torpor até o coma (este em apenas 10% dos casos), são evidenciadas na maior parte dos pacientes.[10,11]

A ocorrência de dor abdominal acompanhada por diminuição ou ausência de peristalse é comum e leva não raramente ao falso diagnóstico de abdome agudo. Náuseas e vômitos catalase-positivos em borra de café podem ocorrer e devem-se à atonia gástrica associada a distensão e ruptura dos vasos sanguíneos da mucosa gástrica.

Pacientes com hiperglicemia grave e cetoacidose podem apresentar rubor na área malar devido à vasodilatação periférica secundária a excesso de prostaglandinas. Outras manifestações incluem fadiga, cefaleia, cãibras e, em raros casos, hipotermia por vasodilatação periférica que pode estar associada à sepse, considerada fator de mau prognóstico.[11,12] Dor pleurítica de causa ainda não devidamente conhecida é relatada por alguns pacientes e cursa com resolução total após o tratamento adequado da CAD.

A presença de sinusite aguda caracterizada por descarga nasal sanguinolenta e mucosa nasal com áreas enegrecidas e necróticas deve sugerir mucormicose rinocerebral, infecção fúngica de ocorrência quase exclusiva em diabéticos, que se desenvolve rapidamente em acidóticos e é amiúde letal. A sobrevivência depende do pronto diagnóstico e da instituição do tratamento.

Estado hiperglicêmico hiperosmolar

Geralmente acomete adultos de meia idade e idosos e, ao contrário da CAD, o início do estado hiperglicêmico hiperosmolar (EHH) é usualmente insidioso. As manifestações de poliúria, polidipsia, perda de peso, fadiga, borramento visual e cãibras desenvolvem-se progressivamente em um período de dias a semanas. Os sinais clínicos são aqueles de desidratação, sem acidose grave nem cetose. Com a deterioração progressiva do estado de contração de volume, surgem hipovolemia, hipotensão, taquicardia, hiperventilação e choque com hipoperfusão tecidual. As alterações do *status* mental correlacionam-se à magnitude da hiperosmolaridade, que variam desde desorientação leve até obnubilação e coma, mais frequente no EHH do que na CAD.[9]

Um terço dos pacientes pode apresentar crise convulsiva focal ou generalizada e muitos são diagnosticados como tendo doença intracerebral primária. Sinais neurológicos como fasciculações, tremores, afasia, mioclonia, anormalidades do tronco cerebral, hemiparesia, distúrbios visuais e disfagia têm sido descritos e podem mimetizar um evento neurológico focal como um acidente cerebrovascular, porém há resolução rápida após a correção da condição metabólica subjacente.[9,10]

A ocorrência de febre é comum mesmo na ausência de infecção, que deve ser rigorosamente excluída em todos os casos.

Sintomas gastrintestinais são menos frequentes em comparação à CAD, e, quando presentes, devem alertar o médico para a possibilidade de doença intra-abdominal primária, sobretudo se não houver melhora marcada dos sintomas após o início da hidratação venosa e da insulinoterapia.[9] Esteato-hepatite não alcoólica decorrente do diabetes descompensado pode causar dor abdominal localizada no quadrante superior direito.

MANIFESTAÇÕES CLÍNICAS DECORRENTES DAS COMPLICAÇÕES CRÔNICAS DO DIABETES *MELLITUS*

Manifestações oculares

O olho pode ser acometido de diversas maneiras no diabetes *mellitus* e não raramente a diminuição persistente da acuidade visual, seja por catarata, glaucoma ou retinopatia, é a manifestação inicial da afecção ou aquela que leva o paciente a procurar auxílio médico.

A hemorragia vítrea e o descolamento de retina comumente acompanham os estágios mais avançados da retinopatia diabética, e a presença da primeira deve ser aventada nos casos de perda súbita e indolor da visão ou nos casos de repentina deterioração visual em um olho já afetado por retinopatia, enquanto a segunda condição deve ser pesquisada nos casos de perda visual precedida por escotomas cintilantes.

Pacientes que apresentam quadro de dor ocular intensa súbita, turvação visual, fotofobia, náuseas, vômitos e hiperemia ocular devem ser avaliados urgentemente por um oftalmologista para avaliação da presença de glaucoma de ângulo fechado, uma vez que a ausência de tratamento imediato pode resultar em amaurose permanente.

Mononeuropatias do III, IV e VI pares cranianos são encontradas em associação ao diabetes, e são por vezes a primeira manifestação da doença, que deve ser pesquisada na vigência de qualquer mononeuropatia que afete os músculos extraoculares, mesmo nos pacientes sem história nem sintomas de hiperglicemia. Os nervos mais frequentemente acometidos são o abducente (VI nervo craniano) e o oculomotor (III nervo craniano); o troclear (IV nervo craniano) é afetado menos amiúde, sendo raro o seu acometimento isolado.[12]

Os pacientes com paralisia do abducente geralmente se queixam de diplopia horizontal ou lateral e apresentam estrabismo convergente. Já o quadro de paralisia do oculomotor é caracterizado por ptose palpebral parcial ou completa do olho afetado, que pode mascarar uma diplopia vertical ou horizontal, associado a estrabismo divergente. O esfíncter pupilar é poupado na maioria (80%) dos casos de paralisia diabética do III nervo,[13] o que torna a presença de midríase elemento de grande valor no diagnóstico diferencial com as oftalmoplegias por tumores, aneurisma ou trauma. A paralisia isolada do troclear caracteriza-se por diplopia vertical e impossibilidade de adução superior do globo ocular.

As oftalmoplegias diabéticas geralmente regridem espontaneamente ao cabo de dois a seis meses, porém pode haver recorrência dos episódios de paralisia.

MANIFESTAÇÕES DECORRENTES DE NEUROPATIA DIABÉTICA

A polineuropatia simétrica distal, em sua forma predominantemente sensitiva, é a mais comum das neuropatias diabéticas. O acometimento é geralmente simétrico, inicia-se nos pododáctilos e estende-se, a seguir, para os pés, extremidades distais das pernas (padrão "em bota") e finalmente, para as mãos (padrão "em luva"). A manifestação clínica mais precoce é a perda da sensibilidade vibratória seguida de hipoestesia ou anestesia dolorosa e/ou tátil, disestesias (parestesias induzidas por contato), parestesias e dor (descrita usualmente como sensação de "alfinetadas" ou "queimação") de intensidades variadas. Os sintomas tipicamente surgem ou exacerbam-se à noite e podem gerar insônia, sendo comum a presença de hipersensibilidade ao contato com as roupas de cama. Na maioria das vezes, a dor melhora com a movimentação, o que ajuda no diagnóstico diferencial com afecções isquêmicas ou osteoarticulares. Alguns pacientes referem hiperestesia cutânea, sobretudo da região plantar. O curso clínico das manifestações dolorosas é altamente variável, pode durar meses a anos e ser exacerbado por doenças intercorrentes, infecções ou depressão.[4]

A ocorrência de sintomas motores é menos comum e, quando isolada, é muito mais rara do que a polineuropatia sensitiva isolada. Nessa variedade, a força muscular encontra-se diminuída, sobretudo nas porções distais dos membros inferiores. De incidência ainda mais rara é a neuropatia motora proximal (ou amiotrofia diabética), que acomete principalmente diabéticos do tipo 2 na faixa etária de 50 a 70 anos. Caracteriza-se por sensação de dor aguda ou subaguda intensa, em queimação e profunda, limitada aos membros inferiores (sobretudo cintura pélvica e coxas) e tipicamente assimétrica, seguida de fraqueza muscular manifestada como dificuldade para subir escadas ou levantar-se de uma cadeira baixa. A dor tipicamente piora à noite e ao longo do dia, e não é aliviada por repouso ou manobras mecânicas. A fraqueza muscular tende a ocorrer dentro de várias semanas após o início da dor. O exame físico pode evidenciar atrofia do quadríceps (mais frequentemente envolvido), iliopsoas, glúteos e de outros grupamentos musculares. O reflexo patelar é ausente na maioria dos casos e alguns podem ser acompanhados de importante perda ponderal. A recuperação é usualmente espontânea, iniciando-se dentro de 3 a 12 meses na maioria dos casos, e a recorrência é rara.[14]

A radiculopatia truncal, também conhecida como neuropatia toracoabdominal, é uma rara complicação do diabetes, geralmente acomete diabéticos tipo 2 de meia-idade e não se associa à duração ou ao controle da doença. Apresenta-se como dor aguda, em queimação, profunda e assimétrica, localizada em um ou mais segmentos de dermátomo no dorso, tórax, abdome ou na distribuição de um nervo intercostal, por vezes associada à perda ponderal, o que pode levar à extensa investigação infrutífera de afecções intratorácicas ou intra-abdominais, antes que o diagnóstico seja alcançado. A resolução do quadro em geral ocorre dentro de 1 mês a 1 ano.

A mononeuropatia é particularmente comum em diabéticos e pode ocorrer em qualquer um dos principais nervos periféricos. Quando dois ou mais nervos estão envolvidos simultaneamente, de maneira assimétrica, o quadro é denominado mononeuropatia múltipla. Os sintomas são usualmente súbitos no acometimento dos nervos radial (quadro de "mão caída") e peroneal ("pé caído") e, por vezes, insidioso nas neuropatias do mediano, ulnar e femoral superficial (neuralgia parestésica). Os nervos cranianos mais frequentemente afetados são o II, IV e VI pares (ver seção Manifestações oculares em Manifestações clínicas decorrentes das complicações crônicas do diabetes *mellitus*, neste capítulo). Outros nervos eventualmente envolvidos, de vinculação controversa com o diabetes, são o facial (que gera quadro de paralisia facial periférica), o vestibulococlear (quadro de hipoacusia e/ou vestibulopatia) e o vago (disfonia por paresia ou paralisia das cordas vocais). Em regra, a recuperação dos nervos lesados acontece em intervalo de 3 a 12 meses.

O diabetes *mellitus* constitui a causa mais comum de neuropatia autonômica e causa uma grande variedade de sintomas concernentes às funções cardiovasculares, gastrintestinais, geniturinárias, termorreguladoras, sudomotoras e pupilomotoras e insensibilidade à hipoglicemia.

A neuropatia autonômica cardiovascular caracteriza-se por taquicardia de repouso, redução da variação da frequência cardíaca com evolução para frequência cardíaca fixa (definida como ausência de resposta ao exercício, estresse ou sono), diminuição da tolerância ao exercício, disfunção ventricular esquerda, infarto do miocárdio silencioso, instabilidade peroperatória e hipotensão ortostática, esta última considerada a marca registrada da afecção.[15] Define-se hipotensão ortostática como a diminuição da pressão arterial sistólica de 20 mmHg a 30 mmHg ou queda da pressão arterial diastólica de 10 mmHg a 15 mmHg ou mais associada a fraqueza, lipotimia, vertigem, borramento visual e até síncope após a mudança postural.

Os distúrbios neurovasculares gastrintestinais são comuns e afetam principalmente diabéticos com longo tempo de doença e controle metabólico insatisfatório, variando de sintomas leves a doença clínica grave.[16] Podem envolver: o esôfago, levando a anormalidades motoras e doença do refluxo gastroesofageano; o estômago, causando *gastroparesis diabeticorum*, em geral assintomática, mas por vezes acompanhada de saciedade precoce, náuseas, vômitos, dor epigástrica, desconforto abdominal, anorexia e halitose; e o intestino (enteropatia diabética), produzindo constipação, que nos casos graves pode ser complicada por ulceração, perfuração e impactação fecal, ou diarreia, geralmente profusa, líquida, tipicamente mais intensa à noite a após as refeições, que pode durar horas ou dias, comumente alternada com constipação, associada a desconforto abdominal e ocasionalmente acompanhada de incontinência fecal.

Os distúrbios autonômicos do trato geniturinário caracterizam-se por: disfunção erétil, que pode ser a manifestação mais precoce de neuropatia autonômica diabética,[17] em regra de início gradual e caráter progressivo, associada à ausência de ereções noturnas e matinais e conservação da libido e ejaculação, que ajuda na diferenciação com a impotência psicogênica; ejaculação retrógrada, com a ausência de exteriorização do sêmen e consequente infertilidade; diminuição da libido e dispareunia nas mulheres, e bexiga neurogênica, cujos sintomas são retenção ou incontinência urinária, jato urinário fraco, sensação de peso suprapúbico e de esvaziamento incompleto pós-miccional da bexiga, infecções de repetição associadas a polaciúria e disúria e aumento desproporcional do volume da primeira micção matinal, que pode evoluir para nefropatia obstrutiva.

As anormalidades da secreção sudoral inicialmente surgem sob a forma de perda da sudorese nos pés (distribuição "em meias"), frequentemente acompanhada por diminuição da percepção dolorosa e outros déficit da função autonômica. Padrões menos comuns incluem perda focal da sudorese associada à neuropatia diabética truncal, sudorese gustatória (definida como sudorese anormal após a alimentação, sobretudo de comidas apimentadas, que pode se manifestar na face, cabeça, no pescoço, nos ombros e no tórax) e hiperidrose noturna. As manifestações vasomotoras incluem principalmente vasodilatação cutânea nas extremidades e alterações da regulação térmica.

Na lesão do sistema simpático, ocorre falência da produção dos sintomas neurogênicos de hipoglicemia, como taquicardia, palpitações, ansiedade, fome e cansaço, que será manifestada apenas por meio de seus sinais neuroglicopênicos, como distúrbios comportamentais, déficits cognitivos, síncope, convulsões e coma e que gera episódios potencialmente graves que podem surgir subitamente e sem aviso prévio.

Finalmente, nas suas fases mais adiantadas, a neuropatia periférica pode levar a alterações tróficas, tais como a formação de mal perfurante plantar (também conhecido como úlcera neuropática ou trófica), lesão que se instala nos pontos que suportam maior pressão ou atrito, como base do hálux, cabeça dos metatarsos, porção distal do pé e calcâneo, sendo indolor e comumente associada a infecção, parestesias ou hipoestesia do pé ou perna acometidos a alterações articulares, como a artropatia de Charcot, que compromete na maioria das vezes os ossos do tarso e metatarso.

MANIFESTAÇÕES DECORRENTES DA NEFROPATIA DIABÉTICA

A manifestação mais precoce da nefropatia diabética, a microalbuminúria, não é acompanhada de sintomas clínicos. Posteriormente, ocorre proteinúria clínica, de hábito não seletiva e não acompanhada de hematúria, seguida de desenvolvimento de hipertensão arterial, edema (mesmo na ausência de hipoalbuminemia), hiperlipidemia e queda da filtração glomerular, culminando aproximadamente após 10 anos em insuficiência renal terminal, com uremia e necessidade de diálise.

A gastroparesia diabética, que leva a náuseas e vômitos, é um importante diagnóstico diferencial dos sintomas gastrintestinais de uremia. Além disso, diaforese e impotência sexual são manifestações comuns de neuropatia autonômica em pacientes urêmicos.

O diabetes *mellitus* também é associado à necrose papilar renal, que tende a ocorrer em pacientes com doença de longa duração e controle metabólico insatisfatório; geralmente afeta ambos os rins e é mais frequente em mulheres, sobretudo naquelas que apresentam infecção urinária recorrente ou fizeram uso abusivo de anti-inflamatórios não esteroidais. Pode apresentar-se como quadro oligoassintomático, de curso indolente, intercalado com episódios de infecção urinária e cólica renal ou como um quadro de pielonefrite aguda grave, com hematúria, cólica nefrética, uremia e eliminação de tecido necrótico, que pode resultar em sepse e prognóstico reservado. A presença de hematúria microscópica, piúria (muito comum mesmo na ausência de infecção), proteinúria não nefrótica e imagens urográficas de cálices "roídos por traças" e das papilas necróticas em "sombra de anel" torna altamente provável o diagnóstico dessa afecção.

MANIFESTAÇÕES DA MACROANGIOPATIA DIABÉTICA

A macroangiopatia diabética acomete principalmente a circulação coronariana (leva a *angina pectoris*, infarto do miocárdio, angina instável), cerebral (causa doença cerebrovascular) e das extremidades inferiores (pode ocasionar claudicação intermitente, gangrena seca ou mista, úlceras isquêmicas, lesão troncular aguda), mas pode acometer quaisquer outros setores da circulação (p. ex., isquemia/trombose mesentérica).

Como resultado da percepção alterada para dor nos diabéticos, a isquemia ou o infarto do miocárdio podem se apresentar com sintomas leves ou inteiramente assintomáticos. De acordo com o estudo de Framingham,[18] 25% dos infartos do miocárdio em diabéticos foram silenciosos, mas sintomas leves ou atípicos referentes ao infarto não reconhecido puderam ser observados em quase metade desses casos.[19]

A detecção clínica precoce do acometimento arterial pode ser efetuada mediante o exame periódico das artérias de extremidades inferiores, aorta e carótidas, pela palpação dos pulsos e pela ausculta dos troncos arteriais. A redução de amplitude ou a ausência de um pulso indicam oclusão parcial ou total do tronco arterial acima do sítio examinado, enquanto a presença de sopros sobre o trajeto de uma artéria indica, na maioria das vezes, suboclusão do vaso.

DOENÇA PERIODONTAL DIABÉTICA

As doenças periodontais constituem uma das complicações mais prevalentes do diabetes e podem estar presentes tanto na abertura do quadro quanto em associação às outras complicações crônicas da doença e mau controle glicêmico. A causa primária da doença periodontal inflamatória são as bactérias contidas na placa bacteriana sobre a superfície dentária. As manifestações clínicas iniciais caracterizam-se por gengivas dilatadas, avermelhadas e de sangramento fácil, o que permite que a margem gengival seja separada do dente, ocasionando aprofundamento do sulco gengival e maior coleção da placa bacteriana e pode haver a formação de abscesso dentário. Com a evolução do processo, ocorrem recessão gengival, destruição do osso alveolar e possível perda do dente.[20]

MASTOPATIA DIABÉTICA

A mastopatia diabética, uma forma incomum de mastite linfocítica e fibrose estromal, ocorre tipicamente em diabéticos tipo 1 com doença de longa duração e pode afetar homens e mulheres. As lesões mamárias apresentam-se como um nódulo ou massa solitária ou como nodularidade difusa, e são mais frequentemente localizadas na região subareolar. Recorrência é identificada em 1/3 dos casos, desenvolve-se geralmente dentro dos primeiros 5 anos após o diagnóstico inicial e pode ser ipsilateral, contralateral, bilateral ou múltipla. Sua patogênese não é totalmente esclarecida; acredita-se que seja devida a uma reação autoimune induzida pela hiperglicemia, que ocasiona expansão da matriz, acúmulo de linfócitos e proliferação de miofibroblastos epitelioides.[21]

MANIFESTAÇÕES CUTÂNEAS DO DIABETES

Candidíase

As infecções causadas por *Candida albicans* são mais frequentemente observadas na população diabética, principalmente nos casos de controle metabólico ruim. Pode representar a manifestação inicial da doença ou surgir em qualquer tempo após o diagnóstico. A candidíase pode apresentar-se sob a forma de doença da mucosa oral (estomatite com lesões esbranquiçadas, queilite angular), paroníquia (eritema, edema e descamação) e evoluir com destruição da lâmina ungueal, vulvovaginite (corrimento vaginal esbranquiçado associado a prurido importante e eritema vulvar) e balanopostite (eritema difuso ou focal da glande associado a prurido e dor).

Infecções bacterianas

Pacientes com diabetes insatisfatoriamente controlado são mais propensos ao aparecimento de infecções bacterianas, que nesses casos costumam ser mais frequentes, com maior tendência à cronicidade e/ou mais graves, o que por sua vez provoca maior dificuldade no controle glicêmico e pode haver evolução para grave desequilíbrio metabólico. Mais comumente, observam-se foliculites crônicas, furúnculos, abscessos e celulites localizadas, que culminam em alguns casos com formação de antraz ou celulites de grandes extensões.

Dermatofitoses

São mais prevalentes nos diabéticos e nestes tendem a apresentar caráter crônico e recidivante. A *tinea pedis* interdigital é caracterizada por lesões eritematosas, ulceradas, pruriginosas, cobertas por crostas maceradas e fissuradas e amiúde apresentam infecção secundária, o que constitui uma porta de entrada para infecções bacterianas. Nas formas eczematizadas, as lesões apresentam distribuição "em mocassim", ocupam a região plantar e estendem-se para a face dorsal do pé até a base dos pododáctilos. A *tinea pedis* de longa duração pode envolver as unhas, formando lesões amarelo-amarronzadas espessas associadas a debris na região subungueal. Os diabéticos com *tinea corporis* podem apresentar lesões extensas, que se apresentam como grandes placas de bordas circinadas, com tendência à liquenificação.

Ficomicoses

As mucormicoses acometem quase exclusivamente diabéticos descompensados e são potencialmente fatais. A forma mais comum é a rinocerebral, com formação de tecido enegrecido de aspecto necrótico e rinorreia purulenta, podendo haver rápida extensão para os seios paranasais, palato, órbitas e cérebro, sobretudo nos acidóticos. Formas cutâneas, torácicas e gastrintestinais também têm sido descritas.[22]

Eritrasma

É uma infecção superficial que geralmente acomete áreas intertriginosas, como axilas, virilhas e espaços interdigitais. Sua presença é comum em diabéticos mal controlados, sobretudo nos obesos com diabetes tipo 2. As lesões têm coloração vermelho-acastanhada e são descamativas e delgadas, podendo ser pruriginosas ou assintomáticas. As lesões interpododáctilas costumam ser esbranquiçadas e maceradas e constituem diagnóstico diferencial com a *tinea pedis*.

Otite externa maligna

Infecção necrotizante grave causada por *Pseudomonas aeruginosa*, que ocorre quase exclusivamente em diabéticos. O quadro clínico inclui dor de ouvido e na área mastoide, descarga auricular purulenta, presença de tecido de granulação, pólipos ou exposição óssea do canal auditivo, podendo evoluir para paralisia do VII, IX, X ou XI nervos cranianos, osteomielite da base do crânio e meningite fatal. Mais de 1/5 dos pacientes apresenta acometimento bilateral.[23]

Úlceras diabéticas

Ver seções Manifestações decorrentes de neuropatia diabética e Manifestações da macroangiopatia diabética, anteriormente.

Neuropatia diabética

Ver seção Manifestações decorrentes de neuropatia diabética, anteriormente.

Granuloma anular disseminado

Mais comum em mulheres diabéticas, caracteriza-se por pápulas e placas de coloração vermelho pálido ou vivo, de configuração anular (devido à presença de depressão central), que varia, em tamanho, de milímetros a 5 cm, disseminadas por toda a superfície corporal (mas principalmente tronco e membros) e que apresentam desenvolvimento e crescimento lentos. Sua resolução espontânea é menos provável que na forma localizada de granuloma anular.[22]

Necrobiose lipoídica

Lesão cutânea incomum, fortemente associada ao diabetes *mellitus*. As lesões típicas são placas infiltradas, ovoides, irregulares, de periferia endurada, com limites nítidos e de coloração violácea, e uma área central deprimida e atrófica amarelada, com superfície escamosa e esclerodermiforme, que pode evoluir com ulceração em aproximadamente 1/3 dos casos. São geralmente múltiplas e bilaterais e ocorrem na região pré-tibial na maioria dos casos, podendo ser observadas também nos antebraços, dedos, face, couro cabeludo e tronco. Fazem diagnóstico diferencial com necrobiose lipoídica, granuloma anular, sarcoidose, nódulos reumatoides, dermopatia diabética, eritema nodoso, morfeia e dermatite por estase.

Escleredema *diabeticorum*

Afeta, na maioria das vezes, homens diabéticos obesos de meia-idade, com doença de longa duração, e que comumente exibem complicações crônicas da doença. As lesões são caracteristicamente enduradas e eritematosas, finamente granulares, difusas, e surgem, a princípio, na nuca, estendendo-se para os ombros, dorso e extremidades, o que resulta em importante limitação do movimento e diminuição da percepção à dor e ao toque. O escleredema não responde à melhora do controle glicêmico.

Síndrome da mão rígida diabética

Diabéticos do tipo 1 mal controlados podem desenvolver pele mais firme, cérea, em associação à limitação da mobilidade articular, resultante da derme e do subcutâneo. Os pacientes queixam-se de rigidez, perda da agilidade e fraqueza das mãos, cuja pele se apresenta espessa, firme e cérea, com evidências de limitação da flexão e da extensão das pequenas articulações, predominantemente nas interfalangianas proximais e metacarpofalangianas, e pode haver tenossinovite de repetição. Devido à contratura dos tendões flexores, o paciente pode ser incapaz de encostar os dedos e as regiões palmares de encontro um ao outro, como em oração, quando solicitado, configurando o "sinal da prece".

Xantocromia

A presença de coloração amarelo-alaranjada causada por concentração de caroteno em áreas de estrato córneo espesso (regiões palmar e plantar, proeminências ósseas, calosidades) e de atividade sebácea proeminente pode ser evidenciada em até 10% dos casos de diabetes. Ao contrário da icterícia, a esclerótica é poupada.

Xantomas

A forma papuloeruptiva ocorre quando os níveis de triglicerídeos ultrapassam 1.000 mg/dL e caracteriza-se por lesões pequenas, amareladas, por vezes coalescentes, que acometem mais comumente a superfície extensora dos membros e o dorso. O controle da hipertrigliceridemia pode resultar em desaparecimento das lesões. Os xantomas palpebrais (xantelasmas) são pequenas placas ovaladas, amareladas, de bordas nítidas, comuns em mulheres de meia-idade com diabetes, hiperlipoproteinemia ou doenças hepatobiliares, e cerca de 50% dos pacientes acometidos são normolipêmicos. Geralmente não há regressão das lesões com o controle metabólico.

Porfiria cutânea tardia

Doença hereditária caracterizada por distúrbios do metabolismo das porfirinas, mais comum em homens, e associada ao diabetes *mellitus* em 25% dos casos, que pode preceder o quadro de porfiria. As lesões clássicas incluem bolhas e vesículas tensas, que evoluem com erosões e cicatrizes pigmentadas em áreas expostas ao sol e mais vulneráveis a traumatismos.

Hemocromatose

Diabetes *mellitus* é encontrado em 65% dos casos de hemocromatose, em associação a cirrose hepática, insuficiência cardíaca e pigmentação característica – acastanhada (bronzeada) difusa, mas, sobretudo nas áreas expostas, acompanhada de pele mais lisa e brilhante e observada em 90% dos pacientes com a doença.

Dermopatia diabética

Achado cutâneo muito comum no diabetes, caracteriza-se por lesões inicialmente eritematosas, pequenas, indolores, que, após várias semanas, progridem para placas cicatriciais, pigmentadas, acastanhadas, levemente deprimidas, atróficas, descamativas, isoladas ou agrupadas sobre a região pré-tibial, antebraços, pés e proeminências ósseas, de cerca de 0,5 cm a 1 cm de diâmetro. Ocorre mais amiúde em homens diabéticos com mais de 50 anos de idade e não melhora com a instituição de bom controle glicêmico.

Bulose diabética

A formação espontânea de bolhas é manifestação rara, geralmente acometendo diabéticos com longo tempo de duração da doença e já portadores de neuropatia e/ou retinopatia. As lesões são indolores, não hemorrágicas, sem eritema circundante e observadas nos pés, mãos e extremidades distais, bilateralmente, variando de tamanho, desde pequenas vesículas até bolhas de 5 cm de diâmetro. O quadro, em geral, se resolve espontaneamente ao longo de várias semanas.

Rubeose

O eritema facial mais acentuado nas regiões malares e acompanhado de ardor (rubeose) pode ser um sinal precoce de diabetes e parece resultar de diminuição da habilidade dos vasos da derme em realizar vasoconstrição. Alguns autores defendem que pode haver melhora do quadro com a otimização do controle glicêmico.

Vitiligo

O vitiligo é cerca de 3 a 5 vezes mais frequente na população diabética que na população geral, iniciando-se antes dos 20 anos de idade em metade dos casos, e não está relacionado com o controle metabólico. É caracterizado por máculas amelano-cíticas que surgem tipicamente ao redor da boca, narinas, superfície extensora das mãos, genitália, axilas, mamilos, cotovelos e região pré-tibial, e aumenta progressivamente. Em alguns casos, a despigmentação cutânea pode quase ser completa.

Acantose *nigricans*

Ver seção Manifestações clínicas associadas à síndrome de resistência insulínica, neste capítulo.

MANIFESTAÇÕES COGNITIVAS DO DIABETES

Estudos recentes apontam que pacientes diabéticos podem apresentar maior chance de declínio cognitivo em comparação aos não diabéticos.[24,25] Indivíduos com DM1 parecem mais propensos a apresentar déficit focais ou generalizados que envolvem a psicomotricidade, o processamento de informações, a flexibilidade mental, a atenção e a percepção visual, enquanto pacientes com DM2 parecem ter maior risco de apresentar déficit de memória, redução da psicomotricidade e declínio da atividade do lobo frontal. A sua fisiopatogenia ainda não está esclarecida, sendo importante considerar a idade do paciente quando do diagnóstico de diabetes, o seu controle metabólico, a presença de complicações crônicas da doença e comorbidades associadas, como dislipidemia e hipertensão arterial. Estudos de neuroimagem mostram algumas alterações estruturais semelhantes àquelas encontradas no envelhecimento normal, tais como redução da densidade da substância cinzenta, alterações na microestrutura da substância branca e, com o decorrer do tempo, atrofia cortical e subcortical. As principais hipóteses implicadas na sua patogenia são: hiperglicemia prolongada, hipoglicemia de repetição, doença microvascular, resistência à insulina, hiperfosforilação de proteína τ e deposição β-amiloide.

REFERÊNCIAS BIBLIOGRÁFICAS

1. Arduíno F. Sintomas, diagnóstico, prognóstico e mortalidade do diabetes. In: Arduíno F, editor. Diabetes Mellitus. 3ª edição. Guanabara Koogan; 1980.
2. Masharani U, Karam JH. Pancreatic hormones & diabetes mellitus. In: Greenspan FS, Gardner DG, editors. Basic & Clinical Endocrinology. 7th edition. Lange Medical Books/McGraw-Hill; 2004.
3. Rowland NE, Morien A, Li Bai-Han. The physiology and brain mechanisms of feeding. Nutrition. 1996; 12:626-39.
4. Callaghan BC, Cheng HT, Stables CL et al. Diabetic neuropathy: Clinical manifestations and current treatments. Lancet Neurol. 2012; 11:521-34.
5. Rein MF, Holmes KK. Nonspecific vaginitis vulvovaginal candidiasis and trichomoniasis. Curr Clin Topics Infect Dis. 1983; 4:281.
6. Kahn HS, Williamson DF. Abdominal obesity and mortality risk among men in nineteenth-century North America. Int J Obes. 1994; 18:686-91.
7. Goldstein BJ. Syndromes of extreme insulin resistance. In: Kahn CR, Wein GD, editors. Joslin's diabetes mellitus. 13th ed. Lea & Febiger; 1994.
8. De Clue TJ, Shah SC, Marchese M et al. Insulin resistance and hyperinsulinemia induce hyperandrogenism in a young type B insulin-resistant female. J Clin Endocrinol Metab. 1991; 72:1308-11.
9. Kitabchi AE, Umpierrez GE, Miles JM et al. Hyperglycemic crises in adult patients with diabetes. Diabetes Care. 2009; 32:1335.
10. Rossini AA, Morders JP. Diabetic comas. In: Rippe JM, Irwin RS, Fink MP et al., editors. Intensive Care Medicine. 3rd edition. Little Brown and Company; 1996.
11. Barone B, Rodacki M, Cenci MCP et al. Cetoacidose diabética em adultos – Atualização de uma complicação antiga. Arq Bras Endocrinol Metab. 2007; 51:1434-47.
12. Zorrilla E, Kozak GP. Ophtalmoplegia in diabetes mellitus. Ann Intern Med. 1967; 67:968-76.
13. Goldstein JE, Cogan DG. Diabetic ophthalmoplegia with special reference to the pupil. Arch Ophtalmol. 1960; 64:592-600.
14. Coppack SW, Watkins PJ. The natural history of diabetic femoral neuropathy. Q J Med. 1991; 79:307-13.
15. Ziegler D. Cardiovascular autonomic neuropathy: Clinical manifestations and measurement. In: Guidelines for the diagnosis and outpatient management of diabetic peripheral neuropathy. Diabetes Reviews. 1999; 7: 342-56.
16. Feldman M, Schiller LR. Disorders of gastrointestinal motility associated with diabetes mellitus. Ann Intern Med. 1983; 98:378-84.
17. Kolodny RC, Kahn CB, Goldstein HH et al. Sexual dysfunction in diabetic men. Diabetes. 1974; 23: 306-9.
18. Margolis JR, Kannel WB, Feinleb M et al. Clinical features of unrecognized myocardial infarction – Silent and symptomatic: Eighteen year follow-up: The Framingham Study. Am J Cardiol. 1973; 32:1-7.
19. Kanneli WB, Abott RD. Incidence and prognosis of unrecognized myocardial infarction. N Engl J Med. 1984; 311:1144-7.
20. Oliveira CM, Paula FO, Aarestrup FM. Diabetes e doença periodontal. JBM. 2000; 78:12-8.
21. Ely KA, Tse G, Simpson JF et al. Diabetic mastopathy. Am J Clin Pathol. 2000; 113:541-5.
22. Mackool BT, Lowitt MH, Dover JS. Skin manifestations of diabetes mellitus. In: Kahn CR, Wein GD, editors. Joslin's diabetes mellitus. 13th edition. Lea & Febiger; 1994.
23. Zaky DA, Bentley DW, Lowyk K et al. Malignant external otitis: A severe form of otitis in diabetic patients. Am J Med. 1976; 61:298-302.
24. Seaquist ER. The final frontier: How does diabetes affect the brain? Diabetes. 2010; 59:4-5.
25. Széman B, Nagy G, Varga T et al. Changes in cognitive function in patients with diabetes mellitus. Orv Hetil. 2012; 153:323-9.

Exames laboratoriais no acompanhamento do diabetes *mellitus*

Amanda Laudier

Lenita Zajdenverg

MONITORAÇÃO DO CONTROLE GLICÊMICO

Introdução

O reconhecimento da importância da monitoração do controle glicêmico revolucionou o tratamento do diabetes *mellitus* (DM), que foi evidenciada nos estudos DCCT (Diabetes Control and Complications Trial) e UKPDS (United Kingdom Prospective Diabetes Study). Recentemente, uma revisão da literatura mostrou que, ao retardar o início e a progressão das complicações do DM, o bom controle glicêmico melhora também a qualidade de vida.[1] Quando há estímulo para a realização da monitoração, o indivíduo participa ativamente do seu tratamento, o que facilita a compreensão de suas metas. Esse processo, quando associado a ações educativas, torna-se primordial na redução da mortalidade e da incidência de complicações agudas do diabetes do tipo 1.[2,3] Há crescente aprimoramento da tecnologia para a verificação glicêmica de forma menos invasiva, mais precisa e que afete ao mínimo a qualidade de vida dos pacientes com diabetes. Existem vários métodos destinados à avaliação do controle glicêmico; dentre os métodos tradicionais, o teste de glicemia capilar domiciliar é o mais frequentemente utilizado, juntamente com a dosagem da hemoglobina glicada (A1c). Porém, há os métodos mais recentes, em que se destacam os sensores contínuos de glicose, que consistem na monitoração invasiva (intravenosa), minimamente invasiva (fluido intersticial) ou não invasiva (aplicação transdérmica de radiação eletromagnética). Além disso, existem os programas de informática desenvolvidos para exibir a glicemia média semanal (GMS) e a variabilidade glicêmica (VG), com base nos dados da automonitoração glicêmica.

Métodos de automonitoração

Testes urinários

Glicosúria

Na última década, seu uso vem sendo reduzido devido a maior disponibilidade e confiabilidade dos testes de glicemia capilar, porém ainda pode ser indicado àqueles indivíduos que apresentam dificuldades para a realização da monitoração sanguínea. É medida semiquantitativa da glicose em uma amostra de urina, que pode também ser dosada em urina coletada em determinado intervalo de tempo (p. ex., 24 h). Reflete indiretamente a glicemia média durante o período de coleta da urina.

- **Técnica:** pode ser realizada a partir do contato de uma amostra de urina com agentes redutores, p. ex., teste de Benedict, ou com fitas reagentes que fornecem análise semiquantitativa da glicose urinária.
- **Vantagens:** a medida da glicosúria é indolor, tem custo menor que a glicemia capilar e auxilia no diagnóstico do tipo mais comum de diabetes monogenético/ MODY (*maturity onset diabetes of the young*), a mutação do fator nuclear do hepatócito 1-α, já que esses indivíduos têm a glicosúria desproporcionalmente mais elevada que a glicemia.[4]
- **Limitações:** estima valores de glicemia de um período retroativo; não detecta valores de glicemia abaixo do limiar renal, que, em geral, é de 180 mg/dL, valor bem acima do que se espera de um bom controle, além de poder variar entre os indivíduos, em crianças, grávidas e diabéticos de longa data; um teste negativo não diferencia hipoglicemia, euglicemia e hiperglicemia leve a moderada, sendo de pouco valor para detectar episódios de hipoglicemia; há a interferência de drogas, como analgésicos de vias urinárias, que modificam a cor da urina, rifampicina, cefalosporinas, vitamina C e complexo B; há a possibilidade de falso-positivo (produtos de limpeza oxidantes ou peróxidos) e falso-negativo (glicemia abaixo do limiar renal, vitamina C na urina superior a 75 mg/dL ou cetonúria de 40 mg/dL).
- **Cuidados:** proteger as fitas da luz e da umidade; esperar o tempo de leitura recomendado pelo fabricante; a urina deve permanecer em temperatura ambiente por, no máximo, 4 h, para evitar o consumo da glicose por bactérias.

CETONÚRIA

A presença de corpos cetônicos na urina pode indicar o diagnóstico ou forte risco para o desenvolvimento de cetoacidose diabética nos indivíduos com DM1, quando os níveis de acetoacetato e β-hidroxibutirato ficam extremamente elevados. Além disso, cetonúria persistente em gestantes aumenta o risco de morte fetal.[5]

Técnica: os testes disponíveis utilizam a reação do nitroprussiato e nenhum deles detecta o β-hidroxibutirato. A acetona só é medida quando se acrescenta glicina ao nitroprussiato.[6]

- **Indicações:** gestantes diabéticas, com glicemia de jeum > 250 mg/dL; DM1, com glicemia > 300 mg/dL e glicemia > 250 mg/dL antes de iniciar exercícios físicos, quadro infeccioso, febril, estresse agudo, náuseas, vômitos, dor abdominal, desidratação.
- **Limitações:** falso-positivo – jejum prolongado, primeira urina da manhã em grávidas (até 30%), uso de captopril, N-acetilcisteína, dimercaprol e penicilamina; falso-negativo – não pode ser usada isoladamente como diagnóstico ou controle de cura da cetoacidose, pois as tiras detectam apenas o acetoacetato, fazendo com que, na fase inicial, os níveis de corpos cetônicos aparentem estar baixos e aumentem ao longo do tratamento, o que não significa falha; os níveis urinários ainda podem permanecer elevados após a normalização da cetonemia.[6,7]

Testes sanguíneos

GLICEMIA CAPILAR

- **Técnica:** a dosagem da glicemia capilar consiste na obtenção de uma gota de sangue da lateral da polpa digital, que é aspirada pela fita por capilaridade. A medida pode ser feita a partir da comparação visual de fitas reagentes (glicose oxidase) com uma escala de cores, que fornece intervalos com valores de glicemia, ou pela utilização de aparelhos de leitura (glicosímetros), obtendo-se o resultado em, no máximo, 1 min em um mostrador digital. A obtenção de sangue de locais alternativos, como palmas (próximo ao polegar e ao dedo mínimo), antebraço, braço, coxa e panturrilha, que são menos dolorosos, tem como limitação o atraso em relação ao nível glicêmico medido na polpa digital, e é indicada ao paciente com níveis glicêmicos estáveis.

Os glicosímetros são compostos por uma fita reagente que entra em contato com um reflectômetro. Na maioria dos sistemas, a glicose do sangue capilar é oxidada para ácido glucônico e peróxido de hidrogênio após o contato do sangue nas fitas reagentes que contêm glicose oxidase ou peroxidase. Esta reação leva a uma alteração na cor da fita que pode ser interpretada pelo método fotométrico ou pelo método amperométrico.

Nos sistemas fotométricos, o resultado da glicemia é obtido pela intensidade de mudança da cor. Estes glicosímetros, na maioria das vezes, são capazes de interpretar um único comprimento de onda, embora alguns glicosímetros que utilizam o método fotometria de absorbância possam interpretar mais de um comprimento de onda. Existem também sistemas fotométricos de monitoração de glicose baseados na avaliação da reação da glicose com a hexoquinase. Quando o sangue é aplicado à tira reagente, a glicose é fosforilada em glicose-6-fosfato. Este é depois oxidado com redução concomitante do dinucleotídeo de nicotinamida e adenina (NAD). A forma reduzida (NADH) é diretamente proporcional à quantidade de glicose presente na amostra. Em seguida, o NADH, na presença de outra enzima, reduz o corante e um produto colorido é gerado. A tira com a sangue capilar é inserida no fotômetro, que mede a reflectância da reação, sendo então utilizado um algoritmo para calcular e quantificar a glicose daquela amostra.

Nos sistemas amperométricos, utiliza-se a medida eletrônica da luz que é refletida da fita reagente. A quantificação é feita pela medida da corrente que é produzida quando a glicose oxidase catalisa a oxidação da glicose a ácido glucônico ou quando a glicose desidrogenase catalisa a oxidação de glicose para gluconolactona. Os elétrons gerados durante esta reação são transferidos a partir do sangue para os eletrodos. A magnitude da corrente resultante é proporcional à concentração de glicose na amostra e é convertida para uma leitura no monitor.

- **Indicações:** indicada para todos os pacientes em tratamento com insulina e nas gestações complicadas pelo diabetes.[8] Importante na diferenciação entre fenômeno Somogyi e alvorecer, ao avaliar a glicemia da madrugada. Nos pacientes com diabetes tipo 2, o número de dosagens diárias não está bem definido,[9,10] mas naqueles em uso de hipoglicemiantes orais, devem ser feitas na frequência necessária para o controle glicêmico (fase de descompensação e de ajuste do esquema terapêutico e da análise do controle pós-prandial).[9,11] Se o tratamento está sendo modificado e os níveis glicêmicos permanecem instáveis, o número de dosagens também deve ser aumentado.[12]
- **Frequência:** é extremamente variável e deve ser individualizada.[13] Pacientes que fazem controle com múltiplas doses ou bombas de infusão contínua de insulina necessitam, em geral, de mais medições diárias (antes das refeições e 2 h após as refeições e ao deitar). Nas gestantes, a glicemia deve ser avaliada antes das refeições e 1 h após as refeições.

- **Precisão:** a confiabilidade do método está relacionada com os seguintes fatores:[14]
  - □ **Simplicidade:** quanto menor o número de etapas para se obter o resultado, menor a chance de erros, como, por exemplo, a necessidade de secar a fita.
  - □ **Compreensão da técnica:** é necessário checar periodicamente, durante a consulta, se o procedimento está sendo feito de maneira correta.
  - □ **Calibragem adequada do glicosímetro:** realizada em relação à glicemia plasmática, esta é 10% a 15% menor que a capilar. Avaliar se a data e a hora estão ajustadas. A maioria dos glicosíometros já vem calibrada pelo fabricante pela glicemia plasmática.
  - □ Preservação das fitas da exposição a luz solar, calor ou impurezas.
  - □ **Dificuldade para a interpretação das escalas de cores:** alteração visual ou cognitiva.
  - □ **Obtenção de quantidade inadequada de sangue:** falta de preenchimento correto da fita com a gota de sangue.
  - □ Uso de substâncias para a limpeza do local de coleta de sangue que interfere no método, como, por exemplo, o álcool iodado.
- A imprecisão de sistemas de monitoramento de glicose é multifatorial e pode, basicamente, ser resultante de quatro fontes: fatores relacionadas com as tiras, fatores físicos, fatores relacionados com o paciente e fatores farmacológicos.
  - □ **Tiras:** com defeito de fabricação e perda da cobertura enzimática, com pontos desencapados, levam a subestimação dos valores de glicose. Tiras que necessitam de uma amostra maior de sangue têm menor acurácia devido à possibilidade de não se alcançar o volume adequado para cobertura completa da superfície reagente.
  - □ **Físicos:** armazenar as tiras a temperatura e umidade elevadas ou com o tubo aberto (permitindo que a umidade penetre) pode encurtar a sua vida útil. Diferentes marcas de tiras de glicose podem falhar de modos distintos. Quando ocorre uma falha, algumas marcas podem subestimar o valor de glicose, enquanto outras podem superestimá-lo. Em ambos os casos, o erro pode ser grande, e, geralmente, os medidores são incapazes de detectar um problema com a tira mal armazenada. Para a segurança do paciente, o fabricante da tira deve identificar e alertar publicamente o que vai acontecer com uso de tiras vencidas ou tiras que foram expostas a temperatura ou umidade inadequadas. Altitudes extremas com alteração da concentração de oxigênio podem levar a superestimação da glicemia quando utilizados monitores baseados na reação da glicose oxidase. Nestes casos, o uso de reagente pelo método glicose desidrogenase é mais adequado.

- **Paciente:** erro ou esquecimento ao fazer a codificação para calibrar a fita não são infrequentes. Glicosímetros que não necessitam de codificação reduzem o risco deste tipo de erro.
- Não lavagem das mãos pode levar a erro de medições quando restos de alimentos ou corantes se misturam à amostra coletada.
- Variações do hematócrito podem alterar os resultados, entretanto, diversos glicosímetros informam ajustes para o hematócrito, reduzindo estes erros. Mesmo assim, não se recomenda o uso dos glicosímetros em indivíduos com hematócrito muito baixo.
- Na presença de hipertrigliceridemia ou hiperuricemia graves pode haver interferência na reação da glicose oxidase e, portanto, deve-se indicar uso de monitores baseados no método da glicose desidrogenase.
- **Farmacológicos:** uso de paracetamol, L-dopa, tolazamida e ácido ascórbico (vitamina C) pode alterar, geralmente de forma muito discreta, as leituras de glicosímetros amperométricos ou fotométricos que utilizam a reação da glicose oxidase. A maltose e a xilose podem ter efeito pequeno nos monitores que utilizam a reação da glicose desidrogenase. Por outro lado, o icodextrin que é utilizado em alguns fluidos de diálise peritoneal pode aumentar o valor de glicose medida pela reação da glicose desidrogenase em mais do que 100 mg/dL.

- **Limitações:** custo elevado, desconforto, disponibilidade de tempo para os testes e erros nas técnicas, que levam a risco de imprecisão nos resultados. Com a finalidade de evitar erros e dificuldades na realização da análise da glicemia capilar, além de facilitar o manejo do diabetes, foram feitos vários avanços nesse campo, como, por exemplo, as lancetas a *laser*, que evitam o uso de instrumentos perfurantes; os novos glicosímetros que exigem menor quantidade de sangue; e os testes em locais menos dolorosos.[15] Além disso, foram desenvolvidos programas que permitem acoplar a memória do glicosímetro a computadores, e que fornecem, assim, gráficos e cálculos estatísticos que facilitam a interpretação dos resultados encontrados.

Cetonemia

Atualmente se dispõe de glicosímetros que, por meio de fita reagente específica, também são capazes de dosar a cetonemia (β-hidroxibutirato) com apenas 10 µL de sangue capilar, em poucos segundos (30 segundos). Já foi demonstrado que o sensor de cetonemia apresentou valores comparáveis ao método de referência, com precisão e acurácia semelhantes, embora tenha havido discreta tendência a superestimar os valores do β-hidroxibutirato sérico.[15] A dosagem da cetonemia capilar pode ser útil para o diagnóstico mais precoce e acurado da cetoacidose diabética (β-hidroxibutirato > 3 mmol/L) (Tabela 8.1).

- **Técnica:** aplica-se uma gota de sangue em uma fita reagente específica para a medida do β-hidroxibutirato, que contém a enzima hidroxibutirato desidrogenase, a qual intervém na oxidação do β-hidroxibutirato.
- **Indicações:** avaliar a resposta ao tratamento da cetoacidose; indica gravidade quando a glicemia está superior a 250 mg/dL.
- **Limitações:** as principais limitações para a realização da cetonemia capilar são o custo elevado, o desconforto, a disponibilidade de tempo para os testes e os erros na técnica, como calibração inadequada.

Tabela 8.1 Diagnóstico de acordo com a dosagem de cetonemia

β-hidroxiburato	Diagnóstico	Recomendação
0 a 0,4 mmol/L	Sem cetose	Dose corretora de insulina, se necessário
0,5 a 0,9 mmol/L	Suspeita de cetose	Repetir glicemia e cetonemia em 1 hora, considerar cetose se > 1 mmol/L
1,0 a 2,9 mmol/L	Cetose estabelecida	Padrão de cetose – medidas preventivas**
≥ 3,0 mmol/L	Risco de cetoacidose	Procurar emergência

*Em caso de hiperglicemia (> 250 mg/dL).
**Intensificar insulinização.

Métodos laboratoriais de avaliação do controle do diabetes *mellitus* a médio e longo prazos

Hemoglobina glicada (HbA1c)

Em 1912, Louis Maillard descreveu, pela primeira vez, suas observações do processo no qual o contato prolongado de açúcares com aminoácidos resultava em um produto de coloração escura. Entretanto, somente em 1968, com o reconhecimento da hemoglobina glicada, foi demonstrada, pela primeira vez, a reação de Maillard *in vivo*. O termo genérico hemoglobina glicada refere-se a um conjunto de substâncias formadas pelas reações entre a hemoglobina A e alguns açúcares. Em condições em que a hiperglicemia se mantém por um período sustentado, ocorre um processo não enzimático lento de glicação proteica irreversível, quando a glicose se liga à valina N-terminal da cadeia β da hemoglobina A e forma a hemoglobina glicada, que pode ser separada por eletroforese em 3 frações diferentes: HbA1a; HbA1b; HbA1c; esta última é a única irreversivelmente glicada (estável).[1,2] Como esse processo é contínuo e a membrana plasmática dos eritrócitos é totalmente permeável à glicose, o nível da HbA1c representará a média das glicemias durante o tempo de vida do eritrócito, que corresponde a aproximadamente 120 dias, e reflete, então, o controle glicêmico das últimas 6 a 8 semanas. O valor da HbA1c não representa exatamente a simples média das glicemias das últimas 6 a 8 semanas, pois sabe-se que as glicemias médias dos 30 dias precedentes à coleta contribuem com aproximadamente 50% do resultado final da HbA1c, 25% 2 meses antes e 25% 3 a 4 meses antes.[6] Os valores de A1c são expressos em termos do percentual de ligação das moléculas de glicose à molécula de hemoglobina. A relação entre A1c e glicemia média estimada (GME) foi definida durante o estudo DCCT. Entretanto, o estudo ADAG reavaliou esses valores. Atualmente, recomenda-se que os laboratórios de patologia clínica expressem os resultados do teste da A1c tanto em termos percentuais como em GME, com o objetivo de facilitar a compreensão do resultado pelo paciente (Tabela 8.2).

Tabela 8.2 Resultados dos testes de A1c com resultados percentuais e em GME

A1c (%)	GME (mg/dL)
6	126
7	154
8	183
9	212
10	240
11	269
12	298

American Diabetes Association. *Standards of Medical Care in Diabetes – 2011*. Diabetes Care 34(Suppl 1): S11-S61, 2011.[16]

A American Diabetes Association (ADA), a European Association for the Study of Diabetes (EASD) e a International Diabetes Federation (IDF) propõem o conceito de GME a partir da seguinte fórmula: GME = 28,7 × A1c – 46,7. Diversos estudos (DCCT, UKPDS) têm demonstrado correlação direta entre os níveis de HbA1c e o risco de desenvolvimento de complicações crônicas microvasculares do DM, tendo menor evidência para a redução das doenças cardiovasculares.[2]

- **Técnicas:** existem diversas técnicas para a dosagem da A1c. Desde 1996, um programa internacional tem por objetivo padronizar um ensaio laboratorial denominado National Glycohemoglobin Standardization Program (NGSP).

No Brasil há um programa semelhante, chamado de Grupo Interdisciplinar de Padronização da Hemoglobina Glicada HbA1c (GIP- A1c). Portanto, ao se interpretar um resultado, deve-se analisar o método empregado e a faixa de normalidade fornecida pelo laboratório.

São os seguintes os métodos atualmente mais empregados:

- **Cromatografia por troca iônica:** separa a fração A1c. Os resultados podem estar falsamente aumentados na uremia, no alcoolismo e na presença de hemoglobina F e falsamente reduzidos na presença de hemoglobinas S ou C.
- **Cromatografia por afinidade:** não separa as 3 frações, porém não é afetada pela temperatura ou pela presença de variantes da hemoglobina.
- **Eletroforese:** em gel ágar, não separa as 3 frações, mas, em gel de poliacrilamida, pode quantificar a fração A1c.

A metodologia de referência do GIP-A1c é a cromatografia líquida de alta performance (HPLC/CLAE), técnica baseada na troca iônica.

- **Frequência:** em geral, a medida da HbA1c a cada 3 meses fornece um bom parâmetro de análise do controle glicêmico do paciente, além de permitir avaliar a resposta às mudanças na terapêutica adotada. Em indivíduos com quadro estável, a medida da HbA1c deve ser realizada pelo menos semestralmente.
- **Limitações:** condições que causam falso aumento ou falsa redução (Tabela 8.3).

Tabela 8.3 Condições que causam falso aumento ou falsa redução

HbA1c falsamente reduzida	HbA1c falsamente aumentada
Anemia hemolítica, hemoglobinopatias (Hb S ou C), hipertireoidismo, queimaduras graves, intoxicação por chumbo, deficiência de eritropoietina	Hemoglobina carbamilada: Hb-ureia (insuficiência renal) Hemoglobina acetilada: Hb-salicilato
Comprometimento da medula óssea (radiação, toxinas, fibrose, tumores, leucemia, mieloma múltiplo)	Anemia ferropriva – aumento de até 2%. Hipertrigliceridemia, hiperbilirrubinemia, alcoolismo, opioide
Deficiência de ácido fólico, vitamina B6 ou B12	Hemoglobina F
Grandes quantidades de vitamina C ou E	Aumento do número de glóbulos vermelhos ou do hematócrito

Proteínas séricas glicadas (frutosamina)

É um método que mede as proteínas séricas que sofrem processo de glicação não enzimática. A principal proteína dosada é a albumina glicada. A sua utilidade clínica ainda não foi bem estabelecida e não há evidências de que seus valores se relacionem com o risco de complicações crônicas do DM.

- **Técnica:** os melhores métodos são aqueles que se baseiam na diferença de reatividade química entre as proteínas glicadas e não glicadas (ensaio da frutosamina).
- **Interpretação:** como a meia-vida da albumina varia entre 14 e 20 dias, a medida da frutosamina reflete o controle glicêmico dos 7 a 14 dias que precederam a coleta do sangue e tem boa correlação com os níveis de HbA1c.
- **Indicações:** pacientes com hemólise e gestantes.
- **Limitações:** *clearance* ou metabolismo protéico alterados – hepatopatias, síndrome nefrótica e infecções agudas.

1,5 Anidroglucitol

O 1,5 anidroglucitol (1,5 AG) é um biomarcador do controle glicêmico pósprandial e também pode refletir a variabilidade glicêmica. O 1,5AG é um análogo da glicose e tem sua absorção tubular alterada por competição com a glicose. Os níveis plasmáticos de 1,5AG ficam reduzidos nos estados hiperglicêmicos. O nível de 1,5AG, portanto, tem correlação inversa à HbA1c. Estudos são contraditórios quanto ao papel do 1,5AG para medir variabilidade glicêmica.

Novas tecnologias em monitoração

Sensores contínuos de glicose

Nos últimos anos, desenvolveu-se a monitoração contínua e minimamente invasiva que vem sendo considerada um importante instrumento na avaliação glicêmica dos pacientes com diabetes. O sistema de monitoração de glicose contínuo (CGM) tem programas (*softwares*) que analisam as informações de concentração de glicose coletadas por esses equipamentos. O CGM usa uma calibração retrospectiva baseada em 3 a 4 medidas de glicemia capilar (GC), inserida pelo paciente a cada dia, mas não há uma recomendação clara sobre o melhor momento para realizar a calibração do sensor. Um sensor ideal deve ter as seguintes qualidades: acurácia, precisão, sensibilidade e estabilidade. Tais características variam entre os diversos aparelhos. Seus resultados são baseados em reações eletroquímicas, obtidas por métodos enzimáticos, como a reação do peróxido de hidrogênio e a da glicose oxidase.

- **Técnica:** a monitoração contínua pode ser realizada por técnicas invasivas (intravenosas), não invasivas (aplicação transdérmica de radiação eletromagnética, ainda em pesquisas incipientes) e minimamente invasivas (utilizam o fluido intersticial). A captação de glicose no fluido intersticial pode ser feita por microdiálise e iontoforese reversa, entre outras técnicas. Os monitores contínuos precisam ser calibrados com a dosagem da glicemia capilar.
- **Indicações:** diabetes tipo 1 de difícil controle; ajuste da terapia e das modificações do estilo de vida; avaliação do controle glicêmico em ensaios clínicos, condições em que seja necessário o controle mais rigoroso da glicemia (gestação e DM na infância); diagnóstico e prevenção de hipoglicemias.
- **Limitações:** irritação da pele, desconforto, alto custo, sensibilidade à luz.

Os dispositivos aprovados para uso clínico pela US Food and Drug Administration (FDA) nos EUA e na Europa são o Guardian® *Real-time Continuous Glucose Monitoring System (Medtronic Minimed),* o *Paradigm® Continuous Glucose Monitoring System (CGMS – Medtronic minimed),* comercializados no Brasil, além do *Gluco Watch G2 Biographer (GW2B),* o *FreeStyle Navigator Continuous Glucose Monitor (Abbott),* o *Gluco-Day (Menarini Diagnostics),* o *Dexcom STS* e o *Pendra.*

Os estudos prospectivos randomizados comparando os sistemas de monitoração contínua com a automonitoração da glicemia capilar mostram que o benefício da monitoração contínua sobre o controle glicêmico está relacionado com o tempo de uso do sensor. O paciente deve, portanto, estar motivado para o uso deste, pois sua eficácia é proporcional ao grau de adesão.

Sistemas de Monitoração de Glicose Contínuos (CGM)

O CGM foi o primeiro comercialmente disponível, lançado no Brasil em dezembro de 2003. O sistema consiste em um sensor subcutâneo que mede a glicose no fluido intersticial e um monitor externo que se adapta ao cinto do paciente. O sensor é inserido com uma agulha (retirada após a inserção) no tecido subcutâneo do abdome e utiliza a reação enzimática do peróxido de hidrogênio. Os sinais elétricos, medidos em nanoamperes, são captados pelo monitor a cada 10 segundos e uma média desses valores é feita a cada 5 min (288 valores em 24 h), por até 72 h. Os dados não podem ser vistos em tempo real (não aparecem no monitor). Eles são avaliados por um programa de computador e convertidos em gráfico. O paciente deve anotar suas atividades diárias e os horários das medicações para que estes sejam relacionados com as dosagens da glicose naquele período de tempo. A calibração é feita 4× por dia, pela medida da glicemia capilar. As principais limitações do CGM são a neccessidade de calibração 4× ao dia, chance de irritação ou infecção da pele e baixa acurácia para hipoglicemia. Alterações glicêmicas rápidas causam atraso na medida do aparelho com relação a glicemia sanguínea, podendo subestimar os superestimar seu valor. No Brasil está disponível o dispositivo de CGM denominado Guardian®, que fornece os resultados das medidas em tempo real.

Gluco Watch Biographer

Foi o primeiro sensor contínuo aprovado pela FDA, em 1999. Semelhante a um relógio de pulso, utiliza o método de iontoforese reversa para extrair o fluido intersticial e dosa a glicose também pela reação do peróxido de hidrogênio. Disponibiliza, em seu monitor, o valor da glicose intersticial em tempo real. Realiza leitura a cada 10 min durante 12 h. A diferença de tempo em relação à glicemia capilar é de 15 min a 17 min, necessita de 2 h a 3 h para calibração a partir da glicemia capilar. Apenas a primeira calibração é obrigatória. Tem a vantagem de fornecer os perfis de sua glicemia, alarmando sobre as tendências a hipoglicemia e hiperglicemia com até 20 min de antecedência, podendo detectar até 90% das quedas rápidas da glicemia. Além disso, é capaz de detectar 6× mais episódios de hipoglicemia e 13× mais episódios de hiperglicemia que o CGM. Suas limitações são omitir leituras quando ocorrem impactos no sensor, transpiração excessiva, rápidas mudanças na temperatura corporal e provocar irritação e queimaduras na pele pelo processo de iontoforese. Como o CGM, não tem eficácia adequada para hipoglicemia. Não houve melhora da HbA1c nem das hipoglicemias em crianças com DM1. Devido a essas limitações, seu uso foi pouco indicado, tendo sido suspensa a sua comercialização.

FreeStyle Navigator Continuous Glucose Monitoring System

Aprovado pela FDA em março de 2008, é composto de 3 partes: 1 sensor, 1 transmissor e 1 receptor. O sensor usado por até 5 dias é colocado sob a pele e é acoplado a um sensor de montagem de plástico com adesivo para aderir à pele. O transmissor encaixa no sensor de montagem e envia informações de glicose para o receptor. O sistema mede os níveis de glicose 1× por min, liberando o alarme quando há variações importantes na glicemia com 10 min, 20 min ou 30 min de antecedência. O sistema também armazena até 60 dias de informações que podem ser analisadas pelo usuário ou um profissional de saúde. Necessita menor número de calibrações e tem mostrado acurácia quando comparado ao método laboratorial de referência. Parece ser mais acurado que o CGM para hipoglicemias. Em crianças com DM1, mostrou menor acurácia que a glicemia capilar, mas tem o potencial de contribuir com o tratamento desses pacientes, sendo indicado para pessoas com

18 anos de idade ou mais. As leituras e os alarmes sobre os níveis de glicose do sistema *FreeStyle Navigator* não se destinam a substituir a monitoração da glicemia tradicional no sangue. Antes de ajustar a terapia para controle do diabetes com base nos resultados e alarmes do sistema *FreeStyle Navigator*, deve ser dosada a glicose plasmática.

Outros sensores

Novos sensores já foram aprovados para uso clínico, mas ainda existem poucos trabalhos que comprovem a eficácia, a sensibilidade e o potencial de melhorar o controle glicêmico. As pesquisas estão avançando e outros monitores estão em fase de testes, inclusive as técnicas invasivas intravasculares de longa e curta duração e as não invasivas, que utilizam ultrassom, *laser*, infravermelho, tomografia de coerência óptica e, mais recentemente, lentes de contato com sensores de glicose. São eles:

Gluco-Day (Menarini Diagnostics)

Lançado em 2001, aprovado apenas na Europa, utiliza a técnica de microdiálise para captar a glicose do interstício. As médias são fornecidas a cada 3 min por até 48 h em tempo real.

Dexcom STS

O monitor DexCom STS foi aprovado em 2006 nos EUA, com o objetivo de ser um adjuvante da glicemia capilar na monitoração glicêmica dos pacientes com diabetes. É um sistema minimamente invasivo, composto por um sensor subcutâneo que utiliza a técnica da enzima ligada à ponta do cateter, com informações em tempo real, possibilidade de alarmar, necessidade de calibração a cada 12 h e duração de até 7 dias, fornecendo 5 testes por min.

Pendra

Recebeu aprovação na Europa (CE), em 2004, e assim ele estava pronto para a comercialização, mas a sua difusão no mercado foi impedida por algumas preocupações sobre o seu desempenho real. Utiliza técnica de espectroscopia por impedância e o sensor fica no punho. Fornece 1 teste por min, com calibração de 1 h.

PERFIL GLICÊMICO/GLICEMIA MÉDIA SEMANAL (GMS)/ VARIABILIDADE GLICÊMICA (VG)

Os novos parâmetros propostos para a avaliação mais precisa do controle glicêmico incluem a análise qualitativa do perfil glicêmico e o cálculo de dois parâmetros independentes de avaliação de risco das complicações do diabetes: GMS e VG; esta expressa em termos de desvio padrão (DP) do conjunto de dados glicêmicos do período. Pelo método proposto, o paciente realiza de 6 a 7 testes de glicemia por dia, 3 dias por semana, durante cerca de 4 semanas. Os resultados são transferidos para um computador, em que são analisados com o auxílio de um *software* específico, o qual gera um gráfico do perfil glicêmico e calcula os valores da GMS e da VG. O controle glicêmico só é considerado adequado com a normalização conjunta dos parâmetros mencionados. O conceito de VG e suas aplicações na prática clínica começaram a ser mais intensamente desenvolvidos nos últimos anos, a partir dos resultados do estudo DCCT, que demonstrou que pacientes com HbA1c semelhantes apresentavam riscos distintos de retinopatia, atribuindo tal diferença aos valores de VG.

A medida de amplitude média das excursões da glicemia (MAGE) tem sido preconizada como ferramenta para medir a variabilidade glicêmica, entretanto, as definições de pico e nadir glicêmicos são arbitrárias e não há ainda um algoritmo padrão para determinar critérios que se relacionem com as complicações.

O alvo para GMS é < 150 mg/dL e para VG < 50 mg/dL.

REFERÊNCIAS BIBLIOGRÁFICAS

1. Jacobson AM. Impact of improved glycemic control on quality of life in patients with diabetes. Endocr Pract. 2004; 10(6):502-8.
2. Diabetes Control and Complication trial Research Group. The effect of intensive treatment of diabetes on the development and progression of long-term complications in insulin-dependent diabetes mellitus. N Engl J Med. 1993; 329:986-97.
3. Lauritzen T, Larsen HW, Larsen KF et al. Effect of 1 year of near-normal blood glucose levels on retinopathy in insulin-dependent diabetics. Lancet. 1983; 1:200-4.
4. Bingham C, Ellard S, Nicholls A et al. The generalized aminoaciduria seen in patients with hepatocyte nuclear factor - 1 α mutatinos is a feature of all patients with diabetes and is associated with glicosuria. Diabetes. 2001; 50(9):2047-52.
5. Jovanovic L. American Diabetes Associations Fourth International Workshop – Conference on Gestational Diabetes Mellitus: Therapeutic Interventions. Diabetes Care. 1998; 21(2):131-7.
6. Goldstein DE, Little RR, Lorenz RA et al. Tests of glycemia in diabetes. Diabetes Care. 2004; 27(7): 1761-73.
7. Ampudia-Blasco FJ, Parramón M. Terapia con infusión subcutánea continua de insulina (I). Consejos prácticos para la vida diaria con infusión subcutánea continua de insulina (ISCI): Ventajas de la determinación de la cetonemia capilar. Diabetol. 2005; 21:44-51.
8. Goldstein DE, Little RR, Lorenz RA et al. Tests of glycemia in diabetes (Technical Review). Diabetes Care. 1995; 18:896-909.
9. Blonde L, Ginsberg BH, Horn et al. Frequency of blood glucose monitoring in relation to glycemic control in patients with type 2 diabetes. Diabetes Care. 2002 jan; 25(1):245-6.
10. Franciosi M, Pellegrini F, De Berardis G et al. The impact of blood glucose self-monitoring on metabolic control and quality of life in type 2 diabetic patients: An urgent need for better educational strategies. Diabetes Care. 2001; 24(11):1870-7.
11. American Diabetes Association. Postprandial blood glucose. Diabetes Care. 2001; 24 (4):775-8.
12. American Diabetes Association. Standards of medical care in diabetes. Diabetes Care. 2007; 30(S1):S4-S41.

13. Weir GC, Nathan DM, Singer DE. Standards of care for diabetes (Technical Review). Diabetes Care. 1994; 17:1514-22.
14. Bergental R, Pearson J, Cembrowski GS et al. Identifying variables associated with inaccurate self-monitoring of blood glucose: Proposed guidelines to improve accuracy. Diabetes Educ. 2000; 26(6):981-9.
15. Byrne HA, Tieszen KL, Hollis S et al. Evaluation of na electrochemical sensor for measuring blood ketones. Diabetes Care. 2000; 23(4):500-3.
16. Diretrizes da Sociedade Brasileira de Diabetes; 2009; Itapevi, São Paulo, Brasil. São Paulo, Rio de Janeiro: A. Araújo Silva Farmacêutica; 2009.
17. American Diabetes Association. Standards of Medical Care in Diabetes – 2011. Diabetes Care. 2011; 34 (Suppl. 1):S11-S61.
18. Sociedade Brasileira de Diabetes. Diretrizes da Sociedade Brasileira de Diabetes 2012-2013. São Paulo: AC Farmacêutica; 2013.

Objetivos no tratamento do diabetes *mellitus*

Ana Paula Pires Lázaro

Lenita Zajdenverg

INTRODUÇÃO

No tratamento do paciente com diabetes, a primeira questão a ser definida é o objetivo a ser atingido no controle glicêmico. Mas, para tanto, é fundamental a análise global do paciente, com o diagnóstico do tipo de diabetes, o nível educacional, as condições sociais, econômicas e emocionais, a idade, o tempo de evolução da doença e a presença de complicações.

O diabetes é uma doença de manejo complexo, pois sua abordagem terapêutica envolve, além do uso de medicamentos, modificações comportamentais que devem se integrar na rotina do paciente com diabetes, ao longo de toda a sua vida. Vários estudos clínicos já mostraram que pacientes com diabetes dificilmente seguem o tratamento proposto, sendo que as taxas de não adesão costumam variar entre 40% e 90%.[1] Para que o paciente diabético possa obter os benefícios esperados do seu tratamento, é necessário que os profissionais de saúde apresentem estratégias terapêuticas individualizadas e realistas, baseadas em claras evidências científicas.

A educação em diabetes constitui uma ferramenta indispensável para o sucesso terapêutico, a qual permite ao paciente adquirir uma postura mais ativa em relação à sua doença. Diversos estudos já demonstraram que pacientes que receberam orientação quanto ao manejo clínico do diabetes e de suas complicações apresentam melhor controle metabólico, com redução mais acentuada dos níveis de hemoglobina glicada (HbA1c), menor ganho de peso e melhora da qualidade de vida.[2-5] No entanto, educar nem sempre é uma tarefa fácil, pois exige um comprometimento mútuo entre uma equipe multidisciplinar e o paciente. O apoio familiar também representa um elemento essencial no processo de aprendizagem.

O CONTROLE ESTRITO DA GLICEMIA VALE A PENA?

O controle da hiperglicemia no diabetes tem como principal objetivo evitar o aparecimento de complicações agudas e crônicas, além de aliviar sintomas causados pelo aumento da glicemia, como poliúria e polidipsia. Na década de 1990, a conclusão de 2 grandes estudos multicêntricos populacionais, o Diabetes Control and Complications Trial (DCCT) e o United Kingdom Prospective Diabetes Study (UKPDS),[6,7] que analisaram, respectivamente, indivíduos com diabetes tipo 1 (DM1) e tipo 2 (DM2) recém-diagnosticados, submetidos ao controle estrito da glicemia, forneceu evidências a favor da manutenção da glicemia próxima da normalidade como forma de prevenir e diminuir a progressão de complicações microvasculares (nefropatia e retinopatia) e complicações neuropáticas. Outros estudos se seguiram e forneceram evidências a favor do controle estrito da glicemia, como o estudo Kumamoto,[8] publicado em 2000, que analisou pacientes com DM2.

Recentemente, os estudos Action to Control Cardiovascular Risk in Diabetes (ACCORD), Veterans Affairs Diabetes Trial (VADT) e Action in Diabetes and Vascular Disease (ADVANCE),[9-11] publicados em 2008, questionaram os benefícios macrovasculares do controle glicêmico estrito em alguns subgrupos de pacientes. O ACCORD foi um estudo multicêntrico[9] que analisou a importância do controle estrito da glicemia em 10.251 indivíduos com diabetes, portadores de doença coronariana estabelecida ou de alto risco cardiovascular, com média de idade de 62,2 anos e tempo de doença em torno de 10 anos. Nesse estudo, no grupo intensivamente tratado, em que a meta para HbA1c eram níveis abaixo de 6%, evidenciou-se um aumento na taxa de mortalidade por doença cardiovascular (23,6%) em comparação com o grupo padrão, o que levou à interrupção do estudo, antes do tempo previsto. O aumento de peso, o uso de alguma droga específica ou em combinação e o aumento da frequência de hipoglicemia não se associaram a aumento da mortalidade no grupo submetido ao controle estrito.

O estudo VADT foi realizado com 1.791 militares veteranos com DM2,[10] em mau controle, com média de idade de 60 anos e tempo de doença em torno de 11 anos. Nesse estudo, o grupo submetido a controle estrito da glicemia (HbA1c média, 6,9%) apresentou redução significativa da albuminúria em comparação com o grupo padrão (HbA1c média, 8,4%); porém, não houve diferenças em relação a retinopatia e neuropatia. O grupo intensivo também apresentou tendência ao aumento da mortalidade por doença cardiovascular, mas esse resultado não apresentou significância estatística.

O estudo Action in Diabetes and Vascular Disease (ADVANCE) também foi publicado em 2008.[11] Esse estudo, que é considerado o maior estudo multicêntrico de morbimortalidade em pacientes com DM2, analisou 11.140 indivíduos com diabetes com elevado risco cardiovascular e média de idade de 66 anos, também com o objetivo de avaliar os benefícios da redução da HbA1c a níveis inferiores a 6,5%. Os resultados mostraram redução estatisticamente significativa de eventos microvasculares em 14%, especialmente eventos renais (14% com p = 0,006), e redução de eventos macrovasculares em 6%, porém sem poder estatístico. Também não houve diferença em relação à mortalidade por doença cardiovascular. Esse estudo tem um desenho semelhante ao do ACCORD,[9] porém as metas glicêmicas foram obtidas de maneira muito mais gradual. Outros fatores que provavelmente contribuíram para as diferenças encontradas entre os 2 estudos incluem: menor duração do diabetes (em torno de 2 anos a menos) nos pacientes incluídos no ADVANCE,[11] média HbA1c mais baixa no início do estudo (7,2%) e a maioria dos pacientes ainda não usava insulina.

A partir da subanálise dos estudos anteriores, foi demonstrado que o subgrupo de pacientes com menor duração do diabetes, menor HbA1c no início do estudo, ausência de doença aterosclerótica estabelecida e ausência de idade avançada ou história de hipoglicemia grave apresentava menor incidência de eventos cardiovasculares quando submetido a controle estrito da glicemia.[12] Assim como na doença microvascular, parece que o controle estrito do diabetes desempenha papel menos importante quando o processo de aterosclerose já está estabelecido.

Memória do bom controle glicêmico (*legacy effect*)

O bom controle do diabetes desde o início do seu diagnóstico parece estar associado à redução das complicações a longo prazo.[13-16] Manter HbA1c em níveis dentro da normalidade está associado ao menor acúmulo mitocondrial de radicais livres e de produtos avançados da glicosilação.

O *follow-up* dos pacientes com DM1 acompanhados durante o DCCT[6] deu origem ao estudo Epidemiology of Diabetes Intervention and Complications (EDIC).[14,16] Nesse estudo, foram demonstrados os benefícios a longo prazo do controle glicêmico estrito desde o início do tratamento, com redução da incidência e progressão de complicações microvasculares e também de complicações macrovasculares, mesmo quando o controle glicêmico desses pacientes se tornava similar ao dos pacientes do grupo padrão.

O acompanhamento 10 anos após dos pacientes com DM2 incluídos no estudo UKPDS[15] mostrou resultados semelhantes ao EDIC,[14,16] e também demonstrou que o efeito do bom controle glicêmico precoce (*legacy effect*) seria uma forma eficaz de prevenir o aparecimento e a progressão das complicações secundárias.[13]

Metas no controle glicêmico do diabetes

Deve-se ter, como objetivo, o alcance de níveis normais de glicemia na maioria da população com diabetes. A meta é conseguir o menor valor de HbA1c possível, na ausência de hipoglicemia, ou prejuízos na qualidade de vida. Os alvos glicêmicos mais flexíveis devem ser adotados em crianças muito jovens, idosos frágeis, na presença de hipoglicemias graves ou recorrentes, expectativa de vida limitada, complicações micro e macrovasculares avançadas e comorbidades graves. Por outro lado, durante a gestação e nas mulheres em idade fértil sugere-se um controle glicêmico ainda mais rigoroso.

Metas no controle glicêmico de adultos

Manter a HbA1c em torno de 7% é a meta defendida pela maioria das sociedades médicas especializadas em diabetes (Tabela 9.1).[17-19] Baseadas em evidências recentes, alguns consensos têm recomendado a redução desse nível para 6,5%, especialmente em pacientes jovens, recém-diagnosticados e com ausência de hipoglicemias recorrentes ou alto risco cardiovascular.

A hiperglicemia pós-prandial é um fenômeno muito frequente em pessoas com DM2 e pode ocorrer até mesmo quando o controle metabólico geral parece estar adequado, conforme avaliado pela HbA1c.[20] Estudos epidemiológicos mostram a hiperglicemia pós-prandial de 2 h como sendo o melhor preditor, independente da glicemia de jejum, de doença cardiovascular e da mortalidade por todas as causas.[21] Evidências recentes sugerem que as elevações glicêmicas significativas após as refeições parecem promover a variabilidade glicêmica (VG) e, consequentemente, o estresse oxidativo e o dano vascular.[7,22-24] Embora ainda não esteja tão bem estabelecido, parece que a hiperglicemia pós-prandial também representa um fator de risco para o aparecimento de complicações microvasculares, especialmente retinopatia e neuropatia.[25]

Portanto, assim como a glicemia de jejum, a glicemia pós-prandial também deve ser abordada de forma eficaz na medida em que também contribui para o aumento da HbA1c, especialmente quando esta se encontra próxima a 7%. Naqueles pacientes com HbA1c próxima ao alvo, com glicemias pré-prandiais controladas, deve-se solicitar a monitoração da glicemia 2 h após a alimentação.

Tabela 9.1 Metas de hemoglobina glicada (HbA1c) e níveis glicêmicos em adultos

	ADA	IDF	AACE	SBD
HbA1c %	< 7	< 6,5	< 6,5	< 7
Glicemia de jejum (mg/dL)	90 a 130	100 a 110	< 110	< 110
Glicemia pré-prandial (mg/dL)	90 a 130	100 a 110	< 110	< 110
Glicemia pós-prandial (mg/dL)	< 180	< 135	< 140	< 140

ADA = American Diabetes Association; IDF = Internacional Diabetes Federation; AACE = American College of Endocrinology; SBD = Sociedade Brasileira de Diabetes.

Metas no controle glicêmico de crianças e adolescentes

Em crianças e adolescentes, as metas terapêuticas recomendadas variam de acordo com a idade do paciente (Tabela 9.2).[17] As crianças diferem dos adultos em muitos aspectos, inclusive mudanças na sensibilidade à insulina relacionadas com o estágio de desenvolvimento sexual e crescimento, e suscetibilidade a danos neurológicos causados pela hipoglicemia.

Nesse grupo de pacientes, o apoio dos pais e familiares é fundamental, com o intuito de orientar a aplicação de insulina, prevenir e tratar episódios de hipoglicemia, além de fornecer suporte emocional. O uso de cartão de identificação de portador de diabetes deve ser sempre estimulado.

Metas no controle glicêmico de idosos

Com o aumento da expectativa de vida, o número de idosos vem aumentando progressivamente, o que possibilita aumento da prevalência de doenças crônicas, como o DM2.[26] A faixa etária não deve ser motivo para que se menospreze o diagnóstico ou não se estimule o controle ideal.

No entanto, os idosos merecem atenção especial ao se definirem as metas terapêuticas recomendadas, sendo fundamental a avaliação do estado funcional e cognitivo do paciente, bem como sua expectativa de vida.

Em idosos com boas condições de saúde, metas semelhenates à população adulta não idosa podem ser indicadas, buscando-se sempre atingir HbA1c menor do que 7%, levando-se em consideração particularidades próprias do envelhecimento. A possibilidade de interação medicamentosa pela concomitância com outros tratamentos farmacológicos e o comprometimento do *clearance* de creatinina, ambos levando a maior risco de hipoglicemia, também merecem papel de destaque durante a abordagem terapêutica desses indivíduos.

Tabela 9.2 Metas de hemoglobina glicada (HbA1c) e níveis glicêmicos em crianças e adolescentes com DM1

Idade	HbA1c (%)	Glicemia pré-prandial (mg/dL)	Glicemia ao deitar (mg/dL)	Comentários
0 a 6 anos	7,5 a 8,5	100 a 180	110 a 200	Alto risco e maior vulnerabilidade a hipoglicemias assintomáticas relacionadas com mecanismos contrarregulatórios imaturos; baixa capacidade cognitiva para reconhecer e alertar sobre os sintomas de hipoglicemia
6 a 12 anos	< 8	90 a 180	100 a 180	Risco de hipoglicemia relativamente baixo
13 a 19 anos	< 7,5	90 a 130	90 a 150	Risco de hipoglicemia grave relacionado com as variações hormonais da puberdade Problemas psicológicos e de desenvolvimento Metas mais baixas podem ser o objetivo (HbA1c < 7%), sem hipoglicemias excessivas

American Diabetes Association. Standards of Medical Care in Diabetes – 2010. Diabetes Cares. 2010; 33 (Suppl. 1): S11-61.[17]

Naqueles idosos mais comprometidos ou portadores de complicações micro ou macrovasculares avançadas, deve-se adotar uma estratégia terapêutica mais flexível, com o objetivo de evitar hiperglicemia sintomática que comprometa a saúde e o estado geral do indivíduo. São aceitáveis, em idosos frágeis, glicemia de jejum e pré-prandial de até 140 mg/dL, glicemia pós-prandial de até 200 mg/dL e hemoglobina glicada de até 8%.[19]

Metas no controle glicêmico de gestantes

O controle glicêmico da gestante com diabetes deve ser realizado de forma muito rígida, visto que a hiperglicemia mantida é causa importante de morbimortalidade materna, fetal e neonatal.

Tanto no diabetes gestacional como na gestante com DM1 ou DM2, a hiperglicemia tem consequências graves.[27,28] As metas glicêmicas definidas pela American Diabetes Association (ADA) em 2010 são apresentadas na Tabela 9.3.[17]

Tabela 9.3 Metas de hemoglobina glicada e níveis glicêmicos em gestantes

Diabetes gestacional[13]	Gestantes com DM1 ou DM2[14]
Pré-prandial: 60 a 95 mg/dL	Pré-prandial/*bedtime*/noturna: 60 a 99 mg/dL
Pós-prandial de 1 h: < 140 mg/dL	Pico de hiperglicemia pós-prandial: 100 a 129 mg/dL
Pós-prandial de 2 h: < 120 mg/dL	Hemoglobina glicada < 6%

American Diabetes Association. Standards of medical care in diabetes – 2010. Diabetes Care. 2010; 33 (Suppl 1): S11-61.[17]

O teste HbA1c tem valor limitado no diabetes gestacional e não deve ser utilizado para ajustar as doses de insulina, mesmo daquelas que tenham diabetes pré-gestacional, em função da demora de 3 a 4 meses para que se obtenha um resultado preciso de qualquer intervenção terapêutica. Nessa situação, a automonitoração da glicemia capilar assume papel fundamental na avaliação glicêmica das gestantes.

Metas no controle glicêmico em pacientes internados

O manejo adequado da hiperglicemia do paciente internado está associado a menor morbimortalilidade e redução do tempo de internação. O aumento da glicemia em ambiente hospitalar está relacionado com maior tempo de ventilação mecânica, dificuldade de cicatrizar feridas e maior índice de infecção bacteriana.

A hiperglicemia pode ser consequência de estresse, diabetes prévio descompensado, suspensão de medicamentos hipoglicemiantes, dieta parenteral e uso de drogas hiperglicemiantes. O alvo glicêmico no paciente internado, especialmente para o paciente não crítico, ainda é motivo de discussão.

O estudo multicêntrico conhecido por NICE-SUGAR, publicado em 2009,[29] avaliou 6.104 pacientes críticos admitidos em unidades de cuidados intensivos que foram randomizados em um grupo com controle intensivo da glicemia (alvo de 81 a 108 mg/dL) e outro com controle tradicional (< 180 mg/dL). Nesse estudo, o grupo submetido ao controle estrito da glicemia apresentou aumento de mortalidade por doença cardiovascular durante os 90 dias de acompanhamento (27,5% × 24,9%, p = 0,02), provavelmente relacionado com o aumento de episódios de hipoglicemia. De acordo com esse estudo, recomenda-se que, em pacientes críticos, inicie-se a terapia com insulina endovenosa por meio de protocolos já estabelecidos, quando a glicemia estiver > 180 mg/dL. Uma vez iniciada a insulinoterapia, deve-se manter a glicemia em torno de 140 a 180 mg/dL.[17,29] Alvos glicêmicos menos rígidos podem ser mantidos para pacientes terminais ou com comorbidades extensas.

Os pacientes não críticos ainda não apresentam alvos glicêmicos estabelecidos por meio de estudos multicêntricos. Os consensos atuais recomendam que esses pacientes devam manter a glicemia pré-prandial < 140 mg/dL e a glicemia ao acaso < 180 mg/dL.[17]

MÉTODOS PARA A AVALIAÇÃO DO CONTROLE GLICÊMICO

Os métodos mais tradicionais (e também os mais utilizados) para a avaliação do controle do diabetes são a monitoração glicêmica e a hemoglobina glicada (HbA1c). Essas ferramentas atuam de forma decisiva para a orientação do médico na definição ou modificação de uma conduta terapêutica.

Atualmente, novos métodos, como a variabilidade glicêmica (VG), obtidos por meio de recursos informatizados, têm sido propostos para avaliação mais ampla e dinâmica do controle glicêmico.

Monitoração glicêmica

A monitoração glicêmica pode ser realizada por meio da automonitoração domiciliar da glicemia capilar (AMGC) ou pelo sistema de monitoração contínuo da glicemia, que é mais conhecido por CGM (sigla em inglês para *Continuous Glucose Monitoring*).

A AMGC deve ser indicada para todos os pacientes em tratamento com insulina e nas gestações complicadas pelo diabetes. Seus benefícios em indivíduos com diabetes tipo 2 controlado com dieta ou drogas orais ainda não estão claros, porém ela pode ser de grande auxílio quando esses pacientes ainda estão em fase de descompensação e no controle da hiperglicemia pós-prandial.[30]

A frequência de medidas da glicemia capilar vai ser determinada de acordo com as particularidades de cada paciente. Para a maioria dos pacientes com DM1 e grávidas usando insulina, é recomendado realizar a AMGC, 3 ou mais vezes ao dia.[17]

Os resultados obtidos a partir da AMGC podem ser úteis para prevenir hipoglicemias, ajustar medicamentos (particularmente a dose de insulina prandial) e ajustar a glicemia para a atividade física.

Como a acurácia das medidas da AMGC é dependente do aparelho e da técnica utilizada, é importante avaliar periodicamente como o paciente está realizando suas medidas de glicemia capilar e como está utilizando essas medidas para o ajuste de medicamentos, ingestão alimentar e prática de exercícios físicos.

O CGM constitui uma tecnologia emergente e complementar à AMGC para aqueles indivíduos que sofrem de hipoglicemias assintomáticas e/ou frequentes. O CGM mede a glicemia intersticial a cada 1 a 10 min por meio de sensores e armazena esses dados, que podem ser acessados retrospectivamente pelo médico ou mostrados em tempo real no monitor, o que permite análise sobre os níveis de glicose e seus padrões de tendência. Suas principais limitações são o custo elevado, o desconforto para o paciente, a necessidade de calibrações frequentes, a interferência de fatores, como temperatura do corpo, sudorese e presença de substâncias oxidantes ou antioxidantes.[31] O CGM pode também superestimar ou subestimar os resultados quando ocorrem flutuações importantes na glicemia.

Um estudo clínico randomizado de 26 semanas, que incluiu 322 indivíduos com DM1, mostrou que os pacientes com idade superior a 25 anos, submetidos a tratamento intensivo usando insulina e CGM, apresentaram redução adicional de 0,5% na HbA1c (7,6% para 7,1%), em comparação com o grupo que usou apenas insulinoterapia intensiva e AMGC. Em crianças, adolescentes e indivíduos abaixo de 25 anos de idade, não houve redução significativa da HbA1c. Porém, nesse estudo, os indivíduos mais jovens usaram por menos tempo o CGM.[32]

Portanto, o CGM pode ser particularmente útil em indivíduos selecionados com episódios recorrentes de hipoglicemias assintomáticas e que estejam motivados para o uso contínuo de um sensor.

Hemoglobina glicada (HbA1c)

A medida da HbA1c é capaz de refletir a glicemia média plasmática das últimas semanas e representa um forte preditor para complicações do diabetes.[6] A mensuração a cada 3 meses permite avaliar se a meta glicêmica foi alcançada e se está sendo mantida. Ela deve ser realizada no início do tratamento e ao longo do acompanhamento para auxiliar no manejo clínico.

Pacientes com glicemia estável e dentro do alvo podem ter sua HbA1c mensurada 2 vezes ao ano. Em pacientes instáveis ou manejados intensamente, deve-se realizar mensurações em período mais frequente que 3 meses.[17]

Atualmente, a literatura médica tem cada vez mais valorizado a correlação entre HbA1c e glicemia média estimada (GME) (Tabela 9.4). Algumas sociedades têm proposto o conceito de GME em substituição ao conceito de hemoglobina glicada, pois esse termo costuma confundir o paciente por utilizar um parâmetro hematológico para a expressão do controle glicêmico.

Tabela 9.4 Correlação entre a HbA1c e a glicemia média estimada

HbA1c %	Glicemia média estimada (mg/dL)
6	126
7	154
8	183
9	212
10	240
11	269
12	298

Os valores de correspondência entre os níveis de HbA1c e os respectivos valores de GME foram inicialmente definidos durante o estudo DCCT.[6] Entretanto, o estudo A1C Derived Average Glucose (ADAG),[23] cujos resultados foram publicados em 2008, reavaliou esses valores e elaborou uma nova lista de correspondência baseada em análise que avaliou a AMGC e o CGM em 507 adultos (83% caucasianos) com DM1, DM2 e sem diabetes (Tabela 9.4). Os níveis de HbA1c foram obtidos ao final de 3 meses e avaliados em um laboratório central, onde foram comparados com os níveis de glicemia média no período. Nesse estudo não houve diferenças significativas entre os grupos étnicos na análise de regressão linear. No entanto, se mais pacientes de outras etnias fossem incluídos, talvez houvesse diferença. Como a glicemia média plasmática se correlaciona à HbA1c em crianças e adultos de diversas etnias ainda é objeto de estudo.

A análise da HbA1c apresenta algumas limitações. Algumas condições que afetam o *turnover* eritrocitário e as hemoglobinopatias devem ser consideradas quando o resultado da HbA1c é incompatível com a situação clínica do paciente. Além disso, a HbA1c não fornece avaliação acerca da variabilidade glicêmica.

A frutosamina pode ser indicada para aqueles indivíduos em que a interpretação da HbA1c encontre-se prejudicada. Ela também tem importante aplicação para análise do controle glicêmico em intervalos mais curtos, o que pode ser de valor nas gestantes e naqueles indivíduos que não fazem AMGC, mas para os quais haja necessidade de avaliar a resposta à terapêutica instituída. Não há, até o momento, estudos populacionais que definam o nível de frutosamina e o risco de desenvolver complicações crônicas do diabetes.

Variabilidade glicêmica

O conceito de variabilidade glicêmica (VG) como possível fator de risco, independente da hemoglobina glicada para complicações secundárias do diabetes, começou a ser considerado a partir dos resultados do estudo DCCT.[6] Nesse estudo, constatou-se uma diferença significativa entre o risco de desenvolver retinopatia no grupo intensivo (8%) e convencional (22%), mesmo com níveis idênticos de HbA1c (9%). Foi, então, sugerido que a maior oscilação da glicemia ao longo do dia no grupo em tratamento convencional poderia explicar tal fato.

Embora o real impacto que as variações da glicemia podem causar ainda não esteja estabelecido, é cada vez maior o nível de evidência que a relaciona com a variabilidade glicêmica e o aparecimento de complicações micro e também macrovasculares.

Recentemente, alguns estudos foram publicados e mostraram que níveis oscilantes de glicemia estão associados à disfunção endotelial e ao aumento do estresse oxidativo, que é considerado uma das bases fisiopatológicas de diversas complicações do diabetes.[7,22-24] Foi demonstrado ainda que o impacto deletério da hiperglicemia continuada e estável sobre a função endotelial é menor do que aquele observado quando existe variabilidade glicêmica.[7,23,24,33] Além disso, quanto maior a oscilação da glicemia, maior a intensidade do estresse oxidativo.[7]

Existem diversas maneiras de se medir a variação de glicemia. Em se tratando de exames laboratoriais, a detecção urinária de 8-iso-prostaglandina $F_2\alpha$ ($PGF_2\alpha$) pode ser avaliada e é um marcador de estresse oxidativo que correlaciona-se de maneira direta às flutuações da glicemia ao longo do dia, mas não à HbA1c.[23]

Na prática clínica, a VG pode ser determinada a partir de 2 métodos principais: o desvio padrão de medidas obtidas por AMGC ou pela amplitude média das excursões glicêmicas obtidas por CGM, que é mais conhecida pela sua sigla em inglês MAGE (*mean amplitude of glycemic excursion*). MAGE é calculada a partir da média aritmética das diferenças entre picos e nadir consecutivos de medidas obtidas por meio da utilização de um aparelho de CGM por um período de 48 h. Apesar de ser considerado o padrão-ouro para a avaliação da VG, a necessidade de colocação do CGM ainda é fator limitante para o uso disseminado da MAGE.

A ampla disponibilidade de glucosímetros faz com que essa ferramenta seja a mais utilizada para o cálculo da VG. São necessárias 6 a 7 medidas de glicemia capilar por dia, 3 dias por semana, durante 4 semanas. Os resultados obtidos são transferidos para um computador, em que são analisados por meio de *software* específico, que gera um gráfico de perfil glicêmico e calcula os valores de glicemia média semanal (GMS) e VG, que é expressa em termos de desvio padrão (DP) do conjunto de dados glicêmicos do período. O recomendado é que o DP multiplicado por 2 deve ser inferior à média da glicemia. Alguns autores preconizam que o DP multiplicado por 3 deve ser inferior à média da glicemia.

A análise em conjunto desses parâmetros permite a interpretação mais precisa do desempenho clínico do paciente e é útil principalmente nos casos em que se observa um nível de HbA1c aparentemente normal, à custa de amplas variações da glicemia para cima e para baixo.

PREVENÇÃO E CONTROLE DE FATORES DE RISCO CARDIOVASCULARES

A doença cardiovascular é a principal causa de óbito em pacientes com diabetes.[34] O risco de eventos vasculares nestes pacientes é 3 vezes maior, como apontam diversos estudos. As alterações metabólicas do diabetes conduzem a um ambiente muito particular de progressão e aceleração da aterosclerose, sendo este processo agravado pela associação de outros fatores de risco, sobretudo a hipertensão arterial, a dislipidemia e o tabagismo. O combate ao excesso de peso, à hipercoagulabilidade e ao sedentarismo também deve ser considerado estratégia terapêutica importante.[35] Sabemos que mais de 60% da morbidade, mortalidade e gastos em saúde nos pacientes com DM2 são dependentes da doença macrovascular.

Pressão arterial

A hipertensão arterial sistêmica (HAS) é uma comorbidade que afeta a grande maioria da população diabética. Sua prevalência varia de acordo com a idade, tipo de diabetes, índice de massa corporal e etnia. Frequentemente, a HAS, no DM1, é resultado da evolução da nefropatia, e, no DM2, ela coexiste com outros fatores de risco cardiovasculares.

A pressão arterial (PA), no paciente com diabetes, deve ser mensurada de rotina a cada consulta médica. O alvo da pressão arterial, para a American Diabetes Association, deve ser < 140 × 80 mmHg. Entretanto, o Eight Joint National Committee (JNC 8) estabelece como alvo para pacientes em DM, a PA de < 140 × 90 mmHg. Para pacientes acima do alvo, devem ser iniciadas modificações do estilo de vida, o que inclui uma dieta com restrição de sódio (até 1,5 g/dia) e aumento da ingestão de potássio, perda de peso, atividade física e restrição de álcool.

Caso sejam confirmadas em 2 ocasiões PAS acima de 140 mmHg e PAD acima de 90 mmHg, deve-se iniciar, além de modificações do estilo de vida, a terapia farmacológica, como indicado na Tabela 9.5.

Tabela 9.5 Recomendações para adultos, gestantes, crianças e adolescentes

	Pressão arterial sistólica (PAS)	Pressão arterial diastólica (PAD)
Adultos	< 140 mmHg	< 80 mmHg* < 90 mmHg**
Gestantes com diabetes e hipertensão arterial	110 mmHg a 129 mmHg	65 mmHg a 79 mmHg
Crianças e adolescentes com DM1	< percentil 90 para idade, sexo e percentil de altura	

* Para a American Diabetes Association (ADA).
** Para o Eight Joint National Committee (JNC 8).

Durante a gestação de uma paciente com DM e hipertensão, os alvos pressóricos devem se situar entre 110 mmHg e 129 mmHg para PAS e 65 mmHg e 79 mmHg para PAD, com o intuito de evitar desfechos materno-fetais indesejáveis.

Lipídios

O alvo principal da terapêutica é normalizar o colesterol de lipoproteínas de baixa densidade (LDL). A estratégia secundária envolve o aumento do colesterol de lipoproteínas de alta densidade (HDL) e a redução de triglicerídeos. Os consensos atuais recomendam maior foco no colesterol não HDL e na apolipoproteína B em pacientes com diabetes, pois estes apresentam, apesar de níveis considerados normais de LDL, partículas mais aterogênicas por serem pequenas e densas.[17]

Em pacientes com diabetes e doença arterial coronariana (DAC) estabelecida ou > 40 anos de idade com mais de um fator de risco cardiovascular, o uso de estatina está recomendado, independentemente do perfil lipídico. Para indivíduos com DAC estabelecida, o alvo de LDL deve ser < 70 mg/dL. Para aqueles sem DAC, o LDL deve se manter < 100 mg/dL. Caso o indivíduo não alcance o alvo recomendado com a terapia medicamentosa máxima tolerada, um alvo de LDL < 30% a 40% o basal pode ser recomendado (Tabela 9.6).[17,36]

Em 2013, a American College of Cardiology/American Heart Association Task Force estabeleceram um novo guideline com metas a serem atingidas no tratamento de dislipidemia, que serão abordadas no capítulo de "Diabetes e dislipidemia".

Tabela 9.6 Metas das dosagens dos lipídios em adultos com diabetes

	Alvo
Colesterol total	< 200 mg/dL
LDL	< 100 mg/dL < 70 mg/dL (DAC estabelecida)
HDL	> 40 mg/dL Homens > 50 mg/dL Mulheres
Triglicérides	< 150 mg/dL
Colesterol não HDL	< 130 mg/dL < 100 mg/dL (DAC estabelecida)
APO B	< 90 mg/dL < 80 mg/dL (DAC estabelecida)

DAC = doença arterial coronariana; HDL = lipoproteína de alta densidade; LDL = colesterol de baixa densidade.

Em caso de hipertrigliceridemia grave, mudanças no estilo de vida (MEV) e fibratos, ou niacina, devem ser a terapia principal, com o objetivo de reduzir o risco de pancreatite.[17]

A dosagem do perfil lipídico na infância deve ser indicada em crianças > 2 anos de idade que apresentam história familiar de hipercolesterolemia, DAC precoce (< 55 anos) ou história familiar desconhecida. Caso a história familiar seja negativa, deve-se solicitar o perfil lipídico em crianças com diabetes apenas na puberdade (> 10 anos). O alvo do LDL em crianças é < 100 mg/dL (Tabela 9.7).

Tabela 9.7 Metas das dosagens dos lipídios para crianças e adolescentes com DM1

	Alvo
Colesterol total	< 200 mg/dL
LDL	< 100 mg/dL
HDL	> 40 mg/dL
Triglicérides	< 150 mg/dL

HDL = lipoproteína de alta densidade; LDL = colesterol de baixa densidade.

Tabagismo

O tabagismo, por meio de diferentes ações metabólicas e vasculares, potencializa as complicações do diabetes e aumenta a mortalidade, constituindo um fator de risco cardiovascular independente.[34,39] O tabagismo promove a hiperativação do sistema nervoso simpático, o aumento da liberação de cortisol e da resistência à insulina. Além disso, o tabagismo frequentemente se associa a um estilo de vida inadequado, caracterizado pelo sedentarismo e o consumo excessivo de álcool.

Todos os pacientes com DM devem ser encorajados a evitar ou abandonar o cigarro. A cada consulta, deve-se explicar os riscos do tabagismo em relação ao diabetes e questionar se o paciente deseja parar. Caso o paciente esteja motivado a parar de fumar, deve-se traçar uma estratégia terapêutica individualizada e oferecer terapia farmacológica, caso necessário.[17] Se possível, deve-se encaminhar o paciente para uma unidade de tratamento especializada.

Exercício físico

A prática regular de exercícios físicos está associada a melhora do controle glicêmico, redução dos fatores de risco cardiovasculares, perda de peso, melhora da autoestima e sensação de bem-estar.[40]

É recomendado que indivíduos > 18 anos de idade pratiquem, em média, 150 min por semana (30 a 60 min por dia) de atividade física de moderada intensidade (50% a 70% da frequência cardíaca máxima), ou 75 min de atividade física vigorosa por semana ou uma combinação equivalente.[17] Na ausência de contraindicações, a musculação que envolve os principais grupamentos musculares também é recomendada 2 ou mais vezes por semana. Nos adultos idosos com limitações osteoarticulares, o treinamento progressivo da resistência pode ser uma estratégia excelente para melhorar a resistência à insulina e o controle metabólico. Alguns estudos evidenciaram redução do valor absoluto da HbA1c em 1,2% com um programa de exercícios físicos de resistência praticados por idosos 3 vezes por semana.[41-43]

O *screening* para doença arterial coronariana em indivíduos assintomáticos que planejam iniciar uma atividade física permanece controverso. Alguns autores recomendam realizar uma avaliação cardiológica com teste de esforço em pacientes com diabetes, sedentários e com mais de um fator de risco cardiovascular (HAS, dislipidemia, tabagismo, nefropatia, neuropatia autonômica, retinopatia, idade acima de 35 anos, independentemente da existência de outros fatores de risco, e idade acima de 25 anos, com mais de 15 anos com DM1, ou mais de 10 anos com DM2).

Algumas precauções também devem ser tomadas antes do início da atividade. É recomendado que o indivíduo com diabetes:

- Use um cartão de identificação.
- Mantenha, sempre ao alcance, carboidratos de absorção rápida para correções; glicêmicas eventualmente necessárias.
- Avalie os pés antes e após os exercícios.

- Utilize calçados adequados com meias brancas de algodão ou poliéster.
- Faça ingestão de líquidos adequadamente.

A glicemia capilar deve ser medida antes, durante e após a prática de atividade física com o intuito de avaliar o efeito do exercício no indivíduo. É interessante salientar que a prática de exercícios vigorosos pode levar a tendência à hiperglicemia e não diminuição da glicose, que, no entanto, pode ocorrer mais tarde. Em caso de glicemia < 100 mg/dL, se o paciente estiver em uso de insulina ou secretagogos, deve-se ingerir uma quantidade extra de carboidratos, de acordo com o tipo de atividade. Caso a glicemia esteja > 250 mg/dL, com cetonúria/cetonemia negativas e o paciente estiver se sentindo bem, a prática de atividade física não precisa ser interrompida.

Em pacientes em uso de insulina humana, recomenda-se não injetar em áreas próximas aos músculos que serão mais utilizados. Os pacientes com diabetes também devem ser avaliados quanto às condições que contraindiquem a prática de atividade física, hipertensão arterial sistêmica não controlada, retinopatia proliferativa, neuropatia periférica e autonômica e nefropatia diabética (Tabela 9.8).[17,36]

Tabela 9.8 Situações especiais e a prática de atividade física

Situações especiais	Comentários
Retinopatia diabética	Pelo risco de hemorragia vítrea ou descolamento de retina, os exercícios vigorosos ou de resistência de alta intensidade devem ser contraindicados em casos de retinopatia proliferativa ou retinopatia não proliferativa grave
Neuropatia periférica	Estimular atividades físicas sem sustentação de peso (p. ex., hidroginástica, natação, bicicleta)
Neuropatia autonômica	Risco de hipotensão postural, resposta cardíaca diminuída ao exercício, alteração da termorregulação e absorção imprevisível de carboidratos, predispondo a maior risco de hipoglicemia A neuropatia autonômica está fortemente associada à doença cardiovascular. Portanto, alguns autores recomendam que esses pacientes sejam submetidos a uma avaliação cardiológica rigorosa
Nefropatia diabética	Não existe restrição à atividade física A micro e a macroalbuminúria estão associadas à disfunção cardiovascular. Portanto, esses pacientes também devem ser submetidos a uma avaliação cardiológica cuidadosa

Índice de massa corporal (IMC) e circunferência abdominal (CA)

A obesidade é considerada atualmente uma doença de prevalência crescente e um dos principais problemas de saúde pública na sociedade moderna. Sua relação com o DM2 é bem estabelecida. Indivíduos com sobrepeso ou obesidade têm aumento significativo do risco de desenvolverem diabetes. Além disso, a obesidade exacerba as anormalidades metabólicas do diabetes, como a hipertensão e a dislipidemia. Perda de peso modesta (em torno de 5% do peso corporal) está associada à redução da resistência à insulina e da glicemia, melhora do perfil lipídico e da pressão arterial.[44]

A medida da circunferência abdominal (CA) é um método considerado simples na avaliação da distribuição da gordura corporal. É a medida com melhor correlação à quantidade de gordura visceral e, consequentemente, ao risco metabólico e cardiovascular. De acordo com a International Diabetes Federation (IDF), os valores de corte para a medida da CA devem ser determinados conforme a etnia (Tabela 9.9), o que muitas vezes é difícil de ser definido na população brasileira.

Tabela 9.9 Medidas de cintura definidas por sexo e etnia, segundo a IDF

	Mulheres (cm)	Homens (cm)
Europeus	80	94
Sul-asiáticos/Chineses	80	90
Sul-americanos/Africanos	80	90
Japoneses	90	85

O tratamento farmacológico da obesidade (Tabela 9.10) está indicado na falência do tratamento não farmacológico quando IMC > 30 kg/m^2, ou IMC > 27 kg/m^2 associado a comorbidades, como o diabetes *mellitus*.

As dietas de baixo teor calórico pela restrição de carboidratos e/ou gorduras parecem ser as mais efetivas para promover a perda de peso, especialmente quando associadas a um plano de exercícios físicos regulares. A restrição de gorduras deve contemplar ingestão de gordura saturada < 7%, e a ingestão de gordura *trans* deve ser evitada. O consumo de fibras na dieta (14 g/1.000 kcal) também deve ser estimulado.[17]

A cirurgia bariátrica parece ser uma opção para os pacientes diabéticos com IMC > 35 kg/m^2, que não apresentem controle da glicemia ou de outras comorbidades associadas com mudança do estilo de vida e terapia farmacológica.

Tabela 9.10 Classificação da OMS para avaliação do perfil antropométrico-nutricional em adultos

	IMC
Baixo peso	< 18,5 kg/m^2
Normal	18,5 a 24,9 kg/m^2
Sobrepeso	25 a 30 kg/m^2
Obesidade grau 1	30 a 35 kg/m^2
Obesidade grau 2	35 a 40 kg/m^2
Obesidade grau 3	> 40 kg/m^2

No entanto, o procedimento acarreta alguns riscos exige acompanhamento clínico ao longo de toda a vida. Em alguns estudos, foi demonstrada melhora significativa do controle glicêmico ou até normalização da glicemia, dependendo da técnica utilizada, em pacientes com DM2 que foram submetidos à cirurgia bariátrica.[45,46]

Quando se trata de crianças e adolescentes, é recomendado verificar a cada consulta seu peso, altura, calcular o seu IMC e analisar os valores utilizando-se gráficos apropriados. Esses valores são importantes para avaliar se o ritmo de crescimento da criança está adequado ao padrão familiar e recalcular o valor calórico de sua dieta e a necessidade de insulina. Define-se como obesa a criança que apresenta IMC > percentil 85 para idade e sexo. Nesse caso, mudanças no estilo de vida e dieta se fazem necessárias para promover perda de peso.

Hipercoagulabilidade

É sabido que o risco de doença arterial coronariana (DAC) encontra-se bastante elevado em pacientes com diabetes. Com base em resultados recentes de ensaios clínicos com grande número de pacientes e metodologia satisfatória, as principais sociedades revisaram seus critérios para utilizar o ácido acetilsalicílico (AAS) na prevenção primária. De acordo com o novo critério, o uso do AAS (75 a 162 mg/dia) para prevenção primária fica recomendado para pacientes com DM1 ou 2 com risco cardiovascular aumentado (> 10% em 10 anos). Geralmente, pacientes > 50 anos (homens) ou > 60 anos (mulheres) com fatores de risco cardiovasculares adicionais, como hipertensão, micro ou macroalbuminúria, dislipidemia, tabagismo e história familiar de DAC, terão indicação de AAS pelo novo critério (Tabela 9.11). Para pacientes abaixo da faixa etária estabelecida com múltiplos fatores de risco cardiovascular, o julgamento clínico se faz necessário.[47]

Tabela 9.11 Indicações para o uso do AAS na prevenção primária em adultos portadores de diabetes *mellitus*

Homens > 50 anos e mulheres > 60 anos com mais um fator de risco cardiovascular	Hipertensão arterial
	Micro ou macroalbuminúria
	Dislipidemia
	Tabagismo
	História familiar de DAC

DAC = doença arterial coronariana.

Salvo contraindicações (alergia, tendência a sangramentos, doença hepática ativa, hemorragia gastrintestinal recente) ou intolerância, o uso do AAS para prevenção secundária (infarto agudo do miocárdio prévio ou angina, *bypass* vascular, claudicação intermitente, acidente vascular encefálico isquêmico ou ataque isquêmico transitório) permanece recomendado devido a seus incontestáveis benefícios. Em caso de alergia ao AAS, o uso do clopidogrel deve ser considerado.

PERSPECTIVAS

Existem alguns parâmetros cuja importância ainda não se encontra bem definida na prática clínica devido à falta de grandes estudos concluídos. Como exemplo, podemos citar as medidas dos produtos finais da glicosilação, dos produtos resultantes de estresse oxidativo e dos triglicerídeos pós-prandiais. Existe um leque de possibilidades terapêuticas que ainda não foi esgotado. Portanto, no futuro, mudanças no perfil de acompanhamento e critérios de controle do diabetes são esperadas.

CONCLUSÃO

O alcance dos objetivos no controle do paciente com diabetes não é tarefa fácil. Os esforços para reduzir a glicemia devem ser individualizados e balanceados entre os riscos e os benefícios. Deve-se ter em mente que, além de evitar as complicações, tanto agudas quanto crônicas do diabetes, preservar a qualidade de vida do indivíduo também é prioridade.

Hoje em dia, está claro que apenas o controle da glicemia não é suficiente para conter o processo de aterosclerose, especialmente nos indivíduos com DM2. Os consensos atuais reforçam a importância de um tratamento global do diabético, objetivando o processo educacional e também o combate aos fatores de risco cardiovascular.

REFERÊNCIAS BIBLIOGRÁFICAS

1. Gonder-Frederick LA, Julian DM, Cox DJ et al. Self-measurement of blood glucose: Accuracy of self-reported data and adherence to recommended regimen. Diabetes Care. 1988; 11 (7):579-85.
2. Funnell MM, Brown TL, Childs BP et al. National standards for diabetes self-management education. Diabetes Care. 2007; 30:1630-7.
3. Norris SL, Lau J, Smith SJ et al. Self-management education for adults with type 2 diabetes: A meta-analysis of the effect on glycemic control. Diabetes Care. 2002; 25:1159-71.
4. Gary TL, Genkinger JM, Guallar E et al. Meta-analysis of randomized educational and behavioral interventions in type 2 diabetes. Diabetes Educ. 2003; 29:488-501.
5. Cochran J, Conn VS. Meta-analysis of quality of life outcomes following diabetes self-management training. Diabetes Educ. 2008; 34:815-23.
6. The Diabetes Control and Complications Trial Research Group. The effect of intensive treatment of diabetes on the development and progression of long-term complications in insulin-dependent diabetes mellitus. New Eng J Med. 1993; 329:977-86.
7. UK Prospective Diabetes Study (UKPDS) Group. Intensive blood-glucose control with sulfonylurea or insulin compared with conventional treatment and risks of complications in patients with type 2 diabetes (UKPDS 33). Lancet. 1998; 352:837-53.
8. Shichiri M, Ohkubo Y, Kishikawa H et al. Long-term results of the Kumamoto study on optimal diabetes control in type 2 diabetes mellitus. Diabetes Care. 2000; 23 (Suppl. 2):B21-B29.
9. The Action to Control Cardiovascular Risk in Diabetes Study Group. Effects of intensive glucose lowering in type 2 diabetes. N Engl J Med. 2008; 358:2545-59.
10. Duckworth W, Abrara C, Moritz T. Glucose control and vascular complications in veterans with type 2 diabetes. New Eng J Med. 2008.
11. The ADVANCE Collaborative Group. Intensive Blood Glucose Control and Vascular Outcomes in Patients with Type 2 Diabetes. N Engl J Med. 2008; 358: 2560-72.
12. Skyler JS, Bergenstal R, Bonow RO et al. American Diabetes Association, American College of Cardiology Foundation, American Heart Association. Intensive glycemic control and the prevention of cardiovascular events: Implications of the ACCORD, ADVANCE, and VA diabetes trials: A position statement of the American Diabetes Association and a scientific statement of the American College of Cardiology Foundation and the American Heart Association. Diabetes Care. 2009; 32:187-92.
13. Murray P, Chune GW, Raghavan VA. Legacy effects from DCCT and UKPDS: what they mean and implications for future diabetes trials. Current Atherosclerosis Reports. 2010; 12 (6):432-9.
14. The Diabetes Control and Complications Trial/Epidemiology of Diabetes Interventions and Complications Research Group. Retinopathy and nephropathy in patients with type 1 diabetes four years after a trial of intensive therapy. N Engl J Med. 2000; 342:381-9.
15. Holman RR, Paul SK, Bethel MA et al. 10-Year follow-up of intensive glucose control in type 2 diabetes. N Engl J Med. 2008; 359:1577-89.
16. Martin CL, Albers J, Herman WH et al. DCCT/EDIC Research Group. Neuropathy among the diabetes control and complications Trial cohort 8 years after trial completion. Diabetes Care. 2006; 29:340-4.
17. American Diabetes Association. Standards of medical care in diabetes. Diabetes Care. 2010; 33 (Suppl. 1): S11-S61.
18. American Association of Clinical Endocrinologists. Medical guidelines for clinical practice for the management of diabetes mellitus. AACE diabetes Mellitus Clinical Practice Guidelines Task Force. Endocrine Practice. 2007; 13 (Suppl. 1):3-68.
19. Sociedade Brasileira de Diabetes. Diretrizes da Sociedade Brasileira de Diabetes 2009. 3. ed. São Paulo: AC Farmacêutica; 2009.
20. Bonora E, Corrao G, Bagnardi V et al. Prevalence and correlates os post-prandial hyperglycaemia in a large sample of patients with type 2 diabetes mellitus. Diabetologia. 2006; 49 (5):846-54.
21. DECODE Study Group. Glucose tolerance and cardiovascular mortality: Comparison of fasting and 2-hour diagnostic criteria. Arch Intern Med. 2001; 161 (3):397-405.

22. Monnier L, Colette C. Glycemic variability. Should we and can we prevent it? Diabetes Care. 2008; 21 (Suppl. 2):150-4.

23. Monier L, Mas E, Ginet C et al. Activation of oxidative stress by acute glucose fluctuation compared with sustained chronic hyperglicemia in patients with type 2 diabetes. JAMA. 2006; 295 (14):1681-7.

24. Brownlee M et al. Glycemic Variability: A hemoglobin A1c-independent risk factor for diabetic complications. JAMA. 2006; 295 (14):1707-8.

25. Shiraiwa T, Kaneto H, Miyatsuka T et al. Post-prandial hyperglycemia is an important predictor of the incidence of diabetic microangiopathy in Japanese type 2 diabetic patients. Biochem Biophys Res Commun. 2005; 336 (1):339-45.

26. Brasil. Ministério da Saúde. Estudo multicêntrico sobre a prevalência de diabetes mellitus no Brasil: Resultado. Brasilia: MS; 1991.

27. Metzger BE, Buchanan TA et al. Summary and recommendations of the Fifth International Workshop-Conference on Gestational Diabetes Mellitus. Diabetes Care. 2007; 30(Suppl. 2):251-60.

28. Kitzmiller JL, Block JM, Brown FM et al. Managing preexisting diabetes for pregnancy: Summary of evidence and consensus recommendations for care. Diabetes Care. 2008; 31:1060-79.

29. The NICE-SUGAR Study Investigators. Intensive versus conventional glucose control in critically ill patients. N Engl J Med. 2009; 360:1283-97.

30. Boule NG, Haddad E, Kenny GP et al. Effects of exercise on glycemic control and body mass in type 2 diabetes mellitus: A meta-analysis of controlled clinical trials. JAMA. 2001; 286:1218-27.

31. Boland EA, Delucia M, Brandt CA et al. Limitation of conventional methods of self blood glucose monitoring: lessons learned from three days of continuous glucose monitoring (CGMS) in pediatric patients with type 1 diabetes. Diabetes. 2000; 49 (Suppl. 1):397.

32. Juvenile Diabetes Research Foundation Continuous Glucose Monitoring Study Group, Tamborlane WV, Beck RW et al. Continuous glucose monitoring and intensive treatment of type 1 diabetes. N Engl J Med. 2008; 359:1464-76.

33. Ceriello A et al. Oscillating glucose is more deleterious to endothelial function and oxidative stress than mean glucose in normal and type 2 diabetic patients. Diabetes. 2008; 57:1349-54.

34. Geiss S, Herman WH, Smith PJ. Mortality in non-insulin dependent diabetes, In: Harris M. Diabetes in America/National Diabetes Data Group. 2nd ed. Maryland: Bethesda (National Institute of Health); 1995. p. 133-55.

35. Gaede P, Lund-Anderson H, Parvin HH et al. Effect of a multifactorial intervention on mortality in type 2 diabetes. New Eng J Med. 2008; 358:580-1.

36. American Diabetes Association. Standards of care in diabetes. Diabetes Care. 2014; vol 37(Suppl. 1):S14-S80.

37. James PA, Oparil S, Carter BL et al. 2014. Evidence Based Guideline for the Management of High Blood Pressure in Adults. JAMA 2014; 31(S):507-20.

38. Stone, NJ, Robinson J, Lichtenstein A *et al.* 2013 ACC/AHA Guideline on The Treatment of Blood Cholesterol to reduce Atherosclerotic Cardiovascular Risk in Adults. J. Am Coll Cardiol 2013; Nov 12.

39. American Diabetes Association. Smoking and diabetes mellitus. Diabetes Care. 2004; 27 (Suppl. 1):74.

40. Nathan DM, Kuenen J, Borg R et al. A1c-Derived Average Glucose Study Group. Translating the A1C assay into estimated average glucose values. Diabetes Care. 2008; 31:1473-8.

41. Cauza E, Hanusch-Enserer U, Strasser B et al. The relative benefits of endurance and strength training on the metabolic factors and muscle functionof people with type 2 diabetes mellitus. Arch Phys Med Rehabil. 2005; 86:1527-33.

42. Dustan DW, Daly RM, Owen N et al. High-intensity resistance training improves glycemic control in older person with type 2 diabetes. Diabetes Care. 2002; 25:1729-35.

43. Castaneda C, Layne JE, Munoz-Orians L et al. A randomized controlled trial of resistance exercise training to improve glycemic control in older adults with type 2 diabetes. Diabetes Care. 2002; 25:2335-41.

44. Klein S, Sheard NF, Pi-Sunyer X et al. American Diabetes Association, North American Association for the Study of Obesity, American Society for Clinical Nutrition. Weight management through lifestyle modification for the prevention and management of type 2 diabetes: Rationale and strategies: A statement of the

American Diabetes Association, the North American Association for the Study of Obesity, and the American Society for Clinical Nutrition. Diabetes Care. 2004; 27:2067-73.

45. Buchwald H, Estok R, Fahrbach K et al. Weight and type 2 diabetes after bariatric surgery: Systematic review and meta-analysis. Am J Med. 2009; 122:248-56.

46. Dixon JB, O'Brien PE, Playfair J et al. Adjustable gastric banding and conventional therapy for type 2 diabetes: A randomized controlled trial. JAMA. 2008; 299:316-23.

47. Pignone M, Alberts MJ, Colwell JA et al. Aspirin for primary prevention of cardiovascular events in people with diabetes: a position statement of the American Diabetes Association, a scientific statement of the American Heart Association, and an expert consensus document of the American College of Cardiology Foundation. Diabetes Care. 2010; 33(6):1395-402.

Tratamento não medicamentoso do diabetes *mellitus*

10.1 Plano educativo

10.2 Plano alimentar

10.3 Plano de exercícios físicos

Plano educativo

Mariangelica Oliveira da Silva
Zely Pereira Dias
Maria Heloisa Monteiro de Resende
Esther Pinto

"Não há educação sem amor. O amor implica luta contra o egoísmo.
Quem não é capaz de amar os seres inacabados não pode educar."

PAULO FREIRE

INTRODUÇÃO

O diabetes *mellitus* (DM) é uma doença crônica que necessita de cuidados especiais do indivíduo em relação ao comportamento para o autocuidado. Consideramos a educação em diabetes efetiva quando observamos mudanças no comportamento do paciente e no de seus familiares a curto, médio e longo prazos.

O compromisso do profissional de saúde, na atenção ao indivíduo portador de DM, nos faz acreditar que a educação é a alavanca para o sucesso, na prevenção, no tratamento e no acompanhamento da doença. Novos estudos, tratamentos e novas tecnologias em diabetes, além de profissionais capacitados para participar de um programa de educação em diabetes, estruturado e sistematizado, serão o motivo para o educando alcançar o objetivo, modificar seu comportamento e aceitar a doença como um dos mais importantes problemas de saúde atualmente. Conseguirão acreditar que as complicações podem levar a incapacitações, afastamento do convívio social e familiar, desemprego e que, sem tratamento adequado, terão uma vida de dependência de outras pessoas; familiares, amigos, e constantes dias de intercorrências, com internações frequentes.

Para o educador Paulo Freire, a educação tem caráter permanente e a sabedoria parte da ignorância. Não há ignorantes absolutos. Não há educados e não educados. Estamos todos nos educando. Também tiramos proveito por estarmos envolvidos com portadores de DM, afinal eles convivem diariamente com a doença, por um longo tempo da vida, independentemente do jeito como vivem, com as exigências e as dificuldades para conseguir o controle de sua glicemia. É preciso saber reconhecer que muitas vezes temos que nos render aos conhecimentos e vivências dos educandos, a partir do momento que todos da equipe de educadores serão beneficiados com as experiências positivas não encontradas em livros, panfletos e cartazes educativos.

Participar de um programa de educação em diabetes por obrigação não surtirá efeitos para o educador sobre o conteúdo repassado para o educando e vice-versa. Deve partir da vontade de ensinar, treinar o indivíduo com DM, seus familiares e amigos. Se assim não for, serão percebidos os desencontros de informações e a falta de credibilidade do programa, não havendo, assim, incentivo para continuar, mas falta de compromisso e afastamento do processo educativo contínuo pelo paciente. Não há educação imposta. Tudo deve ser espontâneo, principalmente a busca pelo saber. A motivação para o bom controle deve nascer da vontade de mudar o estilo de vida e não das ameaças de complicações do DM mal controlado. Por isso, todos nós, educadores e educandos, devemos pensar na qualidade da vida que estamos vivendo, e não simplesmente repassando e recebendo ensinamentos.

Para a Associação Americana de Educadores em Diabetes (AADE), a educação em diabetes foi vista, durante muitos anos, como uma forma de transmitir conhecimentos, ensinar habilidades para o autocuidado e exigir o cumprimento às recomendações terapêuticas. Nela, os profissionais são considerados os *experts* e o processo educativo é passivo e centrado no educador. Por esses motivos, tem sido considerado inadequado para a prática da educação do paciente diabético. A AADE preconiza uma abordagem educacional mais moderna, denominada *Empowerment Approach*, cujo maior objetivo é capacitar pacientes e familiares no manejo diário do diabetes, conferindo a eles autonomia e responsabilidade compartilhada com a equipe de profissionais que os assistem. Para os educadores atuais, essa declaração é um alerta. Devemos sempre reavaliar o processo educativo em diabetes para não haver acomodação.

Educar um indivíduo com diabetes consiste em uma atividade dinâmica e ativa, que capacita o paciente a melhorar habilidades para o autocontrole e criar independência.

O autocuidado como suporte educativo já existe como proposta de assistência desde o surgimento da enfermagem moderna. Porém, a ênfase maior foi dada a partir da teoria do autocuidado de Orem (1980), cuja premissa básica é a crença de que o homem tem habilidades inatas para cuidar de si mesmo e que pode se beneficiar com o cuidado da equipe de saúde, quando apresenta limitações decorrentes da falta de saúde.

O preparo para o autocuidado do paciente diabético representa a forma de desparternalizar a assistência, tornando-a participativa.

Os educadores em diabetes devem estar cientes de que por vezes serão considerados profissionais que colaboram para as mudanças de estilo de vida dos pacientes, por estarem mais próximos dos pacientes e de seus familiares no processo educativo. Devemos ter conhecimento da história pessoal, familiar e clínica, da situação presente, de seus conhecimentos, bem como da sua aceitação e dos receios sobre a doença. Somos facilitadores do processo educativo e peças indispensáveis para o sucesso do tratamento.

Para montar um programa de educação em diabetes, devemos ter conhecimento das características da população que será atendida. Conhecer o nível de instrução e educação, os costumes étnicos e os hábitos sociais e de alimentação dos pacientes é um bom começo. Lembre-se sempre de que cada paciente é um paciente diferente quando elaboramos um plano de cuidados. Dê atenção às individualidades e às limitações de cada um.

O engajamento de todos os componentes da equipe multiprofissional para assistência do indivíduo com DM, com reuniões, cursos de capacitação, atualização e especialização em DM, é importante na valorização do tratamento e na promoção das mudanças no estilo de vida dos educandos.

Hoje podemos afirmar que a educação em diabetes é a grande responsável pela melhoria da qualidade de vida dos portadores de diabetes. Os educadores também podem ser considerados guias para a condução e a continuidade do tratamento e o bom controle do DM. Perceba se o paciente está feliz, participante e compartilhando com você os resultados positivos de seu tratamento. Em caso positivo, a educação em diabetes já estará fazendo efeito e é parte do tratamento.

QUEM SÃO OS EDUCADORES

Uma equipe de profissionais preparados para transmitir conhecimentos e treinar os pacientes para o autocuidado do DM. Não podemos deixar de incluir o paciente e seus familiares como elementos da equipe, pois, afinal, é para eles que formamos nossa equipe e que nos aprofundamos em conhecimentos sobre DM. Sem a participação deles, não haveria troca de informações e conhecimentos, e nossa abordagem seria unilateral. É muito importante a troca de experiências. O profissional que se propõe a participar de um programa de educação em diabetes deve ter noções básicas sobre a doença, seus fatores de risco, prevenção, diagnóstico, classificação da DM, tratamento medicamentoso, planejamento alimentar etc. Uma equipe bem estruturada, a princípio, é formada por:

- Médicos especialistas em DM.
- Professor de educação física.
- Nutricionista.
- Enfermeiro.
- Podologista.
- Psicólogo.
- Assistente social.
- Farmacêutico.

Outros profissionais podem ser consultados, quando for necessária solicitação de pareceres e auxílio à equipe no tratamento. Por exemplo, médicos de outras especialidades, como: oftalmologistas, dermatologistas, infectologistas, neurologistas, terapeutas ocupacionais etc.

Sendo assim, a instituição, seja ela pública ou privada, deve estar preparada para iniciar e manter ativo o programa de educação, prevenção e controle do DM.

Nos encontros com os pacientes, nem todos os educadores estarão presentes, porém os pacientes deverão receber atenção, orientações e treinamento, conforme o planejamento educacional elaborado, com a designação e competência de cada membro da equipe. Cada profissional com sua parcela de contribuição para o ajuste e acompanhamento do tratamento e todos entrelaçados no mesmo objetivo, com a mesma linguagem e com a mesma metodologia adotada. O médico especialista em DM e o enfermeiro são profissionais mais frequentes, pelas próprias necessidades dos educandos, principalmente no início do diagnóstico.

Educadores despreparados, sem perfil para transmitir conhecimentos e despertar habilidades no educando, não transmitem segurança. Erram em detalhes cruciais para a prática diária do lidar com a doença e, com isso, contribuem para a evasão do paciente do programa. Lembre-se: ele foi encaminhado para o programa em busca de educação e treinamento para o autocuidado em DM, mas não se esqueça também de que não somos 100% educadores. Também falhamos, porém não podemos permanecer fingindo que estamos educando. Aprofunde-se em seus conhecimentos junto com sua equipe de educadores constantemente. Supere a cada dia suas dificuldades em transmitir seus conhecimentos. Respeite suas limitações em relação às suas atribuições na equipe e não interfira na função do outro profissional. O educador deve ser treinado para responder aos questionamentos e dúvidas dos educandos, porém não é obrigado a saber de tudo. Busque a resposta do profissional capacitado. Não deixe a dúvida acompanhar o paciente. Afinal, somos uma equipe multiprofissional com a finalidade de guiarmos o indivíduo portador de DM.

REQUISITOS BÁSICOS PARA SER INTEGRANTE DA EQUIPE DE EDUCAÇÃO EM DIABETES

- Estar convicto de que a educação em diabetes transforma o comportamento do educando em diabetes, bem como previne as complicações.
- Ser habitualmente pontual em seus compromissos profissionais.
- Ser assíduo, cumprindo o cronograma, a agenda de reuniões e os encontros com os pacientes e seus familiares.
- Ser capaz de manter um relacionamento harmonioso com a equipe, os pacientes e familiares, sem disputa de comando ou intromissão e desmandos nas atividades de outros membros da equipe. Cada um deve desempenhar seu papel na equipe multiprofissional. O paciente também deve ser informado dos seus direitos e deveres para participar e permanecer no grupo como educando. Um programa bem estruturado deve ter regras, mas sem rigidez.
- Ter habilidade e paciência para ensinar, treinar e repassar habilidades, como o manuseio de equipamentos e aparelhos com novas tecnologias em DM e para utilizar novos recursos didáticos. Temos que evoluir na educação em diabetes para dar melhor assistência ao paciente sob nossos cuidados.
- Ter criatividade no preparo do conteúdo e repasse do mesmo. O conteúdo didático não deve ser cansativo, de difícil compreensão e formal demais, provocando uma barreira na comunicação e distanciamento dos educandos.
- Cumprir o compromisso profissional com os pacientes, familiares, com a equipe de educadores, e com a instituição a que o educador pertence.
- Ter vocação para educador em saúde, em especial nas doenças crônicas degenerativas.
- Gostar muito de estar envolvido com o processo educativo de pacientes diabéticos e seus familiares, tendo a convicção de que será um compromisso duradouro.

O QUE UM PROGRAMA DE EDUCAÇÃO E ATENÇÃO AO DIABÉTICO ESPERA DO PACIENTE

- Capacidade de reconhecer suas condições de saúde.
- Aquisição de conhecimentos sobre sua doença, sinais e sintomas e que seja o condutor do tratamento.
- Alcance dos objetivos do tratamento, principalmente em relação ao controle glicêmico e à prevenção das complicações.
- Obtenção de independência e melhoria nas suas habilidades, após o treinamento para o autocuidado pela equipe de educadores.

- Estímulo para buscar, a cada dia, mais conhecimentos e habilidades sobre sua doença.
- Entendimento da importância de manter boa qualidade de vida e compreensão de que DM mal controlado pode levar a complicações graves e hospitalizações frequentes.
- Relacionamento amigável e de confiança mútua com sua equipe de saúde.
- União com a família na busca do saber, convivendo dia a dia com uma doença crônica, de difícil controle, em que ambos são fundamentais para o sucesso do tratamento.
- Que ele esteja informado e orientado, a respeito de seus direitos, em relação às leis de proteção ao portador de diabetes *mellitus*, como também à proteção constitucional dos direitos à manutenção da saúde.

QUAL A ESTRATÉGIA PARA MANUTENÇÃO DO PROCESSO EDUCATIVO EM DIABETES *MELLITUS*

- Formar uma equipe, com profissionais capacitados, presentes e treinados é o mais importante, que gostem de cuidar do indivíduo portador de diabetes e de sua família, trazendo como resposta ao grupo melhor controle de sua doença.
- Investir no preparo e na qualificação dos profissionais envolvidos com o cuidar do diabético, facilitando e estimulando a participação em congressos, simpósios, cursos de capacitação, palestras etc.
- Assegurar o atendimento dos pacientes pelos profissionais especializados.
- Possibilitar o acesso do paciente e da equipe aos materiais e equipamentos modernos, atualizados e eficientes para diagnóstico e tratamento do DM.
- Ter condições de oferecer o programa educativo individualizado e/ou em grupo para pacientes portadores de DM e seus familiares.
- Elaborar estratégias para a redução dos fatores de risco, por meio de reuniões frequentes da equipe de educadores.
- Estar atento à adesão dos pacientes e dos familiares ao programa de educação e às consultas individuais.
- Diagnosticar os problemas que resultem em absenteísmo e afastamento do paciente e da sua família dos encontros educativos, com a finalidade de reversão desse quadro.
- Estar aberto a mudanças de estratégias na educação, após avaliação dos resultados do programa educativo sobre o nível de adesão do paciente ao tratamento e o alcance da mudança no estilo de vida e comportamento.

- Garantir que um membro da equipe sempre esteja pronto para atender o paciente em caso de situações especiais e em dias de intercorrências.
- Tornar o programa de educação em diabetes contínuo e obrigatoriamente parte do tratamento do paciente diabético, sem interrupções e descrédito pelas instituições.
- Avaliar periodicamente o programa de educação e acompanhamento individualizado, enfatizando os resultados obtidos do educando e dos seus familiares.

Segundo a Comissão Conjunta de Acreditarão de Organizações de Saúde (JCAHO), a documentação da estrutura organizacional, a missão e as metas podem levar à oferta eficiente e eficaz de programas de educação. Devem-se incluir indicadores que possam ser avaliados durante e após o desenvolvimento do programa. Sugerem, como indicadores:

- Missão do programa.
- Estrutura organizacional.
- Orçamento específico e suficiente no plano financeiro.
- Fundos para a remuneração da equipe responsável.
- Equipe com tempo para oferecer educação em diabetes.
- Acesso às ferramentas de ensino pelo grupo responsável.
- Responsabilidade da equipe.

ABORDAGEM DA EQUIPE MULTIDISCIPLINAR

A educação em diabetes deve ser parte integrante dos cuidados ao paciente com diabetes e seus familiares.

Os educadores devem assegurar uma abordagem unificada e coerente. Os profissionais estarão familiarizados e atualizados nos assuntos e abordagens apresentados por cada membro da equipe. Nossa função principal é ouvir cuidadosamente o educando para a educação eficaz. O paciente precisa se sentir participativo em seu tratamento, parte da equipe.

Não devemos fazer juízos de valores, tais como comparações de um paciente com outro menos acometido pelas complicações do DM e também não usar expressões de ameaças para conseguir que ele mude seu comportamento, sua aceitação à doença e seu estilo de vida. Como exemplo, não use a prescrição da insulina como ameaça para que o paciente mantenha bom controle. Ele irá ter uma péssima impressão desse medicamento e certamente se julgará em estado mais grave do que qualquer outro paciente ao seu redor. Provavelmente, não retornará para novos encontros com os educadores em diabetes ou para consultas médicas. Utilize palavras tranquilizadoras, sem ser piegas, mas realistas, sempre que necessário. Nossa intenção não é aterrorizar os pacientes, já que uma equipe de educadores não é um grupo de profissionais que dita regras ou intimida os educandos.

A linguagem não verbal, por gestos e expressões faciais, e o tom de voz podem ser controlados, sem demonstrar uma característica artística. Lembre-se de que você não é um recreador, com palco e plateia. Seja enfático, seguro de si, com uma linguagem clara e objetiva. Não rebusque palavras de difícil compreensão, siglas, abreviaturas ou gírias. Assim, nossos objetivos não serão alcançados e haverá a solução de continuidade do processo educativo, o que será frustrante para todos os membros da equipe de educadores e de atenção ao diabético.

Não minta nem omita informações para os pacientes e seus familiares sobre a condição de saúde em que ele se encontra. Explique a ele que você está prescrevendo para ele e por quê. Caso contrário, será impossível para ele buscar a transformação do estilo de vida que tanto desejamos. Ele deve reconhecer a sua real condição de saúde.

O programa de educação pode e deve ser adaptado às necessidades, capacidades, interesses e conhecimentos preexistentes de cada diabético. Hoje, a maioria de pacientes tem acesso à informação, nos livros, via *internet*, televisão, rádio etc. Temos, como educadores, que acompanhar e estar atualizados com a modernidade dos meios de comunicação.

Todo educador deve se preparar previamente para repassar os conhecimentos nos dias de encontros com os pacientes e seus familiares. Não chegue de improviso ou despreparado, seja no atendimento individual ou em grupo. Separe todo o material didático antecipadamente. Analise os folhetos, cartazes. Não utilize materiais que entristeçam os pacientes, como as complicações vasculares, as amputações e feridas abertas. Com certeza eles já viram ou conhecem alguém com esse problema ou, ainda, alguém nesse estado pode estar presente na reunião. Lembre-se de que eles vieram buscar no grupo a prevenção das complicações, e não se colocar no lugar do outro. Eles já sabem que têm a mesma doença e que estão sujeitos às complicações. Enfatize que aprender e saber cuidar da doença, controlar suas glicemias e manter planejamento alimentar saudável diminui muito as complicações futuras. Afinal, o diabetes é uma doença crônica. Não desanime.

"Quanto mais me capacito como profissional, quanto mais sistematizo minhas experiências, quanto mais me utilizo do patrimônio cultural, que é patrimônio de todos e ao qual todos devem servir, mais aumenta minha responsabilidade com os homens."

Paulo Freire

TIPOS DE ABORDAGEM EDUCATIVA

A maneira como serão transmitidas as informações e os treinamentos em DM dependerá de cada paciente, da avaliação e do diagnóstico do educador, adaptado às necessidades básicas do tipo de pacientes recrutados pelo grupo de educação e dos interesses de cada um.

Espera-se sempre que o educando adquira conhecimentos novos sobre sua doença, ganhe habilidades e se aperfeiçoe nas técnicas e no manejo de materiais, como seringas, agulhas, canetas que aplicam insulina, bombas de infusão contínua de insulinas, glicosímetros, mapas de glicemias etc. Será tudo muito novo para o paciente e seus familiares. O paciente pode ser portador de deficiências impeditivas para o autocuidado, depender de outra pessoa e, por vezes, morar sozinho. Nesses casos, o educador deverá ter estratégias de abordagem educativa e treinamento especial. Não podemos subestimar a capacidade de o paciente aprender e se adaptar as suas condições. Com o tempo, ele deve chegar ao ponto de tomar decisões em relação ao seu tratamento, longe da equipe de educadores. Ele terá seu tratamento e prescrições dos cuidados implementados, como todos os outros portadores de diabetes. Esta situação é um dos exemplos de desafios da educação, e o educador deve estar preparado para enfrentá-la.

O principal desafio para o educador quanto à adesão do paciente e de seus familiares ao tratamento é o desconhecimento sobre sua doença. O diabetes não é previsível; por vezes, os sintomas iniciais passam despercebidos e quando o paciente procura assistência já tem a doença há muitos anos, com complicações. Os esquemas de tratamentos complexos, com equipamentos de difícil manuseio, dispendiosos, para alguns pacientes, podem ser fatores críticos para afastá-los, deixando-os à margem da educação em DM.

A educação pode ser feita individualmente ou em grupo. Para tornar o aprendizado e a rotina menos desgastante há alguns jogos que a equipe pode desenvolver individualmente ou em grupo, como: tentativas de acerto de glicemia, gincanas (pode ser em dupla em que um participante elogie o outro) e outras formas lúdicas de abordagem em educação em diabetes.

Indicação da educação individual

- No momento do diagnóstico, quando se torna necessário transmitir noções básicas ao paciente e à sua família.
- Para os pacientes que apresentam dificuldades de aprendizagem. O ambiente hospitalar e a presença dos profissionais da saúde podem constituir barreiras na educação e no tratamento.
- Para demonstração e treinamento de novos equipamentos, como glicosímetros, canetas aplicadoras de insulinas, bombas infusoras de insulina. Sempre permitir

que o paciente manuseie o equipamento e, se possível, faça a autoaplicação e a utilização dos mesmos durante os encontros.

- Para a avaliação das glicemias capilares e ajuste das medicações.
- Para confidências dos pacientes ou em respeito à exposição de partes do seu corpo nas aplicações de insulina. Quando, por exemplo, o paciente é portador de outra doença, além do diabetes, muitas vezes ele prefere esconder suas dificuldades e suas deformidades, com comportamentos tímidos, ansiedade ou apatia. Temos que respeitá-lo.

Vantagens da educação individual

- Formar uma corrente direta de informação diabética-educador.
- Evitar barreiras na comunicação quando da abordagem de assuntos sobre os quais o diabético evita falar em grupo.
- Avaliar melhor as necessidades básicas dos pacientes e seus familiares, bem como as dificuldades encontradas no momento do diagnóstico.

Inconvenientes da educação individual

O educador terá que dispor de maior tempo para atender os pacientes, um por um, porém dependendo da quantidade isso pode se tornar inviável. Existem técnicas nas quais, para efetiva compreensão e execução, pode ser necessário que se dispense 1 hora ou mais. Lembre-se, por exemplo, de que a primeira vez da aplicação da insulina nunca mais deverá ser esquecida, pois o paciente realizará diariamente a autoaplicação em seu domicilio, em viagens, na escola, na faculdade, onde quer que ele esteja e de maneira correta.

Controle os impulsos. A vontade e a ansiedade do educador de repassar os conhecimentos de uma só vez tornará o encontro cansativo, e informações importantes podem escapar da percepção do educando.

O paciente e seus familiares poderão ficar fora do contexto da educação, de experiências passadas por outros pacientes com mais tempo de diagnóstico, de situações vividas, de erros e acertos e de relatos de pacientes bem-sucedidos. O educador terá mais dificuldades para encorajar o paciente a conseguir transformações em sua vida após o diagnóstico da DM.

Educação em grupo

Vantagens da educação em grupo

- Possibilidade de ser realizada também fora do ambiente da sala de aula, como em colônia de férias, *shoppings*, jardins, praças etc. O educador deverá estar apto para criar situações especiais e que agradem a todos os participantes.

- Promoção da interação entre pacientes, familiares e membros da equipe de educação.
- Adaptação do indivíduo com DM à realidade de sua doença. Ele perceberá que não está sozinho.
- Acompanhamento do grupo por meio de consultas agendadas regularmente para observar as mudanças de comportamento, a socialização e o estímulo para continuar o tratamento. Lembre-se de evoluir em seu prontuário todas as mudanças positivas e elogie os pacientes quando alcançarem sucesso no tratamento. A equipe também deve aceitar as falhas no autocuidado, corrigindo e lapidando as arestas do aprendizado.
- Dividir em grupos diferentes de pacientes, em dias diferentes e com equipes de educadores diferentes. Podemos, p. ex., formar grupos de pacientes diabéticos tipo 1 (DM1) ou tipo 2 (DM2), grupo para pacientes que irão começar insulinoterapia tipo 1 ou tipo 2, grupo para a prevenção do pé diabético, grupo para pacientes em uso de bomba de insulina, gestantes com DM e outros. Enfim, dependerá da avaliação pela equipe de educadores, do número de profissionais envolvidos, da disponibilidade de horário e da infraestrutura física e material da instituição. Várias oficinas podem ser adaptadas nas diferentes áreas: atividade física, autoaplicação de insulina, automonitoramento, cuidados com os pés, nutrição, saúde bucal, exame de fundo de olho etc. A educação deve ser contínua e estruturada, já que é parte do tratamento.
- Troca de experiências individuais entre os pacientes do grupo. É uma experiência poderosa no processo educativo. Os educadores e educandos aprendem e descobrem maneiras bem mais simples de repassar os ensinamentos, unindo veracidade e experiências vividas no dia a dia com a doença. Porém, técnicas não fundamentadas em conhecimentos adequados não são suficientes.
- Observação de outros pacientes ao executar técnicas e procedimentos com desenvoltura, como a aplicação de insulina, o que encoraja aquele que irá iniciar determinado procedimento. O educador, assim, terá menos dificuldades em conseguir a adesão do paciente ao autocuidado.

Desvantagens da educação em grupo

- Dificuldades em formar uma equipe de confiança e com compromisso com a educação em DM. Educar, mudar comportamentos e hábitos de vida já enraizados contradizentes aos exigidos no tratamento não é uma tarefa fácil. São necessários preparo e capacitação em educação em DM.

- Agrupamento, na mesma sala, de pacientes com níveis de conhecimento, idades e tipos de diabetes diferentes. O educador deve utilizar técnicas de ensino, ter domínio do assunto para qualquer tipo de grupo e ser capaz de prender a atenção e interagir com os participantes.
- Interferência no conteúdo preparado para o dia da reunião. Alguns pacientes sugerem assuntos totalmente diferentes dos que o educador planejou. Nessas situações, devemos respeitar e lançar perguntas para o grupo pertinentes ao assunto sugerido. A dúvida de um pode ser a dúvida de vários pacientes do grupo.
- Frequência irregular nas reuniões de grupos, absenteísmo e atrasos dos pacientes e dos educadores são falhas que interferem no processo educativo em DM.
- Participantes que monopolizam assuntos sem interesse para o grupo interferem na transmissão dos conhecimentos e podem intimidar tanto o educador como os outros participantes.

Educação em massa

Podemos utilizar os meios de comunicação para mobilizar a opinião pública e sensibilizá-la para os problemas de saúde do Brasil e do mundo. Geralmente fazemos isso por meio de palestras, congressos e campanhas de atenção à saúde. Pode ser um público específico, não necessariamente paciente e familiar, como funcionários de fábricas, empresas, farmácias de distribuição de medicamentos, escolas, faculdades etc. Pode ser também um público variado, como uma campanha em uma estação de trem ou rodoviárias. A finalidade desse tipo de comunicação é transmitir conhecimento sobre a doença, fatores de risco e prevenção das complicações do DM. O uso de folhetos explicativos distribuídos, cartazes expostos e vídeos exibidos é ótimo recurso educativo para esse tipo de educação. É muito importante também, quando se quer detectar casos novos de diabetes, como nas campanhas da glicemia capilar. Devemos nos respaldar, garantindo que todos os pacientes diagnosticados em campanhas e que até aquele momento desconheciam ter DM ou estavam sem acompanhamento médico recebam a assistência à saúde e os cuidados especializados. Por esse motivo, nunca programe uma campanha sem assegurar-se sobre o encaminhamento e a continuidade ao tratamento. A educação em massa tem como melhor finalidade disseminar informações pertinentes ao reconhecimento dos sinais e sintomas do DM. Escale sempre uma equipe multiprofissional treinada e capacitada para fazer o diagnóstico da doença. Isso facilita o encontro do paciente com o tratamento do DM mais cedo e previne as complicações da doença.

Desvantagens da educação em massa

Pode ser que as informações não atinjam todos os participantes, pelo grande número de pessoas presentes. Pode haver deturpação das informações, falsas esperanças de cura e desperdício de materiais didáticos numa população consideravelmente vulnerável.

Os recursos didáticos devem ser bem mais potentes, como o uso de microfones, telões e espaço físico amplo e arejado. Caso isso não aconteça, seus esforços em transmitir seu conteúdo de informações sobre DM podem não alcançar os objetivos dos educadores. Sempre devemos preparar recursos didáticos ideais para cada tipo de educação.

Estrutura da sala de atuação da equipe de educadores e os educandos

ACESSIBILIDADE

A sala deve ser preparada em andar de fácil acesso aos pacientes e aos seus acompanhantes, de preferência próximo da entrada principal do prédio. Evite escadas e rampas muito inclinadas ou declives, principalmente se forem distantes da entrada. Lembre-se de que podem existir, no grupo, pacientes e convidados com dificuldades de locomoção, idosos e crianças.

AMBIENTE

- Observe a largura das portas de entrada e saída, o tamanho da sala e a ventilação adequada. O ambiente deve ser harmonioso, tranquilo, seguro e agradável.
- Mantenha a privacidade e a confidencialidade, principalmente para as consultas individuais.
- Providencie assentos confortáveis, em número suficiente para todos se acomodarem, sem aglomeração. Não exceda o número de 16 pacientes participantes.
- Teste a luminosidade e evite reflexo em direção ao quadro de anotações. Isto dificultará a visibilidade dos educandos. O quadro deve ter o tamanho e a distância ideal para visão dos participantes. Escolha apresentações de vídeos e *slides* com letras legíveis e em cores favoráveis, para facilitar a visualização e a leitura.
- Identifique a porta da sala com letra de tamanho adequado e legível.
- Observe as condições dos banheiros próximos à sala e o acesso fácil para os pacientes e seus acompanhantes.

RECURSOS MATERIAIS

- Aparelhos para transmissões audiovisuais.
- Aparelho de televisão, vídeos, aparelhagem de som, serviço telefônico, fax e computadores com acesso à internet.

- Material de escritório.
- Documentos para registro da evolução e acompanhamento das respostas dos pacientes ao tratamento e aos ensinamentos recebidos.
- Armários para guarda de todos os materiais que serão usados durante as reuniões, o que evitará idas e vindas do educador, poupando, assim, tempo.
- Mesas para demonstração das técnicas e para as refeições.
- Os recursos materiais disponíveis devem realmente ser educativos, construtivos e apropriados para o uso. Evite muitos improvisos.

O PROGRAMA DE ENSINO E O CONTEÚDO PROGRAMÁTICO

É necessário ter um currículo planejado, com horário, local, data e bibliografias para sugestões de leituras. Não misture as informações, não confunda os pacientes. As informações entre os membros da equipe devem ser homogêneas, revistas e decididas em reuniões frequentes. Não se utilize de pieguices e de paternalismo em excesso. Lembre-se de que o paciente e sua família têm sua parcela de contribuição no processo de aprendizagem em diabetes.

Não comece com uma dose grande de informações. Elas devem ser ajustadas de acordo com a capacidade do educando. Para as crianças, utilizar recursos lúdicos, colagem de revistas e bonecos como pacientes auxilia na recepção das informações e nas orientações repassadas. Não há necessidade de o educador mudar o tom de voz ou fazer imitações de voz de criança para conseguir seus objetivos. As crianças devem ser encorajadas para o tratamento e para novas descobertas sobre sua doença de forma sincera, assim como os adultos, sem invenções ou mentiras. A aceitação deve ser espontânea e natural, no momento adequado. Consiga a confiança dos pais, diminuindo suas angústias quanto ao futuro de seu filho.

Convide pessoas bem-sucedidas em seu tratamento e na vida para dar depoimentos e dicas de sucesso. Certamente teremos mais um instrumento de que a educação em diabetes leva ao sucesso do tratamento.

Conteúdo programático com tópicos importantes
- Conceito de DM.
- Importância do DM como problema de saúde.
- Classificação do DM.
- Sinais e sintomas do DM descompensado.
- Tolerância à glicose e diagnósticos do DM.
- Valores da glicose plasmática para o diagnóstico do DM e seus estágios pré-clínicos.
- Diagnóstico precoce e rastreamento do DM.

- Fatores de risco para o DM.
- Diabetes gestacional.
- Tratamento do DM: princípios gerais e objetivos do tratamento.
- Educação alimentar: princípios gerais, composição e recomendações complementares.
- Tratamento medicamentoso: antidiabéticos orais.
- Insulinoterapia: perfil de ações das insulinas; material utilizado; maneiras de autoaplicar a insulina; seringas, canetas, bombas de insulina e outras novas tecnologias ainda em estudo.
- Complicações da não adesão ao tratamento do DM.
- DM e obesidade: influência do bom controle; monitoração da glicemia no domicílio e preenchimento do mapa de glicemias.
- Como interpretar o mapa e o perfil glicêmico e o ajuste das doses.
- Importância do exercício certo na hora certa.
- Como evitar e como agir nas complicações agudas do DM: cetoacidose; hipoglicemia e hiperglicemia.
- Hiperglicemia.
- Reações da insulina, local e sistêmica.
- O diabético em situações especiais: como agir durante as viagens.
- Tipo de calçado ideal para usar no dia a dia, em festas e para caminhar; como e quando comprar. Fazer demonstração.
- Como se comportar para manter o controle em festas e datas festivas do ano.
- Como cuidar bem dos pés: sinais de alerta para evitar lesões. Demonstre o exame completo dos pés.
- Cuidados durante os dias de doença intercorrente.
- Os diabéticos e as intervenções cirúrgicas.
- O diabético, sua profissão e seu emprego.
- A diabética e a gravidez.
- Higiene corporal.
- Como participar de associações, campanhas e voluntariados em educação em diabetes.
- Problemas sociais: como obter apoio de associações legais e governamentais.

O EDUCADOR NÃO DEVE

- Ser prolixo.
- Mostrar-se o dono da verdade.
- Usar material educativo (cartazes, filmes e *folders*) antes da avaliação de todos os membros da equipe de educadores em DM, pois estes podem não ser aprovados

e provocar efeito contrário, "deseducando" o paciente, com fotografias e frases inapropriadas.

- Usar gírias e/ou expressões e gestos de valor inexpressível. Por exemplo, taxar o paciente de "rebelde" no tratamento do diabetes.

- Apresentar-se para as reuniões sem uma programação organizada anteriormente, sem ter preparado o assunto a ser abordado e separado os materiais didáticos, ou ainda sem ter reservado e arrumado a sala previamente. Receba os pacientes com tudo pronto para começar.

- Ser desorganizado em relação aos horários de início e fim das reuniões. Estipule anteriormente o tempo necessário para concluir o conteúdo programado.

- Atender telefone celular no período da explanação.

- Criticar o paciente com expressões de ameaças perante os outros pacientes.

- Pensar que os temas escolhidos são inflexíveis. Um paciente pode modificar toda a sua programação com apenas uma pergunta.

- Subestimar a inteligência ou a capacidade dos pacientes em aprender novos conhecimentos e habilidades. Você poderá se surpreender com certas mudanças inesperadas de comportamento, como a mudança dos hábitos alimentares. Isso com certeza trará grande satisfação à equipe de educação, aos familiares e à sociedade à qual ele pertence.

- Usar linguagem rebuscada, com termos científicos ou siglas, para transmitir conhecimentos a leigos.

- Achar que todos devem aprender no mesmo momento. Não ignore que há tempo para a aceitação da doença e que os pacientes são diferentes em sua aceitação.

Treinamento das técnicas para o autocuidado

É preciso delinear a maneira como treinar os pacientes com o objetivo de conseguir que apliquem os conhecimentos adquiridos em suas experiências de vida com diabetes: as técnicas, o lidar com equipamentos, as anotações, o planejamento alimentar, a contagem de carboidratos, o autoexame dos pés e da pele, a aplicação da insulina, a automonitoração etc.

O educador deve estar atualizado e preparado para manusear e informar sobre práticas que devem, a partir do momento da reunião, acompanhar o paciente diabético, em todos os estágios de sua vida.

Automonitoração

Para ser realizada a automonitoração, os pacientes necessitam de certa habilidade manual, destreza, boa visão e coragem para furar a ponta dos seus dedos, o que, apesar de provocar dor suportável para quem ensina, é de difícil convicção para o paciente.

Quando se orienta e se explica a importância dos resultados das glicemias do-miciliares no tratamento, no ajuste das doses de medicamentos, na alimentação e nos exercícios, parece que a aceitação do fazer torna-se mais fácil.

Orientações mais importantes

GLICEMIA CAPILAR

- Tenha uma meta dos valores ideais a serem alcançados para o bom controle glicêmico. Conheça os valores de hipoglicemia e de hiperglicemia.
- Verifique se o paciente sabe informar o seu alvo glicêmico.
- Observe a validade das tiras reagentes para glicemias capilares.
- Oriente sobre o local apropriado para guardar o material. Este deve ser preservado da luz e do calor.
- Justifique os horários mais relevantes para o diagnóstico das glicemias, conforme solicitação médica.
- Faça a gota de sangue de acordo com a especificação de cada aparelho.
- Codifique o aparelho de acordo com cada caixa de tiras novas que serão utilizadas se indicado. Verifique se o paciente sabe calibrar o aparelho.
- Não use álcool antes de lancetar o dedo. Caso isso aconteça, espere secar, pois o álcool interfere no resultado. Explique como fazer a correta assepsia com lavagem das mãos.
- Treine o paciente para lancetar o dedo na parte lateral. Dói menos e protege as digitais. Oriente o paciente a fazer rodízio dos dedos para punção de sangue.
- Oriente os pacientes sobre o descarte das lancetas no domicílio em latas com tampas.
- Explique os motivos para o aumento da frequência da glicemia capilar em certas situações, como gravidez, doenças intercorrentes, viagens, mudança de prescrição da insulina, cirurgia, estresse, menstruação e tratamento dentário.
- Treine o paciente para anotar os resultados das glicemias em um mapa bem elaborado pela equipe de educadores. Ele deverá trazer consigo o glicosímetro e o mapa de anotações para a consulta individual e para as reuniões em grupo. Tudo será avaliado e registrado pelos educadores. O *download* das glicemias capilares por um programa computadorizado deve ser realizado sempre que possível, especialmente para confirmar a veracidade dos resultados.
- Oriente o paciente sobre a manutenção de seu aparelho, limpeza do visor e do local da gota de sangue e para evitar queda do aparelho. Escolha um aparelho em que o sangue não entre em contato com a parte interna do glicosímetro. Não use álcool para limpar o aparelho.

- Prescreva glicosímetros de fácil manuseio e, acima de tudo, fidedignos em seus resultados.
- Faça do mapa de glicemias um diário, com confidências sobre ingestão de alimentos em excesso, uso de bebidas alcoólicas, não administração da insulina e tudo que possa alterar o resultado das glicemias. Isso servirá como guia do tratamento para os educadores. Alerte os pacientes para não omitirem resultados fora do nível da normalidade. Isso trará grandes prejuízos para o tratamento.

INSULINOTERAPIA

Deverá ser o único assunto do dia na reunião, devendo esta aula ser a mais elaborada, a mais demorada e a mais bem estruturada. Tudo o que o educador disser e demonstrar será a verdade para o educando. Portanto, tenha muita experiência e conhecimento no assunto. Elabore um plano de aula em que não devem deixar de constar:

- Tipos de insulina, tempo de ação e função. O paciente sabe o nome e função das insulinas que utiliza?
- Técnica de aplicação.
- Armazenamento correto da insulina.
- Horários de aplicação seguindo a prescrição médica.
- Maneira ideal de conservar as insulinas (tempo de validade após aberto o frasco).
- Ajuste das doses.
- Todo o material necessário para a autoaplicação da insulina (seringas agulhadas, algodão, álcool, canetas e agulhas para canetas que aplicam insulina, bombas de insulina para demonstração).
- Técnica da mistura das insulinas N+R na mesma seringa.
- Insulina e hipoglicemia.
- Insulina, viagens e transporte. Cuidado com a insulina para praia e/ou piscina.
- Locais de aplicação e velocidade de ação de cada local. Na ordem de mais para menos: abdome, braços, coxa e nádegas. O paciente faz o rodízio adequadamente?
- Inscrição no cadastro de distribuição gratuita de insulina e de insumos para aplicação.

O paciente deve ser orientado sobre a aplicação correta, o armazenamento e o transporte da insulina. A insulina deve ser aplicada no tecido subcutâneo, exceto em algumas situações de emergência (p. ex: cetoacidose diabética). Os locais de aplicação são o abdome, a parte posterior superior dos braços, as nádegas e a lateral externa da região femoral. Deve ser feito rodízio dos locais de aplicação de insulina. A insulina pode ser aplicada por injeção com seringas ou canetas (descartáveis ou reutilizáveis). As seringas disponíveis são de 100, 50 ou 30 unidades. Enquanto a primeira apresenta marcação de 2 em 2 unidades e permite aplicação de doses de insulina de número par (p. ex., 2, 4, 6 etc.), as demais têm marcação de 1 em 1 unidade e permitem aplicação de doses de insulina de número par ou ímpar (p. ex., 1, 2, 3, 4 etc.). A caneta de insulina reutilizável pode ser usada diversas vezes, mas para isso é preciso carregá-la com um cartucho de insulina vendido separadamente. Cada refil contém de 150 a 300 unidades de insulina. Quando o refil acaba, o paciente deve descartá-lo e carregar a caneta com um novo cartucho. A caneta de insulina descartável é vendida já com o refil de insulina e, ao término do hormônio, o paciente pode descartá-la. As canetas descartáveis têm 300 unidades de insulina. Para a aplicação em seringas, é permitido misturar insulina NPH e insulina regular ou ultrarrápida na mesma aplicação, desde que a insulina de curta duração seja colocada primeiro, para que não haja contaminação da insulina de ação mais rápida com gotículas de NPH, o que poderia retardar seu tempo de ação.

A injeção de insulina com seringas ou canetas deve ser feita a 90°, após limpeza da região com álcool. Dependendo do tamanho da agulha usada na aplicação, os profissionais de saúde orientam a fazer uma prega subcutânea utilizando o polegar e o indicador. Para agulhas de 4 mm e 5 mm, a prega subcutânea é dispensável. Após apertar o êmbolo, deve-se esperar 5 segundos no caso de seringa e 10 segundos no caso de canetas antes de retirar a agulha da pele.

A insulina deve ser armazenada em geladeira, na prateleira acima da gaveta de legumes, entre 2°C e 8°C. Quando armazenados em geladeira, os frascos fechados se mantêm bons para uso até a data de validade impressa no mesmo. Frascos já abertos que são armazenados na geladeira devem ser usados dentro de 30 dias. Quando mantida em geladeira, a insulina deve ser retirada com 30 minutos de antecedência da aplicação, para evitar desconforto e irritação no local. Frascos abertos de insulina podem ser mantidos em temperatura ambiente, desde que a temperatura ambiente não seja excessivamente quente ou fria. Caso seja mantida em temperatura ambiente, a insulina não deve ser mantida perto de micro-ondas, saídas de calor, fogões e ar-condicionado. As embalagens de insulina, abertas ou fechadas, duram cerca de um mês, quando armazenadas em temperatura ambiente. Insulina com data de validade expirada não deve ser usada. A insulina deve ser mantida longe da luz direta do sol e nunca pode ser congelada.

O paciente deve ser instruído a identificar se a aparência da insulina está adequada. A insulina tem aparência incomum se:

- Deveria estar límpida mas se torna turva.
- Deveria ser turva mas existe uma pequena nata.
- Parece viscosa.
- Muda de cor.

Se existir a suspeita de que a insulina não esteja funcionando adequadamente, o paciente não deve usá-la.

Para o transporte de insulina em uso, esteja pode ser mantida em temperatura ambiente para deslocamentos curtos (< 6 horas), desde que não haja grandes oscilações de temperatura. Em viagens longas (> 6 horas), especialmente caso haja oscilações bruscas de temperatura, as insulinas precisam ser mantidas em bolsa térmica com gelo, e o gelo precisa ser trocado, para garantir a temperatura adequada. Em viagens de avião, a insulina deve ser levada junto com a bagagem de mão, nunca devendo ser despachada com as malas. A insulina também não pode ser deixada em porta-luvas, painel ou bagageiro de carro ou ônibus. No avião, recomenda-se colocar embaixo do banco.

AJUSTES DE DOSES DE INSULINA PARA O EXERCÍCIO

Pacientes com DM fisicamente ativos apresentam melhor prognóstico do que os inativos ou com baixa condição aeróbica.

É importante que a periodização do treino seja individualizada e que o tratamento e o treino sejam constantemente reavaliados pela equipe para adaptação e ajustes.

O paciente com DM deve ser orientado para:

- Identificar o horário da refeição, qual o seu teor e tipo de alimento, anteriormente ao exercício, e qual a medicação utilizada e seu pico de ação para que possa usar estratégias de suplementação com carboidratos ou reduções de doses de insulina.
- Saber qual é o alvo glicêmico mais adequado pré-exercício.
- Intensificar a monitoração glicêmica antes, durante e pós-treino.
- Rastrear se o paciente está em uso de esteroides anabolizantes e/ou suplementos alimentares e orientá-lo.
- Identificar a resposta glicêmica para cada tipo de treino (musculação, intervalado, alta intensidade, moderado, entre outros praticados) e orientar o paciente para a adaptação da ingesta nutricional e doses de insulina adequadas para os mesmos.

Drogas orais para o tratamento de diabetes

O paciente deve saber nome, função, dosagem prescrita e horário para administração de seus medicamentos. Muitos pacientes que têm a prescrição de medicamentos por via oral não os utilizam conforme recomendado. A falta de conhecimento e motivação para o tratamento poderia ser apontada como possível causa.

Algumas sugestões para orientação educacional e dicas da rotina de administração das várias drogas associadas são importantes, como por exemplo:

- Cortar os rótulos das embalagens dos medicamentos e grampeá-los de acordo com a hora a ser tomada e a dose prescrita.
- Colocar os medicamentos em recipientes adequados para cada dia da semana.
- Marcar a caixa do medicamento com cor diferente e escrever o horário para a administração.

Recomendações para os dias de doença

Uma simples virose ou inflamação pode trazer dificuldades de controle glicêmico ao paciente com DM. Orientações que o educador deve prestar:

- Solicitar que o paciente intensifique a monitoração glicêmica para identificação de possíveis hiperglicemias.
- Verificar se houve prescrição medicamentosa para aumento das doses de insulina basal e prandial, quando necessário, e orientar o paciente para este procedimento.

Quando o paciente estiver doente, deve beber bastante líquido sem açúcar e medir a glicemia com frequência. Caso não consiga ingerir alimentos e utilizar insulina, deve ingerir líquidos com açúcar mantendo ingesta de quantidade de carboidratos similar à habitual. Caso um paciente com DM1 não consiga ingerir líquidos ou sólidos durante uma doença intercorrente (p. ex., gastroenterite com náuseas e vômitos), deve ser orientado a buscar atendimento médico para administração de glicose por via endovenosa. Nestes pacientes, a insulina não pode ser interrompida, especialmente em vigência de infecção, pois isto poderia desencadear um episódio de cetoacidose diabética. Pacientes com DM1 também devem ser orientados a medir cetonúria em caso de hiperglicemia persistente em vigência de infecções intercorrentes.

Periodização do plano alimentar

Alguns questionamentos podem traçar o grau de conhecimento do paciente a respeito dos alimentos e de como deve proceder com o plano alimentar prescrito pelo nutricionista.

O paciente deve saber informar:

- Os grupos de alimentos e realizar as substituições adequadamente.
- Quais são os alimentos que podem ser consumidos à vontade.
- Verificar rótulos e as quantidades de carboidratos.

Segundo as Diretrizes da Sociedade Brasileira de Diabetes (SBD) as estratégias educacionais para a alimentação saudável incluem atividades em grupos, oficinas e palestras. Técnicas educativas devem ser utilizadas de acordo com as características individuais como: escolaridade, idade, tempo de diagnóstico, classe social.

Naqueles pacientes com DM em dieta de emagrecimento ainda deve ser questionado se:

- Houve redução de doses de medicamentos.
- Qual o tipo de dieta que o paciente está realizando: hiperproteica, hipolipídica, hipocalórica etc.?

Prevenção e tratamento de hipoglicemia

Segundo a SBD os pacientes devem ser orientados para o tratamento adequado da hipoglicemia. Dentre as recomendações estão:

- Se o paciente estiver consciente deve ingerir 15 g de carboidratos, aguardar 15 minutos e verificar novamente a glicemia. Caso permaneça inferior a 70 mg/dL, deve repetir o esquema.
- Se o paciente estiver semiconsciente ou inconsciente, a melhor opção é injetar glucagon por via subcutânea. A injeção é semelhante à administração de insulina após diluição apropriada. Outra opção é colocar um pouco de açúcar na mucosa das bochechas, entretanto, o paciente e seus familiares devem ser alertados para a possibilidade de o paciente broncoaspirar.

O educador pode e deve incentivar o paciente com DM a identificar os sintomas de hipoglicemia e seus familiares devem ser orientados para o tratamento adequado.

Prevenção e tratamento de hiperglicemia

Os estudos mostram que o controle da hiperglicemia de jejum é necessário, mas insuficiente para obter um ótimo controle glicêmico. Entretanto, a redução das excursões pós-prandiais da glicemia plasmática também é muito importante para atingir os níveis-alvo de HbA1c. A orientação educacional do paciente pode ser feita mediante a demonstração das variações das glicemias com *softwares*, gráficos, planilhas e outros meios, em resposta a dieta, atividade física ou outros eventos.

O educador deve investigar se o paciente percebe os sintomas e sabe quais são o tratamento adequado para hiperglicemia, a dose de insulina a ser utilizada, os horários e a forma de administração.

Cuidados especiais para pacientes em uso de bomba de insulina

Questionamentos que o educador especializado deve ter em uma sessão educacional com foco em bomba de infusão subcutânea de insulina são:

- O paciente faz a troca de descartáveis corretamente e com frequência a cada 3 dias? Faz o rodízio dos locais de aplicação da cânula?
- O paciente informa os dados de glicemia e carboidratos com precisão ao equipamento?
- O paciente faz uso de *bolus* diferenciados, basal temporário e padrões basais para dias especiais?

A Associação Americana de Diabetes recomenda o treinamento de educadores em diabetes no sistema de infusão contínua de insulina, dada a complexidade da terapia. Há necessidade de fornecer instrução e treinamento aos pacientes.

Enquanto a tecnologia avança, os pacientes, equipe de saúde e os fornecedores devem trabalhar em conjunto. A manutenção de uma equipe especializada sobre a terapia, particularmente um educador em diabetes treinado, é fundamental para maximizar os benefícios da terapia com bomba.

Avaliação dos pés

Pacientes com DM1 e DM2 devem passar, regularmente, por uma avaliação dos pés.

Após o exame clínico dos pés é imprescindível identificar o conhecimento e o comportamento em relação aos cuidados com os pés. Estudos apontam que os pacientes não reconhecem a dimensão e o risco real com relação aos pés. O conhecimento nem sempre se traduz em autocuidado e prevenção de complicações, porem não deve ser interpretado como um obstáculo intransponível, mas como um dos desafios da educação.

O educador deve checar se o paciente:

- Corta as unhas corretamente.
- Usa sapatos confortáveis.

- Faz a higienização dos pés e os seca bem após o banho.
- Tem deformidades nas unhas ou nos pés.

Avaliação dos dentes

Está comprovada a relação entre a doença periodontal e o quadro clínico de DM. Dentre os fatores que influenciam a progressão e a agressividade a doença periodontal em pacientes com DM estão: idade, tempo de duração, controle metabólico, microbiota periodontal, alterações vasculares, alteração no metabolismo do colágeno, fatores genéticos e alterações da resposta inflamatória.

A higiene bucal após cada refeição para o paciente com diabetes é fundamental. Isso porque o sangue dos portadores de diabetes, com alta concentração de glicose, é mais propício ao desenvolvimento de bactérias. Realizar uma boa escovação e ir ao dentista uma vez a cada 6 meses é essencial. É necessário que haja diálogo mais efetivo entre odontologia e medicina.

Exemplos de atividades educativas

Atividades educativas com alimentos

Podemos oferecer uma infinidade de oficinas em grupo como:

- **Preparo de uma salada saudável:** todos os participantes podem colaborar no preparo de diferentes e saborosas saladas e descobrir por meio de listas de alimentos o valor calórico delas.
- **Reconhecimento dos macronutrientes:** com uma venda, um dos integrantes do grupo deverá adivinhar qual a leguminosa foi colocada em suas mãos. O profissional da saúde deverá, a cada descoberta, dar sugestões saudáveis de preparo com este alimento, dizer seus benefícios e como deve ser utilizado no plano alimentar.
- **As proteínas:** para que servem e qual o tipo de gordura que contêm. Como podemos participar de churrascos sem trazer o mal controle da glicose tardiamente.
- **Dia da pizza:** os participantes deverão ser orientados as preencher a tabela a seguir e verificar como fariam a substituição do seu plano alimentar na pizzaria, quanto deveriam utilizar medicação e como deverão proceder com o controle glicêmico (Tabela 10.1.1).

Tabela 10.1.1 Oficina de nutrição

Hora:		Glicemia:	
Quantidade:	**Alimento**	**CHO**	**kcal**
	Pizza de mussarela		
	Pizza de mussarela e rúcula		
	Pizza marguerita		
	Pizza de calabreza		
	Pizza de calabreza com cebola		
Quantos pedaços de pizza vão substituir o meu jantar?			

CHO = carboidrato.

Atividades educativas com grandes grupos

Gincana

É um programa no qual os participantes deverão cumprir tarefas e apresentá-las, em um parque, hotel, acampamento, *shopping*, etc. Estarão se divertindo e ao mesmo tempo aprendendo sobre diabetes em atividade diferenciada do seu dia a dia.

É preciso definir detalhes logo ao chegar ao local da atividade, como:

- **Ponto de encontro do grupo:** definir o ponto ou os pontos e horários em que o grupo se encontrará para definição de tarefas.
- Pontuação das equipes para gincana para cada tarefa cumprida e cada tarefa correta.
- **Programação:** falar toda a programação ao grupo, distribuir cópias do programa e das tarefas a serem cumpridas a cada membro e dar os prazos para cumprimento e entrega das mesmas com discussão das dificuldades nos pontos de encontro estabelecidos.
- **Exemplo de atividades:**
  - ☐ Caminhada de reconhecimento do local e divisão de equipes, líderes e monitores.
  - ☐ **Atividade na piscina/*fitness club*:** anotar as glicemias pré e pós-atividades e o que foi realizado para evitar a hipoglicemia. Anotar tipo de atividade, duração, intensidade, se usou suplemento, qual insulina utilizou no café da

manhã e quantas unidades. Os monitores deverão analisar as respostas, dar a pontuação e, depois, instruir sobre as reduções de dose e/ou suplementação para a atividade física.

- **Tarefa 1:** DM.
  - ☐ Quais insulinas você usa e em quais quantidades? Para que servem *bolus* e basal? Quanto você usa no total para basal? Quanto usa no total/dia para *bolus*? Como você trata a hipoglicemia? Cite como se usa a regra dos 15 e por quê.
- **Demonstração de sistema de infusão contínua de insulina (SICI) e sistema de múltiplas picadas:**
  - ☐ O que é o fator de sensibilidade? Qual o seu? Como se calcula o fator de correção para o *bolus*? Qual a sua relação insulina/carboidrato? Anotar na planilha os dados do seu almoço completando todas as colunas. Os monitores deverão analisar as respostas, dar a pontuação e depois e instruir sobre *bolus* de correção e *bolus* alimentação, respeitando os alvos glicêmicos.
- **Tarefa 2:** família.
  - ☐ Qual o tratamento medicamentoso de seu parente com DM? Qual o papel da insulina no metabolismo da glicose? Caso seu parente utilize insulina, relate as doses utilizadas por horário e o nome das insulinas: O que é esquema basal/*bolus*? Como se trata a hipoglicemia?
  - ☐ Adivinhar quanto de carboidrato há no prato do líder. Os monitores deverão analisar as respostas, dar a pontuação e depois tirar as dúvidas sobre as questões respondidas.
- **O que você faria?:** respostas completas de cada situação
  - ☐ Situação 1: acordou nauseado e vomitando, com hiperglicemia.
  - ☐ Situação 2: você vai viajar e tem que fazer a mudança de fuso horário em 5 horas.
  - ☐ Situação 3: há um defeito no sistema de infusão ou quebrou o frasco de insulina lenta.
  - ☐ Situação 4: quebrou o seu glicosímetro no domingo de carnaval.
  - ☐ Quais as rotinas de exames que um paciente com DM deve ter, quais são eles e com que frequência?
- Despedida com planilha de pontuação e avaliação por escrito do programa.

Gincana cultural

Dividir o grupo em 2 e criar um nome para cada equipe. As tarefas/perguntas devem ser intercaladas, ora com temas atuais, ora com temas sobre diabetes.

A seguir listamos exemplos que deverão valer 1 ponto para cada equipe por tarefa cumprida ou acertada:

- Quais são as cores da bandeira canadense? R: Vermelha e branca.
- Qual o nome da célula que produz insulina? R: Célula beta.
- Onde foi realizada a copa do mundo de 1974? R: Alemanha.
- Qual o nome do exame laboratorial que analisa o controle glicêmico que devo realizar de 3 em 3 meses?
- Que pássaro consegue manter-se parado no ar? R: Beija-flor.
- Cite 3 alimentos que o portador de diabetes pode comer à vontade?
- Qual a capital da Ucrânia? R: Kiev.
- Qual o nutriente que eleva a glicose em 2 horas?
- Qual o nome do fantasminha camarada? R: Gasparzinho.
- As frutas têm carboidrato?
- O que se mede com o anemômetro? R: A velocidade do vento.
- Qual o nome do órgão que produz insulina?
- Que ave costuma imitar a fala humana? R: Papagaio.
- Cite 1 complicação do diabetes.
- O que contém mais cafeína: o chá, o guaraná ou o café? R: Guaraná.
- Como socorrer uma pessoa com hipoglicemia? O que ela deve comer?
- Sergipe faz fronteira com quais estados? R: Alagoas e Bahia.
- Qual o nome que se dá ao açúcar alto no sangue?
- O que significa CPI? R: Comissão Parlamentar de Inquérito.
- Como se chama o dedo que fica entre o mindinho e o médio? R: Anular.
- O paciente com diabetes pode comer alimentos *diet* mas não *light*. Falso ou verdadeiro?
- O que faz o super-homem perder seus poderes? R: Kriptonita.
- Qual o valor de normalidade da glicemia?
- Adivinhar (o mais próximo) de quanto estará a glicemia. Todos deverão olhar.
- Qual o mamífero de vida mais longa? R: O homem.

Avaliação dos resultados

Pesquisas recentes mostram estratégias individuais e em grupo de programas educativos em diabetes com efetividade, porém a educação em grupo apresentou melhores resultados de controle glicêmico do que a individual.

É fundamental empregar um protocolo de avaliação individual, de uso interdisciplinar. O material deve corresponder às necessidades locais e regionais.

A seguir apresentamos o modelo utilizado por um Centro de Educação em Diabetes (Tabela 10.1.2), com avaliação inicial, 6 meses após o início do programa educativo e avaliação de conclusão, como exemplo.

Tabela 10.1.2 Modelo de avaliação de programa educativo

Evolução educativa			
Nome:		**Data:**	
Médico		**Tel.:**	
e-mail:		**Tels.:**	
Avaliador:		**Tels.:**	
Avaliação:	**1. Sem instrução**	**2. Precisa revisão/assistência**	
	3. Instruído	**N/A (não aplicado)**	
Tópicos	**Pré-prog.**	**Pós-prog.**	**Observações**
I. Revisão de diabetes			
Definir resumidamente diabetes			
II. Monitoração			
Alvos, como e quando monitorar, relação com HbA1c, dias de doença, cetonas			
III. Exercício			
Saber benefícios e como executar			
IV. Medicação			
Saber nome, dose, horário, ação (oral)			
V. Nutrição			
Relação entre macronutrientes e glicose, importância de plano alimentar e controle de peso, procedimentos em exercícios e dias de festa			
Fundamentos da contagem de carboidratos			

(*continua*)

(continuação)

Como o álcool afeta a glicemia				
VI. Aspectos emocionais				
Emocional e controle glicêmico, soluções				
VII. Complicações agudas				
Causas de hipo e hiperglicemia e consequências a curto e longo prazos, quais são as complicações micro e macrovasculares, como evitar, tratamento				
IX. Cuidados complementares				
DM 2 – pés e dentes				
DM 1 – cuidados na escola				
X. Mudança de estilo de vida				
Identificar os comportamentos a serem mudados				
XI. Gestação/anticoncepção/ impotência				
Noções básicas sobre estes tópicos				

Observações:

Recomendações dos educadores para os educandos

- Preocupe-se com a sua profissão e o uso de insulina. O uso de máquinas e equipamentos perigosos e o trabalho em horário noturno podem ser um alerta para o reforço nas orientações sobre o uso de insulina e hipoglicemia, respeito aos horários de alimentação, uso da dose correta e dos horários das aplicações.

- Fique alerta para a prática de exercícios e o uso de insulina, especialmente para os esportes radicais, como alpinismo, mergulho, *surf* etc.
- Conheça os vários tamanhos das agulhas indicadas para aplicação da insulina.
- Mantenha a distância de 3 dedos de uma aplicação de insulina para a outra aplicação. Não aplique próximo ao umbigo. Aplique a uma distância do umbigo de aproximadamente 4 dedos.
- Reforce sempre a importância da aplicação da insulina diariamente. Faça comparações da insulina com o nosso combustível. O educando precisa estar convencido disso.

As demonstrações do preparo e da aplicação da insulina são muito melhor aproveitadas em grupo. Os pacientes mais treinados podem encorajar aqueles que irão iniciar a insulina pela primeira vez. É extremamente importante e seguro deixar o paciente realizar o preparo e a autoaplicação da insulina perante o educador.

Para os pacientes com deficiência visual, os que precisem aplicar insulina na escola, no trabalho e em viagens, as canetas que aplicam insulina são mais indicadas, pois já estão preparadas e fazem barulho do tipo "clique" ao ser preparada a dose da insulina prescrita. As agulhas são encaixadas mais facilmente e as canetas geralmente são térmicas.

Em algumas situações a bomba de insulina é especialmente indicada, como para pacientes com DM1 e controle glicêmico lábil.

Todos os pacientes devem ter acesso aos diversos materiais para aplicação da insulina, mesmo que não sejam indicados para ele.

O educador deve estar ciente de que há possibilidade de fracasso em alcançar a adesão do paciente na prática da autoaplicação da insulina. Contudo, não desista.

CONCLUSÃO

A educação em saúde está em seu momento mais importante na prevenção e no tratamento do diabetes *mellitus*. Mesmo assim, alguns autores e educadores em diabetes consideram-no uma epidemia e afirmam que as complicações a longo prazo decorrentes dessa doença crônica representam um importante problema de saúde pública.

O objetivo específico da educação como parte do tratamento do portador de diabetes é tentar diminuir essas complicações, por meio da inclusão do indivíduo no processo de adaptação à doença, da mudança de comportamento, para conseguir melhor qualidade de vida.

A equipe de educação deve ser estruturada, com integrantes capacitados em educação em diabetes. Todos unidos e imbuídos da vontade de oferecer o melhor e mais completo programa de educação em diabetes.

O educador capacitado tem condições de perceber, ao longo do programa de educação, as mudanças de comportamento do paciente. É um processo contínuo e permanente. Por vezes, não somos absolutos, donos do saber, por mais conscientes e guias do tratamento que sejamos. Participar do programa de educação em diabetes não pode ser obrigatório.

Para Paulo Freire, "o homem deve ser o sujeito de sua própria educação. Não pode ser objeto dela. Por isso ninguém educa ninguém". Tanto o educador como o educando devem estar motivados para as mudanças no estilo de vida.

Nós, da equipe de educadores em diabetes, esperamos sempre que os pacientes com DM e seus familiares adquiram competência e se tornem independentes para o seu controle.

A avaliação do programa educativo é essencial, pois propicia chances de mudanças. A autoconfiança é encorajada pelas técnicas de autocuidado do DM, aliadas aos conhecimentos adquiridos na educação individual ou em grupo, levando à mudança do estilo de vida. Os direitos dos pacientes à educação em diabetes transformam a qualidade de vida e estes retornam para a sociedade mais seguros de si em relação ao convívio familiar, ao emprego e às atividades sociais. Viver com diabetes se torna mais fácil, com menos barreiras para alcançar o bom controle da doença e evitar as complicações.

Assim, o sucesso do programa educativo é um planejamento cuidadoso da educação. Ofereça um programa de educação em diabetes com o afinco de todos os participantes. Esteja preparado para suas atividades na equipe multiprofissional, dedique-se e ofereça o que souber de melhor na educação para pacientes com DM.

LEITURA RECOMENDADA

American Association of Diabetes Educators (AADE). Individualization of diabetes self-management education. Diabetes Educ. 2002.

Freire P. Educação e mudança. 7. ed. Rio de Janeiro: Editora Paz e Terra; 1983.

Grossi SAA, Pascali PM. Cuidados de enfermagem em diabetes mellitus. Sociedade Brasileira de Diabetes. Itapevi: A.C. Farmacêutica; 2011.

Oliveira MS. Diabetes mellitus. Clínica: diagnóstico, tratamento multidisciplinar. Atheneu; 2004. Cap. 8, p. 67.

Siminerio, L, McLauglin, S, Polonsky, W. Diabetes education goals. 3rd ed. American Diabetes Association. 2002.

Sociedade Brasileira de Diabetes. Diretrizes. Tratamento e acompanhamento do diabetes mellitus. 2011.

10.2

Plano alimentar

Débora Lopes Souto
Márcia Soares da Mota e Silva Lopes
Eliane Lopes Rosado

INTRODUÇÃO

O tratamento do diabetes é baseado na monitoração glicêmica, no uso de medicamentos (hipoglicemiantes orais ou insulina), na prática regular de exercícios físicos e na manutenção de alimentação balanceada.[1,2]

A terapia dietética é um dos pontos fundamentais para o controle da glicemia, dos lipídios séricos e do peso corporal de indivíduos com diabetes, o que permite a ingestão de alimentos com qualidade e em quantidade suficiente para garantir um adequado estado nutricional.[3]

No momento da prescrição, deve-se considerar que o diabetes é uma doença crônica e que dietas restritivas não serão seguidas por longo período, sendo relatado por alguns pacientes que a aderência ao plano alimentar é um dos aspectos mais difíceis do tratamento.[4]

Nenhuma recomendação pode ser feita para prevenir o diabetes *mellitus* tipo 1 (DM1), contudo, o pré-diabetes e o diabetes *mellitus* tipo 2 (DM2) podem ser prevenidos ou retardados com a redução de 5% a 10% do peso corporal (quando há sobrepeso ou obesidade).[1-3]

Neste capítulo, abordaremos como deve ser realizada a avaliação e a prescrição nutricional quando o diabetes é diagnosticado.

AVALIAÇÃO NUTRICIONAL DO DIABETES

A cada consulta, o peso corporal e a estatura devem ser medidos para cálculo do índice de massa corporal (IMC) e classificação quanto ao diagnóstico nutricional (Tabela 10.2.1).[5]

O perímetro da cintura também deve ser considerado para avaliação de riscos associados à adiposidade visceral, por exemplo, hipertensão arterial sistêmica, doenças cardiovasculares, apneia do sono (Tabela 10.2.1).[6]

Nos casos de obesidade, o peso teórico ou ideal não deve ser utilizado como meta, mas sim deve-se calcular margem de 10% acima ou abaixo desse valor. A fórmula para este cálculo é: peso teórico = (altura)^2 × IMC médio (22,0 e 20,8 para homens e mulheres, respectivamente).[5]

PRESCRIÇÃO NUTRICIONAL NO DIABETES

Energia

A energia deve estar adaptada às condições do paciente, observando-se a necessidade de perda de peso corporal ou a existência de doenças associadas.

O cálculo energético é idêntico ao de indivíduos saudáveis, assim, para manutenção do peso corporal, a energia deve ser calculada pela fórmula da Organização Mundial da Saúde, utilizando-se o peso atual (Tabela 10.2.1).[5,7]

Na presença de sobrepeso ou obesidade, é preconizado o método do valor energético médio do tecido adiposo (Tabela 10.2.1).[8]

Exemplos de prescrição para indivíduos com DM1 e do DM2 podem ser observados nos Tabelas 10.2.2 e 10.2.3.

Macronutrientes

Não existe diferença entre planos alimentares para pacientes com diabetes tipo 1 ou tipo 2 em relação à distribuição de macronutrientes, sendo preconizado pela American Diabetes Association: 50% a 60% de carboidratos totais (com ≤ 10% de carboidratos simples e 20 g a 25 g de fibras totais); 25% a 30% de lipídios (≤ 7% de ácidos graxos saturados, 10% de ácidos graxos poli-insaturados, 10% a 15% de ácidos graxos monoinsaturados e ≤ 200 mg/dia de colesterol) e 10% a 20% de proteínas.[3] A recomendação da Sociedade Brasileira de Diabetes é idêntica, exceto com relação aos carboidratos e lipídios, que devem compor 45% a 55% e < 30% da energia total da dieta, respectivamente.[1]

Os carboidratos são os macronutrientes que mais afetam a glicemia no período pós-prandial, porque são totalmente hidrolisados em glicose após sua ingestão, enquanto apenas 30% a 60% da proteína e 10% do lipídio consumidos serão convertidos em moléculas de glicose.[1-3] O consumo excessivo de ácidos graxos saturados e gordura trans deve ser evitado pois é associado a aumento de lipoproteínas de alta densidade (LDL) e favorecimento do processo aterogênico.

Devido a este fato, foram propostos os termos "índice glicêmico" e "carga glicêmica" para classificar os alimentos com base na capacidade do carboidrato em elevar a glicemia.[9]

O índice glicêmico é definido como a área abaixo da curva de resposta glicêmica 2 horas após a ingestão de uma porção de 50 g de um alimento em relação à mesma porção do alimento considerado padrão (50 g de pão branco ou glicose). A carga glicêmica baseia-se no resultado do índice glicêmico do alimento, e no carboidrato disponível na refeição. Apesar de a ingestão de alimentos com baixo (< 50) ou moderado (50 a 69) índice glicêmico promover menores oscilações na glicemia,[10] a American Diabetes Association,[2,3] com base nos resultados do Canadian Trial of Carbohydrates in Diabetes, o uso do índice glicêmico fornece benefício apenas modesto ao tratamento do diabetes.

Pacientes com diabetes devem utilizar o índice glicêmico no momento das substituições, optando por alimentos que não promovam oscilações glicêmicas pós-prandiais extremas.[1-3] No entanto, alimentos com elevado índice glicêmico (≥ 70) não devem ser excluídos da dieta visto que vários fatores podem influenciar a carga glicêmica da refeição (p. ex., lipídios e proteínas retardam o esvaziamento gástrico; fibras solúveis reduzem a absorção dos carboidratos; processamento, método e tempo de cocção interferem na disponibilidade do carboidrato).

Embora carboidratos complexos necessitem de maior hidrólise enzimática, comparados aos simples, ambos são absorvidos como monossacarídeos pelas dissacaridases intestinais. Dessa forma, açúcares passaram a ser permitidos para indivíduos com diabetes em substituição a outras fontes de carboidratos.

O método de contagem de carboidratos é recomendado pela American Diabetes Association para flexibilizar a alimentação e permitir que o carboidrato seja ingerido de forma adequada, para não afetar o controle da glicemia.[1]

Existem 2 formas de se contarem os carboidratos, sendo que muitas vezes ambos os métodos podem ser utilizados ao mesmo tempo. A escolha do método deve estar adequada à rotina e à condição clínica do indivíduo.[13]

O método básico pode ser utilizado por qualquer indivíduo com diabetes, contudo, é mais indicado para pacientes que não fazem uso de insulina ou para que o paciente aprenda a identificar o tamanho das porções e compreenda o efeito do alimento na glicemia. Nessa terapia, é permitida a substituição dos alimentos utilizando listas em que estes são agrupados de forma que cada equivalente de carboidratos tenha aproximadamente 15 g deste macronutriente (variação de 9 g a 19 g de carboidratos). O paciente não deve exceder as quantidades já calculadas em seu plano alimentar, deve observar a prescrição e consultar as listas de substituições.[1,18]

Indivíduos que utilizam o esquema basal/*bolus* por múltiplas injeções ou sistema de infusão contínua de insulina devem ser orientados a seguir o método avançado, porque este oferece informações mais precisas quanto à dose de insulina a ser administrada para a adequada metabolização dos carboidratos (a Tabela 10.2.4 mostra como devem ser os cálculos de insulina para este método).[14] No entanto, esses pacientes precisam pesar ou medir os alimentos consultando as informações nutricionais dos rótulos ou tabelas de referência e somando a quantidade de carboidrato de cada alimento.[1,13]

Apesar de o método da contagem de carboidratos melhorar significativamente a glicemia, a maior flexibilidade alimentar pode promover ganho de peso corporal ou elevação dos triglicerídeos quando o método não é convenientemente utilizado.[13]

Dietas conhecidas como "*low carbs*" e "*very low carbs*" recomendam ingesta de 20 g ou 10 g de carboidratos por dia para redução de peso corporal e glicemia, mas geralmente são hiperlipídicas.[15]

Mesmo nos casos de sobrepeso ou obesidade, não são recomendadas restrições específicas de macronutrientes, porque a redução energética resulta em perda de peso, independentemente de qual macronutriente é reduzido.[16] Ademais, dietas hipoglicídicas e hiperproteicas podem ter efeito benéfico na redução do peso corporal apenas por período inferior a 6 meses, enquanto as dietas hipolipídicas são mais adequadas para esta finalidade quando prescritas por mais de 1 ano.[17]

Dietas hiperproteicas vêm sendo utilizadas para a perda de peso corporal por seu efeito na termogênese.[15] Porém, apesar de a ingestão proteica não elevar a glicemia como o carboidrato, as proteínas não podem ser ingeridas em quantidade excessiva (mais de 3 porções por refeição), porque seu metabolismo requer maior filtração glomerular e poderá ocasionar complicações renais.[1,3]

Não podemos deixar de lembrar que o metabolismo proteico varia de 3 h a 4 h, sendo capaz de manter a glicemia estável durante um período maior do que os carboidratos. Assim, em pacientes com maior propensão à hipoglicemia, especialmente em uso de insulina NPH, a ingestão de leite na ceia pode ser recomendada para prevenção de hipoglicemias noturnas.[3]

Tabela10.2.1 Valores de referência para o diagnóstico nutricional e fórmulas para calcular o valor energético da dieta[5-7]

Diagnóstico nutricional segundo o IMC			Fórmulas para calcular o valor energético da dieta			
IMC = peso ÷ (altura)^2			VET = TMB x FA			
Idade (anos)	IMC (kg/m^2)	Classi-ficação	Taxa metabólica basal			
	< 16	Magreza grau III	Idade (anos)	Homens	Mulheres	
	16 a 16,9	Magreza grau II	< 18	$310,2 + (63,3 \times peso) - 0,263 (peso^2)$	$263,4 + (65,3 \times peso) - 0,454 (peso^2)$	
	17 a 18,4	Magreza grau I	18 a 30	$(15,4 \times peso) + (27 \times altura) + 717$	$(13,3 \times peso) + (334 \times altura) + 35$	
	18,5 a 24,9	Eutrofia	30 a 60	$(11,3 \times peso) + (16 \times altura) + 901$	$(8,7 \times peso) - (255 \times altura) + 865$	
20 a 60	25 a 29,9	Sobrepeso	> 60	$(8,8 \times peso) + (1,128 \times altura) - 1.071$	$(9,2 \times peso) + (637 \times altura) - 302$	
	30 a 34,9	Obesidade grau I				
	35 a 39,9	Obesidade grau II	Fator atividade			
	≥ 40	Obesidade grau III		Leve	Moderada	Intensa
	< 22	Magreza	< 18 anos	1,53	1,76	2,25
> 60	22 a 27	Eutrofia	Homens	1,55	1,78	2,10
	> 27	Sobrepeso	Mulheres	1,56	1,64	1,82

Valores de circunferência da cintura considerados como risco para doenças associadas			Método VEMTA para perda de peso	
	Risco elevado	Risco muito elevado	Redução de peso corporal/mês:	Redução do VET/dia:
Homens	≥ 94 cm	≥ 102 cm	1 kg	256,5 kcal
Mulheres	≥ 80 cm	≥ 88 cm	2 kg	513,0 kcal
			3 kg	769,5 kcal

FA = fator atividade; IMC = índice de massa corporal; VEMTA = valor energético médio do tecido adiposo; TMB = taxa metabólica basal; VET = valor energético total.

Tabela 10.2.2 Exemplo de prescrição dietética para indivíduo com diabetes tipo 2

Paciente do sexo feminino, 40 anos, diagnóstico de diabetes tipo 2, utiliza cloridrato de metformina (500 mg/dia – 3×/ dia), sedentária, apresenta peso corporal atual de 77 kg, altura de 1,62 m, hemoglobina glicada de 8,5%, LDL de 172 mg/dL, HDL de 34 mg/dL e triglicerídeos de 205 mg/dL.

1º passo – Calcular o IMC e o VET (utilizando o peso atual).

*IMC = peso ÷ (altura)^2 = 29,38 kg/m^2 (diagnóstico de sobrepeso)

*TMB = [(8,7 × peso) – (255 × altura) + 865] → [(8,7 × 77) – (255 × 1,62) + 865] = 1.121,80 kcal/dia

*VET = TMB x FA = 1.121,80 × 1,56 = 1.750 kcal/dia

2º passo – No caso de sobrepeso ou obesidade, utilizar o método VEMTA.

**Energia = VET – VEMTA

**Energia = 1.750 – (256,5 × 2 [para perda de 2 kg/mês]) → 1.750 – 513 = 1.237,00 kcal/dia

3º passo – Distribuir os macronutrientes

	***Recomendação	%-VET	kcal	kcal/g[a]	g/dia	Equivalência[b]	Equivalentes/dia
CHO	45 a 55%	55-1.237	680,3	÷ 4	170	÷ 15	11,33 ≈ 11
PTN	10 a 20%	20-1.237	247,4	÷ 4	61,8	÷ 7	3,83 ≈ 4
LIP	≤ 30%	25-1.237	309,2	÷ 9	34,3	÷ 5	6,87 ≈ 7

4º passo – Distribuir por refeição

	Total	Desjejum	Almoço	Lanche	Jantar	Ceia
CHO	12	3	3	1	3	2
PTN	4	1	1	0	1	1
LIP	6	2	1	1	1	1

(*continua*)

5º passo – Montar o plano alimentar e oferecer um exemplo de cardápio

Refeição	CHO	PTN	LIP	Exemplo de cardápio
Desjejum	2	-	-	1 pão francês
	-	-	1	1 colher de chá rasa de margarina (≈ 4 g)
	1	1	1	1 copo de leite integral (200 mL)
Almoço	-	1	-	1 filé de peixe grelhado pequeno (≈ 70 g)
	2	-	-	4 colheres de sopa cheias de arroz
	1	-	-	1 concha média de feijão (≈ 140 g)
	-	-	-	Alface, tomate e cenoura crua ralada (vegetal A → à vontade).
	-	-	1	1 colher de sobremesa de óleo de oliva para temperar a salada
Lanche	1	-	-	2 biscoitos *cream-cracker*
	-	-	1	2 colheres de chá rasas de margarina (≈ 4 g cada colher)
Jantar	-	1	-	1 bife de frango grelhado pequeno (≈ 90g)
	2	-	-	4 colheres de sopa cheias de arroz
	1	-	-	1 concha média de feijão (≈ 140g)
	-	-	-	Brócolis cozido no vapor (vegetal A → à vontade)
	-	-	1	1 colher de sobremesa de óleo de oliva para temperar o brócolis
Ceia	1	1	1	1 copo de leite integral (200 mL)
	1	-	-	1 banana prata grande (≈ 55g)

* Fórmulas da World Health Organization.[5]

** Método do valor energético médio do tecido adiposo.[7]

*** Recomendação da American Diabetes Association.[3]

a 1 g de proteína ou carboidrato tem 4 kcal, cada, enquanto 1 g de lipídios tem 9 kcal.[11]

b 1 equivalente de carboidrato, proteína e lipídio tem 15 g, 7 g e 5 g, respectivamente.[12]

CHO = carboidrato; FA = fator atividade; IMC = índice de massa corporal; LIP = lipídios; PTN = proteínas; TMB = taxa metabólica basal; VEMTA = valor energético médio do tecido adiposo; VET = valor energético total; HDL = lipoproteína de alta densidade; LDL = lipoproteína de baixa densidade.

Tabela 10.2.3 Exemplo de prescrição dietética para indivíduo com diabetes tipo 1

Paciente do sexo masculino, 22 anos, diagnóstico de diabetes tipo 1, peso corporal de 80 kg, altura de 1,86 m (IMC = 23,18 kg/m^2), hemoglobina glicada de 7,2%, LDL de 98 mg/dL, HDL de 52 mg/dL e triglicerídeos de 124 mg/dL. Aplica 52 unidades de insulina glargina pela manhã e aspart conforme o esquema abaixo.

	Glicemia pré-prandial	Desjejum	Almoço	Lanche	Jantar	Ceia
Esquema tradicional	80 a 140 mg/dL	4	6	0	6	0
	141 a 200 mg/dL	5	7	0	7	1

1º passo – Calcular o IMC e o VET (utilizando o peso atual).

*TMB = [(15,4 × peso) + (27 × altura) + 717] → [(15,4 × 80) – (27 × 1,86) + 717] = 1.898,78 kcal/dia.

*VET = TMB × FA = 1.898,78 × 1,55 = 2.943,1 kcal/dia

2º passo – Distribuir os macronutrientes

	Recomendação**	%-VET	kcal	kcal/g***	g/dia	Equivalência[a]	Equivalentes/dia
CHO	45% a 55%	55%-2.943	1.618,6	÷ 4	404,65	÷ 15	26,97 ≈ 27
PTN	10% a 20%	20%-2.943	588,6	÷ 4	147,15	÷ 7	21,02 ≈ 21
LIP	≤ 30%	25%-2.943	735,75	÷ 9	81,75	÷ 5	16,35 ≈ 16

3º passo – Distribuir por refeição

	Total	Desjejum	Colação	Almoço	Lanche	Jantar	Ceia
CHO	27	4	2	8	4	8	4
PTN	21	2	2	4	2	4	2
LIP	16	2	2	4	2	4	2

(*continua*)

(continuação)

4º passo – Montar o plano alimentar e oferecer um exemplo de cardápio

Refeição	CHO	PTN	LIP	Exemplo de cardápio	Média de CHO (g)
Desjejum, lanche e ceia	2	-	-	1 pão francês	60
	0	1	1	2 fatias finas de queijo prato (≈ 10 g cada)	
	1	1	1	1 copo de leite integral (200 mL)	
	0	1	-	1 colher de sopa de requeijão *light*	
Colação	2	-	-	4 biscoitos *cream-cracker*	30
	-	2	2	2 unidades de queijo tipo Polenghi® tradicional	
Almoço e jantar	3	-	-	6 colheres de sopa de arroz	120
	2	-	-	2 conchas médias de feijão (≈ 140 g cada)	
	2	-	-	6 colheres de sopa de abóbora cozida	
	-	5	-	5 sardinhas grandes grelhadas (≈ 40 g cada)	
	-	-	2	2 colheres de sobremesa de azeite para a abóbora	
	-	-	2	2 colheres de sobremesa de óleo para a sardinha	
	1	-	-	Sobremesa: 1 tangerina média (≈ 135 g)	

(continua)

(continuação)

5º passo – Conferir se a sensibilidade à insulina está correta[b]

Sensibilidade à insulina = 1.800 ÷ ([24] + [4 + 6 + 0 + 6 + 0]) = 1.800 ÷ 40 = 45 ≈ 50 mg/dL

6º passo – Calcular a razão insulina × carboidrato[b]

Desjejum: 45 g de CHO ÷ 4 UI de insulina *bolus* fixa = 11,25 → razão insulina × carboidrato = 1:12

Almoço e jantar: 120 g de CHO ÷ 6 UI de insulina *bolus* fixa = 20 → razão insulina × carboidrato = 1:20

Na colação, lanche e ceia a aplicação de insulina deve ser individualizada de acordo com o tipo de insulina, os horários do paciente e o perfil das glicemias capilares.

[*] Fórmulas da World Health Organization.[5]

[**] Recomendação da Sociedade Brasileira de Diabetes.[3]

[***] 1 g de proteína ou carboidrato tem 4 kcal cada, enquanto 1 g de lipídios tem 9 kcal.[11]

[a] 1 equivalente de carboidrato, proteína e lipídio tem 15 g, 7 g e 5 g, respectivamente.[12]

[b] Fórmulas disponíveis na Tabela 10.2.4.[13,14]

CHO = carboidrato; FA = fator atividade; IMC = índice de massa corporal; LIP = lipídios; PTN = proteínas; TMB = taxa metabólica basal; VET = valor energético total; LDL = lipoproteína de baixa densidade; HDL = lipoproteína de alta densidade.

Tabela 10.2.4 Cálculos das doses de insulina para aplicação da contagem de carboidratos[13,14]

SENSIBILIDADE À INSULINA OU FATOR DE CORREÇÃO

Significado: resposta glicêmica do paciente a 1 unidade de insulina
Fórmula: sensibilidade à insulina = 1.800 ÷ soma da insulina total diária

Exemplo:
Insulina basal: 12 UI de manhã e 23 UI na ceia.
Insulina *bolus*: 4 UI no desjejum, 5 UI no almoço, 4 UI no lanche e 5 UI no jantar
Sensibilidade à insulina = 1.800 ÷ (12 + 23) + (4 + 5 + 4 + 5) → 1.800 ÷ 53 = 33,96 ≈ 40 mg/dL

META GLICÊMICA

Significado: valor de glicemia pré-prandial a ser alcançado

BOLUS CORRETIVO

Significado: dose de insulina para corrigir possíveis hiperglicemias
Fórmula: *bolus* corretivo = glicemia atual – meta glicêmica ÷ sensibilidade à insulina

Exemplo:
Glicemia de 240 mg/dL, sensibilidade à insulina = 30 mg/dL e meta glicêmica = 120 mg/dL
Bolus corretivo = 240 – 120 = 120 ÷ 30 = 4 UI

RAZÃO INSULINA × CARBOIDRATO

Significado: insulina para que 1 equivalente de carboidrato seja aproveitado
Fórmula: razão insulina × carboidrato = 500 ÷ soma da insulina total diária
Observação: A fórmula não deve ser utilizada porque tem como resultado apenas 1 razão insulina × carboidrato, sendo que o diabético apresenta diferentes necessidades de insulina durante o dia
A melhor forma de calcular a razão é:
1º passo: verificar o consumo dietético habitual do indivíduo
2º passo: contabilizar os gramas de carboidratos em cada refeição
3º passo: dividir o total de carboidratos pela dose fixa de insulina *bolus* (prescrita pelo médico)

(*continua*)

(continuação)

Exemplo:

	Glicemia pré-prandial	Desjejum	Almoço	Lanche	Jantar	Ceia
Esquema de insulina tradicional	< 60 mg/dL	0	0	0	0	0
	60 a 120 mg/dL	4	4	1	5	0
	121 a 180 mg/dL	4	5	2	6	0
	181 a 240 mg/dL	5	6	3	7	1
	241 a 300 mg/dL	6	7	4	8	2

Refeição	Média de carboidratos (g) da refeição	Cálculo da razão insulina × carboidrato			Razão insulina × carboidrato
			Insulina fixa	Resultado	
Desjejum	45	÷	4	= 11,25	1:12
Colação	15	÷	Não aplica	= 0	0
Almoço	70	÷	4	= 17,5	1:18
Lanche	30	÷	1	= 30	1:30
Jantar	70	÷	5	= 14	1:15
Ceia	30	÷	Não aplica	= 0	0

BOLUS ALIMENTAÇÃO ou BOLUS REFEIÇÃO

Significado: insulina necessária para cobrir os gramas de carboidratos da refeição

Fórmula: *bolus* de alimentação = carboidratos (g) da refeição ÷ razão insulina × carboidrato

Exemplo:

O indivíduo apresenta razão insulina × carboidrato de 1:10 no desjejum e irá ingerir 40 g de carboidratos

Bolus alimentação = 40 ÷ 10 = 4 UI

UI = unidades de insulina.

Micronutrientes

Não há evidências que comprovem que vitaminas ou minerais possam reduzir a resistência à insulina. No entanto, estes devem ser suplementados nos casos de deficiência.[1,3]

Ervas medicinais e chás também não devem ser utilizados sem orientação, porque podem reduzir o efeito dos hipoglicemiantes orais.[1,3]

Características físicas da dieta

Quando não há outras doenças que exijam necessidades específicas, a alimentação deve ter consistência normal, temperatura adequada à preparação, volume reduzido e fracionamento aumentado.[3,18]

O plano alimentar deve estar distribuído em 2 grandes refeições (almoço e jantar) e 4 pequenos lanches (desjejum, colação, lanche da tarde e ceia), respeitando as preferências, o estilo de vida e considerando o tratamento medicamentoso.

Indivíduos em uso de hipoglicemiantes orais são beneficiados com pequenos volumes oferecidos diversas vezes ao dia a fim de evitar hiperglicemias pós-prandiais.[1-3]

No caso do uso da insulina *neutral protamine Hagedorn* (NPH), a realização de pequenos lanches entre as refeições principais também é necessária para evitar hipoglicemias no momento de maior ação dessa insulina. Os análogos de longa duração possibilitam a não realização de alguns lanches.[1,2]

Produtos dietéticos

Adoçantes e edulcorantes

Existem muitas definições para adoçantes e edulcorantes. No entanto, considerando a composição química, podemos conceituar adoçantes como substâncias doces, contendo açúcares ou derivados, enquanto os edulcorantes são os aditivos alimentares usados como matéria-prima dos adoçantes.[20]

Os edulcorantes podem ser naturais ou artificiais/sintéticos e energéticos ou não. A Tabela 10.2.5 apresenta as principais características dos edulcorantes aprovados para uso comercial.[21]

Particularmente, é relevante abordar que o ciclamato é aprovado para comercialização em mais de 50 países, mas não nos Estados Unidos.[18,19] Dúvidas quanto à sua segurança iniciaram-se em 1970, após a observação de que a ingestão crônica por animais aumentava a incidência de tumores de bexiga. No entanto, permanecem inconclusivos os efeitos tóxicos para a saúde humana, considerando as altas doses necessárias para a sua manifestação.[20]

Rotulagem diet, light ou "zero"

Existe uma diferença sutil entre os termos *diet*, *light* e "zero", sendo essencial a leitura dos rótulos e a compreensão de suas definições.

O Ministério da Saúde não recomenda a utilização de "adoçantes de mesa" para indivíduos com diabetes, porque estes são frequentemente energéticos. Os "adoçantes dietéticos" devem atender também aos dispositivos do *Regulamento Técnico para Alimentos para Fins Especiais*, não tendo como matéria-prima frutose, sacarose e glicose.[20]

A inscrição *light* define a redução mínima de 25% em algum nutriente, comparado ao alimento tradicional, sendo prioritariamente utilizado nas dietas para perda de peso corporal.[20] No entanto, estes podem apresentar a mesma energia do produto convencional, porque, para que haja diminuição energética, é necessária a redução de algum macronutriente (carboidrato, gordura e proteína) e o mercado tem vários produtos reduzidos em sódio (p. ex., sal *light*, azeitona *light*).

Produtos dietéticos ou "zero" são isentos em algum nutriente, não necessariamente o açúcar, sendo desenvolvidos para atender a grupos populacionais específicos (tais como dislipidêmicos, diabéticos ou celíacos). Devido ao exposto, a inscrição *diet* significa apenas que o alimento não contém, em sua composição, açúcar, glúten ou gordura, entre outros.[20]

Em 1º de janeiro de 2014 passaram a ser comercializados produtos com a inscrição "sem adição de açúcares". Essa denominação indica que o produto não tem açúcares (naturais ou adicionados) e que, durante o processamento, não foram utilizados meios que aumentassem o conteúdo de açúcares no produto final.[22]

Suplementação de carboidratos na atividade física

Embora ajustes nas dosagens de insulina sejam indicados no caso de exercícios planejados, a suplementação de carboidratos pode ser necessária para evitar episódios de hipoglicemia.[1,3]

Na prática de exercícios de curta duração e baixa intensidade (com volume máximo de oxigênio [$VO_{2máx}$] $\leq 25\%$), o consumo de 10 g a 15 g de carboidratos é necessário antes do exercício em glicemia capilar entre 70 e 100 mg/dL.[1]

Para atividades de duração e intensidade moderada ($VO_{2máx} \approx 50\%$) e glicemias entre 100 e 180 mg/dL, é indicado o consumo de 15 g de carboidratos anteriormente ao início do exercício com adicional de 15 g a cada hora. Em glicemias entre 70 e 100 mg/dL, apenas a ingestão de 25 g a 50 g de carboidratos é suficiente.[1]

Tabela 10.2.5 Edulcorantes[18,19]

	Tipo	Origem	*Poder adoçante	Energia (kcal)	Estabilidade térmica	Sabor residual	Aprovado para uso por: Gestantes	Aprovado para uso por: Hipertensos	IDR**
Acessulfame-K	Artificial	Ácido acético	200	0	Sim	Não	Aprovado	Aprovado	15
Aspartame***	Artificial	Fenilalanina e ácido aspártico	200	4	Sim	Não	Aprovado	Aprovado	40
Ciclamato	Artificial	Petróleo	50	0	Sim	Sim	Não [a]	Não [b]	11
Estévia	Natural	Frutas e mel	300	0	Sim	Sim	Aprovado	Aprovado	5,5
Frutose	Natural	Frutas e mel	170	4	Não	Não	Não [c]	Aprovado	----[d]
Neotame [e]	Natural	Frutas, algas ou xilose	< 0,45	1,6 a 4	Sim	Não	Aprovado	Aprovado	15
Sacarina	Artificial	Petróleo	400	0	Sim	Sim	Não [a]	Não [b]	5
Sucralose	Artificial	Cloração da sacarose	600	0	Sim	Não	Aprovado	Aprovado	15

*Comparado à sacarose.
**Ingestão dietética recomendada (mg/kg de peso).
***Contraindicado para indivíduos com fenilcetonúria.
[a] Atravessam a placenta.
[b] Tem sódio na composição.
[c] Hipertrigliceridemia pós-prandial.
[d] Não estabelecido.
[e] Inclui o manitol, sorbitol e xilitol.

No exercício intenso ($VO_{2máx} \geq 75\%$), 50 g de carboidratos devem ser ingeridos antes e a cada 3 h quando a glicemia apresentar-se entre 70 e 100 mg/dL. Na glicemia entre 100 e 180 mg/dL, 25 g a 50 g de carboidratos devem ser consumidos antes do exercício.[1]

Lembramos que a atividade deve ser evitada em glicemias inferiores a 70 ou superiores a 300 mg/dL.[1,2]

Indivíduos tratados apenas com dieta, metformina, inibidores da α-glicosidase ou tiazolidinediona não necessitam de suplementação de carboidratos.[1,2]

Bebidas alcoólicas

A ingestão de bebidas alcoólicas em jejum pode provocar oscilação glicêmica.[1,3,14] Primeiramente ocorrerá hipoglicemia (porque o etanol inibe a gliconeogênese, reduzindo as concentrações de piruvato, oxaloacetato e glicerol-fosfato, ocasionando menor conversão do lactato em glicose); posteriormente a glicemia se elevará (1 g de álcool tem 9 kcal).[1,3,18]

Caso o paciente com DM queira ingerir bebidas alcoólicas, deve tomar alguns cuidados adicionais: não ingerir a bebida se a glicemia estiver < 70 mg/dL; consumir junto às principais refeições, e checar a glicemia 30 minutos após a ingestão do *drink*. Ademais, o consumo não deve ultrapassar 1 dose para mulheres e 2 para homens (1 dose é definida como 360 mL de cerveja, 150 mL de vinho ou 45 mL de bebida destilada).[1,3,18]

Correção de hipoglicemias

A hipoglicemia leve (glicemia < 70 mg/dL) deve ser corrigida com a ingestão de 15 g a 20 g de carboidratos.[1-3]

Como o carboidrato inicia sua digestão e absorção após 15 minutos, torna-se relevante orientar os indivíduos com diabetes sobre a necessidade de aguardar esse período para verificar a glicemia novamente, sendo frequente o relato da ingestão de alimentos compulsivamente até "desaparecerem os sintomas", ocorrendo posteriormente o "efeito rebote" (hiperglicemia).[1-3,13] No caso de a glicemia permanecer < 60 mg/dL, recomenda-se a ingestão de mais 15 g a 20 g de carboidratos.[1,3]

Também se deve orientar que o açúcar puro é o tratamento mais eficaz na correção de hipoglicemias, porque alimentos contendo gordura e/ou proteínas podem retardar a elevação glicêmica.[1,3,13]

PRESCRIÇÃO NUTRICIONAL NAS DOENÇAS ASSOCIADAS

O diabetes pode ser causa básica ou secundária de várias outras doenças, sendo o diagnóstico precoce relevante para a escolha da conduta nutricional adequada. A seguir, as doenças mais frequentemente observadas em indivíduos com diabetes.

Dislipidemias

Indivíduos com DM2 frequentemente apresentam dislipidemia mista (elevadas concentrações séricas de triglicerídeos e partículas pequenas e densas de LDL). No DM1, essas alterações lipídicas podem estar presentes quando o controle glicêmico não está adequado, sendo que a insulinização e a adequação da glicemia corrigem as concentrações lipídicas.[1,3]

O tratamento dietético da dislipidemia mista deve considerar mudanças no estilo de vida, inclusão de hábitos alimentares saudáveis, abstenção do álcool e do tabagismo, além do estímulo à prática de atividade física.[1,3,23]

A conduta dietoterápica na dislipidemia mista (elevação do LDL e triglicerídeos) baseia-se no controle do peso corporal, na restrição de ácidos graxos saturados (< 7% da dieta), no incentivo ao uso de ácidos graxos poli-insaturados (10% a 15% do VET), monoinsaturados (> 10% do VET) e 20 g a 30 g de fibras/dia (5 g a 10 g destas devendo ser solúveis).[1,3,23]

Os fitoesteróis (3 a 4 g/dia) podem ser utilizados como coadjuvantes. Suas principais fontes alimentares são óleos vegetais (milho, soja, girassol e canola), leguminosas, frutas e verduras e margarinas enriquecidas (2 colheres de sopa ao dia). No entanto, somente atuam no LDL, não influenciam as concentrações de HDL e triglicerídeos.[23]

Nos casos de hipertrigliceridemia isolada, o controle glicêmico é primordial e a conduta nutricional deve eleger os mesmos cuidados da dislipidemia mista, associados à proibição total do uso de álcool, sacarose e adoçantes à base de frutose.[1-3] A redução dos carboidratos de dieta é recomendada para diminuir níveis séricos de triglicerídeos.

Tanto a American Diabetes Association[2,3] como a American Heart Association recomendam a ingestão de peixes ricos em ácido alfalinolênico (ômega-3) por mais de 2 vezes na semana.[24] A suplementação com 4 g/dia de ácidos eicosapentaenoico (EPA) e docosaexaenoico (DHA) pode reduzir os triglicerídeos pós-prandiais; contudo, não deve ser utilizada para gestantes ou nutrizes.[31] Além disso, doses superiores às mencionadas podem causar sangramento excessivo.[23] A Sociedade Brasileira de Diabetes preconiza a prescrição de 500 mg ou 1 g por dia de EPA/DH para prevenção primária e secundária, respectivamente, de doenças cardiovasculares.

A niacina (ácido nicotínico ou vitamina B3) também pode ser utilizada (dose inicial de 500 mg/dia com aumento gradual para 750 mg e 1.000 mg, em intervalos de 4 semanas, até atingir 1 g a 2 g diários). No entanto, é relevante salientar os efeitos adversos, tais como o rubor facial ou prurido.[23,24]

Hipertensão

Hábitos alimentares saudáveis favorecem a redução do peso corporal e ajudam no controle da pressão arterial. O IMC está diretamente associado ao aumento do volume plasmático e do débito cardíaco.[24]

A manutenção do IMC < 25 kg/m², a redução da pressão arterial e a elevação da sensibilidade à insulina foram observados com dietas restritas em ácidos graxos saturados e colesterol, sendo estas conhecidas como *Dietary Approaches to Stop Hypertension* (DASH).[25]

A conduta nutricional desta dieta é semelhante à recomendação convencional em relação aos carboidratos, proteínas e fibras, porém, há restrição à ingestão de lipídios totais, ácidos graxos saturados e colesterol (< 27%, ≤ 6% da dieta e ≤ 150 mg/dia, respectivamente), além de redução na ingestão de sódio (1.500 a 2.300 mg/dia), potássio (4.700 mg/dia), cálcio (1.200 mg/dia) e magnésio (500 mg/dia).[25]

Substituir o sal comum pela versão *light* é uma opção para hipertensos, porque o primeiro tem 99% de cloreto de sódio em sua composição, enquanto o segundo contém 50% de cloreto de potássio e 50% de cloreto de sódio. Outro substituto é o "sal de ervas", composto de proporções iguais de alecrim, manjericão, orégano e sal comum.

Nefropatia diabética

A avaliação antropométrica deve ser realizada com cautela, porque a presença de edemas pode afetar tanto o peso corporal como as circunferências dos pacientes submetidos à diálise, sendo preferível usar o peso habitual ou o peso teórico.[18]

Frequentemente esses indivíduos apresentam depleção das reservas de tecido adiposo e catabolismo proteico, havendo necessidade de oferecer dieta hipercalórica (35 kcal/kg de peso teórico) e normolipídica (30% a 35% da dieta).[18]

Durante o tratamento conservador (fase não dialítica), os carboidratos constituem o principal substrato energético e a proteína deve ser restringida a 0,6 a 1,0 g/kg de peso teórico. As recomendações para fósforo (0,8 a 1,2 g/dia) e cálcio

(1,2 g/dia) não se alteram de acordo com o tratamento, porém, deve-se considerar perdas com diuréticos para o potássio.[3,18]

Na hemodiálise, ocorre perda proteica no processo de filtração. Assim, a dieta deve contemplar 1,2 g de proteína/kg de peso teórico, 2 a 3 g/dia de potássio e a ingestão hídrica calculada pelo volume urinário residual adicionado de 1.000 mL.[18]

No caso da diálise peritoneal, as recomendações devem considerar a glicose absorvida durante a filtração e a elevada perda proteica, sendo preconizados 1,2 a 3 g de proteínas/kg de peso teórico, 3 a 4 g de potássio/dia, 2 a 4 g de sódio/dia e a recomendação hídrica superior a 2.000 mL (+ volume urinário residual).[18]

Doença celíaca

A doença celíaca é uma disfunção intestinal autoimune ocasionada por hipersensibilidade e intolerância permanente ao glúten,[26] com elevada frequência em indivíduos com DM1 (1% a 16% no DM1, comparada a 0,3% a 1% na população em geral), sendo essa associação explicada por fatores imunológicos (anticorpos), ambientais (exposição ao glúten) e genéticos (antígenos leucocitários humanos).[2]

O glúten é um aminoácido desencadeador ambiental da doença celíaca. Suas principais fontes naturais são gliadina, no trigo; secalina, no centeio; hordeína, na cevada, e avenina, na aveia. Porém, também é utilizado na indústria pela sua capacidade de dar viscosidade e consistência às preparações.[26]

O único tratamento da doença é a dieta isenta de glúten, mesmo para pacientes que apresentem forma assintomática, porque está positivamente relacionada com o melhor controle glicêmico.[2,3,26]

O plano alimentar não pode incluir trigo, centeio ou cevada. A aveia pura (não contaminada com outros grãos) não é tóxica em mais de 95% dos celíacos, porque tem menos prolaminas em suas sementes, comparada a trigo, centeio e cevada.[26]

Também é relevante a realização de rastreamento para deficiências de ferro, folato, cálcio e vitaminas B6, B12 e D.[26]

Doença hepática gordurosa não alcoólica

A resistência à insulina estimula a síntese e a retenção de triglicerídeos no hepatócito, levando à doença hepática gordurosa não alcoólica.[1,2,18]

O tratamento nutricional é semelhante à dieta para controle da obesidade, no entanto, a perda de peso corporal deve ser de aproximadamente 0,5 kg/semana, porque o emagrecimento rápido pode estimular o processo necroinflamatório da fibrose hepática, devido ao estímulo à lipólise (maior oferta de ácidos graxos livres para o fígado).[3,18]

Apesar de seu efeito antioxidante contra a peroxidação lipídica, não há consenso quanto à dose recomendada para suplementação de vitamina E.[1]

PRESCRIÇÃO NUTRICIONAL NO DIABETES DURANTE A GESTAÇÃO

Avaliação nutricional da gestante

A avaliação nutricional contempla os mesmos critérios de gestantes saudáveis: cálculo da idade gestacional, classificação quanto ao IMC pré-gestacional e estimativa do ganho de peso total e semanal (Tabela 10.2.6).[27]

Conduta nutricional

Energia

O tratamento nutricional deve permitir ganho de peso a partir do segundo trimestre da gravidez (Tabela 10.2.6). Deve-se tomar cuidado com dietas hipocalóricas que podem resultar em cetose.[1,3,27]

Apenas para gestantes com sobrepeso ou obesidade, a redução de 30% da energia da dieta pode ser considerada a fim de melhorar o controle glicêmico.[1,3,27]

Macronutrientes

A distribuição em macronutrientes recomendada é de 40% a 45% de carboidratos, 30% a 40% de lipídios totais e 15% a 20% de proteínas (com adicional de 10 g/dia).[1]

Menores percentuais de carboidratos devem ser oferecidos no desjejum (devido à maior síntese de cortisol). A presença de hiperglicemia no almoço indica que a quantidade de carboidrato ingerida no desjejum está excessiva.[1,3]

A ceia deve conter no mínimo 25 g de carboidratos, como forma de evitar a hipoglicemia noturna.[1,3]

Na lactação, as mulheres devem ser orientadas a consumir 15 g de carboidratos antes do aleitamento, para evitar hipoglicemias.[1-3]

Micronutrientes

Não há diferença específica para a recomendação de suplementação para gestantes diabéticas, assim, similarmente às gestantes saudáveis, a suplementação de ácido fólico (400 µg/dia) deve ser realizada desde o período pré-concepção até a sexta semana gestacional.[1,3,27]

Tabela 10.2.6 Avaliação do estado nutricional e recomendação energética para gestantes[25]

Classificação quanto ao IMC pré-gestacional:*		Peso pré-gestacional**
IMC (kg/m²)	**Estado nutricional**	**Utilizar para cálculo energético:**
> 30	Obesidade	25 kcal/kg de peso atual
25 a 29,99	Sobrepeso	
18,5 a 24,99	Eutrofia	Peso pré-gestacional
< 18,5	Baixo peso	Peso ideal pré-gestacional (altura² x 22)
Ganho de peso recomendado		
Total no 1º trimestre	**2º e 3º trimestres**	**Total na gestação**
0	0,3 kg/ semana	7,0 kg
0,9 kg	0,3 kg/ semana	7,0 a 11,5 kg
1,6 kg	0,4 kg/ semana	11,5 a 16,0 kg
2,3 kg	0,5 kg/ semana	12,5 a 18,0 kg
Recomendação energética:		
Valor energético total = taxa metabólica basal × fator atividade + adicional energético		
Idade (anos)	**Taxa metabólica basal**	
18 a 30	14,81 × peso pré-gestacional** + 486,6	
30 a 60	8,126 × peso pré-gestacional** + 845,6	
Fator atividade		**Adicional energético**	
Leve	1,53	1º trimestre	85
Moderado	1,76	2º trimestre	285
Intenso	2,25	3º trimestre	475

*IMC = índice de massa corporal.
**O peso pré-gestacional deve ser calculado até a 13ª semana gestacional.

Edulcorantes na gestação

Os edulcorantes aprovados para uso durante a gestação são: acessulfame-K, aspartame, sucralose e neotame.[1,21]

A sacarina e o ciclamato não são aprovados para uso na gestação, porque podem atravessar a placenta e permanecer nos tecidos fetais. Nessa mesma condição, mais estudos são necessários para avaliar os efeitos da estévia e sobre a exposição fetal aos metabólicos do aspartame (ácido aspártico, fenilalanina e metanol) e do neotame (contém fenilalanina).[1,21]

CONCLUSÃO

Na prescrição nutricional, deve-se considerar que o diabetes é uma doença crônica e que seu tratamento requer constante atenção e vigília. Por isso, dietas rígidas não serão seguidas por longo período.

O plano alimentar deve ser baseado nas preferências do paciente. O estímulo à alimentação saudável contribuirá para alcance e manutenção do peso corporal e controle glicêmico adequados, o que irá permitir melhor qualidade de vida para indivíduos com diabetes.

REFERÊNCIAS BIBLIOGRÁFICAS

1. Sociedade Brasileira de Diabetes. Diretrizes da Sociedade Brasileira de Diabetes 2012-2013. São Pulo: AC Farmacêutica, 2013.
2. American Diabetes Association. Standards of medical care in diabetes – 2013. Diabetes Care. 2013 Jan; 36 Suppl 1:S11-66.
3. Bantle J, Wylie-Rosett J, Albright A et al. Nutrition recommendations and interventions for diabetes: a position statement of the American Diabetes Association. Diabetes Care. 2008; 31:S61.
4. Ellis DA, Frey MA, Naar-King S et al. Use of multisystemic therapy to improve regimen adherence among adolescents with type 1 diabetes in chronic poor metabolic control: a randomized controlled trial. Diabetes Care. 2005; 28:1604-10.
5. World Health Organization. Physical status: the use and interpretation of anthropometry: report of a WHO Expert Committee. Geneva: WHO; 1995.
6. World Health Organization. Waist circumference and waist-hip ratio: report of a WHO Expert Consultation. 2008.Geneva: WHO; 2008. p. 8-11.
7. Trumbo P, Schlicker S, Yates AA et al. Dietary reference intakes for energy, carbohydrate, fiber, fat, fatty acids, cholesterol, protein and amino acids. J Am Diet Assoc. 2002; 102:1621-30.
8. Wishnofsky M. Caloric equivalents of gained or lost weight. Am J Clin Nutr. 1958, 6:542-6.
9. Jenkins DJ, Wolever TM, Taylor RH et al. Glycemic index of foods: a physiological basis for carbohydrate exchange. Am J Clin Nutr. 1981; 34:362-6.
10. Jenkins DJ, Wolever TM, Jenkins AL et al. The glycaemic index of foods tested in diabetic patients: a new basis for carbohydrate exchange favouring the use of legumes. Diabetologia. 1983; 24:257-64.
11. Wolever TM, Mehling C, Chiasson JL et al. Low glycaemic index diet and disposition index in type 2 diabetes (the Canadian trial of carbohydrates in diabetes): a randomised controlled trial. Diabetologia. 2008; 51:1607-15.
12. Pi-Sunyer FX. Glycemic index and disease. Am J Clin Nutr. 2002; 76:290S-298S.

13. Lopes Souto D, Lopes Rosado E. Use of carb counting in the dietary treatment of diabetes mellitus. Nutr Hosp. 2010; 25:18-25.

14. Ginsberg BH. System for determining insulin dose using carbohydrate to insulin ratio and insulin sensitivity factor. Google Patents. 2008.

15. Eckel RH. Diabetes and dietary macronutrients: is carbohydrate all that bad? Am J Clin Nutr. 2004; 80:537-8.

16. Sacks FM, Bray GA, Carey VJS et al. Comparison of weight-loss diets with different compositions of fat, protein, and carbohydrates. New Engl J Med. 2009; 360:859-73.

17. Hession M, Rolland C, Kulkarni U et al. Systematic review of randomized controlled trials of low-carbo-hydrate vs. low-fat/low-calorie diets in the management of obesity and its comorbidities. Obes Rev. 2009; 10:36-50.

18. Mahan LK, Escott-Stump S: Krause: alimentos, nutrição & dietoterapia. 12. ed. Rio de Janeiro: Elsevier Brasil; 2012.

19. Funaki M. Saturated fatty acids and insulin resistance. J Med Invest. 2009; 56:88-92.

20. Brasil. Agência Nacional da Vigilância Sanitária. Portaria SVS/MS nº 29, de 13 de janeiro de 1998. Alimentos para fins especiais. DF: Anvisa; 1998.

21. Gardner C, Wylie-Rosett J, Gidding SS et al. Nonnutritive sweeteners: current use and health perspectives: a scientific statement from the American Heart Association and the American Diabetes Association. Diabetes Care. 2012; 35:1798-1808.

22. Brasil. Agência Nacional da Vigilância Sanitária. Regulamento técnico sobre informação nutricional comple-mentar. Resolução nº 54, de 12 de novembro de 2012. Brasília, DF: 2012. Diário Oficial da União, sessão 1, n. 219, de 13 de novembro de 2012.

23. Sposito AC, Caramelli B, Fonseca FAH et al. IV Diretriz brasileira sobre dislipidemias e prevenção da ate-rosclerose. Departamento de Aterosclerose da Sociedade Brasileira de Cardiologia. Arq Bras Cardiol. 2007; 88:2-19.

24. American Heart Association Nutrition C, Lichtenstein AH, Appel LJB et al. Diet and lifestyle recommen-dations revision 2006: a scientific statement from the American Heart Association Nutrition Committee. Circulation. 2006; 114:82-96.

25. Ard JD, Grambow SC, Liu D et al. The effect of the PREMIER interventions on insulin sensitivity. Diabetes Care. 2004; 27:340-7.

26. US Department of Health and Human Services. NIH Consensus Development Conference on Celiac Dis-ease. NIH consensus and state-of-the-science statements. 2004; 21:1-23.

27. Institute of Medicine of the National Academies. Weight gain during pregnancy: reexamining the guidelines. Washington: National Academy of Sciences; 2009.

28. Geil PB. Choose your foods: exchange lists for diabetes: the 2008 revision of exchange lists for meal planning. Diabetes Spectr. 2008; 21:281-3.

10.3

Plano de exercícios físicos

Claudia Lucia Barros de Castro
Claudio Gil Soares de Araújo
Esther Pinto

INTRODUÇÃO

O exercício físico é uma ferramenta poderosa na prevenção e no tratamento do diabetes *mellitus* (DM).

Já foi observado que indivíduos fisicamente ativos e aqueles com melhor condição aeróbica apresentam menor incidência de diabetes *mellitus* tipo 2 (DM2). Além disso, grupos de maior risco de desenvolver DM, como os obesos e os familiares de diabéticos, reduzem seus riscos ao se manterem fisicamente ativos. Também já foi observado que as mudanças no estilo de vida, como a redução de pelo menos 7% do peso corporal e a prática de 150 minutos de exercício semanal, foram mais impactantes na redução do risco de desenvolver DM2 do que o uso de metformina em indivíduos que apresentavam intolerância à glicose.

Quando comparamos indivíduos com DM e com seus pares saudáveis, da mesma idade e sexo, observamos menor condição aeróbica, menor força muscular e menor flexibilidade nos diabéticos. Essa menor capacidade, decorrente das alterações metabólicas e suas consequências, assim como a menor capilarização tipicamente observada nos diabéticos podem ser contrabalanceadas com o exercício físico. Assim, quando comparamos indivíduos com DM fisicamente ativos e/ou em boa condição aeróbica com seus pares diabéticos e inativos e/ou com baixa condição aeróbica, observamos melhor prognóstico para os ativos ou em boa forma.

O exercício físico atua de forma específica sobre a resistência insulínica, independente do peso corporal. Indivíduos mais fisicamente ativos têm níveis mais baixos de insulina circulante, melhor ação em receptores e pós-receptores de membrana, melhor resposta de transportadores de glicose, maior capilarização nas células musculares esqueléticas e melhor função mitocondrial, quando comparados com indivíduos menos ativos, independentemente do peso corporal e do índice de massa corporal. Dessa forma, há melhor resposta dos tecidos à insulina, o que favorece o metabolismo glicídico. Essa maior sensibilidade à insulina pode ser observada nas primeiras horas após uma sessão de exercícios, com aumento da captação da glicose pelos músculos e adipócitos, enquanto o glicogênio é ressintetizado, e com redução da glicemia sanguínea. Além disso, há aumento do consumo muscular de glicose durante o exercício e, nas 2 h seguintes ao exercício, à custa de maior captação da glicose sanguínea para os músculos por mecanismos não insulinodependentes, que envolvem GLUT-4, proteína transportadora da glicose muscular, ativada pela contração muscular.

Outra possibilidade interessante é a observação de que 1 h de ciclo estacionário não modifica apreciavelmente a glicemia de indivíduos com DM em jejum, porém produz um impacto extremamente favorável quando esses mesmos indivíduos se apresentam em período pós-prandial. Pode-se, então, especular que o exercício físico tem um papel importante na prevenção da elevação exagerada dos níveis glicêmicos no período pós-prandial em pacientes com DM.

Além disso, o exercício físico também atua na redução do peso corporal, que, por si só, já reduz o risco de DM2 e auxilia no tratamento do DM. Dessa forma, o exercício físico facilita o metabolismo glicídico e sua eficiência e melhora a regulação glicêmica. Isto pode ser observado pela menor concentração basal e pós-prandial de insulina, assim como pela redução da hemoglobina glicada nos pacientes com DM fisicamente ativos quando comparados com os sedentários.

Outra perspectiva interessante é que o treinamento aeróbico regular proporcione condições de reverter parcial ou totalmente algumas das disfunções provocadas pela hiperglicemia crônica. Um exemplo disso é o trabalho do grupo neozelandês, que encontrou uma redução na capacidade de extração tecidual de oxigênio, refletida por uma menor diferença arteriovenosa de oxigênio, em indivíduos com DM para exercício submáximo e máximo, acarretando menor consumo máximo de oxigênio para um mesmo débito cardíaco.

Sabemos que o diabetes reduz a expectativa de vida em 5 a 10 anos e aumenta o risco de doença arterial coronariana em 2 a 4 vezes. Pacientes diabéticos que se exercitam regularmente mostram melhora clínica relevante no seu perfil lipídico, especialmente os que a princípio possuíam relações HDL/LDL baixas. Há também indicativos de que pacientes com DM e hipertensão arterial tendem a controlar mais facilmente seus níveis tensionais quando submetidos a treinamento físico regular. Assim, o exercício reduz o risco cardiovascular também em pacientes com DM.

A condição aeróbica é capaz de predizer risco de mortalidade nos pacientes com DM, tanto naqueles com peso corporal adequado, quanto naqueles com sobrepeso e nos obesos. Observa-se risco de mortalidade até 4,5 vezes menor no indivíduo com excelente condição aeróbica (> 11,7 equivalente metabólico [MET]) quando comprado àqueles com menor condição aeróbica (< 8,8 MET), mesmo quando ajustado para idade, anos de observação, doença cardíaca de base, hipercolesterolemia e hipertrigliceridemia, índice de massa corporal, hipertensão arterial, história familiar de doença arterial coronariana, tabagismo e níveis de glicose. Os indivíduos com melhor condição aeróbica foram aqueles que se exercitaram regularmente por 130 a 150 minutos/semana de atividade moderada (caminhada) ou por 90 minutos/semana de atividade mais intensa (corrida). Essa diferença de mortalidade também foi observada nos pacientes com menor capacidade física. O risco de mortalidade foi 37% menor nos moderadamente aptos (5,1 a 7,9 MET) e 59% menor no grupo de melhor condição aeróbica (> 8 MET), quando comparados com os menos aptos fisicamente (< 5 MET). Dessa forma, o exercício físico regular tem um importante impacto na mortalidade por todas as causas cardiovasculares em indivíduos com DM. Estudos de coortes mostram que caminhar pelo menos 2 h por semana reduz o risco de mortalidade em 8 anos em 34% a 39% e que indivíduos com DM que são sedentários têm risco 1,7 vez maior de mortalidade em 12 anos quando comparados com aqueles fisicamente ativos.

Apesar das inúmeras evidências do impacto positivo do exercício nos pacientes com DM, a recomendação de exercício físico nesses pacientes é ainda muito incipiente. Observamos que o médico, em geral, por carência de formação específica, encontra muitas dificuldades em orientar ou prescrever exercícios para os seus clientes, notadamente no que se refere ao tipo, quantidade e intensidade mais apropriadas. Atualmente, com o crescimento e a consolidação de uma especialidade médica, a medicina do exercício e do esporte, podemos buscar uma parceria com esses profissionais para a melhor utilização do exercício como ferramenta auxiliar no controle do DM.

AÇÃO DO EXERCÍCIO FÍSICO NO METABOLISMO GLICÍDICO

O processo de contração muscular, fundamental para a atividade física e o exercício, depende da conversão da energia química em energia mecânica, sendo a primeira advinda dos nutrientes ingeridos e a segunda utilizada para o movimento das pontes cruzadas de miosina no músculo. A substância energética intermediária desse processo é denominada adenosina trifosfato (ATP). Sabemos que o estoque de ATP muscular é muito pequeno e é necessário que haja ressíntese de ATP a partir de reações químicas, utilizando os nutrientes ingeridos para a perpetuação do trabalho muscular. Existem 2 processos básicos para ressíntese de ATP na célula muscular, sendo um independente do oxigênio – anaeróbico – e outro dependente do oxigênio – aeróbico. O sistema anaeróbico pode ainda ser subdividido de acordo com a produção final de ácido láctico, em anaeróbico aláctico e anaeróbico láctico.

O glicogênio ou a glicose são utilizados com precursores do ATP por meio de uma série de reações químicas que acontecem no citoplasma da fibra muscular para a via metabólica anaeróbica láctica e são conhecidos como glicólise e glicogenólise, respectivamente. Essas reações químicas resultam na produção de ATP e ácido láctico, sendo limitada por este último. Para cada molécula de glicose, o sistema anaeróbico láctico é capaz de gerar 2 moléculas de ATP.

No sistema aeróbico, além da quebra da glicose ou do glicogênio no citoplasma da célula muscular, ocorrem também outras reações químicas no interior das mitocôndrias, conhecidas como ciclo de Krebs e a fosforilação oxidativa. Nesse sistema, podemos ter também outros precursores energéticos, como os lipídios e as proteínas. Para cada molécula de glicose, o sistema aeróbico é capaz de gerar 36 moléculas de ATP, porém de forma mais demorada.

Quando comparamos os sistemas de produção de ATP, podemos observar que a potência do sistema aeróbico é a mais baixa de todos, pois embora 1 única molécula de glicose ressintetize 36 ATP, ao contrário de apenas 2 no sistema anaeróbico láctico, o tempo de reação completa de todas as etapas é muito mais lento para o sistema aeróbico, devido ao maior numero de reações a executar. Dessa forma, o sistema anaeróbico láctico consegue regenerar 64 ATP no mesmo tempo em que o aeróbico produz apenas 36 ATP, ainda que para isto haja um gasto de 32 moléculas de glicose contra apenas 1 no sistema aeróbico. Podemos concluir, então, que o sistema aeróbico é mais econômico e praticamente ilimitado, já que ele depende de substratos energéticos variados (glicídios, lipídios e proteínas) e de oxigênio, e não produz qualquer substância tóxica.

A duração e a intensidade do exercício, assim como o grau de treinamento do indivíduo, influenciam a escolha da via metabólica e os substratos energéticos utilizados. O tipo de dieta utilizada, a atividade física nas 24 h anteriores refletindo o estado inicial das resevas de substrato, características funcionais e bioquímicas dos músculos atuantes e a fase do ciclo menstrual são alguns outros aspectos capazes de interferir na escolha do substrato energético.

No diabetes, a presença ou ausência de insulina também influencia o metabolismo glicídico durante e após o exercício.

A deficiência absoluta ou relativa de insulina no DM influencia negativamente o metabolismo glicídico, que resulta em glicemias elevadas. O exercício, utilizando a glicose como fonte de energia, poderia ajudar na redução dos níveis glicêmicos. No entanto, a utilização da glicose como substrato energético ocorre dentro da célula muscular e é necessária a presença de insulina para que a glicose entre na célula muscular. Conforme já exposto, o exercício promove uma série de adaptações que resultam em maior sensibilidade da célula à insulina, o que facilita a entrada da glicose na célula muscular, mesmo na presença de quantidades menores de insulina. Além disso, mecanismos não insulinodependentes também promovem a entrada da glicose na célula, o que permite sua utilização para a produção ATP e reduz seus valores sanguíneos. A maior capilarização muscular e o melhor funcionamento das mitocôndrias, adaptações do exercício, completam a maior utilização da glicose nos indivíduos treinados.

O exercício também aumenta a atividade da enzima AMP quinase, o que pode ser um regulador importante na captação de glicose durante o exercício, aumentando a translocação do GLUT-4.

AVALIAÇÃO MÉDICA PRÉ-EXERCÍCIO NO DIABETES *MELLITUS*

Pelo caráter multissistêmico e agressivo do diabetes, recomendam-se avaliações periódicas do diabético que se exercita, procurando minimizar as complicações. Essas avaliações deverão contemplar os principais sistemas comprometidos no diabetes, inclusive avaliações cardíaca, vascular, autonômica, renal e oftalmológica. O teste de esforço está indicado em pacientes diabéticos que queiram iniciar um programa de exercício de moderada a alta intensidade e que tenham as condições descritas na Tabela 10.3.1.

Tabela 10.3.1 Avaliação do paciente com DM antes do início do programa de exercício

Recomendações para teste de esforço no diabético
Idade > 40 anos
Idade > 35 anos e DM tipo 1 ou 2 há > 10 anos
Idade > 35 anos e presença de hipertensão arterial, tabagismo, dislipidemia, retinopatia e/ou nefropatia
Suspeita de doença arterial coronariana, cerebrovascular e/ou doença arterial periférica
Neuropatia autonômica
Nefropatia grave com insuficiência renal

Na ausência de contraindicação, o teste de esforço pode ser realizado em todos os indivíduos com DM para obtenção da frequência cardíaca máxima, determinação da intensidade do exercício e da capacidade funcional e condição aeróbica.

ATIVIDADE FÍSICA, EXERCÍCIO E ESPORTE

É importante diferenciar atividade física de exercício. Qualquer movimento corporal produzido pelos músculos esqueléticos que resulte em gasto energético é considerado atividade física. Subir um lance de escada, passear com o cachorro, fazer compras, arrumar uma casa e até correr uma maratona são exemplos de atividade física. O exercício é a atividade física planejada e realizada de forma regular, que resulta em adaptações em nosso organismo que promovem, dentre outras coisas, aumento da condição aeróbica. Quem pratica exercício torna-se um indivíduo fisicamente ativo e apresenta melhor condição física e aeróbica do que seus pares sedentários. O esporte pressupõe a existência de adversários e maior organização, normalmente representada por um conjunto de regras. Exemplificando no intuito de melhor diferenciar os termos, ao caminharmos para comprar um jornal estamos fazendo atividade física; ao caminharmos sistematicamente na maioria dos dias durante 30 minutos estamos fazendo exercício físico e ao disputarmos quem consegue caminhar 4 km no menor tempo teríamos provavelmente uma competição desportiva.

O corpo humano apresenta-se em estado de repouso (sono ou vigília) ou em exercício. Na grande maioria do tempo, a intensidade do exercício é muito baixa ou pouco diferente do repouso, embora eventualmente ela possa atingir níveis bastante elevados. Em qualquer destas situações, existem mecanismos fisiológicos que atuam no sentido de minimizar as alterações do meio interno, preservando a homeostasia. Os efeitos fisiológicos do exercício físico podem ser classificados em agudos imediatos, agudos tardios e crônicos. Os efeitos agudos, também denominados respostas, são aqueles que acontecem em associação direta à sessão de exercício. Eles podem ser subdivididos em imediatos ou tardios. Os efeitos agudos imediatos são aqueles que ocorrem nos períodos pré e pós-imediato do exercício físico e podem ser exemplificados pelo aumento da frequência cardíaca e da ventilação e pela sudorese, normalmente associada ao esforço. Por outro lado, os efeitos agudos tardios são aqueles observados ao longo das primeiras 24 h ou 48 h que se seguem a uma sessão de exercício e podem ser identificados na discreta redução dos níveis tensionais (especialmente nos hipertensos), na melhora da função endotelial e na redução da resistência à insulina. Por último, os efeitos crônicos, também denominados adaptações, são aqueles que resultam da exposição frequente e regular a sessões de exercício e que representam os aspectos morfofuncionais que diferenciam um indivíduo fisicamente treinado de outro sedentário. Alguns dos exemplos mais típicos dos efeitos crônicos do exercício físico são: a bradicardia relativa de repouso, a hipertrofia muscular e o aumento do consumo máximo de oxigênio.

Há outras interferências nas condições física e aeróbica, além da prática regular de exercícios físicos, como fatores genéticos e a presença de doenças. O exercício físico tem se mostrado um importante aliado no combate aos efeitos deletérios que as doenças crônicas, como o diabetes, exercem sobre as condições aeróbica e física.

PLANO DE EXERCÍCIO FÍSICO

Os princípios gerais da prescrição de exercício – tipo de exercício, frequência semanal, duração da sessão de exercício e intensidade absoluta e relativa do esforço – devem ser seguidos, respeitando as particularidades do DM. Qualquer atividade física, recreativa, laborativa ou esportiva, de modo geral, pode ser realizada pelos pacientes com DM. Mas devemos estar atentos para as possíveis complicações e limitações impostas pelo comprometimento sistêmico da doença.

Tipo de exercício

Exercício aeróbico envolvendo grandes grupos musculares, como a caminhada, o ciclismo, a corrida, a natação, a dança, entre outros, podem ser prescritos de forma constante/contínua (a mesma intensidade, como, por exemplo, caminhar a 5 km/h) ou de forma intervalada (alternando diferentes intensidades de exercício, como caminhar a 5 km/h por 2 minutos, intercalado com corrida a 8 km/h por 1 minuto, até completar 20 minutos). Aquecimento e desaquecimento, com intensidades menores, são fundamentais, principalmente no subgrupo que apresenta disautonomia.

Exercícios de resistência/fortalecimento muscular devem ser incluídos no plano de exercício do paciente com DM, já que eles provocam aumento da sensibilidade da insulina de maior duração, mediado também pelo aumento da massa muscular.

Exercícios de alongamento também devem ser contemplados, pois há redução da flexibilidade pela ação deletéria da hiperglicemia crônica sobre as articulações, além da decorrente do envelhecimento.

Exercícios funcionais estão particularmente indicados nos subgrupos que apresentam alterações do equilíbrio, da propriocepção, do sistema sensório-motor, com comprometimento das atividades da vida diária.

Frequência do exercício

A recomendação mais atual para exercício para a população em geral é de exercícios aeróbicos diariamente ou na maioria dos dias da semana. Nos pacientes com DM, a recomendação de atividade aeróbica diária, ou pelo menos a cada 2 dias, é reforçada para que os benefícios sobre o metabolismo glicídico sejam alcançados.

Duração do exercício

A duração necessária de uma sessão de exercício depende da intensidade e da frequência semanal dos exercícios. Exercícios mais intensos necessitam de menos tempo para que os objetivos sejam alcançados, assim como a maior frequência semanal permite sessões de menor duração diária.

Nos pacientes com DM, a duração de um exercício deve ser planejada para minimizar riscos de hipoglicemia, geralmente sendo necessária a reposição de carboidratos quando o exercício tiver duração superior a 60 minutos.

A recomendação mais atual é de 150 minutos de exercícios de moderada intensidade por semana ou 75 minutos de exercício de alta intensidade por semana ou uma combinação de ambos.

Intensidade do exercício

O controle da intensidade do exercício, com base em percentual do consumo de oxigênio, percentual da frequência cardíaca ou na escala de percepção subjetiva de esforço pela escala de Borg, deve ser utilizado no paciente diabético, preferencialmente a partir de um teste de exercício.

O ideal é que a prescrição de exercício contemple exercícios de moderada e alta intensidade (Tabela 10.3.2).

Tabela 10.3.2 Classificação da intensidade do exercício

	% do VO$_2$ máximo	% da FC máxima
Moderado	40 a 60	50 a 70
Vigoroso, intenso	> 60%	> 70%

VO$_2$ máximo = consumo máximo de oxigênio; FC máxima = frequência cardíaca máxima, medida no teste de exercício ou calculada pela fórmula: 220 – idade ou 208 – (idade × 0,7).

Há evidências de que o aumento da intensidade do exercício apresenta maior impacto no aumento da condição aeróbica e na redução da hemoglobina glicada do que o aumento do volume semanal de exercício em diabéticos. No entanto, exercícios mais intensos são de difícil realização e, muitas vezes, pouco seguros de serem alcançados em pacientes com DM.

Dessa forma, recomendam-se pelo menos 150 minutos de exercícios de moderada intensidade por semana, considerando-se a possibilidade de aumentar a intensidade para benefício adicional no controle glicêmico.

Exercícios de resistência/fortalecimento muscular

Dez a 12 exercícios, inclusive os grandes grupos musculares, em máquinas ou com peso livre, caneleira ou faixas elásticas, agrupados em 2 a 3 séries de 6 a 10 repetições, 2 a 3 vezes por semana.

Por apresentarem risco de lesões osteomioarticulares, principalmente quando não supervisionados, os exercícios de fortalecimento muscular requerem a orientação de um educador físico para a sua correta realização e auxílio, quando necessário. São importantes nos pacientes com DM, pois o aumento da massa muscular auxilia, de forma independente, o controle glicêmico por meio de mecanismos não insulinodependentes.

Exercícios de flexibilidade

Exercícios de flexibilidade devem ser feitos regularmente e, se possível, diariamente. Exercícios que envolvam os principais movimentos articulares e mantidos na posição de leve desconforto por pelo menos 10 segundos podem contribuir para reduzir a perda gradativa da flexibilidade decorrente do envelhecimento e da ação deletéria da hiperglicemia crônica. Exercícios de flexibilidade regulares para as articulações dos membros inferiores têm se mostrado benéficos para reduzir as pressões na região plantar e, consequentemente, o risco de lesões nos pés de indivíduos com DM.

PARTICULARIDADES DO EXERCÍCIO NO PACIENTE COM DIABETES *MELLITUS*

Exercício e hipoglicemia

O maior risco na prática de exercício em pacientes com DM é a hipoglicemia, que pode ocorrer durante, logo depois ou horas após o final do exercício. A hipoglicemia é mais frequente em pacientes que utilizam insulina e secretagogos de insulina (sulfonilureias e glinidas).

O monitoramento glicêmico é a base para a adaptação do tratamento ao exercício, e deve ser conduzido antes, durante (principalmente quando a duração do exercício for superior a 45 a 60 minutos) e após o exercício, principalmente nos pacientes com DM1. Esse controle glicêmico deve ser realizado na fase de adaptação ao exercício, quando houver aumento na intensidade, duração ou frequência dos exercícios ou quando houver modificação no esquema terapêutico e/ou alimentar.

O ideal é que a glicemia capilar esteja entre 100 e 200 mg/dL antes do início do exercício.

Se o paciente usa insulina ou secretagogo, deve repor carboidrato se a glicemia estiver < 100 mg/dL. Podemos ingerir 15 g a 30 g de carboidrato de rápida absorção e esperar 15 a 30 minutos para nova verificação. Porém, se ele for tratado com dieta, sem insulina ou secretagogo, geralmente não é necessária suplementação de carboidrato (CHO).

As principais causas de hipoglicemia relacionadas com o exercício em pacientes diabéticos incluem: menor ingestão de alimentos ou maior intervalo de tempo entre a refeição e o exercício; aumento inesperado da intensidade ou duração do exercício; maior absorção da insulina (dependente do local e hora de aplicação); somação de efeito do hipoglicemiante ou insulina e o exercício. Há também outras situações nas quais o risco de hipoglicemia aumenta, como o consumo abusivo de álcool ou distúrbios gastrintestinais, como a diarreia e os vômitos.

Caso o paciente com DM apresente mais do que 3 episódios de hipoglicemia relacionada com o exercício em 1 mês, é recomendado rever o esquema terapêutico e/ou aumentar o aporte de carboidratos nos dias do exercício.

Na presença da hipoglicemia secundária ao exercício, devemos interromper a atividade e seguir a regra dos 15:15, assim determinada:

- **Se glicemia entre 50 e 70 mg/dL:** 15 g de carboidrato de rápida absorção (CHRA); repetir glicemia em 15 minutos.
- **Se glicemia < 50 mg/dL:** 20 g a 30 g CHRA; repetir glicemia em 15 minutos.
- Repetir esquema até obter glicemia > 70 mg/dL, com resolução dos sintomas.

Para o paciente que pratica exercício sem supervisão, é fundamental portar identificação assinalando ser portador de DM, ter sempre alguém próximo que saiba de sua condição clínica e possa agir na presença de hipoglicemia e sempre carregar fonte de carboidrato de rápida absorção.

Exercício e insulina

Algumas observações devem ser lembradas ao paciente que utiliza insulina:

- Evitar se exercitar no pico de ação da insulina (somação de efeito com o exercício).
- Evitar aplicar a insulina em região que vai ser muito exigida durante o exercício (maior absorção da insulina).
- Ajustar a dose da insulina pré-exercício.

O percentual preciso de redução da dose de insulina varia entre os pacientes. Como regras gerais:

- Reduzir a dose de insulina ultrarrápida ou rápida da refeição anterior ao exercício (Tabela 10.3.3).
- Reduzir a dose da insulina de ação intermediária ou prolongada quando o exercício tiver duração maior do que o habitual.

Tabela 10.3.3 Sugestão para redução da dose de insulina ultrarrápida da refeição pré-exercício considerando a duração e intensidade do exercício

Intensidade do exercício % do VO_2 máximo	Duração do exercício 30 minutos	Duração do exercício 60 minutos
25	25%	50%
50	50%	75%
75	75%	100%

Exercício e carboidrato

O tipo de carboidrato indicado depende de fatores como a duração e a intensidade do exercício e o nível glicêmico antes e durante o exercício. Os CHO simples (balas, sucos, refrigerantes, soluções isotônicas) devem ser usados diante de excursão glicêmica baixa e/ou hipoglicemia durante o exercício. Se o paciente não apresenta hipoglicemia nem tendência à redução dos níveis glicêmicos, o CHO complexo rico em fibra pode ser usado, como barras energéticas de cereais. Antes de eventos de longa duração, o atleta deve usar CHO para evitar hipoglicemia e restaurar o glicogênio hepático e muscular.

Exercício e hiperglicemia

Quando a glicemia capilar estiver mais elevada, principalmente > 200 a 300 mg/dL, na ausência de cetose, podemos realizar os exercícios com cautela e observação presencial, ou utilizar 1 a 3 unidades de insulina de rápida ação antes de dar início aos exercícios. Se a hiperglicemia pré-exercício for observada em pacientes hidratados, assintomáticos, sem cetose e em período pós-prandial, os exercícios tendem a reduzir a glicemia plasmática. No entanto, na presença de cetose e/ou hiperglicemia significativa (glicemia > 250 mg/dL), o exercício está contraindicado pelo maior risco de complicações, como a cetoacidose diabética.

A combinação de hiperglicemia e cetose é mais frequentemente observada no paciente com DM1 que se vê privado de insulina por 12 h a 24 h. Nessas condições, a gordura passa a ser o principal substrato para produção de energia, gerando como produto final também os corpos cetônicos. Paralelamente, pela ausência de insulina, há estímulo para a utilização do glicogênio muscular e hepático por meio da glicogenólise, com liberação da glicose. Dessa forma, ao realizar exercícios e aumentar a demanda energética, podemos agravar a hiperglicemia e a cetose, levando a quadros de cetoacidose diabética.

Retinopatia

Na ausência de retinopatia diabética ou na presença de retinopatia não proliferativa leve, não há limitação do tipo ou modo de exercício e devem ser realizadas reavaliações oftalmológicas anualmente. No entanto, na presença de retinopatia não proliferativa moderada, atividades que aumentem dramaticamente a pressão arterial, como levantamento de peso e manobra de Valsalva, devem ser evitadas e reavaliações oftalmológicas devem ser realizadas mais frequentemente, a cada 4 a 6 meses.

Quando a retinopatia não proliferativa for mais grave, devemos também evitar esportes competitivos de alta intensidade, como atividades de choque direto e boxe. Reavaliações a cada 2 a 4 meses estão indicadas, com possibilidade de intervenção a *laser* nesses casos.

Já na retinopatia proliferativa, apenas atividades de baixo impacto estão indicadas, como a natação, a caminhada e a bicicleta estacionária, estando contraindicados os exercícios de impacto e esportes com raquete e bola, além das já mencionadas para as retinopatias de menos gravidade. Reavaliações mensais ou bimensais estão indicadas, também com perspectiva de cirurgia a *laser*.

O exercício intenso nos pacientes com retinopatias mais graves é contraindicado pelo maior risco de hemorragia vítrea ou descolamento de retina.

Após fotocoagulação, consenso de especialista recomenda início ou reinício do exercício após 3 a 6 meses.

Neuropatia periférica

Há maior risco de lesões de pele, infecções, fraturas e destruição articular de Charcot nos pacientes com neuropatia periférica, pela perda da sensibilidade tátil, térmica e dolorosa. Dependendo da intensidade da neuropatia periférica, devemos estimular atividades que não sobrecarreguem os membros inferiores. Dessa forma, a natação, a hidroginástica, a bicicleta estacionária e os exercícios com membros superiores são os mais indicados para esse grupo. Corridas, caminhadas prolongadas e *step* devem ser desencorajados. Os pacientes devem usar sapatos apropriados, com amortecimento, meias confortáveis e secas e examinar os pés diariamente para detectar lesões precocemente.

Pacientes que já apresentem lesão em pés devem ser estimulados a atividades sem efeito da gravidade, como andar de bicicleta ou fazer exercícios de membros superiores.

Neuropatia autonômica

Pacientes com neuropatia autonômica podem apresentar menor resposta cardíaca ao exercício, hipotensão postural, alteração da termorregulação, visão noturna prejudicada, comprometimento da sede e gastroparesia, com retardo na absorção de carboidrato e maior risco de hipoglicemia. Esses pacientes devem ser submetidos a avaliação cardíaca mais intensa, muitas vezes com cintilografia miocárdica. Devemos recomendar aquecimento e desaquecimento prolongados, evitar mudanças posturais bruscas, maior atenção a hidratação e condições climáticas adversas e evitar exercícios após as refeições.

Microalbuminúria e nefropatia

Exercício e elevação da pressão arterial podem aumentar a excreção urinária de proteínas. No entanto, não há evidências científicas de que o exercício mais intenso agrave a nefropatia diabética. Contrariamente, estudos em animais mostraram que exercícios de maior intensidade em diabéticos reduziram a excreção renal de proteína pelo melhor controle glicêmico e pressórico.

Doença vascular periférica

As lesões vasculares, tão frequentes no paciente diabético, devem ser lembradas. Muitas vezes, o grau de doença arterial periférica (DAP) limita a capacidade de exercício no paciente diabético pela presença de claudicação aos exercícios de membros inferiores, principalmente a caminhada/corrida. Nessas condições, além da caminhada/corrida, também benéfica para a DAP, podemos utilizar exercícios que exijam menos dos membros inferiores, para alcançarmos maior intensidade de esforço para este paciente, quando indicado. Cuidados com os pés, de modo semelhante aos adotados na neuropatia periférica, também devem ser observados.

Doença coronariana

O risco de doença arterial coronariana (DAC) aumenta de modo apreciável no paciente com DM, principalmente naqueles que já apresentam outras complicações do diabetes. A isquemia miocárdica silenciosa é mais frequente nesse grupo de pacientes e não devemos esperar os sintomas anginosos para suspeitarmos da DAC.

RECOMENDAÇÕES ESPECIAIS PARA A PRÁTICA DE EXERCÍCIO FÍSICO PARA PACIENTES COM DM

- Procure se exercitar diariamente, de preferência no mesmo horário.
- Prefira o horário da manhã (evita hipoglicemia noturna).
- Exercícios de fortalecimento muscular devem ser incluídos pelo menos 2 a 3 vezes na semana.
- Exercícios de flexibilidade/alongamento devem ser realizados diariamente.
- Procure realizar exercícios de maior intensidade pelo menos 1 a 2 vezes na semana, preferencialmente com algum grau de supervisão.
- Leve sempre cartão de identificação de diabético, contendo número de telefone e nome da pessoa a ser chamada em caso de emergência, e a relação de medicamentos em uso.
- Informe aos profissionais que estão lhe supervisionando/orientando e aos seus parceiros de exercício físico a sua condição clínica.
- Tenha sempre carboidrato de rápida absorção disponível.
- Controle a glicemia capilar pré e pós-exercícios ao iniciar um programa de exercício e sempre que houver mudança na intensidade, no volume ou na modalidade de um exercício físico.

- Se a glicemia capilar < 100 mg/dL, ingira 15 g a 30 g de carboidrato antes do exercício.
- Evite se exercitar se glicemia capilar > 250 mg/dL.
- Atenção à hidratação – não espere ter sede. Beba líquidos frios – 200 mL a cada 30 minutos de exercício.
- Caso faça uso de insulina, não a injete próximo a áreas de grandes grupamentos musculares que serão usados durante o exercício (p. ex., não injete insulina na coxa, se pretende pedalar).
- Reduza a dose de insulina regular ou ultrarrápida absorção, quando esta for usada 1 h a 3 h antes do exercício, conforme descrito na Tabela 10.3.3.
- Avalie com seu médico a necessidade de redução dos medicamentos em uso ao iniciar um programa de exercício ou ao aumentar a intensidade dos exercícios.
- Reponha carboidratos no exercício prolongado.
- Atenção nos cuidados com a vestimenta, calçados e meias desportivas.
- Verifique habitualmente os pés, procurando identificar pequenas bolhas e/ou feridas, que deverão ser rapidamente tratadas.
- Evite mudanças bruscas de posição corporal, principalmente se já tiver disautonomia diabética.
- Aquecimentos e volta à calma são importantes, principalmente nos pacientes que já tenham disautonomia diabética.
- Valorize a ocorrência de sinais e sintomas anormais durante o exercício físico.
- Na presença de retinopatia diabética, evite situações nas quais a manobra de Valsalva seja comum, como o levantamento de cargas pesadas e exercícios com impacto.
- Sempre que possível, controle a intensidade do exercício com frequencímetro – monitores de frequência cardíaca.
- Evite aumentos inesperados da intensidade ou duração do exercício (maior risco de desenvolver hipoglicemia).
- Evite a menor ingestão de alimentos ou o maior intervalo de tempo entre a refeição e o exercício.
- Não se exercite após consumo de álcool ou na vigência de distúrbios gastrintestinais, como diarreia ou vômitos.
- Não se exercite em temperaturas ambientes extremas.
- Evite se exercitar ao ar livre à noite, principalmente em locais com risco de acidentes (menor visão noturna).
- Não se exercite na presença de quadro infeccioso.
- Evite exercícios nos quais a intensidade e a duração sejam previamente difíceis de se prever ou ainda em esportes radicais (maior liberação de adrenalina, com

maior risco de hipoglicemia e consequente prejuízo da capacidade cognitiva e risco potencial de vida).

- Evite atividades de impacto, tais como corrida, e caminhadas prolongadas na presença de neuropatia periférica.

Atletas com diabetes

O manejo dos níveis de glicose no sangue constitui um desafio para os atletas com DM ou pessoas fisicamente ativas. Eles devem ter compreensão da composição dos alimentos e saber como o corpo utiliza os substratos energéticos antes, durante e após o exercício, a fim de gerenciar com sucesso os níveis de glicose no sangue.

A hipoglicemia é um risco real para as pessoas com DM1 e, especialmente, para os esportistas. A hiperglicemia pode afetar significativamente o desempenho, levando à fadiga. A gestão dos níveis de glicose no sangue é, portanto, uma meta importante e ter uma boa estratégia nutricional e de suplementação insulínica é um componente essencial da gestão do exercício.

As necessidades alimentares básicas de energia, proteínas, gorduras, carboidratos, vitaminas e sais minerais são similares às de um atleta sem diabetes. O objetivo é identificar quando as mudanças nos níveis de insulina e/ou carboidratos são necessárias para otimizar o controle de glicose no sangue para exercício, treinamento e competição.

Para maximizar o desempenho, os atletas devem ter um corpo específico para o esporte que praticam. Maratonistas necessitam de energia para a resistência e não podem ter excesso de peso corporal, da mesma forma que ginastas precisam de energia para a força.

Durante o treinamento e a competição, nos esportes de alta intensidade e longa duração, o fator limitante para o desempenho é o consumo de energia, especialmente a ingestão de carboidratos.

Metas glicêmicas

A American Diabetes Association recomenda para a prática de atividade física:

- Monitoração da glicemia antes, durante e após o exercício.
- Se a glicemia estiver <100 mg/dL = ingerir 15 g de carboidratos.
- Se a glicemia estiver entre 100 mg/dL e 250 mg/dL = prática normal da atividade.
- Se a glicemia estiver acima de 250 mg/dL sem presença de cetonas = cautela.
- Se a glicemia estiver acima de 250 mg/dL com presença de cetonas = não fazer.

- Os níveis de glicose no sangue durante a prática de exercícios devem estar entre 120 e 210 mg/dL.
- Medição de glicose no sangue, antes, a cada 30 minutos, durante e no final do exercício.
- Saber a resposta glicêmica para diferentes condições de exercício.

Ajuste da ingestão de carboidratos

Algumas estratégias de ingestão de carboidratos são necessárias de acordo com a intensidade, a duração e o tipo de exercício praticado.

As prescrições dietéticas totais de atletas com ou sem diabetes são essencialmente similares, de preferência com 60% a 70% da energia provenientes de carboidratos, 5% a 10% de proteínas e inferior a 30% na forma de gordura.

A exigência total de carboidratos para um atleta pode ser calculada como a seguir: o peso corporal (kg) × carboidratos para nível de formação = exigência total de carboidratos por dia.

Consumir carboidrato adicional se necessário para evitar a hipoglicemia é mandatório. As necessidades totais de energia vão depender da idade, do sexo e do peso corporal, mas normalmente respeitam-se as recomendações de 60% a 65% do consumo total diário de carboidratos.

Estratégias:

- A hidratação adequada é essencial.
- Sempre que possível, evitar o exercício sozinho e alertar outras pessoas para potenciais sinais de hipoglicemia.
- Em geral, alimentos de baixo índice glicêmico (arroz, macarrão ou mingau) são recomendados 3 a 4 horas antes do exercício para aumentar os estoques de carboidratos.
- Alimentos de alto índice glicêmico (banana madura, geleia, doces, barras energéticas) podem ser usados ou bebidas desportivas antes, durante e imediatamente após o exercício. Estudos em atletas não diabéticos encontraram maior armazenamento de glicogênio durante 24 h pós-recuperação quando alimentos de alto índice glicêmico foram consumidos.
- Para atividades de intensidade moderada podem ser consumidos carboidratos de alto índice glicêmico após e a cada 20 minutos de exercício, a uma taxa de até 1 g/kg/h aproximadamente.
- Atividades de menor intensidade ou atividades intermitentes de alta intensidade requerem taxas menores de suplementação de carboidratos.

Ajuste de insulina para o exercício

Como esquemas de insulina e formulações diferem muito de paciente para paciente, as estratégias devem ser personalizadas. Para o exercício de baixa intensidade com duração de até 1 h, e por qualquer exercício de maior intensidade com duração inferior a 20 minutos, geralmente não é necessário alterar a dose de insulina.

Uma das principais vantagens de tratamento da bomba de insulina em relação ao exercício é a possibilidade de criar uma taxa basal temporária, permitindo a redução da taxa basal por um período determinado e com percentual adequado para as diferentes modalidades de esporte. Pode ser necessária uma redução da taxa basal horas após a atividade de resistência, geralmente em torno de 10% a 20%.

A insulina prandial deve sofrer redução imediatamente antes da prática esportiva, de acordo com recomendações indicadas anteriormente.

Embora seja um elemento de tentativa e erro é imprescindível utilizar estratégias eficazes para prevenir a hipoglicemia para não comprometer o controle glicêmico:

- Reduções de *bolus* de insulina realizado antes da atividade física para produzir euglicemia em relação ao exercício, duração e intensidade, conforme indicado na Tabela 10.3.3.
- Reduções da dose de insulina basal entre 50% e 90% para as atividades de resistência de intensidade moderada (basal temporário).

Embora esses resultados tenham sido obtidos de estudos controlados, os ajustes só podem ser utilizados como um modelo e deve-se considerar outras variáveis importantes que afetem a homeostase da glicose durante o planejamento para o exercício.

Sprint

Há evidências crescentes de que um *sprint* máximo (aceleração) imediatamente antes ou após o exercício seja bem tolerado e estratégia eficaz para evitar hipoglicemia após o exercício de intensidade moderada. A quantidade exata dos hormônios contrarreguladores responsáveis por esta ação ainda não está estabelecida e a eficácia é de curta duração (20 minutos) nos exercícios de intensidade moderada (40% $VO2_{máx}$). No entanto, fornece outra opção para os atletas após o exercício de intensidade moderada, sem a necessidade de ajustar a insulina ou ingestão de carboidratos.

Sensor de glicose

Estudos recentes têm comprovado a precisão do sensor de monitoração contínua da glicose durante o exercício aeróbico.

Sistemas de monitoração contínua da glicose surgiram como uma ferramenta potencialmente importante no controle do diabetes, durante a atividade física, especialmente para atletas, permitindo que os indivíduos possam rastrear níveis de glicose alterados e aprender vários comportamentos que influenciam o controle da glicose.

LEITURA RECOMENDADA

Albright A, Franz M, Hornsby G et al. American College of Sports Medicine position stand. Exercise and type 2 diabetes. Med Sci Sports Exerc. 2000; 32(7):1345-60.

American Diabetes Association. Standards of medical care in diabetes. Diabetes Care. 2011; 34 Suppl 1: 11-61.

Araújo CGS. Terminologia aeróbica ou aeróbia. Jornal do DERC. 2002; 8(25):13-5.

Araújo DSMS, Araújo CGS. Aptidão física, atividade física e qualidade de vida relacionada à saúde em adultos. Rev Bras Med Esporte. 2000; 6(5): 194-203.

Baldi JC, Aoina JL, Oxenham HC et al. Reduced exercise arteriovenous O_2 difference in Type 2 diabetes. J Appl Physiol. 2003; 94(3):1033-8.

Borghouts LB, Keizer HA. Exercise and insulin sensitivity: a review. Int J Sports Med. 2000; 21(1):1-12.

Boule NG, Haddad E, Kenny GP et al. Effects of exercise on glycemic control and body mass in type 2 diabetes mellitus: A meta-analysis of controlled clinical trials. JAMA. 2001; 286(10):1218-27.

Boule NG, Kenny GP, Haddad E et al. Meta-analysis of the effect of structured exercise training on cardiorespiratory fitness in Type 2 diabetes mellitus. Diabetologia. 2003 Aug; 46(8):1071-81.

Church TS, Cheng YJ, Earnest CP et al. Exercise capacity and body composition as predictors of mortality among men with diabetes. Diabetes Care. 2004 Jan; 27(1):83-8.

Colberg SR, Sigal RJ, Fernhall B et al. Exercise and type 2 diabetes: The American College of Sports Medicine and the American Diabetes Association: Joint position statement. Diabetes Care. 2010; 33: e147-e167.

Colberg S. The diabetic athlete prescriptions exercise and sports. Human Kinetics. 2001.

Diabetes Prevention Program fact sheet: National Diabetes Information Clearinghouse. In: NIDDK, editor. Bethesda, MD, U.S.: National Institute of Health; 2008.

Gaede P, Vedel P, Larsen N et al. Multifactorial intervention and cardiovascular disease in patients with type 2 diabetes. N Engl J Med. 2003; 348(5):383-93.

Gregg EW, Gerzoff RB, Caspersen CJ et al. Relationship of walking to mortality among US adults with diabetes. Arch Intern Med. 2003 Jun 23;163(12):1440-7.

Henriksen EJ. Invited review: Effects of acute exercise and exercise training on insulin resistance. J Appl Physiol. 2002; 93(2):788-96.

Herbst A, Bachran R, Kapellen T et al. Effects of regular physical activity on control of glycemia in pediatric patients with type 1 diabetes mellitus. Arch Pediatr Adolesc Med. 2006 Jun; 160(6):573-7.

Hu FB, Leitzmann MF, Stampfer MJ et al. Physical activity and television watching in relation to risk for type 2 diabetes mellitus in men. Arch Intern Med. 2001 Jun 25; 161(12):1542-8.

Hu FB, Stampfer MJ, Solomon C et al. Physical activity and risk for cardiovascular events in diabetic women. Ann Intern Med. 2001 Jan 16; 134(2):96-105.

Infante JR, Rosenbloom AL, Silverstein JH et al. Changes in frequency and severity of limited joint mobility in children with type 1 diabetes mellitus between 1976-78 and 1998. J Pediatr. 2001 Jan; 138(1):33-7.

Kelley DE, Goodpaster BH. Effects of exercise on glucose homeostasis in Type 2 diabetes mellitus. Med Sci Sports Exerc. 2001 Jun; 33(6 Suppl): 495-501; discussion S28-9.

Kirwan JP, Jing M. Modulation of insulin signaling in human skeletal muscle in response to exercise. Exerc Sport Sci Rev, 2002; 30(2):85-90.

Knowler WC, Barrett-Connor E, Fowler SE et al. Reduction in the incidence of type 2 diabetes with lifestyle intervention or metformin. N Engl J Med. 2002 Feb 7; 346(6):393-403.

Kokkinos P, Myers J, Nylen E et al. Exercise capacity and all-cause mortality in African American and Caucasian men with type 2 diabetes. Diabetes Care. 2009 Apr; 32(4):623-8.

Kriska AM, Pereira MA, Hanson RL et al. Association of physical activity and serum insulin concentrations in two populations at high risk for type 2 diabetes but differing by BMI. Diabetes Care. 2001;1175-80.

Laaksonen DE, Atalay M, Niskanen LK et al. Aerobic exercise and the lipid profile in type 1 diabetic men: A randomized controlled trial. Med Sci Sports Exerc. 2000; 32(9):1541-8.

Lee DC, Sui X, Church TS et al. Associations of cardiorespiratory fitness and obesity with risks of impaired fasting glucose and type 2 diabetes in men. Diabetes Care. 2009 Feb; 32(2):257-62.

Rabase-Lhoret R, Bourque J, Du- cros F et al. Guidelines for pre meal insulin dose reduction for postprandial exercise of different intensities and durations in type1 diabetic subjects treated intensively with basal-bolus insulin regimen (ultralent-lispro). Diabetes Care. 2001; 24:625-30.

Ryan AS. Insulin resistance with aging: Effects of diet and exercise. Sports Med. 2000; 30(5):327-46.

Sato Y. Diabetes and life-styles: Role of physical exercise for primary prevention. Br J Nutr. 2000; 84 Suppl 2: 187-90.

Sigal RJ, Kenny GP, Wasserman DH et al. Physical activity/exercise and type 2 diabetes: A consensus statement from the American Diabetes Association. Diabetes Care. 2006 Jun; 29(6):1433-8.

Sigal RJ, Kenny GP, Wasserman DH et al. Physical activ- ity/exercise and type 2 diabetes (technical review). Diabetes Care. 2004; 27:2518-39.

Thomas DE, Elliott EJ, Naughton GA. Exercise for type 2 diabetes mellitus. Cochrane Database Syst Rev. 2006; 3:CD002968.

Thompson PD, Crouse SF, Goodpaster B et al. The acute versus the chronic response to exercise. Med Sci Sports Exerc. 2001; 33(6 Suppl):438-45.

Warburton DE, Nicol CW, Bredin SS. Health benefits of physical activity: The evidence. CMAJ. 2006 Mar 14; 174(6):801-9.

Wei M, Gibbons LW, Kampert JB et al. Low cardiorespiratory fitness and physical inactivity as predictors of mortality in men with type 2 diabetes. Ann Intern Med. 2000; 132:605-11.

Yardley JE, Sigal RJ, Kenny GP, Riddell MC, Lovblom LE et al. Point accuracy of interstitial continuous glucose monitoring during exercise in type 1 diabetes. Diabetes Technol Ther. 2013; 8(6).

Zinman B, Ruderman N, Campaigne BN et al. Physical activity/exercise and diabetes. Diabetes Care. 2004 Jan; 27 Suppl 1:58-62.

Tratamento medicamentoso do diabetes *mellitus*

11.1 Insulinas

11.2 Outros medicamentos antidiabéticos

11.1

Insulinas

Márcio Garrison Dytz
Olga de Castro Santos
Lenita Zajdenverg

INTRODUÇÃO

A insulina representa o agente hipoglicemiante mais potente disponível para o tratamento das diversas formas de diabetes.[1] Todos os pacientes com DM1 necessitam de tratamento permanentemente com insulina, exceto em alguns casos de transplante de pâncreas ou de ilhotas.[2] Muitos pacientes com DM2 precisam usar insulina ao longo do tratamento, devido à queda progressiva da função das células β pancreáticas.[3]

Os médicos e seus pacientes frequentemente são resistentes em iniciar a terapia com insulina. Muitas vezes o tratamento é postergado pela equipe de saúde, devido a alguns inconvenientes, como: tempo para a sua prescrição adequada, preocupação quanto à habilidade dos pacientes em manejar a insulina, risco de hipoglicemia e ganho de peso. Os pacientes, por sua vez, são resistentes ao uso da insulina, pois apresentam medo da injeção e da punção digital para a automonitoração, e frequentemente associam sua necessidade à falência no controle da doença.

Assim, essas barreiras devem ser abordadas com a finalidade de proporcionar ao paciente todos os benefícios que a insulina oferece no controle metabólico e na qualidade de vida, por meio de um tratamento bem tolerado e eficaz.

HISTÓRICO

O pesquisador Frederick Banting procurou o professor de Fisiologia da Universidade de Toronto, J.J.R. Macleod, em 1921, para utilizar o seu laboratório com a ideia de realizar um experimento: efetuar a ligadura da artéria pancreática de cachorros, aguardar a morte celular das células digestivas, permanecendo apenas as ilhotas pancreáticas e, por fim, isolar um extrato das ilhotas.[4-6]

Inicialmente, Macleod foi cético a respeito do projeto, mas autorizou o uso do laboratório enquanto viajou de férias para a Escócia. Banting foi auxiliado pelo aluno de medicina Charles Best, e conseguiram isolar o extrato das ilhotas, que eles denominaram "isletina". Com a injeção desse extrato, conseguiram manter a cadela pancreatectomizada, chamada de Marjorie, viva durante vários meses.[4-6]

Banting e Best apresentaram os resultados do experimento após o retorno de Macleod, que apontou falhas no método. No entanto, os experimentos foram repetidos e confirmaram os resultados promissores iniciais. Entretanto, a extração da isletina demandava tempo, então Banting sugeriu o uso de pâncreas bovino fetal, o qual não apresentava glândulas digestivas pancreáticas, apenas ilhotas, e, com isso, a extração do substrato estudado foi acelerada.

Em dezembro de 1921, Macleod convidou o bioquímico James Collip para purificar os extratos das ilhotas pancreáticas bovinas. Após 1 mês, a equipe estava pronta para realizar testes clínicos.[4]

Em janeiro de 1922, Leonard Thompson, um paciente jovem em estado crítico com cetoacidose diabética grave (Figura 11.1.1), recebeu a primeira injeção de insulina. Entretanto, o extrato era tão impuro que Thompson apresentou reações alérgicas graves e seu uso foi interrompido. Collip trabalhou arduamente na purificação do extrato e, após 12 dias, uma segunda dose de insulina foi aplicada em Thompson, que dessa vez não apresentou nenhum efeito colateral e demonstrou melhora clínica importante.[4]

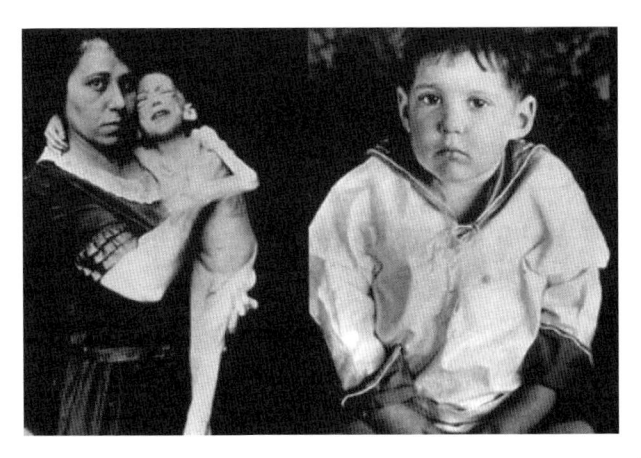

Figura 11.1.1 Paciente com diabetes *mellitus* tipo 1: antes e após o uso da insulina nos primórdios da insulinoterapia.[7]

Em 1923, o Prêmio Nobel de Medicina foi concedido para Banting e Macleod pela descoberta da insulina. Ambos dividiram os seus prêmios com Best e Collip, respectivamente.[4]

USO TERAPÊUTICO DA INSULINA

Inicialmente as insulinas para uso terapêutico eram apenas de origem animal. A insulina humana foi desenvolvida após o surgimento da tecnologia do DNA recombinante, em 1978, e passou a ser amplamente utilizada a partir da década de 1980, em virtude de sua menor imunogenicidade, com menor indução de anticorpos anti-insulina e por causar menos reação no local de aplicação que a insulina bovina (que difere da humana em 3 aminoácidos) e a suína (que difere em 1 aminoácido).[5]

O objetivo do tratamento com insulina é mimetizar a secreção endógena de insulina pela célula β pancreática e manter a glicemia ao longo do dia dentro dos limites da normalidade.

A secreção fisiológica de insulina é estimulada por nutrientes e outros hormônios e consiste em rápida e intensa secreção inicial (primeira fase), seguida por secreção mais prolongada na circulação porta (segunda fase) (Figura 11.1.2).[8]

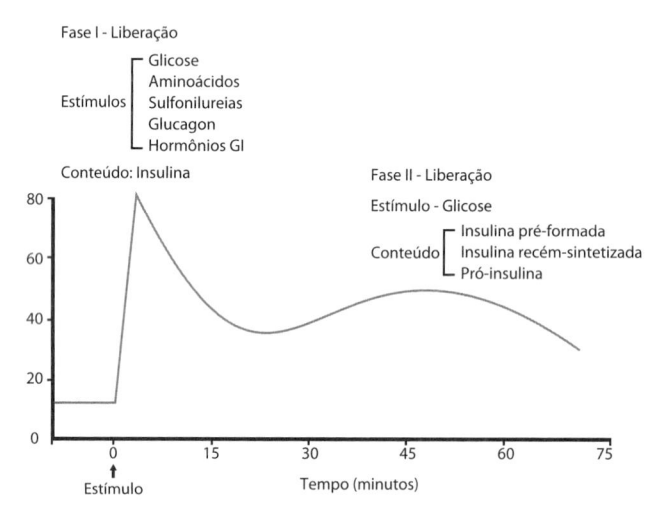

Figura 11.1.2 Secreção bifásica da insulina pelas células β pancreáticas.[9]

Do ponto de vista clínico, a reposição fisiológica de insulina compreende uma insulina basal — cujo objetivo é evitar a lipólise e a liberação de glicose no período interdigestivo —, e uma insulina prandial, chamada *bolus* refeição, cujo objetivo é mimetizar a resposta endógena de secreção de insulina à ingestão de alimentos. Além disso, doses complementares para corrigir hiperglicemias são muitas vezes necessárias, e chamadas de *bolus* de correção.

Um grande desafio nessa reposição se deve ao fato de que a injeção subcutânea de qualquer formulação de insulina não é capaz de reproduzir com precisão a segunda fase de secreção de insulina, cuja magnitude e extensão dependem da interação de múltiplos fatores, como o tipo e a quantidade de alimento, a ação de diversos secretagogos endógenos, a velocidade de esvaziamento gástrico e a ação de hormônios contrarreguladores.

TIPOS DE INSULINA

Existem atualmente diversos tipos de insulina disponíveis no mercado (Tabela 11.1.1 e Figura 11.1.3). Elas podem ser conhecidas pelo tempo de ação (ultrarrápido, rápido, intermediário ou prolongado); pela sua origem (animal, humana ou análoga) ou pelo perfil de ação (basal ou prandial).

Tabela 11.1.1 Características das insulinas disponíveis atualmente[1]

Insulina	Início de ação (h)	Pico de ação (h)	Duração (h)	Comentários
NPH	1 a 3	4,0 a 10	10 a 20	Maior risco de hipoglicemias do que os análogos de insulinas basais
Glargina	2 a 4	Sem pico	20 a 24	Frequentemente utilizada em dose única/diária
Detemir	2	Sem pico	16 a 24	1 a 2 aplicações/dia
NPH/Regular 70/30	0,5 a 1,0	3,0 a 12,0 (duplo)	10 a 16	Pré-mistura com 70% de insulina NPH + 30% de insulina regular
Lispro 75/25	0,25 a 0,5	1,3 a 12,0 (duplo)	12 a 24	
Lispro 50/50	0,25 a 0,5	1,0 a 12 (duplo)	12 a 24	
Asparte 70/30	0,17 a 0,33	2,4 a 12 (duplo)	12 a 24	

(continua)

(continuação)

Insulina	Início de ação (h)	Pico de ação (h)	Duração (h)	Comentários
Regular	0,5 a 1,0	2,0 a 3,0	5 a 8	Mais hipoglicemias pós-prandiais do que os análogos ultrarrápidos
Lispro, Asparte, Glulisina	0,1 a 0,25	0,5 a 1,5	3 a 5	Aplicar próximo à refeição. Menos hipoglicemia que a insulina regular

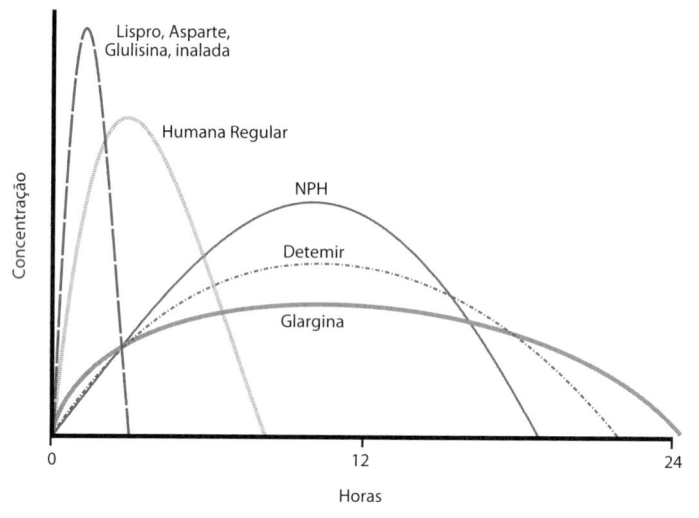

Figura 11.1.3 Perfil de ação das insulinas.

Insulina Regular

A insulina Regular foi a primeira a ser produzida, e quando aplicada por via subcutânea, apresenta início de ação em aproximadamente 30 min, pico de ação em 2 h a 3 h e duração de 5 h a 8 h. Quando administrada por via endovenosa, nos casos de descompensação aguda do DM, como na cetoacidose e no estado hiperglicêmico hiperosmolar não cetótico, tem seu início de ação entre 5 min e 6 min, terminando o seu efeito em torno de 15 min após o término da infusão.[10] Pode ser usada no sistema de infusão contínua de insulina (SICI), embora, nesse caso, prefira-se o uso de análogos de insulina ultrarrápidos.[11]

A insulina Regular, quando injetada no tecido subcutâneo, tende a se agregar e formar hexâmeros, em virtude da presença de átomos de zinco que são adicionados à solução.[8] Antes de serem captados pelos capilares sanguíneos, os hexâmeros de insulina regular são clivados e convertidos em dímeros e monômeros. Essa taxa também interfere na absorção e, consequentemente, no pico dos níveis de insulina. Vários outros fatores podem contribuir para a variabilidade de absorção da insulina regular: como a dose utilizada, local e profundidade da injeção e o fluxo sanguíneo local.[12]

A insulina Regular, como parte do esquema intensivo do DM, deve ser aplicada 3 vezes ao dia, cerca de 30 min antes das principais refeições (café da manhã, almoço e jantar), para que o início de ação coincida com a elevação da glicemia pós-prandial. Já foi demonstrado que, quando a insulina regular é utilizada 5 min antes das refeições, a hemoglobina glicosilada (A1c) é superior à encontrada quando aplicada 10 a 40 min antes das refeições.[2]

A insulina Regular, por ter um custo mais acessível que os análogos ultrarrápidos e, no Brasil, por ser fornecida pelo poder público, ainda é a insulina prandial mais utilizada. Entretanto, os análogos ultrarrápidos parecem oferecer vantagens em relação ao uso de insulina Regular, apresentando relação favorável quanto à diminuição dos eventos hipoglicêmicos.[8,13]

Insulina *Neutral Protamine Hagedorn* (NPH)

Em 1936, Hans Christian Hagedorn descobriu que a insulina passava a ser absorvida de forma mais lenta no tecido subcutâneo após a adição da protamina de peixe em suspensão com a insulina, prolongando assim seu efeito.[14]

A insulina *Neutral Protamine Hagedorn* (NPH) costuma ser utilizada para o tratamento da reposição da insulinemia basal no DM1 e no DM2 de longa data. É largamente utilizada em nosso meio por apresentar boa eficácia no tratamento do DM e baixo custo, sendo, no Brasil, fornecida gratuitamente à população.

Com relação à farmacocinética, a insulina NPH humana tem início de ação em 1 a 3 h, pico de ação em 4 a 10 h e duração entre 10 e 20 h, sendo classificada como uma insulina de ação intermediária.[1] A insulina NPH deve ser agitada antes do uso a fim de tornar esta solução homogênea.[15]

De acordo com grandes estudos, como DCCT e EDIC,[16,17] o tratamento intensivo com múltiplas doses de insulina do DM1 diminui o risco de complicações micro e macrovasculares.[15-18] A insulina NPH pode ser utilizada em esquemas de aplicação 3 vezes ao dia, pela manhã e almoço (juntamente com insulina regular ou ultrarrápida) e ao deitar.[19]

Em pacientes com DM2 com controle glicêmico inadequado, tem-se preconizado o uso da insulina NPH aplicada na hora de deitar, associada aos agentes antidiabéticos orais, observando-se melhora significativa da A1c.[19] Grandes estudos em DM2 (UKPDS e Kumamoto) demonstraram enorme efeito benéfico do tratamento intensivo sobre as complicações microvasculares (neuropatia, nefropatia e retinopatia).[20,21]

Análogos de insulina de ação ultrarrápida

A velocidade de absorção da insulina regular não permite a adequada reprodução do padrão endógeno de secreção de insulina, comprometendo o controle glicêmico pós-prandial. O seu pico de ação (2 h após injeção subcutânea) torna necessário administrá-la pelo menos 30 min antes da refeição, o que dificulta a adesão ao tratamento e aumenta o índice de insatisfação do paciente. Sua ação por até 6 h a 8 h frequentemente causa hiperinsulinemia pós-prandial e maior risco de hipoglicemia algumas horas após a refeição, e esse risco aumenta muito à medida que se intensifica o tratamento e os níveis de A1c se aproximam dos valores normais.[13]

A técnica de DNA recombinante e avanços tecnológicos mais recentes permitiram a realização de modificações na molécula de insulina humana e possibilitaram o desenvolvimento dos análogos de insulina humana de ação ultrarrápida, cujo perfil de ação é capaz de reproduzir com mais precisão a secreção fisiológica de insulina e melhorar o controle glicêmico.[22]

A literatura tem demonstrado que os análogos ultrarrápidos são superiores à insulina regular no controle da hiperglicemia pós-prandial e na redução de oscilações glicêmicas, tanto em pacientes com DM1, adultos e crianças, como em pacientes com DM2.[22]

O risco de hipoglicemias, em especial os episódios noturnos, foi menor com o uso de análogos ultrarrápidos e observa-se melhora discreta nos níveis de A1c em comparação à insulina regular.[22]

Uma vantagem dos análogos ultrarrápidos é a possibilidade de administrá-los imediatamente antes ou logo após a ingestão de alimentos, sem comprometer o controle glicêmico global. Na prática, essa estratégia é muito útil no tratamento de crianças pequenas cujo consumo de alimento não é totalmente previsível, permitindo o ajuste da dose de acordo com o consumo realizado.

Insulina Lispro

A insulina Lispro foi o primeiro análogo de insulina humana aprovado para uso clínico em 1996. Apresenta inversão nas posições dos aminoácidos lisina (B29) e prolina (B28) da cadeia B da insulina (Figura 11.1.4).[13] Essas modificações con-

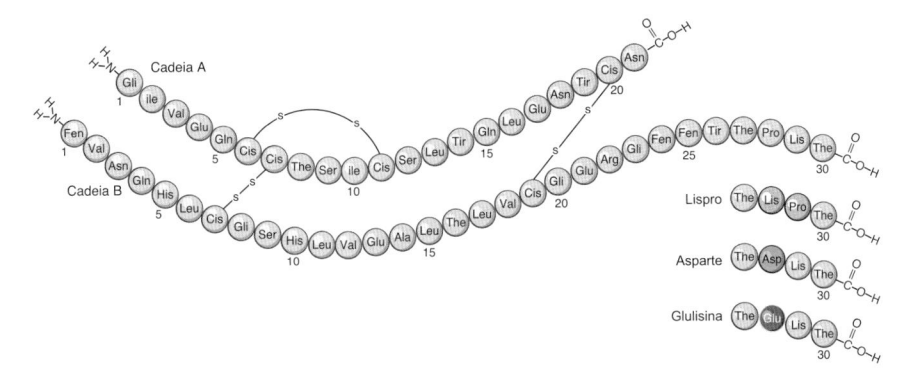

Figura 11.1.4 Estrutura dos análogos de insulina de ação ultrarrápida.

ferem à insulina Lispro uma tendência 300 vezes menor para formar dímeros e hexâmeros e, em decorrência disso, apresenta absorção mais rápida para a circulação. Essa configuração molecular foi planejada pela observação de que moléculas de *insulin-like growth factor-1* (IGF-1), estruturalmente semelhantes à insulina, apresentam menor tendência para autoassociação devido a diferenças na sequência de aminoácidos na porção C-terminal de sua cadeia.[23]

A afinidade da insulina Lispro pelo receptor de insulina é semelhante à da regular. Sua afinidade pelo receptor IGF-1 é 1,5 vez maior que a da insulina Regular, mas apenas 0,1% da afinidade do próprio IGF-1 pelo seu receptor. A taxa de crescimento tecidual induzida, *in vitro*, é semelhante entre ambas as insulinas. Extensos estudos em animais não revelaram nenhum outro efeito adverso adicional desse análogo em relação à insulina regular.[23]

A imunogenicidade da insulina Lispro é semelhante à da insulina Regular humana. Ambas provocam aumento temporário nos títulos de anticorpos não específicos de reação cruzada e que não apresentam repercussão clínica.[24]

Estudos clínicos têm demonstrado que a insulina Lispro é superior à insulina Regular na redução das hiperglicemias pós-prandiais e episódios de hipoglicemia. No entanto, pesquisas que envolvem terapia com múltiplas doses de insulina Regular e análogos de ação ultrarrápida mostraram apenas pequena queda da A1c em pacientes com DM1 e ausência de alteração significativa nos níveis da A1c em DM2 ou diabetes *mellitus* gestacional.[22]

Insulina Asparte

A insulina Asparte é um análogo de insulina humana ultrarrápida que proporciona absorção subcutânea mais rápida que a insulina Regular. Ela foi desenvolvida mediante substituição do aminoácido prolina pelo ácido aspártico carregado negativamente na posição 28 da cadeia B.[8,13] Essa alteração produz repulsão elétrica entre as moléculas de insulina, reduzindo sua tendência à autoassociação. Apresenta-se na forma de hexâmeros, que rapidamente se dissociam em dímeros ou monômeros no tecido celular subcutâneo.

Esse análogo apresenta afinidade aos receptores de insulina, taxa de dissociação dos receptores, ativação da tirosinoquinase, afinidade pelos receptores de IGF-1 e tem propriedades mitogênicas e toxicofarmacológicas semelhantes às da insulina Regular humana.[25]

Além disso, tem propriedades farmacocinéticas e farmacodinâmicas semelhantes às da insulina Lispro, exceto por pequena diferença na afinidade por receptores de IGF-1.[25]

Insulina Glulisina

A insulina Glulisina é um análogo de ação ultrarrápida, também obtido por tecnologia de DNA recombinante, com perfil de ação semelhante ao das insulinas Lispro e Asparte. A insulina Glulisina foi desenvolvida pela troca de asparaginase por lisina na posição 3 da cadeia B e de lisina por ácido glutâmico na posição 29 da mesma cadeia, formando a 3B-lisina-29B-ácido glutâmico-insulina humana (Figura 11.1.5).[10,24,26] Diferentemente das insulinas Lispro e Asparte, que contêm zinco em sua formulação, a insulina Glulisina contém polissorbato 20, que mantém rápida taxa de dissociação em monômeros após sua injeção subcutânea.[24,26]

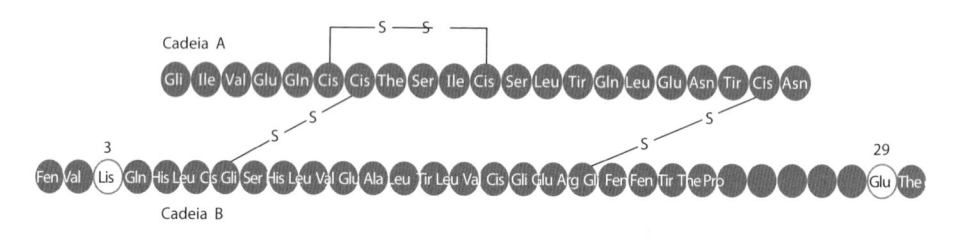

Figura 11.1.5 Estrutura da insulina Glulisina.[27]

A insulina Glulisina apresenta como propriedade peculiar a capacidade de ativar predominantemente a via de sinalização do *insulin receptor substrate-2* (IRS-2) em detrimento do IRS-1.[24] Dessa forma, apesar do potencial efeito pró-mitogênico desse análogo (pelas modificações estruturais da insulina), os estudos têm demonstrado que a Glulisina tem um potencial mitogênico e metabólico semelhante à insulina humana, possivelmente pela fosforilação preferencial do IRS-2. Além disso, propõe-se que essa propriedade de fosforilação do IRS-2 exerça um efeito antiapoptótico na célula β pancreática, mesmo em doses terapêuticas.[24]

Análogos de insulina de ação prolongada

Atualmente, existem dois análogos de ação prolongada, as insulinas Glargina e Detemir. Elas apresentam duração de até 24 h, praticamente sem pico de ação, e simulam a secreção basal normal de insulina, o que permite maior flexibilidade e praticidade no tratamento do diabetes.[28]

Insulina Glargina

A insulina Glargina é um análogo de longa duração, desenvolvido por meio da substituição de asparagina por glicina na posição 21 da cadeia A e adição de duas moléculas de arginina na porção aminoterminal (posição 30) da cadeia B (Figura 11.1.6). Isto a torna solúvel em pH ácido, o que retarda a sua absorção e prolonga sua ação em pH neutro.[8]

Ao ser injetada no tecido subcutâneo, forma microprecipitados amorfos, dos quais pequenas quantidades de insulina vão sendo gradualmente liberadas. Com isso, não apresenta pico pronunciado e fornece um nível de insulinemia que permanece constante por cerca de 24 h, podendo ser administrada como insulina

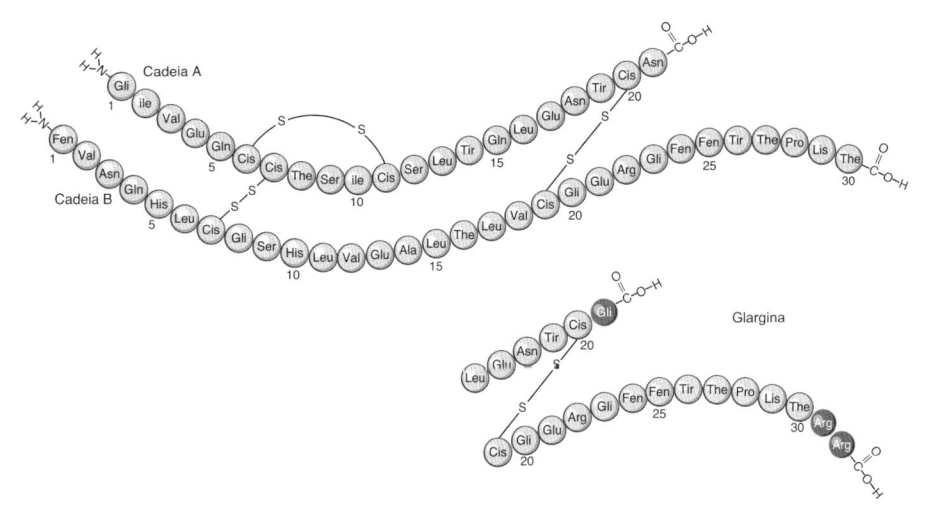

Figura 11.1.6 Estrutura da insulina Glargina.[14]

basal 1 vez ao dia. O horário de sua administração não tem efeito clinicamente relevante, podendo o médico adequar a seu critério dentro da dinâmica de vida de cada paciente.[8]

A principal vantagem da insulina Glargina em relação à insulina NPH é a menor ocorrência de episódios de hipoglicemia, que representam um fator limitante no tratamento e alcance das metas glicêmicas, em especial em DM1.[19,29]

Na substituição da insulina NPH pela glargina, a recomendação é de que a dose de insulina glargina prescrita inicialmente seja mantida a mesma, caso a NPH esteja sendo utilizada em dose única e diminuída em 20%, caso a NPH esteja sendo utilizada 2 ou mais vezes por dia.

Insulina Detemir

A insulina Detemir é um análogo de insulina com ação prolongada, obtida por técnica de DNA recombinante com o uso do *Saccharomyces cerevisiae* por meio da remoção do aminoácido treonina (posição 30 da cadeia B) e acilação do aminoácido lisina (posição 29 da cadeia B) com um ácido graxo mirístico de cadeia com 14 carbonos (Figura 11.1.7).[13,31] O ácido graxo liga-se reversivelmente à albumina circulante, o que confere ao análogo lenta absorção e efeito metabólico prolongado e consistente. Estudos de *clamp* euglicêmico demonstraram que a duração da insulina Detemir é de aproximadamente 20 h podendo, em doses mais baixas, ter declínio do seu efeito após 10 a 12h.[31]

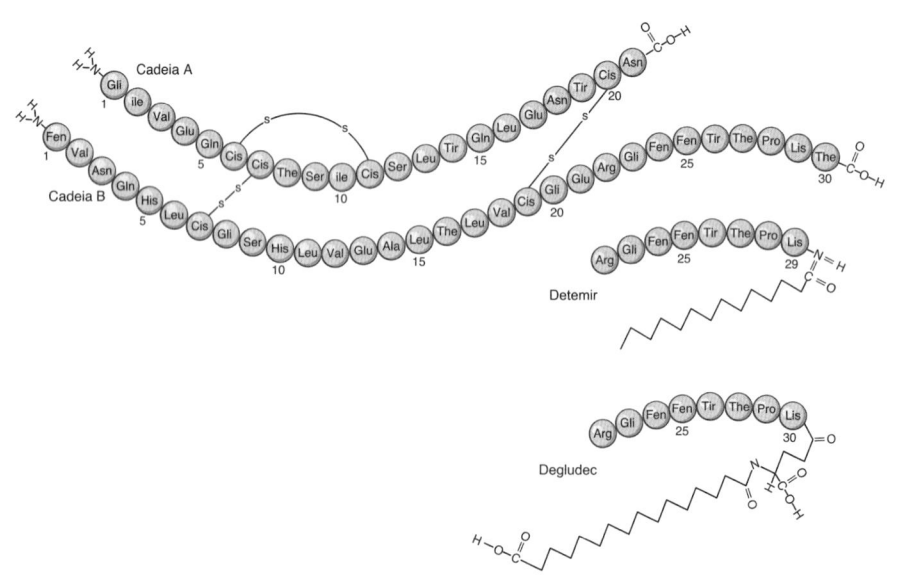

Figura 11.1.7 Estrutura da insulina Detemir e da Degludec.

Dados experimentais revelaram que a insulina Detemir tem menor afinidade com o receptor de insulina, pois apresenta potência molar de aproximadamente 25% da insulina humana.[32] Por esse motivo, ela é formulada em uma concentração molar de 4:1. Dessa forma, 1 UI de insulina Detemir contém 4 vezes mais moléculas quando comparado com 1 UI de insulina humana, porém com potencial hipoglicemiante equivalente. Essa concentração molar elevada associada à ligação reversível à albumina, contribui para menor variabilidade glicêmica apresentada pela insulina Detemir.[32]

Na prática clínica, a previsibilidade da insulina Detemir pode reduzir o risco de hipoglicemias.[35] E, quando comparada com as insulinas NPH e glargina, a Detemir apresenta menor ganho de peso. Entretanto, ainda não estão esclarecidos quais mecanismos, são responsáveis por este desfecho.[1]

A meta de titulação da insulina Detemir é um valor médio da glicemia de jejum ou de antes do jantar entre 91 e 120 mg/dL. Se a meta pré-jantar não puder ser atingida, deve-se avaliar a divisão da dose diária total de Detemir em 2 injeções (manhã e noite), conforme as necessidades individuais. Quando se opta pela mudança de um regime basal-*bolus* para insulina Detemir, deve-se manter tanto a dose da insulina basal como da titular. Se a dose de insulina basal anterior era aplicada 1 ou 2 ×/dia, pode-se optar pelo uso da Detemir inicialmente apenas 1 ×/dia e, caso necessário, titular para 2 ×/dia, de acordo com o controle glicêmico do paciente. Se a insulina NPH era aplicada mais de 2 ×/dia, pode-se continuar com insulina detemir 2 ×/dia.

Insulinas bifásicas

As insulinas bifásicas apresentam parte com um componente de ação prolongada (insulina NPH, Lispro protaminada ou Asparte NPA), em formulação combinada com componente NPL de ação rápida/ultrarrápida (insulina regular, Lispro ou Asparte). Devem ser utilizadas por meio de esquemas terapêuticos que incluem 2 ou 3 aplicações por dia.[19,28]

As insulinas bifásicas podem ser uma opção mais cômoda para pacientes, principalmente com DM2, que apresentem controle glicêmico estável e necessidades diárias de insulina constantes, sem necessidade de ajustes frequentes das doses e tipos de insulina.

Também podem ser de utilidade para pacientes com dificuldades visuais, que tenham dificuldade nos acertos das doses, bem como para pacientes idosos ou com dificuldades motoras que possam comprometer sua capacidade de efetuar misturas corretas dos dois tipos de insulina (rápida e intermediária).

Atualmente, no Brasil, são comercializados as seguintes insulinas bifásicas: humana 70/30 (NPH 70%, Regular 30%), humana 50/50 (NPH 50%, Regular 50%), Lispro 75/25 (NPL 75%, Lispro 25%), Lispro 50/50 (NPL 50%, Lispro 50%) e Asparte 70/30 (Asparte protamina 70%, Asparte 30%).[28]

TÉCNICAS DE UTILIZAÇÃO DE INSULINA

Vários fatores podem ser responsáveis pelas flutuações glicêmicas, aparentemente inexplicáveis, do paciente com diabetes. Entre eles: o local de aplicação, a conservação, a presença de lipodistrofias, o transporte, a homogenização e o tempo de uso da insulina. O uso efetivo da insulina requer material e técnica apropriados, acompanhado de administração e conservação adequadas.[12]

As insulinas apresentam sensibilidade à luz e às variações extremas de temperatura e devem ser armazenadas sob refrigeração, em temperatura de 2°C a 8°C, sem congelar, independentemente do tipo de insulina.[34] O local ideal de armazenamento são as gavetas do refrigerador, onde a temperatura é estável e evita o seu congelamento. Uma vantagem das canetas descartáveis é que elas podem permanecer em temperatura ambiente durante o seu uso, entre 2°C e 30°C, e mantidas sob refrigeração, quando ainda estiverem fechadas. O frasco de insulina, após aberto, deve ser utilizado no prazo de 30 dias, pois a partir daí ocorre perda da potência da insulina.[34]

É recomendável retirar o frasco de insulina da geladeira momentos antes de sua aplicação até atingir temperatura ambiente. As insulinas NPH e as bifásicas devem ser homogeneizadas (misturadas) 20 vezes antes de cada aplicação. As insulinas Regular e ultrarrápidas podem ser misturadas com a insulina NPH dentro da mesma seringa.[34] Deve-se evitar também a mistura da Glargina com outros tipos de insulina, pois sua solução apresenta pH ácido, que pode precipitar-se quando associada a outro tipo de insulina.

Todas as insulinas devem ser aplicadas em locais nos quais exista tecido subcutâneo abundante, como abdome (distante 2 cm da área periumbilical), flancos, região anterolateral das coxas e região posterior dos braços. A velocidade de absorção da insulina humana é maior no abdome, seguida dos braços, coxas e glúteos. É importante planejar o rodízio dos locais de aplicação para evitar lipodistrofias. A aplicação de insulina em locais de lipodistrofia está relacionada com perfil de absorção imprevisível, o que pode contribuir ainda mais para o controle glicêmico inadequado.[34]

As agulhas para aplicação da insulina estão disponíveis no comprimento de 8 mm e 12,7 mm para seringas e 4 mm, 5 mm, 6 mm e 8 mm para as canetas.

A espessura da pele no local da injeção em adultos com diabetes varia minimamente por características demográficas, inclusive o índice de massa corporal (IMC). A espessura máxima total da epiderme é de aproximadamente 2,4 mm, por isso, deve-se priorizar agulhas com menor comprimento (até 6 mm), para evitar que a penetração seja intramuscular.[34]

As agulhas de menor comprimento (4 mm e 5 mm) dispensam o uso da prega cutânea e devem ser aplicadas com um ângulo de 90°. Já a agulha de 6 mm a 8 mm pode ser necessária para a realização da prega cutânea também com um ângulo de 90°. Crianças, idosos e gestantes que porventura utilizem agulhas com 12,7 mm de comprimento devem realizar a aplicação em um ângulo de 45° com a pele.[34]

Após a aplicação da insulina, deve-se contar lentamente até 10 para a retirada da agulha, a fim de evitar perda de medicação.

O descarte das seringas e agulhas não pode ser realizado em lixo comum. A maneira ideal de descarte é colocá-las em recipientes industrializados apropriados. Outra alternativa para o descarte de seringas e agulhas é colocá-las em um frasco rígido e resistente, com tampa de orifício largo e que não rasgue.

ESQUEMAS DE INSULINA NO DM1

O objetivo do tratamento do diabetes é reduzir a hiperglicemia, mantendo a frequência de hipoglicemias em um nível aceitável, e diminuir a probabilidade de complicações micro e macrovasculares. A Associação Americana de Diabetes (ADA) e a Sociedade Brasileira de Diabetes (SBD) recomendam A1c < 7%, e a Associação Americana de Endocrinologia Clínica (AACE) propõe A1c < 6,5% como meta de controle glicêmico.[12,35] Idealmente, deve-se estabelecer um regime de insulina que reproduza o mais fielmente possível a secreção endógena e que, ao mesmo tempo, seja bem tolerado e de fácil execução pelos pacientes.

Depois de concluído o DCCT,[15-18] ficou confirmado que o tratamento com poucas verificações de glicemias e injeções de insulina não consegue manter as glicemias pré e pós-prandiais e A1c dentro das metas recomendadas nem mimetiza a insulinemia fisiológica. Assim, sugere-se que o esquema intensivo de tratamento seja a principal forma terapêutica nos indivíduos com DM1.

A dose de insulina total diária recomendada em indivíduos com DM1 recém-diagnosticados varia de 0,5 a 1,0 UI/kg/dia (Tabela 11.2.2). No entanto, doses maiores podem ser necessárias para a recuperação do equilíbrio metabólico. A dose de insulina depende de idade, peso corporal, estágio puberal, duração e fase do diabetes, estado do local de aplicação, tipo e quantidade de alimentos ingeridos, resultados de automonitoramento e A1c, da rotina diária e de intercorrências.[2,3] Nas fases iniciais quando pode ocorrer melhora temporária da função da célula β no DM1, a dose total de insulina diária utilizada é geralmente < 0,5 UI/kg/dia e, posteriormente, passada essa fase, a necessidade aumenta para 0,7 a 1,0 UI/kg/dia em pré-púberes, podendo alcançar de 1,0 a 2,0 UI/kg/dia na puberdade ou de 1,2 a 1,5 UI/kg/dia em situações de estresse (físico ou emocional).[2,3]

Após o diagnóstico do DM1, geralmente nos primeiros 6 meses, pode ocorrer um período de normalização das glicemias, conhecido como fase de "lua de mel", no qual se recomenda reduzir a dose de insulina total administrada para evitar os eventos hipoglicêmicos.[2]

O tratamento intensivo com insulina pode ser alcançado por meio do uso de sistemas de infusão contínua de insulina (SICI) ou múltiplas aplicações diárias (3 ou mais aplicações de insulina ao dia). O controle metabólico obtido com o uso do SICI é discretamente superior ao obtido com as múltiplas doses; no entanto, ambos os métodos são adequados e eficazes. O esquema de múltiplas aplicações ao dia pode ser obtido com a aplicação da insulina NPH (2 a 4 ×/dia) ou insulina Glargina (1 ×/dia) ou insulina Detemir (1 ou 2 ×/dia), associada à insulina de ação rápida (Regular) administrada meia hora antes das principais refeições ou de ação ultrarrápida (Lispro, Asparte ou Glulisina) administrada antes das principais refeições ou até mesmo logo após as refeições.[2]

No esquema intensivo, preconiza-se a divisão da dose total da insulina NPH em 2 a 4 aplicações ao dia.

O tratamento intensivo também pode ser alcançado com a substituição da insulina NPH pela Glargina (1 ×/dia), com redução da dose da insulina basal em 20%, e pela Detemir, sem a necessidade de diminuir a dose, mas pode exigir 2 aplicações ao dia. A titulação da dose de insulina ocorre a partir da glicemia de jejum e das glicemias capilares ao longo do dia, pré e pós-prandiais. Inicialmente, a dose da insulina NPH ao deitar é reajustada de acordo com os resultados da glicemia de jejum e as demais doses pelos resultados pré-prandiais subsequentes. Os ajustes da dose da insulina Glargina ou Detemir devem ser feitos a partir do resultado da glicemia do dejejum. O ajuste das insulinas de ação rápida ou ultrarrápida é realizado após a obtenção do resultado da glicemia 2 h pós-prandial, considerando o fator de sensibilidade individual e a contagem de carboidratos.[12]

A dose da insulina de ação rápida ou ultrarrápida é composta pelo *bolus* correção e *bolus* refeição. O *bolus* correção é estimado pela glicemia capilar do momento menos a meta glicêmica desejada (p. ex., 100 mg/dL), dividido pelo fator de sensibilidade individual. Já o *bolus* refeição é obtido pela razão insulina/carboidrato a fim de realizar a contagem de carboidratos.[36]

O fator de sensibilidade (FS) consiste na capacidade que 1 UI de insulina (rápida ou ultrarrápida) tem de reduzir a glicemia plasmática em um indivíduo. Esse fator pode ser obtido pela regra dos 1.500 (para a insulina regular) ou 1.800 (para os análogos de ação ultrarrápida), no qual o FS corresponde a 1.500 ou 1.800, dividido pela dose total de insulina diária (basal e *bolus*).[36] Por exemplo: paciente em uso de 30 UI de insulina diária (NPH + Regular) apresenta um fator de sensibilidade igual a 50 mg/dL (1.500 ÷ 30). Logo, nesse paciente, 1 UI de insulina é capaz de reduzir, aproximadamente, 50 mg/dL de glicose. Essas regras são importantes para orientar o início do tratamento e os ajustes finos são feitos posteriormente, conforme as metas glicêmicas pós-prandiais.

$$\text{Cálculo do } \textit{bolus} \text{ de correção: } \frac{\text{glicemia atual} - \text{meta glicêmica (100 mg/dL)}}{\text{Fator de sensibilidade (FS)}}$$

A contagem de carboidratos é um método pelo qual se define a quantidade de insulina em função da quantidade de carboidratos ingeridos por refeição. Esse método foi uma das estratégias nutricionais adotadas no DCCT e é fundamentado no fato de que aproximadamente 90% a 100% dos carboidratos provenientes dos alimentos são convertidos em glicose,[15] 15 min a 120 min após a sua ingestão, sendo, portanto, os principais responsáveis pelas oscilações glicêmicas pós-prandiais.

Inicia-se o processo da contagem pelo cálculo da razão insulina/carboidrato, sendo a regra dos 500 um dos métodos para calcular esta razão.[36] Essa regra consiste em dividir 500 pela quantidade de insulina aplicada por dia: por exemplo, se o paciente aplica 50 UI/dia (500 ÷ 50 = 10), apresenta relação de 1 UI de insulina para cada 10 g de carboidratos ingeridos. Outro método para estimar a relação insulina/carboidrato leva em consideração o peso corporal e, de modo geral, utiliza a relação de aproximadamente 1 UI de insulina para cada 25 g a 30 g de carboidrato para criança, 10 g a 20 g para adolescentes e 8 g a 15 g de carboidratos para adultos.

Tabela 11.1.2 Sugestão de doses de insulina basal recomendadas ao diagnóstico de DM1 para adolescentes e adultos

Basal
NPH: 0,5 UI/kg/dia (3 ×/dia: 1/2 AC, 1/4 AA e 1/4 AD)
Glargina: 0,4 UI/kg/dia (1 ×/dia AC ou AD)
Detemir: 0,5 UI/kg/dia (1 ou 2 ×/dia)

AC = antes do café; AA = antes do almoço; AD = antes de deitar.

ESQUEMAS DE INSULINA NO DM2

No DM2 há perda progressiva da função das células β, portanto, muitos pacientes acometidos por esta enfermidade, especialmente com doença de longa duração, irão precisar de insulina. Levando em consideração que a maioria dos pacientes com DM2 mantém alguma secreção de insulina mesmo em estágios avançados da doença, esquemas complexos de insulinoterapia geralmente não são necessários.[37]

O início da insulina em pacientes com DM2 está indicado nos casos muito descompensados, em estado de catabolismo, quando os valores da glicemia de jejum plasmática encontram-se acima de 250 mg/dL, níveis de glicemias aleatórias acima de 300 mg/dL, presença de A1c acima de 10%, presença de cetonúria ou cetonemia ou presença de sintomas (poliúria, polidipsia, polifagia e emagrecimento).[19,38]

Caso a insulina seja iniciada em pacientes recém-diagnosticados, uma vez resolvidos os sintomas e melhorada a glicotoxicidade, com maior compensação metabólica, muitas vezes é possível reduzir a dose da insulina ou retirá-la.[37]

A insulina também deve ser considerada em pacientes que estejam em uso de um ou mais agentes hipoglicêmicos, mas falha em atingir um controle metabólico efetivo, especialmente nos casos em que há A1c muito elevada (> 8,5%).[38]

Outras situações em que a insulina pode ser necessária no DM2, ao menos transitoriamente, são em descompensação da glicemia por doença aguda (estresse, infecção, isquemia miocárdica etc.), cetoacidose diabética ou estado hiperosmolar não cetótico, perda ponderal progressiva e uso de medicação hiperglicemiante (p. ex., corticosteroide). Muitas vezes, a insulina também está indicada no período perioperatório. A insulina é o tratamento de escolha para o DM2 durante a gestação e também em muitos casos de doença renal ou hepática, em que a maioria dos outros agentes antidiabéticos é contraindicada.

INSULINOTERAPIA NO DM2

O esquema mais frequentemente recomendado para iniciar a insulinização em um paciente com DM2 é a administração de insulina ao deitar (*bedtime*).[35-39] Nesse esquema, inicia-se a insulina basal (NPH, Glargina ou Detemir) na dose de 10 UI (ou 0,2 UI/kg/dia) ao deitar, mantendo-se os hipoglicemiantes orais em uso.[35-39] Em pacientes com hiperglicemia mais grave, pode-se iniciar com doses maiores de insulina (0,3 a 0,4 UI/kg/dia) e, se houver alto risco de hipoglicemia, como, por exemplo, em um paciente idoso, naqueles que tenham nefropatia ou hepatopatia, é razoável iniciar com uma dose mais baixa (0,1 UI/kg/dia).[35-39]

Os pacientes devem ser orientados a ajustar suas doses de insulina basal (análogos de Glargina ou Detemir) de acordo com os valores de suas glicemias capilares de jejum. Se estes estiverem, em 3 manhãs consecutivas, > 100 mg/dL, a dose pode ser aumentada em 2 UI e se estiverem > 180 mg/dL, nesse mesmo período a dose pode ser aumentada em 4 UI[29] (Tabela 11.1.3).

Tabela 11.1.3 Modelo de titulação da dose de insulina basal adaptado do estudo Lanmet[29]

Dose inicial de insulina basal (*bedtime*): 10 UI ou 0,2 UI/kg/dia	
Glicemia capilar do desjejum (mg/dL)	Aumento da dose de insulina (a cada 3 dias)
100 a 180	2 UI
180	4 UI
Diminuir a dose de insulina (2 a 4 UI), caso ocorra hipoglicemia (< 70 mg/dL)	

COMO INTENSIFICAR O ESQUEMA DE INSULINA

Uma estratégia para o controle da glicemia pós-prandial, nos pacientes em que o controle glicêmico não tiver sido atingido apenas com insulina basal, pode ser a adição de uma insulina prandial na refeição que resulte em maior pico hiperglicêmico e/ou com maior conteúdo de carboidrato, o que é conhecido como esquema basal-*plus*.[35-40] Há evidências suficientes para concluir que esse esquema pode ser útil nos casos em que haja falha da insulinoterapia basal isolada, mas ainda não há necessidade de um esquema basal-*bolus* completo. O esquema basal-*plus* geralmente é iniciado com 4 UI de insulina rápida ou ultrarrápida, na refeição, associado a maior hiperglicemia pós-prandial, com aumento da dose 2 ×/semana em uma unidade até que a glicemia pós-prandial seja < 160 mg/dL (após 2 h) ou < 130 mg/dL (após 3 h).[40] Subsequentemente, outras injeções de insulina podem ser adicionadas às demais refeições, conforme haja necessidade.[40]

A necessidade de iniciar insulina prandial torna-se maior, se a dose diária de insulina basal ultrapassar 0,5 UI/kg/dia, especialmente se ultrapassar 1,0 UI/kg/.[35-39] A cobertura prandial pode ser feita com análogos de insulina de curta duração (insulina Lispro, Asparte ou Glulisina) ou com insulina Regular, antes das refeições. Vale ressaltar que os secretagogos de insulina (sulfonilureias ou glinidas) devem ser retirados uma vez iniciada a insulina prandial.[35-39]

Quando o paciente com DM2 tem capacidade secretória pancreática de insulina muito baixa ou mesmo inexistente, o melhor esquema de insulinização a ser seguido é o basal-*bolus*, mesmo modelo de tratamento do DM1.

TERAPIA COM SISTEMA DE INFUSÃO CONTÍNUA DE INSULINA (SICI)

O uso clínico das bombas de insulina tem sido empregado visando atingir o controle glicêmico da forma mais confortável e fisiológica possível. O sistema de infusão contínua de insulina (SICI) é um dispositivo externo de alta precisão, do tamanho de um celular, que administra insulina de forma contínua em esquema basal-*bolus*, utilizando os análogos ultrarrápidos. Consiste em um reservatório de insulina conectado a um cateter plástico e a uma cânula inserida no tecido subcutâneo, que devem ser trocados a cada 2 a 3 dias.[11]

No esquema basal-*bolus*, a insulina ultrarrápida é liberada de forma pré-programada, em microdoses durante 24 h como o esquema basal. Essa programação pode ser feita de forma individualizada e personalizada em até 48 diferentes esquemas basais.[11]

A dose da insulina prandial deve ser composta pelo *bolus* refeição, calculado pela contagem de carboidratos, e pelo *bolus* correção, por meio de medições de glicemias capilares antes das refeições. A automonitoração é fundamental na terapia com SICI, direcionando os ajustes das taxas basais e *bolus*.[41]

A decisão de iniciar o tratamento com o SICI deve ser dividida entre médicos e pacientes, levando em consideração a preferência pessoal, o estilo de vida, a motivação e o nível intelectual dos pacientes. Está indicado em casos de hipoglicemias graves, hipoglicemias despercebidas, labilidade glicêmica e gastroparesia diabética.[11] Pacientes com o fenômeno do alvorecer pronunciado também podem se beneficiar do SICI. Durante a pré-concepção ou gravidez, mulheres com DM1 também podem beneficiar-se. Dentre as vantagens de seu uso estão a eliminação da necessidade de múltiplas injeções, permitir maior flexibilidade ao tratamento com ajustes finos e, em contrapartida, apresenta como desvantagens o alto custo, as infecções locais e o risco de cetoacidose diabética, sobretudo por obstrução do cateter.[11]

COMPLICAÇÕES DO USO DE INSULINA

Hipoglicemia

A hipoglicemia é uma consequência comum à utilização das insulinas e representa um fator limitante ao tratamento do diabetes devido ao seu alto índice de morbidade e mortalidade.[42] No estudo prospectivo DCCT, o tratamento intensivo, com metas glicêmicas mais rígidas, embora associado a menor ocorrência e progressão das complicações crônicas micro e macrovasculares, aumentou 2 a 3 × o risco de hipoglicemias em indivíduos com DM1.[15-18]

Pode ser causada pelo uso indevido de altas doses de insulina, pelo aumento da utilização da glicose durante atividades físicas, pelo menor aporte de glicose por omissão de refeições, gastroparesia e doença celíaca, pela diminuição da produção endógena de glicose, como na ingestão de álcool e na diminuição do *clearance* de insulina na falência renal.[42]

Os sinais e sintomas de hipoglicemia podem ser classificados como autônomos e neuroglicopênicos. Os autônomos incluem os de origem adrenérgica (palpitação, tremor, ansiedade) mediados por epinefrina e norepinefrina e os de origem colinérgica (sudorese, fome e parestesia) mediados por acetilcolina.[43] Já os neuroglicopênicos (irritabilidade, confusão mental, dificuldade de raciocínio, dislalia, visão turva, ataxia, parestesia, cefaleia, convulsão e coma) são secundários à percepção do sistema nervoso central da diminuição dos níveis de glicose. De acordo com a intensidade, a hipoglicemia pode ser classificada em leve (somente sinais e sintomas adrenérgicos), moderada (sintomas neuroglicopênicos moderados) e grave (necessidade de auxílio de terceiros, com ou sem perda de consciência e/ou crise convulsiva.[43]

Nos episódios de hipoglicemia leve e moderada pode ser orientado para pacientes conscientes o seguinte protocolo:

- Antecipar a refeição ou consumir um lanche, se a glicemia capilar estiver entre 50 e 70 mg/dL.
- Ingerir líquido açucarado (aproximadamente 15 g de carboidratos de alta absorção), se a glicemia capilar estiver < 50 mg/dL; por exemplo, meio copo (60 mL) de água com uma colher de sopa (rasa) de açúcar, ou 1 copo (120 mL) de suco de fruta ou refrigerante comum (não dietético), ou um sachê de glicose.
- Repetir a glicemia capilar 10 a 15 min após a ingestão de glicose e, se continuar < 50 mg/dL, repetir o procedimento.

Paciente inconsciente ou apresentando vômito incoercível:

- Administrar (friccionar) glicose líquida ou mel na região interna das bochechas e na gengiva e/ou administrar glucagon intramuscular ou subcutâneo, na dose de 0,5 mg para pacientes com peso inferior a 25 kg e de 1,0 mg para aqueles acima de 25 kg.
- Em caso de insucesso no tratamento domiciliar ou quando o indivíduo encontrar-se inconsciente, encaminhar imediatamente o paciente ao hospital para administração de glicose endovenosa.

Ganho de peso

Embora o início da insulinoterapia esteja associado a ganho de peso, este se deve, ao menos em parte, à restauração do peso perdido pela descompensação da glicemia. Para evitar ganho excessivo de peso com o uso de insulina, é importante enfatizar a adesão a uma dieta saudável e a prática de atividade física. O uso de insulina Detemir é associado a ganho de peso discretamente inferior àquele com NPH e Glargina.[31] A prática comum (e errada) de postergar o início da insulinoterapia, ao máximo, pode favorecer o ganho de peso.

Lipodistrofias

As lipodistrofias (lipoatrofia e lipo-hipertrofia) são complicações que podem ocorrer em razão da terapia com insulina. A lipo-hipertrofia é um efeito adverso comum, que ocorre em torno de 50% dos pacientes com DM1 que estão em tratamento intensivo. A aplicação de insulina em áreas que apresentam lipo-hipertrofias torna-se menos dolorosa pelo desenvolvimento de tecido fibroso, podendo ter absorção errática e ocasionar oscilações glicêmicas capazes de influenciar o controle metabólico. Contudo, essas alterações podem ser evitadas ou minimizadas com o rodízio planejado de insulina, o que possibilita, com o tempo, sua regressão.

Já a incidência de lipoatrofia diminuiu acentuadamente em virtude da utilização de insulinas fabricadas com elevado grau de pureza, uma vez que esta complicação tem origem imunológica.

Insulinoterapia e câncer

O diabetes *mellitus* é um fator de risco bem estabelecido para diversos tipos de neoplasias malignas, como câncer de mama, pâncreas, intestino, fígado, rim, endométrio e linfoma não Hodgkin.[1] A taxa de mortalidade no câncer, inclusive, é maior nos pacientes que têm diabetes e nos pacientes com DM2 em uso de insulina.

Estudos *in vitro* com insulina em altas doses demonstraram efeitos mitogênicos e carcinogênicos devido à ligação com o receptor do IGF-1, o que sugere que a hiperinsulinemia possa promover tumorigênese. Entretanto, é desconhecido se a insulina exógena aumenta o risco de câncer.[1]

Existem diversos estudos com a insulina Glargina, pois esta apresenta afinidade 6 a 8 × maior ao receptor de IGF-1. Todavia, a insulina Glargina é rapidamente degradada nos metabólitos M1 e M2 e o metabólito predominante, M1, apresenta afinidade ao receptor de IGF-1 de apenas 0,4 vez quando comparado com a insulina regular.[27]

Estudos não revelaram evidências conclusivas quanto ao aumento do risco de malignidade entre pacientes tratados com Glargina, ao comparar com pacientes tratados com as demais insulinas.[44]

NOVAS PERSPECTIVAS

Novos análogos de insulina de curta e longa duração estão em desenvolvimento para gerar alternativas mais fisiológicas de insulinas. A insulina Degludec é um análogo de ação ultralonga que forma multi-hexâmeros após a injeção subcutânea, a partir da qual monômeros de insulina se dissociam lentamente para a circulação, o que acarreta meia-vida de mais de 24 h.[1] O análogo LY2604451 está em fase de pesquisa clínica e trata-se da insulina Lispro "peguilada", ou seja, ligada ao polietilenoglicol. Este análogo tem ação prolongada e a expectativa é que seja recomendado uso semanal para cobertura basal de insulina.

A insulina Linjeta é um análogo ultrarrápido que apresenta em sua formulação EDTA e ácido cítrico, o que acarreta dissociação mais rápida dos hexâmeros em monômeros. O pico de ação deste análogo foi estimado em 33 min, 18 min mais rápido que a insulina Lispro e 33 min mais rápido que a insulina Regular. O Linjeta tem a expectativa de reduzir os episódios de hiperglicemia pós-prandial e de hipoglicemia pós-prandial tardia, comuns com a insulina regular.[1]

A "Smart Insulin" encontra-se em fase de desenvolvimento. Trata-se de uma estrutura polimérica que contém insulina ligada a moléculas de glicose. Assim, após injetada, a insulina atuaria dependendo do nível circulante de glicose. O resultado esperado é a redução do risco de hipoglicemia.

As insulinas biossimilares devem aparecer após a queda da patente dos análogos de insulina atuais. Antes de entrarem no mercado, as insulinas biossimilares deverão apresentar perfil farmacológico eficaz e demonstrar ação, segurança e tolerabilidade consistentes com os análogos disponíveis atualmente.

REFERÊNCIAS BIBLIOGRÁFICAS

1. Donner T, Muñoz M. Update on insulin therapy for type 2 diabetes. J Endocrinol Metab. 2012; 97(5): 1405-13.
2. Bolli GB. Insulin treatment in type 1 diabetes. Endoc Pract. 2006; 12(Suppl 1):105-9.
3. Nathan DM, Buse JB, Davidson MB. Medical management of hyperglycaemia in type 2 diabetes mellitus: A consensus algorithm for initiation and adjustment of therapy. Diabetologia. 2009; 52:17-30.
4. Rosenfeld L. Insulin: Discovery and controversy. Clinical Chemistry. 2002; 48(12):2270-88.

5. Eliaschewitz, FG. A evolução das insulinas. A história do diabetes. São Paulo: Pfizer; 2006.

6. Bliss M. Rewriting medical history: Charles Best and the Banting and Best myth. J Hist Med. 1993; 48(3): 253-74.

7. McCormick GE, Lilly E et al. The discovery and manufacture of insulin. Disponível em: https://www.lillyindia.co.in/pdf/insulindiscovery.pdf

8. Hirsch I. Insulin analogues. N Engl J Med. 2005; 352:174-83.

9. Getty L1, Hamilton-Wessler M, Ader M, Dea MK, Bergman RN. Biphasic insulin secretion during intravenous glucose tolerance test promotes optimal interstitial insulin profile. Diabetes. 1998; 47(12):1941-7.

10. Barone B, Rodacki M, Cenci MCP et al. Cetoacidose diabética em adultos – Atualização de uma complicação antiga. Arq Bras Endocrinol Metab. 2007; 51:1434-47.

11. Hanaire H, Lassmann-Vague V, Jeandidier N et al. Treatment of diabetes mellitus using external insulin pump: The state of the art. Diabetes & Metabolism. 2008; 34:401-23.

12. Standards of medical care in diabetes-2012. Diabetes Care. 2012; 35(Suppl. 1):11-63.

13. Owens DR. New horizons – Alternative routes for insulin therapy. Nat Rev Drug. Discov. 2002; 1(7):529-40.

14. Felig P. Landmark perspective: Protamine insulin. Hagedorn's pioneering contribution to drug delivery in the management of diabetes. JAMA. 1984; 251(3):393-6.

15. The Diabetes Control and Complications Trial Research Group. The effect of intensive treatment of diabetes on the development and progression of long-term complications in insulin-dependent diabetes mellitus. N Engl J Med. 1993; 30;329(14):977-86.

16. Epidemiology of Diabetes Interventions and Complications (EDIC). Design, implementation, and preliminary results of a long-term follow-up of the Diabetes Control and Complications Trial Cohort. Diabetes Care. 1999; 22(1):99-111.

17. Diabetes Control and Complications Trial/Epidemiology of Diabetes Interventions and Complications Research Group. Intensive diabetes therapy and carotid intima-media thickness in typt 1 diabetes. N Engl J Med. 2003; 348:2294-303.

18. Diabetes Control and Complications Trial/Epidemiology of Diabetes Interventions and Complications Research Group. Intensive diabetes treatment and cardiovascular disease in patients with type 1 diabetes. N Engl J Med. 2005; 353:2643-53.

19. DeWitt DE, Hirsch IB. Outpatient insulin therapy in type 1 and type 2 diabetes mellitus: Scientific review. JAMA. 2003; 289(17):2254-64.

20. UK Prospective Diabetes Study (UKPDS) Group. Intensive blood glucose control with sulphonylureas or insulin compared with conventional treatment and risk of complication in patients with type 2 diabetes (UKPDS 33). Lancet. 1998; 352:837-53.

21. Ohkubo Y, Kishikawa H, Araki E et al. Intensive insulin therapy prevents the progression of diabetic microvascular complications in japanese patients with NIDDM: A randomized prospective 6-year study. Diab Res Clin Pract. 1995; 28:103-17.

22. Plank J, Siebenhofer A, Berghold A et al. Systematic review and meta-analysis of short-acting insulin analogues in patients with diabetes mellitus. Arch Intern Med. 2005; 165(12):2795-804.

23. Slieker LJ, Brooke GS, Chance RE et al. Insulin and IGF-1 analogs: Novel approaches to improved insulin pharmacokinetics. Adv Exp Med Biol. 1992; 343:25-32.

24. Sociedade Brasileira de Diabetes. Posicionamentos oficiais da Sociedade Brasileira de Diabetes: Indicações de análogos de insulina de ação rápida e prolongada e de insulina inalável no tratamento do diabetes tipo 1 e tipo 2. Rev Bras Med. 2006; 2:7-11.

25. Kurtzhals P, Schaffer L, Sorensen A et al. Correlations of receptor binding and metabolic and mitogenic potencies of insulin analogs designed for clinical use. Diabetes. 2000; 49(6):999-1005.

26. Sociedade Brasileira de Diabetes. Revisão sobre análogos de insulina: Indicações e recomendações para a disponibilização pelos serviços públicos de saúde. Posicionamento oficial da SBD nº 01/2011. http://www.diabetes.org.br/attachments/posicionamento/posicionamento-sbd-n-01-2011.pdf.

27. Apidra injection (Sanofi-Aventis): http://www.theodora.com/drugs/apidra_injec-tion_sanofi_aventis.html.

28. Sociedade Brasileira de Diabetes. Algoritmo para o tratamento do diabetes do tipo 2: Posicionamento oficial da SBD nº 03/2011. http://www.diabetes.org.br/attachments/posicionamento/posicionamento-sbd-n-03-2011.pdf.

29. Yki-Javirnen H, Kauppinen-Makelin R, Tiikkainen M et al. Insulin glargine or NPH combined with metformin in type 2 diabetes: The LANMET study. Diabetologia. 2006; 49(3):442-51.

30. Janka HU, Plewe G, Riddle MC et al. Comparison of basal insulin added to oral agents versus twice-daily premixed insulins as initial insulin therapy for type 2 diabetes. Diabetes Care. 2005; 28(2):254-9.

31. Chapman TM, Perry CM. Insulin detemir: A review of its use in the management of type 1 and 2 diabetes mellitus. Drugs. 2004; 64(22):2577-95.

32. Kurtzhals P. Engineering predictability and protaction in a basal insulin analogue: The pharmacology of insulin detemir. Int J Obes Relat Metab Disord. 2004; 28(Suppl. 2):S23-8.

33. Vague P, Selam JL, Skeie S et al. Insulin detemir is associated with more predictable glycemic control and reduced risk of hypoglycemia than NPH insulin in patients with type 1 diabetes on a basal-bolus regimen premeal insulin aspart. Diabetes Care. 2003; 26(3):590-6.

34. Frid A, Hirsch L, Gaspar R. New injection recommendations for patients with diabetes. Diabetes Metab. 2010; 36(Suppl. 2):S3-18.

35. AACE/ACE Consensus Statement. Statement by an American Association of Clinical Endocrinologists/ American College of Endocrinology Consensus panel on type 2 diabetes mellitus: An algorithm for glycemic control. Endocr Pract. 2009; 15(6):540-59.

36. Davidson PC, Hebblewhite HR, Steed RD et al. Analysis of guidelines for basal-bolus insulin dosing: Basal insulin, correction factor, and carbohydrate-to-insulin ratio. Endocr Pract. 2008; 14(9):1095-101.

37. Inzucchi SE, Bergenstal RM, Buse JB et al. Management of hyperglycemia in type 2 diabetes: a patient-centered approach position statement of the American Diabetes Association (ADA) and the European Association for the Study of Diabetes (EASD). Diabetes Care. 2012; 35(6):1364-79.

38. Holman RR, Farmer AJ, Davies MJ et al. Three-year efficacy of complex insulin regimens in type 2 diabetes. N Engl J Med. 2009; 316(18):1736-47.

39. Leahy JL. Insulin therapy in type 2 diabetes mellitus. Endocrinol Metab Clin North Am. 2012; 41(1):119-44.

40. Riddle MC, Vlajnic A, Jones BA et al. Comparison of 3 intensified insulin regimens added to oral therapy for type 2 diabetes: Twice-daily aspart premixed vs glargine plus 1 prandial glulisine or stepwise addition of glulisine to glargine. Diabetes. 2011; 60(Suppl. 1):A113.

41. Sociedade Brasileira de Diabetes. Diretrizes da Sociedade Brasileira de Diabetes. 2008. http://www.diabetes.org.br/attachments/diretrizes-sbd-2008-mar-12.pdf.

42. Workgroup on Hypoglycemia, American Diabetes Association. Defining and reporting hypoglycemia in diabetes: A report from the American Diabetes Association Workgroup on Hypoglycemia. Diabetes Care. 2005; 28(5):1245-9.

43. McCrimmon RJ, Gold AE, Deary IJ et al. Symptoms of hypoglycemia in children with IDDM. Diabetes Care. 1995; 18(6):858-61.

44. Müssig K, Staiger H, Kantarzis K et al. Type 2 diabetes mellitus and risk of malignancy: Is there a strategy to identify a subphenotype of patients with increased susceptibility to endogenous hyperinsulinism? Diabet Med. 2011; 28:276-86.

11.2

Outros medicamentos antidiabéticos

Roberta Magalhães Tarantino Mamede
Tatiana Martins Benevenuto Louro Berbara
Jacqueline Brito Pontes
Mayara Peres Barbosa
Lenita Zajdenverg
Melanie Rodacki

O diabetes *mellitus* tipo 2 (DM2) é um distúrbio metabólico que cursa com hiperglicemia decorrente predominantemente de 2 mecanismos: resistência à insulina e secreção deficiente de insulina. O primeiro pode ser conceituado como dificuldade de ação periférica de insulina que, inicialmente, pode ser compensada com aumento da secreção da mesma. Como a insulina é uma potente inibidora da gliconeogênese hepática, a diminuição de sua ação no fígado acarreta aumento da produção basal de glicose, o que contribui para elevação da glicemia, especialmente a de jejum. A secreção deficiente de insulina reflete falência progressiva de células β pancreáticas.

No DM2 há diminuição da primeira fase de secreção de insulina. Normalmente, a insulina é liberada em 2 fases, após estímulo com glicose, sendo a primeira mais rápida e a segunda mais lenta, com pico de insulinemia, respectivamente, em 15 minutos e de 50 a 60 minutos. A perda da primeira fase de secreção de insulina cria uma distância considerável entre a elevação pós-prandial da glicemia e a presença de insulina em sítios periféricos (tecidos muscular e adiposo), levando à hiperglicemia pós-prandial precoce.

O objetivo do tratamento farmacológico do DM2 é atingir o controle glicêmico satisfatório em conjunto com medidas não farmacológicas, como perda de peso, mudanças de hábitos alimentares e aumento da atividade física. As drogas disponíveis visam corrigir a insuficiência de insulina (secretagogos de insulina e agentes incretinomiméticos), a resistência à insulina (metformina e tiazolidinedionas), diminuir a absorção de glicose (inibidores de α-glicose) ou aumentar sua excreção (inibidores do cotransportador sódio-glicose do tipo 2 – SGLT2). Como o DM2 é um distúrbio de fisiopatologia complexa, em que tanto a resistência à insulina quanto a insuficiência deste hormônio estão implicados, frequentemente há necessidade de combinação medicamentosa para que o objetivo terapêutico seja atingido.

SECRETAGOGOS DE INSULINA

Secretagogos de insulina são drogas capazes de estimular a célula β pancreática a aumentar a secreção de insulina, diretamente ou potencializando resposta a estímulos como a glicose. Os representantes desse grupo são as sulfonilureias e as glinidas.

Sulfonilureias (SFU)

As SFU foram introduzidas no tratamento do DM2 há mais de 50 anos. São constituídas por uma estrutura comum, a sulfa, associada à ureia e diversos radicais que conferem características específicas de cada composto. As drogas disponíveis no mercado estão apresentadas na Tabela 11.2.1. As SFU podem ser divididas em 3 categorias, de acordo com a época de seu desenvolvimento:

- **Primeira geração:** clorpropamida.
- **Segunda geração:** glibenclamida, glipizida e gliclazida.
- **Terceira geração:** glimepirida.

Tabela 11.2.1 Sulfonilureias

Fármaco	Comprimido	Duração de ação	Dose inicial	Dose máxima	Tomada (x/d)
Clorpropamida	250 mg	24-62 h	125 a 250	500	1
Glibenclamida	5 mg	12-24 h	2,5 a 5	20	1 a 3
Gliclazida MR	30 e 60 mg	24 h	30	120	1
Glipizida	5 mg	6-24 h	2,5 a 5	20	1 a 3
Glimepirida	1,2, 3, 4 ou 6 mg	18-24 h	1 a 2	8	1

Mecanismo de ação

O mecanismo de ação das SFU sobre a célula β envolve a ligação da droga a um receptor específico do canal de potássio dependente de trifosfato de adenosina

(ATP), o que provoca fechamento do mesmo com a despolarização celular subsequente. A despolarização promove abertura dos canais de cálcio voltagem-dependentes, com entrada de cálcio na célula, o que desencadeia secreção de insulina. Não há restauração da primeira fase de liberação, mas sim exagero da segunda fase.[1]

A secreção de insulina pela célula β é regulada pela concentração extracelular de glicose. Variações da glicemia entre 54 e 180 mg/dL provocam mudanças rápidas na relação ATP:ADP intracelular, já que um transportador específico de glicose (GLUT-2) e a glicoquinase permitem entrada e fosforilação imediatas de glicose, gerando glicose-6-fosfato, que atua na conversão de ADP a ATP. A relação ATP:ADP é o provável mecanismo sensor de glicose da célula β pancreática. Quando há elevação da glicemia, a relação aumenta e canais de potássio ATP dependentes se fecham, despolarizando o microambiente celular.

O canal de potássio ATP-dependente é composto de 2 subunidades: Kir 6.2, que atua como unidade formadora de poro, e SUR 1, que controla o estado de atividade do canal. A subunidade SUR 1 contém sítios para ligação de ATP, bem como para ligação com SFU e derivados da meglitinida. O primeiro sítio atinge equilíbrio prontamente e a ligação estabelecida é rápida. O segundo sítio, ao contrário, atinge equilíbrio lentamente, com ligação mais duradoura. A glimepirida, entretanto, interage com um sítio um pouco diferente das outras SFU, com associação e dissociação mais rápidas. O terceiro sítio, para ligação com derivados da meglitinida, parece ser intermediário. Outros tecidos, além da célula β pancreática, contêm canais de potássio ATP-dependentes, como miocárdio, tecido muscular vascular e cérebro.

Farmacocinética

As SFU diferem na velocidade de absorção, distribuição e meia-vida. A maior diferença entre eles na prática clínica está entre o tempo de duração e a variação no potencial de hipoglicemia. A clorpropamida é a SFU absorvida mais lentamente, seguida da glibenclamida. Gliclazida, glipizida e glimepirida são absorvidas mais rapidamente. As SFU são metabolizadas no fígado e excretadas pelos rins, com exceção da clorpropamida, que é excretada praticamente inalterada por via renal. Álcool, bloqueadores H-2 e anticoagulantes podem inibir competitivamente o metabolismo das SFU. Por outro lado, barbitúricos e rifampicina podem aumentar o metabolismo. Probenecida e alopurinol podem inibir a excreção das SFU. Enquanto circulantes no organismo, as SFU permanecem ligadas à albumina. Drogas que desloquem as SFU de seus sítios ligantes com albumina podem interferir na sua ação, como aspirina, fibratos e trimetoprima.

A glipizida, a gliclazida e a glimepirida podem ser utilizadas em uma tomada diária e com menor risco de hipoglicemia e ganho de peso.

Resultados

Em pacientes com 5 anos ou menos de diagnóstico de DM, a queda esperada de glicemia de jejum (GJ) é de 60 a 70 mg/dL, em média, e da hemoglobina glicada (HbA1c) é de 1,0% a 2,0%.[2] Com o passar do tempo sua eficácia começa a declinar. Em geral, a frequência de falência é de cerca de 4% ao ano, de modo que, após 10 anos, aproximadamente 50% dos pacientes precisarão de insulina. Por outro lado, outros antidiabéticos também apresentam perda de eficácia ao longo dos anos, pela perda progressiva da função das células β que ocorre como parte da história natural do DM2.[3,4]

Efeitos adversos

- **Hipoglicemia:** é o efeito adverso mais comum e mais importante, sendo mais frequentemente observado entre as drogas com maior tempo de ação hipoglicemiante, como clorpropamida e glibenclamida. Os fatores predisponentes à hipoglicemia em pacientes que usam SFU são idade avançada, redução ou omissão de refeição, doença renal, hepática ou cardiovascular, dose excessiva, diarreia crônica, síndrome de má absorção, atividade física intensa, ingestão excessiva de bebidas alcoólicas. Estudos mostram que o risco anual de desenvolvimento de hipoglicemia que necessite de assistência de outra pessoa para o tratamento em usuários de SFU, em geral, é de 1,8% ao ano. Contudo, o risco é menor em indivíduos em uso de gliclazida e glimepirida.[5-7]
- *Rash* cutâneo.
- **Ganho de peso:** geralmente é observado nos 4 a 5 primeiros anos de tratamento. De acordo com o UKPDS, há ganho equivalente a 7% do peso corporal inicial.
- **Retenção hídrica e hiponatremia:** são efeitos adversos exclusivos da clorpropamida e se devem à sua ação potencializadora da ação do hormônio antidiurético nos túbulos renais. Podem piorar o controle pressórico e desencadear sintomas congestivos em pacientes com disfunção cardiovascular.[8]
- **Efeito *antabuse*-símile:** ocorre em 10% a 15% dos pacientes que ingerem SFU (geralmente clorpropamida) e álcool concomitantemente. Cursa com rubor facial, tonteira, taquicardia e cefaleia.[9]
- **Efeitos gastrintestinais:** embora pouco frequentes, já foram relatados vômitos, náuseas e icterícia colestática durante o uso das SFU.
- **Efeitos hematológicos:** raramente há desenvolvimento de agranulocitose, anemia aplástica ou hemolítica.

Desde o desenvolvimento das SFU de primeira geração existe a preocupação de que as mesmas poderiam ter um efeito não seletivo nos canais K^+-ATP, atuando não só nos canais pancreáticos como também nos canais presentes no miocárdio e tecido vascular. Com isso, haveria perda do efeito isquêmico pré-condicionador, um mecanismo protetor autorregulador no coração, e aumento do risco cardiovascular. Alguns estudos sugerem que sulfonilureias podem estar associadas a piores resultados cardiovasculares, especialmente após um infarto do miocárdio. Sulfonilureias mais recentes, como a gliclazida e a glimepirida, são mais seletivas para os receptores pancreáticos das sulfonilureias e não parecem estar associadas ao aumento da mortalidade cardiovascular em comparação com metformina ou outros medicamentos para diabetes.

Contraindicações

- DM tipo 1.[1]
- Gestantes, amamentação.
- DM2 em situações de estresse ou trauma (cirurgia, infecção grave).
- História de reação alérgica a SFU ou compostos similares.
- Doença renal avançada.
- Doença hepática avançada.
- Complicações hipoglicêmicas agudas.

Em caso de gravidez ou descompensação metabólica por cirurgia, estresse ou infecção, deve ser feita troca temporária de SFU para insulina.

Derivados da metiglitinida e da fenilalanina (glinidas)

Os derivados da metiglitinida (repaglinida) e da fenilalanina (nateglinida) são secretagogos de insulina de curta duração sem grupamento sulfonilureia. A principal ação desses medicamentos é estimular a secreção de insulina durante o período das refeições, reduzindo a hiperglicemia pós-prandial, que é um fator de risco cardiovascular, e ainda com menor risco de hipoglicemia pós-prandial. As drogas disponíveis no mercado são apresentadas na Tabela 11.2.2.

Tabela 11.2.2 Derivados da metiglinidina

Fármaco	Comprimido	Dose inicial	Dose máxima
Repaglinida	0,5 e 1 mg 2 mg	0,5 a 2 mg antes de cada refeição	12 mg/dia
Nateglinida	120 mg	120 mg antes de cada refeição	360 mg/dia

Farmacocinética

A repaglinida e a nateglinida são administradas por via oral. Têm início de ação em 15 min a 30 min e duração de ação de 2 h a 4 h. O pico pós-prandial de insulina é mais precoce e mais curto com a nateglinida do que com a repaglinida. Como apresentam ação curta, devem ser administradas antes de cada refeição. Se a refeição for omitida ou atrasada, o mesmo deve ser feito com a medicação, o que reduz o risco de hipoglicemia em pacientes com alimentação irregular. A dose administrada a cada refeição pode ser calculada com base no conteúdo estimado de carboidrato da mesma.[10]

A repaglinida é metabolizada pelo fígado por meio do citocromo P 450-CYP 3A4 e pode interagir com medicamentos como cetoconazol e eritromicina, que inibem seu metabolismo, bem como com rifampicina, barbitúricos e carbamazepina, que aceleram seu metabolismo. Noventa porcento da droga são excretados pela bile. Esta medicação pode ser usada no paciente com insuficiência renal leve a moderada devido a sua metabolização ser predominantemente hepática, devendo-se ter maior cautela nos pacientes com hepatopatia. Apesar de não ser contraindicada em pacientes com disfunção renal, a sua dose deve ser reduzida em pacientes com doença hepática clinicamente significativa. A sua farmacocinética não é modificada de forma expressiva em idosos, sendo também uma boa opção para este grupo de pacientes.

Mecanismo de ação

Assim como as SFU, induzem fechamento dos canais de potássio ATP-dependentes, mas se ligam a um local diferente do receptor SUR. Como apresentam ação mais rápida do que as SFU, facilitam a primeira fase de secreção de insulina.

Resultados

O tratamento com repaglinida em monoterapia reduz a HbA1c em 0,8% a 1,7% e a GJ em 30 a 40 mg/dL.[7] A nateglinida 320 mg/dia leva a uma queda da HbA1c entre 0,55 e 1,04%. Estudos clínicos comparando repaglinida e glibenclamida mostram que seus efeitos hipoglicemiantes são equivalentes, mas hipoglicemia e ganho ponderal são mais proeminentes com a segunda. O uso da repaglinida não altera significativamente o peso corporal. As glinidas devem ser iniciadas em doses baixas, antes das refeições (3 vezes ao dia), e com aumento progressivo após 7 a 15 dias.[11,12]

Efeitos colaterais

- **Hipoglicemia:** é menos frequente do que no tratamento com SFU e geralmente é leve ou, no máximo, moderada.

- **Infecção do trato respiratório superior e rinite:** foram relatados em, respectivamente, 24% e 5% dos usuários de repaglinida, embora o primeiro sintoma tenha sido relatado em 18% dos pacientes em uso de placebo.
- **Tontura:** 9% dos indivíduos em uso de repaglinida mencionaram tontura, mas o sintoma também foi observado em 6% dos usuários de placebo.
- Aumento transitório de enzimas hepáticas.

DROGAS QUE ATUAM NA RESISTÊNCIA INSULÍNICA

Biguanidas

São os medicamentos orais mais antigos para o tratamento do DM. Seu emprego foi baseado no efeito hipoglicemiante da guanidina, uma droga que se mostrou hepatotóxica. A separação do efeito hepatotóxico do hipoglicemiante resultou na síntese das biguanidas: fenformina e metformina (MFM) (Tabela 11.2.3). Devido à possibilidade de precipitar acidose láctica, a fenformina foi retirada do mercado. A MFM difere da fenformina em alguns aspectos, que diminuem muito a chance de acidose láctica.[13] Dessa forma, permanece em comercialização, com apresentação de acordo com a Tabela 11.2.2. A dose usual da MFM é de 500 mg, 2 vezes ao dia, com aumento da dose a cada 2 semanas, até que o controle satisfatório ou a dose máxima da droga sejam atingidos.

A MFM de ação estendida (XR) pode ser administrada 1 vez ao dia.

Tabela 11.2.3 Metformina

Fármaco	Comprimido	Dose inicial	Dose máxima	Tomada (x/dia)
Metformina	500, 850, 1.000 mg	500 a 1.000 mg	2.550 mg/dia	1 a 3
Metformina XR	500 e 750 mg	500 a 1.000 mg	2.000 mg/dia	1 a 2

A MFM se concentra no citosol da célula, tem baixa afinidade com membranas mitocondriais e não inibe a fosforilação oxidativa. A fenformina se acumula em membranas mitocondriais e inibe a atividade das desidrogenases ligadas ao NADH localizadas nessas membranas, o que inibe a oxidação da glicose e o ciclo de Krebs, favorecendo a glicólise anaeróbica e a geração de lactato. Além disso, a MFM tem meia-vida mais curta do que a fenformina, circula livre no plasma e não é metabolizada pelo fígado. A fenformina circula ligada a proteínas plasmáticas e sofre metabolização hepática, gerando um metabólito inativo. Cerca de 10% dos caucasianos têm defeitos hereditários no metabolismo da fenformina, sendo alto o risco de acidose láctica neste grupo se a droga for ingerida. Essas diferenças tornam a MFM mais segura e raramente relacionada com desenvolvimento de acidose láctica.[1]

Mecanismo de ação

Apesar de o mecanismo de ação molecular preciso da MFM ainda não ter sido devidamente elucidado, sua principal ação parece ser a diminuição da produção hepática de glicose. Embora a maioria dos estudos indique que isto ocorra por diminuição da gliconeogênese, alguns autores também sugerem que o decréscimo na glicogenólise esteja envolvido no processo. Mecanismos adicionais têm sido sugeridos, como indução de anorexia, diminuição de absorção de glicose pelo intestino e aumento da captação pelos músculos e adipócitos. A diminuição da absorção de glicose foi demonstrada em estudos *in vitro*, mas não parece ser clinicamente significativa. A melhora da ação muscular da insulina parece estar relacionada com o aumento da atividade tirosina quinase do receptor de insulina e da translocação e/ou atividade intrínseca do transportador GLUT-4.

Alguns estudos demonstram que MFM diminui os ácidos graxos livres (AGL) séricos, o que poderia contribuir para a redução de resistência insulínica hepática e muscular em indivíduos com DM2, uma vez que, de acordo com a hipótese do ciclo de Randle, níveis séricos elevados de AGL, frequentemente observados em pacientes com DM2, podem inibir o metabolismo muscular de glicose e aumentar a gliconeogênese hepática. Além disso, a MFM aumenta a concentração sérica de GLP-1 (*glucagon-like peptide-1*), e é possível que esta substância medeie parte dos efeitos da droga.[14,15]

Farmacocinética

A droga é absorvida predominantemente no segmento superior do intestino delgado e pode ser concentrada em células do trato alimentar. A meia-vida da MFM varia de 2 h a 5 h e seu pico de concentração sérica é atingido em 1,5 h a 2 h. A eliminação é predominantemente renal, sem metabolização, por meio de secreção tubular proximal, mas 20% a 30% da excreção podem ser realizadas pelas fezes. A única interação medicamentosa clinicamente significativa da MFM é com a cimetidina, que pode aumentar os níveis séricos de MFM em 40%.[16] Existe uma possibilidade teórica de interação com outras drogas eliminadas pela secreção tubular proximal, como digoxina, quinidina, vancomicina e morfina, mas não há relatos de que esses efeitos sejam importantes do ponto de vista clínico.

Resultados

A MFM pode ser usada em monoterapia ou em associação a qualquer um dos outros antidiabéticos e insulina. Em monoterapia, o uso de MFM na dose diária de 2.000 mg ou mais é associado à redução média da GJ em 50 a 60 mg/dL e da HbA1c em 1% a 2%.[2,5] O maior estudo com uso de MFM em monoterapia mostrou que o efeito anti-hiperglicemiante é independente de idade, etnia, duração do diabetes, peso corporal e concentração sérica de peptídeo C. O preditor mais importante da redução da GJ, nesse estudo, foi a GJ pré-tratamento.[11] O uso da MFM associado a qualquer outro agente hipoglicemiante torna mais fácil o controle glicêmico comparando-se com o uso isolado dessas substâncias.[17]

Em estudos comparando monoterapia com SFU e MFM, houve queda similar da GJ e HbA1c com os 2 agentes. Entretanto, o uso de MFM, na maioria dos estudos clínicos, foi associado a melhora do perfil lipídico e redução de insulina plasmática, além de ausência de ganho de peso. Ao contrário do tratamento com SFU, que resulta em ganho ponderal, o uso de MFM não é associado a ganho de peso e pode provocar perda de peso leve a moderada. O mecanismo pelo qual as biguanidas previnem ganho ou induzem perda de peso ainda não foi explicado (diminuição da ingesta calórica *versus* aumento de gasto energético).[18]

Além de efeitos benéficos no controle glicêmico, a MFM reduz triglicerídeos (TGL) plasmáticos em 20% a 25%, com diminuição modesta de colesterol total e lipoproteína de baixa densidade (LDL) séricos (5% a 10%). A lipoproteína de alta densidade (HDL) permanece inalterada ou discretamente elevada. O efeito no perfil lipídico é independente de alterações na glicemia ou no peso corporal, mas seu mecanismo ainda não foi completamente esclarecido. O evento primário parece ser redução da secreção hepática de lipoproteína de muito baixa densidade (VLDL), possivelmente associada a aumento do *clearance* periférico de partículas ricas em TGL.[11,14]

A MFM também parece ter efeitos cardiovasculares, participando da regulação do tônus vascular e prevenção da aterosclerose. Inúmeros estudos mostram que a MFM diminui os níveis de PAI-1 e aumenta a fibrinólise em pacientes com DM2 e não diabéticos com resistência insulínica. No UKPDS, a MFM foi a única medicação que determinou diminuição significativa de complicações cardiovasculares em pacientes obesos com DM2, reduzindo o risco de infarto agudo do miocárdio (IAM) em 39% e de acidente vascular encefálico (AVE) em 41%.[19]

Além de ser usada no tratamento do DM2, a MFM pode ser usada no tratamento da síndrome de ovários policísticos, uma vez que a resistência à insulina está implicada na fisiopatologia da mesma. É ainda terapêutica de escolha para os pacientes com glicemia de jejum alterada/intolerância oral à glicose, sendo menos potente somente que a mudança no estilo de vida.[20]

Efeitos adversos

- **Gastrintestinais:** são os efeitos adversos mais comuns e ocorrem em até 20% dos pacientes. Pode haver gosto metálico, anorexia, náuseas, distensão abdominal e diarreia, os quais tendem a desaparecer com a continuação do tratamento. Para minimizá-los, a droga deve ser ingerida com as refeições e a dose deve ser aumentada lentamente. Menos de 5% dos pacientes são incapazes de tolerar a medicação pelos seus efeitos colaterais.[21]
- **Acidose láctica:** é um efeito muito raro com o uso de MFM, desde que suas contraindicações sejam respeitadas. Sua incidência é de 3 casos por 100 mil tratamentos/ano. Caso ocorra, a medicação deve ser suspensa e a diurese deve ser induzida, com administração de diuréticos e fluidos. A hemodiálise é necessária em pacientes com insuficiência renal grave. Pode ser feita dosagem sérica e/ou intraeritrocitária de MFM, raramente disponíveis em nosso meio.[9,22]
- **Deficiência de vitamina B12:** casos isolados de anemia megaloblástica por deficiência de vitamina B12 foram relatados durante a administração crônica de MFM. Contudo, em um grande estudo multicêntrico, apesar de níveis séricos reduzidos de vitamina B12 em 25% dos pacientes com DM2 tratados com MFM por 6 meses, não houve redução abaixo do limite inferior da normalidade nem queda de hematócrito em nenhum caso.[23] Entretanto, se houver anemia macrocítica em um paciente com DM2 em uso de MFM, níveis séricos de vitamina B12 devem ser medidos. A depleção da vitamina B12 em usuários de MFM parece ocorrer por diminuição de sua absorção intestinal por um antagonismo cálcio-dependente da membrana ileal, que parece ser revertido com suplementação de cálcio.[24]

Atenção: o tratamento com MFM em monoterapia não causa hipoglicemia, mesmo quando a droga é ingerida em altas doses, em tentativa de suicídio.

Contraindicações

- Pacientes com propensão a desenvolvimento de acidose láctica: anemia grave, sepse, doenças críticas.
- Insuficiência cardíaca congestiva sintomática que necessite de tratamento farmacológico.

- Doença hepática crônica (transaminases acima de 3 vezes o limite da normalidade).
- Disfunção renal: durante muitos anos, recomendou-se que a MFM fosse suspensa com creatinina sérica > 1,4 mg/dL para mulheres e > 1,5 mg/dL para homens. Entretanto, observou-se que o uso de MFM em pacientes com disfunção renal leve a moderada traz mais benefícios do que riscos. Dessa forma, foram estabelecidas novas recomendações para uso de MFM em pacientes com disfunção renal. Atualmente, é permitido que pacientes com taxa de filtração glomerular (TFG) entre 45 e 59 mL/min mantenham o uso deste medicamento, monitorizando a função renal a cada 3 a 6 meses. Se a TFG estiver entre 30 e 44 mL/min, nos pacientes em uso da droga, está indicada redução da dose, para 50% da dose máxima, com monitoração da função renal a cada 3 meses. Entretanto, não é recomendado prescrever a medicação para casos novos com este grau de disfunção renal. A droga deve ser suspensa para pacientes com TFG de creatinina < 30 mL/min.
- Gravidez, lactação.
- Alcoolismo.

A MFM deve ser suspensa temporariamente antes de cirurgia planejada ou administração de meio de contraste intravenoso, podendo ser suspensa 48 h antes e reintroduzida 48 h após procedimentos radiológicos contrastados.

Também deve ser interrompida na vigência de problemas clínicos intercorrentes, pelo risco de acidose láctica, com retorno da medicação após resolução do caso.

Tiazolidinedionas

As tiazolidinedionas (TZD) são substâncias que atuam como sensibilizadoras de insulina, aumentando a captação periférica da glicose, o que resulta em diminuição da resistência à insulina. A troglitazona foi o primeiro composto lançado do grupo,[25] mas foi retirada do mercado devido ao seu potencial hepatotóxico. A rosiglitazona e a pioglitazona não apresentam hepatotoxicidade significativa.[26] Entretanto, em 2007, após publicação de uma meta-análise por Nissen e Wolski (Effect of rosiglitazone on the risk of myocardial infarction and death from cardiovascular causes, *NEJM*), houve questionamento da segurança cardiovascular da roziglitazona. Foi encontrado aumento de 43% de risco de IAM em pacientes com DM2 em uso dessa medicação.[27] A seguir, a comercialização da droga foi suspensa. Atualmente, a única droga do grupo comercializada é a pioglitazona com apresentação de comprimidos de 15 e 30 mg, dose máxima de 45 mg em uma tomada ao dia.

Mecanismo de ação

O principal mecanismo de ação das TZD é a ligação com receptores celulares conhecidos como PPAR-γ (*gamma peroxisome proliferator activated receptor*). Esses receptores são membros da superfamília de receptores nucleares que regulam a expressão gênica quando estimulados. A ativação estimula a produção de transportadores de glicose em células musculares e adipócitos (GLUT-1 e 4), aumenta a síntese de glicogênio, bem como a captação e oxidação da glicose, melhorando a sensibilidade à insulina. Secundariamente, também há diminuição da liberação hepática de glicose.[28,29]

Além disso, as TZD aumentam a conversão de pré-adipócitos em adipócitos, o que, apesar de acarretar ganho ponderal, diminui AGL e TGL séricos, levando à diminuição da resistência à insulina. Também é verificada apoptose de adipócitos grandes e aumento do número de adipócitos pequenos, o que é favorável, já que adipócitos pequenos captam glicose de forma mais eficiente. Redução de níveis séricos de leptina e TNF-α, associados à resistência à insulina, também foi relatada.[30,31]

Como resultado final, há queda da glicemia com redução de insulinemia. Por atuarem na expressão gênica, esses medicamentos só atingem o efeito metabólico máximo em 3 a 6 semanas.[13]

Farmacocinética

Após administração oral, as TZD são rapidamente absorvidas, com pico de concentração sérica em 1 h para rosiglitazona e em 2 h para pioglitazona. A farmacocinética da rosiglitazona não é alterada com alimentação, mas o pico de concentração sérica da pioglitazona é retardado em 3 h a 4 h, apesar de a absorção total não ser alterada. A meia-vida da rosiglitazona é de 3 h a 4 h e da pioglitazona é de 3 h a 7 h. Ambas se ligam a proteínas plasmáticas (> 99%), principalmente à albumina, e são metabolizadas no fígado. Os metabólitos são ativos. No caso da pioglitazona, 70% a 85% da excreção se dão por via biliar, e 15% a 30%, por via urinária. Em relação à rosiglitazona, 23% a 30% ocorrem por via fecal e 67% a 70%, por via urinária.[32]

A troglitazona tem vitamina E em sua estrutura, o que a encaminha para metabolização pelo sistema citocromo P450 (CYP) 3A4. Essa particularidade pode ser responsável pela hepatotoxicidade descrita com este agente. A rosiglitazona e a pioglitazona, ao contrário, não contêm vitamina E. A primeira é metabolizada pelos CYP 2C8 e 2C9, enquanto a segunda é apenas parcialmente metabolizada pelo CYP 3A4, o que pode provocar interação medicamentosa com o cetoconazol.[33]

Resultados

A monoterapia resulta em queda da GJ em 55 a 60 mg/dL e da HbA1c em 0,7% a 1,8%.[14,15] O efeito é dose-dependente e pode ser usada em combinação com outras drogas antidiabéticas.[34]

Além de favorecer o metabolismo glicídico, as TZD apresentam efeitos benéficos na função endotelial, na aterogênese e fibrinólise.[16] A pioglitazona, por atuar não só nos receptores PPAR-γ, mas também nos receptores PPAR-α, envolvidos no metabolismo lipídico, tem efeito redutor na concentração plasmática de TGL, de 50 mg/dL, em média. A rosiglitazona não parece ter efeito clinicamente significativo nos níveis séricos de TGL. Ambas são associadas à elevação de HDL sérica, de 7 a 8 mg/dL, e de LDL, de 5 mg/dL para pioglitazona e de 10 a 15 mg/dL para rosiglitazona, em média. Contudo, as partículas de LDL parecem se tornar maiores e menos propensas a alterações oxidativas.[35]

Alguns estudos sugerem ainda que as TZD provocam queda da PA e da concentração plasmática de PAI-1, bem como redução da hiperplasia da camada íntima da parede vascular, cuja espessura é considerada uma medida de progressão de aterosclerose.[36,37] Entretanto, apesar da melhora nesse parâmetro não foi demonstrada capacidade significativa de prevenir eventos cardiovasculares. Pelo contrário, há preocupação acerca de sua segurança cardiovascular.[40]

Há evidências de que as glitazonas podem ser benéficas em pacientes com esteatose hepática, reduzindo o acúmulo de gordura, a inflamação e a fibrose local. Entretanto, a droga não deve ser usada se houver doença hepática ativa.[6]

Efeitos adversos

- **Ganho de peso:** pode ser atribuído ao aumento da população de adipócitos e retenção hídrica. Após um ganho inicial variável de 0,5 kg a 5 kg, o peso corporal se estabiliza. Apesar de haver ganho ponderal, este se dá pelo aumento da gordura subcutânea e não visceral, com redução da gordura visceral (central) e redistribuição da mesma para a região subcutânea.[38] Uma parte do ganho de peso se deve à retenção hídrica.
- **Hepatotoxicidade:** o uso de troglitazona foi associado a diversos casos de insuficiência hepática (1:50 mil pacientes). As outras TZD têm se mostrado seguras até o momento.[39]
- **Edema:** as TZD aumentam o volume plasmático em 6% a 7% e provocam aparecimento de edema em 4,8% dos pacientes. Isso pode criar problemas em pacientes com insuficiência cardíaca congestiva inicial ou edema periférico já instalado.[40]

- **Anemia:** é dose-dependente e dilucional, cursando com queda do hematócrito em 3% a 4% nas primeiras 4 a 12 semanas de tratamento, o que é seguido de estabilização.[41]
- Aumento dos níveis de LDL.
- **Risco de fraturas:** os dados da literatura apontam para indução de perda óssea pelo uso crônico de TZD, mais evidente entre as mulheres, mas possivelmente também presente entre os homens. Resultados em estudos experimentais e decorrentes das variações dos marcadores de remodelação óssea sugerem que os efeitos das TZD no tecido ósseo concentram-se sobre a diferenciação e a atividade dos osteoblastos, portanto, sobre a formação óssea. Em teoria, tal efeito seria mais deletério em mulheres na perimenopausa, momento no qual a reabsorção óssea estaria "fisiologicamente" aumentada.[42] Pacientes em uso dessas medicações devem ser orientadas a respeito desse possível efeito deletério. Deve-se frisar que não existe, até o momento, recomendação oficial para avaliação e/ou seguimento diferenciado desses pacientes quanto à massa óssea, estejam em uso ou não dessas drogas. É possível que o uso de TZD deva ser incluído na lista de fatores de risco para osteoporose e que sua indicação deva ser reconsiderada em pacientes com outros fatores de risco para osteoporose e fraturas, mas ainda é preciso grandes estudos, desenhados para tal fim, antes de uma posição definitiva.[43]
- **Câncer de bexiga:** após algumas publicações mostrando leve associação entre o uso prolongado da pioglitazona e o câncer de bexiga,[18-20] a agência regulatória da França determinou a suspensão da sua comercialização naquele país e a da Alemanha recomendou que essa droga não fosse mais iniciada em novos tratamentos. No entanto, as agências centrais dos Estados Unidos (Food and Drug Administration – FDA) e da Europa (European Medicine Agency – EMA) posicionaram-se de forma mais branda, mantendo a pioglitazona no mercado. Em 2011, houve mudança na bula do medicamento, que incluiu a informação de aumento na chance de desenvolver câncer de bexiga com pioglitazona e contraindica o uso da droga em pacientes com câncer de bexiga, além de alertar pacientes usuários de droga sobre potenciais sinais clínicos indicativos de câncer de bexiga.[44]

A Sociedade Brasileira de Diabetes (SBD) recomenda que o rastreamento do câncer de bexiga seja realizado mais pró-ativamente nos pacientes em uso de pioglitazona ou nos que irão iniciá-la, inclusive com exame semestral do sedimento urinário e ultrassonografia pélvica anual.

Atenção: o tratamento com TZD em monoterapia não causa hipoglicemia.

Contraindicações e precauções

As transaminases séricas devem ser dosadas em todos os pacientes antes do início do tratamento e o uso de TZD é contraindicado se estas forem superiores a 2,5 vezes o limite da normalidade. Em pacientes com transaminases normais, recomenda-se sua monitoração periódica de acordo com o julgamento clínico. Recomenda-se suspensão da droga se houver aumento significativo de transaminases ou desenvolvimento de icterícia.

As TZD também são contraindicadas em pacientes com:

- Insuficiência cardíaca congestiva (apesar de a pioglitazona não ter se mostrado associada ao aumento de IAM, foi associada ao aumento de risco de insuficiência cardíaca não fatal no estudo PROACTIVE, realizado para avaliar os efeitos cardiovasculares da pioglitazona em pacientes com DM2 e alto risco de complicações macrovasculares).[45]
- DM tipo 1.
- Gestantes.
- Durante a lactação.

DROGAS QUE DIMINUEM A ABSORÇÃO DE GLICOSE (INIBIDORES DA α-GLICOSIDASE)

Os inibidores das α-glicosidases (IAG) são drogas que retardam e prolongam a absorção de sacarídeos após as refeições, diminuindo significativamente o pico hiperglicêmico pós-prandial. A acarbose foi o primeiro composto do grupo a ser lançado no mercado.[46]

Farmacocinética

Os IAG são drogas pouco absorvidas que agem localmente no intestino delgado. Somente 0,5% a 1,7% da acarbose ingerida é absorvida. A acarbose é clivada no intestino grosso por bactérias, gerando metabólitos que podem aparecer na urina.

Mecanismo de ação

As α-glicosidades são enzimas presentes na parede intestinal, especialmente na primeira metade do intestino delgado, responsáveis pela metabolização de amidos e dissacarídeos. Os IAG atuam localmente inibindo a atividade dessas enzimas, de forma competitiva e temporária, permitindo absorção mais prolongada de glicídeos.

A acarbose, além disso, também é capaz de inibir discretamente a enzima α-amilase. Não há interação com o transportador intestinal de glicose dependente de sódio. A acarbose diminui e aumenta, respectivamente, a concentração sérica de GIP e GLP1, mas a importância clínica dessas alterações ainda não foi estabelecida.

Resultados

A principal indicação de IAG em pacientes com DM2 é o tratamento da hiperglicemia pós-prandial. A administração de acarbose em indivíduos com DM2 reduz a glicemia pós-prandial em até 45 a 60 mg/dL em 30 min a 120 min. Em dose elevada (300 mg/dia), a droga provoca queda de 0,9%, em média, na HbA1c.[17] Contudo, essa dose raramente é tolerada, pela elevada frequência de efeitos colaterais gastrintestinais. O uso de 150 mg/dL de acarbose é associado à redução de 0,6% na HbA1c. Apesar de teoricamente não haver efeito sobre a GJ, esta geralmente é reduzida em 20 a 25 mg/dL em uso de acarbose. Os mecanismos prováveis para este efeito são: (1) redução da glicotoxicidade por diminuição da glicemia pós-prandial; (2) ação mediada por GLP1, uma vez que foi verificado que este se eleva durante tratamento com acarbose.[47]

A acarbose pode ser usada em monoterapia, em associação a outras drogas antidiabéticas ou insulina. A dose recomendada de acarbose é de 25 mg a 100 mg, 3 vezes ao dia. Para pacientes com menos de 60 kg, a dose máxima recomendada é de 50 mg 3 vezes ao dia. O comprimido contém 50 mg da substância e deve ser introduzido lentamente. Para que o efeito dos IAG seja satisfatório, é necessário que sejam ingeridos com a primeira garfada de comida em cada uma das principais refeições, de modo que estejam presentes no local de ação enzimática ao mesmo tempo que os oligo e dissacarídeos. Administração com mais de 15 min de intervalo do início da refeição altera significativamente o resultado do tratamento. O efeito é significativo somente se a dieta contiver quantidades consideráveis de carboidratos (provalmente > 50%).[19]

Além dos efeitos sobre o metabolismo glicídico, esses agentes diminuem discretamente os níveis pós-prandiais de TGL. Ao contrário do que seria esperado com a má absorção de carboidratos, as IAG geralmente não causam perda de peso corporal.

Efeitos adversos

- **Gastrintestinais:** pode haver redução da absorção de carboidratos, muitas vezes decorrente do uso de altas doses da medicação e/ou ingesta elevada de glicídeos.

Os carboidratos não absorvidos são fermentados pela flora bacteriana colônica, que leva à produção de gás. Consequentemente, há aparecimento de flatulências, diarreia e desconforto abdominal, que podem ser observados em até 73%, 44% e 25%, respectivamente, dos pacientes em uso de acarbose. Esses efeitos são a principal razão de abandono do tratamento, embora possam ser reduzidos progressivamente com seu uso crônico.

- **Elevação de enzimas hepáticas:** é um efeito muito raro, reversível e só ocorre quando doses extremamente elevadas (900 mg/dia ou mais) são ingeridas.[48]

Atenção: em monoterapia, não há risco de hipoglicemia. Se o paciente em uso de acarbose em combinação com outras drogas antidiabéticas apresentar hipoglicemia, esta deve ser tratada com glicose preferencialmente, e não sacarose, pois a acarbose inibe a conversão de sacarose em glicose.

Contraindicações

- Como monoterapia no DM1.
- Distúrbios gastrintestinais.
- Gestação.
- Lactação.

AGENTES INCRETINOMIMÉTICOS

Há muitos anos já é reconhecido, apesar de não entendido, o efeito incretinomimético em que a glicose absorvida por via oral fornece um gatilho muito maior sobre a liberação de insulina do que quando administrada por via endovenosa. Esse efeito corresponde a cerca de 70% da secreção total de insulina em indivíduos saudáveis, em resposta a sobrecarga oral de glicose ou refeição. Os principais responsáveis por tal efeito são 2 hormônios produzidos pelas células intestinais que ganham a circulação em resposta à absorção de glicose e outros nutrientes e potencializam a secreção de insulina dependente de glicose: GIP (*glucose-dependent insulinotropic peptide*) e GLP-1 (*glucagon-like peptide-1*).[49]

O GIP é secretado pelas células K enteroendócrinas, predominantemente no intestino delgado proximal (duodeno e jejuno), em resposta à ingestão de glicose e gordura. Potencializa a liberação de insulina dependente de glicose e é inativado pela DPP-4 (*dipeptidyl peptidase-4*). Apesar de sua meia-vida bastante curta (5 minutos a 7 minutos), parece ser o maior responsável pelo efeito incretinomimético em indivíduos saudáveis.

O GLP-1 é secretado pelas células L enteroendócrinas, localizadas no jejuno distal, íleo e cólon, porém mecanismos neurais também estão envolvidos na sua liberação. Sofre inativação pela enzima DPP-4 (meia-vida inferior a 2 minutos). O estímulo do receptor de GLP-1 ativa várias vias de sinalização intracelular, inclusive aquelas relacionadas com a síntese e secreção de insulina, proliferação, neogênese e inibição da apoptose de célula β.[50,51]

Em pacientes com DM2, o tratamento com GLP-1 parece aumentar os níveis de insulina em jejum e pós-alimentação, diminuindo, logo, a glicemia de jejum e suprimindo a hiperglicemia pós-prandial, sem causar hipoglicemia.

O GLP-1 ajuda a manter os estoques de insulina por promover a transcrição dos genes de insulina e glicose estimulados. O hormônio tem sido associado à restauração da função das células β. Estudos *in vitro* indicam que o GLP-1 protege essas células da ameaça de morte celular induzida pela glicotoxicidade e lipotoxicidade, e ajuda a manter a morfologia celular.

A habilidade em retardar o esvaziamento gástrico do GLP-1 traz efeitos benéficos na redução da glicemia pós-prandial. O GLP-1 e os agonistas do receptor GLP-1 reduzem a fome, a ingestão energética e o peso corporal em pacientes com DM2, e esses efeitos parecem, em parte, ser resultado do esvaziamento gástrico lentificado. Também parecem estar implicados na regulação da ingestão energética no centro hipotalâmico regulador da saciedade e nas vias neurais.[52]

O GLP-1 suprime os níveis de glucagon pós-prandiais, que estão inapropriadamente aumentados em pacientes com DM2. Reduz a liberação de glucagon, porém não inibe a sua secreção na presença de hipoglicemia, nem mesmo prejudica os mecanismos contrarregulatórios. Portanto, é pouco provável a ocorrência de hipoglicemia com o uso dos agonistas do receptor GLP-1 e inibidores da DPP-4.

Os receptores de GLP-1 são expressos em cardiomiócitos e células endoteliais, e estudos pré-clínicos têm demonstrado que a ativação do receptor de GLP-1 está associada a substancial cardioproteção e redução da área de infarto. Evidências limitadas sugerem que o GLP-1 também preserve a função ventricular em pacientes com insuficiência cardíaca ou IAM. Tanto exenatide quanto liraglutide reduzem a pressão arterial, o peso corporal e o perfil lipídico em pacientes com DM2, aumentando as esperanças de que o tratamento em longo prazo com essas drogas possa reduzir a incidência de eventos cardiovasculares.[53]

Alguns estudos nos últimos anos têm levantado a possibilidade de que o GLP-1 possa ter efeitos neuroprotetores, tanto no sistema nervoso central quanto periférico. Outra questão fundamental no uso de agentes incretinomiméticos para o tratamento do DM2 concerne ao polimorfismo do gene TCF7L2. Esse gene funciona como um fator de risco importante para o DM2 e também está associado a prejuízo na habilidade do GLP-1 e GIP de estimular a secreção de insulina. Esses achados elevam a possibilidade de alguns pacientes com DM2 serem mais sensíveis às incretinas que outros.

Portanto, o GLP-1 representa uma terapêutica interessante para o tratamento do DM2, porque atua restaurando a secreção de insulina dependente de glicose, e pode preservar a função das células β e melhorar fatores de risco associados, como a obesidade.

Se os níveis de GLP-1 e sua sensibilidade não estiverem afetados no diabetes, o efeito incretinomimético diminuído no DM2 pode ser atribuído à redução da eficácia do GIP. A secreção fisiológica normal de GLP-1 parece ser insuficiente para manter o efeito incretinomimético nos pacientes com DM2. Dessa forma, níveis suprafisiológicos ou farmacológicos de GLP-1 parecem ser necessários para restabelecer o efeito insulinotrópico de ambos os hormônios na fisiologia normal.

A Tabela 11.2.4 resume as principais diferenças entre os inibidores da DPP-4 e os agonistas do receptor GLP-1.

Tabela 11.2.4 Características dos inibidores da DPP-4 × agonistas do receptor GLP-1

Inibidores da DPP-4	Agonistas do receptor GLP-1
Disponibilidade oral	Injetáveis (via subcutânea)
Agentes menos potentes	Mais potentes em reduzir glicemia
Múltiplos alvos	Único alvo conhecido → receptor ligado PTN G
Superdosagem: não tóxico	Superdosagem: problemático
Sem efeito colateral no SNC	Náuseas e vômitos
Redução esperada na HbA1c de 0,5 a 0,8%	Redução esperada na HbA1c de 0,5% a 1,5%
Combinação com ADO* e insulina	Combinação com ADO*

*ADO = antidiabéticos orais.

Agonistas do receptor de GLP-1

Exenatide é uma molécula sintética, um peptídeo com 39 aminoácidos idêntico à exendin-4, a qual foi primeiramente isolada da saliva do lagarto *Gila monster* (*Heloderma suspectum*). Apresenta 53% de homologia com GLP-1 de mamíferos, mas é estruturalmente resistente à ação da DPP-4. É administrado por via subcutânea, 2 vezes por dia, 30 min antes das refeições, e demonstrou significativa eficácia na redução da glicemia de jejum e nos valores da HbA1c (9,1% a 8,3%), apesar de não prover ativação por 24 h do receptor de GLP-1. A dose usual é de 5 μg a 10 μg, 2 vezes por dia. Anticorpos contra exendin-4 foram detectados em 41% a 49% dos pacientes tratados, entretanto a presença de anticorpos não afetou a resposta ao tratamento. Dos 6% a 9% dos pacientes que desenvolvem altos títulos de anticorpos, 3% a 9% parecem ter resposta atenuada ao exenatide. Em torno de 83% dos pacientes que usaram agonistas do GLP-1 nos estudos clínicos perderam peso. A forma de apresentação e a dose recomendada das medicações estão descritas na Tabela 11.2.5.[54]

Tabela 11.2.5 Agonistas do receptor GLP-1

Fármaco	Apresentação	Dose inicial	Dose máxima	Tomada (×/dia)
Exenatide	5 μg e 10 μg	5 μg a 10 μg	20 mg	2
Liraglutide	Caneta com 0,6 mg, 1,2 mg e 1,8 mg	0,6 mg a 1,2 mg	1,8 mg	1

Liraglutide é um derivado de GLP-1 ligado a ácidos graxos, resistente à DPP-4. Liga-se de forma não covalente à albumina e apresenta duração de ação mais prolongada, sendo, dessa forma, administrado por via subcutânea 1 vez ao dia. A dose usual é de 0,6 mg a 1,2 mg, 1 vez ao dia (sempre mesmo horário e sem relação com refeição), podendo chegar a 1,8 mg/dia. Recomenda-se início com 0,6 mg na primeira semana e aumento para 1,2 mg a seguir.

Outro agonista do receptor GLP-1 a ser lançado no mercado é o lixisenatide, com resultados similares e dosagem de 20 mg por via subcutânea uma vez ao dia. Recomenda-se início com uso de 10 mg nas primeiras duas semanas e administração na hora antecedente ao café da manhã ou jantar.

Novas formulações de liberação prolongada estão surgindo, como o exenatide administrado 1 vez por semana. Os agonistas do receptor GLP-1 de liberação prolongada controlam a glicemia de jejum melhor do que as formulações convencionais, entretanto perdem um pouco a capacidade de controle da glicemia pós-prandial.

Atualmente tem sido questionado o uso dessas medicações em associação à insulina pelo potencial aumento do risco de hipoglicemia. Estudos demonstraram ser essa associação bastante segura, sem aumento do número de episódios de hipoglicemia entre a associação insulina basal a exenatide e insulina basal a placebo. A associação a metformina, sulfonilureia (com redução da dose de sulfa) e glitazona já é bem estabelecida.[55,56]

Resultados

Geralmente, os agonistas do receptor GLP-1 levam a uma queda de 0,5% a 1,5% na HbA1c de pacientes com DM2, em monoterapia ou associação a outras drogas, como metformina, sulfonilureias, tiazolidinedionas ou insulina. O efeito na glicemia de jejum é a redução de 10 mg/dL em média para exenatide 10 µg/dia e de 30 mg/dL em média para liraglutide. Por outro lado, o exenatide provoca redução discretamente maior da glicemia pós-prandial do que o liraglutide. Estas diferenças se devem ao perfil de duração de cada uma destas drogas e devem ser consideradas durante a escolha do agente terapêutico a ser utilizado. Os agonistas do receptor GLP-1 induzem perda de peso (de cerca de 5 kg, com diferença média em relação ao placebo ou outras drogas antidiabéticas de 1,4 a 3,5 kg), além de alguma melhora da pressão arterial e do perfil lipídico.

Efeitos adversos

- **Efeitos no trato gastrintestinal:** náuseas e vômitos são os principais efeitos colaterais e que geralmente melhoram com a persistência do tratamento. A titulação da dose, com início das medicações em dose baixa, reduz a chance desses efeitos.
- **Pancreatite aguda:** tem sido reportada como um efeito colateral raro da terapia com agonistas do receptor GLP-1. Trinta casos iniciais foram publicados em 2008, aos quais, em pelo menos 90%, outros fatores de risco para pancreatite estavam associados. Além disso, uma análise comparativa da frequência de pancreatite aguda aponta para um risco 3 vezes maior nos pacientes com DM2 quando comparados com indivíduos sem diabetes. Não há evidências que sustentem a solicitação de amilase e lipase em pacientes que irão iniciar tratamento com agentes incretinomiméticos. Essas drogas devem ser suspensas na suspeita de pancreatite aguda e não devem ser reiniciadas se a suspeita for confirmada. Mais estudos são necessários para determinar se esses agentes realmente estão implicados no aumento do risco de pancreatite.[57] Butler *et al.* demonstraram, em biopsias de pâncreas humanos de 8 pacientes tratados com incretinomiméticos, aumento de proliferação de células pancreáticas exócrinas e também do compartimento endócrino (células α e β, em relação aos demais tratamentos.[58]
- **Carcinoma medular de tireoide:** a ativação dos receptores de GLP-1 estimula a secreção de calcitonina e promove o desenvolvimento de hiperplasia de células C parafoliculares e câncer medular de tireoide em roedores. Ocorreram alguns relatos de aumento do risco de lesões de células C em roedores tratados com liraglutide, inclusive carcinoma medular de tireoide. Entretanto, o seguimento clínico de 2 anos com a droga não evidenciou tal efeito, nem mesmo elevação

de calcitonina, tendo a droga sido aprovada para uso clínico. O seguimento a longo prazo será importante para a comparação da frequência de carcinoma medular de tireoide em pacientes tratados com liraglutide e com outras terapêuticas para o tratamento do DM2.[59]

Atenção: em monoterapia, não há risco de hipoglicemia.

Contraindicações
- Distúrbios gastrintestinais.
- Gestação.
- Lactação.
- **Insuficiência renal:** para pacientes com insuficiência renal leve, não é necessário ajuste de dose. A experiência com pacientes com insuficiência renal moderada é limitada e não pode ser recomendada para pacientes com insuficiência renal grave, inclusive pacientes com doença renal terminal.
- **Insuficiência hepática:** a experiência com pacientes com insuficiência hepática é muito limitada para recomendar o uso em pacientes com insuficiência hepática leve, moderada ou grave.

Inibidores da DPP-4

A administração de inibidores de DPP-4 visa reduzir a metabolização do GLP-1 e GIP e aumentar sua concentração circulante. Com isso, potencializa a ação desses hormônios. A magnitude dos seus efeitos sobre a atividade do GLP-1 é limitada pelos níveis de hormônio endógeno disponível. A DPP-4 é uma enzima com muitos substratos, inclusive neuropeptídeos, citocinas e outros hormônios gastrintestinais. Esse fato põe em questão a segurança do seu uso clínico. Entretanto, vários ensaios clínicos demonstraram que os inibidores da DPP-4 são bem tolerados. A forma de apresentação e as doses recomendadas das medicações estão descritas na Tabela 11.2.6.[60-62]

A sitagliptina foi o primeiro inibidor da DPP-4 aprovado para uso em 2006. Sua dose posológica é de 100 mg, 1 vez por dia, com ajuste posológico para insuficiência renal (dose de 50 mg/dia para filtração glomerular < 50 mL/min e dose de 25 mg/dia para filtração glomerular < 30 mL/min ou hemodiálise). É bem tolerada e não relacionada com náuseas, vômitos e hipoglicemias (em monoterapia). Entretanto, também não está relacionada com a inibição do esvaziamento gástrico ou perda de peso (efeito neutro sobre o peso) e é menos potente que os agonistas do receptor do GLP-1.

Tabela 11.2.6 Inibidores da DPP-4

Fármaco	Comprimido	Dose inicial	Dose máxima	Tomada (x/dia)
Sitagliptina	100 mg	25 mg (TFG < 30), 50 mg (TFG < 50) a 100 mg	100 mg	1
Vildagliptina	50 mg	50 mg	100 mg	2
Saxagliptina	5 mg	2,5 mg (TFG < 50) a 5 mg	5 mg	1
Linagliptina	5 mg	5 mg	5 mg	1

TFG = taxa de filtração glomerular.

A vildagliptina foi o segundo inibidor da DPP-4 liberado para uso comercial. Sua posologia é 50 mg, 2 vezes ao dia. Não é recomendada para pacientes com taxa de filtração glomerular < 50 mL/min ou insuficiência hepática. Por não ser metabolizada pela via do CYP 450, não inibe ou induz as principais enzimas desse sistema (baixo risco de interação farmacológica).

A saxagliptina é o terceiro inibidor de DPP-4 lançado no mercado brasileiro. Sua dose posológica é de 2,5 mg a 5 mg, 1 vez ao dia, com correção para insuficiência renal (2,5 mg/dia, se filtração glomerular < 50 mL/min; em casos de hemodiálise, aplicar a dose após as sessões). Potentes inibidores da CYP 3A4/5 (cetoconazol, atazanavir, claritromicina, indinavir, itraconazol, nelfinavir, ritonavir, saquinavir) aumentam as concentrações plasmáticas de saxagliptina, devendo sua dose ser limitada a 2,5 mg/dia. Pode ocorrer linfopenia dose-relacionada com o uso de saxagliptina. Além disso, o estudo SAVOR demonstrou que a saxagliptina aumentou a taxa de hospitalização por insuficiência cardíaca, apesar de não ter aumentado a taxa de eventos isquêmicos. Mais estudos serão necessários para compreender os riscos a longo prazo.

A dose da linagliptina é de 5 mg/dia sem ajuste de dose para pacientes com insuficiência renal, insuficiência hepática ou idosos. Sua eficácia pode ser reduzida quando administrada em combinação com fortes indutores da glicoproteína P, como rifampicina.

O efeito colateral da classe descrito é a ocorrência de nasofaringite e tosse. A pancreatite ainda é um efeito de frequência desconhecida.[63,64]

INIBIDOR DE SGLT-2 (COTRANSPORTADOR SÓDIO-GLICOSE DO TIPO 2)

Estes medicamentos inibem o SGLT-2 nos túbulos renais proximais, que representam mais de 90% de reabsorção de glicose pelos rins. O bloqueio desse transportador provoca glicosúria e redução da glicemia de jejum dose-dependente. Adicionalmente, podem contribuir para a perda de peso pela indução de perda urinária de glicose. As drogas desta classe estão sendo introduzidas no mercado (dapagliflozina e canagliflozina). Promovem queda de cerca de 0,7% na HbA1c, além de queda discreta de PA, peso corporal e aumento discreto de HDL.

Os efeitos colaterais mais comuns são hipoglicemia (quando usado com sulfonilureias ou insulina), dislipidemia, disúria, infecção dos tratos urinário e gastrintestinal. Devido a preocupações sobre o aumento da incidência de câncer de bexiga e de mama em ensaios clínicos, o medicamento inicialmente não teve aprovação nos Estados Unidos nem no Brasil. Novos dados diminuíram essa preocupação, mas estudos em fase IV serão realizados para analisar esse risco e a droga é contraindicada para pacientes com câncer de bexiga ou disfunção renal moderada a grave. Existem vários outros inibidores de SGLT-2 atualmente em testes de fase III, incluindo empagliflozina e ipragliflozina.[65]

TERAPIAS BASEADAS EM AMILINA PARA O TRATAMENTO DO DM

A amilina é deficiente no DM1 e relativamente deficiente em pacientes com DM2 em uso de insulina. O análogo sintético, pramlitide, foi introduzido para o tratamento do DM, com ação similar. Esse análogo tem impacto no controle glicêmico por diferentes mecanismos, inclusive lentificação do esvaziamento gástrico, regulação de glucagon pós-prandial e redução da ingesta alimentar. Não causa hipoglicemia na ausência de terapias que causem hipoglicemia.

A amilina é um peptídeo de 37 aminoácidos armazenado pelas células β e cossecretado com a insulina. Seus níveis, assim como os da insulina, aumentam e diminuem de forma sincronizada, tendo essas substâncias ações complementares na regulação de níveis de nutrientes na circulação. A amilina reduz o esvaziamento gástrico, suprime a secreção de glucagon, reduzindo a produção hepática de glicose, promove a saciedade e diminui o apetite. A insulina estimula a captação de glicose no músculo e gordura, inibe a lipólise, promove a deposição de glicogênio e aumenta a síntese proteica. Esses efeitos são glicose-dependentes.

O pramlitide é seu análogo para uso subcutâneo que não é comercializado no Brasil. Permite que a insulinoterapia exógena satisfaça mais facilmente as necessidades fisiológicas. Doses suprafisiológicas desse análogo não provocam hipoglicemia em indivíduos normais. Além disso, não interferem na recuperação da hipoglicemia induzida por insulina. Demonstrou-se redução (discreta) de HbA1c e redução do peso corporal tanto no DM1 quanto no DM2 com este agente. Tem como efeitos adversos: náuseas leves e moderadas, geralmente revertidas em 4 semanas.

As náuseas podem ser minimizadas com titulação lenta da dose da medicação, por isso o pramlitide deve ser administrado imediatamente antes das refeições, separadamente da insulina em um local diferente, por precipitar acima de pH 5,5. A dose pré-prandial da insulina deve ser reduzida em 50% e elevada gradualmente até atingir a euglicemia, e as refeições devem conter pelo menos 250 kcal ou 30 g de carboidratos. O pramlitide não deve ser administrado em pacientes com hipoglicemia sem sintomas. A sua dose inicial, no DM1, é 15 µg antes das refeições, com aumento de 15 µg a cada 3 a 7 dias, conforme tolerado, até 60 µg (ou 10 unidades de administração em seringa). Se houver náuseas persistentes, a dose deve ser reduzida novamente, até a resolução. A dose inicial recomendada para DM2 é de 60 µg, aumentada, conforme tolerado, até 120 µg antes de cada refeição. O pramlitide lentifica o esvaziamento gástrico e pode retardar a taxa de absorção de medicações orais. Pacientes com gastroparesia não devem usá-lo. Medicações orais que requeiram absorção rápida devem ser administradas 1 h antes ou 2 h depois da injeção do medicamento.

OUTRAS MEDICAÇÕES ANTIDIABÉTICAS

Colesevelam é uma droga que sequestra ácidos biliares e reduz o LDL colesterol. Tem efeito discreto na redução da glicemia (queda de 0,5% na HbA1c), por um mecanismo incerto (possivelmente por redução da absorção de glicose no trato gastrintestinal). Seus efeitos colaterais incluem constipação, náuseas, dispepsia e aumento de triglicerídeos.

A bromocriptina, agonista da dopamina derivada do *ergot* utilizada para tratamento da hiperprolactinemia, também tem efeito discreto na redução da glicemia (redução de HbA1c de 0,5% em média), mas com efeitos gastrintestinais frequentes. Uma formulação de rápida liberação foi aprovada pelo FDA para tratamento do DM2, em dose de até 4,8 mg/dia.[66]

RECOMENDAÇÕES PARA USO DE DROGAS ANTI-DIABÉTICAS EM MONOTERAPIA E EM ASSOCIAÇÃO

Conforme as últimas recomendações da American Diabetes Association (ADA), a metformina é a droga de primeira escolha no tratamento do diabetes melitus tipo 2 (DM2), exceto na presença de contraindicações ou intolerância. Deve ser iniciada logo após o diagnóstico, especialmente naqueles pacientes em que mudanças no estilo de vida não atingiram, ou que provavelmente não irão

atingir, as metas de HbA1c. Devido à elevada frequência de efeitos gastrintestinais, a metformina deve ser iniciada em doses baixas, e gradualmente ajustada.
Pacientes com HbA1c elevada (≥ 9,0%) dificilmente alcançarão o alvo glicêmico
com a monoterapia. Desta forma, justifica-se o início do tratamento com a combinação de dois agentes antidiabéticos, ou então com insulina. Caso o paciente se
apresente com sintomas significativos de hiperglicemia, e/ou tenha concentrações
plasmáticas de glicose ou de HbA1c muito elevadas (≥ 300 a 350 mg/dL e 10 a
12%, respectivamente), insulinoterapia inicial é fortemente recomendada, sendo
obrigatória na presença de sintomas catabólicos ou de cetonúria. Assim que os
distúrbios metabólicos forem resolvidos e os sintomas desaparecem, é possível diminuir a dose da insulina até sua suspensão completa, substituindo-a por agentes
orais em combinação (Figura 11.2.1).

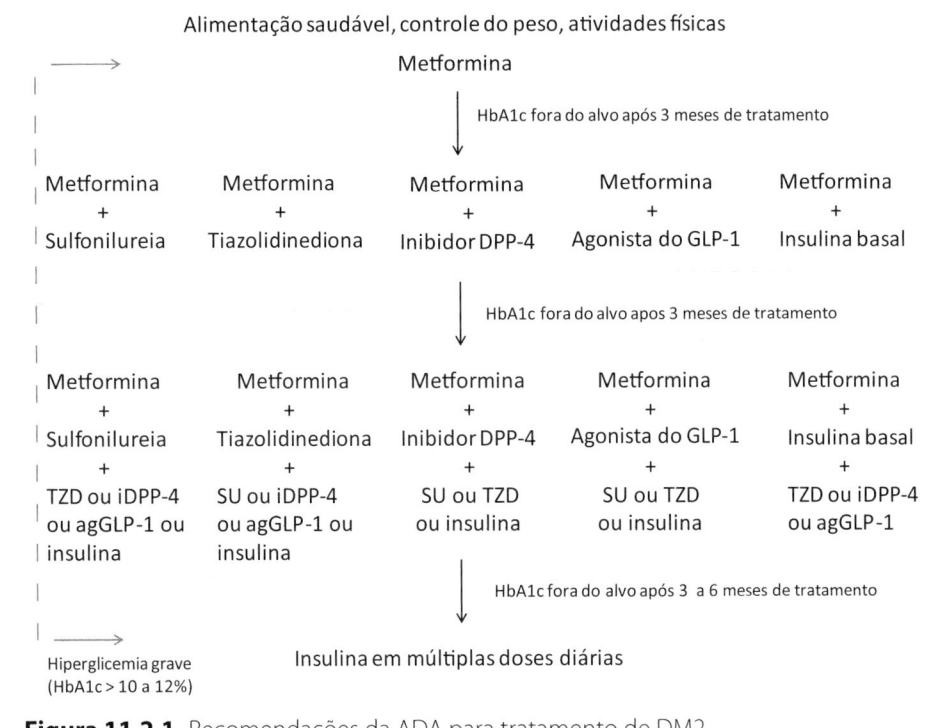

Figura 11.2.1 Recomendações da ADA para tratamento de DM2.

DPP4 = dipeptidil peptidose; GLP1 = glucagon like peptide 1; TZD = tiazolidinedione; SU = sulfonilureia;
AgGLP1 = agonista do GLP1; IDPP4 = inibidor de dipeptidil peptidose 4.

Caso a metformina esteja contraindicada, um outro agente antidiabético deve ser
escolhido de forma individualizada, considerando-se as preferências, características,
suscetibilidade a efeitos colaterais, potencial para ganho de peso e risco de hipoglice-

mia de cada paciente. Em geral, sulfonilureias, glinidas, pioglitazona, inibidores do DPP-4 e agonistas do receptor GLP-1 são os mais usados. Inibidores da alfaglicosidase também podem ser considerados em pacientes selecionados, mas seus efeitos modestos na glicemia e os efeitos colaterais tornam essas drogas menos atraentes.

Uma vez iniciada a monoterapia, esperamos alcançar o alvo da HbA1c em até 3 meses. Quando isso não ocorre, o próximo passo deve ser a adição de um segundo agente oral, um agonista do receptor GLP-1, ou uma insulina basal. Quanto mais elevada for a HbA1c, maior será a necessidade da insulina. Em média, a maioria das associações é capaz de levar a uma redução adicional da HbA1c em cerca de 1%. Com base nos estudos disponíveis, ainda não é possível estabelecer recomendações sobre qual a melhor droga a ser usada em associação à metformina. Por isso, as vantagens e desvantagens de cada droga devem ser consideradas para cada paciente, como efeitos adversos, tolerabilidade e custo.

Alguns estudos mostraram vantagens na adição de um terceiro agente não insulínico, quando a combinação de dois hipoglicemiantes não é capaz de alcançar as metas glicêmicas. Nestes casos, deve-se optar por associar drogas com mecanismos de ação complementares. É muito importante que o paciente seja monitorizado de perto, pois aumentando-se o número de drogas, aumenta-se também o risco de efeitos colaterais, interações medicamentosas, custo e má adesão. Uma vez que o DM2 está associado à perda progressiva das células β pancreáticas, muitos pacientes, especialmente aqueles com longo tempo de doença, irão eventualmente precisar de insulinoterapia, principalmente quando os níveis de hiperglicemia (HbA1c > 8,5%) sugerirem que a adição de um terceiro agente terá benefício limitado.

Em geral, a metformina é mantida após a adição da insulina basal, pois estudos demonstraram menor ganho de peso quando as duas são usadas em associação. Secretagogos não parecem ter nenhum benefício adicional na redução da HbA1c, ou na prevenção de hipoglicemias ou ganho de peso após o início da insulinoterapia. No entanto, podem ser úteis para obter o controle glicêmico durante o dia em pacientes em uso de insulina basal noturna com tempo de ação intermediário (p. ex., NPH, NPL). Por outro lado, quando uma insulina prandial for iniciada, os secretagogos devem ser suspensos. Tiazolidinedionas devem ser reduzidas ou suspensas, a fim de se evitar ganho de peso excessivo ou edema, exceto em casos selecionados de resistência significativa à ação da insulina e contraindicação à metformina, para ajudar a reduzir a HbA1c e minimizar a dose de insulina necessária. Associações de insulina com agonistas do receptor GLP-1 podem ser úteis em alguns pacientes e são particularmente interessantes, pois permitem atuar nas glicemias pré e pós-prandiais, reduzindo necessidade de insulina, ganho de peso e risco de hipoglicemias. No entanto, os altos custos destas combinações devem ser considerados.[39]

As diretrizes da Sociedade Brasileira de Diabetes (SBD) estabelecem que a escolha do antidiabético oral deve ser individualizada, e levar em consideração o estado geral, comorbidades, glicemia, peso e idade de cada paciente, assim como o perfil de reações adversas, contraindicações e interações das drogas disponíveis. Nos casos em que as manifestações clínicas forem leves e a glicemia for inferior a 200 mg/dL, deve-se optar por drogas que não promovam aumento da secreção de insulina, como metformina, inibidores do DPP-4, análogos do GLP-1 ou pioglitazona, sendo a metformina a droga de primeira escolha. Nos pacientes que se apresentam com manifestações moderadas e glicemias entre 200 e 300 mg/dL, deve-se iniciar a terapia oral combinada com metformina e outro hipoglicemiante oral, e nesses casos os secretagogos podem ser usados. Nas situações de hiperglicemia grave (> 300 mg/dL), com manifestações intensas, inicia-se insulinoterapia (Figura 11.2.2).[67]

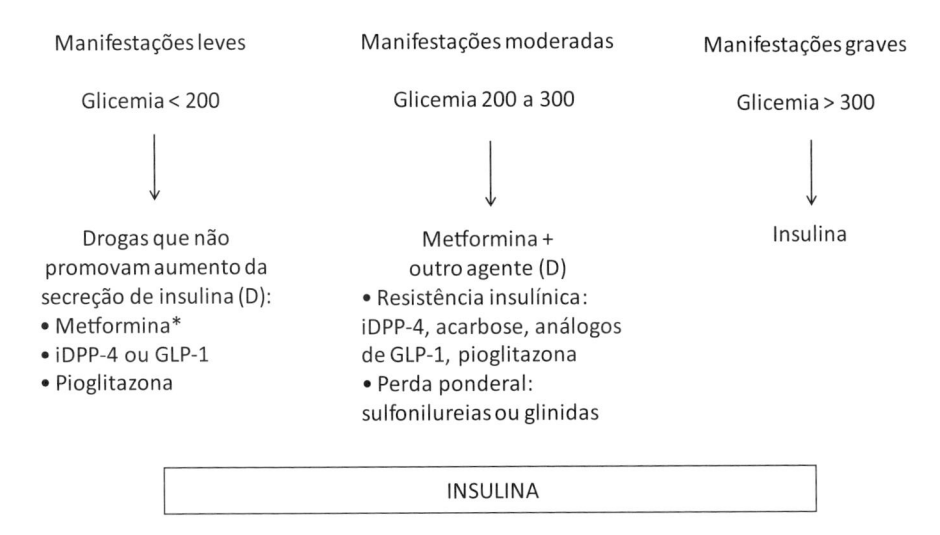

Figura 11.2.2 Recomendações da SBD para tratamento do DM2.
iDPP4 = inibidor de dipeptidil peptidose 4; GLP1 = glucagon like peptide 1.

A American Association of Clinical Endocrinologists (AACE) preconiza que o tratamento do DM2 seja iniciado com modificações do estilo de vida, enfatizando medidas para perda de peso, e medicamentos antidiabéticos. Caso a HbA1c inicial seja inferior a 7,5%, monoterapia com metformina é recomendada, mas outros agentes antidiabéticos também podem ser utilizados como opções de primeira linha (agonistas de GLP-1, inibidores de DPP-4 ou inibidores da alfaglicosidase). Outras opções de segunda linha seriam tiazolidinedionas e sulfonilureias. Caso a HbA1c seja maior ou igual a 7,5%, a combinação de metformina com outros agentes é recomendada desde o início. Este algoritmo inclui o uso de colesevelam, bromocriptina e SGLT-2 como opções para o manejo do DM2, especialmente em terapia combinada.[68]

REFERÊNCIAS BIBLIOGRÁFICAS

1. Rendell M. The role of sulfonylureas in the management of type 2 diabetes mellitus. Drugs. 2004; 64:339-58.
2. Roumie CL, Hung AM, Greevy RA et al. Comparative effectiveness of sulfonylurea and metformin monotherapy on cardiovascular events in type 2 diabetes mellitus: a cohort study. Ann Intern Med. 2012; 157:601.
3. Wright A, Burden AC, Paisey RB, Cull CA, Holman RR; U.K. Prospective Diabetes Study Group. Sulfonylurea inadequacy: efficacy of addition of insulin over 6 years in patients with type 2 diabetes in the U.K. Prospective Diabetes Study (UKPDS 57). Diabetes Care. 2002; 25(2):330-6.
4. [No authors listed]. Intensive blood-glucose control with sulphonylureas or insulin compared with conventional treatment and risk of complications in patients with type 2 diabetes (UKPDS 33). UK Prospective Diabetes Study (UKPDS) Group. Lancet. 1998 Sep 12; 352(9131):837-53.
5. Holstein A, Plaschke A, Egberts EH. Lower incidence of severe hypoglycaemia in patients with type 2 diabetes treated with glimepiride versus glibenclamide. Diabetes Metab Res Rev 2001; 17:467.
6. Gangji AS, Cukierman T, Gerstein HC et al. A systematic review and meta-analysis of hypoglycemia and cardiovascular events: a comparison of glyburide with other secretagogues and with insulin. Diabetes Care. 2007; 30:389.
7. Krenttz AJ. Management of type 2 diabetes in the obese patient. Current concerns and emerging therapies. Curr Med Res Opin. 2008; 24:401-17.
8. Kadowaki T, Hagura R, Kajinuma H et al. Chlorpropamide-induced hyponatremia: incidence and risk factors. Diabetes Care 1983; 6:468.
9. Groop L, Eriksson CJ, Huupponen R et al. Roles of chlorpropamide, alcohol and acetaldehyde in determining the chlorpropamide-alcohol flush. Diabetologia. 1984; 26:34.
10. Wolffenbuttel BH, Landgraf R. A 1-year multicenter randomized double-blind comparison of repaglinide and glyburide for the treatment of type 2 diabetes. Dutch and German Repaglinide Study Group. Diabetes Care. 1999; 22:463.
11. [No authors listed]. Repaglinide for type 2 diabetes mellitus. Med Lett Drugs Ther. 1998; 40:55.
12. Black C, Donnelly P, McIntyre L et al. Meglitinide analogues for type 2 diabetes mellitus. Cochrane Database Syst Rev. 2007; CD004654.
13. Bailey CJ, Turner RC. Metformin. N Engl J Med. 1996; 334:574.
14. Wu MS, Johnston P, Sheu WH et al. Effect of metformin on carbohydrate and lipoprotein metabolism in NIDDM patients. Diabetes Care. 1990; 13:1.
15. Kim MH, Jee JH, Park S, Lee MS, Kim KW, Lee MK. Metformin enhances glucagon-like peptide 1 via cooperation between insulin and Wnt signaling. J Endocrinol. 2014 Jan 8; 220(2):117-28.
16. Scheen AJ. Clinical pharmacokinetics of metformin. Clin Pharmacokinet. 1996 May;30(5):359-71.
17. Saenz A, Fernandez-Esteban I, Mataix A et al. Metformin monotherapy for type 2 diabetes mellitus. Cochrane Database Syst Rev. 2005; CD002966.
18. Hermann LS, Scherstén B, Bitzén PO, Kjellström T, Lindgärde F, Melander A. Therapeutic comparison of metformin and sulfonylurea, alone and in various combinations. A double-blind controlled study. Diabetes Care. 1994 Oct; 17(10):1100-9.
19. [No authors listed]. United Kingdom Prospective Diabetes Study (UKPDS). 13: Relative efficacy of randomly allocated diet, sulphonylurea, insulin, or metformin in patients with newly diagnosed non-insulin dependent diabetes followed for three years. BMJ. 1995; 310:83.

20. Bozdag G, Yildiz BO. Interventions for the metabolic dysfunction in polycystic ovary syndrome. Steroids. 2013 Aug; 78(8):777-81.
21. Strack T. Metformin: a review. Drugs Today (Barc). 2008 Apr; 44(4):303-14.
22. Lalau JD. Lactic acidosis induced by metformin: incidence, management and prevention. Drug Saf. 2010; 33:727.
23. de Jager J, Kooy A, Lehert P et al. Long term treatment with metformin in patients with type 2 diabetes and risk of vitamin B-12 deficiency: randomised placebo controlled trial. BMJ. 2010; 340:c2181.
24. Bauman WA, Shaw S, Jayatilleke E et al. Increased intake of calcium reverses vitamin B12 malabsorption induced by metformin. Diabetes Care. 2000; 23:1227.
25. Nolan JJ, Ludvik B, Beerdsen P et al. Improvement in glucose tolerance and insulin resistance in obese subjects treated with troglitazone. N Engl J Med. 1994; 331:1188.
26. Yki-Järvinen H. Thiazolidinediones. N Engl J Med. 2004; 351:1106.
27. Nissen SE, Wolski K. Effect of rosiglitazone on the risk of myocardial infarction and death from cardiovascular causes. N Engl J Med. 2007; 356:2457.
28. Vidal-Puig AJ, Considine RV, Jimenez-Liñan M et al. Peroxisome proliferator-activated receptor gene expression in human tissues. Effects of obesity, weight loss, and regulation by insulin and glucocorticoids. J Clin Invest. 1997; 99:2416.
29. Park KS, Ciaraldi TP, Abrams-Carter L et al. PPAR-gamma gene expression is elevated in skeletal muscle of obese and type II diabetic subjects. Diabetes. 1997; 46:1230.
30. Petersen KF, Krssak M, Inzucchi S et al. Mechanism of troglitazone action in type 2 diabetes. Diabetes. 2000; 49:827.
31. Kolak M, Yki-Järvinen H, Kannisto K et al. Effects of chronic rosiglitazone therapy on gene expression in human adipose tissue in vivo in patients with type 2 diabetes. J Clin Endocrinol Metab. 2007; 92:720.
32. Pittas AG, Greenberg AS. Thiazolidinediones in the treatment of type 2 diabetes. Expert Opin Pharmacother. 2002 May;3(5):529-40.
33. Tafazoli S, Wright JS, O'Brien PJ. Prooxidant and antioxidant activity of vitamin E analogues and troglitazone. Chem Res Toxicol. 2005 Oct;18(10):1567-74.
34. Aronoff S, Rosenblatt S, Braithwaite S et al. Pioglitazone hydrochloride monotherapy improves glycemic control in the treatment of patients with type 2 diabetes: a 6-month randomized placebo-controlled dose-response study. The Pioglitazone 001 Study Group. Diabetes Care. 2000; 23:1605.
35. Lebovitz HE, Dole JF, Patwardhan R et al. Rosiglitazone monotherapy is effective in patients with type 2 diabetes. J Clin Endocrinol Metab. 2001; 86:280.
36. Mazzone T, Meyer PM, Feinstein SB et al. Effect of pioglitazone compared with glimepiride on carotid intima-media thickness in type 2 diabetes: a randomized trial. JAMA. 2006; 296:2572.
37. Stocker DJ, Taylor AJ, Langley RW et al. A randomized trial of the effects of rosiglitazone and metformin on inflammation and subclinical atherosclerosis in patients with type 2 diabetes. Am Heart J. 2007; 153:445.e1.
38. Akazawa S, Sun F, Ito M et al. Efficacy of troglitazone on body fat distribution in type 2 diabetes. Diabetes Care. 2000; 23:1067.
39. Nathan DM, Buse JB, Davidson MB et al. Medical management of hyperglycemia in type 2 diabetes: a consensus algorithm for the initiation and adjustment of therapy: a consensus statement of the American Diabetes Association and the European Association for the Study of Diabetes. Diabetes Care. 2009; 32:193.
40. Guan Y, Hao C, Cha DR et al. Thiazolidinediones expand body fluid volume through PPARgamma stimulation of ENaC-mediated renal salt absorption. Nat Med. 2005; 11:861.
41. Nesto RW, Bell D, Bonow RO et al. Thiazolidinedione use, fluid retention, and congestive heart failure: a consensus statement from the American Heart Association and American Diabetes Association. October 7, 2003. Circulation. 2003; 108:2941.
42. Meier C, Kraenzlin ME, Bodmer M et al. Use of thiazolidinediones and fracture risk. Arch Intern Med. 2008; 168:820.
43. Yaturu S, Bryant B, Jain SK. Thiazolidinedione treatment decreases bone mineral density in type 2 diabetic men. Diabetes Care. 2007; 30:1574.
44. Lewis JD, Ferrara A, Peng T et al. Risk of bladder cancer among diabetic patients treated with pioglitazone: interim report of a longitudinal cohort study. Diabetes Care. 2011; 34:916.

45. Dormandy JA, Charbonnel B, Eckland DJ et al. Secondary prevention of macrovascular events in patients with type 2 diabetes in the PROactive Study (PROspective pioglitAzone Clinical Trial In macroVascular Events): a randomised controlled trial. Lancet. 2005; 366:1279.

46. Hoffmann J, Spengler M. Efficacy of 24-week monotherapy with acarbose, glibenclamide, or placebo in NIDDM patients. The Essen Study. Diabetes Care. 1994; 17:561.

47. Holman RR, Cull CA, Turner RC. A randomized double-blind trial of acarbose in type 2 diabetes shows improved glycemic control over 3 years (U.K. Prospective Diabetes Study 44). Diabetes Care. 1999; 22:960.

48. Andrade RJ, Lucena MI, Rodríguez-Mendizábal M. Hepatic injury caused by acarbose. Ann Intern Med. 1996; 124:931.

49. Vilsbøll T, Krarup T, Deacon CF et al. Reduced postprandial concentrations of intact biologically active glucagon-like peptide 1 in type 2 diabetic patients. Diabetes. 2001; 50:609.

50. Dungan KM, Buse JB. Glucagon-like peptide 1-based therapies for type 2 diabetes: a focus on exenatide. Clinical Diabetes. 2005; 23:56.

51. Egan JM, Clocquet AR, Elahi D. The insulinotropic effect of acute exendin-4 administered to humans: comparison of nondiabetic state to type 2 diabetes. J Clin Endocrinol Metab. 2002; 87:1282.

52. Nauck MA, Niedereichholz U, Ettler R et al. Glucagon-like peptide 1 inhibition of gastric emptying outweighs its insulinotropic effects in healthy humans. Am J Physiol. 1997; 273:E981.

53. Koliaki C, Doupis J. Incretin-based therapy: a powerful and promising weapon in the treatment of type 2 diabetes mellitus. Diabetes Ther. 2011; 2:101.

54. Amori RE, Lau J, Pittas AG. Efficacy and safety of incretin therapy in type 2 diabetes: systematic review and meta-analysis. JAMA. 2007; 298:194.

55. Buse JB, Bergenstal RM, Glass LC et al. Use of twice-daily exenatide in basal insulin-treated patients with type 2 diabetes: a randomized, controlled trial. Ann Intern Med. 2011; 154:103.

56. Arnolds S, Dellweg S, Clair J et al. Further improvement in postprandial glucose control with addition of exenatide or sitagliptin to combination therapy with insulin glargine and metformin: a proof-of-concept study. Diabetes Care. 2010; 33:1509.

57. Gonzalez-Perez A, Schlienger RG, Rodríguez LA. Acute pancreatitis in association with type 2 diabetes and antidiabetic drugs: a population-based cohort study. Diabetes Care. 2010; 33:2580.

58. Butler AE, Campbell-Thompson M, Gurlo T et al. Marked expansion of exocrine and endocrine pancreas with incretin therapy in humans with increased exocrine pancreas dysplasia and the potential for glucagon-producing neuroendocrine tumors. Diabetes. 2013; 62:2595.

59. Gallo M. hyroid safety in patients treated with liraglutide. J Endocrinol Invest. 2013 Feb; 36(2):140-5.

60. Goldstein BJ, Feinglos MN, Lunceford JK et al. Effect of initial combination therapy with sitagliptin, a dipeptidyl peptidase-4 inhibitor, and metformin on glycemic control in patients with type 2 diabetes. Diabetes Care. 2007; 30:1979.

61. Rosenstock J, Sankoh S, List JF. Glucose-lowering activity of the dipeptidyl peptidase-4 inhibitor saxagliptin in drug-naive patients with type 2 diabetes. Diabetes Obes Metab. 2008; 10:376.

62. Pi-Sunyer FX, Schweizer A, Mills D, Dejager S. Efficacy and tolerability of vildagliptin monotherapy in drug-naïve patients with type 2 diabetes. Diabetes Res Clin Pract. 2007; 76:132.

63. Gooßen K, Gräber S. Longer term safety of dipeptidyl peptidase-4 inhibitors in patients with type 2 diabetes mellitus: systematic review and meta-analysis. Diabetes Obes Metab. 2012. Apr 20.

64. Drucker DJ, Nauck MA. The incretin system: glucagon-like peptide-1 receptor agonists and dipeptidyl peptidase-4 inhibitors in type 2 diabetes. Lancet. 2006; 368:1696.

65. Berhan A, Barker A. Sodium glucose co-transport 2 inhibitors in the treatment of type 2 diabetes mellitus: a meta-analysis of randomized double-blind controlled trials. BMC Endocr Disord. 2013 Dec 17; 13(1):58.

66. Grunberger G. Novel therapies for the management of type 2 diabetes mellitus: part 1. Pramlintide and bromocriptine-QR. J Diabetes. 2013 Jun;5(2):110-7.

67. Oliveira JEP, Vencio S. Diretrizes da Sociedade Brasileira de Diabetes 2013-2014. São Paulo: AC Farmacêutica; 2014.

68. Bailey T. Options for combination therapy in type 2 diabetes: comparison of the ADA/EASD position statement and AACE/ACE algorithm. Am J Med. 2013 Sep;126(9 Suppl 1):S10-20.

Abordagem do paciente internado com diabetes *mellitus*

12.1 Importância do controle glicêmico e objetivos

12.2 Preparo cirúrgico e para exames

12.3 Manejo clínico do diabetes *mellitus* como uma comorbidade durante a internação hospitalar

12.1

Importância do controle glicêmico e objetivos

Diana Madalena Choeri
Lenita Zajdenverg
Melanie Rodacki

INTRODUÇÃO

Hiperglicemia intra-hospitalar pode representar *diabetes mellitus* (DM) já diagnosticado, DM sem diagnóstico prévio ou hiperglicemia associada a hospitalização, a qual é definida como glicemia de jejum ≥ 126 mg/dL ou glicemia ocasional ≥ 200 mg/dL durante a hospitalização, com reversão após a alta hospitalar.[1]

Nos últimos anos, inúmeros estudos vêm demonstrando a importância do controle glicêmico no prognóstico dos indivíduos hospitalizados pelos mais diversos motivos.[1,2] Tanto a hiperglicemia quanto a hipoglicemia se associam ao aumento no risco de complicações cirúrgicas, infecciosas, metabólicas, cardiovasculares e renais em indivíduos previamente diagnosticados ou não com DM.[1-4] A relação entre o mau controle glicêmico e o aumento da morbidade e mortalidade intra-hospitalar está bem estabelecida pela literatura atual, o que torna a monitoração e o ajuste adequado da glicemia um importante objetivo a ser alcançado.

ESTUDOS CLÍNICOS

A hiperglicemia no ambiente hospitalar pode ser resultado de inúmeros fatores. Os pacientes internados experimentam situações de estresse pela própria patologia de base, o que pode levar à descompensação do DM. O uso de agentes hiperglicemiantes, como glicocorticoides ou vasopressores, também pode causar hiperglicemia em pacientes hospitalizados.[1]

Existem evidências substanciais associando a hiperglicemia nesses pacientes a desfechos favoráveis durante a internação. Estudos de coorte e alguns estudos controlados sugerem que o tratamento intensivo da hiperglicemia melhora o prognóstico dos indivíduos internados. Em geral, esses estudos são heterogêneos no que diz respeito à seleção dos pacientes, alvos glicêmicos e protocolo de tratamento com insulina utilizada, o que limita a comparação dos resultados entre eles.

Em 1999, o estudo multicêntrico Diabetes mellitus, insulin-glucose infusion in acute myocardial infarction (DIGAMI) avaliou 620 pacientes com DM internados com infarto agudo do miocárdio (IAM), randomizando-os em 2 grupos: um recebendo tratamento intensivo com infusão venosa de insulina por pelo menos 24 h, seguido de 3 meses de múltiplas doses subcutâneas; e outro grupo controle recebendo terapia antidiabética convencional.[5] O alvo do controle glicêmico para pacientes no grupo em infusão venosa de insulina foi 126 a 196 mg/dL. Os pacientes foram acompanhados em média por 3 anos, e o que se concluiu foi que o grupo que recebeu tratamento intensivo pós-IAM apresentou mortalidade a longo prazo menor que o grupo controle, tanto em 1 ano quanto após 3 anos.[5]

O valor da terapia com insulina também foi analisado no DIGAMI 2, no qual 1.253 pacientes com DM2 e IAM foram randomizados em três grupos. No grupo 1 os pacientes internados foram tratados por 24 h com insulina venosa, seguida de terapia intensiva com insulina subcutânea, com objetivo de manter glicemia em jejum entre 90 e 126 mg/dL e glicemia ocasional menor que 180 mg/dL.[6] No grupo 2, após tratamento com insulina venosa por 24 h, os pacientes receberam tratamento padrão para controle da glicose. No grupo 3, os pacientes receberam tratamento de acordo com a prática local, tanto na fase aguda quanto na fase ambulatorial. Ao contrário do que se acreditava, não houve diferença significativa na mortalidade entre os 3 grupos. Alguns fatores podem ter interferido na interpretação dos resultados: o controle glicêmico, o qual se esperava melhor no grupo 1, foi semelhante nos 3 grupos; a taxa do evento global foi menor do que o esperado nos 3 grupos, o que pode ter atenuado diferenças significativas entre os mesmos; o estudo foi interrompido antes do planejado em função da falha em recrutar número suficiente de pacientes, o que diminuiu o poder de detectar diferença significativa entre os tratamentos analisados.[6]

Em 2001, van den Berghe *et al.* publicaram estudo prospectivo com pacientes admitidos em unidade intensiva pós-operatória sob ventilação mecânica.[8] Esses pacientes foram randomizados em um grupo recebendo tratamento intensivo com insulina, mantendo glicemia entre 80 e 110 mg/dL e outro grupo recebendo tratamento convencional, mantendo glicemia entre 180 e 215 mg/dL. Após 12 meses, com um total de 1.548 pacientes, 35 pacientes do grupo que recebeu tratamento intensivo morreram (4,6%), quando comparados com 63 pacientes do grupo que recebeu tratamento convencional (8,0%), representando redução de risco significativa de 32% (IC 95% 2 a 55% p = 0,04). Além da diminuição da mortalidade, o controle glicêmico intensivo reduziu o risco de complicações características dos pacientes internados em unidade intensiva, como sepse e necessidade de antibioticoterapia prolongada e insuficiência renal aguda.[8]

Em 2006, van den Berghe *et al.* conduziram novo estudo com 1.200 pacientes admitidos em unidade de terapia intensiva clínica, que iriam permanecer pelo menos 3 dias internados.[9] Estes pacientes foram randomizados em um grupo recebendo tratamento intensivo com insulina venosa, com objetivo de alvo glicêmico entre 80 e 110 mg/dL e um grupo recebendo tratamento convencional com insulina venosa, com objetivo de manter glicemia entre 180 e 200 mg/dL.[9] Ao contrário do que foi constatado no estudo realizado em 2001, não houve mudança na mortalidade hospitalar global entre os grupos recebendo tratamento intensivo e convencional (37,3 *versus* 40%, respectivamente). Por outro lado, no grupo com tratamento intensivo houve redução significativa no tempo de internação hospitalar e em unidade intensiva, na duração da ventilação mecânica e na ocorrência de insuficiência renal aguda.[9]

Estudos controlados recentes em pacientes críticos também falharam em demonstrar melhora significativa na mortalidade com controle glicêmico intensivo ou demonstraram até mesmo aumento no risco de morte.[1,4] De qualquer modo, esses estudos trouxeram à tona o risco de hipoglicemia grave com o resultado do controle glicêmico estrito.[1,4]

Desses estudos, o maior deles realizado até hoje – o Normoglycaemia in Intensive Care Evaluation and Survival Using Glucose Algorithm Regulation (NICE-SUGAR), controlado, randomizado, multicêntrico, multinacional, comparou o efeito do controle glicêmico intensivo (81 a 108 mg/dL) com o controle glicêmico padrão (144 a 180 mg/dL) no resultado de 6.104 pacientes críticos internados, a maioria deles necessitando de ventilação mecânica.[7]

A mortalidade total e por causas vasculares no 90º dia foi maior no grupo intensivo em relação ao convencional, tanto em pacientes clínicos quanto cirúrgicos. Hipoglicemia grave também foi mais comum no grupo tratado intensivamente (6,8% *versus* 0,5%, *p* inferior a 0,001).[7] A razão precisa para o aumento da mortalidade no grupo com controle estrito não foi identificada. Os resultados desse estudo contrastam com o estudo inicial de van den Berghe et al.[8] Mesmo assim, os achados não condenam a importância do controle glicêmico na unidade de cuidados intensivos, já que no grupo controle (sem tratamento intensivo) a glicemia média era adequada, de 144 mg/dL. Entretanto, sugere-se que talvez não sejam necessários alvos glicêmicos menores que 140 mg/dL, e que alvos muito rigorosos, menores que 110 mg/dL, podem ser perigosos.

Em uma meta-análise de 26 ensaios, em que se incluíam dados do NICE-SUGAR, o risco relativo de morte com controle glicêmico intensivo foi 0,93 quando comparado com a terapia convencional (intervalo de confiança (IC) de 95%, 0,83 a 1,04).[1] Aproximadamente metade desses estudos relataram risco relativo de hipoglicemia de 6,0 para o tratamento intensivo.[1] O ambiente intra-hospitalar (unidade intensiva ou não) influencia esses números. O tipo de unidade de terapia intensiva influenciou os resultados: pacientes em centros de terapia intensiva cirúrgicos se beneficiaram mais da terapia intensiva com insulina do que pacientes internados em centros de terapia intensiva clínicos.

DEFINIÇÃO DE ANORMALIDADES NA GLICEMIA SÉRICA NO AMBIENTE HOSPITALAR

Hiperglicemia hospitalar é definida como qualquer glicemia sérica acima de 140 mg/dL. Valores significativa e persistentemente acima deste requerem tratamento.[1]

Hemoglobina glicada acima de 6,5% sugere, em pacientes não diagnosticados, que o diabetes precede a hospitalização.[1]

Hipoglicemia é definida como qualquer glicemia sérica abaixo de 70 mg/dL. Este é o padrão de definição em pacientes ambulatoriais e se correlaciona com o início da liberação de hormônios contrarreguladores.[1]

Hipoglicemia grave em pacientes hospitalizados é definida como abaixo de 40 mg/dL. Assim como a hiperglicemia, hipoglicemia também está relacionada com desfechos desfavoráveis a curto e longo prazos.[1]

NA ADMISSÃO

Todos os pacientes admitidos no ambiente hospitalar devem ser questionados sobre história pregressa de diabetes e, se positiva, esta deve ser identificada no prontuário.[1,4]

Ainda na admissão, independentemente de história prévia de diabetes, a dosagem da glicemia sérica deve ser solicitada.

Se o paciente não tiver diagnóstico de DM conhecido, e a glicemia sérica for maior que 140 mg/dL, ele deve ser monitorizado por pelo menos 24 h a 48 h com glicemias capilares e receber a intervenção terapêutica apropriada.[1]

Valores de hemoglobina glicosilada acima de 6,5% em pacientes sem diagnóstico de DM conhecido sugerem que o diabetes precede a hospitalização.[1]

Pacientes previamente normoglicêmicos recebendo terapias associadas a hiperglicemia, como corticosteroides ou octreotida, nutrição enteral e parenteral, devem ser monitorizados com glicemia capilar por pelo menos 24 h a 48 h depois do início dessas terapias. Aqueles com glicemia acima de 140 mg/dL devem continuar a monitoração e também receber a terapia apropriada.[4]

MONITORAÇÃO

A monitoração por intermédio da glicemia capilar na beira do leito é o melhor meio para guiar a dosagem de insulina a ser empregada.

Naqueles pacientes que estão se alimentando espontaneamente, a monitoração da glicemia deve respeitar os horários das refeições e das medicações. Portanto, deve ser feita 4 vezes ao dia: antes das refeições e na hora de dormir.[1,4] Em algumas situações, é necessário efetuar monitoração pós-prandial da glicemia, em conjunto com a monitoração pré-prandial.

Em pacientes que estejam recebendo nutrição enteral contínua ou parenteral, deve ser realizada a cada 4 h a 6 h.[1,4] Frequência maior na monitoração está indicada nos pacientes tratados com infusão contínua de insulina ou após alteração na medicação que possa modificar o controle glicêmico. Pacientes em infusão venosa contínua de insulina geralmente necessitam de glicemia capilar horária.

Discrepâncias entre sangue capilar, venoso e arterial podem ser observadas em pacientes com anemia, hipoperfusão e merecem atenção na avaliação clínica.

OBJETIVOS GLICÊMICOS

Pacientes críticos

Para a maioria dos pacientes admitidos no ambiente de terapia intensiva, a infusão intravenosa de insulina deve ser a escolha para o adequado controle da hiperglicemia e deve ser iniciada quando os valores glicêmicos ultrapassam 180 mg/dL.[1] Uma vez que a infusão é iniciada, os valores glicêmicos devem ser mantidos entre 140 a 180 mg/dL.[1]

Melhores desfechos podem ser observados com valores no limite inferior dessa faixa. Alvos glicêmicos menores podem ser apropriados em pacientes selecionados, apesar de ainda não haver fortes evidências capazes de certificar estes benefícios.[1] Para alguns pacientes específicos, esses objetivos podem ser apropriados. Um pequeno estudo sugere que pacientes tratados com objetivos glicêmicos entre 120 e 140 mg/dL têm menor balanço nitrogênio negativo do que os demais.[1]

De qualquer forma, valores menores que 110 mg/dL não são recomendados em pacientes críticos.

O uso de infusão de insulina intravenosa obedecendo a protocolos demonstrou eficácia e segurança, sendo, portanto, altamente recomendado.

Pacientes não críticos

Os valores glicêmicos recomendados são baseados no julgamento e na experiência clínica, uma vez que não há dados na literatura informando valores específicos ideais nesse grupo de pacientes.[1,8]

Para a maioria dos pacientes tratados com insulina, a glicemia pré-prandial não deve ultrapassar 140 mg/dL, assim como a glicose randômica não deve ultrapassar 180 mg/dL, desde que estes objetivos sejam obtidos de forma segura.[1,8]

Com o objetivo de evitar hipoglicemia, o esquema de insulina deve ser revisto se os níveis de glicose caírem abaixo de 100 mg/dL e necessariamente modificado caso os valores caiam abaixo de 70 mg/dL, exceto se o evento for facilmente explicado por outros fatores como omissão de uma refeição.[1,4]

Aqueles pacientes que já vinham sendo bem controlados com controle intensivo da glicemia, fora do ambiente hospitalar, e que estejam clinicamente estáveis podem ter objetivos glicêmicos mais baixos, menores que os valores citados anteriormente.[1,6]

Da mesma maneira, maiores alvos glicêmicos podem ser aceitáveis em pacientes com doenças terminais ou com comorbidades graves ou até mesmo naqueles pacientes em que a monitoração e supervisão frequentes pela equipe de enfermagem não sejam possíveis.

As decisões diárias a respeito do manejo das doses de insulina devem ser individualizadas de acordo com o estado clínico do paciente, sua doença de base, seu estado nutricional ou o uso concomitante de medicações que afetem os níveis de glicose (glicocorticoides e octreotida).

Pacientes recebendo nutrição enteral ou parenteral

A desnutrição está presente em cerca de 40% dos pacientes críticos e está associada a maior risco de complicações hospitalares, maior mortalidade, maior permanência no hospital e maior custo durante a internação. Melhorando o estado nutricional dos pacientes, ocorre restabelecimento do sistema imunológico, o que diminui a frequência e a gravidade de complicações infecciosas no ambiente hospitalar.[6]

Inúmeros estudos retrospectivos ou prospectivos demonstraram que o uso de nutrição enteral (EN) e parenteral (PN) são um fator de risco independente para surgimento ou piora da hiperglicemia, a despeito de história prévia de diabetes.[6]

Nesse grupo de pacientes, hiperglicemia está associada a risco aumentado de complicações cardíacas, infecções, sepse, insuficiência renal aguda e morte. A intervenção precoce no intuito de prevenir e corrigir estados hiperglicêmicos pode melhorar os desfechos clínicos nos pacientes recebendo EN e PN.[6]

Esses pacientes devem ser monitorizados assim que a dieta EN ou PN seja iniciada, independentemente de história prévia de diabetes. A monitoração poderá ser descontinuada se os valores glicêmicos forem menores que 140 mg/dL sem insulinoterapia por 24 h a 48 h depois de ter sido atingido o alvo calórico total.[4]

A insulinoterapia deverá ser iniciada se houver glicemia maior que 140 mg/dL.[4]

REFERÊNCIAS BIBLIOGRÁFICAS

1. American Diabetes Association. Standards of medical care in diabetes. Diabetes Care. 2013; 36(Suppl 1)S45-S48.
2. Fowler MJ. Inpatient diabetes management. Clin Diabetes. 2009; 27(3):119-21.
3. Fowler MJ. Pitfalls in outpatient diabetes management and inpatient glycemic control. Clinic Diabetes. 2011; 29(2):79-85.
4. Umpierrez GE, Hellman R, Korytkowski MT, Kosiborod M, Maynard GA, Montori VM, Seley JJ, van den Berghe G. Management of hyperglycemia in hospitalized patients in non-critical care setting: an endocrine society clinical practice guideline. J Clin Endocrinol Metab. 2012; 97(1):16-38.
5. Malmberg K, Norhammar A, Wedel H, Rydén L. Glycometabolic state at admission: importante risk marker of mortality in conventionally treated patients with diabetes mellitus and acute myocardial infarction DIGAMI. Circulation. 1999; 99:1616-32.
6. Malmberg K, Ryd'n L, Wedel H, Birkeland K, Bootsma A, Dickstein K, Efendic S, Fisher M, Hamsten A, Herlitz J, Hildebrandt P, MacLeod K, Laakso M, Torp-Pedersen C, Waldenstrom A. Intense metabolic control by means of insulin in patients with diabetes mellitus and acute myocardial infarction DIGAMI 2. Eur Heart J. 2005; 26(7):650-61.
7. NICE-SUGAR Study Investigators, Finfer S, Chittock DR, Su SY, Blair D, Foster D, Dhingra V, Bellomo R, Cook D, Dodek P, Henderson WR, Hébert PC, Heritier S, Heyland DK, McArthur C, McDonald E, Mitchell I, Myburgh JA, Norton R, Potter J, Robinson BG, Ronco JJ. Intensive versus conventional glucose control in critically ill patients. N Engl J Med. 2009; 26;360(13):1283-97.
8. van den Berghe G, Wouters P, Weekers F, Verwaest C, Bruyninckx F, Schetz M, Vlasselaers D, Ferdinande P, Lauwers P, Bouillon R. Intensive insulin therapy in the critically ill patients. N Engl J Med. 2001; 345:1359-1367.
9. van den Berghe G, Wilmer A, Hermans G, Meersseman W, Wouters PJ, Milants I, Wijngaerden EV, Bobbaers H, Bouillon R. Intensive insulin therapy in the medical ICU. N Engl J Med. 2006; 354: 449-61.

12.2

Preparo cirúrgico e para exames

Patrícia Borges

Claudia Regina Lopes Cardoso

Lenita Zajdenverg

Melanie Rodacki

INTRODUÇÃO

Pacientes com diabetes *mellitus* (DM) têm maiores chances de necessitar de uma cirurgia do que pessoas sem diabetes. A cirurgia em pacientes com DM está associada a internação hospitalar mais prolongada, maior necessidade de internação em unidade de terapia intensiva e maior mortalidade que nos indivíduos sem diabetes.

AVALIAÇÃO PRÉ-OPERATÓRIA

A avaliação pré-operatória de qualquer paciente, inclusive aqueles com DM, foca-se na avaliação do risco cardiopulmonar e em sua possibilidade de modificação. A doença coronariana é muito mais comum em indivíduos com DM do que na população em geral, e, além disso, pacientes com diabetes têm risco aumentado de isquemia silenciosa. Dessa forma, a avaliação do risco cirúrgico é essencial nesses pacientes.

Embora pacientes com diabetes apresentem risco cardiovascular aumentado, atualmente não se justifica o rastreio de doença coronariana em pacientes assintomáticos, porque se sabe que o que realmente melhora os desfechos é o controle dos fatores de risco de doença cardiovascular. Além disso, em um estudo em pacientes com diabetes assintomáticos e eletrocardiograma normal que apresentaram distúrbios de perfusão (presente em 1 em cada 5 pacientes investigados), a taxa de eventos cardiovasculares foi extremante baixa, em um acompanhamento médio de quase 5 anos, não só nos pacientes que realizaram a cintilografia mas também nos que não realizaram a investigação.[1-3]

Os pacientes com diabetes candidatos à investigação coronariana são aqueles com sintomas típicos ou atípicos e os com eletrocardiograma de repouso anormal. Todos pacientes com diabetes *mellitus* tipo 2 (DM2) e aqueles com diabetes *mellitus* tipo 1 (DM1) de longa duração devem realizar eletrocardiograma anualmente. Portanto, se o paciente tiver eletrocardiograma recente e for assintomático do ponto de vista cardiovascular, este exame não precisa ser repetido no pré-operatório. Se a capacidade funcional for maior do que 4 equivalentes metabólicos (MET) e o eletrocardiograma for normal, nenhuma investigação adicional está indicada em cirurgia de qualquer porte. Em pacientes com baixa capacidade funcional e eletrocardiograma normal está indicado o ecocardiograma para avaliar a função ventricular sistólica. Se esta for normal, sem disfunção segmentar, nenhuma investigação adicional é necessária. Se a capacidade funcional for baixa e o eletrocardiograma for alterado, mas sem isquemia, a investigação de doença coronariana assintomática não é consenso. Em geral, realizamos o ecocardiograma; se a função sistólica for boa e não tiver disfunção segmentar, recomenda-se a vigilância hemodinâmica no pós-operatório, eletrocardiograma diário e enzimas seriadas nas primeiras 48 horas, em cirurgias de médio e grande portes. Naqueles pacientes com baixa capacidade funcional e eletrocardiograma alterado, se o ecocardiograma apresentar disfunção segmentar e/ou disfunção sistólica global, está indicada a cintilografia de perfusão de repouso e com estresse farmacológico ou com exercício. De acordo com o território e a extensão da isquemia na cintilografia de perfusão, o paciente deve ser submetido à investigação invasiva com cineangiocoronariografia. No entanto, estudos comparando tratamento médico intensivo, que está indicado de qualquer forma em pacientes com diabetes e alto risco cardiovascular, com procedimentos de revascularização miocárdica demonstraram a mesma taxa de ocorrência de desfechos cardiovasculares. Nesses estudos foram excluídos pacientes diabéticos com angina classe IV (classificação canadense), lesão de tronco de coronária esquerda, fração de ejeção menor que 30% e hipotensão no primeiro estágio do protocolo de Bruce.

Todos pacientes com diabetes devem ter a investigação, pelo menos anual, dos fatores de risco cardiovascular e devem ser tratados adequadamente, o que reduz o risco de complicações perioperatórias. Esses fatores de risco incluem dislipidemia, hipertensão, tabagismo, história familiar de doença coronariana prematura, de albuminúria anormal. Os pacientes com doença coronariana conhecida e aqueles com risco cardiovascular aumentado (pelo menos um fator de risco associado) devem receber ácido acetilsalicílico (AAS), estatina e inibidor da enzima conversora de angiotensina ou bloqueador do receptor de angiotensina II se tiverem hipertensão arterial e/ou nefropatia diabética e nenhuma contraindicação ao seu uso. Todas essas medicações devem ser mantidas no período perioperatório. A suspensão do

AAS deve ser efetuada uma semana antes da cirurgia e seu retorno deve ser o mais rápido possível, de acordo com porte e tipo da cirurgia, em geral em 12 a 24 horas no pós-operatório. A estatina deve ser mantida no pré- e pós-operatório, assim como o restante das medicações, de acordo com a estabilidade hemodinâmica, a função renal e o potássio sérico, e do retorno do uso do tubo digestivo para administração das medicações. Nos pacientes com doença coronariana conhecida, e, particularmente, com infarto do miocárdio prévio, os betabloqueadores devem ser iniciados no pré-operatório e mantidos no pós-operatório.[4-5]

Todos os pacientes necessitam de cuidadosa anamnese e exame físico. Alguns cuidados, contudo, são essenciais e devem ser pesquisados:

- **Determinação do tipo de diabetes dos pacientes:** já que pacientes com DM1 têm risco muito mais alto de cetoacidose diabética.
- **Complicações do diabetes:** retinopatia, nefropatia, neuropatia, doença coronariana, doença vascular periférica.
- **Controle glicêmico basal:** frequência da monitoração, média dos níveis glicêmicos, variabilidade da glicemia, hemoglobina glicada.
- **Avaliação de hipoglicemias:** frequência, horários, sintomas, gravidade.
- **Terapia usada:** medicações, tipo de insulina, doses e horários.
- **Características da cirurgia:** quanto tempo de jejum, tipo de cirurgia (maior ou menor), horário e duração estimada.
- Tipo de anestesia.

A investigação laboratorial básica deve incluir pelo menos um eletrocardiograma, função renal e hemoglobina glicada (HbA1c). Alguns estudos sugerem que a HbA1c elevada pode predizer maior taxa de infecção pós-operatória, infarto agudo do miocárdio e mortalidade. Maior investigação do risco cirúrgico, inclusive testes não invasivos cardíacos, deve ser considerada em alguns casos individuais.[6]

Não existem evidências suficientes para se recomendar HbA1c limite antes de uma cirurgia eletiva.[7-11] Dessa forma, os riscos associados ao controle glicêmico ruim devem ser contrabalanceados com a necessidade do procedimento cirúrgico. Um limite entre 8% e 9% é aceitável, dependendo das circunstâncias de cada indivíduo. Para alguns pacientes, um alvo menor é possível, mas para aqueles com alto risco de hipoglicemia, um alvo um pouco mais elevado pode ser apropriado.

EFEITO DA CIRURGIA NO CONTROLE GLICÊMICO

Procedimentos cirúrgicos maiores levam a estresse metabólico, com aumento da secreção de hormônios catabólicos e inibição de hormônios anabólicos, particularmente a insulina. A inibição inicial da secreção de insulina é seguida por um período pós-operatório de resistência à ação da insulina. Dessa forma, grandes cirurgias resultam em um estado de insuficiência de insulina. A magnitude da liberação dos hormônios contrarregulatórios varia de indivíduo para indivíduo e é influenciada pelo tipo de anestesia (anestesia geral está associada a alterações metabólicas maiores quando comparada à anestesia peridural), pela extensão da cirurgia (revascularização cardiovascular por *bypass* resulta em maior resistência insulínica), e por fatores pós-operatórios, como sepse, hiperalimentação e uso de corticosteroides.

Pacientes com diabetes estão mais suscetíveis a infecção e pior controle glicêmico no período perioperatório, o que gera um impacto significativo no risco de infecção pós-cirúrgica.[12,13]

OBJETIVOS GERAIS DO CONTROLE GLICÊMICO

Os objetivos do manejo dos pacientes diabéticos no período perioperatório são:

- Manter o equilíbrio hidreletrolítico.
- Prevenir a cetoacidose.
- Evitar hiperglicemia significativa.
- Evitar hipoglicemia.

Pacientes com DM1 apresentam deficiência profunda de secreção de insulina, sendo suscetíveis a desenvolver cetose e acidose. Um erro comum é conduzir esses pacientes como um paciente com DM2, que não costumam desenvolver cetoacidose, omitindo, por exemplo, a dose de insulina de ação prolongada quando sua glicemia não está "muito elevada".

Hipoglicemia é outra potencial complicação do controle metabólico ruim no perioperatório. Mesmo poucos minutos de hipoglicemia podem ser perigosos, o que possibilita a indução de arritmias, outros eventos cardíacos ou déficits cognitivos transitórios. Hipoglicemia e neuroglicopenia subsequente podem ser difíceis de serem detectadas em pacientes sedados no pós-operatório.

ALVO GLICÊMICO

A variação de alvos glicêmicos recomendados em diferentes diretrizes se dá pela falta de evidência do quanto um controle glicêmico deve ser rigoroso no perioperatório de pacientes diabéticos.

Em decorrência dos danos que a hiper e a hipoglicemia podem causar, é razoável que se recomende a manutenção dos níveis glicêmicos entre 110 e 180 mg/dL.

Vale lembrar que os alvos glicêmicos devem levar em conta situações individuais de cada paciente, como idade e comorbidades, por exemplo, para que esses objetivos sejam seguros para cada indivíduo.

ABORDAGEM DO CONTROLE GLICÊMICO NO PERÍODO PERIOPERATÓRIO

Idealmente todos os pacientes com diabetes *mellitus* devem ter suas cirurgias no primeiro horário da manhã, para minimizar a quebra de sua rotina de alimentação e aplicação de insulina, nos casos em que esta é utilizada.

As recomendações são geralmente categorizadas com base em tipo de diabetes, natureza e extensão do procedimento cirúrgico, terapia medicamentosa prévia e o controle do estado metabólico antes da cirurgia.

Um fator importante para o sucesso de qualquer regime é a monitoração frequente da glicemia capilar, o que permite a pronta detecção de qualquer alteração no controle metabólico. A glicemia capilar, entretanto, é menos confiável em pacientes hipotensos, em uso de vasopressores ou com baixa perfusão periférica.

Diabetes *mellitus* tipo 2 em tratamento apenas com dieta

Geralmente não necessitam de terapia no perioperatório. Em pacientes cuja glicemia ultrapassar o alvo estabelecido, pode ser administrada insulina de ação rápida (Regular) ou ultrarrápida (Lispro, Asparte ou Glulisina) subcutânea, conforme uma escala preestabelecida.

A glicemia deve ser checada antes da cirurgia e logo após a cirurgia. Para cirurgias longas é recomendada monitoração de glicemia capilar durante a cirurgia, a cada 1 ou 2 horas. Não é necessária a infusão de soro glicosado, se não for administrada insulina.

Diabetes *mellitus* tipo 2 em tratamento com hipoglicemiantes orais ou drogas injetáveis não insulínicas

Os pacientes devem ser orientados a manter seus hipoglicemiantes até a manhã da cirurgia, não administrando estas drogas nesse período. As sulfonilureias aumentam o risco de hipoglicemia, além de existir preocupação sobre seus efeitos vasculares em pacientes com isquemia cardíaca ou cerebral. A metformina é contraindicada em condições de risco de hipoperfusão renal, acúmulo de lactato e hipoxemia tecidual. As tiazolidinedionas (TZD) podem piorar retenção de líquidos e edema periférico, o que pode precipitar a insuficiência cardíaca congestiva. Os novos agentes, como os inibidores de DPP-4 e os análogos de GLP-1, podem alterar a motilidade gastrintestinal, piorando o estado pós-operatório.

A maioria dos pacientes com bom controle glicêmico não necessitarão de insulina para procedimentos cirúrgicos rápidos. Para pacientes que desenvolverem hiperglicemia, doses suplementares de insulina de ação rápida podem ser administradas, por via subcutânea, conforme escala preestabelecida, baseada na glicemia capilar.

A maior parte das drogas hipoglicemiantes pode ser reiniciada após a cirurgia, quando o paciente voltar a se alimentar, com exceção da metformina, que deve ter sua reintrodução postergada, caso haja suspeita de hipoperfusão renal, até a documentação de função renal adequada.[6,14,15]

Diabetes *mellitus* tipo 1 ou tipo 2 com uso de insulina

De modo geral, recomenda-se manter a alimentação e a insulinoterapia usual no dia *anterior* à cirurgia. Nos pacientes com tendência a hipoglicemia, a dose de insulina basal na noite anterior à cirurgia pode ser diminuída em 10% a 20%. Glicemia capilar deve ser aferida antes de dormir e, caso, esteja elevada, insulina regular ou ultrarrápida deve ser utilizada conforme escala. Caso haja hipoglicemia, o paciente pode utilizar glicose em gel por via oral para correção.[6]

Cirurgias de pequeno e médio portes

A maioria dos pacientes nesta categoria pode manter o uso de insulina por via subcutânea. Nestes casos, a conduta em relação à insulina depende do número de refeições a serem omitidas e do tipo de insulinoterapia em uso. De modo geral, o esquema deve ser alterado até o momento em que a alimentação seja restaurada.

1. Para pacientes que realizam cirurgias de pequeno porte ou médio porte pela manhã, nas quais haverá apenas atraso do café da manhã, recomenda-se:

- Caso utilizem insulina Glargina ou Detemir em esquema basal-*bolus* ou bomba de insulina, manter a dose de insulina basal. A dose de insulina regular ou ultrarrápida deve ser feita de acordo com escala predeterminada até que o paciente retome a alimentação. A partir deste momento, deve ser feita dose de *bolus* usual. Para pacientes com tendência a hipoglicemia ou média de glicemias no limite inferior do alvo glicêmico no período próximo à cirurgia, é recomendada a redução da insulina basal em 10% a 20% para evitar hipoglicemia perioperatória.

- Caso utilizem insulina NPH, para cirurgias rápidas, pode ser feito apenas atraso na administração de insulina, na mesma dose habitual, após o procedimento cirúrgico e retorno da alimentação. Entretanto, para pacientes com DM1, se houver atraso no procedimento cirúrgico ou duração mais prolongada do que a prevista do procedimento cirúrgico, a insulina NPH deve ser administrada, visando evitar o desenvolvimento de cetoacidose diabética.

2. Para pacientes que realizam cirurgias de pequeno ou médio porte pela manhã em que haverá omissão do café da manhã, recomenda-se:

- Caso utilizem insulina Glargina ou Detemir em esquema basal-*bolus*, se as doses de insulina basal e em *bolus* estiverem equilibradas (~ 50% da dose para cada) e não houver tendência a hipoglicemia, manter a dose de insulina basal. Se houver tendência a hipoglicemia ou controle glicêmico próximo ao limite inferior do alvo preconizado, deve-se reduzir a dose de insulina basal em 10% a 20%. Caso a dose de basal seja significativamente mais elevada que a dose de insulina em *bolus* (> 60% do total), deve-se reduzir a dose de insulina basal em cerca de 20% no dia da cirurgia. A insulina habitualmente utilizada em *bolus* deve ser omitida e insulina regular ou ultrarrápida deve aplicada apenas para correção da hiperglicemia, conforme esquema, até que a alimentação seja reiniciada.
- Caso utilizem insulina NPH, reduzir a dose de insulina NPH matinal em 30% a 35% (ou seja, administrar 65% a 70% da dose matinal) e administrar insulina regular ou ultrarrápida conforme esquema.
- Caso utilizem insulina pré-mistura, administrar pela manhã insulina NPH na dose de 65% a 70% da parcela correspondente à insulina de ação intermediária. Sendo assim, para pacientes em uso de insulina 70/30, deve-se diminuir 30% a 35% da dose de insulina de ação intermediária em uso, que corresponde a 70% da dose matinal total de insulina pré-mistura. Para pacientes em uso de insulina pré-mistura 50/50, a parcela correspondente de insulina de ação intermediária é de 50% da dose matinal total de insulina pré-mistura. Além disso, deve-se administrar insulina Regular ou ultrarrápida conforme esquema, caso haja hiperglicemia.

3. Para pacientes que realizam cirurgias de pequeno porte pela manhã em que haverá omissão de café da manhã e almoço:

- Caso utilizem insulina Glargina, Detemir ou bomba de insulina, proceder como no item 2.

- Caso utilizem insulina NPH, administrar pela manhã insulina NPH na dose de 30% a 35% da habitual (ou seja, reduzir em 65% a 70% a dose habitual) e aplicar insulina de ação rápida ou ultrarrápida conforme esquema. Pacientes com mau controle metabólico podem receber 50% da dose habitual de insulina NPH.
- Caso utilizem insulina pré-mistura, administrar pela manhã insulina NPH na dose de 30% a 35% da parcela correspondente à insulina de ação intermediária. Pacientes com mau controle metabólico podem receber 50% da parcela correspondente à insulina de ação intermediária.

4. Para pacientes que realizam cirurgias de pequeno e médio porte à tarde ou à noite, caso utilizem insulina Glargina, Detemir ou bomba de insulina, proceder de forma semelhante às situações anteriores. Para pacientes que utilizem insulina NPH e permaneçam em jejum desde o despertar, pode ser administrada a dose de 30% a 35% da dose habitual matinal de insulina NPH, com esquema de insulina Regular ou ultrarrápida para correção de hiperglicemia. Se o café da manhã for permitido, insulina em *bolus* deve ser administrada neste horário.

O esquema de insulina Regular ou ultrarrápida para correção de hiperglicemia no período perioperatório deve ser feito com base no fator de sensibilidade, que é determinado pela fórmula a seguir: 1.700/dose total de insulina. O fator de sensibilidade indica o quanto uma unidade de insulina pode reduzir a glicemia. Sendo assim, um paciente que utilize 42 unidades de insulina como dose total diária (incluindo insulina basal e em *bolus*), terá o fator de sensibilidade de 1.700/42 = 40,4, que pode ser aproximado para 40 mg/dL. Dessa forma, cada unidade de insulina será capaz de reduzir 40 mg/dL da glicemia. Levando isto em consideração, podemos criar um esquema que preconize 1 unidade de insulina a mais para cada faixa de glicemia acima do alvo glicêmico estabelecido. Caso o alvo glicêmico estabelecido para o paciente em questão seja < 140 mg/dL, pode-se estabelecer o esquema conforme a Tabela 12.2.1.

Tabela 12.2.1 Exemplo de tabela para correção de hiperglicemia (com fator de sensibilidade de 40 mg/dL)

Glicemia	Dose de insulina
< 140 mg/dL	0
140 a 179 mg/dL	1
180 a 219 mg/dL	2
220 a 259 mg/dL	3
260 a 299 mg/dL	4
≥ 300 mg/dL	5

Deve-se lembrar sempre que a administração de doses ímpares de insulina (1, 3, 5, 7 etc.) pressupõe a utilização de canetas de insulina, bombas de insulina ou seringas de insulina de 30 ou 50 unidades, já que nas seringas de 100 unidades só são permitidas administrações de doses pares (2, 4, 6, 8 etc.) de insulina (pois nestas seringas cada marcação corresponde a duas unidades de insulina, enquanto nas seringas de 30 ou 50 unidades, uma marcação equivale a uma unidade). Para pacientes em uso de doses elevadas de insulina, as escalas podem ser estabelecidas apenas com doses pares de insulina, para simplificação, levando-se em conta que geralmente há baixo risco de hipoglicemia nestes pacientes. Dessa forma, em um paciente com dose total de insulina de 85 unidades ao dia, cujo fator de sensibilidade será de 20 mg/dL, o esquema de insulina pode ser simplificado administrando-se 2 unidades para cada 40 mg/dL da glicemia acima do alvo preconizado, conforme a Tabela 12.2.2.

Tabela 12.2.2 Exemplo de tabela para correção de hiperglicemia (com fator de sensibilidade de 20 mg/dL)

Glicemia	Dose de insulina
< 140 mg/dL	0
140 a 179 mg/dL	2
180 a 219 mg/dL	4
220 a 259 mg/dL	6
260 a 299 mg/dL	8
≥ 300 mg/dL	10

A glicemia capilar, no período perioperatório, deve ser mensurada a cada 4 a 6 horas para pacientes em uso de insulina Regular e a cada 2 a 4 horas para pacientes em uso de análogos ultrarrápidos de insulina. Caso haja hiperglicemia mantida (> 180 mg/dL), a glicemia deve ser checada de 1/1 h, para avaliação da resposta terapêutica. Entretanto, uma nova administração de insulina Regular ou ultrarrápida deve ser postergada em pelo menos 2 h para análogos ultrarrápidos de insulina e 4 h para insulina Regular, de modo geral. Nos casos de hiperglicemia sem correção, deve-se reavaliar o esquema elaborado, aumentando-se a dose de insulina utilizada. Caso a glicemia seja persistentemente muito elevada, sem correção adequada mesmo após aumento da dose de insulina, considerar iniciar infusão venosa contínua de insulina. Caso a glicemia esteja < 80 mg/dL ou < 100 mg/dL e em declínio, iniciar 40 mL/h de soro glicosado a 5% e repetir glicemia em 1 h, suspendendo a infusão quando a glicemia ultrapassar este valor.

Para pacientes que estejam apenas em administração subcutânea de insulina no período perioperatório de cirurgias de pequeno ou médio porte, aporte venoso de glicose na forma de soro glicosado 5% (SG5%) ou 10% geralmente não é necessário, exceto nos casos de desnutrição, catabolismo ou tendência a hipoglicemia, geralmente na forma de 40 mL/h de SG5%. Caso seja necessário iniciar insulina endovenosa, o aporte endovenoso de glicose se torna indispensável.

Cirurgias de grande porte

O paciente deve ser admitido na noite anterior à cirurgia, principalmente se o seu controle glicêmico não for satisfatório (HbA1c > 8%).

Infusão de insulina venosa é a terapia padrão para o manejo perioperatório de indivíduos com DM, especialmente pacientes com DM1 e DM2 em uso de insulina, que passarão por cirurgias extensas. A infusão facilita o manejo devido à meia-vida curta da insulina intravenosa (5 min a 10 min), que permite um controle mais preciso da glicemia.

As instituições de saúde ao redor do mundo contam com diferentes alogaritmos. Esses algoritmos facilitam a comunicação entre médicos e enfermeiros, atingem o controle da hiperglicemia de forma oportuna e proveem uma maneira de determinar a taxa de infusão de insulina adequada para manter os alvos glicêmicos definidos.

Duas formas de infusão de insulina têm sido usadas: combinando insulina, glicose e potássio em uma mesma solução (solução GIK), ou infundindo insulina em uma bomba de infusão separadamente.

A solução combinada (GIK) é iniciada em uma taxa de infusão de 100 mL/h em uma solução de 500 mL de soro glicosado a 10% + 10 mmol de potássio + 15 unidades de insulina de ação rápida. Ajustes na dose de insulina são feitos de 5 em 5 unidades de acordo com a glicemia capilar monitorada pelo menos a cada 2 h. O potássio é adicionado para prevenir hipopotassemia e deve ser monitorado a cada 6 horas. Esse tipo de infusão é eficiente, seguro e eficaz, porém não permite um ajuste seletivo da insulina sem trocar toda a solução. Dessa forma, a infusão separada de insulina é a mais utilizada.

Geralmente, a infusão contínua de insulina separadamente é preparada de forma a ficar na proporção de 1 unidade para 1 mL de soro fisiológico a 0,9%. Uma forma de calcular a dose inicial é dividindo-se o nível de glicemia (mg/dL) por 100 (p. ex., se a glicemia inicial for 260 mg/dL, 260 ÷ 100 = 2,5, então o *drip* deve ser iniciado a 2,5 U/h). Uma infusão inicial em *bolus* é usada frequentemente quando o paciente apresenta hiperglicemia significativa (> 200 mg/dL). A glicemia capilar deve ser monitorada de forma horária para ajuste de infusão da insulina. Esse tipo de infusão é mais flexível e não requer a troca de toda a solução, como a GIK. A infusão deve ser mantida no pós-operatório até que a dieta oral seja retomada, quando o tratamento usado previamente deve ser restabelecido.

Não se pode esquecer de prover reposição adequada de glicose ao paciente para evitar o catabolismo, estado de cetose e hipoglicemia induzida pela insulina. A taxa de glicose que um indivíduo adulto sem diabetes requer para prevenir o catabolismo é de 120 g/d (ou 5 g/h). Com o jejum pré-operatório, estresse cirúrgico e terapia de infusão contínua de insulina, a demanda calórica na maioria dos pacientes com diabetes é de 5 g a 10 g de glicose por hora. Isso pode ser fornecido pelo soro glicosado a 5% ou 10%. A infusão de soro glicosado a 5% a uma taxa de 100 mL/h fornece 5 g/h de glicose. Se houver necessidade de restrição de líquidos, pode-se usar o soro glicosado a 10%. Os fluidos contendo lactato causam exacerbação da hiperglicemia.

PREPARO DE PACIENTES COM DIABETES *MELLITUS* PARA A REALIZAÇÃO DE EXAMES COMPLEMENTARES

Para determinar a conduta a ser seguida durante a realização de exames complementares, é necessário saber o horário em que o exame será realizado, sua duração, qual o tempo de jejum a ser realizado e se envolve administração de contraste. Exames complementares que envolvam um período de jejum devem ser preferencialmente realizados no período da manhã. Caso o procedimento seja curto e a alimentação seja reiniciada logo a seguir, as medicações devem ser apenas atrasadas e administradas após o exame. No caso do uso de insulina em esquema basal-*bolus* com análogos de insulina (Detemir ou Glargina) ou bomba de insulina, a insulina basal matinal pode ser administrada normalmente (devendo ser reduzida apenas nos pacientes em uso de proporção de insulina basal significativamente superior do que de insulina em *bolus* e nos pacientes com tendência a hipoglicemia) e a insulina em *bolus* deve ser omitida no período correspondente ao exame. Caso insulina NPH seja utilizada, esta pode ser atrasada e administrada após a realização do exame. Para procedimentos realizados à tarde, deve-se evitar jejum por mais de 4 h e os medicamentos para o tratamento do diabetes devem ser reduzidos no período de jejum.

No caso de procedimentos mais prolongados, medicações não insulínicas podem ser suspensas na manhã do dia da realização do exame e reestabelecidas após retorno da alimentação. Uma exceção a esta regra é a conduta quanto à metformina em pacientes submetidos a exames que necessitem de contraste iodado. Nestes casos, a metformina deve ser suspensa antes do exame e retornada 48 h após a realização do mesmo. Uma medida de creatinina antes do retorno da metformina é preferível, para avaliar se houve prejuízo na função renal após o exame. A conduta quanto à administração de insulina em pacientes submetidos a exames complementares mais prolongados deve ser a mesma adotada durante a realização de cirurgias de pequeno e médio portes. No período de jejum a glicemia deve ser monitorada de hora em hora caso o exame seja atrasado e o período de jejum seja mais duradouro do que o previsto. Caso haja hipoglicemia neste período, infusão de glicose pode ser necessária.

Pacientes submetidos a colonoscopia necessitam de recomendações especiais, pois são submetidos a preparo antes do procedimento:

- No dia antes do procedimento, pacientes em uso de medicamentos orais para tratamento do diabetes devem usar apenas metade da dose habitual pela manhã e suspender a administração noturna. Pacientes em uso de agonistas do receptor GLP-1 e inibidores de DPP-4 podem receber a dose habitual destes medicamentos. No dia do procedimento, medicamentos não insulínicos devem ser suspensos e retornados quando a alimentação for reiniciada.

- Para pacientes em uso de insulina, caso utilizem esquema basal-*bolus* com contagem de carboidratos e análogos de insulina, manter esquema usual no dia anterior e no dia do exame. Entretanto, indivíduos nesta categoria com tendência a hipoglicemia e/ou em uso de doses excessivas de insulina basal (> 60% do total), bem como pacientes em uso de esquema basal-*bolus* com insulina NPH devem ser orientados a diminuir a dose de insulina habitual em 10% a 20%. Nos pacientes em uso de outros esquemas de insulina, a dose de insulina deve ser reduzida em 30% a 50% na noite anterior ao exame, dependendo do grau de controle glicêmico do paciente e da proporção de insulina basal utilizada (quanto maior a proporção, maior a necessidade de redução).

- A dieta líquida deve conter alimentos contendo carboidratos, como gelatina com açúcar e sucos de frutas. Dois copos de gelatina comum (com açúcar) ou suco nos horários das refeições e um copo entre as refeições e ao deitar geralmente são capazes de prevenir hipoglicemia em pacientes que utilizam insulina.[14]

Alguns cuidados adicionais devem ser adotados em pacientes com diabetes submetidos a exames complementares. Para a realização de tomografia por emissão de pósitrons (PET-scan), recomenda-se que o paciente esteja com controle glicêmico o mais satisfatório possível, pois a hiperglicemia aguda e o uso de insulina no momento do exame inteferem na absorção do radioisótopo flúor-18-fluorodesoxiglicose e podem interferir no resultado do exame.[15] Pacientes em uso de bomba de infusão subcutânea de insulina e sensores para monitoração contínua de glicose no líquido intersticial devem retirar estes aparelhos para realização de raios X, ressonância magnética e tomografia computadorizada, pois o forte campo magnético pode interferir na infusão de insulina e mensuração de glicose.

REFERÊNCIAS BIBLIOGRÁFICAS

1. Ford ES. Trends in the risk for coronary heart disease among adults with diagnosed diabetes in the U.S.: findings from the National Health and Nutrition Examination Survey, 1999-2008. Diabetes Care. 2011; 34:1337-43.
2. Bax JJ, Young LH, Frye RL, Bonow RO, Steinberg HO, Barrett EJ. Screening for coronary artery disease in patients with diabetes. Diabetes Care. 2007; 30:2729-36.
3. Young LH, Wackers FJ, Chyun DA et al.; DIAD Investigators. Cardiac outcomes after screening for asymptomatic coronary artery disease in patients with type 2 diabetes: the DIAD study: a randomized controlled trial. JAMA. 2009; 301.
4. Boden WE, O'Rourke RA, Teo KK et al. COURAGE Trial Research Group. Optimal medical therapy with or without PCI for stable coronary disease. N Engl J Med. 2007; 356:1503-16.
5. Frye RL, August P, Brooks MM et al.; BARI 2D Study Group. A randomized trial of therapies for type 2 diabetes and coronary artery disease. N Engl J Med. 2009; 360:2503-15.
6. Umpierrez GE, Hellman R, Korytkowski MT, Kosiborod M, Maynard GA, Montori VM. Management of hyperglycemia in hospitalized patients in non-critical care setting: an endocrine society clinical practice guideline. J Clin Endocrinol Metab. Jan 2012; 97(1):16-38.
7. Dronge AS, Perkal MF, Kancir S et al. Long-term glycemic control and postoperative infectious complications. Arch Surg. 2006; 141:375.
8. Sato H, Carvalho G, Sato T et al. The association of preoperative glycemic control, intraoperative insulin sensitivity, and outcomes after cardiac surgery. J Clin Endocrinol Metab. 2010; 95:4338.
9. Halkos ME, Puskas JD, Lattouf OM et al. Elevated preoperative hemoglobin A1c level is predictive of adverse events after coronary artery bypass surgery. J Thorac Cardiovasc Surg. 2008; 136:631.
10. Alserius T, Anderson RE, Hammar N et al. Elevated glycosylated haemoglobin (HbA1c) is a risk marker in coronary artery bypass surgery. Scand Cardiovasc J. 2008; 42:392.
11. Stryker LS, Abdel MP, Morrey ME et al. Elevated postoperative blood glucose and preoperative hemoglobin A1C are associated with increased wound complications following total joint arthroplasty. J Bone Joint Surg Am. 2013; 95:808.
12. King JT Jr, Goulet JL, Perkal MF, Rosenthal RA. Glycemic control and infections in patients with diabetes undergoing noncardiac surgery. Ann Surg. 2011; 253:158.
13. Malone DL, Genuit T, Tracy JK et al. Surgical site infections: reanalysis of risk factors. J Surg Res. 2002; 103:89.
14. Hirsch IB, McGill JB. Role of insulin in management of surgical patients with diabetes mellitus. Diabetes Care. 1990; 13:980.
15. Hoogwerf BJ. Perioperative management of diabetes mellitus: how should we act on the limited evidence? Cleve Clin J Med. 2006; 73 Suppl 1:S95.
16. Seley JJ, van den Berghe G. Mayo Foundation for Medical Education and Research. Mayo clinic guideline: Colonoscopy: Medication directions for patients with diabetes; 2012.
17. Zhuang HM, Cortes-Blanco A, Pourdehnad M, Adam LE, Yamamoto AJ, Martinez-Lazaro R, Lee JH, Loman JC, Rossman MD, Alavi A. Do high glucose levels have differential effect on FDG uptake in inflammatory and malignant disorders? Nucl Med Commun. 2001; 22(10):1123-8.

12.3

Manejo clínico do diabetes *mellitus* como uma comorbidade durante a internação hospitalar

Livia Daher Balarini
Lenita Zajdenverg
Melanie Rodacki

INTRODUÇÃO

Diante da evidência de que o controle glicêmico satisfatório reduz a morbi-mortalidade e, consequentemente, o tempo de internação, o manejo clínico do paciente com diabetes *mellitus* (DM) deve ser realizado de forma adequada e eficaz por toda a equipe de saúde envolvida na internação hospitalar.

O controle da glicemia no ambiente intra-hospitalar se faz preferencialmente com insulinoterapia para todos os pacientes com doenças agudas. No entanto, deve ser individualizado de acordo com o estado clínico do paciente. A alimentação também deve ser um importante alvo de atenção nesses pacientes. As ingestões devem apresentar conteúdo consistente de carboidratos em cada refeição, ao longo dos diferentes dias. Isto é especialmente importante para pacientes em uso de insulina.[1]

Sugerimos que a monitoração seja feita por meio da aferição da glicemia capilar nos pacientes com dieta por via oral, antes das refeições e antes de dormir, e a cada 4 h a 6 h em pacientes críticos ou com dieta enteral ou parenteral. Nos pacientes que não apresentem história de diabetes, é necessária a administração de insulina quando encontramos glicemias pré-prandiais > 140 mg/dL e ao acaso > 180 mg/dL após 24 h a 48 h de monitoração glicêmica na internação hospitalar.[2]

A via preferencial de administração da insulina em pacientes críticos é intravenosa; já em pacientes não críticos é subcutânea. O esquema recomendado para administração subcutânea é basal-*bolus*, sendo o basal com insulina lenta (NPH) ou análogo de insulina de ação prolongada (Detemir/Glargina), e o *bolus* com insulina rápida (Regular) ou análogo de insulina ultrarrápida (Asparte, Lispro, Glulisina) (Figura 12.3.1). Os análogos de insulina são preferidos pelo maior perfil de segurança.

Análogos ultrarrápidos de insulina devem ser administrados de 0 a 15 minutos antes das refeições, já a insulina Regular deve ser administrada 30 minutos antes das refeições. Insulina em *bolus*, de modo geral, deve ser omitida se a glicemia for < 70 mg/dL ou o paciente estiver em dieta zero.

A prescrição de insulina se dá de forma diferenciada, como será demonstrado neste capítulo. Nos pacientes que já utilizam insulina, vários fatores podem interferir nas necessidades de insulina. Enquanto doenças (p. ex., infecções) e uso de glicocorticoides podem aumentar a necessidade de insulina, redução da ingestão alimentar pode aumentar o risco de hipoglicemia.

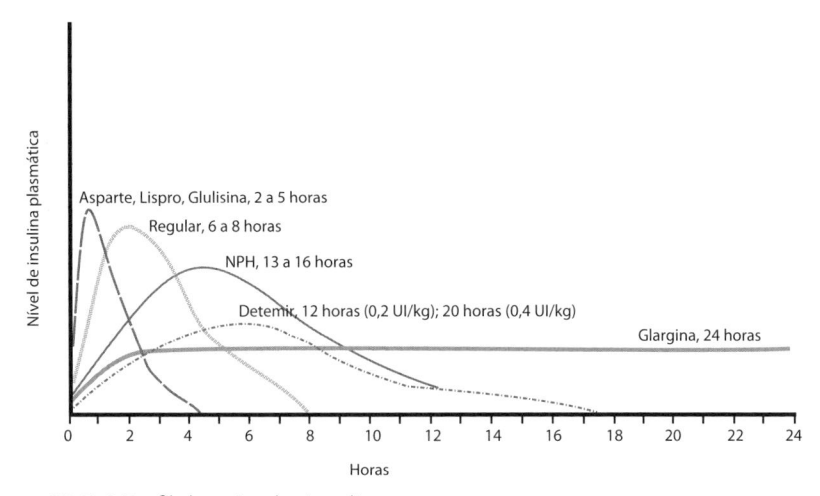

Figura 12.3.1 Perfil de ação das insulinas.

ORIENTAÇÕES PARA CONTROLE GLICÊMICO DO PACIENTE COM DIABETES *MELLITUS* TIPO 2 HOSPITALIZADO, NÃO CRÍTICO, EM DIETA POR VIA ORAL

- Suspender hipoglicemiantes não insulínicos de uso habitual, nos pacientes em uso destas medicações.
- **Cálculo para início de insulina:**
  - □ 0,2 a 0,3 UI/kg/dia em pacientes com perfil de sensibilidade aumentada à insulina: idade ≥ 70 anos, taxa de filtração glomerular < 60 mL/min, doenças terminais ou baixa ingestão calórica.

- ☐ 0,4 UI/kg/dia para pacientes com perfil de resposta normal à insulina: função renal normal, glicemias capilares entre 140 e 200 mg/dL.
- ☐ 0,5 UI/kg/dia para pacientes com perfil de resistência à ação da insulina: uso de corticoide, obesos, uso de alta dose de insulina antes da admissão, glicemias capilares entre 201 e 400 mg/dL.
- Dividir o total calculado em 50% de insulina basal e 50% de insulina em *bolus*.
  - ☐ **Basal**: Glargina 1 ×/dia, Detemir ou NPH 2 ×/dia por via subcutânea.
  - ☐ **Bolus**: insulina Regular 30 min antes das principais refeições ou análogo de insulina ultrarrápida, 10 min a 15 min antes das principais refeições.
- Dividir a dose pelo número de administrações ao dia (em geral 3 × ao dia). Além da dose pré-calculada do *bolus*, é recomendado adicionar dose de correção[2] conforme a glicemia capilar, levando em consideração o perfil de sensibilidade à insulina, conforme a Tabela 12.3.1.

Tabela12.3.1 Dose suplementar de insulina em *bolus* para correção de hiperglicemia (somar à dose prandial programada)

Glicemia capilar	Sensíveis	Usual	Resistentes
> 141 a 180	+ 2	+ 4	+ 6
181 a 220	+ 4	+ 6	+ 8
221 a 260	+ 6	+ 8	+ 10
261a 300	+ 8	+ 10	+ 12
301a 350	+ 10	+ 12	+ 14
351a 400	+ 12	+ 14	+ 16
> 400	+ 14	+ 16	+ 18

Nota: administrar metade da dose na ceia. Geralmente se inicia com a coluna "Usual". Nos pacientes com baixa ingestão, idosos ou com disfunção renal, iniciar com a coluna "Sensíveis". Nos pacientes em uso de corticosteroides e usando mais de 80 unidades de insulina/dia, iniciar com "Resistentes".

O uso de esquemas de insulina de acordo com a glicemia (*sliding scale*), isoladamente, sem levar em conta o perfil fisiológico basal-*bolus*, baseia-se em um conceito equivocado de tratar hiperglicemia. Nesse tipo de tratamento, a insulina só é aplicada quando o controle metabólico já foi perdido e, frequentemente, a dose é excessiva, o que provoca episódios indesejáveis de hipoglicemia e grande variabilidade glicêmica.

Portanto, o uso de *sliding scale* isolado, apesar de amplamente empregado, não é recomendado em pacientes com hiperglicemia mantida (> 140 mg/dL).[3,4]

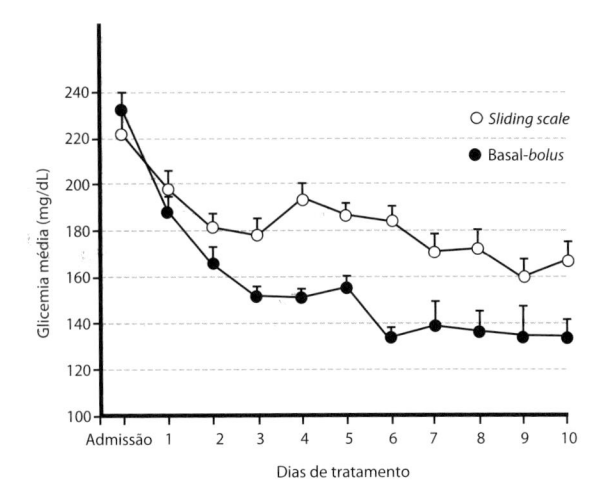

Figura 12.3.2 Comparação da evolução da glicemia média entre pacientes tratados com basal-*bolus* × *sliding-scale.* Umpierrez GE. *et al.* Diabetes Care. 2007; 30:2181-85.

- A via de administração preferencial é a subcutânea.
- Reajustes deverão ser realizados a cada 24 h a 48 h, conforme monitoração da glicemia capilar.
- O reajuste de insulina basal pode ser calculado da seguinte forma:
  □ Para glicemias que se mantenham > 140 mg/dL no período pré-prandial, e > 180 mg/dL no período pós-prandial, adicionar 50% do total de insulina usado nas 24 h anteriores para correção à dose diária de insulina.
  □ Em caso de hipoglicemia (< 70 mg/dL), a dose de insulina deverá ser reduzida em 20%.

ORIENTAÇÕES PARA CONTROLE GLICÊMICO DO PACIENTE COM DIABETES *MELLITUS* TIPO 1 HOSPITALIZADO, NÃO CRÍTICO

O tratamento do DM1 inclui insulinoterapia em esquema basal-*bolus*, com múltiplas injeções de insulina ou bomba de infusão subcutânea de insulina. Pacientes que estejam com estado mental preservado e tenham boa adesão ao tratamento ambulatorial podem ter condições de administrar sua própria insulina, da forma como fazem regularmente em casa. Esta conduta só pode ser adotada se a equipe médica e a equipe de enfermagem julgarem que o paciente é capaz de realizar os procedimentos necessários para tal. Se o autocuidado for adotado, a equipe de enfermagem deve ter registro de tudo que é realizado pelo próprio paciente.[3]

Caso o paciente esteja em alimentação por via oral, a glicemia capilar deve ser aferida antes das refeições e ao deitar. O esquema basal-*bolus* deve ser mantido durante a internação. A dose de insulina basal deve corresponder a aproximadamente 50% da dose de insulina em uso e a dose de insulina pré-prandial deve ser calculada de acordo com a ingestão alimentar e com a glicemia capilar. O procedimento ideal para cálculo da dose pré-prandial é identificar a quantidade de carboidratos a ser ingerida em cada refeição, de acordo com o cálculo da equipe de nutrição, e ajustar da dose de insulina de acordo com esta quantidade. Nos pacientes que realizam dieta com contagem de carboidratos ambulatorialmente, a proporção de insulina para a quantidade de carboidratos a ser ingerida já é previamente definida. Nos pacientes que não fazem contagem de carboidratos, a relação insulina:carboidrato pode ser calculada pela fórmula 500/dose total de insulina em uso ou estimada empiricamente de acordo com o peso do paciente. Dessa forma, sabendo a quantidade de carboidratos a ser ingerida e a necessidade de insulina para cada grama de carboidrato, podemos prescrever a dose adequada de insulina para cada refeição, desde que não haja necessidade de correção para hiperglicemia. Por exemplo, se a equipe de nutrição prescrever 45 g de carboidratos no café da manhã, 60 g no almoço, 30 g no lanche da tarde, 60 g no jantar e 30 g na ceia em um paciente que tenha relação insulina carboidratos de 1:15 g, a insulina prandial a ser prescrita, em um paciente normoglicêmico, será 3 unidades no café da manhã, 4 unidades no almoço, 2 unidades no lanche e 4 unidades no jantar e 2 unidades na ceia. Em pacientes em uso de insulina NPH, especialmente naqueles que utilizam 3 doses de insulina NPH ao dia, a insulina prandial do lanche muitas vezes pode ser omitida, levando-se em consideração o pico de ação da insulina NPH pré-almoço, que muitas vezes coincide com o horário do lanche da tarde. Da mesma forma, em pacientes que utilizam NPH, é necessário que o paciente realize a ceia. Para pacientes em uso de insulina Glargina, se a dose de insulina basal estiver adequada, a ceia não é necessária, embora possa ser realizada se o paciente assim desejar. Nos pacientes com DM1 hospitalizados em uso de insulina NPH, especialmente naqueles que a utilizam três vezes ao dia, habitualmente não utilizamos insulina Regular ou ultrarrápida na ceia (especialmente a primeira), exceto se houver ingestão muito significativa de carboidratos (o que usualmente não é recomendado) ou hiperglicemia acentuada, para correção. Esta conduta visa evitar o desenvolvimento de hipoglicemia durante a madrugada.

A dose da insulina a ser administrada antes das refeições depende não só da quantidade de carboidratos a ser ingerida, mas também da glicemia no momento da administração. A dose de insulina a ser somada à dose de insulina necessária para "cobrir" os carboidratos a serem ingeridos deve ser calculada de acordo com o fator sensibilidade. Este, caso não seja conhecido previamente pelo paciente, pode ser calculado pela fórmula 1.700/dose total de insulina em uso, desde que o paciente esteja com controle metabólico próximo ao aceitável ambulatorialmente. O uso desta fórmula em pacientes muito hiperglicêmicos pode subestimar o fator de sensibilidade e o seu uso em pacientes com hipoglicemias de repetição pode superestimar este índice. Um paciente com glicemias próximas ao alvo preconizado, sem hipoglicemias significativas de repetição, que utilize 50 unidades de insulina ao dia, terá fator de sensibilidade de 1.700/50 = 34, que pode ser "arredondado" para 35. Logo, 1 unidade de insulina deverá ser adicionada para cada 35 mg/dL de glicemia acima do alvo. Retomando o primeiro exemplo, com dose de insulina prandial calculada como 3 unidades no café da manhã, 4 unidades no almoço, 2 unidades no lanche e 4 unidades no jantar e fator de sensibilidade de 35, a dose de insulina poderia ser prescrita conforme a Tabela 12.3.2:

Tabela 12.3.2 Exemplo de prescrição de insulina prandial para pacientes com DM1 hospitalizados

	Café	**Almoço**	**Lanche**	**Jantar**	**Ceia***
<140	3	4	2	4	2
140 a 175	4	5	3	5	3
176 a 210	5	6	4	6	4
211 a 245	6	7	5	7	5
246 a 280	7	8	6	8	6
281 a 315	8	9	7	9	7
>315	9	10	8	10	8

* Para a ceia, este esquema seria adequado em pacientes utilizando análogos de insulina de longa duração. Em pacientes em uso de insulina NPH, especialmente naqueles que a utilizam 3 vezes ao dia, seria mais adequado não administrar nenhuma insulina prandial caso a glicose esteja < 175 mg/dL, 2 unidades de 176 a 210 mg/dL, 3 unidades de 211 a 245 mg/dL, 4 unidades de 246 a 280 mg/dL, 5 unidades de 281 a 315 mg/dL e 6 unidades se > 315 mg/dL.

Pacientes em bomba de infusão subcutânea de insulina podem permanecer utilizando o dispositivo durante a internação conforme o fazem ambulatorialmente, reduzindo ou aumentando a dose de insulina conforme necessário de acordo com as glicemias capilares.

Para pacientes com DM1 em dieta zero, a insulina nunca pode ser suspensa, pois isso propicia o desenvolvimento de cetoacidose diabética. Nestes casos, é necessário manter insulina basal e suspender a insulina Regular ou ultrarrápida prandial. Insulina Regular ou ultrarrápida deverá ser aplicada na presença de hiperglicemia, para correção, de acordo com esquema pré-elaborado.

ORIENTAÇÕES PARA CONTROLE GLICÊMICO DO PACIENTE COM DIABETES *MELLITUS* TIPO 2, NÃO CRÍTICO, EM USO DE DIETA POR VIA ENTERAL CONTÍNUA

Hiperglicemia é uma complicação comum da dieta enteral e pode contribuir para eventos adversos. Fórmulas com conteúdo reduzido de carboidrato são capazes de reduzir a glicemia e devem ser utilizadas em pacientes hiperglicêmicos. Hiperglicemias mantidas devem ser tratadas com esquema de insulina. Para pacientes em dieta enteral contínua, podem ser instituídos esquemas com Glargina uma vez ao dia, insulina NPH 2 vezes ao dia ou esquema basal-*bolus*. Para pacientes em dieta enteral com interrupções programadas, é preferível utilizar o esquema basal-*bolus*, com administração de insulina basal uma vez ao dia para análogos de longa duração ou 2 vezes ao dia para insulina NPH + insulina em *bolus* a cada 6 h para insulina Regular ou a cada 4 h para análogos de insulina de curta duração. O *bolus* que antecede o período programado para interrupção da dieta deve ser omitido, evitando assim a hipoglicemia. A dose inicial de insulina deve ser de 0,2 a 0,5 unidade/kg/dia, com ajustes diários da dose. As glicemias capilares devem ser mensuradas de 6/6 h e doses suplementares de insulina de ação ultrarrápida (preferencialmente) ou de insulina Regular devem ser administradas se houver hiperglicemia. A dose de insulina suplementar utilizada pode ser utilizada como parâmetro para ajuste de dose, devendo-se somar 80% da dose utilizada de insulina rápida à dose total de insulina a cada dia. Caso a dieta enteral seja interrompida de forma programada, ajustes na infusão de insulina ou infusão endovenosa temporária de glicose devem também ser programados. Caso haja interrupção inesperada por mais de 2 h, se houver insulina em *bolus* programada para o período, esta deve ser suspensa e soro glicosado a 10% deve ser administrado por via endovenosa, com infusão de glicose na mesma quantidade que seria ofertada pela dieta enteral, para prevenir hipoglicemia. Monitorar eletrólitos e ofertar água suficiente também são essenciais em pacientes em dieta enteral. A desidratação é complicação frequente da dieta enteral e causa frequentemente subdiagnosticada de hiperglicemia.

ORIENTAÇÃO PARA CONTROLE GLICÊMICO DO PACIENTE COM DIABETES *MELLITUS* DO TIPO 2, NÃO CRÍTICO, EM DIETA POR VIA PARENTERAL

A dose de insulina a ser utilizada, inicialmente, é de 0,2 a 0,5 unidade/kg/dia. Podem ser utilizados esquemas basal-*bolus* ou de análogos de insulina de longa duração 1 ×/ao dia ou insulina NPH 2 ×/ao dia.

A monitoração glicêmica e a administração de insulina em *bolus* deverão ser realizadas a cada 6 h, se feito com insulina regular, e a cada 4 h, se realizada com análogo de insulina ultrarrápida.

A via de administração preferencial é a subcutânea. Pode ser necessária a administração intravenosa para adequado controle de hiperglicemia. Em nosso serviço, não usamos a insulina já misturada à dieta, embora seja utilizada em alguns centros. Quando há necessidade de insulina intravenosa, ela é administrada em via separada à usada para nutrição parenteral.

AJUSTE DE DOSE DE INSULINA SUBCUTÂNEA EM PACIENTES HOSPITALIZADOS

Os ajustes de dose de insulina podem ser feitos diariamente com base nas glicemias apresentadas e nas variações de ingesta calórica. O ideal é ajustar a insulina basal em primeiro lugar. Se a glicemia ao deitar estiver satisfatória, pouca mudança na glicemia é esperada se a insulina basal (basal total para insulina Glargina e basal noturna para insulina NPH e Detemir) estiver adequada, e, consequentemente, a glicemia matinal, antes do café da manhã, estará adequada. Nesta situação, caso haja hiperglicemia matinal, a insulina basal deve ser aumentada. Uma exceção a esta regra seria a presença de hipoglicemia durante a madrugada, o que poderia provocar hiperglicemia de rebote pela manhã. Nos casos de hipoglicemia durante a noite e/ou antes do café da manhã, a conduta deve ser redução da dose de insulina basal. Ajustes na insulina basal devem ser feitos até que a glicemia de jejum seja < 140 mg/dL.

Caso esta esteja adequada e haja hiperglicemia ao longo do dia, é necessário ajuste de insulina em *bolus* ou insulina basal aplicada durante o dia nos pacientes que utilizam insulina NPH ou Detemir duas vezes ao dia, de acordo com o padrão das glicemias capilares. Os ajustes de dose de insulina (aumento ou diminuição, quando cada uma destas condutas estiver indicada) devem ser de 10% a 20% a cada 1 ou 2 dias. Em casos de hiper ou hipoglicemia muito acentuada, a dose poderá ser alterada em maior proporção. Nestes casos o aumento pode ser estimado por 1/3 da dose de insulina utilizada para correção de hiperglicemia. É importante lembrar de ajustar a dose não apenas da insulina basal, mas também da insulina aplicada em *bolus*. Caso haja hiperglicemia e a administração da insulina preconizada no esquema não seja capaz de corrigir a hiperglicemia, é necessário aumentar a dose de insulina no esquema para os dias subsequentes.

ORIENTAÇÃO PARA CONTROLE GLICÊMICO DO PACIENTE CRÍTICO COM DIABETES *MELLITUS*

- No paciente crítico, é recomendando controle glicêmico por sistema de infusão intravenosa contínua em caso de glicemia capilar > 180 mg/mL. Em pacientes com aporte calórico contínuo, usamos solução de insulina regular 100 UI/mL, 1 mL em 99 mL de soro fisiológico (1 UI/mL). A meia-vida curta da insulina intravenosa (4 min a 5 min) permite a rápida correção de hipoglicemias.
- O ritmo de infusão inicial pode ser calculado por ritmo (mL/h) = glicemia atual – glicemia mínima × fator de correção (FC). A glicemia mínima depende de cada caso, podendo ser estabelecida em 160 mg/dL. O FC depende do perfil de resposta à insulina estimada do paciente, sendo comum iniciar com FC igual a 0,02, elevando-se esse fator em 0,03 a 0,05 nos casos mais resistentes ou reduzindo-se para 0,01 nos pacientes mais sensíveis à insulina.
  Exemplo: Glicemia do paciente: 300
  (300 – 160) × 0,02 = 2,8 UI/h.
- Manter alvo glicêmico de 140 a 180 mg/dL.
- É recomendado trocar a bolsa da solução a cada 6 h, em razão de precipitação e redução da efetividade da insulina.
- Monitoração da glicemia capilar de 1 h em 1 h para ajuste da infusão.
- Insulina endovenosa geralmente é utilizada em pacientes que não estejam se alimentando. Quando a alimentação for reiniciada, há transição para a insulina por via subcutânea.
- Para a transição de insulina venosa contínua para subcutânea intermitente, utilize a quantidade média de insulina recebida por hora (de preferência, nas últimas 6 h) na bomba de infusão, e multiplique por 20, obtendo assim a dose total diária de insulina basal. A dose de insulina em *bolus*, para início, pode ser de 10% do total de insulina basal, levando em conta que a ingestão será irregular pois o paciente está reiniciando a alimentação. É imprescindível desligar a bomba somente após 2 h da aplicação da insulina subcutânea, período este necessário para a obtenção de nível circulante mínimo para se evitar descompensação cetótica,

principalmente naqueles sem reserva pancreática. Cabe ressaltar que indivíduos sem DM podem não necessitar do esquema basal-*bolus* se a HbA1c de entrada for < 6%, ou se o ritmo de infusão EV nas últimas horas for < 1 UI/h.

▪ Vale lembrar que essa orientação não é válida para pacientes em cetoacidose diabética, que têm seu tratamento específico descrito em outro capítulo.

▪ O ajuste da dose de insulina em infusão endovenosa deve ser feito de acordo com o protocolo estabelecido pela instituição. Uma sugestão de protocolo é apresentada na Tabela 12.3.3.

Paciente crítico — protocolo de insulina venosa continua[*]

i. Este protocolo NÃO SE APLICA a pacientes com cetoacidose diabética ou coma hiperosmolar.

ii. Iniciar o protocolo após glicemia capilar (GC) > 180 mg/dL em > 2 medidas consecutivas sem perspectiva de melhora.

iii. Concentração da solução: soro fisiológico 99 mL + 100 UI de insulina Regular.

iv. Taxa de infusão inicial: dividir o valor da glicemia inicial (GI) por 100 (**utilizar múltiplo de 0,5 UI**).

- Ex.: GI inicial = 325 mg/dL (325 ÷ 100 = 3,25) – *bolus* e início de infusão de 3,5 UI.
- Ex.: GI inicial = 274 mg/dL (274 ÷ 100 = 2,74) – *bolus* e início de infusão de 2,5 UI.

v. Iniciar infusão de insulina endovenosa e manter a glicemia na faixa de 120 a 159 mg/dL.

1º passo: Ajuste da Taxa de Infusão

Glicemia	Ajuste de infusão de insulina
< 50 mg/dL	– Encaminhar glicemia ao laboratório se possível, diante dos erros inerentes aos glucosímetros de beira de leito – Interromper a infusão e administrar glicose a 25% segundo a fórmula: (100 – glicemia) × 0,6 = mL de glicose a 25% IV ou (100 – glicemia) × 0,3 = mL de glicose a 50% – Checar a glicemia de 15 em 15 min até > 90mq/dL – Rechecar em 60 min. Se GC > 159 mg/dL, reiniciar a infusão a uma taxa de 50% da dose anterior (**utilizar múltiplo de 0,5 UI**)

(continua)

---

[*] Este protocolo foi gentilmente cedido pelo Hospital Pró-Cardíaco (Rio de Janeiro- RJ), especialmente pelos Dr. Flavio Eduardo Nacul e Plínio Nascimento Gomes, o qual foi responsável pela elaboração deste material, adaptado a partir do protocolo de Yale.[8]

(*continuação*)

Glicemia	Ajuste de infusão de insulina
50 a 70 mg/dL	– Encaminhar glicemia ao laboratório se possível, diante dos erros inerentes aos glucosímetros de beira de leito – Interromper a infusão e administrar glicose a 25% segundo a fórmula: (100 – glicemia) $\times$ 0,6 = mL de glicose a 25% IV ou (100 – glicemia) $\times$ 0,3 = mL de glicose a 50% – Checar a glicemia de 30 em 30 min até > 90 mg/dL – Rechecar em 60 min. Se GC > 159 mg/dL, reiniciar a infusão a uma taxa de 50% da dose anterior (**utilizar múltiplo de 0,5 UI**)
71 a 119 mg/dL	Interromper a infusão e rechecar em 60 min. Se GC > 119 mg/dL. Reiniciar a infusão, reduzindo a taxa em 50% da dose anterior (**utilizar múltiplo de 0,5 UI**)
> 119 mg/dL	Identifique o nível de glicemia e associe a uma das colunas abaixo. Aplique a seguir o 2º passo (Delta Δ) A taxa de mudança está definida a partir da **variação horária** do GC:

	120 a 159 mg/dL	160 a 199 mg/dL/h	≥ 200 mg/dL	INSTRUÇÕES
		↑ GC > 60 mg/dL/h	↑ GC (qualquer valor)	↑ Infusão em 2Δ
		↑ GC entre 1 e 60 mg/dL/h ou GC: inalterada	↓ GC entre 1 e 20 mg/dL/h ou GC: inalterada	↓ Infusão em 1Δ
	↑ GC entre 1 e 39 mg/dl/h, GC: inalterada ou ↓ GC entre 1 e 20 mg/dL/h	↓ GC entre 1 e 40 mg/dL/h	↓ GC entre 21 e 60 mg/L/h	Sem alteração
	↓ GC entre 21 e 40 mg/dL/h	↓ GC entre 41 e 60 mg/dL/h	↓ GC entre 61 e 80 mg/dL/h	↓ Infusão em 1Δ
	↓ GC > 40 mg/dL/h	↓ GC > 60 mg/dL/h	↓ GC > 80 mg/dL/h	↓ Infusão em 2Δ

Atenção: Reduzir em 50% a Infusão de Insulina se ocorrer interrupção do suporte nutricional, hidratação com glicose em dose elevada, ou no início de métodos dialíticos.

(*continua*)

(*continuação*)

2º passo: Delta (Δ) (utilizar múltiplo de 0,5 UI)

Infusão anterior	1Δ = Taxa de mudança	2Δ = 2X Taxa de mudança
< 3,0 UI	0,5 UI	1 UI
3,0 a 6,0 UI	1 UI	2 UI
6,5 a 9,5 UI	1,5 UI	3 UI
10 a 14,5 UI	2 UI	4 UI
15 a 19,5 UI	3 UI	6 UI
≥ 20	4 UI	8 UI

Atenção: Doses superiores a 20 UI/h devem promover uma análise dos fatores envolvidos e avaliação de problemas técnicos

---

Obs:

1. SE GC estável em 3 medidas consecutivas, poderá passar a cada 2 horas fazendo ajuste conforme ex.; 1ª glicemia = 120 mg/dL duas horas após 150 mg/dL. Variação = 30 ÷ 2 = + 15 mg/dL/h.
2. Retroceder GC horária se:
   - Glicemia fora da meta
   - Quando ocorrer alteração na taxa de infusão da insulina
   - Inicio ou término de aminas/corticoide/octreotida/vasopressina
   - Inicio ou término do suporte nutricional

RECONHECIMENTO E TRATAMENTO DA HIPOGLICEMIA NO PACIENTE INTRA-HOSPITALAR

A hipoglicemia é definida quando a glicemia está < 70 mg/dL, para pacientes com DM.

A hipoglicemia hospitalar, além do desconforto ao paciente e apreensão de seus acompanhantes, pode determinar aumento dos índices de morbimortalidade. A hipoglicemia estimula o sistema simpático e propicia a ocorrência de arritmias, aumenta a demanda miocárdica de oxigênio, favorece quadros anginosos, e aumenta a liberação de citoquinas inflamatórias.

A hipoglicemia deve ser prevenida, evitando-se os atrasos de dieta, a utilização isolada de tabelas *sliding-scale* e a falta de ajuste frente à mudança clínica do paciente. Deve ser corrigida de forma rápida e eficaz no paciente consciente, capaz de ingerir líquidos por via oral, pela oferta de 15 g de carboidrato por via oral (1 colher de sopa de mel ou açúcar líquido, 1 copo de refrigerante ou suco de laranja).

Repete-se a glicemia capilar a cada 15 min, reofertando o carboidrato até atingir glicemia superior a 80 mg/dL.

No paciente com redução da consciência, quando está contraindicada a ingestão oral, ou no paciente em jejum, utiliza-se a solução glicosada hipertônica de glicose a 50%, 30 mL em *bolus*.

Nas hipoglicemias graves (< 40 mg/dL), pode-se ofertar o dobro de glicose endovenosa.

Repete-se, nesses casos, a glicemia capilar a cada 15 min, até que se atinja glicemia mínima de 80 mg/dL.

ALTA HOSPITALAR

Assim como na ocasião da internação, importantes alterações no tratamento da hiperglicemia costumam acontecer no momento da alta. Para isso, convém programar a alta com 1 a 2 dias de antecedência, para já reconciliar as medicações usadas previamente e incluir o novo esquema proposto. Também é necessário avaliar o entendimento do paciente em executar o plano terapêutico proposto para o período após a alta hospitalar e efetuar medidas educativas visando à adesão adequada ao tratamento.

REFERÊNCIAS BIBLIOGRÁFICAS

1. Gosmanov AR, Umpierrez GE Medical nutrition therapy in hospitalized patients with diabetes. Curr Diab Rep. 2001; 10.1007/s11892-011-0236-5.
2. Umpierrez GE, Hellman R, Korytkowski MT, Kosiborod M, Maynard GA, Montori VM. Management of hyperglycemia in hospitalized patients in non-critical care setting: an Endocrine Society Clinical Practice Guideline. J Clin Endocrinol Metab. Jan 2012; 97(1):16-38.
3. Umpierrez GE, Smiley D, Jacobs S et al. Randomized study of basal-bolus insulin therapy in the inpatient management of patients with type 2 diabetes undergoing general surgery (RABBIT 2 surgery). Diabetes Care. 2011; 34:256.
4. Moghissi ES, Korytkowski MT, DiNardo M, Einhorn D, Hellman R, Hirsch IB, Inzucchi SE, Ismail-Beigi F, Kirkman MS, Umpierrez GE. American Association of Clinical Endocrinologists and American Diabetes Association consensus statement on inpatient glycemic control. Diabetes Care. 2009; 32:1119-31.
5. Tridgell DM, Tridgell AH, Hirsch IB. Inpatient management of adults and children with type 1 diabetes. Endocrinol Metab Clin North Am. 2010 Sep;39(3):595-608.
6. van den Berghe G, Wouters P, Weekers F, Verwaest C, Bruyninckx F, Schetz M, Vlasselaers D, Ferdinande P, Lauwers P, Bouillon R. Intensive insulin therapy in the critically ill patients. N Engl J Med. 2001; 345:1359-67.
7. Cook CB, Seifert KM, Hull BP, Hovan MJ, Charles JC, Miller-Cage V, Boyle ME, Harris JK, Magallanez JM, Littman SD. Inpatient to outpatient transfer of diabetes care: planing for an effective hospital discharge. Endocr Pract. 2009; 15:263-9.
8. Shetty S, Inzucchi SE, Goldberg PA, Cooper D, Siegel MD, Honiden S. Inzucchi SE, Goldberg PA, Cooper D, Siegel MD, Honiden S. Adapting to the new consensus guidelines for managing hyperglycemia during critical illness: the updated Yale insulin infusion protocol. Endocr Pract. 2012; 18: 363-70.

Complicações agudas no diabetes *mellitus*

Bianca Barone
Lenita Zajdenverg

INTRODUÇÃO

Apesar de ser uma doença crônica, o diabetes *mellitus* (DM) pode cursar com diversas complicações agudas em sua evolução, seja logo ao diagnóstico ou ao longo do tempo da doença. Dentre elas, merecem destaque a cetoacidose diabética (CAD), o estado hiperosmolar não cetótico (EHNC), a hipoglicemia, a acidose láctica e algumas complicações infeciosas. Além disso, outras patologias agudas podem interferir agudamente nos níveis glicêmicos dos pacientes com DM, como o infarto agudo do miocárdio (IAM), as queimaduras extensas e o acidente vascular cerebral (AVC). Nesses casos, pode haver o surgimento de CAD ou pode ainda ocorrer descompensação glicêmica sem CAD, mas que merece atenção especial e cuidado adequado, de modo a não aumentar a morbimortalidade secundária à patologia intercorrente e para evitar evolução para CAD.

CETOACIDOSE DIABÉTICA E ESTADO HIPEROSMOLAR NÃO CETÓTICO

A CAD e o EHNC são as complicações agudas metabólicas mais graves que podem acometer os pacientes com DM. A diferenciação entre ambas recai na presença ou não de acidose. Na CAD, há acidose metabólica em graus variáveis, dependendo da gravidade da CAD, enquanto no EHNC não há acidose metabólica. A diferenciação entre elas encontra-se na Tabela 13.1.

A CAD cursa com hiperglicemia, acidose metabólica, desidratação e cetose, com deficiência profunda de insulina, e acomete principalmente pacientes com

DM tipo 1 (2/3 dos casos de CAD), mas também acomete DM tipo 2 (em 34% dos casos de CAD). Diversos são os fatores precipitantes da CAD, como infecções e omissão da aplicação da insulina. Outra possibilidade é que a CAD seja a manifestação inicial do DM1 ou DM2. Isso pode ocorrer em cerca de 3% a 40% dos DM1. A maioria dos casos de CAD ocorre entre 18 e 44 anos, mas pode ser visto em outras faixas etárias em menor proporção. A CAD é a principal causa de morte em crianças e adolescentes com DM1 e corresponde a 50% das causas de óbito em paciente com DM com menos de 24 anos. Em adultos, a mortalidade por CAD é baixa (cerca de 1%), ficando mais elevada caso haja alguma comorbidade (chegando a cerca de 5% de mortalidade). Já o EHNC cursa com hiperglicemia grave, hiperosmolaridade e desidratação, sem a presença de cetose e acidose. Diferentemente da CAD, a mortalidade por EHNC é mais elevada, chegando a cerca de 5% a 20%. Em ambas as complicações agudas, o prognóstico piora caso ocorra em extremos etários e na presença de hipotensão, coma e comorbidade graves.

Tabela 13.1 Critérios diagnósticos de CAD e EHNC

	CAD leve	CAD moderada	CAD grave	EHNC
Glicemia (mg/dL)	> 250	> 250	> 250	> 600
pH arterial	7,25 a 7,30	7,0 a 7,24	< 7,0	> 7,30
Bicarbonato sérico (mEq/L)	15 a 18	10,0 a 14,9	< 10,0	> 18,0
Anion gap	>10	>12	> 12	Variável
Cetonúria*	Positiva	Positiva	Positiva	Fraca
Cetonemia	Positiva	Positiva	Positiva	Fraca
Osmolaridade sérica	Variável	Variável	Variável	> 320 mOsm/kg
Nível sensorial	Alerta	Alerta / sonolento	Estupor/ coma	Estupor/coma

* Pelo teste do nitroprussiato. Adaptada de Kitabchi *et al.*, 2009.

Os fatores precipitantes principais da CAD e do EHNC estão representados na Tabela 13.2. Os mais frequentes são as infecções (principalmente as de origem pulmonar) e a omissão de insulina. A CAD pode ser ainda a forma clínica inicial do diagnóstico de DM1 e de DM2. No caso de DM2, em alguns indivíduos, mais frequentemente de etnia hispânica ou africana, há peptídeo C em níveis normais (logo, preservação de função pancreática endócrina), ausência de anticorpos pancreáticos associados ao DM1 e controle glicêmico adequado sem utilização de insulina após o episódio de CAD. Esses casos denominam-se de DM2 propenso à cetose ou diabetes *flatbush*. O uso de cocaína pode ser um fator de CAD recorrente.

Sobre a associação de CAD ao uso dos sistemas de infusão subcutânea contínua de insulina (SICI), acredita-se que, com a melhora da tecnologia e da educação em diabetes, cada vez menos casos de CAD em usuários desses SICI venham a ser relatados. Contudo, ainda não existem estudos controlados que mostrem redução da incidência dessa complicação aguda. Como o montante de insulina presente no subcutâneo dos usuários de SICI é pequeno, o surgimento de CAD pode ser rápido.

A CAD pode ocorrer em usuários de SICI em função de problemas na bomba ou extrínsecos à bomba, como:

- Obstrução ou posicionamento incorreto da cânula de infusão.
- Presença de dobras ou bolhas no circuito de infusão.
- Bateria fraca.
- Presença de infecção no local da cânula.
- Término de insulina no sistema de infusão, sem troca do cartucho ou permanência desacoplado da bomba por longos períodos, sem uso de insulina compensatória por via convencional.

A fisiopatologia da CAD é mais bem conhecida, enquanto a do EHNC não é totalmente elucidada. Sabe-se que no EHNC há nível de desidratação maior que na CAD, além de haver algum nível circulante de insulina (seja endógeno ou exógeno), o que não ocorre na CAD. Apesar de ser em nível insuficiente para controlar a glicemia, consegue-se evitar a lipólise e a cetogênese que ocorrem na CAD (ver adiante).

Na CAD, ocorre deficiência profunda de insulina, de modo absoluto ou relativo, além de haver importante elevação de hormônios contrarreguladores, como glucagon, cortisol, hormônio de crescimento (GH) e catecolaminas, que levam ao surgimento de hiperglicemia, cetose e elevação de ácidos graxos circulantes. A hiperglicemia se deve ao fato de ocorrer aumento da gliconeogênese e da glicogenólise, além de haver queda da utilização periférica de glicose. Essa hiperglicemia leva à hiperosmolaridade plasmática, com surgimento de desidratação celular. Além disso, o limiar renal de absorção de glicose é ultrapassado, levando à glicosúria e à diurese osmótica, o que contribui para a desidratação celular. Estima-se que haja perda de aproximadamente 5% a 10% do peso corporal durante um episódio de CAD. O elevado nível de ácidos graxos circulantes decorre do aumento da lipólise

Tabela 13.2 Fatores precipitantes de CAD e EHNC

Omissão de insulina
AVC, IAM, TEP, pancreatite aguda, traumatismo
Choque, hipovolemia, queimaduras, isquemia mesentérica
Patologias associadas (acromegalia, hemocromatose, hipertireoidismo)
Gestação
Forma clínica inicial
Infecção (principalmente pulmonares)
Uso de medicamentos corticosteroides, diuréticos (tiazídicos, clortalidona), agentes simpaticomiméticos (albuterol, dopamina, dobutamina, terbutalina, ritodrina), bloqueadores α-adrenérgicos, bloqueadores β-adrenérgicos, pentamidina, inibidores de protease, somatostatina, fenitoína, antipsicóticos atípicos (loxapina), glucagon, interferon, bloqueador de canal de cálcio, clorpromazina, diazóxido, cimetidina, encainida, ácido etacrínico
Abuso de substâncias (álcool, cocaína)
Transtornos alimentares (compulsão alimentar, bulimia)
Problemas no sistema de infusão contínua de insulina
Restrição hídrica importante (idosos com EHNC)

Adaptada de Barone *et al.*, 2007.
AVC = acidente vascular cerebral ; IAM = infarto agudo do miocárdio; TEP = tromboembolismo pulmonar.

no tecido adiposo e pode contribuir com o surgimento de resistência periférica à insulina de modo transitório. Ocorre também aumento da β-oxidação hepática, a qual gera corpos cetônicos (β-hidroxibutirato e acetoacetato), levando à cetonemia e à acidose metabólica. Além dessas alterações metabólicas, tem-se demonstrado um estado de hipercoagulabilidade associado aos estados de hiperglicemia. Isso porque ocorre elevação de citocinas pró-inflamatórias (como TNF-α, IL-6, IL-8, IL-β), elevação de espécies reativas de oxigênio e de proteína C reativa.

A CAD é de instalação aguda, enquanto o EHNC se processa em dias a semanas. Classicamente, ambas as descompensações agudas podem se manifestar com poliúria, polidipsia, perda de peso, polifagia, vômitos, desidratação, fraqueza e alteração do sensório. Além disso, sintomas inespecíficos podem dificultar o grau de suspeição diagnóstica, como cefaleia, parestesias, mal-estar, dor abdominal (esta principalmente nos casos de CAD, em mais de 50% dos casos), sintomas neurológicos focais (como hemianopsia ou hemiparesia) ou convulsões (focais ou generalizadas), sendo essas 2 últimas mais frequentes no EHNC. A dor abdominal pode ser em decorrência de um fator desencadeante, principalmente em pacientes jovens ou na ausência de acidose grave. Ao exame físico, os achados mais frequentes são redução do turgor cutâneo, taquicardia, hipotensão e respiração de Kussmaul (nos casos de CAD). Pode ainda ser encontrado nos casos de CAD o hálito cetônico (de "maçã passada"). Em relação à alteração do sensório, há grande variabilidade de apresentação desde um estado alerta normal até letargia grave e coma, sendo este mais frequente em casos de EHNC. Em função da vasodilatação, o paciente pode se apresentar normotérmico ou hipotérmico, mesmo em vigência de processo infeccioso.

Em relação à investigação laboratorial, deve-se inicialmente buscar a diferenciação entre CAD e EHNC, conforme demonstrado na Tabela 13.1. Ambos cursam com hiperglicemia, sendo esta mais marcante no EHNC (geralmente > 600 mg/dL) do que na CAD (> 250 mg/dL). No EHNC, não se evidencia acidose (pH > 7,3, com bicarbonato > 18 mEq/L), mas há marcante hiperosmolaridade sérica (> 320 mOsm/kg). Já na CAD, há acidose metabólica, que é determinante da gravidade do quadro, com cetonemia e cetonúria.

A glicemia pode ser mais baixa em crianças, pacientes em jejum prolongado, em uso de biguanidas ou ainda no período gestacional. Em contrapartida, tende a ser mais elevada em idosos. Curiosamente, cerca de 10% dos casos de CAD podem ser euglicêmicos, com glicemia < 250 mg/dL. A restrição alimentar durante o quadro, a administração de insulina no caminho até o hospital ou a inibição da gliconeogênese por medicamentos, na gestação e nos idosos podem ser fatores que levam à redução da glicemia.

Em relação à avaliação da cetonemia, deve-se lembrar de que o teste ainda mais difundido é o realizado exclusivamente com a reação com o nitroprussiato de sódio, com o qual apenas são dosados o acetoacetato e a acetona. Como o β-hidroxibutirato (BHB) é o corpo cetônico principal na CAD, os resultados podem não ser fidedignos. Os testes com execução similar à glicemia capilar são de fácil realização e podem contribuir principalmente nos casos de CAD euglicêmica. Esses testes podem também ser de grande utilidade para que os próprios pacientes realizem em casa (assim como os testes de cetonúria), em caso de glicemia elevada (≥ 300 mg/dL ou até menos, a critério clínico) ou na vigência de estresse ou quadros infecciosos. A avaliação da cetonúria é feita por meio do EAS ou de tiras reagentes e permite a diferenciação da CAD com outras formas de acidose metabólica, como a acidose láctica e o choque séptico. Cuidado especial com a avaliação das tiras para mensuração de cetonúria é que, assim como para cetonemia, a grande maioria utiliza a reação do nitroprussiato para mensuração dos corpos cetônicos. Desse modo, também só medem os níveis de acetoacetato e acetona. Após o início do tratamento para a CAD, com a melhora clínica do paciente, há conversão do BHB em acetoacetato, o que leva à elevação da mensuração da cetonúria, o que induz falsa interpretação de piora laboratorial do caso, o que, de fato, não está ocorrendo. Dessa forma, esse tipo de teste de cetonúria é útil para o diagnóstico de CAD, mas não para seguimento de seu tratamento. Apenas recentemente começaram a ser comercializados testes de cetonúria que mensuram BHB, com os quais não haveria esse inconveniente de falsa piora laboratorial ao longo do tratamento.

Além desses exames, outros devem ser incluídos na avaliação, como ureia, creatinina, hemograma completo e eletrólitos. Ambas, ureia e creatinina, podem estar elevadas, em função de azotemia pré-renal. Além disso, a mensuração colorimétrica da creatinina sofre interferência do acetoacetato, dando resultados falsamente elevados. A proteólise aumentada causa falsas elevações dos níveis séricos de ureia. Em relação ao hemograma, podem ser evidenciadas a elevação do hematócrito (seja por hemoconcentração ou por desidratação) e a leucocitose. A ocorrência de desvio à esquerda (elevação quantitativa de bastões) não é patognomônica da presença de infecção, já que pode ser encontrada em CAD, pela elevação dos níveis de cortisol e noradrenalina. Entretanto, a presença de leucocitose importante (> 25.000 a 30.000/mm^3) indica fortemente a presença de infecção.

Em relação aos eletrólitos, merecem destaque sódio e potássio. Na CAD, há redução do montante corporal total de sódio, principalmente por sua perda urinária. Na dosagem sérica, por outro lado, podem ser vistos níveis normais, altos ou baixos. A presença de concentração elevada ou normal sugere que tenha havido perda hídrica superior à perda desse íon, enquanto a presença de baixa concentração de sódio indica hiponatremia dilucional por saída de água das células para o extracelular, em função da hiperglicemia. Para melhor avaliação dos níveis séricos de sódio, deve-se fazer uma correção em função da glicemia: para cada 100 mg/dL de glicose acima de 100 mg/dL adiciona-se 1,6 mEq à natremia. Em relação ao potássio corporal, há redução em cerca de 5 mEq/kg, mas a concentração sérica do íon pode ser normal, alta ou baixa. A presença de hipopotassemia ocorre em função da perda renal e dos vômitos, além de advir de hiperaldosteronismo secundário, decorrente da depleção de sódio e da presença de cetoácidos de carga negativa no lúmen tubular, os quais aumentam a perda urinária de potássio. Já a presença de hiperpotassemia indica o somatório do efeito osmótico da hiperglicemia (com deslocamento de potássio do meio intracelular para o extracelular devido à saída de água do interior das células), da acidose metabólica e da proteólise. A insulinopenia reduz a entrada de potássio nas células, contribuindo também para o aumento dos níveis de postássio na dosagem sérica.

A osmolaridade sérica está elevada em maior magnitude no EHNC e tem relação inversa com o nível de consciência, de modo que, quanto maior a osmolaridade, pior o estado mental do paciente. Quando a osmolaridade plasmática atinge níveis superiores a 330 mOsm/kg, geralmente há torpor ou coma. Sua medida pode ser feita com osmômetro ou por meio da seguinte fórmula:

$$2 (Na^+ + K^+) + glicemia (em\ mg/dL)/18 + ureia (em\ mg/dL)/6$$

(Normal: 285 a 295 mOsm/kg.)

A elevação dos corpos cetônicos no sangue leva à acidose metabólica com aumento do *anion gap*. Para cálculo do *anion gap* (soma dos cátions diminuída da soma dos ânions) utiliza-se a seguinte fórmula:

$$Na^+ - (Cl^- + HCO_3^-)$$

Considera-se normal um resultado de 7 a 9 mEq/L. A presença de *anion gap* > 10 a 12 mEq/L indica acidose metabólica com aumento de *anion gap*, característicos de CAD.

Ao longo do tratamento, pode ocorrer diminuição do *anion gap* com persistência da acidose. Este achado indica a ocorrência de acidose hiperclorêmica, por sobrecarga de cloreto com a solução salina a 0,9%.

Avaliação por ECG para pesquisa ativa de IAM mesmo sem dor típica, radiografia de tórax, exames de urina e escarro e hemoculturas, na busca de local infeccioso como fatores precipitantes infecciosos, também devem ser realizados. Se necessário, deve-se realizar radiografia ou, preferencialmente, tomografia computadorizada (TC) de seios da face, para pesquisa de mucormicose ou sinusite como fatores infecciosos associados. Sempre devem ser pesquisadas lesões de pele e úlceras de decúbito.

O diagnóstico diferencial da CAD se faz principalmente com cetose de jejum e cetoacidose alcoólica. Na cetose de jejum, raramente ocorre glicemia > 250 mg/dL e acidose importante, e há história de jejum prolongado. Já na cetoacidose alcoólica, há relato de abuso etílico, pode haver acidose importante e, assim como na cetose de jejum, raramente há hiperglicemia importante. Outras causas de acidose metabólica com elevação de *anion gap* devem ser lembradas no diagnóstico diferencial da CAD, como acidose láctica, ingestão de drogas (como salicilato, metanol, etilenoglicol e paraldeído) e insuficiência renal crônica. Em casos de dúvida diagnóstica, pode-se realizar a dosagem de lactato, salicilato e metanol séricos. A intoxicação por etilenoglicol (utilizado como anticongelante de carros) pode ser suspeitada pela presença de oxalato de cálcio e cristais de hipurato no exame de urina. Já a intoxicação por paraldeído deve ser suspeitada em função de odor forte e característico.

Tratamento

O tratamento da CAD e do EHNC tem seus alicerces na hidratação adequada, na correção da hiperglicemia e dos distúrbios eletrolíticos, no tratamento do fatores precipitantes e, acima de tudo, na monitoração adequada do paciente. Em casos de CAD leve a moderada, o manejo pode ser feito fora da unidade de terapia intensiva (UTI). Já em casos graves e com alteração de sensório (o que ocorre na maioria dos casos de EHNC), o manejo deve ser feito em UTI. A Tabela 13.1 mostra a classificação entre essas formas de CAD.

Cetoacidose leve

Pode ser tratada muitas vezes em caráter ambulatorial, com hidratação por via oral, desde que esta seja possível. Caso haja vômitos frequentes ou sinais clínicos de desidratação, a opção de reidratação passa a ser por via parenteral (endovenosa), sendo necessária a internação.

Na CAD leve (Figura 13.1), pode-se administrar insulina regular ou análogos de insulina de ação ultrarrápida por via subcutânea a cada uma hora. Tal conduta, nesse tipo de paciente, é igualmente efetiva à administração venosa de insulina na correção da glicemia e na redução da cetonemia. No caso do uso da insulina regular, deve-se administrar uma dose inicial em *bolus* de 0,4 a 0,6 UI/kg por via subcutânea

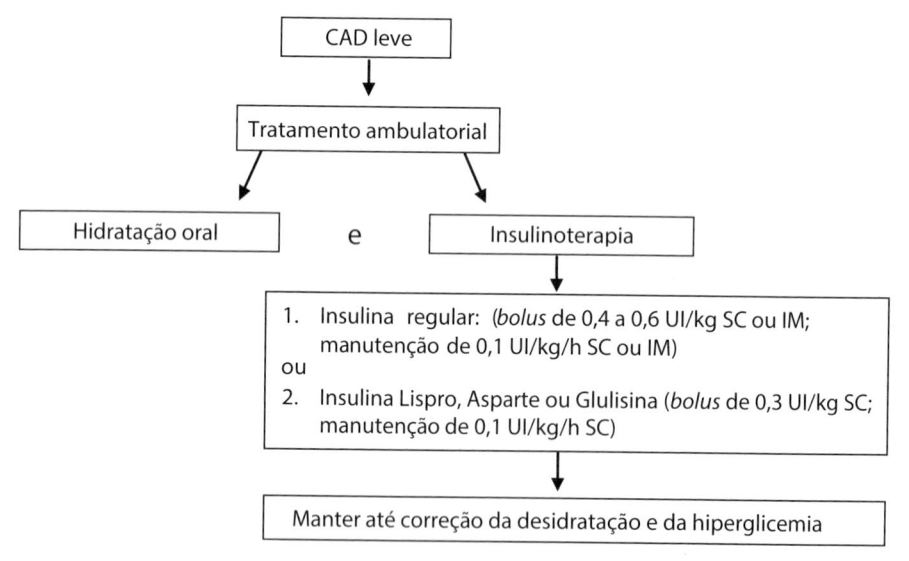

Figura 13.1 Tratamento da cetoacidose leve em adultos. CAD = cetoacidose diabética; SC = via subcutânea; IM = intramuscular.

ou intramuscular. A seguir, a dose de manutenção recomendada é de 0,1 UI/kg/h por via subcutânea ou intramuscular, até que haja correção da glicemia e da desidratação. No caso do uso dos análogos de insulina de ação ultrarrápida, a dose recomendada é de 0,3 UI/kg em *bolus* por via subcutânea, seguida por uma dose de manutenção de 0,1 UI/kg/hora pela mesma via. Essa dose também deverá ser mantida até que a desidratação e a hiperglicemia sejam corrigidas.

Cetoacidose moderada a grave

Hidratação

A hidratação é direcionada à expansão intravascular, intersticial e intracelular, além da manutenção da perfusão renal adequada. Quando realizada adequadamente, promove diminuição da retenção de glicose e corpos cetônicos no plasma, além de diminuir o estímulo adrenérgico, a resistência periférica à insulina e o estímulo à gliconeogênese hepática. A reposição de líquidos deve ser generosa. Em pacientes idosos e/ou cardiopatas deve ser realizada com cuidado e monitoração, por intermédio da cateterização de artéria pulmonar. A conduta inicial é a infusão de solução salina a 0,9% em um volume de aproximadamente 1.000 mL a 1.500 mL (15 a 20 mL/kg) na primeira hora. A hidratação a seguir vai depender do estado hemodinâmico, do nível de desidratação, do débito urinário e do balanço eletrolítico. A etapa seguinte geralmente vai consistir em NaCl a 0,45% em uma velocidade de 250 a 500 mL/h se o sódio sérico estiver normal ou NaCl a 0,9% na mesma velocidade, caso o sódio sérico esteja baixo. A reposição das perdas hídricas estimadas deve ser feita nas primeiras 24 h. Estima-se que a perda hídrica na CAD seja de 5% a 10% do peso corporal, mas a gravidade da desidratação pode ser avaliada por meio da concentração corrigida de sódio e da osmolaridade sérica. As natremias corrigidas superiores a 140 mEq/L e as osmolaridades superiores a 340 mOsm/kg associam-se a maior déficit de líquido. Durante o tratamento, quando a glicemia atingir níveis < 200 mg/dL (na CAD) ou < 300 mg/dL (no EHNC), a hidratação passa a ser feita com NaCl a 0,45% associado a glicose a 5% (SG 5%), em uma velocidade de cerca de 150 a 250 mL/h. SG 5% deve ser mantida até a correção da acidose.

Insulinoterapia

Atualmente, sabe-se que a insulinoterapia é eficaz, independentemente da via de administração, apesar de a via endovenosa ser a preferida, em função da facilidade do ajuste de dose, da pequena meia-vida da insulina e do atraso do início do efeito e do longo efeito da insulina aplicada por via subcutânea. Até recentemente, recomendava-se uma dose em *bolus*, mas viu-se que tal medida não se faz necessária, caso seja administrada insulina venosa na dose de 0,14 U/kg/h. Entretanto, a American Diabetes Association ainda deixa a possibilidade do esquema antigo (com *bolus* de 0,1 UI/kg com dose subsequente de 0,1 UI/kg/h) como possibilidade terapêutica. A solução para a bomba infusora pode ser preparada com 25 UI de insulina Regular em 250 mL de solução salina a 0,9%. Nessa solução, cada 10 mL correspondem a 1 UI de insulina. Devem-se desprezar os 30 mL a 50 mL iniciais, que permanecem ligados ao equipo de soro e não são realmente infundidos. Caso não haja queda da glicemia capilar em cerca de 50 a 75 mg/dL na primeira hora, deve ser administrado *bolus* de 0,14 UI/kg de insulina regular e então deve-se retornar ao esquema prévio, revendo a dose de insulina até que essa meta de queda glicêmica seja atingida. Durante o tratamento, quando a glicemia atingir níveis < 200 mg/dL (na CAD) ou < 300 mg/dL (no EHNC), a dose de insulina pode ser reduzida para 0,02 a 0,05 UI/kg/h, associando-se SG 5% (como visto anteriormente, na parte de hidratação). Nos casos de CAD, outra opção é passar a administrar insulina rápida de modo subcutâneo, na dose de 0,1 UI/kg, a cada 2 h. A dose de insulina deve ser então periodicamente revista, de modo a manter a glicemia entre 150 e 200 mg/dL (na CAD) e entre 250 e 300 mg/dL (no EHNC), até que haja resolução do quadro. Na CAD, considera-se resolvido o quadro quando houver glicemia < 200 mg/dL e 2 dos seguintes parâmetros: bicarbonato sérico ≥ 15 mEq/L, pH venoso > 7,3 e *anion gap* ≤ 12 mEq/L. Já no EHNC, considera-se resolução do quadro quando houver normalização do estado mental e normalização da osmolaridade plasmática. Nesse momento, deve-se associar o início da administração de insulina subcutânea com a manutenção da infusão venosa por 1 a 2 h, de modo a evitar recorrência de hiperglicemia e cetoacidose. Insulina de ação intermediária (NPH) ou análogo de insulina de longa duração (Detemir, Glargina) deve ser introduzido após o início de aceitação alimentar, associado a esquema *bolus* com insulina Regular ou análogos de ação ultrarrápida (como insulina Lispro, Asparte ou Glulisina).

Nos pacientes que já faziam uso de insulina, deve-se reintroduzir a mesma dose previamente utilizada. No caso de paciente recém-diagnosticado, deve-se administrar uma dose inicial de insulina de 0,5 a 0,8 UI/kg/dia, fracionando em pelo menos duas tomadas diárias, em terapia basal-*bolus*, divididos 50% a 70% em insulinas de efeito prolongado (NPH, Glargina ou Detemir) e insulinas prandiais (Regular, Lispro, Asparte ou Glulisina). Administração de insulina de ação rápida antes das refeições, de acordo com os níveis glicêmicos, deve ser mantida.

Alguns pacientes com DM2 podem receber alta em uso de hipoglicemiantes orais, após compensação clínica.

Correção dos distúrbios eletrolíticos

A correção da hipopotassemia só pode ser iniciada após a obtenção de débito urinário adequado (pelo menos 50 mL/h). Recomenda-se a instituição de monitoração eletrocardiográfica durante a reposição desse eletrólito. A dose de reposição de potássio vai variar, dependendo da potassemia. Em caso de níveis < 3,3 mEq/L, deve-se iniciar a reposição de potássio em uma velocidade de 20 a 30 mEq/h, juntamente com hidratação venosa, e deve-se aguardar para iniciar a insulinoterapia quando os níveis de potássio atingirem valores superiores a 3,3 mEq/L. Isso se baseia no fato de que graus tão graves de hipopotassemia oferecem risco de complicações, como arritmias cardíacas, parada cardiorrespiratória ou ainda de fraqueza da musculatura respiratória, com potencial evolução para insuficiência respiratória aguda. Caso os níveis estejam entre 3,3 e 5,2 mEq/L, a dose a ser administrada é de 20 a 30 mEq por litro de solução venosa, de modo a manter a potassemia em torno de 4 a 5 mEq/L. Caso a potassemia inicial esteja > 5,2 mEq/L, a reposição de potássio não deve ser iniciada nesse momento, mas deve ser revista a cada 2 h.

A administração de bicarbonato de sódio deve ser reservada para os casos de CAD nos quais haja pH < 6,9, pois a administração de bicarbonato pode piorar a hipopotassemia, produzir acidose paradoxal do liquor no SNC, piorar a acidose intracelular (por maior produção de dióxido de carbono), causar hipocalcemia e hipoxia e alentecer a queda da cetonemia. Nesse caso, deve-se preparar uma solução com 100 mmol (2 ampolas) de $NaHCO_3$ em 400 mL de água destilada, adicionando-se 20 mEq de KCl, com infusão em 2 h (200 mL/h). Essa infusão deve ser repetida a cada 2 h, até que se obtenha pH > 7,0. É fundamental a monitoração dos níveis séricos de potássio a cada 2 h durante a infusão de bicarbonato, em função do risco de essa infusão promover piora da hipopotassemia.

Apesar de haver depleção de fosfato na CAD, os níveis séricos desse ânion estão geralmente normais ou aumentados ao diagnóstico dessa complicação aguda. Com a instituição da insulinoterapia, ocorre queda da fosfatemia. Não há consenso sobre o benefício da reposição de fosfato durante o tratamento da CAD. Além disso, a reposição excessiva de fosfato pode levar a hipocalcemia grave. Desse modo, restringe-se a reposição de fosfato a casos muito específicos, como a presença de disfunção ventricular esquerda, anemia, depressão respiratória ou fosfato sérico < 1 mg/dL. No caso de necessidade de reposição, a dose proposta é de 20 a 30 mEq/L de fosfato de potássio (K_2PO_4) nas etapas de reposição hídrica, em uma velocidade máxima de infusão de 4,5 mmol/h (1,5 mL/h de K_2PO_4). Não há estudos que avaliem a reposição de fosfato nos casos de EHNC.

Caso o tratamento não seja adequadamente realizado (Figura 13.2), o paciente pode evoluir com hiperglicemia e cetoacidose reentrantes, principalmente se o erro no manejo ocorrer na fase de transição da administração de insulina por via

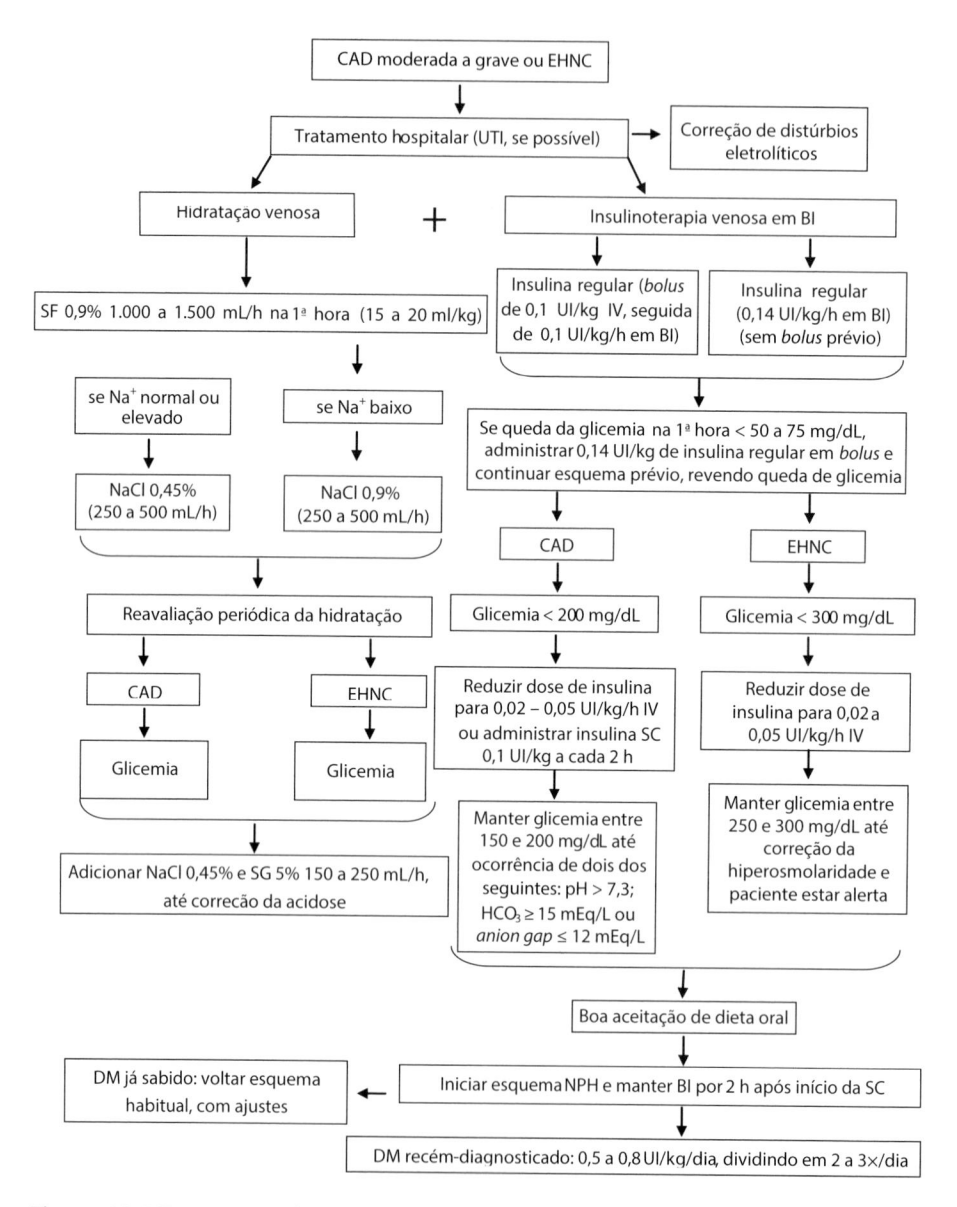

Figura 13.2 Tratamento da CAD moderada a grave ou EHNC. CAD = cetoacidose diabética, EHNC = estado hiperosmolar não cetótico; UTI = unidade de terapia intensiva; SG = soro glicosado; BI = bomba infusora; DM = diabetes *mellitus*.

endovenosa contínua para a via subcutânea em múltiplas doses diárias. Caso isso ocorra, são evidenciadas novamente hiperglicemia e acidose, sendo necessária a reintrodução de insulinoterapia venosa em paciente em recuperação.

Complicações

As principais complicações do tratamento da CAD são a hipoglicemia, a hipopotassemia e o edema cerebral. A hipoglicemia geralmente se deve ao excesso de insulina em algumas das etapas do tratamento. Pode ser evitada com o uso de doses corretas e com a administração de SG 5% concomitantemente à insulina quando a glicemia atingir valores ≤ 250 mg/dL. A pesquisa ativa de hipoglicemia assintomática a cada 1 a 2 h se faz necessária, já que muitos pacientes podem não apresentar sintomas adrenérgicos com a instalação da hipoglicemia. A hipopotassemia também é uma consequência do uso da insulina e do tratamento da acidose com bicarbonato sem que os cuidados anteriormente mencionados tenham sido tomados.

O edema cerebral é uma complicação rara em adultos, sendo mais frequente em crianças. Apesar de raro, tem elevada taxa de mortalidade (cerca de 20% a 40%). Alguns são os fatores associados ao surgimento de edema cerebral em casos de CAD. O surgimento de acidose paradoxal do liquor durante o uso de bicarbonato de sódio no tratamento da acidose é um deles, já que este ânion não penetra a barreira hematoencefálica. Outros fatores são a redução da oxigenação do SNC, o efeito direto da insulina no transporte de água através da membrana e a produção de osmóis idiogênicos (possivelmente mioinositol, taurina e betaína). Esses osmóis idiogênicos são produzidos pelos neurônios cerebrais, para impedir sua retração com a desidratação durante a hiperosmolaridade extracelular provocada pela glicemia. Como a queda da osmolaridade é mais rápida que a metabolização dos osmóis idiogênicos, gera-se um influxo de líquidos para o interior dos neurônios, o que causa edema cerebral. Além disso, acredita-se que própria insulinoterapia promova a entrada de partículas osmoticamente ativas para o espaço intracelular. Outro fator que pode contribuir com a formação de edema cerebral é a reposição muito rápida de sódio. Desse modo, medidas preventivas para o surgimento de edema cerebral são a correção gradativa do déficit de sódio e água e a correção gradual da glicemia. O edema cerebral pode se manifestar rapidamente, com deterioração do nível de consciência, alterações do comportamento, letargia e cefaleia, e evoluir com convulsões, alterações pupilares, papiledema, elevação dos níveis tensionais, bradicardia, incontinência urinária e parada respiratória, em função de herniação do tronco encefálico. Sugere-se também que haja maior papel de um mecanismo vasogênico do que do mecanismo citotóxico anteriormente mencionado. Tais hipóteses de baseiam em modelos animais, e mais estudos são necessários para que se possa extrapolar esses achados em seres humanos.

Em relação à prevenção do surgimento de CAD e EHNC, o pilar é a educação em diabetes e o fácil acesso do paciente ao seu médico assistente ou equipe de saúde, já que, na maioria das vezes, poderiam ser evitados ou pelo menos precocemente diagnosticados. A realização de monitoração domiciliar da glicemia deve ser regular e, caso haja elevação significativa da glicemia ($\geq$ 300 mg/dL ou 250 mg/dL, em casos selecionados, especialmente em vigência de doenças intercorrentes, como as infecções), deve-se orientar o paciente a realizar testes para pesquisa de cetonemia ou cetonúria. Além disso, em caso de hiperglicemia, o paciente deve receber orientação para aumentar a ingesta hídrica, para a administração suplementar de insulina para corrigir a hiperglicemia, para monitorar a glicemia atentamente e mais frequentemente.

Hipoglicemia

É a complicação aguda mais frequente nos pacientes com DM, sendo bastante frequente nos casos de DM1. Estudos com monitoração contínua da glicemia em indivíduos com DM1 mostram que esta fica abaixo de 50 a 60 mg/dL em cerca de 10% do tempo nos casos de pacientes bem controlados. Já nos pacientes com DM2, a frequência de hipoglicemia é bem menor, variando em função do tratamento instituído. Nos pacientes em uso intensivo de insulina, estima-se que a incidência de hipoglicemia seja cerca de 10% daquela apresentada pelos pacientes com DM1. O medo da ocorrência de hipoglicemia é um dos principais fatores que limitam a obtenção de controle glicêmico adequado, seja nos pacientes com DM1 ou DM2.

Além da sensação de mal-estar e dos demais sintomas que advêm da hipoglicemia leve a moderada (como explicitados mais à frente), existe ainda o risco iminente de perder a vida que a hipoglicemia grave pode trazer ao indivíduo. Existe controvérsia adicional sobre a possível associação entre declínio cognitivo e/ou demência e elevada frequência de episódios de hipoglicemia grave. Definem-se como hipoglicemia grave os casos em que o paciente apresenta perda de consciência e/ou depende do auxílio de terceiros para reversão do evento.

As principais causas de hipoglicemia são o jejum prolongado (p. ex., para a realização de exames), a prática de exercícios prolongados e extenuantes sem orientação quanto à alimentação antes e/ou durante a atividade, a libação alcoólica e o uso inadvertido de dose excessiva de insulina ou hipoglicemiante oral. Os hipoglicemiantes orais de primeira geração (clorpropamida) levam a maior risco de hipoglicemia, por sua maior meia-vida.

Os sintomas de hipoglicemia vão variar em função da magnitude da queda da glicose plasmática. Em casos de hipoglicemia leve (glicemia em torno de 65 a 70 mg/dL), os sintomas serão ansiedade, palpitação, tremor (adrenérgicos), sudorese, fome e parestesia (colinérgicos). Já com a queda adicional da glicemia (55 a 65 mg/dL), há o surgimento de sintomas neuroglicopênicos como fraqueza, calores, fadiga, dificuldade de concentração, labilidade emocional, alterações de comportamento, alterações da fala. Se a glicemia atingir valores mais baixos (50 a 55 mg/dL ou menos), pode haver o surgimento de outros sintomas neuroglicopênicos, como perda de consciência, convulsões, coma e, caso não seja instituído o tratamento adequado, o indivíduo pode evoluir com óbito. Indivíduos inadequadamente controlados tendem a apresentar sintomas de hipoglicemia com concentrações de glicose mais elevadas que pacientes com DM bem controlados.

Muitas vezes, apenas com a sintomatologia conclui-se que se trata de um episódio de hipoglicemia. A realização de glicemia capilar é suficiente para a confirmação. Contudo, caso a realização desta retarde em demasia o tratamento, deve-se instituir o tratamento adequado sem que a glicemia capilar seja realizada. Em geral, considera-se hipoglicemia quando a glicemia encontra-se < 60 mg/dL.

A forma de tratamento da hipoglicemia vai variar dependendo do estado de consciência do paciente. Se o paciente estiver consciente, com queixas leves (fome, tremor, nervosismo, ansiedade, taquicardia, sudorese, palidez, déficit de atenção e comprometimento cognitivo leve) ou ainda caso esteja assintomático, devem ser oferecidos 15 g a 20 g de carboidrato por via oral. Um exemplo seria a adição de uma colher de sopa de açúcar em meio copo de água ou ainda ingerir 150 mL de refrigerante não dietético ou 150 mL de suco de laranja. Devem-se evitar alimentos ricos em gordura para a correção de hipoglicemia, pois, além de retardar o início da correção, promovem efeito hiperglicêmico mais sustentado. Nos casos moderados a graves, com queixa de turvação visual, cefaleia, confusão mental, midríase, dificuldade para falar, o tratamento deve ser mais intensivo, com oferecimento de 30 g de carboidrato por via oral.

Caso o paciente esteja desacordado e em ambiente hospitalar, deve ser injetada por via endovenosa glicose hipertônica em quantidade equivalente (30 mL a 40 mL de glicose a 50%). Após 15 a 20 minutos do tratamento, nova glicemia capilar deve ser realizada, para averiguar se ainda persiste a hipoglicemia. Se isto ainda ocorrer, deve-se repetir o esquema de tratamento, reavaliando o sensório do indivíduo e a glicemia. Após reestabelecida a euglicemia e o nível normal de consciência, o paciente deve ser encaminhado para a realização de um lanche, para prevenção de novos episódios de hipoglicemia, já que a correção da hipoglicemia com esse aporte glicêmico é transitória (menos de 2 h de duração). Além disso, orientações para evitar novos episódios devem ser dadas, como o ajuste de dose de insulina, e que se evitem longos períodos sem alimentação.

Aos indivíduos com elevado risco de hipoglicemia, sugere-se que tenham, em casa, glucagon (Glucagen®), para ser administrado em caso de hipoglicemia e perda de consciência. A dose a ser administrada é de 1 mg (1 ampola) por via intramuscular ou subcutânea. Da mesma forma que com a correção oral ou venosa, a glicemia deve ser revista após 15 a 20 minutos da administração do glucagon. O uso de glucagon pode ter como efeito adverso quadro de náusea, o que dificultaria a necessária ingestão alimentar após a recuperação do nível de consciência.

Acidose láctica

Uma clássica, porém muito rara, causa de acidose láctica em pacientes com DM está associada ao uso de metformina. Uma biguanida anteriormente disponível no mercado, a fenformina, estava associada a risco de acidose láctica 10 vezes maior que o relacionado com o uso da metformina, cuja incidência é de 3 casos por 100 mil tratamentos/ano. Estudos mostram que a ocorrência de acidose láctica em pacientes com DM em uso de metformina está, em sua maioria, relacionada com a presença de condições clínicas que são contraindicações conhecidas para o uso dessa biguanida, como insuficiência renal, insuficiência cardíaca, hipoxia, sepse etc. Entretanto, mesmo na ausência dessas patologias, sabe-se que o uso de superdosagem de metformina também já foi apontado como associado à acidose láctica. Quadro de acidose láctica pode surgir associado a CAD e ao EHNC, principalmente quando há evolução para choque e má perfusão tecidual.

A letalidade dessa complicação metabólica é elevada, e chega a cerca de 80%, mas parece estar mais fortemente relacionada com a patologia de base do que com a medicação em si.

O diagnóstico consiste na dosagem de lactato (> 5 mmol/L), que se encontrará elevado, associado a queda do pH relacionada com redução dos níveis séricos de bicarbonato.

O tratamento consiste na suspensão da metformina, além do tratamento da patologia subjacente, por exemplo, da descompensação do insuficiência cardíaca. Além disso, deve-se induzir a diurese, com a administração de líquido e de diuréticos. Caso haja insuficiência renal grave, a realização de hemodiálise pode ser necessária e, em caso de elevado risco de recidiva da descompensação da patologia de base, deve-se estudar a mudança do esquema terapêutico do DM por outro que não inclua a metformina, já que esta deverá ser suspensa a cada nova descompensação. A administração de bicarbonato de sódio por via intravenosa está restrita aos casos de acidose grave (pH < 7,15), e somente até que se atinja pH sérico não maior que 7,2. Além disso, a infusão deve ser lenta (em 30 a 40 min), de modo a evitar elevação paradoxal dos níveis séricos de lactato (já que o $NaHCO_3$ estimula a atividade da enzima fosfofrutoquinase) e precipitação de quadro de insuficiência cardíaca induzida pelo bicarbonato de sódio.

MANEJO EM ALGUMAS COMPLICAÇÕES INFECCIOSAS

Dengue

A dengue é uma patologia que tem acometido cada vez mais indivíduos em todo o Brasil; entre eles incluem-se pacientes com DM. Segundo o último protocolo do Ministério da Saúde sobre classificação de risco e manejo do paciente com dengue, os casos de dengue devem ser classificados de A a D, em função da sua gravidade. A presença de DM já coloca o indivíduo sob suspeita de dengue no grupo B. Nesse caso, devem-se colher exames complementares (hemograma completo e sorologia viral), mantendo o paciente em hidratação oral na unidade de atendimento até que se obtenha o resultado desses exames.

Cuidado especial com a glicemia deve ser dado, pois o paciente pode estar inapetente e pode ocorrer hipoglicemia. Caso a ingestão oral esteja muito baixa, a adição de hidratação venosa deve ser avaliada, com inclusão de glicose, assim como pode ser necessário um ajuste da dose de insulina durante essa fase. A hidratação oral nessa fase deve ser feita, em adultos, na dose de 80 mL/kg/dia, sendo 1/3 com solução salina oral e 2/3 com ingestão de líquidos caseiros (como água, suco de frutas, chás, água de coco). Além da hidratação, o paciente deve se manter em repouso, recebendo, se necessário, antieméticos e antitérmicos (dipirona ou paracetamol). Após o resultado do hematócrito, a conduta inicial deve ser reavaliada.

Caso o hematócrito esteja normal, deve-se manter a conduta vigente, com liberação para casa, orientação para retornar para reavaliação clinicolaboratorial do 3º ao 6º dia da doença ou em caso de surgimento de sinais de alarme (dor abdominal intensa, vômitos persistentes, hepatomegalia dolorosa, hipotensão postural ou lipotimia, hemorragia importante, sonolência ou irritabilidade, diminuição da diurese, hipotermia, desconforto respiratório). São considerados também sinais de alarme o aumento repentino do hematócrito e a queda abrupta das plaquetas.

Caso o resultado do hematócrito esteja elevado em mais de 10% do valor habitual ou esteja > 50% em homens ou acima de 44% em mulheres, o paciente deve ser admitido para hidratação oral supervisionada (80 mL/kg/dia, sendo 1/3 administrado em 4 h sob a forma de solução salina) ou venosa (40 mL/kg em 4 h, sob a forma de soro fisiológico ou Ringer lactato). Após período de 4 h, deve ser feita reavaliação clínica e do hematócrito e, caso não haja surgimento de sinais clínicos de alarme nem elevação adicional do hematócrito, o paciente pode receber alta, com orientação de manter hidratação oral como no início (80 mL/kg/dia), com a orientação de retornar para reavaliação diariamente ou em caso de surgimento de sinais clínicos de alerta, até que tenham se passado 48 h do término do período febril. Caso nessa reavaliação surjam sinais de alerta ou haja aumento adicional do hematócrito, o paciente deve ser mantido internado e a hidratação vigente deve ser substituída por via venosa com soro fisiológico ou Ringer lactato, 20 mL/kg/h. A reavaliação clínica desses casos passa a ser a cada 2 h. Caso haja melhora clínica e laboratorial, com diurese normal e queda do hematócrito, deve-se modificar a hidratação venosa vigente para novo esquema em 2 fases. A primeira fase (6 h) é em volume de 25 mL/kg. A segunda fase (iniciada caso se mantenha melhora clinicolaboratorial) é de 25 mL/kg em 8 h, sendo 1/3 com soro fisiológico e 2/3 com soro glicosado. A adição de sódio e de potássio deve ser realizada. O paciente deve ser mantido internado até que se obtenham estabilização hemodinâmica e ausência de febre por 48 h, melhora do quadro clínico, ausência de sintomas respiratórios, hematócrito normal e estável por 24 h e as plaquetas estejam em elevação e acima de $50.000/mm^3$. Após a alta, esses indivíduos deverão retornar para reavaliação diariamente ou em caso de surgimento de sinais clínicos de alerta.

Caso, após a etapa de hidratação venosa agressiva (20 ml/kg/h), não haja melhora clinicolaboratorial, pode-se repetir essa etapa por até 3 vezes, com reavaliação a cada 2 h. Se não houver melhora clínica e o hematócrito estiver em ascensão, devem-se administrar coloides sintéticos (10 mL/kg/h) ou albumina (3 mL/kg/h). Porém, caso o hematócrito esteja em queda, com hipotensão e/ou oligúria, a investigação de hemorragia por coagulopatia de consumo deve ser realizada, avaliando-se a necessidade de infusão de plasma (10 mL/kg), vitamina K, crioprecipitado (1 unidade para cada 5 kg a 10 kg de peso) e de hemotransfusão, uma vez confirmada a presença de discrasia.

Furunculose e antraz

Os pacientes com DM mal controlados têm maior risco de surgimento de infecções cutâneas por *Staphylococcus* sp., como a furunculose. A lesão (furúnculo) pode surgir em qualquer local que contenha folículo piloso e tem aspecto nodular endurecido, eritematoso e doloroso, podendo evoluir com área necrótica central após alguns dias. Após esse estágio, sofre flutuação central e elimina uma secreção necrossanguinolenta, evoluindo com alívio da dor local. Já o antraz tem predileção por surgimento em dorso, principalmente em área de nuca e ombro, acometendo mais frequentemente homens idosos, cursando com sintomas locais similares a furúnculos e sintomas gerais, com febre e queda do estado geral. O tratamento consiste em medidas locais, como a não manipulação e a colocação de calor local. Além disso, podem-se utilizar cremes com antibióticos. A antibioticoterapia oral está indicada nos casos em que houver grande área de enduração (> 6 cm), antraz, celulite ou sintomatologia sistêmica. As opções antimicrobianas são cefalexina, cefadroxil, eritromicina, amoxicilina com clavulanato ou oxacilina por pelo menos 10 dias.

Mucormicose

Os agentes causadores da mucormicose são fungos saprófitos habitualmente presentes no solo, na comida, no ar e em material em processo de decomposição. Penetram no organismo principalmente por via inalatória. Após sua penetração, inicialmente os esporos se depositam nos cornetos nasais, podendo descender aos alvéolos pulmonares em um segundo momento. A presença de cetoacidose é um dos principais fatores de risco para o surgimento dessa complicação infecciosa, uma vez que a hiperglicemia e a acidose agem como fatores facilitadores do crescimento fúngico.

A mucormicose pode se manifestar de diversas formas, sendo as principais a rinocerebral, a pulmonar, a gastrintestinal, a cutânea e a disseminada. De modo geral, a forma rinocerebral ocorre principalmente em pacientes com DM e CAD, cursando agudamente com cefaleia, dor facial, febre, alteração do sensório, oftalmoplegia, proptose, lesões enegrecidas em face, hemiparesia ou hemiplegia. As manifestações clínicas da forma pulmonar são subagudas, podendo evoluir em mais de 4 semanas com tosse seca, dor pleurítica, pneumonia com escarro com raias de sangue ou francamente sanguinolento, podendo se apresentar com hemoptise maciça fatal. O envolvimento dos ápices pulmonares é mais comum, em função da maior aeração nessas áreas. O aspecto radiográfico da forma pulmonar é inespecífico, com consolidação, derrame pleural e cavitação pulmonar. O diagnóstico é feito com cultura do escarro e confirmado com a biopsia das lesões, mostrando necrose e hifas. O tratamento consiste em desbridamento cirúrgico das áreas acometidas, podendo ser necessária a realização de lobectomia ou pneumectomia ou de enucleação da órbita. Além da cirurgia, é necessária a utilização de altas doses de antifúngicos [anfotericina B na forma deoxicolato, 1,0 a 1,5 g mg/kg/dia (total de 2,5 a 3,0 g/dia) IV ou anfotericina B lipossomal 5 mg/kg/dia IV]. Pode-se associar oxigenoterapia hiperbárica como adjuvante. A mucormicose tem elevada taxa de mortalidade, chegando a 96% nas formas disseminadas.

Otite externa maligna

A otite externa maligna é uma patologia causada classicamente por *Pseudomonas aeruginosa,* apesar de outros patógenos estarem também associados a essa complicação, como *Proteus mirabilis, Staphylococcus aureus* e *Staphylococcus epidermidis.* As manifestações clínicas principais são otalgia com irradiação para a região temporomandibular, otorreia e edema na região do pavilhão auricular, que pode evoluir com paralisia de nervo facial ipsilateral, necrose óssea, tromboflebite do seio dural, meningite, abscesso cerebral e óbito. O diagnóstico deve ser precoce e é feito com cultura do tecido desbridado, cintilografia óssea com tecnécio[99], que mostra captação local aumentada e tomografia computadorizada. Outros achados inespecíficos são elevação de velocidade de hemossedimentação (VHS), mas sem leucocitose. O tratamento consiste na associação de desbridamento cirúrgico precoce com antibioticoterapia parenteral, com ceftazidima 2 g IV 8/8 h; ou ciprofloxacino 400 mg IV 12/12 h; ou cefepime 1 g 6/6 h; ou meropeném/cilastatina 500 mg 6/6 h; ou meropeném 1 g 8/8 h. Em alguns casos, pode-se obter benefício da associação com oxigenoterapia em câmara hiperbárica. É comum a recorrência dessa patologia.

Pielonefrite aguda e papilite necrosante

A necrose da papila renal pode acometer pacientes com DM, com doença vascular ou glomeruloesclerose, sendo secundária à pielonefrite grave. Deve-se à isquemia de vasos sanguíneos da medula e da papila renal. Os achados clínicos são os mesmos da pielonefrite aguda, com febre alta, calafrios, dor abdominal, lombar ou em flanco, além de queixas como mal-estar, anorexia, mialgia, cefaleia. Pode ainda se manifestar com hematúria massiva, cólica nefrética e oligúria. Os principais agentes são *Escherichia coli, Enterococcus* spp., *Pseudomonas* spp. e *Staphylococcus epidermidis.* Em caso de bacteremia, vômitos ou sinais de desidratação, opta-se pela antibioticoterapia por via endovenosa. A duração total do tratamento é de 14 dias, independentemente da forma da administração. O esquema antibiótico vai variar em função da urinocultura e do antibiograma. Caso se identifique *Enterococcus* spp., a opção antimicrobiana recai sobre ampicilina ou amoxicilina. Caso o agente seja um bacilo gram-negativo, as opções antibióticas são as fluoroquinolonas (principalmente se o tratamento for por via oral, ou ainda os aminoglicosídeos, se a via endovenosa for a escolhida). Em função da sua maior toxicidade, assim que for possível a mudança para via oral, devem-se trocar os aminoglicosídeos por outro oral, de acordo com o antibiograma. A melhora geralmente ocorre após 48/72 h de antibioticoterapia. Caso isso não ocorra, deve-se suspeitar da ocorrência de alguma complicação, como obstrução do trato urinário, calculose renal associada ou alguma complicação supurativa local, como abscesso perinéfrico, o qual pode exigir desbridamento cirúrgico. A realização de ultrassonografia ou de tomografia computadorizada abdominal esclarece essa possibilidade. O surgimento de abscesso renal aumenta a possibilidade de se tratar da disseminação hematogênica de uma infecção de outro local, e os agentes causais mais frequentes dessa complicação são o *Staphylococcus aureus* (caso haja apenas envolvimento cortical) ou os gram-negativos (caso haja envolvimento corticomedular). Independentemente da ocorrência ou não de complicação, após finalizado o tratamento, deve-se realizar urinocultura de controle cerca de 2 a 4 semanas após o fim do tratamento, para que sejam possíveis o diagnóstico e o tratamento precoce de recidivas, mesmo que assintomáticas.

Pielonefrite enfisematosa

Essa complicação infecciosa é causada geralmente por enterobactérias, que levam ao surgimento de febre, dor em flanco e vômitos. Pode ser uma complicação de pielonefrite. O diagnóstico de suspeição é feito por meio da radiografia de abdome, onde é visto gás em loja renal, mas a confirmação é por meio de tomografia computadorizada de abdome. O tratamento consiste em hidratação e antibioticoterapia venosa, controle metabólico adequado e desbridamento cirúrgico.

IAM, AVC, queimadura externa, grandes cirurgias

Estas situações clínicas podem levar à piora do controle glicêmico ou ainda precipitar o surgimento de CAD ou EHNC. Para evitar que tais complicações metabólicas ocorram, a intensificação da frequência da monitoração da glicemia capilar deve ser instituída, com eventuais ajustes da dose de insulina em uso. Eventualmente, naqueles indivíduos que vinham em tratamento sem insulina, a adição da mesma ao esquema de tratamento se faz necessária, até a resolução da intercorrência clínica subjacente. Hidratação adequada e dieta apropriada para paciente com DM devem ser garantidas ao longo de todo o período de internação, para evitar piora glicêmica e evolução para CAD e EHNC.

LEITURA RECOMENDADA

Albuquerque IGC, Mergulhão CAG, Zagury L. Infecção urinária em diabéticos. *In*: Zagury L, Zagury RL, editores. Tratamento atual do diabetes mellitus. 1. ed. Itapevi/SP: Araujo Silva Farmacêutica; 2009. p. 471-7.

Albuquerque IGC, Warszawski L, Zagury L. Infecção e diabetes. *In*: Zagury L, Zagury RL, editores. Tratamento atual do diabetes mellitus. 1. ed. Itapevi/SP: Araujo Silva Farmacêutica; 2009. p 454-69.

American Diabetes Association (ADA). Medical management of Type I Diabetes. 4th ed. Alexandria (Virginia): American Diabetes Association; 2004. p. 127-35.

American Diabetes Association. Standards of Medical Care in Diabetes 2012. Diabetes Care. 2012; 35(Suppl 1):11-63.

Barone B, Rodacki M, Cenci MCP et al. Cetoacidose diabética em adultos: Atualização de uma complicação antiga. Arq Bras Endocrinol Metab. 2007; 51(9):1434-47.

Boland E, Monsod T, Delucia M et al. Limitations of convencional methods of self-monitoring of blood glucose. Diabetes Care. 2001; 24:1858-62.

Brasil. Ministério da Saúde. Secretaria de Vigilância em Saúde. Departamento de Vigilância Epidemiológica. Diretrizes nacionais para prevenção e controle de epidemias de dengue. Brasília: Ministério da Saúde; 2009. 160 p.

Brasil. Ministério da Saúde. Secretaria de Vigilância em Saúde. Departamento de Vigilância Epidemiológica. Dengue: Classificação de risco e manejo do paciente; 2012. Disponível em: http://www.combatadengue.com. br/_downloads/fluxo_dengue.pdf.

Brasil. Ministério da Saúde. Superintendência de Unidades Próprias – SAS/SESDEC. Protocolos – Dengue – Diagnóstico e Tratamento. Plano Estadual de Prevenção e Controle da Dengue – 2010/2011 – Protocolo de Manejo Clínico; 2010. 19 p.

Cryer PE. Hypoglycemia. Pathophysiology, diagnosis and treatment. New York: Oxford Univ. Press; 1997.

Cryer PE, Davis SN, Shamoon H. Hypoglycemia in diabetes. Diabetes care. 2003; 26(6):1902-12.

de Oliveira JEPO. Milech A, editores. Diabetes mellitus: clínica, diagnóstico, tratamento multidisciplinar. São Paulo: Atheneu; 2004. 362 p.

DuBose Jr, TD. Acidosis and Alkalosis. In: Kasper DL, Fauci AS, Longo DL et al. editors. Harrison's – principles of internal medicine. 16th ed. McGraw-Hill M; 2005. p. 263-71.

Gomes MB, Lerario AC, editores. Alvos no controle clínico e metabólico de crianças e adolescentes com diabetes mellitus tipo 1. In: Diretrizes da Sociedade Brasileira de Diabetes. 2009; 83-7.

Gross TM, Mastrototaro JJ, Fredrickson LP. Detection of unseen hypoglycemia using continuous glucose monitoring. Diabetologia. 2001; 43: A5.

Kitabchi AE, Umpierrez GE, Miles JM et al. Hyperglycemic crises in adult patients with diabetes. American Diabetes Association. Consensus Statement. Diabetes Care. 2009; 32:1335-43.

Kitabchi AE, Umpierrez GE, Murphy MB et al. Hyperglycemic crises in diabetes. American Diabetes Association. Position Statement. Diabetes Care. 2004; 27(Suppl 1):94-102.

Larkin JG, Frier BM, Ireland JT. Diabetes mellitus and infection. Postgrad Med J. 1985; 61:233-7.

Marangoni DV, Soares CR, Moreira BM. Infecções do trato urinário. In: Schechter M, Marangoni DV, editores. Doenças infecciosas: conduta diagnóstica e terapêutica. 2. ed. Rio de Janeiro: Guanabara Koogan; 1998. p. 421-55.

Misbin RI. The phantom of lactic acidosis due to metformin in patients with diabetes. Diabetes Care. 2004; 27 (7):1791-3.

Mohammadi A, Mehdizadeh A, Ghasemi-Rad M et al. Pulmonary mucormycosis in patient with diabetic ketoacidosis: A case report and review of literature. Tuberk Toraks. 2012; 60(1):66-9.

Sodré CT. Infecções cutâneas e de partes moles. In: Schechter M, Marangoni DV, editores. Doenças infecciosas: conduta diagnóstica e terapêutica. 2. ed. Rio de Janeiro: Guanabara Koogan; 1998. p. 227-37.

Complicações crônicas do diabetes *mellitus*

14.1 Fisiopatologia

14.2 Resistência à insulina
e disfunção endotelial

14.3 Nefropatia diabética

14.4 Neuropatia diabética

14.5 Retinopatia diabética

14.6 Doença cardiovascular

14.7 Pé diabético

14.8 Doença cerebrovascular

Fisiopatologia

Paula Bruna Araujo
Adolpho Milech

INTRODUÇÃO

O diabetes *mellitus* (DM) é uma doença metabólica caracterizada por hiperglicemia secundária à falta absoluta ou relativa de insulina no organismo. O principal objetivo no manejo clínico do DM é a prevenção das complicações vasculares crônicas, as quais podem ser divididas em microvasculares (inclusive retinopatia, nefropatia e neuropatia) e macrovasculares (que afetam a vascularização arterial coronariana, cerebral e periférica).

Grandes estudos clínicos prospectivos mostraram forte associação entre níveis glicêmicos e complicações microvasculares (The Diabetes Control and Complications Trial,[1] Kumamoto Study,[2] United Kingdom Prospective Diabetes Study,[3] The Advance Collaborative Group)[4] e macrovasculares (The Diabetes Control and Complications Trial/Epidemiology of Diabetes Interventions and Complications – DCCT/EDIC,[5] UKPDS Legacy),[5,6] tanto no DM tipo 1 (DM1), quanto no tipo 2 (DM2). Esses estudos são a base para a atual recomendação do alvo de HbA1c < 7%. No entanto, a maioria dos pacientes com diagnóstico de DM não atinge esse alvo.[7]

Outros fatores de risco associados ao desenvolvimento das complicações crônicas do diabetes são a hipertensão arterial sistêmica, o tabagismo, a genética, a dislipidemia, a obesidade e a etnia.

COMPLICAÇÕES MICROVASCULARES

A incidência e a extensão da doença microvascular apresentam forte correlação com a duração e a magnitude da hiperglicemia. Quando mencionamos os danos teciduais induzidos pela hiperglicemia, estamos nos referindo a um tipo particular de células: células endoteliais dos capilares retinianos, células mesangiais dos glomérulos e neurônios e células de Schwann dos nervos periféricos. Esse grupo celular tem a peculiaridade de não ser capaz de controlar a concentração intracelular de glicose, uma vez que não reduz a expressão do transportador de glicose quando exposto à hiperglicemia extracelular, como fazem outros tipos celulares, o que o torna vulnerável.[8] Essas células, sob um estado de hiperglicemia crônica, sofrem contínuo influxo de glicose do meio extracelular para o citosol, o que resulta na geração excessiva de espécies reativas de oxigênio (ROS – *reactive oxygen species*).[9] Os mecanismos que levam à superprodução de ROS envolvem ao menos 4 vias inter-relacionadas: a via dos polióis, o aumento da formação intracelular de produtos de glicação avançada (AGE – *advanced glycation end-products*), bem como da expressão do receptor de AGE (RAGE), a ativação de isoformas da proteína quinase C (PKC – *protein kinase C*) e o aumento de fluxo pela via das hexosaminas.[10]

A via dos polióis

A glicose e outros açúcares intracelulares são convertidos em alcoóis derivados desses açúcares (polióis), em uma reação catalisada pela enzima aldose redutase. A aldose redutase tem a função de reduzir aldeídos tóxicos da célula a alcoóis inativos; no entanto, quando a concentração intracelular de glicose se torna muito elevada, a aldose redutase também reduz a glicose a sorbitol, enquanto oxida o cofator NADPH a NADP+. O sorbitol é então oxidado a frutose pela sorbitol desidrogenase, que ao mesmo tempo reduz o cofator NAD+ a NADH. Normalmente, esta via é responsável por uma pequena parcela de metabolização de glicose, mas em hiperglicemia sua contribuição é aumentada significativamente nos tecidos que não necessitam de insulina para captação de glicose. A via dos polióis acaba por consumir o NADPH, um cofator essencial para a regeneração de um antioxidante intracelular crítico, a glutationa reduzida (Figura 14.1.1). Reduzindo a quantidade de glutationa reduzida, a via dos polióis aumenta a suscetibilidade celular ao estresse oxidativo, o que se assemelha à hipoxia tecidual, sendo chamado de pseudo-hipoxia hiperglicêmica.[11]

Um estudo realizado em retinas de ratos e humanos mostrou que a via dos polióis pode ter papel importante na retinopatia diabética.[12] Ele também revelou que o inibidor da aldose redutase (sorbinol) impede os processos vasculares, culminando com o desenvolvimento de capilares acelulares. Isto pode implicar um papel da via dos polióis na apoptose de células endoteliais. No entanto, o impacto total desta via na disfunção endotelial não é completamente compreendido.

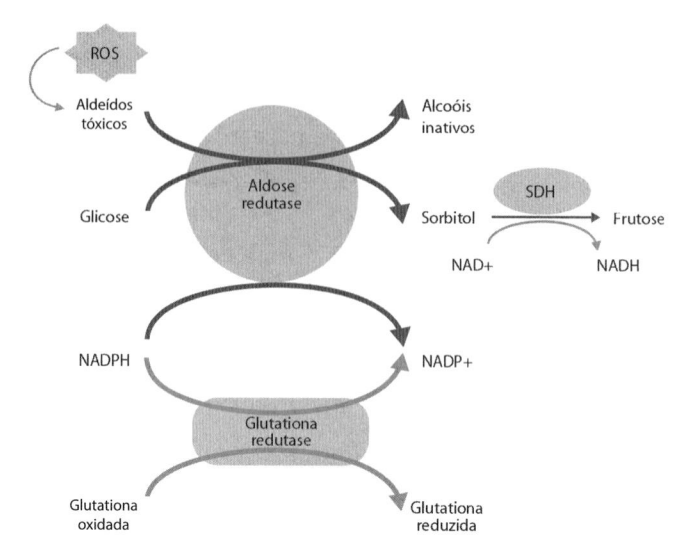

Figura 14.1.1 A via dos polióis. A aldose redutase reduz aldeídos gerados por espécies reativas de oxigênio (ROS) a alcoóis inativos e glicose a sorbitol, utilizando NADPH como cofator. Células com atividade aumentada da aldose redutase podem depletar a glutationa reduzida e assim levar ao aumento do estresse oxidativo. A sorbitol desidrogenase (SDH) oxida o sorbitol a frutose utilizando NAD+ como cofator. Adaptada de Brownlee, 2001.[13]

Aumento da produção intracelular de produtos finais de glicação avançada

Os AGE são um complexo e heterogêneo grupo de compostos formados a partir da glicação não enzimática e da oxidação de proteínas, lipídios e polinucleotídeos que se acumulam no plasma e em tecidos de pacientes com DM. A glicação não enzimática de proteínas é uma reação química entre o grupo carbonila da glicose livre e os grupos amino de aminoácidos nitrogenados das proteínas, como lisina ou arginina, produzindo bases de Schiff, que sofrem rearranjo de Amadori para formar glicosaminas, como hemoglobina glicada A1c (HbA1c) e frutosamina.[11] Como os produtos de Amadori são relativamente estáveis, apenas pequena fração sofre rearranjo irreversível a AGE (Figura 14.1.2).

A hiperglicemia intracelular é o principal evento iniciador da formação de AGE, tanto intra quanto extracelulares. Os AGE podem ainda surgir da auto-oxidação intracelular da glicose a glioxal, da decomposição dos produtos de Amadori a 3-deoxiglicosona e da fragmentação do gliceraldeído-3-fosfato e di-hidroxiacetona a metilglioxal. Essas dicarbonilas intracelulares (glioxal, metilglioxal e 3-deoxiglicosona) reagem com grupos amino de proteínas intra e extracelulares para forma-

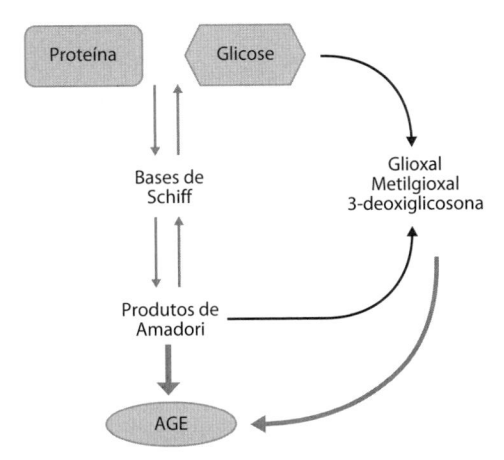

Figura 14.1.2 Formação dos produtos finais de glicação (AGE). A interação inicial do grupo carbonila da glicose com qualquer grupo amino livre em proteínas cria uma base de Schiff, que espontaneamente se rearranja a um produto de Amadori. Subsequentemente, alterações mais lentas (não mostradas) são progressivamente menos reversíveis, e, em última análise, levam à formação de AGE. Além disso, uma variedade de dicarbonilas reativas intracelulares, como glioxal, metilglioxal e 3-desoxiglicosona, podem ser formadas a partir da auto-oxidação da glicose ou de uma base de Schiff ou de um produto de Amadori, que podem reagir novamente com grupos amino de proteínas intra e extracelulares para formar AGE.

rem os AGE.[13] Nas células endoteliais, o metilglioxal é provavelmente o principal AGE formado.

Os AGE podem interferir com a função endotelial por meio de 3 mecanismos: modificando proteínas intracelulares, levando a alteração de suas funções; modificando componentes da matriz extracelular, alterando sua interação com outros componentes da própria matriz e com receptores (integrinas) expressos na superfície das células da matriz; modificando proteínas plasmáticas que então passam a se ligar aos RAGE em células como macrófagos, células endoteliais e células da musculatura lisa vascular.[9] A ativação dos RAGE estimula a geração de ROS, que, por sua vez, ativa o fator de transcrição nuclear kappa B (NF-κB) e p21 *ras*, levando a alterações patológicas da expressão de genes envolvidos na inflamação vascular e na disfunção endotelial, como os genes da trombomodulina, do fator tecidual (TF – *tissue factor*) e da molécula de adesão celular vascular-1 (VCAM-1 – *vascular cell adhesion molecule-1*). Além disso, o receptor endotelial de AGE, quando ativado, parece mediar, em parte, o aumento da permeabilidade vascular induzida pelo DM, provavelmente por meio da indução de fator de crescimento endotelial vascular (VEGF – *vascular endothelial growth factor*).

A exposição de células endoteliais aórticas humanas a altas concentrações de glicose aumenta a expressão de RAGE e de ligantes de RAGE, sendo esse efeito mediado por ROS,[14] mostrando que os AGE e a sinalização do NF-κB desempenham papel crucial no aumento da circulação e/ou produção local de fator de necrose tumoral α (TNF-α – *tumor necrosis factor* α) vascular, que então ativa a produção de ROS. Assim, um ciclo vicioso de geração de ROS fica estabelecido. O NF-κB também leva à geração de ROS por intermédio de citocinas, como o TNF-α, e da estimulação da expressão da NADPH oxidase. A NADPH oxidase, por sua vez, ativa NF-κB.[15]

Ativação da proteína quinase C

A família das PKC compreende pelo menos 11 isoformas amplamente distribuídas nos tecidos de mamíferos. A atividade das isoformas clássicas é dependente tanto de íons Ca^{2+} quanto de fosfatidilserina, sendo significativamente aumentada pelo diacilglicerol (DAG), um segundo mensageiro lipídico. A hiperglicemia intracelular aumenta a síntese *de novo* de DAG a partir de glicose, por meio da via triose fosfato. O aumento de ROS inibe a atividade da gliceraldeído-3-fosfato desidrogenase (GAPDH), levando ao aumento dos níveis intracelulares de DAG, elevando a disponibilidade de substrato para a via triose fosfato.[9] A hiperglicemia pode também ativar as isoformas de PKC, indiretamente, por meio da ligação dos AGE aos seus receptores presentes na superfície das células endoteliais (Figura 14.1.3).

As isoformas β e δ de PKC são as mais ativadas, mas o aumento de outras isoformas também é encontrado. Em experimentos com DM, a ativação de PKC-β tem mostrado mediar anormalidades de fluxo sanguíneo renal e da retina. Isso ocorre por meio da inibição da expressão do RNA mensageiro da óxido nítrico sintetase (eNOS) que reduz a produção endotelial do vasodilatador óxido nítrico (NO), enquanto a produção da endotelina-1 (ET-1), um vasoconstritor, está aumentada.[16] No entanto, o aumento da permeabilidade das células endoteliais induzido pela hiperglicemia é mediado pela ativação da PKC-α. A ativação da PKC pela hiperglicemia também induz a expressão do fator de aumento de permeabilidade VEGF nas células do músculo liso vascular, consequentemente aumentando a permeabilidade vascular e a angiogênese.

A ativação da PKC contribui também com o acúmulo de proteínas da matriz microvascular por meio da indução de expressão de fator transformador de crescimento-β1 (TGF-β1 – *transforming growth factor-β1*), fibronectina e colágeno tipo IV, tanto em cultura de células mesangiais quanto em glomérulos de ratos diabéticos. Esse efeito parece ser mediado por inibição da produção de NO pela PKC, a qual também tem sido implicada na superexpressão do inibidor do ativador

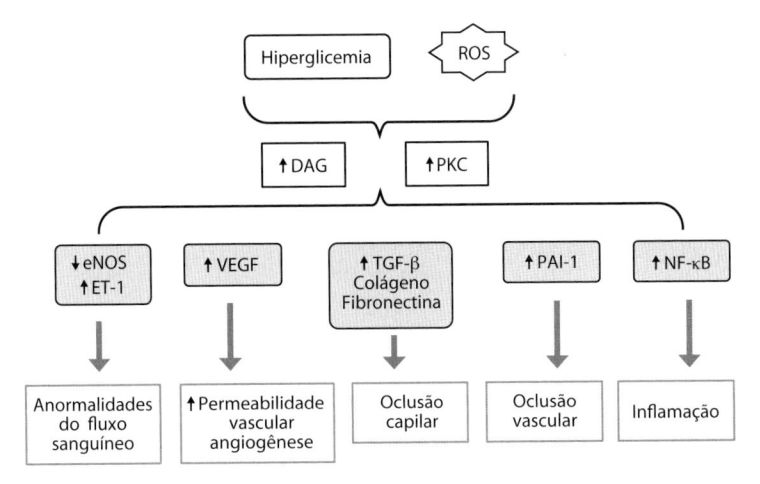

Figura 14.1.3 Ativação da via da proteína quinase C (PKC) e diacilglicerol (DAG). A hiperglicemia aumenta o conteúdo de DAG, que leva à ativação das PKC, que por sua vez interfere com a expressão de óxido nítrico sintetase endotelial (eNOS), endotelina-1 (ET-1), fator de crescimento vascular endotelial (VEGF), fator de crescimento transformador-β (TGF-β) e inibidor do ativador de plasminogênio-1 (PAI-1), mudanças provavelmente relacionadas com a ativação do fator de transcrição nuclear-κB (NF-κB). Adaptada de Brownlee, 2001.[13]

de plasminogênior-1 (PAI-1 – *plasminogen activator inhibitor-1*), um inibidor da fibrinólise, na ativação do NF-κB em culturas de células endoteliais e musculares lisas vasculares, e na regulação e ativação de várias oxidases NADPH dependentes, associadas à membrana.[11]

Aumento de fluxo pela via das hexosaminas

O aumento da concentração intracelular de glicose ativa a glicólise, ocorrendo a metabolização da glicose a glicose-6-fosfato, em seguida a frutose-6-fosfato e esta, na sua maior parte, segue na via glicolítica em uma série de reações de oxidação que vão gerar piruvato e ATP. No entanto, parte da frutose-6-fosfato pode ser desviada para a formação de glicosamina-6-fosfato e finalmente UDP-N-acetilglicosamina (UDP-GlcNAc), por meio da enzima glutamina-frutose-6-fosfato amidotransferase (GFAT), sendo esta a via das hexosaminas (Figura 14.1.4).

A UDP-GlcNAc é usada como substrato por O-GlcNAc transferases específicas para a modificação pós-translacional de resíduos de serina e treonina de proteínas citoplasmáticas e nucleares. Dessa forma, ocorre a modulação da expressão de proteínas que funcionam como fatores de transcrição que acabam por alterar a expressão de várias proteínas, como o PAI-1 em células musculares lisas e o TGF-β1

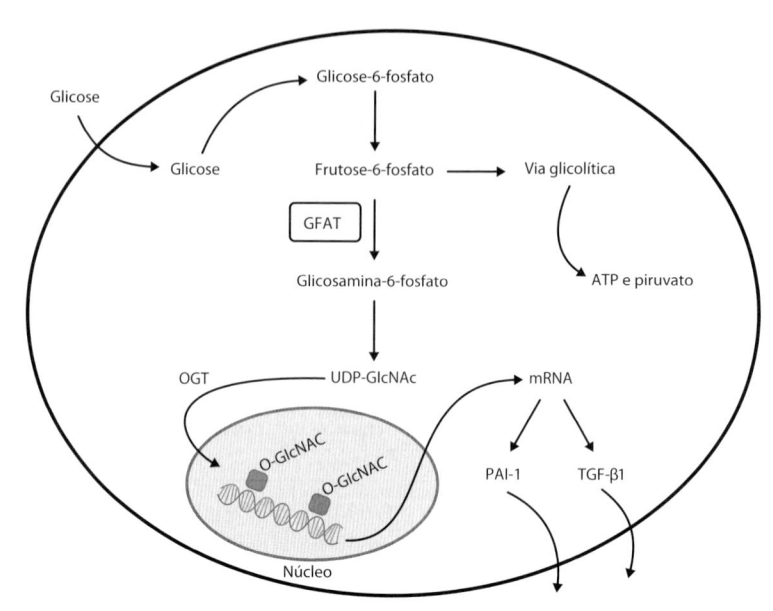

Figura 14.1.4 A via das hexosaminas. A frutose-6-fosfato, um intermediário da via glicolítica, é convertida a glicosamida-6-fosfato pela enzima glutamina frutose-6-fosfato desidrogenase (GFAT). A glicosilação intracelular dos resíduos de serina e treonina, pela adição de UDP-N-acetilglicosamina (UDP-GlcNAc), é catalisada pela enzima O-GlcNAc transferase (OGT). A modificação de proteínas-alvo e de fatores de transcrição leva ao aumento da expressão de proteínas como o PAI-1 e o TGF-β1. Adaptada de Brownlee, 2001.[13]

e PAI-1 em células do endotélio arterial, envolvidos na vasculopatia diabética.[9] Ainda no contexto das complicações vasculares, é relevante a inibição da eNOS nas células do endotélio arterial, por meio de modificações no sítio Akt da proteína eNOS, pelas O-GlcNAc transferases. A hiperglicemia também aumenta a atividade da enzima GFAT, o que, em última análise, aumenta o substrato para modificação de várias proteínas celulares.

Mecanismo unificado

Todos esses diferentes mecanismos patogênicos refletem um único processo induzido pela hiperglicemia: a superprodução de superóxido pela cadeia de transporte de elétrons mitocondriais, levando ao aumento da produção de ROS, comum a todos os tipos celulares lesados pela hiperglicemia.

O estresse oxidativo contribui para a patogênese das complicações micro e macrovasculares, e sua ação leva ao dano mitocondrial, inclusive redução da ATP sintetase mitocondrial, desregulação da homeostase dos lipídios intracelulares e indução de aparecimento dos poros de transição de permeabilidade mitocondrial. Isto pode levar a redução da atividade e até mesmo da quantidade de mitocôndrias, o que pode deflagrar a necrose ou apoptose celular.[15,17] ROS podem ainda afetar as vias de sinalização, inclusive proteínas G, fatores transcricionais e proteínas quinases.

A cadeia respiratória mitocondrial é formada por 4 complexos: C-I (NADH-coenzima Q oxirredutase), C-II (succinato-ubiquinona oxirredutase), C-III (ubiquinona-citocromo-c oxirredutase), C-IV (citocromo-c oxidase), 2 transportadores de elétrons móveis, a coenzima Q10 (ubiquinona) e o citocromo-c. Um quinto complexo enzimático completa, então, a fosforilação oxidativa: o C-V (ATP sintetase). Com a hiperglicemia, há mais glicose a ser oxidada no ciclo de Krebs, o que, na prática, empurra mais doadores de elétrons (NADH e $FADH_2$) na cadeia de transporte de elétrons. Como resultado, o gradiente de tensão através da membrana mitocondrial aumenta até que um limiar crítico é atingido. Nesse ponto, a transferência de elétrons dentro do complexo III é bloqueada, fazendo com que os elétrons em excesso retornem para a coenzima Q (em situação normal a coenzima Q recebe elétrons dos complexos I e II e os transfere para o complexo III), que doa esses elétrons, um de cada vez, para um oxigênio molecular, assim gerando o superóxido, que leva à geração de ROS. A isoforma mitocondrial da enzima superóxido dismutase degrada o radical livre de oxigênio a peróxido de hidrogênio, que é então convertido a H_2O e O_2 por outras enzimas.

A produção mitocondrial de superóxido, induzida pela hiperglicemia, ativa as 4 vias patológicas por meio da inibição de GAPDH (Figura 14.1.5). Essa inibição eleva o nível de todos os intermediários que estão a montante do GAPDH na via glicolítica. Níveis aumentados do gliceraldeído-3-fosfato ativam 2 das 4 vias: a via AGE, porque o metilglioxal, principal precursor intracelular de AGE, é formado a partir de gliceraldeído-3-fosfato; e a via da PKC, uma vez que o ativador da PKC, DAG, também é formado a partir de gliceraldeído-3-fosfato. Mais acima, os níveis de frutose-6-fosfato aumentam, o que intensifica o fluxo por meio da via das hexosaminas, em que frutose-6-fosfato é convertida pela enzima GFAT em UDP-N-GlcNAc. Finalmente, a inibição da GAPDH aumenta os níveis intracelulares do primeiro metabólito da via glicolítica, a glicose. Isto aumenta o fluxo por meio da via dos polióis, em que a enzima aldose redutase reduz a glicose e consome NADPH no processo.[18]

A inibição da GAPDH ocorre por meio da poli ADP-ribose polimerase (Parp). O aumento de ROS na mitocôndria, em resposta à hiperglicemia, leva à ruptura de cadeias de DNA. Esse evento acaba por ativar a Parp a qual em condições normais encontra-se no núcleo em uma forma inativa. Foi demonstrado que a inativação da Parp ou a superexpressão de superóxido dismutase abolem as 4 vias que levam à

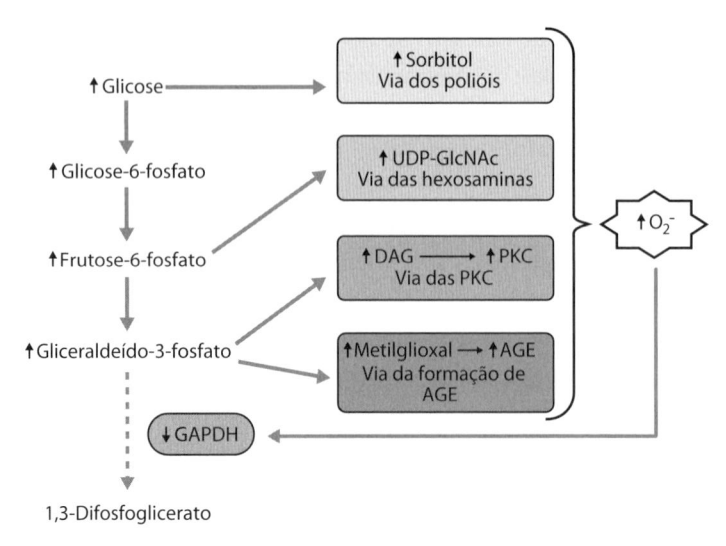

Figura 14.1.5 Mecanismos propostos para explicar o dano celular induzido pela hiperglicemia e pelo estresse oxidativo como via final comum da ativação das 4 vias metabólicas. O excesso de radical superóxido (O_2^-) inibe parcialmente a gliceraldeído-3-fosfato desidrogenase (GAPDH), uma enzima da via glicolítica, o que leva ao aumento dos metabólitos formados antes da ação da GAPDH. Esses metabólitos são desviados para utilização nas 4 vias metabólicas responsáveis pelo dano celular da hiperglicemia, em um ciclo vicioso que aumenta a geração de superóxido. Adaptada de Brownlee, 2001.[11]

superprodução de ROS, sugerindo que o aumento do estresse oxidativo no DM seja fortemente regulado pela Parp e pela GAPDH, o que pode representar um alvo para novas estratégias que possam prevenir as complicações vasculares nessa doença.[18]

COMPLICAÇÕES MACROVASCULARES

A doença macrovascular, tanto no DM1 quanto no DM2, é caracterizada pela aterosclerose acelerada. Embora os mecanismos pelos quais a resistência à insulina e a hiperglicemia levam a doenças cardiovasculares não sejam completamente compreendidos, todos os fatores de risco cardiovasculares que caracterizam o DM convergem para a parede dos vasos, mais especificamente para o endotélio, como um alvo celular comum. Atualmente, acredita-se que fatores circulantes associados ao meio metabólico modificado do DM (p. ex., hiperglicemia, glicação e produtos de oxidação) causem disfunção endotelial. Este, por sua vez, leva a alterações vasoconstritoras, pró-inflamatórias e pró-trombóticas que contribuem para o desenvolvimento da placa aterosclerótica e para maior chance de trombose após a ruptura da placa. Além das células endoteliais, ocorre alteração na função das células musculares lisas dos vasos e das plaquetas, o que revela extenso distúrbio vascular nessa doença.

A disfunção da célula endotelial, um preditor independente de eventos cardiovasculares, é o resultado da lesão arterial, devido à exposição aguda ou crônica a fatores de risco cardiovasculares, que ocorrem desde o início do DM e dos estados de resistência à ação de insulina. Em paralelo à disfunção endotelial, a aterosclerose pode resultar de um desequilíbrio entre a magnitude da lesão vascular e da capacidade de reparação, o que leva à morte acelerada da célula endotelial.

Disfunção endotelial

O endotélio, o maior órgão do corpo, é uma camada única de células que reveste a superfície luminal dos vasos sanguíneos, que forma uma interface entre o sangue circulante no lúmen e no resto da parede do vaso desempenha papel crítico na homeostase vascular. Ele regula ativamente o tônus e a permeabilidade vascular, o equilíbrio entre coagulação e fibrinólise, a atividade inflamatória e a proliferação celular, por meio da liberação de vários mediadores e/ou ativação de fatores de transcrição. Estes incluem fatores relaxantes derivados do endotélio, tais como NO, fator hiperpolarizante derivado do endotélio (EDHF) e prostaciclina (PGI2); e os fatores constritores, tais como ET-1, prostaglandinas, angiotensina II (ANG-II) e ROS, bem como moduladores inflamatórios.[15] Em algumas situações, como no DM, ocorre a disfunção endotelial, que se caracteriza pelo endotélio que perde sua habilidade de manter a homeostase vascular.

O estímulo para a produção de fatores vasodilatadores dependentes do endotélio inclui acetilcolina, trombina, serotonina, ANG-II e agonistas α-adrenérgicos. Em geral, esses fatores também promovem vasoconstrição por meio de efeitos diretos sobre as células musculares lisas. O NO endotelial e outros vasodilatadores se opõem a esses efeitos vasoconstritores, agindo, portanto, de maneira a manter a patência e a complacência arterial normal, apesar da produção local de vasoconstritores. Quando o endotélio está disfuncional, os efeitos vasoconstritores não são antagonizados e o tônus arterial fica aumentado. Além disso, estados patológicos como hipercolesterolemia, dislipidemia, tabagismo e DM são associados a produção endotelial aumentada de ET-I e a outros vasoconstritores derivados do endotélio que podem gerar vasoespasmo e aumento da rigidez arterial.[17] A disfunção endotelial provoca ainda o aumento da interação com os leucócitos, o crescimento das células musculares lisas, o comprometimento da coagulação, a inflamação vascular, a trombose e, portanto, o aparecimento e progressão da aterosclerose.

O NO, sintetizado pelas células endoteliais a partir de L-arginina, é um mediador muito importante com propriedades vasodilatadoras, antiplaquetárias, antiproliferativas, de redução da permeabilidade, anti-inflamatórias e antioxidantes (Figura 14.1.6). Ele inibe o rolamento e a adesão leucocitária, assim como a expressão de VCAM-1 e da proteína quimiotática de monócito-1 (MCP-1 – *monocyte chemotatic protein-1*), provavelmente por meio da inibição do NF-κB.[11] O NO também se difunde até a camada de células musculares lisas endoteliais, onde induz relaxamento e redução da proliferação celular. Um estímulo fundamental para a produção endotelial de NO é o aumento do estresse de cisalhamento, que é a força de atrito na superfície endotelial produzida pelo fluxo sanguíneo. Em artérias saudáveis, aumento no fluxo arterial estimula a "dilatação fluxo-mediada". O consequente aumento de diâmetro do lúmen age de forma homeostática para limitar o aumento do estresse de cisalhamento que resulta do maior fluxo. O NO derivado do endotélio também contribui para a vasodilatação mediada por isquemia e para a resposta hiperêmica ao exercício. Porém, na disfunção endotelial, a disponibilidade de NO está reduzida, tanto pela diminuição da sua produção quanto pela perda de sua atividade biológica, o que ocorre devido ao aumento do estresse oxidativo. A eNOS bem como a PGI2 sintetase são inibidas pelo excesso de ROS e por ação de mediadores inflamatórios.[15] Por esse mecanismo, a regulação do fluxo sanguíneo fica prejudicada e contribui para a redução da capacidade de exercício em certos estados patológicos, inclusive insuficiência cardíaca e doença arterial periférica.

A importância da inflamação na patogênese da aterosclerose é bem reconhecida e o endotélio vascular participa do processo inflamatório, contribuindo e

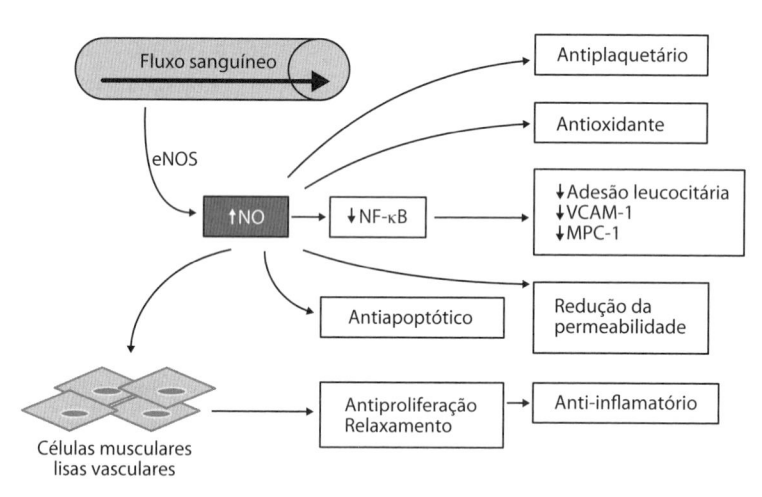

Figura 14.1.6 Produção de óxido nítrico (NO) a partir da força de cisalhamento sobre o endotélio vascular, por meio da óxido nítrico sintetase endotelial (eNOS), e suas propriedades na manutenção da função endotelial. VCAM-1 = molécula de adesão celular vascular-1; MPC-1 = proteína quimiotática de monócito-1.

sendo afetado por ele. Na presença de fatores pró-inflamatórios, inclusive TNF-α e proteína C reativa, o endotélio pode ser ativado para expressar moléculas de adesão, como a molécula de adesão intracelular-1 (ICAM-1 - *intercellular adhesion molecules-1*) e a VCAM-1, necessárias na adesão leucocitária à superfície endotelial. O endotélio ativado também expressa fatores quimiotáticos e citocinas pró-inflamatórias, como o TNF-β. A expressão endotelial desses fatores contribui para o desenvolvimento de inflamação na parede arterial e promove a aterogênese. A migração de linfócitos T e monócitos para a camada íntima vascular participa desse processo. Os linfócitos T secretam citocinas que modulam a formação da lesão. Os monócitos, ao atingirem o espaço subendotelial, captam lipoproteína de baixa densidade (LDL) oxidada via receptor "varredor" e tornam-se células espumosas. O acúmulo localizado de células espumosas leva à formação de estrias de gordura, a marca inicial das lesões ateroscleróticas.[19]

A glicação não enzimática de LDL (gLDL) e seu papel na patogênese da aterosclerose é um novo assunto que vem sendo explorado em estudos recentes. Devido à hiperglicemia, a glicação do LDL está aumentada em pacientes com diabetes. A modificação da LDL por glicação leva à diminuição do reconhecimento da LDL pelo seu receptor (LDL-R) e, por sua vez, aumenta o tempo de circulação relativa das lipoproteínas, o que pode levar ao aumento da oxidação das partículas, à formação de AGE e à ativação de mecanismos de captação alternativa por vias não mediadas por LDL-R. Além disso, gLDL impede a recaptação de L-arginina, mediada por estresse de cisalhamento, portanto, reduzindo a formação de NO. A gLDL também provoca aumento na produção de PAI-1 e de prostaglandinas, enquanto inibe a expressão do ativador do plasminogênio tecidual (t-PA) em células endoteliais, levando, em última análise, à redução da fibrinólise.[11] Assim, o endotélio disfuncional contribui para a patogênese da doença aterosclerótica vascular.

A ativação local do sistema renina-angiotensina também desempenha um importante papel na indução da disfunção endotelial e na aterosclerose no DM. A ANG-II exerce efeito sobre a função do endotélio por meio da ligação ao receptor de ANG-II nas células endoteliais, aumentando a expressão de ICAM-1 e a liberação de ET-1 pelo endotélio e estimulando a produção de ROS via NADPH oxidase. A ANG-II também ativa as vias JNK e MAPK nas células endoteliais, o que leva ao aumento da fosforilação da serina do substrato do receptor de insulina-1 (IRS-1), ao comprometimento da atividade da fosfatidilinositol-3 (PI-3) quinase e finalmente à disfunção endotelial e provavelmente à apoptose. Esta é uma das explicações para o fato de o inibidor da enzima conversora de angiotensina, bem como dos bloqueadores do receptor de ANG-II, proteger o paciente diabético contra comorbidades cardiovasculares.

Além de responder às mudanças agudas no fluxo sanguíneo, estimulando a vasodilatação, o endotélio também é responsável por mudanças crônicas na estrutura e dimensão do lúmen arterial, que são produzidas por alterações crônicas do fluxo sanguíneo. Com a dilatação fluxo-mediada, o remodelamento fluxo-induzido é estimulado por mudanças na tensão de cisalhamento. A resposta de remodelamento ao fluxo envolve uma interação complexa entre fatores vasodilatadores, inflamação local e fatores que alteram a matriz intercelular.[17] Assim, a dilatação endotélio-dependente está prejudicada em pacientes com doença arterial coronariana documentada e em pacientes com fatores de risco clássicos. Na verdade, tais alterações são detectáveis logo no início do curso da doença, antes que lesões mensuráveis ou sintomas clínicos apareçam. Em segundo lugar, mudanças de estilo de vida e drogas que comprovadamente reduzam o risco cardiovascular têm mostrado reverter a disfunção endotelial, inclusive exercício físico, cessação do tabagismo, perda de peso, drogas que baixam o colesterol e inibidores da enzima conversora da angiotensina. Finalmente, a disfunção endotelial na circulação coronária ou periférica prevê aumento do risco de eventos cardiovasculares em pacientes com fatores de risco e em pacientes com aterosclerose estabelecida.

Apoptose

A apoptose é o processo pelo qual uma célula desempenha papel ativo na sua própria morte. Existem vários mecanismos pelos quais a apoptose pode ser induzida nas células. A sensibilidade das células a esses estímulos pode variar, dependendo de uma série de fatores, tais como a expressão de proteínas pró e antiapoptóticas, a gravidade do estímulo e a fase do ciclo celular.

Existem vários ligantes indutores de morte celular que são importantes, como ligante Fas, TNF-α e Trail (ligante TNF relacionado com indução de apoptose). Quando eles ligam seus receptores específicos de morte, os sinais de apoptose são transmitidos à célula e uma cascata de caspases é ativada dentro de segundos, induzindo a apoptose de forma muito rápida.

O NO tem demonstrado inibir a apoptose em vários tipos celulares, inclusive células endoteliais. Os efeitos antiapoptóticos podem ser mediados por meio de mecanismos como nitrosilação e inativação de caspases. Outros mecanismos incluem ativação do p53, aumento de proteínas de choque térmico e aumento de proteínas antiapoptóticas Bcl-2 e Bcl-XL. Por meio da ativação da sinalização de cGMP, a atividade da caspase é suprimida, proteínas quinases dependentes de cGMP são ativadas e, possivelmente, ocorre aumento da expressão de proteínas antiapoptóticas.[11] A apoptose, especialmente de células endoteliais, pode ser altamente significativa para o desenvolvimento da aterosclerose.

Disfunção da musculatura lisa vascular no diabetes

A hiperglicemia ativa PKC, RAGE e NF-κB nas células musculares lisas vasculares, assim como o faz nas células endoteliais, o que leva à formação de superóxido, que contribui para maior nível de estresse oxidativo.[19] Dessa forma, o DM estimula a atividade aterogênica dessas células. Conforme as lesões ateroscleróticas progridem, células musculares lisas migram a partir da camada média para a íntima dos vasos, onde proliferam, gerando fatores de crescimento e participando da formação da capa fibrosa da placa de ateroma. As células musculares lisas vasculares, nesse novo ambiente, começam a gerar várias moléculas de matriz extracelular implicadas na aterogênese. Os proteoglicanos vasculares se ligam a lipoproteínas aterogênicas que levam a sua retenção no espaço subendotelial.

Avaliações *post-mortem* mostram que a expressão de sulfato de condroitina e de sulfato de dermatana está aumentada, enquanto o sulfato de heparana e o número de células musculares lisas vasculares estão reduzidos nas lesões ateroscleróticas de pacientes com diabetes, quando comparados com lesões de pacientes sem DM.[19,20] O aumento dos proteoglicanos sulfato de condroitina e de dermatana pode contribuir para a aterosclerose nos pacientes com DM, por meio do aumento da retenção de LDL na parede arterial. O reduzido teor de elastina da íntima, seja por meio de produção reduzida ou de quebra acentuada, pode ser outro mecanismo pelo qual a hiperglicemia aumenta a aterosclerose em pacientes com DM.

O colágeno, sintetizado por células do músculo liso vascular, acumula na aterosclerose. Na presença de hiperglicemia, o aumento do colágeno é submetido a glicação não enzimática, o que aumenta a sua capacidade de ligação à LDL, resultando no aumento da retenção de LDL na parede do vaso. Além disso, gLDL pode, em parte, regular o aumento da migração e, em seguida, a apoptose das células musculares lisas vasculares em lesões ateroscleróticas. Lipoproteínas de baixa densidade, que tenham sido submetidas à glicação não enzimática, induzem a migração de células musculares lisas vasculares *in vitro* e também podem induzir a sua apoptose.[19] Assim, o DM altera a função da musculatura lisa vascular de forma a promover formação da lesão aterosclerótica, instabilidade da placa e eventos clínicos.

Alteração da função plaquetária

A ativação plaquetária pode ocorrer desde a fase inicial do DM, como sugerido por estudos em animais que mostram que a maior agregação plaquetária em resposta a vários agonistas ocorre bem antes de as alterações da parede do vaso se desenvolverem. As plaquetas de pacientes com DM são caracterizadas por alterações em várias vias de sinalização, levando a um fenótipo hiper-reativo com maior aderência, agregação e ativação, causado por menor fluidez de membrana, aumento do metabolismo do ácido araquidônico, aumento da síntese de tromboxano (TX) A2 e alteração da homeostase do Ca^{2+}. Assim, as plaquetas respondem mais frequentemente a estímulos sublimiares, tornando-se mais rapidamente consumidas, o que resulta em trombopoese acelerada de plaquetas mais reativas.

A concentração intraplaquetária de glicose reflete a concentração extracelular, uma vez que a entrada de glicose nas plaquetas não depende de insulina. Assim, a hiperglicemia pode desempenhar papel causal na hiper-reatividade plaquetária em pacientes com DM. Na verdade, a hiperglicemia é responsável pela deficiência da homeostase do Ca^{2+} nas plaquetas, o que resulta em aumento da mobilização de Ca^{2+} a partir de estoques armazenados no interior da célula, resultando no aumento intracelular dos níveis de Ca^{2+}. Portanto, seus efeitos sobre as concentrações intraplaquetárias de Ca^{2+} são consistentes com a maior sensibilidade a agentes agregantes. A maior agregação plaquetária no DM foi reconhecida já em 1965. Desde então, muitos estudos demonstraram aumento da ativação plaquetária e da síntese de metabólitos de TX mediando a ativação plaquetária no DM, enquanto a vasodilatação mediada por plaquetas está prejudicada. Além disso, as plaquetas de pacientes com DM têm sensibilidade diminuída a antiagregantes naturais, como NO e PGI2.[21] Assim, a biossíntese de TX está reforçada no DM2, fornecendo evidências de sua origem plaquetária. O distúrbio metabólico parece ser responsável pela ativação plaquetária dependente de TX, tal como demonstrado pela sua diminuição consistente com qualquer intervenção capaz de reduzir a glicose.

A dislipidemia contribui direta e indiretamente para a agregação plaquetária. Além disso, o fator de crescimento derivado de plaquetas (PDGF – *platelet-derived growth factor*) estimula a migração e a proliferação de células musculares lisas vasculares, bem como a produção de matriz extracelular. Estes contribuem para a formação da lesão fibrointimal subendotelial e, possivelmente, para a formação da cápsula externa de lesões predominantemente lipídicas, que induzem o desenvolvimento de aterosclerose. O aumento da produção de PDGF pelo endotélio vascular, em resposta à concentração elevada de glicose e de ANG-II, tem sido relatado *in vitro*. Isto sugere um possível envolvimento do PDGF no desenvolvimento da vasculopatia diabética.[22] Além disso, pacientes com DM têm aumento da expressão de glicoproteína Ib (GpIb) na superfície plaquetária, a qual medeia a ligação com o fator de von Willebrand, e de GpIIb-IIIa, que medeia a interação entre plaquetas e fibrina. Essas alterações podem resultar da diminuição da produção endotelial dos antiagregantes NO e PGI2, diminuindo os níveis de antioxidantes e aumentando a produção de fibrinogênio e de ativadores de plaquetas, tais como trombina e fator de von Willebrand.[19]

Ativação da coagulação

O DM também está associado a alterações na coagulação sanguínea, levando a um estado pró-coagulante caracterizado por mudanças na atividade e nos níveis de fatores trombóticos e fibrinolíticos. Tanto a hiperglicemia quanto a hiperinsulinemia parecem desempenhar um papel na patogênese desse estado pró-trombótico.

O TF é uma proteína pró-trombótica transmembrana, expressa em células vasculares e não vasculares, inclusive monócitos e plaquetas. A sua expressão pelas células endoteliais está aumentada na presença de baixo grau de inflamação, frequentemente encontrado em associação ao DM. Em contraste, células musculares lisas vasculares, que ficam expostas após a ruptura da placa, expressam o TF de forma constitutiva, e esta expressão é reforçada após o estímulo por citocinas. Pacientes com DM têm níveis circulantes de TF mais elevados. De fato, o aumento conjunto dos níveis de glicose e de insulina resulta em aumento muito maior da atividade pró-coagulante desse fator, enquanto a melhora do controle glicêmico resulta em redução de seus níveis. Os níveis de TF também podem ser influenciados pela formação de AGE, que ativam o NF-κB e levam à sua produção. Essas observações indicam que a insulina e os níveis glicêmicos têm papel direto na patogênese do estado pró-trombótico, particularmente no DM2.

A hipofibrinólise está bem estabelecida no DM2 e é caracterizada por níveis elevados de PAI-1, bem como por prolongamento do tempo de lise do coágulo. Em pacientes com DM1, foi demonstrada correlação significativa entre HbA1c média ao longo de 18 anos e o comprometimento da fibrinólise, como mostrado por níveis elevados de PAI-1 e reduzidos de tPA implicando glicemia na modulação do potencial fibrinolítico.[23] Além de hiperglicemia, a hiperinsulinemia aumenta os níveis de PAI-1, o que explica os níveis elevados dessa proteína em estados de resistência à insulina. Os níveis de fibrinogênio estão elevados em ambos os tipos de DM em comparação com indivíduos saudáveis pareados por idade. Níveis altos de fibrinogênio predizem a progressão da calcificação coronariana em indivíduos com DM1 e os níveis dessa proteína podem predizer isquemia miocárdica silenciosa em DM2. Além disso, os níveis de fibrinogênio estão elevados em parentes saudáveis de pacientes com DM, o que sugere que a alteração dos níveis de fibrinogênio antecede o desenvolvimento do DM. Os níveis aumentados de fibrinogênio podem estar relacionados com o baixo grau de inflamação associado ao DM. Os níveis de interleucina-6 estão elevados no DM e essa citocina é capaz de estimular os hepatócitos a produzirem fibrinogênio, o que representa um importante elo de ligação entre inflamação e hipercoagulabilidade.

MEMÓRIA METABÓLICA

Em 1993, os resultados do DCCT mostraram que em pessoas com DM1 de curta duração, o controle glicêmico intensivo reduziu dramaticamente a ocorrência e gravidade de complicações diabéticas microvasculares.[1] Após o anúncio dos resultados do DCCT, muitos pacientes que participaram do grupo de tratamento padrão adotaram o esquema terapêutico intensivo, atingindo melhor controle glicêmico, comprovado por redução dos valores da HbA1c. Ao mesmo tempo, o nível médio de HbA1c piorou para os pacientes que estavam no grupo de terapia intensiva. Os valores de HbA1c pós-DCCT tornaram-se estatisticamente iguais para ambos os grupos durante aproximadamente 14 anos de seguimento no curso do DCCT/EDIC. Surpreendentemente, no entanto, os efeitos da diferença da HbA1c por 6,5 anos durante o DCCT persistiram sobre a incidência de retinopatia e nefropatia, e se tornaram maiores nos 14 anos de acompanhamento subsequentes. Os pacientes do grupo de terapia padrão continuaram a ter maior incidência de complicações, mesmo com melhora do controle glicêmico durante os 14 anos de DCCT/EDIC, enquanto o grupo de terapia intensiva continuou a ter menor incidência tanto de complicações microvasculares quanto de doenças cardiovasculares, mesmo com a deterioração do controle glicêmico. O tratamento intensivo reduziu o risco de qualquer evento cardiovascular em 42% e o risco de infarto do miocárdio não fatal, acidente vascular encefálico ou morte por doença cardiovascular em 57%.[5] Esse fenômeno foi chamado de "memória metabólica".

Resultados semelhantes foram encontrados em pacientes com DM2 acompanhados por 10 anos após o término do UKPDS. Pacientes originalmente do grupo de tratamento intensivo tiveram menos complicações vasculares e menos eventos clínicos adversos ao longo do tempo, quando comparados com pacientes do grupo de tratamento padrão, apesar de níveis similares de HbA1c no período de acompanhamento que se seguiu ao término do UKPDS.[6]

A hiperglicemia intracelular leva ao excesso de produção de superóxido, que é o elemento-chave na ativação de todas as outras vias envolvidas na patogênese de complicações do diabetes. Proteínas mitocondriais são glicadas durante a hiperglicemia e esse efeito induz as mitocôndrias a produzirem mais superóxido, uma condição que não depende da glicemia real. A ligação de AGE aos RAGE resulta na geração de ROS intracelular, o que promove a expressão de mais RAGE. O estresse oxidativo pode alterar a expressão gênica, por meio de uma ação epigenética, favorecendo a permanência da ação dos radicais livres, o que leva à progressão contínua de danos teciduais. Além disso, o DNA mitocondrial pode influenciar a expressão gênica e contribuir para a superprodução de radicais livres em nível mitocondrial. Essa condição de automanutenção, que leva a um estresse oxidativo persistente independente dos níveis reais de glicemia, pode contribuir para o aparecimento da "memória metabólica".[24]

CONCLUSÃO

As complicações vasculares são as principais causas de morbidade e mortalidade em pacientes com DM. A relação entre micro e macroangiopatia diabética e disfunção endotelial é complexa e continua sendo um assunto de extensa pesquisa. O estresse oxidativo parece ser a via final comum para os 4 principais mecanismos de toxicidade da glicose na patogênese da doença vascular no DM, nomeadamente a via dos polióis, a formação de AGE, PKC-DAG e a via das hexosaminas, que leva a complicações microvasculares (das quais eles são em grande parte os mecanismos patogênicos vigentes) e macrovasculares. A desregulação do metabolismo no DM afeta adversamente cada elemento celular no interior da parede vascular por disfunção endotelial, vasoconstrição e inflamação, promovendo diferentes distúrbios macrovasculares. Apesar do importante papel desempenhado pelo estresse oxidativo no DM e na aterosclerose, a terapia antioxidante não teve qualquer benefício em grandes ensaios clínicos randomizados. Terapia dirigida contra as fontes enzimáticas de superóxido parece ter maior utilidade na prevenção da doença vascular.

As alterações bioquímicas nas células endoteliais e nas células musculares lisas vasculares dos microvasos de pacientes com diabetes incluem: relaxamento endotelial dependente comprometido; hipercoagulabilidade; fibrinólise reduzida; acúmulo de AGE e dano oxidativo, alteração na matriz vascular e estreitamento dos vasos; ativação de citocinas, liberação de fatores de crescimento, proliferação celular vascular e aumento da captação de macrófagos para a camada subendotelial criando células de espuma ou placas de ateroma.

Novas evidências consistentes sugerem que a hiperglicemia pode deixar uma marca inicial nas células da vasculatura e em órgãos-alvo, o que favorece o desenvolvimento futuro de complicações. Além disso, evidências sugerem que essa "memória metabólica" pode aparecer mesmo quando um bom controle glicêmico é atingido. Essa evidência levanta muitas questões sobre o manejo terapêutico do DM. Em particular, sugere que o tratamento agressivo precoce da hiperglicemia parece ser obrigatório. Os iniciadores da vasculopatia, que finalmente evoluem para complicações a longo prazo, podem ser controlados e evitados por meio do controle glicêmico rigoroso, da manutenção do perfil lipídico normal, do exercício físico regular, da adoção de um estilo de vida saudável e de intervenções farmacológicas.

REFERÊNCIAS BIBLIOGRÁFICAS

1. The Diabetes Control and Complications Trial Research Group (DCCT). The effect of intensive treatment of diabetes on the development and progression of long-term complications in insulin-dependent diabetes mellitus. N Engl J Med. 1993 Sep 30; 329(14):977-86.
2. Ohkubo Y, Kishikawa H et al. Intensive insulin therapy prevents the progression of diabetic microvascular complications in Japanese patients with non-insulin-dependent diabetes mellitus: A randomized prospective 6-year study. Diabetes Res Clin Pract. 1995 May; 28(2):103-17.
3. United Kingdom Prospective Diabetes Study (UKPDS) Group. Intensive blood-glucose control with sulphonylureas or insulin compared with conventional treatment and risk of complications in patients with type 2 diabetes (UKPDS 33). Lancet. 1998 Sep 12; 352(9131):837-53.
4. The Advance Collaborative Group. Intensive blood glucose control and vascular outcomes in patients with type 2 diabetes. N Engl J Med. 2008 Jun 12; 358(24):2560-72.
5. Nathan DM, Cleary PA et al. Intensive diabetes treatment and cardiovascular disease in patients with type 1 diabetes. N Engl J Med. 2005 Dec 22; 353(25):2643-53.
6. Holman RR, Paul SK et al. 10-year follow-up of intensive glucose control in type 2 diabetes. N Engl J Med. 2008 Oct 9; 359(15):1577-89.
7. Cheung BM, Ong KL et al. Diabetes prevalence and therapeutic target achievement in the United States, 1999 to 2006. Am J Med. 2009 May; 122(5):443-53.
8. Kaiser N, Sasson S et al. Differential regulation of glucose transport and transporters by glucose in vascular endothelial and smooth muscle cells. Diabetes. 1993 Jan; 42(1):80-9.
9. Giacco F, Brownlee M. Oxidative stress and diabetic complications. Circ Res. 2010 Oct 29; 107(9):1058-70.
10. Brownlee M. The pathobiology of diabetic complications: A unifying mechanism. Diabetes. 2005 Jun; 54(6): 1615-25.
11. van den Oever IAM, Raterman HG et al. Endothelial dysfunction, inflammation, and apoptosis in diabetes mellitus. Mediators of Inflammation. 2010; 2010:1-15.
12. Dagher Z, Park YS et al. Studies of rat and human retinas predict a role for the polyol pathway in human diabetic retinopathy. Diabetes. 2004 Sep; 53(9):2404-11.
13. Brownlee M. Biochemistry and molecular cell biology of diabetic complications. Nature. 2001 Dec 13; 414(6865):813-20.
14. Yao D, Brownlee M. Hyperglycemia-induced reactive oxygen species increase expression of the receptor for advanced glycation end products (Rage) and Rage ligands. Diabetes. 2010 Jan; 59(1):249-55.
15. Fatehi-Hassanabad Z, Chan CB et al. Reactive oxygen species and endothelial function in diabetes. European Journal of Pharmacology. 2010; 636(1-3):8-17.
16. Kuboki K, Jiang ZY et al. Regulation of endothelial constitutive nitric oxide synthase gene expression in endothelial cells and in vivo: A specific vascular action of insulin. Circulation. 2000 Feb 15; 101(6):676-81.
17. Tabit CE, Chung WB et al. Endothelial dysfunction in diabetes mellitus: Molecular mechanisms and clinical implications. Reviews in Endocrine and Metabolic Disorders. 2010; 11(1):61-74.
18. Mokini Z, Marcovecchio ML et al. Molecular pathology of oxidative stress in diabetic angiopathy: Role of mitochondrial and cellular pathways. Diabetes Research and Clinical Practice. 2010; 87(3):313-21.
19. Beckman JA. Diabetes and atherosclerosis: epidemiology, pathophysiology, and management. JAMA: The Journal of the American Medical Association. 2002; 287(19):2570-81.
20. Mazzone T, Chait A et al. Cardiovascular disease risk in type 2 diabetes mellitus: Insights from mechanistic studies. The Lancet. 2008; 371(9626):1800-9.
21. Vazzana N, Ranalli P et al. Diabetes mellitus and thrombosis. Thromb Res. 2012 Mar; 129(3):371-7.
22. Rahman S, Rahman T et al. Diabetes-associated macrovasculopathy: Pathophysiology and pathogenesis. Diabetes, Obesity and Metabolism. 2007; 9(6):767-80.
23. Lemkes BA, Hermanides J et al. Hyperglycemia: A prothrombotic factor? J Thromb Haemost. 2010 Aug; 8(8):1663-9.
24. Ceriello A. The emerging challenge in diabetes: The "metabolic memory". Vascular Pharmacology. 2012.

14.2

Resistência à insulina e disfunção endotelial

Maria Lucia Elias Pires
Júlia Barros Vargas

INTRODUÇÃO

A manutenção da glicemia normal depende predominantemente da capacidade funcional das células pancreáticas em secretar insulina e da sensibilidade tecidual à ação desse hormônio. A resistência à insulina (RI) ocorre quando há diminuição na sensibilidade e na responsividade das células-alvo aos níveis normais de insulina circulante, que resulta em hiperinsulinemia compensatória na tentativa de se obter uma resposta fisiológica adequada.[1,2]

O endotélio vascular é formado por um conjunto de células homogêneas, com elevada atividade metabólica, que reveste a parede luminal de todo o leito vascular. Ele exerce papel fundamental na homeostase vascular, tendo importante participação não somente na modulação do tônus vascular, ao produzir diferentes substâncias vasoativas, mas também em outras funções homeostáticas e celulares, como ativação plaquetária, trombogênese e nos processos imunes e inflamatórios. Dentre as substâncias vasoativas por ele produzidas, destaca-se o óxido nítrico (NO), importante vasodilatador e mediador de várias funções protetoras exercidas pelo endotélio saudável.[3-5]

Quando eventos fisiopatológicos exercem efeito deletério sobre a integridade e a funcionalidade do endotélio, instala-se a disfunção endotelial, ou seja, o endotélio torna-se incapaz de exercer sua função regulatória normal e de manter a homeostase vascular. Esse quadro disfuncional caracteriza-se pelo desequilíbrio na produção endotelial de mediadores que regulam o tônus vascular (fatores vasoconstritores e relaxantes), a agregação plaquetária, a coagulação e a fibrinólise (pró-coagulantes e anticoagulantes), assim como pela produção de inibidores e promotores do crescimento e da proliferação celular. A disfunção endotelial leva a um desequilíbrio no tônus vascular com predomínio vasoconstritor e à indução da inflamação, ambos estímulos para instalação e progressão da aterosclerose.[2,5]

A insulina exerce ações glicorregulatórias e hemodinâmicas que se relacionam com o endotélio vascular. Atua nas células vasculares, regulando o crescimento celular, a expressão de genes, a síntese proteica e a redução do influxo de cálcio, além disso, estimula a produção de óxido nítrico no endotélio. Sua ação vasodilatadora é bem reconhecida e esse efeito está relacionado com liberação de NO, um gás solúvel sintetizado pelas células endoteliais, macrófagos e certo grupo de neurônios do cérebro. É um importante sinalizador intracelular e extracelular, que tem, entre outros efeitos, o de relaxamento do músculo liso, o que provoca a vasodilatação.[2,6]

A insulina em concentrações fisiológicas tem efeito antiaterogênico mediado pelo NO, mas pode perdê-lo nos estados de RI. Há evidências, clínicas e epidemiológicas, de que a hiperinsulinemia associada à resistência à insulina seja um fator independente de risco cardiovascular.[4]

Em condições de hiperinsulinemia e RI, a insulina torna-se um peptídeo com atividade intensamente aterogênica, que estimula a produção de lipídios, a proliferação da célula muscular lisa, a síntese de colágeno e a produção de vários fatores de crescimento, ao mesmo tempo que a liberação mediada pela insulina de NO está comprometida e sua ação vasodilatadora, reduzida.[2,7]

A RI é a condição de base em várias situações clínicas, tais como doenças cardiovasculares e metabólicas, como hipertensão, doença arterial coronariana, diabetes *mellitus*, obesidade e dislipidemia. Ela contribui para a disfunção endotelial nesses estados por promover o desenvolvimento da aterosclerose característica dessas doenças, gerando inflamação, trombose, rigidez das paredes arteriais e redução da regulação do tônus e fluxo arteriais. A RI habitualmente precede, em muitos anos, o diagnóstico dessas doenças e pode ser detectada mesmo antes de qualquer grau de intolerância à glicose ser evidente. Nos casos de diabetes *mellitus* tipo 2 (DM2), ao diagnóstico, grandes prejuízos ao endotélio vascular já foram estabelecidos na maioria dos pacientes. O estresse oxidativo é um dos principais mecanismos envolvidos na disfunção endotelial induzida pela hiperinsulinemia.[6,7]

FISIOLOGIA DO ENDOTÉLIO

O endotélio íntegro representa uma interface biológica entre os componentes do sangue, e os tecidos, formando uma rede de proteção que permite melhor fluidez e evita a coagulação do sangue. Por ser alvo e também origem de várias substâncias, o endotélio pode ser considerado um órgão endócrino ativo que, em resposta a diversos estímulos, sintetiza e libera substâncias vasoativas de ação sinérgica, antagônica ou complementar, desempenhando papel fundamental na regulação da circulação.[3]

Importantes funções têm sido atribuídas ao endotélio, destacando-se sua participação na regulação do tônus vascular, da trombogênese e fibrinólise, da ativação e inibição plaquetárias, da adesão de leucócitos ao endotélio, na interação com o metabolismo das lipoproteínas, na regulação do crescimento vascular e na resposta imune e inflamatória.[3]

O controle do tônus vascular depende de influências intrínsecas, como substâncias humorais e vasoativas derivadas do próprio endotélio vascular, que interagem com o músculo liso para, em conjunto com as influências extrínsecas, definir o lúmen vascular destinado à passagem do sangue.[8]

O endotélio libera diversos fatores de relaxamento e vasoconstrição. Entre os fatores de relaxamento derivados do endotélio (EDRF), destacam-se o NO, a prostaciclina (PGI_2) e o fator hiperpolarizante do endotélio (EDHF). Os fatores endoteliais que promovem vasodilatação, de modo geral, exercem também efeito de diminuição da agregação plaquetária e da adesão dos leucócitos, além de estimular os fatores de transcrição que regulam a atividade gênica, promovendo menor crescimento celular. O endotélio vascular é igualmente capaz de produzir substâncias de ação vasoconstritora (EDCF), tais como a endotelina-1, o vasoconstritor mais potente conhecido produzido no endotélio; o tromboxano A_2; a angiotensina II e o ânion superóxido (O_2^-), que, apesar de desempenharem importante papel fisiológico na manutenção da homeostasia vascular, podem apresentar-se desproporcionalmente elevados em algumas condições fisiopatológicas e induzir disfunção endotelial. Os fatores endoteliais que promovem vasoconstrição, ao contrário, facilitam ou induzem a adesão plaquetária e leucocitária, além de estimular crescimento e proliferação celulares por meio da ativação de outros fatores de transcrição e de modulação gênica. A função vasomotora anormal do endotélio, além de ser um marco indiscutível dos estágios iniciais da aterosclerose, pode ocorrer antes das alterações estruturais dos vasos.[5,9-11]

Dentre os fatores vasodilatadores, os mais bem caracterizados são o óxido nítrico (NO), gás formado a partir da ativação da enzima sintetase do óxido nítrico endotelial (eNOS), que catalisa a conversão da L-arginina em NO e L-citrulina, e a prostaciclina (PGI_2), prostanoide vasoativo liberado a partir da ação da ciclo-oxigenase sobre o ácido araquidônico da membrana celular. Ambos podem ser liberados por meio de estímulos físicos, como a força de arraste e tensão de cisa-lhamento (*shear stress*) exercidas pelo fluxo sanguíneo e, também, pelo estímulo hormonal (insulina).[5,12]

Dos fatores de relaxamento, o NO é considerado o vasodilatador endógeno mais potente e protetor vascular contra a aterosclerose. Em condições normais, inibe a vasoconstrição, a inflamação, a oxidação, a proliferação das células musculares lisas vasculares (CMLV) e a agregação plaquetária (trombose). Porém, em estados de RI, como em hipertensão arterial, dislipidemia, diabetes *mellitus*, tabagismo e outras situações patológicas, esses mecanismos inibitórios protetores desaparecem pela menor produção de óxido nítrico, propiciando a progressão da lesão vascular.[5,10,11,13]

A reatividade vascular também pode ser modulada pelo fator hiperpolari-zante do endotélio (EDHF), possivelmente um mediador químico autônomo, independente do NO e da PGI_2. É provável que vários fatores distintos possam desempenhar o papel do EDHF. Entre os candidatos mais prováveis para esse papel estão os epoximetabólitos do ácido araquidônico, que têm propriedades anti-inflamatórias, e o peróxido de hidrogênio (H_2O_2), que pode potencialmente aumentar a inflamação e promover hipertrofia vascular. Assim, 2 fatores libera-dos do endotélio, com semelhantes efeitos agudos na musculatura lisa vascular, podem ter diferentes consequências a longo prazo no que se refere a proteção ou promoção da doença vascular.[5,9]

Em concentrações fisiológicas, o óxido nítrico (NO) e o ânion superóxido (O_2^-) exercem efeitos antagônicos no tônus vascular, sendo os ânions superóxido media-dores do controle do tônus e da motricidade vascular normal. Todavia, em con-centrações elevadas, esses ânions interferem na biodisponibilidade do NO ou na sua formação, o que resulta em disfunção da parede vascular. A reação entre essas 2 substâncias pode, ainda, produzir substâncias potencialmente deletérias e causar disfunção endotelial.[9]

As células endoteliais são capazes de produzir, ainda, um grande número de fatores relacionados com a coagulação sanguínea, como o agente trombolítico ati-vador do plasminogênio tecidual (t-PA) e a trombomodulina, que agem evitando a coagulação descontrolada. Da mesma forma, a PGI_2 e o NO suprimem a ativação e a adesão plaquetária à parede vascular. Em contraste a estas ações antiaterogênicas, o endotélio vascular também secreta substâncias com propriedades trombogênicas, como o inibidor do fator ativador do plasminogênio (PAI-1) e o fator de von Wil-lebrand. Contudo, normalmente existe equilíbrio dinâmico entre esses 2 estados, o que permite que a célula endotelial retorne ao seu estado basal, uma vez que o estímulo trombogênico tenha cessado.[5]

O endotélio, como interface entre os elementos circulantes do sangue e os tecidos do organismo, representa uma barreira primordial de proteção quanto a qualquer tipo de agressão. A célula endotelial, em vigência de lesão ou doença, libera moléculas de adesão que têm o NO como principal modulador. Elas evitam a ruptura da integridade vascular durante o processo inflamatório e facilitam o rolamento e a adesão dos leucócitos à parede vascular. Entre elas estão selectinas (E, P e L), integrina LFA-1 (fator associado à função dos linfócitos), CAM-1 (molécula de adesão intercelular) e VCAM-1 (molécula de adesão celular vascular).[9,14]

AÇÃO DA INSULINA NO ENDOTÉLIO VASCULAR

A insulina é um peptídeo que atua no endotélio vascular estimulando a produção de óxido nítrico (NO), um potente vasodilatador endógeno e considerado o principal protetor contra a doença aterosclerótica por inibir as diversas vias envolvidas na aterogênese. Em condições normais, o óxido nítrico endotelial (NO_e) inibe a vasoconstrição, a proliferação celular e a agregação plaquetária. A liberação insulinomediada de NO_e, além de induzir vasodilatação, aumenta a captação celular de glicose e o seu metabolismo.[6,9]

Em condições de hiperinsulinemia, a insulina torna-se um peptídeo com atividade intensamente aterogênica. Nessas condições, há menor produção de óxido nítrico, além da estimulação à síntese de endotelina-1, potente vasoconstritor; à produção de lipídios e de vários fatores de crescimento, como também à proliferação de células musculares lisas e à síntese de colágeno. Estas 2 últimas ações parecem estar associadas a altas concentrações de insulina.[4,6]

No que se refere à ação da insulina em nível celular, ela se liga aos seus receptores de superfície na célula endotelial, dando início a uma cascata de eventos que culmina em diversos efeitos biológicos. Esses receptores são membros da família IRS (*insulin receptor substrate*) e Shc. A partir dessa ligação, a cascata pode seguir 2 caminhos. O primeiro é a ativação de fosfatidilinostosol-3-quinase (PI3K). Essa via é a principal responsável pelos efeitos metabólicos da insulina na captação de glicose e na inibição da gliconeogênese no fígado. Essa ação é mediada pela translocação do transportador GLUT-4 até a superfície celular no músculo esquelético.[9]

A segunda via é ativada por um defeito na autofosforilação da tirosina e pela fosforilação da serina e da treonina. Esse erro, ao estimular a *Ras-mitogen activated kinase* (MAPK), promove os efeitos de diferenciação, proliferação, crescimento celular e aterogênese da insulina.[10,11,15,16] A Figura 14.2.1 ilustra as vias de sinalização da insulina.

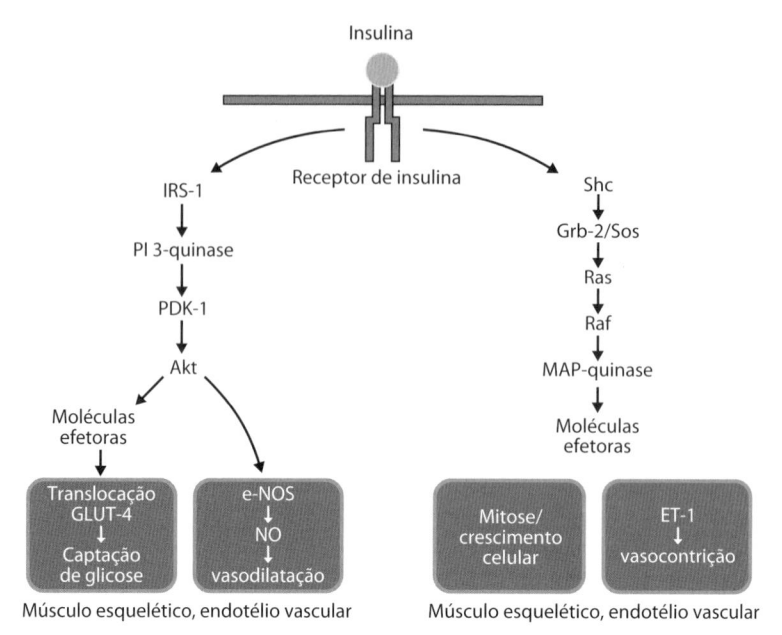

Figura 14.2.1 Características gerais das vias de transdução de sinal da insulina. Adaptada de Kim *et al.*, 2006.[15] ET-1 = endotelina-1; eNOS = sintetase do óxido nítrico; GLUT-4 = transportador de glicose; NO = óxido nítrico; IRS-1 = substrato do receptor de insulina-1.

Efeitos da finalização celular da insulina sobre o endotélio vascular

Os principais efeitos da insulina sobre o endotélio vascular são descritos a seguir:

- **Produção de óxido nítrico:** envolve o receptor de insulina IRS-1, que se liga e ativa a via da PI3K, a qual, por meio de uma cascata de reações que envolve o NADPH e a L-arginina, promove a fosforilação da eNOS, resultando no aumento da atividade desta enzima e, consequentemente, na produção de NO_e.[10,11]
- **Expressão de moléculas de adesão:** é regulada pela insulina, que estimula a expressão de moléculas ao endotélio vascular, como a E-selectina, ICAM (molécula de adesão intercelular) e VCAM (molécula de adesão celular vascular). Este efeito é dependente do caminho da MAPK, mas não da PI3K.[15]
- **Efeitos hemodinâmicos:** o aumento do fluxo sanguíneo é a principal consequência da vasodilatação decorrente da produção de NO_e estimulada pela insulina no endotélio. Essa vasodilatação ocorre em 2 fases. Primeiro, ocorre dilatação das arteríolas terminais, o que aumenta o número de capilares perfundidos (recrutamento capilar) em poucos minutos, sem, entretanto, aumentar o fluxo

sanguíneo total. Depois, há relaxamento das grandes veias de resistência, o que aumenta o fluxo total de sangue dentro de 30 minutos após a estimulação pela insulina (o fluxo máximo é atingido dentro de 2 h).[15]

Dessa forma, o NO é o determinante fisiológico da ação da insulina sobre o metabolismo da glicose, já que a ativação de vias específicas da insulina no músculo esquelético resulta no aumento da captação de glicose e no aumento do fluxo sanguíneo para este tecido. O fluxo sanguíneo aumentado pela vasodilatação permite a chegada de insulina ao músculo esquelético, garantindo, portanto, a captação da glicose e mantendo os níveis plasmáticos de insulina e glicose dentro dos limites fisiológicos. Assim, a ação conjunta da insulina no metabolismo e no leito vascular resulta na regulação da glicemia e da homeostase.[15,17,18]

Como o metabolismo da glicose está associado ao fluxo sanguíneo, alterações metabólicas irão induzir alterações no fluxo sanguíneo. Sendo assim, inibidores do NO que bloqueiam o recrutamento capilar mediado pela insulina causam redução concomitante na utilização de glicose.[15]

- **Efeito hemodinâmico opositor**: além da ação vasodilatadora, a insulina desempenha outro efeito biológico que causa impacto na hemodinâmica. Ela estimula a secreção do vasoconstritor endotelina-1 (ET-1) pela via MAPK. O bloqueio da ET-1 ou da via MAPK potencializa o efeito vasodilatador da insulina. A Figura 14.2.2 ilustra as ações hemodinâmicas da insulina.

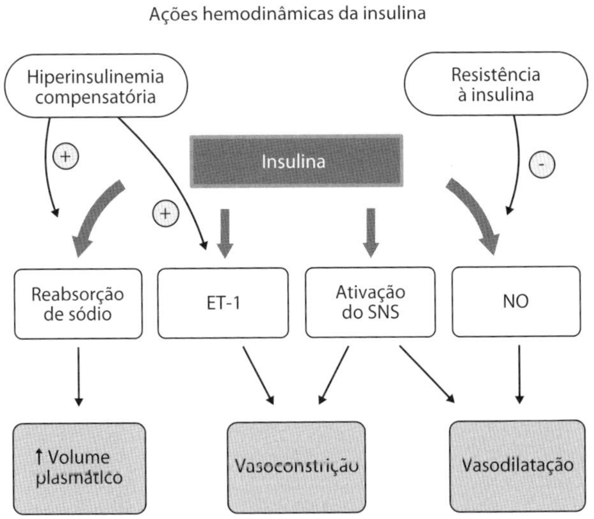

Figura 14.2.2 A resistência à insulina gera um desequilíbrio entre os efeitos pró-hipertensivos e anti-hipertensivos da insulina, exacerbado pela hiperinsulinemia compensatória. SNS = sistema nervoso simpático; ET-1 = endotelina-1; NO = óxido nítrico. Adaptada de Kim *et al.*), 2006.[15]

Em pessoas saudáveis, a insulina também causa uma estimulação simpática do endotélio pelo aumento da concentração de norepinefrina no plasma. Esse efeito acaba por se opor ao efeito vasodilatador da insulina. Finalmente, a insulina estimula o sistema renina-angiotensina, aumentando a reabsorção renal de sódio e favorecendo, assim, a expansão do fluido intravascular, o que predispõe a hipertensão. O desequilíbrio entre as ações vasodilatadoras e vasoconstritoras da insulina é um importante fator na patogênese da disfunção endotelial, em geral, presente nos estados de RI.[11,15]

Ações do oxigênio e da glicose no endotélio

O oxigênio e a glicose, apesar de serem moléculas indispensáveis à sobrevivência dos organismos aeróbicos, apresentam elevado grau de toxicidade celular e são capazes de provocar danos significativos aos processos fisiológicos do organismo. Quando presentes em altas concentrações, essas moléculas são associadas à formação de substâncias reativas que danificam a estrutura e a função celular.[5]

O oxigênio é essencial para a oxidação de compostos orgânicos e produção de energia para o metabolismo celular. Fisiologicamente, uma pequena quantidade do oxigênio consumido (2% a 5%) é reduzida, produzindo uma variedade de substâncias químicas altamente reativas, denominadas espécies reativas do oxigênio (ERO ou ROS, do inglês *reactive oxygen species*). As ROS, em altas concentrações, podem provocar injúria tecidual e danificar organelas celulares, ácidos nucleicos, lipídios e proteínas.[5,12]

A principal via de metabolismo do oxigênio no organismo envolve a sua completa redução em água, incorporando 4 elétrons ao final da cadeia de transporte de elétrons no interior da mitocôndria. Se houver, ao longo da cadeia respiratória, redução do oxigênio com número menor de elétrons, haverá produção de ROS, como o superóxido ($O_2 + e^- \rightarrow O_2^{-\bullet}$), o peróxido de hidrogênio ($O_2 + e^- + 2H^+ \rightarrow H_2O_2$) e a hidroxila ($H_2O_2 + e^- \rightarrow OH^\bullet + OH^\bullet$).[12]

Sob condições normais, o balanço entre as ROS e as moléculas antioxidantes (sintetizadas pela própria célula em oposição à ação oxidante), é suficiente para a manutenção de um estado redox ideal necessário ao bom funcionamento do metabolismo e, consequentemente, dos diversos órgãos do corpo. Entretanto, acréscimo nos agentes oxidantes ou decréscimo no sistema antioxidante pode destruir esse equilíbrio. Esse estado de desequilíbrio é conhecido como estresse oxidativo, condição que pode provocar injúria tecidual, danificar organelas celulares e moléculas biológicas, inclusive carboidratos, ácidos nucleicos, lipídios e proteínas, modificando suas estruturas e funções, sendo associado a vários estados patológicos.[12]

É bem conhecido o fato de que a hiperglicemia é capaz de provocar intenso desequilíbrio na produção de substâncias vasoativas derivadas do endotélio, promovendo tanto a elevação de fatores constritores quanto redução significativa da biodisponibilidade de fatores relaxantes, alterando a integridade do endotélio e predispondo-o a doenças. Esse desequilíbrio cria um ambiente pró-inflamatório e pró-trombótico diretamente relacionado com a patogênese da aterosclerose, da hipertensão arterial, da doença coronariana e da angiopatia diabética.

Uma via comum para lesão celular induzida por hiperglicemia é a formação e o acúmulo intracelular de ROS. Níveis elevados de glicose geram alto gradiente de próton na cadeia respiratória mitocondrial, o que eleva a produção mitocondrial de ROS que, por sua vez, ocasiona o acúmulo de produtos intermediários do transporte de elétrons geradores de superóxidos, aumentando o acúmulo de ROS.

Esse estresse oxidativo está associado à estimulação da ligação de serinas/treoninas quinases aos IRS-1, o que impede a ativação da via da PI3K, que resulta na diminuição da translocação do GLUT-4 e do transporte de glicose. Além disso, as ROS ativam a sinalização pró-inflamatória, inclusive as interleucinas IL-6, IL-1 e o fator de necrose tumoral (TNF-α).[15]

Outro importante efeito da hiperglicemia é induzir o desacoplamento da sintase do NO_e, levando à transferência incompleta dos elétrons do NO_e, que são captados pelo O_2 molecular, gerando o radical superóxido. Este é um dos principais mecanismos que ligam as alterações metabólicas à disfunção endotelial.

O NO e o O_2^- exercem efeitos antagônicos no tônus vascular e podem reagir um com o outro para formar peroxinitrito, substância altamente reativa e potencialmente deletéria. Em concentrações fisiológicas, os ânions superóxido são mediadores do controle do tônus e da motricidade vascular normal. Todavia, em concentrações elevadas interferem na função endotelial vascular e na formação e biodisponibilidade do NO, o que resulta em disfunção da parede vascular.

São mecanismos causais da disfunção endotelial nos estados de RI e DM: alteração de vias de sinalização que levam à inativação do NO_e, ativação do endotélio por moléculas pró-inflamatórias, disfunção mitocondrial e aumento do estresse oxidativo na vasculatura, os quais podem ser particularmente importantes de acordo com fatores genéticos predisponentes.[2,15]

O excesso de glicose exerce ação deletéria no endotélio e pode causar ou agravar a RI, sendo o aumento do estresse oxidativo um dos responsáveis pela lesão endotelial. Os principais mecanismos pelos quais a hiperglicemia causa alterações vasculares são:

- Glicação não enzimática de proteínas intra e extracelulares, formando produtos finais de glicação avançada (AGES).
- Metabolismo da glicose via aldose-redutase, com alterações da concentração de sorbitol-mioinositol.
- Aumento da via de biossíntese da hexosamina.
- Aumento da síntese *de novo* do diacilglicerol proveniente de intermediários glicolíticos e subsequente ativação da via da proteína quinase C.
- Aumento da oxidação de proteínas e lipídios.

- **Produtos finais de glicação avançada (AGES):** a hiperglicemia e o estresse oxidativo levam ao aumento da produção de AGES. Esses produtos inibem a fosforilação de IRS-1 e IRS-2 pela ligação da insulina, o que impede a ativação da via PI3K, resultando na diminuição da glicogênio sintetase no músculo. Além disso, os AGES produzem ROS e aumentam o estresse oxidativo pela ativação da NAPH oxidase.[15,18]
- **Via de biossíntese da hexosamina (HSP):** sob condições metabólicas comuns, 2% a 5% da glicose que entram nas células são direcionadas para a via de hexosamina. Durante a hiperglicemia, no entanto, o aumento da disponibilidade de nutrientes desvia o excesso de glicose para esta via. O produto final da via da hexosamina, UDP-N-acetilglicosamina, é o substrato para a glicosilação de fatores de transcrição intracelular, que afeta a expressão de muitos genes. Essa via tem sido associada a disfunção endotelial e microvascular. Dessa forma, o aumento do fluxo por esta via é outro possível mecanismo pelo qual a hiperglicemia causa RI. A HSP funciona como um sensor que causa modificações nos sítios de fosforilação de proteínas envolvidas na sinalização da insulina, como IRS-1, reduzindo, com isso, a translocação de GLUT-4 e a captação de glicose.[15]

Ação dos lipídios no endotélio

Níveis elevados de ácidos graxos livres (AGL), observados em doenças como diabetes, obesidade e dislipidemias, representa outro fator importante para o desenvolvimento de RI. A aterosclerose altera o fluxo laminar, interferindo, assim, no *shear stress* e nas características basais da produção de NO. Como na hiperglicemia, os ácidos graxos livres induzem estresse oxidativo; causam disfunção nas mitocôndrias, reduzindo a oxidação mitocondrial. Além disso, e inibem as proteínas de ligação IRS-1, PAI-1, IL-6 e as proteínas quimioatraentes de monócitos, pelo aumento da expressão da NADPH oxidase.[2,15]

A elevação da produção de ROS em resposta aos AGL leva ao aumento de outras citocinas inflamatórias, tais como TNF-α, IL-1, IL-4, IL-6 e IL-8. TNF-α e ROS interferem na via de sinalização da insulina por fosforilar a proteína inibitória IKKb, que estimula a fosforilação do IRS-1 pelas serinas quinases, aumentando a resistência dos tecidos à insulina.[16]

A obesidade tem papel importante no desenvolvimento da RI. Algumas substâncias produzidas pelos adipócitos, as adipocinas, têm efeitos notáveis na disfunção endotelial. São elas: leptina, resistina e adiponectina.[16] A leptina regula o apetite, a massa corporal e a termogênese. Os receptores de leptina estão presentes no endotélio, onde esse peptídeo ativa o sistema nervoso simpático, estimula a angiogênese, aumenta a agregação plaquetária e a produção de superóxido. A resistina antagoniza as ações da insulina e pode causar diminuição da tolerância à glicose. A adiponectina tem efeitos anti-inflamatórios, antiaterogênicos e sensibilizadores, pois estimula a produção de óxido nítrico pelas células endoteliais, via aumento da fosforilação da AMPK.[2,17,19]

Resistência à insulina e disfunção endotelial

A disfunção endotelial é considerada o evento inicial de uma série de doenças de natureza inflamatória ou imune, que representa lesão inicial da aterosclerose. A RI é considerada um fator de risco independente para aterosclerose por causar disfunção endotelial, que está presente em estados patológicos, tais como DM, síndrome metabólica, hipertensão arterial e dislipidemia. Ela contribui para o desenvolvimento da aterosclerose característica dessas doenças por promover inflamação, trombose, rigidez arterial e redução da regulação do tônus e fluxo arteriais. A disfunção endotelial é preditora de eventos cardiovasculares e surge nas fases iniciais da doença aterosclerótica.[2,14]

A disfunção endotelial causada pela RI pode ser detectada mesmo antes de qualquer grau de intolerância à glicose ser evidente. A progressão da RI para o diabetes *mellitus* do tipo 2 está intimamente ligada à progressão da disfunção endotelial para a ateroesclerose.[10] A Figura 14.2.3 mostra a interação de RI e disfunção endotelial.

A disfunção endotelial tem sido demonstrada em jovens com hipercolesterolemia; em hipertensos; em diabéticos e em tabagistas ativos e passivos, constituindo a via final comum de diversas doenças cardiovasculares.[13]

A insulina exerce um papel importante na produção de NO pela via PI3K. Na presença de RI, um defeito sistêmico na via PI3K determina um defeito no

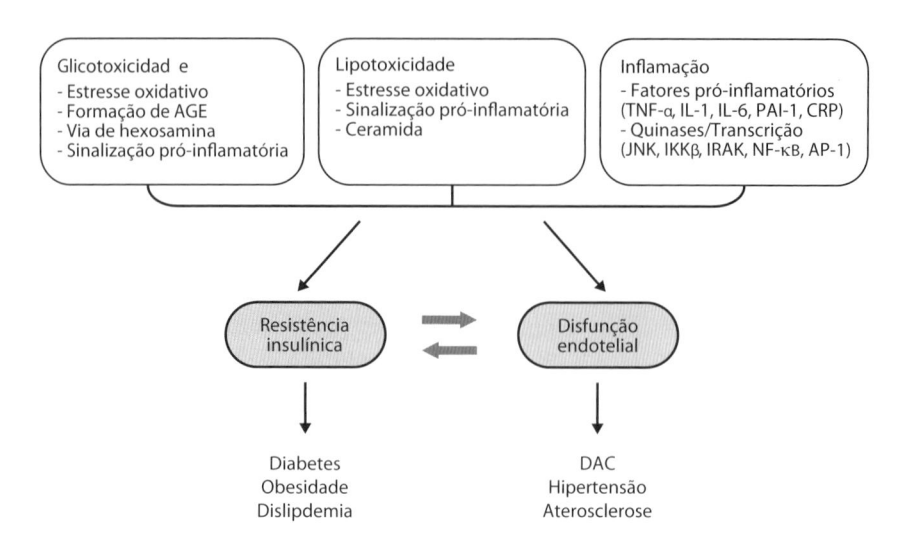

Figura 14.2.3 A interação entre os mecanismos de glicotoxicidade, lipotoxicidade e inflamação desenha a relação de reciprocidade entre a resistência à insulina e a disfunção endotelial, o que contribui para correspondência entre o metabolismo e as doenças cardiovasculares. Adaptada de Kim *et al.*, 2006.[15] DAC = doença arterial coronariana.

transporte de glicose pela diminuição da translocação do receptor GLUT-4 e pela vasodilatação endotélio-dependente mediada pela insulina.[19]

A hiperinsulinemia compensatória à RI estimula, ainda, a produção de endotelina-1 (ET-1) pelas células endoteliais. A ET-1 inibe a sinalização de insulina via PI3K e induz a atividade da NADPH oxidase, o que promove a disfunção endotelial por se contrapor aos efeitos vasodilatadores do NO e por aumentar a produção de superóxido (O_2^-) e o estresse oxidativo. Por vezes, não há diminuição dos níveis de NO e sim aumento da sua degradação, reduzindo, assim, a biodisponibilidade desta substância.[3] A presença de superóxido na árvore vascular determina uma reação rápida com o NO local e forma uma espécie reativa de nitrogênio, denominada peroxinitrito. As moléculas de peroxinitrito causam dano direto ao DNA celular, além de induzir o desacoplamento da eNOS. Esta última ação determina produção adicional de superóxido e perpetuação do dano endotelial. Dessa forma, a sintetase do NO_e é uma importante proteína na ligação entre as doenças metabólicas e vasculares.[10,17]

A ativação da outra via de sinalização da insulina, a MAPK, atua como fator estimulador do crescimento celular. Na vasculatura, essa via é responsável não somente pelo crescimento celular vascular, mas também pela habilidade das células endoteliais, das células musculares lisas e dos monócitos em migrarem. Além disso, parece mediar a expressão de fatores pró-trombóticos e pró-fibróticos. Na RI, há prejuízo específico da via PI3K, porém a via MAPK mantém-se íntegra, o que resulta nos efeitos pró-aterogênicos desse estado.[10,19]

O estresse metabólico é outro fator essencial na gênese da disfunção endotelial. As principais fontes formadoras de ROS na vasculatura são os complexos enzimáticos NADPH-oxidases, aumentados na hiperglicemia e dislipidemia e na exposição à angiotensina II, ao TNF-α, e ao NO_e desacoplado, outro fator frequente na RI.[10,15]

A atividade do sistema renina-angiotensina (SRA) está aumentada nos estados de RI, hipertensão arterial e no curso da aterosclerose. A angiotensina II causa dano à sinalização de insulina por interferir com a interação entre IRS-1 e PI3K. No endotélio, a enzima de conversão de angiotensina (ECA) quebra angiotensina I, produz angiotensina II e catalisa a degradação de bradicinina, um vasodilatador gerador de NO. Além disso, a angiotensina II também estimula a produção de ET-1 e superóxido, pela estimulação da NADPH-oxidase vascular.[10,15]

Outro evento importante é a migração de monócitos e células T para a parede do vaso, o que só é possível pela expressão de moléculas de adesão leucocitárias pelas células endoteliais. Essa expressão está muito aumentada na presença de citocinas inflamatórias, como a molécula de adesão denominada VCAM-1, induzida, por exemplo, pela presença de macromoléculas inflamatórias, como fosfolipídios oxidados, que são gerados durante a oxidação de lipoproteínas. Essa atividade explica o aumento da adesividade das células endoteliais expostas à LDL oxidada.[10]

O tecido adiposo secreta citocinas pró-inflamatórias, tais como TNF-α e interleucina-6, e esses níveis circulantes aumentados podem contribuir para a RI e disfunção endotelial. O TNF-α inibe a atividade do receptor de insulina, a captação de glicose e reduz a biodisponibilidade do NO por inibir a atividade do NO_e e estimular a produção de ROS pela NADPH oxidase, impedindo a vasodilatação endotélio-dependente. O TNF-α pode, ainda, contribuir para a apoptose da célula endotelial.[10]

Por fim, as adiponectinas, agonistas da insulina, estão diminuídas em indivíduos com diabetes *mellitus*, RI e doença coronariana.[19]

Avaliação da função endotelial

A investigação do endotélio vascular modificou-se substancialmente a partir da década de 1980, quando foi descrita a vasodilatação dependente do endotélio. Dessa época em diante, o conceito de endotélio passou de simples tecido epitelial que revestia os vasos com funções passivas para o conceito de órgão sistêmico com funções endócrinas, parácrinas e autócrinas nos diversos leitos vasculares. A maior parte do endotélio encontra-se na microcirculação e uma pequena parte em grandes artérias de condutância.

A vasodilatação dependente do endotélio reflete a integridade da função endotelial *in vivo*, sendo responsável pela autorregulação do fluxo nos tecidos e pela homeostase do estresse de cisalhamento nos vasos de condutância.[20]

Vários marcadores bioquímicos e técnicas funcionais na circulação coronariana e periférica vêm sendo descritos para avaliar a função endotelial.

Quanto aos marcadores bioquímicos, pode-se realizar a quantificação direta de NO e/ou seus metabólitos (nitratos e nitritos) no plasma e na urina, assim como a dosagem sanguínea de fatores endoteliais circulantes (endotelina, fator de von Willebrand, angiotensina II, marcadores de estresse oxidativo).[21]

A avaliação da funcionalidade do endotélio pode ser feita por métodos invasivos e não invasivos. A análise da vasodilatação dependente do endotélio é feita pela resposta vasodilatadora de uma artéria (coronária, braquial ou femoral) ou de uma região (antebraço) que se segue a um estímulo reconhecidamente capaz de induzir as células endoteliais a produzirem substâncias vasodilatadoras.

Na circulação coronária, essa medida pode ser realizada por meio da angiografia e utilização de um *probe* de ultrassom Doppler intracoronário, em que se observam as alterações no diâmetro vascular (vasodilatação) em resposta à injeção intra-arterial de vasodilatadores dependentes do endotélio (bradicina e acetilcolina) ou pela prova da hiperemia reativa (aumento do fluxo após um período de isquemia). Indivíduos normais respondem com aumento do diâmetro do vaso (vasodilatação), enquanto aqueles com doença aterosclerótica coronária mostrarão redução da vasodilatação ou até mesmo vasoconstrição. Esses testes são capazes de demonstrar disfunção endotelial, quando se evidencia redução da vasodilatação. Mesmo nos pacientes sem lesões obstrutivas, nos indivíduos com diabetes *mellitus*, hipercolesterolemia, hipertensão arterial ou tabagismo, habitualmente são encontradas alterações na vasodilatação.[12]

O teste da hiperemia reativa é uma das técnicas mais utilizadas para avaliar a função endotelial na circulação periférica. Este pode ser feito provocando-se isquemia, condição fisiológica em que há intensa produção de substâncias vasodilatadoras pelo endotélio no nível da microcirculação, e consequente hiperemia reativa em resposta ao aumento da força de cisalhamento no vaso. Para se quantificar o efeito que o aumento da força de cisalhamento tem sobre o endotélio, mede-se o diâmetro da artéria braquial pelo ultrassom, antes e depois de aproximadamente 1 minuto da liberação do garroteamento. Nesse momento, o aumento do diâmetro da artéria é chamado de dilatação arterial dependente do endotélio, por ser uma resposta dependente da produção de óxido nítrico pelas células endoteliais.[9,22]

Quanto aos métodos de avaliação do fluxo sanguíneo total na circulação periférica (artéria braquial ou femoral), os mais utilizados são a pletismografia, a dilatação da veia dorsal da mão e a avaliação da dilatação mediada por fluxo da artéria braquial pela ultrassonografia vascular de alta resolução. A videocapilaroscopia dinâmica é um método de estudo da microcirculação que avalia o fluxo nutricional dos capilares da pele.[9]

A função de vasodilatação dependente do endotélio pode, também, ser avaliada na circulação periférica por métodos invasivos, como a pletismografia de oclusão venosa, que mede as alterações no fluxo sanguíneo e na resistência vascular do membro em resposta às manobras fisiológicas ou à injeção intra-arterial de agentes vasoativos dependentes ou independentes do endotélio.[20]

Métodos não invasivos para avaliação do endotélio na circulação periférica podem ser utilizados para medir a rigidez arterial, por meio da velocidade da onda de pulso e da distensibilidade arterial. A rigidez arterial, medida pela avaliação da velocidade de ondas de pulso, pode ser um marcador de risco independente para doença cardiovascular.[20]

Existem diversos fatores que influenciam os resultados desses testes por alterarem a vasodilatação arterial. Alguns deles são: temperatura ambiente, jejum ou estado pós-prandial, uso de medicamentos, estímulo simpático, exercícios físicos, período menstrual, cafeína e tabagismo.[10,17,19]

Outra técnica que pode ser utilizada é a tonometria de aplanação, um método não invasivo, portátil e de fácil manuseio que avalia a função endotelial por meio do estudo da rigidez arterial (perda da elasticidade arterial). Além de avaliar a função endotelial, esse método oferece estudo indireto de vários parâmetros cardiovasculares centrais. O grande número de informações que este método obtém de maneira não invasiva faz deste um instrumento valoroso em pesquisa.[23]

Embora de fácil execução e com boa reprodutibilidade quando realizados por operador bem treinado, esses procedimentos ainda não são utilizados na prática clínica. O potencial para seu uso existe, mas se faz necessário padronizar as técnicas, buscar dados de sensibilidade e especificidade com ponto de corte de interesse em relação a desfechos clínicos relevantes e avaliar seu custo-benefício, antes que possam ser aplicados para diagnosticar e monitorar alterações da função endotelial no diabetes *mellitus* e em outros estados patológicos caracterizados por disfunção endotelial.

CONCLUSÃO

As ações da insulina no território vascular podem ser antiaterogênicas e aterogênicas, na dependência da presença ou não de resistência à insulina. Em condições fisiológicas, a insulina exerce atividades antiaterogênicas, principalmente mediadas pela liberação do óxido nítrico endotelial, que tem papel protetor para o desenvolvimento da aterosclerose, cuja lesão inicial é a disfunção endotelial. Nos estados de resistência à insulina, caracterizados por hiperinsulinemia compensatória, a insulina torna-se extremamente aterogênica, reduzindo a produção dos fatores relaxantes derivados do endotélio, principalmente de óxido nítrico, com estímulo à liberação de substâncias vasoconstritoras, principalmente ET-1, que propicia o aumento do estresse oxidativo. Isto resulta em um ambiente pró-inflamatório, pró-coagulante e vasoconstritor, que culmina com danos à estrutura e à função das células, causando disfunção endotelial.

Dessa forma, a RI tem papel fundamental na gênese da aterosclerose e da inflamação observada em estados clínicos frequentes na clínica médica, como diabetes *mellitus*, hipertensão arterial, obesidade, dislipemias e doença coronariana. O conhecimento dos processos fisiopatológicos do desenvolvimento da disfunção endotelial, em especial nas condições clínicas que a causam, é de extrema importância para a sua prevenção e para o tratamento de suas complicações.

REFERÊNCIAS BIBLIOGRÁFICAS

1. Vasques AC, Rosado L, Alfenas RC et al. Análise crítica do uso dos índices do Homeostasis Model Assessment (HOMA) na avaliação da resistência à insulina e capacidade funcional das células-β pancreáticas. Arq Bras Endocrinol Metab. 2008; 52(1):32-9.
2. Carvalho M, Colaço A, Fortes Z. Citocinas, disfunção endotelial e resistência. Arq Bras Endocrinol Metab. 2006; 50(2):304-12.
3. Carvalho MHC, Fortes ZB, Passaglia RCAT et al. Funções normais do endotélio – Uma visão geral. In: Luz PL, editor. Endotélio & doenças cardiovasculares. São Paulo: Atheneu; 2003. p. 17-32.
4. Wajchenberg, BL. Disfunção endotelial no diabetes do tipo 2. Arq Bras Endocrinol Metab. 2002; 46(5): 514-9.
5. Moraes R. Mecanismos associados aos efeitos adaptativos do treinamento físico sobre o rim de coelhos as influências da glicose elevada: Uma abordagem proteômica [tese]. Rio de Janeiro: Fundação Oswaldo Cruz; 2008. 163p. Programa de Pós-Graduação em Biologia Celular e Molecular.
6. Oliveira SF, Wajchenberg BL. Endotélio e Diabetes. In: Luz PL da, editor. Endotélio & doenças cardiovasculares. São Paulo: Atheneu; 2003. p. 269-79.
7. Schaan B, D'Agord, Silva AMV, Irigoyen MC. Disfunção endotelial no diabetes melito e estados de resistência à insulina: Papel do estresse oxidativo e potenciais oportunidades terapêuticas. Arq Bras Endocrinol Metab. 2010; 54(6):514-5.
8. Khazaei M, Moien-Afshari F, Laher I. Vascular endothelial function in health and diseases. Pathophysiology. 2008; 15(1):49-67.
9. Pires MLE. Estudo da reatividade microvascular pela videocapilaroscopia dinâmica em parentes e em diabéticos do tipo 2 [tese]. Rio de Janeiro: Universidade Federal do Rio de Janeiro; 2004. 118p. Programa de Pós-Graduação em Medicina.

10. Bahia L, Aguiar L, Villela N et al. O endotélio na síndrome metabólica (revisão). Arq Bras Endocrinol Metab. 2006; 50(2):291-303.
11. Bertrand L, Horman S, Beauloye C et al. Insulin signaling in the heart. Cardiovascular Research. 2008; 79: 238-48.
12. Silva AA, Gonçalves RC. Espécies reativas do oxigênio e as doenças respiratórias em grandes animais. Ciência Rural. 2010; 40(4):994-1002.
13. Oliveira SF, Luz PL da, Ramires JAF. Disfunção vascular no diabete melito. Rev Soc Cardiol Estado de São Paulo. 1998; 5:892-901.
14. Goldberg AC, Glotz D, Kalil J. Endotélio e o sistema imune. In: Luz PL da, editor. Endotélio & doenças cardiovasculares. São Paulo: Atheneu; 2003. p. 69-81.
15. Kim J, Montagnani M, Kon Koh K et al. Reciprocal relationships between insulin resistance and endothelial dysfunction. Molecular and pathphysiological mechanisms. Circulation. 2006; 113:1888-904.
16. De Luca C, Olefsky J. Inflammation and insulin resistance (Review). FEBS Letters. 2007; 582:97-105.
17. Jansson PA. Endothelial dysfunction in insulin resistance and type 2 diabetes (Review). J Intern Med. 2007; 262:173-83.
18. Laight D, Carrier M, Anggard E. Antioxidants, diabetes and endothelial dysfunction. Cardiovascular Research. 2000; 47:457-64.
19. Caballero A. Endothelial dysfunction in obesity and insulin resistance: A road to diabetes and heart disease. Obes Res. 2003; 11:1278-89.
20. Pedro MA, Coimbra SR, Colombo FMC. Métodos de investigação do endotélio. In: Luz PL da, editor. Endotélio & doenças cardiovasculares. São Paulo: Atheneu; 2003. p. 53-68.
21. Cabral MD, Santos PFT, Leite SPL et al. Marcadores de função endotelial no hipotireoidismo. Arq Bras Endocrinol Metab. 2009; 53(3):303-9.
22. Colombo FMC, Gowdak LHW, Bortoloto LA et al. Avaliação clínica da reserva cardiovascular em pacientes hipertensos. Rev Bras Hipertens. 2001; 8(4):393-403.
23. Macedo MLS, Luminoso D, Magalhães CG et al. Tonometria de aplanação – Método não invasivo para avaliação da função endotelial na gravidez. Femina. 2009; 37(2):91-5.

14.3

Nefropatia diabética

Alvimar Gonçalves Delgado
Maurilo Leite Jr.

INTRODUÇÃO

O diabetes *mellitus* (DM) constitui-se em uma doença crônica de alta prevalência mundial, sendo responsável por inúmeras e frequentes complicações clínicas que acometem indivíduos em todo o mundo. Dentre essas complicações, destacamos a aterosclerose, a doença cardiovascular e a nefropatia diabética. Esta última se constitui na primeira causa de insuficiência renal crônica nos EUA e em boa parte da Europa.[1,2] No Brasil, ocupa o segundo lugar como causa de doença renal, em que a hipertensão arterial se mantém como a causa mais comum.[3] No entanto, a prevalência de diabetes em nosso país vem aumentando a cada ano, tornando a busca de estratégias de tratamento e prevenção, que possam atenuar de forma eficaz a progressão da doença renal diabética, uma das prioridades de ação para o clínico e, principalmente, o nefrologista.

QUADRO CLÍNICO E EVOLUÇÃO DA NEFROPATIA DIABÉTICA

A nefropatia diabética é uma complicação crônica do diabetes *mellitus* de longa duração, que pode adquirir caráter progressivo, com evolução para insuficiência renal terminal. Nos últimos anos, vários estudos demonstraram claramente que cerca de 20% a 40% dos pacientes com diabetes tipo 1 (DM1) ou tipo 2 (DM2) desenvolvem essa nefropatia em estágios sucessivos, desde o momento do diagnóstico do diabetes:[4-7]

- Hiperfiltração e hipertrofia renal, geralmente associadas a anormalidades hemodinâmicas e metabólicas das fases iniciais, habitualmente melhor identificadas no DM1.
- Um período de aparente normalidade da função renal, que dura vários anos, em que ocorrem lesões estruturais renais, mas a excreção de albumina é normal.
- Nefropatia diabética incipiente, identificada pelo aparecimento de excreção anormal de albumina entre 30 e 300 mg/dia, denominada microalbuminúria, que surge entre 10 e 15 anos da evolução do diabetes *mellitus*.
- Nefropatia diabética clínica, ou patente, quando a albuminúria excede 300 mg/dia (ou a proteinúria total for superior a 500 mg/dia) de forma persistente, ao mesmo tempo que a pressão arterial começa a se elevar e a filtração glomerular a diminuir progressivamente. Essa etapa surge geralmente 4 a 5 anos após o início da microalbuminúria. Sem tratamento específico, o paciente evolui com perda da taxa de filtração glomerular (TFG) com mediana de 12 mL/min/ano.
- Insuficiência renal terminal, quando a TFG é tão baixa que necessita de tratamento por diálise ou transplante renal.

Uma abordagem simples para a identificação da presença de doença renal em paciente com diabetes *mellitus* deve seguir uns poucos passos baseados na premissa de que a nefropatia diabética incipiente e a nefropatia diabética clínica, quando presentes, podem e devem ser tratadas com medidas específicas, que previnam ou retardem a sua progressão para estágios mais graves:

- Todos os pacientes diabéticos devem fazer dosagem de proteinúria de 24 h na primeira consulta.
- Caso a proteinúria seja > 500 mg/24 h, deve-se repetir o exame para a confirmação desses valores. Se confirmados, o paciente apresenta nefropatia diabética clínica.
- Caso a proteinúria seja < 500 mg/24 h ou negativa no EAS, deve-se proceder à dosagem de albuminúria por radioimunoensaio ou nefelometria, técnicas capazes de detectar quantidades < 300 mg/24 h em amostra de urina.
- Se a concentração de albumina for < 30 mg/dia não há, nesse momento, nefropatia diabética incipiente e o paciente deve ser acompanhado com dosagens anuais de albuminúria.
- Se a concentração de albumina estiver entre 30 e 300 mg/dia, o diagnóstico de nefropatia diabética incipiente será confirmado em uma segunda dosagem da albuminúria.

A excreção de proteína total ou de albumina na urina pode ser expressa de várias formas: como μg/min, como mg/24 h (ou mg/dia), ou como miligrama de proteína por grama de creatinina no adulto (subentende-se que um adulto excrete cerca de 1 g de creatinina por dia). Essa última, mg/g, tem sido usada amplamente pela possibilidade de ser realizada em uma amostra isolada de urina matinal, o que reduz os inconvenientes da coleta de urina de 24 h, além de correlacionar-se muito bem aos valores encontrados por aquela técnica em diferentes grupos.[8,9]

Esse tipo de abordagem permite identificar precocemente a presença de pequenas disfunções renais a partir de poucos exames e acompanhar a sua progressão ou regressão. Em uma revisão sistemática de 9 estudos, a evolução de normo para microalbuminúria ocorreu em 20% a 30% dos pacientes com DM1 em 5 a 15 anos após o início da doença.[10] Em outro estudo com pacientes com DM1, 29% deles evoluíram para microalbuminúria em mediana de 18 anos. Desses indivíduos com microalbuminúria, 34% evoluíram para macroalbuminúria persistente, enquanto apenas 16% regrediram para normoalbuminúria. Após o aparecimento da macroalbuminúria, a maioria evolui para insuficiência renal.[11] Em relação a pacientes com DM2, o United Kingdom Prospective Diabetes Study (UKPDS) revelou que aproximadamente um quarto dos pacientes apresentou microalbuminúria após cerca de 10 anos do diagnóstico de diabetes. A presença de macroalbuminúria durante as fases de nefropatia diabética clínica aumenta enormemente a prevalência de doença cardiovascular (DCV) nesse grupo, assim como em outras nefropatias proteinúricas não diabéticas. O risco de óbitos por essa causa é muito maior do que a probabilidade de esses pacientes atingirem o estágio terminal e iniciar a terapia renal substitutiva.[12]

Quadro histopatológico

A nefropatia diabética caracteriza-se pelo aspecto de lesão glomerular constituída de espessamento da membrana basal glomerular, expansão mesangial e esclerose glomerular. As alterações patológicas podem ser observadas até mesmo antes do aparecimento da microalbuminúria, em pacientes com diabetes de longa duração. Podemos distinguir 4 classes de lesão: classe I, que se caracteriza por espessamento da membrana basal glomerular; classe II, que apresenta expansão mesangial leve (IIa) ou intensa (IIb); classe III, que representa o quadro histológico mais característico, embora não exclusivo, da nefropatia diabética — a glomerulosclerose de aspecto nodular ou glomerulosclerose intercapilar nodular de Kimmestiel-Wilson; e classe IV, mais frequentemente observada, que se caracteriza por glomerulosclerose global, com acometimento glomerular difuso. Ao lado desses aspectos característicos da lesão glomerular, a presença de infiltrado inflamatório pode ser observada em glomérulos e no interstício renal, com aparecimento de macrófagos e linfócitos. Em casos mais avançados de doença renal diabética, atrofia tubular, hialinose arteriolar e fibrose intersticial podem ser observadas como indicativo de lesão renal avançada.

Patogênese e fisiopatologia

O conhecimento atual acerca da patogênese da nefropatia diabética implica abordagem multifatorial, na qual fatores hemodinâmicos, metabólicos e inflamatórios estão implicados. A visão clássica de alterações na membrana basal glomerular associadas à proteinúria hoje compartilha dados extraídos de estudos mais recentes sobre o papel dos podócitos e das proteínas específicas que estruturalmente são fundamentais na filtração de macromoléculas, além da ultraestrutura glomerular e tubulointersticial. A evolução de técnicas laboratoriais que permitem estudos do tecido renal em cultura tem proporcionado estender nossa visão principalmente sobre as alterações que afetam os podócitos.

Papel dos fatores hemodinâmicos

Em 1982, foi demonstrado que, em um modelo animal de nefropatia diabética, o aumento da pressão capilar glomerular desempenhava um papel fundamental na iniciação e progressão das lesões renais.[13] A presença de um meio metabólico de hiperglicemia moderada e de longa duração estava, nesse modelo, associada à vasodilatação pré-glomerular mais proeminente do que o que ocorria nas arteríolas pós-glomerulares, levando a aumento do fluxo sanguíneo renal e, principalmente, a elevação da pressão capilar glomerular. Isto também parece ocorrer da mesma maneira em pacientes com diabetes *mellitus* em condições metabólicas similares.[14] Ao mesmo tempo, foi demonstrado que o tratamento intensivo da hipertensão arterial em pacientes com nefropatia diabética, que além de reduzir a PA sistêmica diminui também a pressão capilar glomerular, produzia evidente nefroproteção.[15,16]

Os mecanismos que levam à vasodilatação renal, ao aumento da pressão capilar glomerular e à glomeruloesclerose não são ainda completamente conhecidos, mas a evidência de que a inibição do sistema renina-angiotensina-aldosterona (SRAA) reduz a pressão capilar glomerular por meio da vasodilatação da arteríola eferente trouxe uma das mais importantes contribuições ao estudo da nefropatia diabética.[17,18] No início dos anos 1990, 2 importantes estudos clínicos demonstraram a utilidade da inibição do SRAA no tratamento da nefropatia diabética.[19,20]

No diabetes *mellitus* humano, a TFG é habitualmente muito elevada nas fases iniciais do DM1 e moderadamente elevada em até 40% a 50% dos pacientes com DM2. Além disso, ocorre hipertrofia renal e glomerular. Os mecanismos que levam a essa hiperfiltração e à hipertrofia glomerular são complexos, mas estão sempre associados à presença de meio metabólico hiperglicêmico. No DM1, o início do tratamento com insulina leva à redução da TFG a níveis normais em grande número de pacientes em algumas semanas, enquanto a hipertrofia renal demora um pouco mais para se normalizar. Entretanto, uma proporção de 20% a 40% desses pacientes, embora com bom controle metabólico, permanece hiperfiltrante por anos, e há evidências de que essa hiperfiltração está associada ao desenvolvimento de microalbuminúria e nefropatia diabética.[21,22] A hiperfiltração glomerular é, em parte, devida à vasodilatação preferencial da arteríola aferente com aumento do fluxo sanguíneo renal e elevada pressão intracapilar. É de especial importância clínica a evidência de que a elevação da PA sistêmica contribui para acelerar a lesão glomerular, por acrescentar parte dessa pressão hidráulica a um capilar já submetido ao estresse hemodinâmico precedente.[23]

Papel dos fatores metabólicos

Papel da hiperglicemia e glicação de macromoléculas

A hiperglicemia por si é um fator de estímulo para a produção de matriz pelas células mesangiais. A expansão e a proliferação dessas células em cultura, em meio rico em glicose, estão associadas ao aumento da sua concentração intracelular, uma vez que, nessas circunstâncias, ocorre aumento da expressão de transportadores de glicose como GLUT-1 e GLUT-4.[24] Em indivíduos normais, a glicação de proteínas e aminoácidos, lipídios e ácidos nucleicos ocorre naturalmente e de forma reversível. Em vigência de hiperglicemia, no entanto, essa ligação passa a ser irreversível, formando os produtos avançados de glicação (AGE). No diabetes, esses produtos podem formar ligações cruzadas covalentes com proteínas de matriz extracelular, da membrana basal e com receptores celulares de AGE (RAGE), levando à endocitose ou até mesmo à ativação celular de mecanismos pró-oxidantes e pró-inflamatórios.[25]

Pró-renina

Estudos em camundongos tornados diabéticos pela estreptozotocina sugerem um particular papel para a pró-renina na patogênese da nefropatia diabética. A sua ligação aos seus receptores, localizados em células mesangiais e podócitos, promove a ativação de p44/p42 da proteína quinase ativada por mitose (MAPK). O bloqueio desses receptores aboliu a ativação de MAPK e preveniu o desenvolvimento de nefropatia diabética nesse modelo experimental.[26]

Papel da ativação de TGF-β

Diversos estudos têm apontado para um papel da ativação de citocinas e fatores de crescimento como TGF-β na patogênese da nefropatia diabética. Em modelos animais, a inibição da angiotensina II tem demonstrado diminuição da expansão mesangial e preservação de podócitos, e um dos mecanismos propostos é a inibição da síntese de TGF-β. Essa citocina é capaz de induzir apoptose de podócitos, o que induz a adesão da membrana basal à cápsula de Bowman e consequente glomerulosclerose.

Papel do fator de crescimento do endotélio vascular

Tem sido observado que a cultura de podócitos em meio rico em glicose apresenta aumento da expressão de fator de crescimento do endotélio vascular (VEGF), citocina angiogênica, capaz de elevar a concentração de óxido nítrico, promovendo vasodilatação, aumentando a permeabilidade da barreira de filtração glomerular e agravando a lesão arteriolar. Além disso, o VEGF estimula a síntese de colágeno IV pelos podócitos, o qual contribui para o espessamento da membrana basal nas fases iniciais da nefropatia diabética. Outros fatores, como a angiotensina II, via receptores AT1 e AT2, e o TGF-β, podem aumentar a síntese de VEGF pelas células podocitárias.[27]

Expressão de nefrina

Essa proteína transmembrana, expressa em células epiteliais podocitárias, forma o substrato molecular do diafragma em fenda. Essa estrutura é responsável pela barreira final de filtração de macromoléculas, cuja integridade é fator determinante da seletividade para a passagem de proteínas. A mutação congênita dessa proteína é conhecida, a qual determina um quadro de proteinúria nefrótica denominada síndrome nefrótica do tipo finlandês. Estudos mostram diminuição da expressão de nefrina em indivíduos com nefropatia diabética, que sugere que a angiotensina II e a albumina glicada possam estar implicadas em alterações da expressão desta proteína.[28]

Proteoglicanos e heparanase

A observação de que a diminuição do conteúdo de proteoglicanos de heparan sulfato, carregados negativamente, induz à diminuição da seletividade pela carga na barreira de filtração glomerular, está claramente associada à proteinúria na nefropatia diabética. Nesse contexto, espécies reativas de oxigênio (ERO ou ROS, do inglês *reactive oxygen species*) e angiotensina II parecem inibir a síntese de proteoglicanos como agrina e perlecan. Além disso, a ativação da heparanase em tecido renal diabético tem sido demonstrada em modelos animais. Estes achados se associam a menor expressão de proteoglicanos em membrana basal e podócitos.[29]

PREVENÇÃO E TRATAMENTO

Ao longo dos anos, várias medidas preventivas da nefropatia diabética têm sido aplicadas na prática clínica, tanto em pacientes com DM1 quanto com DM2. Os estudos iniciais em populações com DM1 mostraram claramente uma forte associação entre controle glicêmico e incidência de nefropatia diabética. Dentre estes, destacamos o estudo sueco com indivíduos diagnosticados entre os anos de 1961 a 1985, acompanhados até 1991, que mostraram menor incidência de nefropatia diabética naqueles que apresentaram menores níveis de HbA1c.[30] Estudos populacionais, como o Diabetes Control and Complications Trial (DCCT), mostraram a importância do controle glicêmico intensivo sobre a evolução da doença renal. Nesse estudo, pacientes com DM1 mantidos sob controle glicêmico intensivo, ou seja, HbA1c ≤ 7,1%, e tratados com um mínimo de 3 infusões diárias de insulina, apresentaram menor prevalência de micro e macroalbuminúria, quando comparados com o tratamento convencional.[5] Em outro estudo feito com uma população com DM2, os resultados foram comparáveis, isto é, com menor evolução para nefropatia diabética proteinúrica naqueles indivíduos com melhor controle glicêmico.

Outro aspecto de grande importância está na utilização de drogas inibidoras da conversão da angiotensina (IECA) e antagonistas de receptores da angiotensina (ARA), capazes de reduzir a PA sistêmica, a pressão capilar glomerular e a proteinúria. A redução dos níveis de proteinúria, a qual é considerada um dos mais importantes marcadores de risco para a evolução da nefropatia diabética, é de fundamental importância no manuseio clínico desses pacientes. O bloqueio do SRAA tem sido considerado mandatório quando ocorre o aparecimento de microalbuminúria. Desde os trabalhos iniciais com captopril,[19,20] a inibição do SRAA com IECA no DM1 e IECA ou ARA no DM2 é considerada conduta estabelecida na maioria dos protocolos de acompanhamento clínico de pacientes diabéticos. O duplo bloqueio, com IECA e ARA, produz uma redução mais importante da proteinúria em pacientes com diabetes, embora o seu uso precise ser melhor avaliado no futuro em virtude dos resultados obtidos em um estudo multicêntrico chamado ONTARGET, que apontou elevação da creatinina e progressão rápida da doença renal crônica, na população estudada.[31] Mais recentemente, o uso de vitamina D tem sido preconizado como auxiliar na prevenção da evolução da nefropatia diabética, pelo seu efeito redutor da proteinúria.[32]

A hipertensão arterial é outro dos alvos críticos no tratamento da doença renal diabética. Geralmente, pacientes com DM1 costumam apresentar hipertensão predominantemente diastólica, enquanto no DM2 a hipertensão é habitualmente do tipo sistólico. O controle da hipertensão pode ser alcançado com o uso de IECA ou ARA, diuréticos, redução da ingestão de sal, bloqueadores de canais de cálcio ou outros hipotensores, mesmo que em associações. Preconiza-se que os níveis tensionais sejam mantidos < 130/80 mmHg, embora os níveis de PA não devam estar abaixo de 110/70 mmHg, principalmente nos pacientes cardiopatas. O tratamento de dislipidemias com manutenção de níveis colesterol de lipoproteína de baixa densidade (LDL) abaixo de 100 mg/dL, dieta com baixos níveis de proteína animal e abolição do tabagismo devem estar inseridos na rotina de acompanhamento do paciente.

PERSPECTIVAS FUTURAS

Estudos mais recentes têm sugerido a utilização de drogas que atuem em diversos fatores implicados na patogênese da nefropatia diabética. O papel do TGF-β na expansão mesangial e na produção de colágeno tem sido alvo de manobras de antagonismo com anticorpos monoclonais específicos. Trabalho de Benigni *et al.* demonstrou efeito benéfico do anticorpo monoclonal anti-TGF-β,[33] 1D11, em fase inicial da doença, efeito potencializado pelo antagonismo à angiotensina II. Outra possibilidade está no antagonismo ao VEGF, o qual, como descrito anteriormente, está implicado nas lesões glomerulares e alterações vasculares. Trabalhos em modelos animais de nefropatia diabética mostraram que a utilização de anticorpo anti-VEGF diminuiu hiperfiltração, proteinúria e hipertrofia glomerular. No entanto, a utilização deste anticorpo em indivíduos com câncer colorretal levou a complicações hemorrágicas, hipertensão e proteinúria. Mais recentemente, a angiostatina, a tunstatina e a endostatina, produtos de clivagem de matriz não extracelular com efeito antiangiogênico, foram utilizadas com melhora histológica em modelo animal de nefropatia diabética, resultados promissores como terapia em fase inicial da doença.[34]

Outra droga alternativa é a pentoxifilina, utilizada em doenças vasculares, a qual tem ação antiproliferativa e antifibrótica. Recente meta-análise concluiu que a pentoxifilina levou a melhora significativa da proteinúria, com pouco efeito sobre a microalbuminúria.[35] Resultados igualmente significativos foram obtidos com o sulodexide, um composto de glicosaminoglicanos que contém heparina de baixo peso molecular e sulfato de dermatana, cuja ação inibidora da heparanase parece estar associada a melhora histológica com diminuição da proteinúria, fato observado em animais e em estudos clínicos. Embora de efeito ainda controverso, a ação antiproteinúrica de glicosaminoglicanos tem se mostrado consistente; no entanto, novos estudos clínicos são necessários para melhor elucidação do uso destes polissacarídeos na prevenção e no tratamento da nefropatia diabética.[36]

REFERÊNCIAS BIBLIOGRÁFICAS

1. Foley RN, Collins AJ. End-stage renal disease in the United States: An update from the United States Renal Data System. J Am Soc Nephrol. 2007; 18(10):2644-8.
2. Zoccali C, Kramer A, Jager K. The databases: Renal replacement therapy since 1989 – The European Renal Association and European Dialysis and Transplant Association (ERA-EDTA). Clin J Am Soc Nephrol. 2009; 4(Suppl. 1):S18-22.
3. Sesso RC, Lopes AA, Thomé FS et al. 2010 report of the Brazilian dialysis census. J Bras Nefrol. 2011; 33(4): 442-7.
4. Mogensen CE. Microalbuminuria as a predictor of clinical diabetic nephropathy. Kidney Int. 1987; 31:589-673.
5. de Boer IH, Rue TC, Cleary PA et al. Long-term renal outcomes of patients with type 1 diabetes mellitus and microalbuminuria: An analysis of the Diabetes Control and Complications Trial/Epidemiology of Diabetes Interventions and Complications cohort. Arch Intern Med. 2011; 171 (5):412-20.
6. Parving HH, Hommel E, Mathiesen E et al. Prevalence of microalbuminuria, arterial hypertension, retinopathy and neuropathy in patients with insulin dependent diabetes. Br Med J (Clin Res Ed). 1988; 296(6616): 156-60.
7. Ismail N, Becker B, Strzelczyk P et al. Renal disease and hypertension in non-insulin-dependent diabetes mellitus. Kidney Int. 1999; 55(1):1-28.
8. Ruggenenti P, Gaspari F, Perna A et al. Cross sectional longitudinal study of spot morning urine protein: Creatinine ratio, 24 h urine protein excretion rate, glomerular filtration rate, and end stage renal failure in chronic renal disease in patients without diabetes. BMJ. 1998; 316:504-9.
9. Rodby RA, Rohde RD, Sharon Z et al. The urine protein to creatinine ratio as a predictor of 24-h urine protein excretion in type 1 diabetic patients with nephropathy. The Collaborative Study Group. Am J Kidney Dis. 1995; 26:904-9.
10. Newman DJ, Mattock MB, Dawnay AB etal. Systematic review on urine albumin testing for early detection of diabetic complications. Health Technol Assess. 2005; 9(30):3.
11. Hovind P, Tarnow L, Rossing P et al. Predictors for the development of microalbuminuria and macroalbuminuria in patients with type 1 diabetes: Inception cohort study. BMJ. 2004; 328 (7448):1105.
12. Keith DS, Nichols GA, Gullion CM et al. Longitudinal follow-up and outcomes among a population with chronic kidney disease in a large managed care organization. Arch Intern Med. 2004; 164(6):659-63.
13. Hostetter TH, Rennke GH, Brenner BM. The case for intrarenal hypertension in the initiation and progression of diabetic and other glomerulopathies. Am J Med. 1982; 72:375-80.
14. Imanishi M, Yoshioka K, Konishi Y et al. Glomerular hypertension as one cause of albuminuria in type II diabetic patients. Diabetologia. 1999; 42:999-1005.
15. Mogensen CE. Long-term antihypertensive treatment inhibiting progression of diabetic nephropathy. Br Med J (Clin Res Ed). 1982; 285(6343):685-8.
16. Parving HH, Viberti GC, Keen H et al. Hemodynamic factors in the genesis of diabetic microangiopathy. Metabolism. 1983; 32:943-9.
17. Anderson S, Rennke HG, Brenner BM. Therapeutic advantage of converting enzyme inhibitors in arresting progressive renal disease associated with systemic hypertension in the rat. J Clin Invest. 1986; 77:1993-2000.
18. Zatz R, Anderson S, Meyer TW et al. Lowering of arterial blood pressure limits glomerular sclerosis in rats with renal ablation and in experimental diabetes. Kidney Int Suppl. 1987; 20:S123-9.

19. Lewis EJ, Hunsicker LG, Bain RP et al. The effect of angiotensin-converting-enzyme inhibition on diabetic nephropathy. The Collaborative Study Group. N Engl J Med. 1993; 329(20):1456-62.

20. Viberti G, Mogensen CE, Groop LC et al. Effect of captopril on progression to clinical proteinuria in patients with insulin-dependent diabetes mellitus and microalbuminuria. European Microalbuminuria Captopril Study Group. JAMA. 1994; 271(4):275-9.

21. Mogensen CE. Prediction of clinical diabetic nephropathy in IDDM patients. Alternatives to microalbuminuria? Diabetes. 1990; 39(7):761-7.

22. Rudberg S, Persson B, Dahlquist G. Increased glomerular filtration rate as a predictor of diabetic nephropathy–an 8-year prospective study. Kidney Int. 1992; 41(4):822-8.

23. Earle K, Viberti GC. Familial, hemodynamic and metabolic factors in the predisposition to diabetic kidney disease. Kidney Int. 1994; 45(2):434-7.

24. Heilig CW, Concepcion LA, Riser BL et al. Overexpression of glucose transporters in rat mesangial cells cultured in a normal glucose milieu mimics the diabetic phenotype. J Clin Invest. 1995; 96(4):1802-14.

25. Peppa M, Uribarri J, Vlassara H. Glucose, advanced glycation end products, and diabetes complications: what is new and what works. Clin Diabetes. 2003; 21(4):186-7.

26. Ichihara A, Suzuki F, Nakagawa T et al. Prorenin receptor blockade inhibits development of glomerulosclerosis in diabetic angiotensin II type 1a receptor-deficient mice. J Am Soc Nephrol. 2006; 17(7):1950-61.

27. Hohenstein B, Hausknecht B, Boehmer K et al. Local VEGF activity but not VEGF expression is tightly regulated during diabetic nephropathy in man. Kidney Int. 2006; 69(9):1654-61.

28. Benigni A, Gagliardini E, Tomasoni S et al. Selective impairment of gene expression and assembly of nephrin in human diabetic nephropathy. Kidney Int. 2004; 65:2193-00.

29. van den Hoven MJ, Rops AL, Bakker MA et al. Increased expression of heparanase in overt diabetic nephropathy. Kidney Int. 2006; 70(12):2100-8.

30. Bojestig M, Arnqvist HJ, Hermansson G et al. Declining incidence of nephropathy in insulin-dependent diabetes mellitus. N Engl J Med. 1994; 330(1):15-8.

31. ONTARGET Investigators, Yusuf S, Teo KK, Pogue J et al. Telmisartan, ramipril, or both in patients at high risk for vascular events. N Engl J Med. 2008; 358(15):1547-59.

32. de Zeeuw D, Agarwal R, Amdahl M et al. Selective vitamin D receptor activation with paricalcitol for reduction of albuminuria in patients with type 2 diabetes (VITAL study): A randomized controlled trial. Lancet. 2010; 376:1543-51.

33. Benigni A, Zoja C, Campana M et al. Beneficial effect of TGFbeta antagonism in treating diabetic nephropathy depends on when treatment is started. Nephron Exp Nephrol. 2006; 104(4):158-68.

34. Zent R, Pozzi A. Antiangiogenic Therapy in Diabetic Nephropathy. J Am Soc Nephrol. 2006; 17:325-7.

35. McCormick BB, Sydor A, Akbari A et al. The effect of pentoxifylline on proteinuria in diabetic kidney disease: A metaanalysis. Am J Kidney Dis. 2008; 52(3):454-63.

36. Cicero AF, Ertek S. Preclinical and clinical evidence of nephro- and cardiovascular protective effects of glycosaminoglycans. Arch Med Sci. 2010; 6(4):469-77.

14.4

Neuropatia diabética

Osvaldo J. M. Nascimento

INTRODUÇÃO

O diabetes *mellitus* (DM) é a causa mais frequente de neuropatia, sendo uma sobrecarga crescente para aqueles países onde a obesidade e a dislipidemia continuam aumentando.[1,2] Ocorre em 8% a 70% dos pacientes com diabetes, dependendo dos critérios usados para diagnosticar neuropatia, e os pacientes com retinopatia ou albuminúria franca têm probabilidade 2 vezes maior de ter neuropatia. Em 2007, havia, nos Estados Unidos, cerca de 23,6 milhões de pacientes com diabetes, sendo aproximadamente 50% destes com neuropatia diabética, estimando-se que até 26% dos pacientes com neuropatia teriam dor neuropática.[3,4] As taxas crescentes de obesidade e o consequente aumento do DM tipo 2 projetam, para 2030, uma duplicação desses índices.[1] As complicações microvasculares do DM, incluindo retinopatia, nefropatia e neuropatia, são especialmente preocupantes, devido à elevada morbimortalidade. Embora os mecanismos envolvidos no desenvolvimento da neuropatia sejam amplamente desconhecidos, a hiperglicemia certamente tem papel fundamental.[3] Polineuropatias simétricas distais são a modalidade de neuropatia diabética mais encontrada, porém, neuropatia autonômica distal também é comum. Por exemplo, a impotência se desenvolve em 20% a 60% dos homens diabéticos, mas disfunção autonômica disseminada se desenvolve em menos de 5% dos pacientes diabéticos.

A patogênese da polineuropatia e da neuropatia autonômica simétrica distal envolve anormalidades microvasculares e metabólicas, com uma ligação causal entre níveis aumentados de glicemia e o desenvolvimento e a progressão da neuropatia diabética. Os mecanismos pelos quais a hiperglicemia causa disfunção nervosa podem incluir ativação da via dos polióis, glicosilação extensa, atividade alterada de diacilglicerol/proteína quinase e estresse oxidativo. Evidência de modelos animais sugere um papel de fatores neurotróficos, em particular, o fator de crescimento do nervo, o qual se associa seletivamente os axônios de fibras finas sensitivos e simpáticos.

As neuropatias diabéticas de natureza focal decorrem da oclusão das arteríolas endoneurais, com resultante dano isquêmico ao nervo. Alterações sugestivas de vasculite são observadas nos vasos sanguíneos epineurais e perineurais em cerca de 50% dos casos, e infiltrados linfocíticos perivasculares são comuns.

APRESENTAÇÕES CLÍNICAS DA NEUROPATIA DIABÉTICA

O DM está associado a diferentes tipos de neuropatias periféricas, com um variado espectro de manifestações clínicas, provavelmente com distinta fisiopatologia e, consequentemente, com diferentes perspectivas terapêuticas. Essas neuropatias diferem nos seus sintomas, padrão de envolvimento neurológico, curso, fatores de risco, alterações patológicas e mecanismos de base.[5] O espectro clínico compreende desde as neuropatias sensitivas distais assintomáticas até as radiculoplexopatias motoras e, embora todo o espectro esteja associado ao DM, muito provavelmente os mecanismos de doença são distintos.[6] Dentro desse contexto, não há ainda uma classificação universalmente aceita. A classificação proposta por P. K. Thomas em 1973 e em 1977,[7] baseada na forma de apresentação clínica, por ser passível de adaptações, é a mais frequentemente utilizada. Nessa classificação, são identificados 2 grandes grupos de neuropatias diabéticas, as generalizadas ou simétricas e as focais/multifocais, por definição assimétricas. Sucessivas modificações foram somadas a essa classificação. Em 2004, relacionamos as várias modalidades de apresentação clínica,[8] que podem ser vistas na Tabela 14.4.1.

As neuropatias diabéticas são, essencialmente, na maioria das vezes, sensitivas. Muitas vezes predominam os sintomas positivos, notadamente envolvendo fibras nervosas finas. Esses sintomas incluem dor e disestesias, referidos, na maioria das vezes, como sensações de queimação, ardência ou choques, e sintomas negativos, como diminuição ou abolição da percepção da dor e temperatura, portanto, hipo ou anestesia termoalgésica. A distribuição desses sintomas ficará na dependência do segmento do sistema nervoso periférico envolvido. Assim, encontramos radiculopatias, plexopatias, mononeuropatias, mononeuropatias múltiplas e polineuropatias associadas ao DM. Na maioria dos casos, há distribuição distal nos membros, predominando nos inferiores, com o padrão típico de lesão axonal

Tabela 14.4.1 Classificação clínica das neuropatias diabéticas

I. Polineuropatias simétricas:
• **Condições relativamente estáveis**
Polineuropatia sensitiva distal simétrica (PNSD)
Variantes: aguda, grave PNSD no início do diabetes
Neuropatia pseudossiringomiélica
Neuropatia pseudotabética
Neuropatias autonômicas
• **Sintomas episódicos (transitórios)**
Neuropatia da caquexia diabética
Neuropatia hiperglicêmica
Neuropatia diabética tratamento-induzida
Neuropatia hipoglicêmica
Neuropatia da intolerância à glicose
Polirradicoloneuropatia desmielinizante inflamatória crônica (CIDP)
DADS-I
II. Neuropatias assimétricas/focais e multifocais:
Radiculoplexopatia lombossacra diabética (RPLSD, síndrome de Bruns-Garland, amiotrofia diabética e neuropatia proximal diabética)
Radiculoplexoneuropatia cervicobraquial
Neuropatias truncais (radiculopatia torácica/abdominal)
Neuropatias cranianas
Mononeuropatias (mediana, ulnar e fibular)

Adaptada de Nascimento, 2004,[8] modificada de Thomas *et al.*

comprimento-dependente, conhecido como "em botas" e "em luvas". Essa mais frequente distribuição fenotípica de polineuropatia sensitiva acontece não só no DM como também no pré-diabetes.[9] É prevalente também em várias outras doenças, incluindo as metabólicas, as intoxicações em geral (agentes tóxicos e medicamentos), infecções virais (HIV, HCV e HTLV), entre outras. Inicialmente, esses sintomas dolorosos podem ser leves a moderados e, dependendo da progressão da doença, podem tornar-se intensos e debilitantes, se não adequadamente tratados. Geralmente são piores durante o decúbito e, principalmente, à noite, interferindo frequentemente na qualidade do sono. Outro sintoma muitas vezes negligenciado e que está associado a neuropatia de fibras finas, como a diabética e a pré-diabética, é o das pernas inquietas.

O exame neurológico requer especial atenção, pois geralmente revela leve hipoestesia termoalgésica distal. Em algumas situações, encontramos hiperalgesia (aumento da percepção dolorosa ao estímulo álgico) e/ou alodinia (percepção dolorosa a um estímulo habitualmente não doloroso). Para o exame das fibras finas à beira do leito, basta ter-se à mão um estilete de ponta não perfurante (um palito de dentes, p. ex., que utilizamos já há muitos anos) e um instrumento resfriado (usamos, p. ex., o diapasão de 128 ciclos/s, que será utilizado, a seguir, para exame de fibras grossas – sensibilidade vibratória). O monofilamento serve para avaliação de fibras grossas e não de fibras finas, indicando, portanto, de modo gradual, o acometimento de fibras grossas, tendo como marcadores seus pesos e cores. Lembramos que a neuropatia diabética (ND) é, inicialmente, na maioria das vezes, de fibras finas, somente sendo acometidas as fibras grossas mais tardiamente. Não utilizamos monofilamentos na avaliação da sensibilidade de nossos pacientes com ND. Para colegas estudiosos de pé diabético, a observação de alteração da sensibilidade ao exame com o monofilamento indica pé em risco.[10]

Os reflexos profundos estão habitualmente normais quando as fibras finas são envolvidas, passando a reduzidos ou abolidos quando as fibras grossas são lesadas, particularmente os reflexos aquileus. A força encontra-se normal, bem como a sensibilidade proprioceptiva, incluindo a palestésica (vibratória), a barestésica (pressão) e a batiestésica (noção de posição segmentar), ao início dos sintomas. Quando diante de um paciente com DM verificamos comprometimento motor importante, considerar a possibilidade de neuropatia inflamatória associada (polirradiculoneuropatia desmielinizante inflamatória crônica associada ao diabetes – CIDP).

Polineuropatias diabéticas simétricas

Polineuropatia diabética sensitiva distal

A polineuropatia diabética sensitiva distal (PDSD) ou polineuropatia diabética sensitivo-motora (PDSM) é a modalidade de neuropatia diabética mais frequente, correspondendo a 80% dos casos. Em centros de referência em neuropatias periféricas nos Estados Unidos e em nosso meio, no Rio de Janeiro, é a principal causa de polineuropatia.[2] Normalmente se apresenta com perda sensitiva simétrica, insidiosa, inicialmente comprometendo fibras finas (dor e temperatura) e, mais tarde, fibras grossas (propriocepção). Parestesias ou disestesias dolorosas (formigamento nos pés, ou pés queimando, ardendo) são comuns. Instabilidade na marcha pode ser o sintoma inicial nos casos de polineuropatia atáxica (pseudotabes diabética). Fraqueza é habitualmente mínima, mesmo nos músculos distais dos pés, limitando-se à paresia de extensão dos háluces.[6] Os reflexos aquileus, ao longo da evolução, são geralmente abolidos, embora os reflexos patelares possam estar presentes. Pés e panturrilhas muitas vezes se tornam frios, e as plantas eritematosas, violáceas, denotando abertura da periferia vascular devido a disautonomia. Malperfurante plantar, no contexto do pé diabético, pode ser observado nos casos com longa evolução e sem controle adequado do DM. Os sintomas e sinais sensitivos progridem das extremidades distais para as proximais, configurando a distribuição comprimento-dependente, em que as alterações da sensibilidade serão mais intensas nos segmentos distais dos membros em relação aos proximais.

O diagnóstico da PDSD fundamenta-se nas manifestações clínicas, na presença crônica de hiperglicemia, além das complicações importantes do DM, como a retinopatia e/ou a nefropatia, associadas, e na exclusão de outras causas de neuropatia periférica.[5,6]

A fisiopatologia dessa neuropatia é ainda motivo de discussão. Várias anormalidades decorrentes do DM, incluindo o estresse oxidativo, têm sido consideradas. As teorias mais aceitas são: a continuada hiperglicemia, promovendo distúrbio metabólico tóxico ao nervo, e o comprometimento crônico da microcirculação, promovendo isquemia.[11] Participação autoimune também tem sido considerada, promovendo a presença de infiltrados inflamatórios mononucleados, observados em biopsias fasciculares de nervos de diabéticos, principalmente nas apresentações multifocais, como temos eventualmente observado. Teríamos assim, diante da hiperglicemia mantida ao longo dos anos, várias alterações metabólicas, como aumento de polióis, estresse oxidativo, alterações lipídicas e microvasculares. A superposição desses fatores parece ser a regra.[12]

Polineuropatia diabética dolorosa

A polineuropatia diabética dolorosa (PNDD) é definida como aquela que origina dor neuropática, consequente a anormalidades no sistema somatossensitivo em indivíduos com DM.[8,13] Sua prevalência entre pessoas com diabetes é estimada em 3% a 26%, e sua história natural ainda é muito desconhecida.[12,14] Seu reconhecimento e diagnóstico são clínicos. Trata-se de uma polineuropatia distal, simétrica, caracterizada pela presença de dor profunda e aguda como um choque elétrico, queimação, hiperalgesia e alodinia, que, em geral, pioram à noite ou apenas com o decúbito.[8,12,14]

A PNDD parece, portanto, corresponder apenas à expressão inicial do comprometimento de fibras A-delta e C, sendo a principal causa entre as neuropatias de fibras finas.

Uma forma especial de PNDD é a que se associa a caquexia e perda de peso, considerada uma entidade à parte.[8] Esse quadro se inicia com perda de peso intensa (mais de 20 kg a 40 kg) e aguda, seguida de incessante queimação e alodinia distal nos membros inferiores, superiores e tronco, com significativa acentuação noturna.[6,8] Impotência pode estar presente, mas não outras disautonomias. Trata-se de uma apresentação geralmente monofásica, desaparecendo em meses e não se correlacionando à duração do diabetes. Possivelmente deva-se à descompensação metabólica decorrente da grave hiperglicemia, resultando em modificação da condução das fibras nervosas finas, disparando mecanismo de dor neuropática. Os pacientes com PNDD, quando adequadamente tratados, recuperam-se inteiramente, não deixando alterações clínicas ou neurofisiológicas de dano do nervo periférico, diferindo da PDSD/PDSM, que, por se instalar lenta e gradualmente, vai acarretando sequelas que nem mesmo o adequado controle metabólico faz recuperar.

Outras apresentações incomuns de início agudo são a PNDD aguda associada ao um controle glicêmico ruim, que acomete indivíduos com DM tipo 1, e a PNDD aguda associada a um rápido controle glicêmico, que se instala imediatamente após a introdução do tratamento.[8,12]

Neuropatia diabética autonômica

A neuropatia diabética autonômica (NDA) costuma acompanhar a PDSD/PDSM.[6] Em alguns pacientes, pode assumir o predomínio do quadro clínico. A prevalência da NDA cardiovascular varia de 2,5% a 50%, dependendo da população avaliada, dos métodos de estudo e dos critérios diagnósticos. Entre os fatores predisponentes, destacam-se controle glicêmico, presença de nefropatia e retinopatia, níveis pressóricos, obesidade, tabagismo e níveis de colesterol e triglicérides.[13] Essa neuropatia parece estar associada a aumento geral da mortalidade e comorbidades, como isquemia miocárdica silente, doença coronariana, arritmias, acidente vascular encefálico e piora da nefropatia.[13]

Sintomas e sinais autonômicos merecem especial atenção por serem frequentemente negligenciados e, em alguns casos, provocarem graves incapacidades. Refletem a disfunção ou lesão de fibras amielínicas e/ou de neurônios dessas fibras nos gânglios autonômicos.[15]

A hipotensão postural é a mais frequente das disfunções autonômicas e quase sempre não referida pelo paciente. Na anamnese, devemos buscar essa informação e, no exame clínico, verificar a pressão arterial nas posições deitada, sentada e de pé, aguardando cerca de 1 min a 2 min para cada posição. Quedas da pressão arterial iguais ou superiores a 20 mmHg deverão ser consideradas. Além da hipotensão postural, devemos arguir quanto a outros sintomas, como:

- Impotência *coeundi* (impossibilidade parcial ou total de ereção peniana), encontrada em 90% dos casos.
- Ejaculação retrógrada.
- Disfunção vesical (bexiga atônica, com grandes volumes urinários).
- Hipoglicemias sem aviso e não percebidas.

- Mudanças do ritmo intestinal (constipação, com formação de fecalomas, ou diarreias, isoladas ou alternadas com períodos de constipação).
- Sensação de plenitude gástrica (*gastroparesia diabeticorum*).
- Anormalidades sudomotoras (sudorese ausente ou excessiva, por exemplo, no colo, pescoço e cabeça), incluindo sudorese gustatória.
- Alteração na coloração da pele (pés de coloração violácea, devido à hipotonia, com consequente vasodilatação periférica).
- Malperfurante (plantar e, raramente, palmar).
- Perda de pelos.
- Unhas quebradiças.
- Formações bolhosas nos pés e/ou mãos.
- Outros sinais e sintomas menos frequentes.[15]

A fotorreação pupilar deverá ser considerada e poderá estar comprometida, podendo-se observar a pupila de Argyll-Robertson, que não responde com miose à incidência de luz, reagindo, porém, normalmente à convergência ocular.[6,13]

A NDA piora com o tempo do diabetes e com a idade do paciente, características que sugerem ser essa neuropatia apenas parte do espectro da PDSD/PDSM que compromete especialmente as fibras finas.[6] No entanto, alguns pacientes apresentam um quadro agudo acompanhado de anticorpos contra neurônios simpáticos, o que sugere um mecanismo de doença distinto.[6]

Polineuropatia associada à cetoacidose

As principais manifestações clínicas da cetoacidose são decorrentes do comprometimento do sistema nervoso central; no entanto, polineuropatia aguda predominantemente motora pode ser eventualmente observada. Essa neuropatia tem rápida recuperação após o controle da cetoacidose.[6] O seu reconhecimento precoce e o rápido controle da cetoacidose diabética tornam o tratamento mais eficaz, com rápida recuperação.

Neuropatia associada à intolerância à glicose

Vários indícios recentemente coletados sugerem que a glicemia de jejum inadequada, definida como glicemia de jejum entre 100 e 126 mg/dL e a intolerância à glicose, definida como glicemia de 140 a 199 mg/dL, 2 h após uma carga de 75 g de glicose, estão associadas à disfunção do sistema nervoso periférico.[6,9,16] Parece que a intolerância à glicose está associada à polineuropatia de fibras finas, com componente doloroso muito importante. Novas técnicas de investigação de neuropatias de fibras finas, que veremos adiante, têm propiciado melhor conhecimento dessa modalidade de neuropatia.

Neuropatia hiperglicêmica

Dor nas porções distais dos membros inferiores, parestesias, preservação da sensibilidade ou leve hipoestesia termoalgésica, com alodinia, redução da velocidade de condução nervosa e maior tolerância ao bloqueio de condução, provocado pela isquemia, ocorrem frequentemente em pacientes com diabetes sem controle metabólico. O restabelecimento da normalidade glicêmica reverte a sintomatologia rapidamente, sugerindo que distúrbios metabólicos sejam a base dessas manifestações. Demonstrou-se experimentalmente que, na vigência de hiperglicemia, surgem alterações nos canais de K^+, que gerariam descargas ectópicas, uma possível explicação para a sintomatologia sensitiva positiva.[17]

Polirradiculoneuropatia desmielinizante inflamatória crônica

Parece que a polirradiculoneuropatia desmielinizante inflamatória crônica (CIDP) é mais frequente em pacientes com DM do que na população geral. No entanto, estudo recente não conseguiu demonstrar essa associação.[6] Diante de paciente com diabetes que apresenta quadro motor predominante, ainda mais com fraqueza distal e proximal predominante nos membros inferiores, com bloqueio motor no estudo da condução nervosa, deve-se considerar tal associação.[8,17]

Neuropatias diabéticas assimétricas: focais/multifocais

Neuropatias assimétricas causam sintomas focais ou multifocais, dependendo do nervo ou nervos periféricos afetados. São geralmente acompanhadas por dor neuropática aguda e intensa na região afetada. A maioria dos casos de ND aguda focal ou multifocal geralmente se resolve, pelo menos em parte. A dor pode se resolver dentro de alguns meses, enquanto a fraqueza pode-se levar 1 ano ou mais para na recuperação, podendo esta persistir. As apresentações focais ou multifocais incluem:

Radiculoplexoneuropatia lombar diabética

A radiculoplexoneuropatia lombar diabética (RPLSD) é mais observada em pacientes idosos do sexo masculino (1,45:1) com diabetes tipo 2.[1] Tem frequência estimada em 1% entre diabéticos. Recebe, entre outras, as seguintes denominações: síndrome de Bruns-Garland, neuropatia proximal diabética, amiotrofia diabética, neuropatia femoral diabética, neuropatia diabética ciático-femoral, neuropatia motora diabética, mielopatia diabética.[1,6,8] Dor intensa, em queimação, geralmente na região lombar, irradiada para a porção proximal anterior da coxa, assimétrica ou unilateral, seguida por redução da amplitude do movimento, ou fraqueza com atrofia dos músculos proximais de membros inferiores compõem a apresentação mais co-mum. Alodinia no segmento sensitivo envolvido é frequente. O membro inferior contralateral pode ser igualmente comprometido, dando falsa impressão de simetria dos sintomas. Habitualmente, predominam as alterações sensitivas dolorosas, com limitação da amplitude do movimento e atrofia, mais por desuso em função da dor intensa. Quando há comprometimento dos músculos quadríceps e iliopsoas, verifi-cam-se importante limitação motora e atrofia.[1,6] Cerca de 50% dos pacientes chegam a necessitar de apoio para deambular ou até mesmo de cadeira de rodas, e muitos precisam de opiáceos para controle da dor. Depois do nadir, o paciente usualmente se estabilizará durante vários meses, seguindo-se progressiva melhora clínica, apesar de alguns permanecerem com disestesias na coxa. Lembramos que esse quadro é frequentemente confundido com radiculopatia lombar, ainda mais quando na res-sonância magnética da coluna lombossacra são encontradas lesões degenerativas ou até mesmo hérnia de disco, levando a procedimentos terapêuticos equivocados que complicam o quadro clínico e, principalmente, podem deixar sequelas graves.

A eletroneuromiografia pode auxiliar no diagnóstico, que deve ser essencialmen-te calcado no quadro clínico e exame neurológico. Tem-se observado, em biopsias de nervo sensitivo superficial na coxa, presença de indicativos de neuropatia isquê-mica, com microvasculite em alguns casos, sugerindo participação imunopática, como tivemos a oportunidade de verificar em algumas biopsias. Imunossupressores ou imunomoduladores têm sido indicados, mas parecem atuar apenas como adju-vantes no controle da intensa DN.[8] Sustenta essa hipótese a rápida melhora (em poucos dias), inclusive do desempenho motor, não observada quando das neuro-patias com substrato de dano axonal.[17] Revisão recente da *The Cochrane Library* chama a atenção para a inexistência de um estudo terapêutico que comprove a eficácia da imunoterapia.[18]

Radiculoplexoneuropatia cervical diabética

É menos frequente ainda que a RPLSD. Caracteriza-se pela presença de dor distribuída nos segmentos das raízes cervicais e plexo braquial, podendo também comprometer segmentos contralaterais, de modo assimétrico. Comprometimento do desempenho motor, com atrofia muscular, mais por desuso decorrente também da intensa dor, pode se fazer presente.[8] Microvasculite também foi observada em biopsia de nervo radial sensitivo superficial.[13]

Neuropatia truncal diabética

Tem início agudo, focal, com dor e perda sensitiva, e se manifesta em deter-minada região do tronco, unilateral ou muito assimétrica. A dor tem distribuição radicular, com alodinia, piorando à noite, com características de neuropatia isquêmica. Pode ser tão intensa que simula abdome agudo ou até mesmo infarto do miocárdio, na dependência das raízes envolvidas. Em casos mais graves, fraqueza muscular no território envolvido pode ocasionalmente ser vista na região abdominal[1,8] Essa fraqueza, em raras ocasiões, pode apresentar-se clinicamente com abaulamento da parede abdominal, conhecida como neuropatia truncal diabética com pseudo-hérnia.[8]

Como acontece na RPLSD, a melhora parcial provavelmente ocorrerá depois de um período de meses, mas a ND, em ambas, costuma ser difícil de se controlar.

Mononeuropatias

A causa dessas neuropatias é provavelmente multifatorial, sendo a maior suscetibilidade à compressão do nervo de diabéticos uma delas.[19] Na prática clínica, quando nos deparamos com paciente apresentando neuropatia focal, particularmente decorrente de compressão, como a síndrome do túnel do carpo (STC), devemos investigar a possibilidade da concomitância de DM. Sem dúvida, o DM é um fator de risco para neuropatias focais. Não se tem pleno conhecimento se o tratamento da STC é mais eficaz quando o indivíduo não tem diabetes.[17] As mais frequentes são a STC, a lesão do nervo ulnar no nível do cotovelo, do radial e a meralgia parestésica.

Neuropatias cranianas

Embora raras, a mais encontrada é a paralisia aguda do nervo oculomotor (III nervo), que se manifesta de modo agudo, com dor retro-orbitária, seguida por diplopia e ptose palpebral, ipsilaterais. Na maioria das vezes, são acometidos indivíduos com mais de 50 anos, tanto com DM tipo 1 como, mais frequentemente, tipo 2. As fibras nervosas parassimpáticas, que inervam as pupilas, são poupadas; portanto, a "oftalmoplegia diabética" constitui-se em paralisia oculomotora extrínseca. Distingue-se, desse modo, do transtorno resultante de lesões (tumores, hematomas subdurais agudos ou crônicos, edemas cerebrais decorrentes de traumatismos cranianos etc.) que comprimem o nervo oculomotor e causam pupila dilatada, portanto midríase, com paralisia extrínseca do III nervo craniano. A fisiopatologia deve-se à lesão isquêmica da porção centrofascicular desse nervo, por onde passam as fibras motoras, poupando as fibras parassimpáticas, de trajeto superficial).[1,6] Existe, no entanto, a possibilidade de que essa lesão ocorra no mesencéfalo.

Outros nervos cranianos (não se deve dizer "par craniano", pois pares cranianos ou na cabeça, são os ossos temporais, os parietais, os olhos, as orelhas) podem ser acometidos no DM, com os nervos troclear (IV nervo) e abducente. Os III e VI nervos são os mais frequentemente afetados.[1] Paralisia de Bell (nervo facial) é mais frequente em pacientes com diabetes e tende a comprometer menos o paladar do que nos pacientes sem diabetes. A sua prevalência é muito variável, indo de 6% a 66% em pacientes com diabetes, sendo considerada como de pior prognóstico nesse grupo de pacientes.[6] A recuperação costuma ser total ou parcial, em período de 2 a 3 meses, independentemente do grau da hiperglicemia.

DIAGNÓSTICO

Polineuropatia diabética sensitiva distal

O diagnóstico da polineuropatia sensitiva distal é baseado na identificação de uma neuropatia predominantemente sensitiva, comprimento-dependente, na presença de diabetes tipo 1 ou tipo 2. A neuropatia pode se desenvolver independentemente de bom controle da glicemia. Alguns instrumentos foram elaborados para a identificação da polineuropatia diabética, como o Neuropathy Symptom Score (NSS) ou Escore de Sintomas Neuropáticos (ESN) e o Neuropathy Disability Score (NDS) ou Escore de Comprometimento Neuropático (ECN),[20] que pontuam, respectivamente, os sintomas e sinais de neuropatia. Embora úteis para estudos clínicos, esses instrumentos não ganharam lugar na prática clínica. Como a neuropatia diabética é na sua instalação essencialmente de fibras finas, esses instrumentos confundem, em sua aplicação, o que traduz acometimento de fibras finas e grossas, respectivamente.

Neuropatias clinicamente semelhantes ocorrem em pacientes com anormalidades da glicose, que são detectáveis apenas pelo teste oral de tolerância à glicose. Estudos da condução nervosa, em geral, mostram amplitudes baixas ou indetectáveis do potencial de ação do nervo sensitivo; quando detectáveis, a condução sensitiva pode estar ligeiramente lenta. As amplitudes do potencial de ação muscular composto são frequentemente reduzidas. Exames da velocidade de condução nervosa motora estão levemente lentificados, mesmo se houver clinicamente apenas mínimo comprometimento motor. Eletromiografia de agulha nos músculos distais tipicamente demonstra alterações características de desnervação crônica. Ocasionais fibrilações e ondas agudas positivas também podem estar presentes.

Como a neuropatia diabética é essencialmente sensitiva, de fibras finas, novos exames neurofisiológicos e morfológicos endereçados a essas fibras devem fazer parte do arsenal do estudo da neuropatia diabética. Nesse grupo, inclui-se o potencial evocado por *laser* (*laser evoked potentials* – LEPS) e o potencial evocado composto ao calor (*compound heat evoked potentials* – CHEPS). O primeiro tem como desvantagem o fato de produzir queimaduras nos pontos de aplicação do *laser*. Já o CHEPS (Figura 14.4.1), que recentemente introduzimos em nosso meio, inclusive para estudo da neuropatia diabética, não acarreta qualquer tipo de lesão. Ambos os aparelhos são capazes de nos indicar, sem que a subjetividade do paciente contamine, o comprometimento de fibras finas no ponto em que o estímulo é efetuado. Assim, o comprometimento sensitivo de fibras finas, incluindo a dor neuropática, pode ser muito bem estudado por esse método.[21,22]

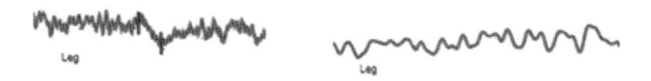

Figura 14.4.1 Potencial evocado pelo contato ao calor (CHEPS). CHEPS obtido de sujeito controle à esquerda e de paciente diabético à direita; obtido de estímulo realizado na porção distal da perna, captado em FCz. Controle: latência, 1.028 ms; amplitude, 8,4 μV; paciente: potencial não evocado. Adaptada de Nascimento *et al.*, 2011.[21]

Os métodos morfológicos de diagnóstico de neuropatias de fibras finas incluem o estudo de densidade de fibras nervosas intraepidérmicas, por intermédio de biopsias de pele realizadas nos segmentos envolvidos. Habitualmente são obtidos 2 fragmentos relativos aos segmentos distal e proximal, para termos comparação da densidade. Nessa técnica histológica, é frequentemente utilizado um marcador histoquímico, o PGP 9,5, e a leitura da lâmina é feita por microscopia confocal. Trata-se de técnica dispendiosa, que deixa pequenas cicatrizes, não sendo, portanto, indicada em estudos no território do nervo trigêmeo, por exemplo. Ao contrário, técnica de fácil realização e que também tivemos a oportunidade de introduzir em nosso meio, com finalidade de estudos de neuropatias periféricas de fibras finas e dor neuropática, é a microscopia confocal de córnea (MCC). A MCC é de fácil realização (dura cerca de 4 min para cada córnea) e reprodutibilidade, sendo um método não invasivo promissor. Consiste na utilização de lente que toca a córnea do paciente, permitindo diretamente visualizar a inervação por intermédio de sistema computadorizado (Figura 14.4.2).[22] Podem-se observar o plexo sub-basal da córnea, a densidade de fibras nervosas, seus diâmetros, tortuosidades etc. Os achados da MCC e do CHEPS são relacionados com os obtidos pela biopsia de pele. Recentemente, sugerimos a inclusão desses 2 métodos entre as recomendações para diagnóstico de neuropatias fibras finas/dor neuropática da European Federation of Neurological Societies (EFNS).[21]

A biopsia de nervos sensitivos superficiais (sural, radial, ramo dorsal do nervo ulnar e fibular superficial), particularmente quando são retirados apenas alguns fascículos

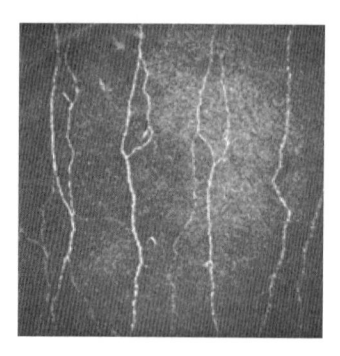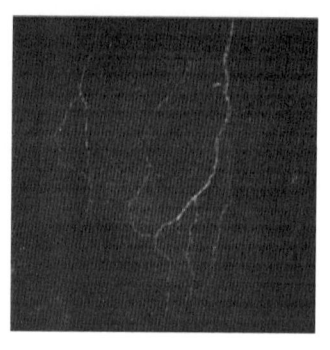

Figura 14.4.2 Microscopia confocal de córnea em paciente com polineuropatia diabética. MCC em controle e em paciente com PNDD: cortes com 44 µ e 36 µ, respectivamente. À esquerda, densidade e morfologia normal de fibras nervosas da córnea; à direita, perda de fibras finas da córnea.

(biopsia fascicular), é processada por técnicas especiais, incluindo cortes semifinos, pode também ser útil no diagnóstico de neuropatias de fibras finas. Vasculites, microvasculites, amiloidose, processos inflamatórios, incluindo hanseníase, desmielinização ativa, entre outras condições, podem ser diagnosticadas por esse método.

A avaliação autonômica pode ser realizada por meio de vários testes, incluindo-se o de inclinação passiva (*tilt-test*), entre outros. Temos utilizado técnicas que permitem análise do sistema autonômico, tais como a cintilografia do miocárdio com metilbenzilguanidina (MIBG) para estudo da inervação simpática cardíaca e a dopplerometria de fluxo a *laser*, para avaliação do tônus vascular em estudos voltados para pesquisa. A cintilografia do miocárdio tem se mostrado de interesse para a análise clínica em alguns casos, como na doença de Parkinson (demonstrando comprometimento pós-ganglionar nessa enfermidade), amiloidose, pré-diabetes e diabetes, entre outras. Utilizamos essa técnica para estudos específicos; porém, parece-nos aplicável na prática clínica para complementação diagnóstica de envolvimento do sistema nervoso simpático.[22]

Apesar das técnicas relacionadas, o padrão-ouro para o diagnóstico de neuropatia de fibras finas continua sendo a boa anamnese e cuidadoso exame de beira de leito.

TRATAMENTO DAS NEUROPATIAS DIABÉTICAS

Neuropatias diabéticas generalizadas

Controle glicêmico rigoroso parece ser fundamental para a estabilização e mesmo para a melhora deste tipo de neuropatia.[6,13] Dessa forma, todo empenho deve ser aplicado para manter o paciente em estado de normoglicemia. Quando a neuropatia evolui durante anos, diante das lesões axonais já estabelecidas, não se obtém melhora dessas lesões com controle glicêmico; porém, parece que se obtém mais lenta evolução e, principalmente, se reduzem ou minimizam outras complicações do DM.

Uma vez que a via do poliol está profundamente alterada e que a enzima aldose-redutase é fundamental na ativação dessa via, inibidores dessa enzima seriam importante opção terapêutica. Vários inibidores da aldose-redutase foram testados com o intuito de interferir com a via do poliol e reduzir o sorbitol neural, mas os resultados não foram satisfatórios. O fidarestat (1 mg/dia) aparentemente resultou em melhora clínica e eletrofisiológica, mas os resultados ainda não são consistentes.[3] Cabe lembrar que, no passado, os inibidores da aldose-redutase foram suprimidos do mercado devido aos graves paraefeitos.

Muitas evidências indicam que o estresse oxidativo está envolvido com a gênese da neuropatia diabética. Assim, drogas antioxidantes seriam uma excelente alternativa terapêutica. O ácido alfalipoico endovenoso (600 mg/dia por 3 semanas) é, atualmente, o único tratamento baseado no mecanismo da doença passível de utilização na prática clínica.[17] A utilização desse ácido por via oral (600 mg/dia, em jejum), ainda necessita de mais estudos comprobatórios, embora indícios sugiram sua eficácia.[13] Por vezes, causa queda discreta de glicemia, o que pode requerer ajustes nas medicações hipoglicemiantes. Também pode ter como efeitos adversos náuseas e vômitos.

O tratamento farmacológico da neuropatia dolorosa (dor neuropática) baseia-se fundamentalmente na terapia sintomática. Entre as drogas disponíveis, temos: antidepressivos tricíclicos, anticonvulsivantes (gabapentina, pregabalina, lamotrigina), antidepressivos duais da recaptação de serotonina e norepinefrina, como a duloxetina. Existe, também, evidência para o uso de opioides, como tramadol e oxicodona.[13] Diante de seu baixo custo e rápida resposta no controle de dor neuropática, temos dado preferência à metadona nos casos não controlados com drogas de primeira linha. A combinação desses medicamentos deve ser considerada antes do uso dos opioides.[13]

Os antidepressivos tricíclicos têm eficácia comprovada, mas seus efeitos colaterais são importante fator limitante, pois podem estar associados a alterações da condução cardíaca (bloqueios atrioventriculares, arritmias), boca seca, sudorese, tontura, sedação, retenção urinária em homens prostáticos e glaucoma. Acima da dose de 100 mg/dia, sua utilização parece estar associada a risco de morte súbita, motivo pelo qual deve ser utilizado com precaução em pacientes com cardiopatia.[23] Recomenda-se iniciar com 10 a 25 mg/dia e aumento gradual, seguindo-se cuidadosamente o paciente. Doses de até 150 mg/dia são indicadas, porém conseguem-se bons resultados com até 75 mg/dia, evitando-se paraefeitos. A escolha do trata-mento deve levar em consideração intensidade das manifestações clínicas e os pos-síveis efeitos colaterais dos medicamentos.

Entre os anticonvulsivantes, a gabapentina e a pregabalina, ambas inibidoras da subunidade alfa-2-delta do canal de cálcio, reduzindo o influxo de Ca++, li-mitando a liberação dos neurotransmissores, são atualmente os mais indicados. A gabapentina pode ser usada na dose de 900 a 3.600 mg/dia. Recomenda-se início do tratamento com 300 a 600 mg, 3 vezes ao dia, com aumento gradual da dose. A dose da pregabalina é de 150 a 600 mg/dia, iniciando com 50 mg duas vezes ao dia e aumentando a dose lentamente. Seus principais eventos adversos são confu-são mental, ataxia e sonolência. Outro anticonvulsivante que pode ser utilizado, como droga de segunda linha e menor eficácia do que gabapentina e pregabalina, é a carbamazepina, na dose de 600 a 1200 mg/dia.

Entre os antidepressivos duais, a duloxetina, em comparação com a venlafaxina, é a que melhor resultado apresenta no controle da dor neuropática da PNDD.[24] A duloxetina pode ser administrada na dose inicial de 30 mg/dia, titulando-se em 1 semana para 60 mg/dia como manutenção. Alguns pacientes necessitam de 120 mg/dia. Seus principais efeitos adversos são boca seca, sono, constipação, náuseas, redução do apetite e tonteira. Estudo de meta-análise, comparando os efeitos da duloxetina *versus* os da gabapentina e da pregabalina no controle da dor neuropática da PNDD, estimou que o número necessário para tratar (NNT) da duloxetina é 5; da pregabalina, 5; da gabapentina, cerca de 3,4 a 3,8; e dos tricí-clicos 3.[25] Os antidepressivos tricíclicos parecem ser mais eficazes; no entanto, os efeitos colaterais surgem na razão inversa desta relação de eficácia.

Outra opção terapêutica pouco utilizada é a capsaicina, um componente natu-ral da pimenta, em uso tópico, a 0,075% em creme. Causa depleção de substância P, levando à diminuição dos sintomas dolorosos. Pode levar à perda da sensibili-dade e só deve ser utilizada em pacientes refratários a outros tratamentos. Mesmo em doses mais elevadas, em nossa experiência, não oferece boa reposta, mesmo em neuropatias focais.

Neuropatias por encarceramento (*entrapment*)

Sempre que houver evidência clínica e/ou eletromiográfica de aprisionamento significativo, as cirurgias descompressivas estão teoricamente indicadas, mas, no paciente com diabetes, o risco de não haver melhora, ou mesmo de haver piora, é significativo e deve ser explicado ao paciente. Controle glicêmico e uso noturno de tala podem auxiliar na melhora da STC.

Tratamento do pé diabético

A mais importante função do clínico, do neurologista e, particularmente, do endocrinologista e diabetólogo, no manuseio das neuropatias diabéticas, é a orientação da prevenção e tratamento do pé diabético, que resulta basicamente da insensibilidade e da disfunção autonômica. Exames periódicos, orientação para a autoavaliação e o repouso imediato, quando do início de qualquer lesão, são medidas simples, mas muito importantes. Lembramos, no entanto, que o diagnóstico precoce, quando em fase inicial da neuropatia, em que apenas as fibras finas são acometidas, deve ser o nosso objetivo, ou seja, prevenção de sequelas.

Atividade aeróbica/fisioterapia

Embora esteja indicada em qualquer neuropatia diabética que comprometa as funções motoras, a fisioterapia motora ativa e a passiva são fundamentais na recuperação da neuropatia motora proximal diabética. Pacientes com neuropatias associadas à intolerância à glicose ou ao DM têm, nas atividades aeróbicas supervisionadas, um bom tratamento adjuvante, particularmente na melhora das disestesias e da dor neuropática.

Tratamento da neuropatia autonômica

Para a hipotensão postural, são recomendadas medidas não farmacológicas, como evitar mudanças posturais bruscas, usar meias compressivas, elevação da cabeceira do leito, levantar-se lentamente. Caso isto não seja eficaz, pode ser utilizada a fludrocortisona 0,1 a 0,4 mg/dia por via oral. Em casos mais resistentes, midodrina (agonista alfa-adrenérgico) pode ser utilizada.

Para a gastroparesia diabética, podem ser usados pró-cinéticos como metoclopramida, cisaprida e domperidona 30 minutos antes das refeições. Também devem ser recomendadas refeições de pequena quantidade e frequentes, de fácil digestão, pobres em gorduras. Eritromicina também pode ser utilizada, pois interage com receptores de motilina, acelerando o esvaziamento gástrico. Além disso, nos pacientes que utilizam insulina (especialmente prandial de ação ultrarrápida) e desenvolvem gastroparesia diabética, a absorção mais lenta de alimentos causada por esta condição pode levar a hipoglicemia imediatamente após a refeição e hiperglicemia tardia. Nestes casos, são necessários ajustes no esquema de insulina.

Para a diarreia diabética, que ocorre principalmente à noite e muitas vezes alterna-se com períodos de constipação intestinal, podem ser utilizados loperamida

(2 mg duas vezes ao dia) e difenoxilato (2,5 mg duas vezes ao dia). Também podem ser utilizados antibióticos (já que o crescimento bacteriano excessivo por comprometimento da motilidade gastrintestinal pode ser a causa da diarreia em alguns casos), como rifaximina (sem absorção gastrintestinal), ciprofloxacino, amoxicilina + clavulanato ou a combinação de metronidazol com cefalosporina ou sulfametoxazol + trimetoprima. O uso empírico de antibióticos por 7 a 10 dias muitas vezes melhora os sintomas e tem efeito duradouro, por meses. Clonidina (0,6 mg 3 vezes ao dia) também pode ter efeitos benéficos, tanto no trânsito gastrintestinal acelerado quanto na hipersecreção intestinal. Octreotida também se mostrou eficaz, mas deve ser reservado a casos refratários, já que pode aumentar o risco de hipoglicemias, especialmente assintomáticas, provavelmente por interferência na secreção de hormônios contrarreguladores. Além disso, pode inibir a secreção pancreática exócrina e agravar a esteatorreia, se esta estiver presente. É importante lembrar que a diarreia diabética é um diagnóstico de exclusão e outras causas de diarreia crônica devem ser excluídas nestes pacientes. Caso alguma outra causa de diarreia crônica seja detectada, como a doença celíaca ou insuficiência pancreática exócrina, por exemplo, deve ser prontamente tratada.

Para tratamento da bexiga neurogênica, é recomendado treinamento para esvaziamento vesical programado (com manobras de compressão abdominal e autossondagem), antibioticoterapia nas infecções urinárias e cloridrato de betanecol em caso de volume residual pós-miccional significativo (mais de 100 mL).

Para tratamento da disfunção erétil, são usados como primeira escolha inibidores da fosfodiesterase (sildenafila, vardenafila e tadalafila). Caso são sejam eficazes, podem ser utilizadas ainda drogas para uso intracavernoso ou intrauretral (papaverina, fentolamina e prostaglandinas), prótese peniana e dispositivos a vácuo.

REFERÊNCIAS BIBLIOGRÁFICAS

1. Said G. Focal and multifocal diabetic neuropathies. Arq Neuropsiquiatr. 2007; 11: 1693-702.
2. Pasnoor M, Nascimento OJ, Trivedi J et al. North America and South America (NA-SA) neuropathy project. Int J Neurosci. 2013; 123(8):563-7.
3. Schemmel KE, Padiyara RS, D'Souza JJ. Aldose reductase inhibitors in the treatment of diabetic peripheral neuropathy: A review. J Diabetes Complications. 2010; 24:354-60.
4. Ziegler D. Treatment of diabetic neuropathy and neuropathic pain. Diabetes Care. 2008; 31 Suppl 2:255-61.
5. Tesfaye S, Chaturvedi N, Eaton SE et al. EURODIAB Prospective complications sudy group. Vascular risk factors and diabetic neuropathy. N Engl J Med. 2005; 352(4):341-50.
6. Dyck PJB. Diabetic neuropathies: Classification, clinical features and pathophysiological basis. American Academy of Neurology Syllabi. 2008.
7. Thomas PK. Classification, differential diagnosis, and staging of diabetic peripheral neuropathy. Diabetes. 1997 Sep;46 Suppl 2:S54-7.
8. Nascimento OJM. Neuropatia diabética: diagnóstico e tratamento. In: Oliveira JEP, Milech A. Diabetes mellitus: clínica, diagnóstico, tratamento multidisciplinar. São Paulo: Atheneu; 2004. p 183-97.

9. Quintanilha G, Nascimento OJM et al. Sensory neuropathy associated with glucose intolerance: A 35 patients study. Am J Neuroscience. 2011; 2(1):1-4.

10. Pedrosa H. 2005. Disponível em: http://www.diabetesebook.org.br/modulo-2/12-neuropatia-diabetica-periferica.

11. Tesfaye S, Boulton AJ, Dyck PJ et al. Toronto Diabetic Neuropathy Expert Group. Diabetic neuropathies: update on definitions, diagnostic criteria, estimation of severity, and treatments. Diabetes Care. 2010; 33:2285-93. Review.

12. Tesfaye S. Advances in the management of diabetic peripheral neuropathy. Curr Opin Support Palliat Care. 2009; 3:136-43.

13. Tesfaye S, Boulton AJ, Dyck PJ et al. Diabetic neuropathies: update on definitions, diagnostic criteria, estimation of severity, and treatments. Diabetes Care. 2010; 33(10): 2285-93.

14. Boulton AJ, Kirsner RS, Vileikyte L. Clinical practice. Neuropathic diabetic foot ulcers. N Engl J Med. 2004; 351(1):48-55.

15. Coutinho BM, Nascimento OJM. Disautonomias na prática neurológica. In: Melo-Souza SE, Paglioli Neto E, Cendes F. Tratamento das doenças neurológicas. 3. ed. Rio de Janeiro: Guanabara Koogan; 2013. p. 1278-84.

16. Sumner CJ, Sheth S, Griffin JW et al. The spectrum of neuropathy in diabetes and impaired glucose tolerance. Neurology. 2003; 60:1075-9.

17. Ziegler D, Nowak H, Kempler P, Vargha P, Low PA. Treatment of symptomatic diabetic polyneuropathy with the antioxidant alpha-lipoic acid: a meta-analysis. Diabet Med. 2004; 21(2):114-21.

18. Chan YC, Lo YL, Chan ESY. Immunotherapy for diabetic amyotrophy. Cochrane Database Syst Rev. 2009 Jul 8;(3):CD006521.

19. Nascimento OJM. Susceptibilidade a compressão e maior resistência ao bloqueio de condução isquêmico dos nervos periféricos nos pacientes diabéticos. Rev bras Neurol. 1991; 27:175-95.

20. Dyck PJ, Sherman WR, Hallcher LM et al. Human diabetic endoneurial sorbital, fructose, and myo-inositol related to sural nerve morphometry. Ann Neurol 1980; 8:590-6.

21. Nascimento OJM, Pupe C, Zenha V et al. New useful tools for small-fiber peripheral neuropathy/neuropathic pain (SFPN/NP) clinical assessment. J Neurol. 2011; 18 Suppl 2:1694.

22. Nascimento OJM, Pupe C. Neuropatias de fibras finas. In: Melo-Souza SE, Paglioli Neto E, Cendes F. Tratamento das doenças neurológicas. 3. ed. Rio de Janeiro: Guanabara Koogan; 2013. p. 606-9.

23. Ray WA, Meredith S, Thapa PB et al. Cyclic antidepressants and the risk of sudden cardiac death. Clin Pharmacol Ther. 2004; 75:234-41.

24. Wu EQ, Birnbaum HG, Mareva MN et al. Cost-effectiveness of duloxetine versus routine treatment for U.S. patients with diabetic peripheral neuropathic pain. J Pain. 2006; 7(6):399-407.

25. Quilici S, Chancellor J, Löthgren M et al. Meta-analysis of duloxetine vs. pregabalin and gabapentin in the treatment of diabetic peripheral neuropathic pain. BMC Neurol. 2009; 9:6.

14.5

Retinopatia diabética

Octaviano Magalhães Junior
Eduardo Dib

INTRODUÇÃO BÁSICA OFTALMOLÓGICA

Retina, humor vítreo e tecido coroidiano posterior

A retina localiza-se entre o humor vítreo e o tecido coroidiano posterior, conforme ilustrado na Figura 14.5.1. É constituída por duas partes principais: neurorretina, também conhecida como retina sensorial, e a camada de células pigmentadas epiteliais. A neurorretina é dividida em 10 camadas e apresenta diversas células (fotorreceptores, vermelho, azul e verde; células bipolares; amácrinas; horizontais; plexiforme interna; de Müller; ganglionares; além de vasos sanguíneos e tecidos conectivos [Figura 14.5.2]). Sua função primária é a transformação da luz em estímulos elétricos (fototransdução), assim como modulação do sinal para ser transmitido pelo nervo óptico. Como é um tecido de intenso metabolismo, há grande necessidade de aporte sanguíneo, o que é dado em aproximadamente 1/3 pelos vasos intrarretinianos e em 2/3 pelos vasos coroidianos que estão imediatamente posteriores ao epitélio pigmentado.[1]

Nos seres humanos, o vítreo é uma estrutura gelatinosa que ocupa, em média, 4/5 do volume ocular, tendo volume médio de 4,0 mL e peso de 4,0 g. O vítreo humano é aderido a todas as estruturas contíguas; no entanto, a intensidade varia. É mais firmemente aderido à base vítrea, área circular que se estende a 2,0 mm anterior e 1,0 mm a 4,0 mm posteriores à ora serrata.[1] Na base vítrea, a densidade das fibras de colágeno é maior e apresenta orientação perpendicular ao plano retiniano, sendo que, nos outros lugares, a orientação é tangencial. Três componentes principais são observados histológica e histoquimicamente no corpo vítreo humano:

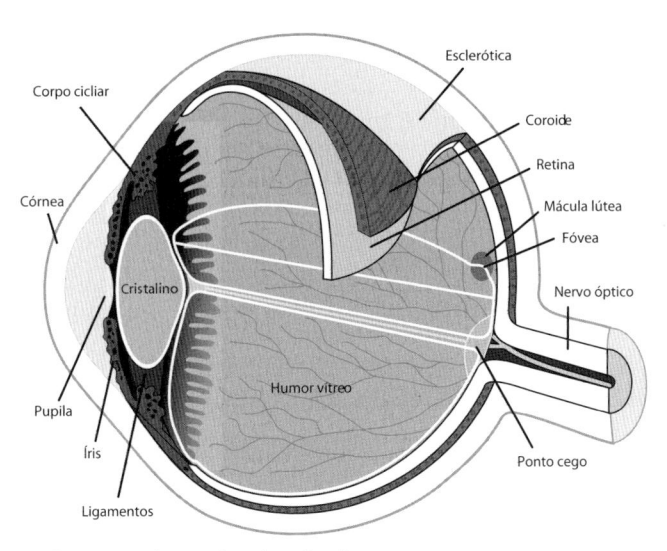

Figura 14.5.1 Esquema ilustrativo do olho humano.

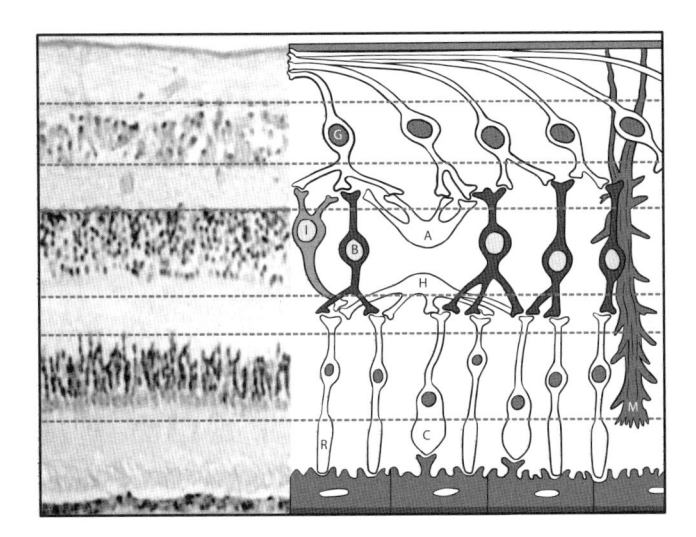

Figura 14.5.2 Camadas retinianas [epitélio pigmentado, bastonetes (R), cones (C), células de Müller (M), células horizontais (H), células bipolares (B), Plexiformes internas (I), Amácrinas (A), ganglionares (G)].

colágeno, hialuronato e hialócitos.[2] O colágeno encontrado é do tipo 2, com diâmetros filamentares que variam de 15 nm a 16 nm de tamanho e periodicidade de 22 nm, sendo mais concentrado na área cortical. Os hialócitos são células raras localizadas também na área cortical. A função precisa ainda é desconhecida; no entanto, diversas funções, como a produção de hialuronato e as funções histocíticas, têm sido sugeridas. Raramente, podem ser observados macrófagos e fibrócitos na estrutura vítrea humana.[1]

O tecido coroidiano posterior é um tecido rico em artérias, veias, capilares, fibras de colágeno e elásticas, fibrócitos, melanócitos, células ganglionares e plexo nervoso sensitivo. Sua função primordial é a nutrição, principalmente da retina externa (fotorreceptores).[1] Por ser um tecido de alto débito sanguíneo, há acometimento em diversas doenças sistêmicas de disseminação hematogênica. Quando há descolamento retiniano, há má perfusão tecidual, com sequelas irreversíveis para a visão.

EPIDEMIOLOGIA DA RETINOPATIA DIABÉTICA

O maior fator de risco para desenvolvimento da retinopatia diabética é o tempo de doença e a glicemia. Demais riscos associados são a hipertensão arterial sistêmica e a dislipidemia.[3-12]

Dos pacientes com diabetes *mellitus* tipo 1 (DM1), 25% têm algum grau de retinopatia diabética em 5 anos, e em 10 e 15 anos esta prevalência sobe para 60% e 80%, respectivamente.[3-12]

Dos pacientes com diabetes *mellitus* tipo 2 (DM2), 40% dos usuários de insulina e 24% dos que não utilizam insulina em 5 anos terão algum grau de retinopatia diabética. Em 20 anos os índices sobem para 84% e 53%, respectivamente.[3-12]

HISTÓRIA NATURAL DA DOENÇA

Anatomicamente as manifestações da retinopatia diabética podem ser identificadas com microaneurismas (que são consequentes à perda dos pericitos perivasculares), extravasamento vascular (exsudatos duros e micro-hemorragias), alteração venosa em rosário (*venous beading*) e *shunts* arteriovenosos (IRMA – anormalidades vasculares intrarretinianas). Estas alterações vasculares podem levar à vasculopatia diabética.[4,13]

A vasculopatia diabética pode ser dividida didaticamente nas formas isquêmica e exsudativa. No entanto, ambas aparecem de maneira simultânea, podendo haver predomínio de uma das apresentações em alguns casos.[13]

Na forma isquêmica da doença, há, secundariamente, a secreção de diversos fatores angiogênicos.[13] Vários peptídeos mitogênicos (fatores de crescimento) têm sido relacionados com a retinopatia diabética. São estes: o fator de crescimento similar à insulina (do inglês, *insulin-like growth factor 1* – IGF-1), o fator de crescimento básico de fibroblasto (do inglês; *basic fibroblast growth factor* – bFGF) e o fator de crescimento endotelial (do inglês; *vascular endothelial growth factor* –

VEGF).[14-18] Estudos recentes comprovam a grande associação do VEGF à retinopatia diabética.[19-23] Após a liberação dos fatores, há a produção do tecido vascular no espaço entre a retina e o vítreo. Posteriormente, o crescimento vascular invade a lamela posterior do córtex vítreo, produzindo firme aderência. Pode haver hemorragia vítrea, que potencialmente resulta em fibrose, contração vítrea e eventualmente descolamento tracional retiniano (Figura 14.5.3). Esse efeito pode ser corroborado por eventuais roturas retinianas provocadas pela isquemia associada às forças tracionais, o que configura o descolamento misto de retina.[13]

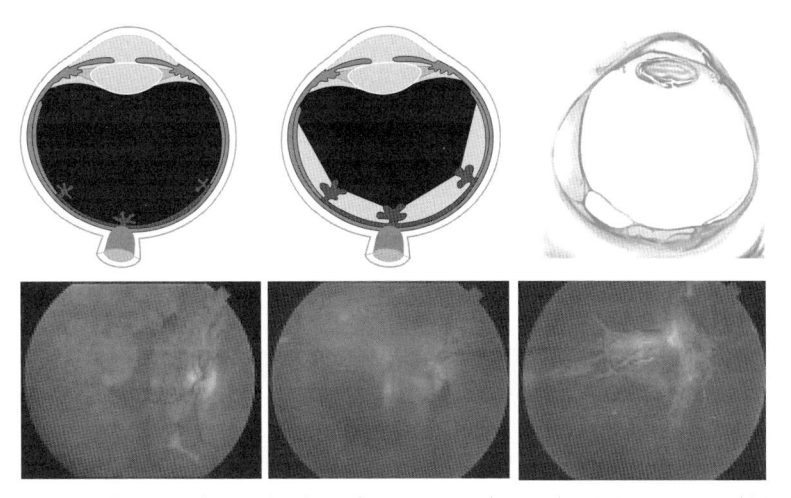

Figura 14.5.3 Fisiopatologia do descolamento tradicional retiniano secundário à retinopatia diabética proliferativa (quando ocorre retração dos neovasos com a tração subsequente).

Devido à fisiopatologia baseada na tração exercida pelos epicentros neovasculares, a cirurgia terapêutica para tratamento do descolamento tracional de retina demanda a separação, com mínimo trauma possível, do vítreo posterior.

Além do grau de separação do vítreo posterior, o tipo de adesão vitreorretiniana também pode influenciar a estratégia cirúrgica. Dois tipos básicos de adesão dos epicentros podem ser encontrados, o focal e o difuso. O tipo focal é o mais comum e pode ser encontrado em cerca de 86% dos olhos.[1] Na adesão difusa, existem basicamente dois subtipos: firme e levemente aderidos à retina. Clinicamente, aparece como uma placa esbranquiçada sobre a retina e, geralmente, o vítreo circunjacente é descolado.[1]

A adesão vitreorretiniana na retinopatia diabética proliferativa pode ser um fator preditivo do resultado visual pós-operatório.[24] Em uma grande série de casos, pacientes operados foram classificados em 6 categorias:[24]

- Descolamento vítreo posterior total.
- Adesão focal.
- Adesão difusa.
- Vítreo colado ao disco, mácula e arcadas somente.
- Vítreo aderido ao disco, arcada e periferia.
- Vítreo completamente aderido. Olhos com extensa área de adesão vitreorretiniana apresentaram maior taxa de proliferação e pior acuidade de visão final.

CLASSIFICAÇÃO DA RETINOPATIA DIABÉTICA

O diagnóstico da retinopatia diabética é essencialmente fundoscópico. Exames complementares como os exames de contraste (angiografia fluoresceínica) ou a análise seccional das camadas da retina central (mácula) por meio da tomografia de coerência óptica (Figura 14.5.4) podem ser usados caso exista disparidade entre o exame clínico e a acuidade visual. A retinografia (ou fotografia colorida do fundo de olho) pode ser realizada para documentação do quadro e acompanhamento.

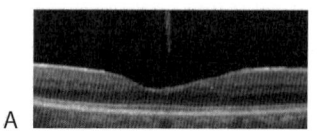
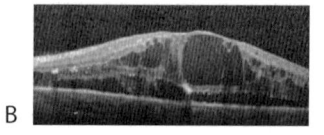

A   B

Figura 14.5.4 A. Tomografia de coerência óptica mostrando mácula normal. **B.** Edema macular diabético cistoide. Os cistos escuros são preenchidos por líquido extravasado dos capilares perifoveais.

Os principais achados clínicos da retinopatia diabética são microaneurismas (primeira lesão visível), hemorragia, tortuosidades venosas, exsudatos duros (depósitos de lipídios extravasados), exsudatos algodonosos (infarto da camada de fibras nervosas), neovascularização, edema de mácula, glaucoma neovascular, proliferação fibrovascular e descolamento de retina.

A retinopatia diabética (RD) é classificada, basicamente, de acordo com a presença de neovascularização retiniana, em não proliferativa e proliferativa. A forma não proliferativa é dividida em:

- **Retinopatia diabética não proliferativa (RDNP) leve:** quando apresenta pelo menos uma das alterações retinianas.
- **RDNP moderada:** exsudatos algodonosos, *venous beading* em um quadrante, hemorragias/microaneurismas (< 10 por quadrante) e Intra Retinal Microvas-

cular Abnormalities (IRMA) (< a foto 7a edema macular clinicamente significativo – de acordo com a descrição do Early Treatment Diabetie Retinopathy Study (ETDRS).

▪ **RDNP grave:** somente 1 dos 3: hemorragias nos 4 quadrantes (mais que 10 por quadrante), *venous beading* em 2 quadrantes, IRMA (> a foto 7a ETDRS).

▪ **RDNP muito grave:** pelo menos 2 dos 3: hemorragias nos 4 quadrantes (> 10 por quadrante), *venous beading* em 2 quadrantes, IRMA (> a foto 7a ETDRS).

A forma proliferativa da doença é classificada em:

▪ **Retinopatia diabética proliferativa:** qualquer neovaso em câmara posterior.
▪ **Retinopatia diabética proliferativa de alto risco:** 3 dos 4 critérios: neovasos de retina superior a 1/2 dp ou neovasos de papila superior a 1/3, hemorragia vítrea, novos neovasos, neovaso a < 1 dp da papilla).

Pelos critérios do ETDRS, somente as retinopatias diabéticas proliferativas de alto risco têm indicação de tratamento com panfotocoagulação. No entanto, a Sociedade Pan-Americana de Oftalmologia orienta o tratamento a partir da não proliferativa muito grave (Figura 14.5.5).

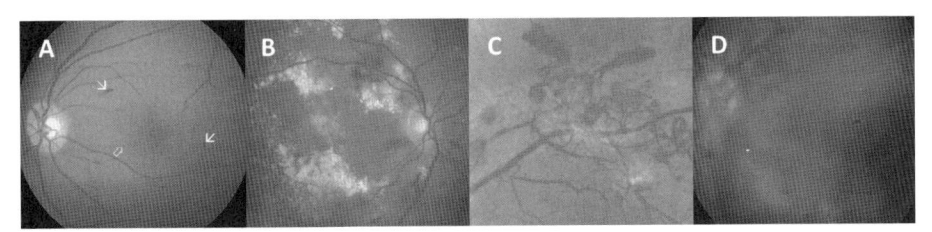

Figura 14.5.5 **A.** RDNP leve. **B.** RDNP muito grave. **C.** RD proliferativa. **D.** RD proliferativa de alto risco.

O reexame fundoscópico deve ser feito sob midríase e deve ser realizado de acordo com o tipo de diabetes e com o estágio da retinopatia diabética encontrada. As tabelas 14.5.1 e 14.5.2 mostram um resumo do que foi descrito. Demais variáveis como edema macular, presença de marcas de *laser* ou estágios mais avançados da retinopatia influenciam a antecipação do exame.

Tabela 14.5.1 Indicações de rastreamento de retinopatia diabética

Diabetes tipo	Primeiro exame	Acompanhamento
1	3 a 5 anos após o diagnóstico	Anualmente*
2	No momento do diagnóstico	Anualmente*
Pré-gestacional	Antes de engravidar ou no primeiro trimestre	Retinopatia: Até moderada: 3 a 12 meses Mais grave: trimestral a mensal

*Quando a retinopatia diabética for até moderada sem edema macular.
Adaptada de American Academy of Ophthalmology.

Tabela 14.5.2 Conduta segundo a Sociedade Pan-Americana de Oftalmologia

Classificação no 1º exame	Observação
RD não proliferativa leve e moderada	6 meses
RD não proliferativa grave	3 meses
RD não proliferativa muito grave	2 meses
RD proliferativa inicial	Tratamento
RD proliferativa de alto risco	Tratamento

RD = retinopatia diabética.

TRATAMENTO DA RETINOPATIA DIABÉTICA

Controle da glicemia e hipertensão arterial

Todo tratamento ocular só obtém o sucesso esperado quando associado ao controle glicêmico rigoroso e ao controle das demais comorbidades de risco para progressão da retinopatia diabética. Embora o início do controle glicêmico intensivo possa estar relacionado com piora do quadro de retinopatia diabética, esta piora é transitória e o controle tem benefícios comprovados em estudos clínicos de longo prazo.[25,26]

Tratamento não cirúrgico

O tratamento não cirúrgico da retinopatia diabética pode ser dividido em dois tipos: laserterapia (fotocoagulação) e farmacoterapia com infusão intraví-trea de corticoides ou antiangiogênicos (anti-VEGF).[27] A laserterapia pode ser usada para o tratamento da maculopatia diabética (fotocoagulação focal) ou para se fotocoagular a retina periférica isquêmica (fotocoagulação panretiniana), diminuindo a produção de fatores antiangiogênicos que mantêm os neovasos na forma proliferativa da doença. Os benefícios da fotocoagulação foram reconhecidos inicialmente em dois grande estudos prospectivos: o Diabetic Retinopathy Study (DRS) e Early Treatment Diabetic Retinopathy Study (ETDRS), que demonstraram redução da progressão da retinopatia em pacientes com retinopatia proliferativa e não proliferativa grave.

Outra forma de avaliarmos a importância da fotocoagulação por *laser* nos estágios citados é baseando-se na probabilidade de evolução para RDP de alto risco em 5 anos a partir do grau de retinopatia diabética encontrado no exame. Os pacientes que desenvolvem RDP de alto risco têm 44% de chance de evoluir para cegueira (Tabela 14.5.3).

Tabela 14.5.3 Risco de retinopatia diabética de alto risco em 5 anos

Retinopatia diabética	RDP alto risco em 5 anos
Leve	2%
Moderada	5%
Grave	12%
Muito grave	63%

O uso de corticoides intravítreos (como a triancinolona) ou anti-VEGF (antiangiogênicos) é indicado no tratamento da maculopatia diabética associados, ou não, ao *laser* (*grid*) macular.[28-33]

Os efeitos adversos das injeções intravítreas podem ser inerentes ao procedimento (como endoftalmites, hemorragias ou descolamento de retina) ou os efeitos adversos das drogas (como glaucoma corticogênico e retração de neovasos induzindo descolamento tracional da retina com o uso de antiangiogênicos).[28-32]

A fotocoagulação a *laser* pode levar a eventos adversos como aumento da pressão intraocular, fotocoagulação acidental da mácula, aumento de pressão intraocular, abrasão de córnea, papilite térmica e retração dos neovasos de retina evoluindo com descolamento retiniano tracional.[7,29,33-35] Pode haver ainda dor ocular, midríase, edema de mácula e perda de adaptação ao escuro.

Tratamento do edema macular clinicamente significativo

O edema macular clinicamente significativo (ETDRS) é diagnosticado quando, ao exame clínico, é evidenciado qualquer espessamento a menos de 500 μ da fóvea ou exsudatos duros a menos de 500 μ da fóvea relacionado com espessamento adjacente ou qualquer espessamento > 1.500 µ a menos de 1.500 micras da fóvea. É classificado, de acordo com parâmetros clínicos, tomográficos e angiofluoresceinográficos em isquêmico, focal, difuso e tração vitreomacular. Na forma isquêmica, não há indicação de tratamento. Nas focais, o *laser* focal nos microaneurismas apresenta os melhores resultados. Na forma difusa, o mais indicado na literatura é a associação entre triancinolona intravítrea e *grid* macular. Na síndrome de tração vítreomacular, a vitrectomia via *pars* plana com injeção associada de triancinolona intravítrea apresenta os melhores resultados (Figura 14.5.6).

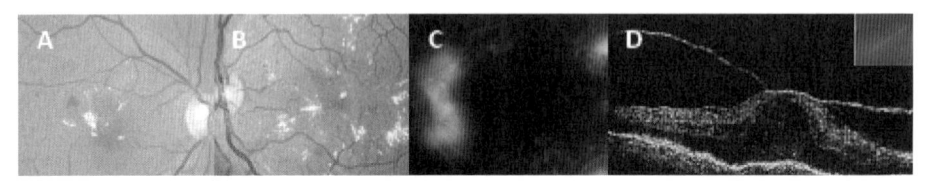

Figura 14.5.6 A. Edema macular clinicamente significativo (EMCS) focal. **B.** EMCS difuso. **C.** EMCS isquêmico. **D.** Tração vitreomacular.

Indicações cirúrgicas

As indicações clássicas para vitrectomia via *pars* plana incluem grave proliferação fibrivascular vitreorretiniana, hemorragia vítrea extensa associada a *rubeosis iridis* e glaucoma de células fantasma.[36-39] Os resultados iniciais do Diabetic Retinopathy Vitrectomy Study foram publicados em 1985 e trouxeram experiências essenciais para esclarecer o papel da vitrectomia.[36-39]

Mais recentemente, o edema macular diabético associado à adesão vitreorretiniana foi reconhecido como indicação de vitrectomia.[40,41] A cirurgia de vitrectomia via *pars* plana com ou sem *peeling* de membrana limitante interna pode ser indicada em casos de EMCS. Há também relatos de vitrectomia para tração vitreopapilar.[42,43] Além dessas, somam-se a hemorragia vítrea recorrente, a proliferação fibrovascular hialoidal e a síndrome fibrinoide.

As indicações clássicas da literatura são:

- **Vitrectomia via *pars* plana precoce:** o Diabetic Retinopathy Vitrectomy Study (DRVS) avaliou o risco e o benefício de desenvolver vitrectomia via *pars* plana precoce em olhos com retinopatia diabética proliferativa avançada. Foi um estudo multicêntrico, prospectivo, randomizado e composto de três estudos. Um deles estudou a história natural de olhos com retinopatia diabética proliferativa grave, porém sem hemorragia vítrea extensa, acompanhada de forma convencional. Os outros 2 estudos foram submetidos à vitrectomia via *pars* plana.[37,44,45] O primeiro comparou a vitrectomia precoce com a vitrectomia em casos de hemorragia vítrea[37] grave e o segundo, a vitrectomia precoce com a conduta convencional.[44,45] O Diabetic Retinopathy Vitrectomy Study mostrou que, em olhos com proliferação fibrovascular grave e com "visão útil" (10/200 ou melhor), a vitrectomia resulta em acuidade visual final de 20/40 ou melhor em 44% dos casos (em 4 anos de *follow-up*), comparada a 28% dos casos com manejo convencional (observação, fotocoagulação ou somente vitrectomia depois de descolamento tracional macular ou hemorragia vítrea depois de 6 meses). Há vantagem da vitrectomia precoce na recuperação de boa visão em casos com proliferação mais grave, além de, a proporção dos pacientes com visão muito baixa ter sido a mesma em manejo convencional e com vitrectomia precoce.[44,45] Os resultados anatômicos e visuais iniciais depois da vitrectomia precoce para retinopatia diabética proliferativa são muito melhores quando comparados com a história natural da doença. A comparação de longa data presente em 6 meses após a cirurgia indica que a maioria dos olhos não apresenta deterioração anatômica com níveis visuais melhores.[46-48] Além disso, a taxa de sobrevida dos pacientes submetidos à vitrectomia via *pars* plana em 5 anos é de 75%.[47] Os achados visuais dos pacientes tratados nesses estudos mostraram que 73% tiveram melhora ou estabilização da acuidade visual, 16% pioraram, mas mantiveram visão funcional (20/400 ou melhor) e 4% obtiveram piora, mas visão ambulatorial (conta dedos – CD – e movimento de mãos – MM). Sete por cento obtiveram acuidade visual ruim (PL ou SLP). Fatores de risco estatisticamente relacionados com perda visual grave (PL e SPL) incluem isquemia macular no pós-operatório (p = 0,0001), hemorragia vítrea no pós-operatório (p = 0,02) e neovascularização de íris no pré (p = 0,05) e no pós-operatório (p = 0,02).

▪ **Hemorragia vítrea grave:** a hemorragia vítrea é uma complicação frequente da retinopatia diabética proliferativa e é a indicação de vitrectomia mais comum. Restrição das atividades físicas associada à elevação da cabeceira da cama são medidas conservadoras que podem auxiliar mais rapidamente na melhora dos sintomas. Quando a retina não for visível, a ecografia é essencial. Se houver descolamento tracional envolvendo a mácula, descolamento tracional misto com regmatogênico ou proliferação fibrovascular grave, a vitrectomia é indicada. Se não houver melhora espontânea da hemorragia vítrea densa (1 a 3 meses), o procedimento cirúrgico também é indicado. Existem algumas terapias medicamentosas indicadas para tratamento durante o período de observação. Apesar de pouco utilizada na prática dos cirurgiões de retina e vítreo, a vitreólise enzimática em pacientes diabéticos, baseada em estudo clínico, multicêntrico, fase 3, comprovou benefício na absorção da hemorragia pontualmente nos meses 1, 2 e 3. A porcentagem de pacientes que melhorou no primeiro mês foi de 5,5% no grupo controle, solução salina; 13,2% no grupo de 55 UI de hialuronidase (p = 0,001), e 10,6% no grupo de 75 UI (p = 0,010). No mês 2, os valores foram 16,2%, 25,5% (p = 0,002) e 21,2% (p = 0,083), e no mês 3, as porcentagens foram de 25,6%, 32,9% (p = 0,025) e 30,5% (p = 0,144).[49] O Diabetic Retinopathy Vitrectomy Study avaliou profundamente o tempo de vitrectomia para olhos com hemorragia vítrea. Avaliou especificamente características da vitrectomia precoce (primeiros 6 meses) *versus* a tardia (1 ano) para hemorragia vítrea grave definida como hemorragia central com redução da visão de 5/200 ou menos por pelo menos 1 mês. Resumidamente, o estudo demonstrou que, no diabetes tipo 1, apresentam-se melhores resultados anatômicos e visuais em 6 meses quando comparados a 1 ano ou mais. Nos grupos do diabetes tipo 2 ou intermediário, no entanto, não houve esta diferença.[37,46,50] É importante dizer que esse estudo aconteceu também antes da utilização do *endolaser*, e estudos mais novos têm observado melhores resultados na vitrectomia via *pars* plana moderna. Portanto, os objetivos cirúrgicos da vitrectomia incluem a remoção da hemorragia vítrea, a extração da hialoide posterior e das membranas fibrovasculares para excluir a tração vitreorretiniana e a aplicação do *endolaser* para promover a regressão da neovascularização.

- **Descolamento de retina tracional que envolve recentemente a mácula:** o descolamento tracional envolvendo a mácula pode ser muitas vezes diagnosticado somente após a remoção da hialoide posterior, que varia de 20% a 40% em séries de casos.[1,51] Se houver descolamento na mácula central, a vitrectomia via *pars* plana está indicada; no entanto, se o descolamento for extramacular, a conduta pode ser expectante, principalmente nos casos crônicos estáveis. O descolamento tracional resulta da proliferação vitreomacular e da contração. Esse tipo de descolamento tipicamente tem aparência côncava, relativamente imóvel, apresenta-se estável ou em progressão lenta. Há grande variabilidade de vetores de força que agem sobre a retina. Há trações anteroposteriores da base vítrea até as áreas de neovascularização; também há forças tangenciais entre os pontos de adesão etc. Na ausência de roturas iatrogênicas, a retina irá reaplicar, sem a necessidade de drenagem do fluido sub-retiniano ou tamponamento extenso. Os fatores prognósticos favoráveis incluem a curta duração do descolamento macular, com área limitada, a presença de panfotocoagulação prévia e a ausência de hemorragia vítrea e neovascularização grave.[31,32] Em casos de tração extramacular, dificilmente a vitrectomia via *pars* plana é indicada. No entanto, é difícil predizer se esses descolamentos vão envolver a mácula em algum período.[52,53]

Na análise desenvolvida em uma série de casos, somente 14% das trações extramaculares progrediram para descolamento macular em 1 ano, e 21% em 2 anos.[52] No Diabetic Retinopathy Vitrectomy Study, 15% dos olhos nessa forma de descolamento desenvolveram perda de acuidade visual grave (< 5/200) após cirurgia em 1 ano e 23% em 2 anos. A taxa de insucesso da vitrectomia variou de 30% a 47%,[52,54] sendo os resultados piores do que a evolução natural da doença. Outros estudos mais recentes demonstraram benefícios das técnicas modernas na evolução desses casos.[55] Por causa da melhoria das técnicas de vitrectomia e instrumentação, assim como o melhor entendimento da doença, muitos cirurgiões hoje indicam cirurgia para casos de descolamento extramacular e componente tracional que provoque distorção macular sem descolamento. No descolamento crônico envolvendo a mácula, a retina é usualmente atrófica, fina, encurtada e com traves fibrovasculares muito aderidas. Esses fatores, associados à degeneração de fotorreceptores, limitam o sucesso anatômico e funcional, devendo, portanto, a indicação cirúrgica ser amplamente explicada para o paciente. Os resultados variam, com 49% a 75% dos olhos apresentando melhora após a vitrectomia via *pars* plana.[56-58] O sucesso anatômico de aplicação macular esteve presente de 66% a 88% dos olhos e a acuidade visual melhorou para 5/200, ou melhor, em 59% a 71%.[56-58] Além disso, aproximadamente 10% a 20% dos pacientes vitrectomizados evoluem para sem percepção luminosa geralmente após o desenvolvimento de glaucoma neovascular ou descolamento retiniano recorrente.[56-58] No entanto, certamente, com a cirurgia moderna, há menos casos de perda visual irreversível.

▪ **Descolamento da retina misto (tracional e regmatogênico):** a fibrose progressiva associada à contração tem como resultante uma força intensa o suficiente para produzir rotura retiniana, o que pode resultar em descolamento misto da retina.[55,59] Como sintoma clínico, pode ocorrer baixa de acuidade visual súbita. As roturas retinianas comumente estão presentes no equador ou em áreas adjacentes de proliferação fibrovascular. São roturas geralmente pequenas e podem estar escondidas por hemorragia vítrea. No entanto, raramente, podem ocorrer roturas em cicatrizes de *laser* prévias, sendo a hemorragia sub-retiniana um sinal de rotura retiniana oculta.[60] Geralmente o descolamento retiniano misto requer cirurgia retiniana imediata, devido ao comprometimento macular. Vitrectomia e outras técnicas cirúrgicas sofisticadas são necessárias para aliviar a tração e provocar o fechamento das roturas retinianas.[61-66] Fatores relacionados com bom prognóstico são: visão melhor que 5/200, ausência de *rubeosis*, descolamento sem comprometimento macular.[56] No entanto, esses casos são graves e apresentam prognóstico visual reservado. Quanto à técnica cirúrgica, aquele grupo de olhos que apresentavam descolamento crônico extramacular e que desenvolveram doença envolvendo a mácula tem grande dificuldade de sucesso devido a membranas fibrovasculares maduras, afinamento retiniano e membranas sub-retinianas crônicas.[56] Nos olhos com descolamento retiniano misto, 48% a 53% tiveram aumento da acuidade visual no pós-operatório. No pós-operatório, a taxa de visão melhor que 5/200 variou de 45% a 56%.[56-58]

- **Proliferação vitreomacular grave:** o papel do vítreo em contato com a retina no desenvolvimento da neovascularização é bem estudado.[35] Em alguns pacientes, pode haver rápida progressão, apesar da panfotocoagulação, principalmente em pacientes do tipo 1, com hemoragia vítrea, distorção macular e descolamento retiniano. Após a cirurgia, a proliferação neovascular de disco e de polo posterior ocorre com menos frequência.[48,67-71] O Diabetic Retinopathy Vitrectomy Study estudou o tempo em que a vitrectomia em olhos com retinopatia avançada e visão útil deveria ser realizada.[44,45] Esse estudo, especificamente, examinou as características da vitrectomia precoce *versus* a conduta expectante em olhos com acuidade visual de 10/200 ou melhor e proliferação extensa e ativa (definida por 2 ou mais áreas de disco no nervo óptico ou 4 em qualquer lugar) associados ou não à hemoragia e/ou 2 ou mais áreas de disco de neovasos necessariamente relacionadas com hemoragia ativa. A conduta expectante incluiu observação, fotocoagulação e vitrectomia somente depois de descolamento da mácula ou 6 meses de hemoragia vítrea. Resumidamente, demonstrou-se que a vitrectomia precoce produziu resultados visuais e anatômicos mais favoráveis.[44,45]

- **Hemoragia pré-macular densa:** alguns pacientes com retinopatia diabética proliferativa têm hemoragia pré-macular densa. Nesses casos, o sangue denso está entre a mácula e o vítreo posterior. A acuidade visual é usualmente "conta dedos". Alguns casos evoluem com melhora espontânea, principalmente por meio da migração do sangue para a cavidade vítrea, e, nesses casos, a cirurgia pode não ser necessária. O procedimento cirúrgico é indicado para prevenir a toxicidade hemática macular ou o descolamento tracional macular.[38,39] A proliferação fibrovascular progressiva por meio da superfície posterior da hialoide frequentemente ocorre e leva ao descolamento tracional. Essa indicação corresponde a aproximadamente 6% a 10% das vitrectomias primárias. O tempo ótimo de cirurgia não é conhecido pela literatura, porém grande número de cirurgiões indica a vitrectomia com menos de 1 mês do episódio.[38,72] Nos casos submetidos à vitrectomia via *pars* plana precoce, as áreas do vítreo aderido podem ser separadas mais facilmente. Nos pacientes mais avançados, há necessidade de *peeling* de membrana mais agressivo e pode ocorrer distorção macular pós-operatória. Casos com hemoragia pré-macular densa devem ser submetidos à panfotocoagulação. Se a cirurgia for indicada eventualmente, deve haver remoção da hialoide posterior, *peeling* de qualquer membrana neovascular, remoção da hemorragia e panfotocoagulação.[38,72] Uma conduta alternativa é a membranectomia com YAG *laser*, que pode estar ou não associada à injeção intravítrea de gás (C3F8 ou SF6).[72,73]

▪ **Edema macular do diabético associado à tração de hialoide posterior:** um pequeno subgrupo de pacientes com edema macular do diabético tem tração macular associada a espessamento da hialoide posterior.[38,39] Esses pacientes usualmente não respondem a uma ou mais sessões de fotocoagulação macular e a acuidade visual é diminuída (20/60 a 20/400). A biomicroscopia com lente de contato pode revelar espessamento macular difuso com ou sem alterações cistoides. O objetivo cirúrgico é abrir, elevar e remover a hialoide posterior. Olhos diabéticos com edema macular têm menos descolamento de vítreo posterior, o que provavelmente pode ser um dos fatores relacionados com a patogênese do edema de mácula.[74] Existem algumas séries de casos na literatura comprovando ganho de acuidade visual por meio da vitrectomia via *pars* plana com e sem o *peeling* da membrana limitante interna.[41,75]

▪ **Células fantasma/glaucoma hemolítico:** nos olhos com hemorragia vítrea, a elevação da pressão intraocular pode ser provocada pela resistência do *outflow* no trabeculado por hemácias degeneradas. As células eritroclásticas são claras, esféricas e menos flexíveis que as células vermelhas, o que dificulta a passagem pelo caminho sinuoso do trabeculado. Como consequência, pode ocorrer glaucoma de ângulo aberto induzido pelo sangue e macrófagos com debris intracelulares. O glaucoma de células fantasma/hemolítico tipicamente ocorre em olhos afácicos e com descontinuidade da hialoide anterior. Pode também advir de olhos vitrectomizados pós-hemorragia vítrea remanescente na saia vítrea impregnada por sangue. Nesses casos, a câmara anterior contém pequenas células claras que só podem ser vistas com uma lâmpada de fenda de alto poder. As células estão usualmente em movimento e, se em grande quantidade, o pseudo-hipópio pode estar presente. A indicação da cirurgia é dada na presença de descontrole pressórico, apesar do uso de medicação máxima.[76-80]

▪ **Neovascularização de segmento anterior com opacidade de meios:** nos olhos com neovascularização de segmento anterior e meios transparentes, a panfotocoagulação é indicada para evitar o glaucoma neovascular. A neovascularização é secundária à isquemia retiniana.[69-74] Sem tratamento, a neovascularização de íris causa, progressivamente, fechamento do ângulo e aumento da pressão intraocular. Nos olhos sem opacidades de meios, é indicado panfotocoagulação transpupilar. Quando a hemorragia vítrea densa estiver presente, indica-se vitrectomia via *pars* plana e *endolaser*. A presença de neovascularização é fator de mau prognóstico visual.[81-86] Nos olhos com glaucoma neovascular, pode ser indicada vitrectomia via *pars* plana com implante de tubo de drenagem. Nesses casos, geralmente cirurgias filtrantes convencionais não têm resulatado satisfatório.[81-86] Outras técnicas possíveis são a crioterapia transescleral e a fotocoagulação transescleral retiniana com *laser* diodo.[77-90] Todas essas técnicas devem ser discutidas com os pacientes, pois não há nenhum estudo que comprove qual a melhor estratégia a ser utilizada.

EQUIPAMENTOS CIRÚRGICOS UTILIZADOS

O objetivo principal da cirurgia é a extração de membranas fibrovasculares para o alívio das trações vitreorretinianas. Para isto, uma série de materiais foi desenvolvida:

- Vitreótomos de alta velocidade.
- Iluminações especiais.
- Endofotocoaguladores.
- Cânulas.
- *Picks.*
- Esclerótomos.
- Endodiatérmicos.
- Gases.
- Óleos de silicone.
- Soluções salinas.
- Lentes. A visualização intraocular pode ser realizada por meio de lentes plano-côncavas ou por meios dos sistemas de não contato, por meio de lentes asféricas.

TÉCNICA CIRÚRGICA

A cirurgia de vitrectomia via *pars* plana para retinopatia diabética requer raciocínio e julgamento cirúrgico contínuo. Além disso, necessita de instrumentação apropriada com manutenção periódica e meticulosa. Nesta parte, iremos descrever as principais técnicas cirúrgicas nas diferentes situações.

Vitrectomia/membranectomia

Olhos com descolamento de vítreo posterior completo

A estratégia cirúrgica na retinopatia diabética é altamente relacionada com a fisipatogenia. Em olhos com descolamento de vítreo posterior completo, a indicação usual para a cirurgia é a hemorragia vítrea persistente, com o objetivo de clarear os meios. Inicialmente, a vitrectomia do *core* é realizada para remover o vítreo central. Nesses casos de vítreo posterior separado, o vitreótomo atinge facilmente o espaço sub-hialóideo. Depois da abertura criada, deve ser realizado o aumento circunferencial da vitrectomia, o que permite a visualização posterior adequada. A hemorragia do polo posterior é geralmente não coagulada e pode ser aspirada com cânulas do tipo *soft-tipped*. Quando a hemorragia sub-hialoide posterior é removida, a iluminação se torna mais clara e a observação das estruturas se torna mais evidente. A periferia do vítreo deve ser removida o máximo possível para permitir tratamento completo com *laser*, além de detectar possíveis roturas retinianas durante a cirurgia. Outros benefícios da remoção extensa do vítreo é aumentar a visibilidade de exame pós-operatório e diminuir a quantidade de sangue que migra para a saia vítrea.

Olhos com descolamento de vítreo posterior incompleto

Nos olhos com separação incompleta do vítreo posterior, a cirurgia é voltada para a separação da hialoide posterior. Para isso, é necessária a cuidadosa dissecção do vítreo cortical que está aderido aos epicentros neovasculares. A modalidade técnica depende do tipo de adesão vitreorretiniana (focal ou difusa), do grau de fibrose, da presença das membranas epirretinianas, do descolamento de retina e das roturas retinianas. Diversas técnicas cirúrgicas para remoção das membranas foram desenvolvidas, para promover a segmentação e eliminar as forças que agem sobre a retina com ressecção da hialoide posterior e/ou do tecido fibrovascular que geralmente se encontra firmemente aderido à retina.[52,87,91,92] Portanto, a técnica da delaminação é o corte das conexões entre a hialoide posterior e/ou do tecido fibrovascular e a membrana limitante interna.[93] Essa técnica pode combinar estratégias de segmentação onde existir a possibilidade, por meio de técnicas bimanuais, de se conseguir planos cirúrgicos mais adequados. Já a remoção *en bloc* é a dissecção do vítreo e de membranas com uma única estrutura.[94-97] Depois da vitrectomia do *core*, o vítreo cortical pode usualmente ser identificado nesses casos. Se houver possibilidade de separação entre o vítreo cortical e a retina, o vitreótomo pode ser introduzido para termos acesso ao espaço sub-hialóideo. Quando uma pequena separação existir, devemos tomar cuidado para evitar dano retiniano. Em alguns casos de mais difícil plano cirúrgico, instrumentos mais adequados, como tesoura, *picks* ou pinças, podem ser necessários. Quando houver entrada para o espaço sub-hialóideo, essa abertura pode ser estendida usualmente usando lentes de contato côncavas. Essa abertura pode ser de 360° ou somente localizada, dependendo do grau de adesão vitreorretiniana. Nesse passo cirúrgico, há separação completa do corpo vítreo anterior do posterior, o que teoricamente minimiza a possibilidade de roturas retinianas periféricas, que podem ocorrer durante a manipulação do polo posterior. O vítreo anterior deve posteriormente ser removido, com ou sem depressão escleral, de modo a permanecer o mínimo possível. Depois da circuncisão do vítreo posterior, mais vítreo, membranas fibrovasculares e membranas epirretinianas são observados. A dissecção, sempre que possível, deve ser iniciada em torno do nervo óptico e depois anteriorizada. A delaminação pode ser realizada com o vitreótomo, quando possível. Quando a separação for inadequada com o *cutter*, pode ser necessária a utilização de *picks*, tesouras e pinças. Nesses casos é que a dissecção bimanual pode trazer benefícios. A hialoide posterior em torno do disco deve ser removida a 360°, resultando no alívio de um importante ponto de tração. O tecido fibrovascular em torno do disco pode ser gentilmente removido com pinça. Se muito aderido, essa manobra pode resultar em lesão da vasculatura peripapilar, assim como dos axônios da camada de fibras nervosas.[98] A hialoide posterior também deve ser cuidadosamente dissecada das outras adesões, em que, dependendo da intensidade, há necessidade de se fazerem diversos cortes radiais. Nesse passo cirúrgico, pode ser utilizado, como agente químico adjuvante, a hiluronidase.[99-101] Pode também haver sangramento, o que prontamente deve ser contornado com o uso da endodiatermia. O objetivo desse passo cirúrgico é o isolamento dos epicentros neovasculares que mais comumente estão presentes nas arcadas vasculares, mas que podem estar em qualquer lugar. Esses pontos nunca devem ser removidos agressivamente, pois podem resultar em roturas retinianas. Depois da separação e da remoção da hialoide posterior, a dissecção deve continuar anteriormente. Se a média periferia do vítreo continuar aderida à retina, deve-se continuar a dissecção no sentido anterior, da mesma maneira descrita. Essas áreas de adesão entre o vítreo e as neovascularizações devem ser removidas, principalmente em casos de roturas retinianas secundárias. Se presentes, as adesões na área da extrema periferia também devem ser removidas; no entanto, a dificuldade é muito maior por diversas razões: o vítreo é mais aderido, pode haver dificuldade de acesso, principalmente em pacientes fácicos, e pior visualização das estruturas (muitas vezes necessitando de endentação escleral). A possibilidade da troca da infusão nas cirurgias por meio de trocartes facilitou a abordagem da periferia dos pacientes fácicos. Os novos sistemas de não contato periférico nos dão ótimas imagens da periferia, no entanto, sem boa magnificação e com pouca estereopsia. Outra opção para esses casos de tração periférica é a colocação de endentação escleral de alívio. Nos olhos com separação incompleta do vítreo posterior, os passos cirúrgicos são os mesmos; no entanto, se formadas as placas, estas têm maior dificuldade de remoção que as adesões focais. Uma possível técnica para remover as placas é a manipulação de tração no sentido anterior, com instrumento na mão auxiliar e corte das adesões neovasculares com tesoura. Em alguns casos, essa remoção não pode ser completa. Assim sendo, devemos remover o máximo das pontes de ligação entre os epicentros neovasculares.

Olhos sem separação do vítreo posterior

Nesses olhos, a vitrectomia do *core* é realizada da mesma maneira descrita nas outras situações. No entanto, como nos outros casos, o espaço sub-retiniano nesses pacientes não pode ser atingido com o vitreótomo. Logo, a remoção da hialoide posterior pode ser iniciada mais facilmente nos sangramentos epirretinianos ou nas áreas em volta das adesões focais ou placas. Outra área também possível é a região peripapilar. *Picks*, instrumentos pontiagudos ou tesouras também podem ser úteis nesse momento. Depois, movimentos radiais podem ser realizados no espaço sub-hialóideo em todos os quadrantes. Nessa dissecção, é comum haver separação das lamelas vítreas (vitreosquise), o que pode dificultar a técnica cirúrgica.[102-105] É extremamente importante para o sucesso cirúrgico que o vítreo posterior seja identificado, separado e dissecado do epicentro neovascular.[106]

Vitrectomia/membranectomia *en bloc*

Outra estratégia alternativa à segmentação e à delaminação é a dissecção *en bloc*.[94-97] Depois da vitrectomia do *core*, uma abertura ampla é realizada na hiloide posterior, a adesão entre o vítreo anterior e posterior é mantida intacta para tracionar as membranas e facilitar a remoção. A dissecção começa de posterior para anterior. Nos casos de extenso componente vascular, o aumento pressórico intermitente e o uso do endodiatérmo podem ajudar nos sangramentos intensos. Da mesma forma usada na técnica da delaminação, deve haver isolamento dos epicentros neovasculares. Apesar do maior risco teórico de roturas na retina anterior, a técnica *en bloc* permite mais força, que pode facilitar a remoção do vítreo e das membranas. Também podemos, nesses casos, usar as técnicas bimanuais. Outra possibilidade é utilizar viscoelástico ou perfluorcarbono entre a hialoide e a retina, para facilitar a aquisição de plano de clivagem.

Manobras e técnicas adicionais

Retinectomia relaxante

Nos casos de tração vitreorretiniana periférica grave, vitrectomia, membranectomia e colocação de introflexão escleral podem ser insuficientes para promover o relaxamento da retina e, nesses casos, a retinectomia pode ser realizada.[72] São casos em que geralmente há proliferação fibrovascular e contração. A retinectomia relaxante deve envolver o vítreo, o tecido fibrovascular e a retina subjacente. Deve ser realizada somente quando todos os outros artifícios já tiverem sido realizados sem sucesso. Raramente a retinotomia relaxante (em que a retina é cortada, mas não removida) é realizada quando a retina permanece encurtada após a remoção das membranas. No entanto, a retinectomia é bem mais comum nos casos de diabéticos. A retinectomia relaxante raramente é realizada nos casos de vitrectomia primária para retinopatia diabética, porém é mais comumente realizada em reoperações. Em diabéticos, olhos submetidos à retinectomia relaxante têm pior prognóstico.[72]

Fotocoagulação/crioterapia

A endofotocoagulação a *laser* é realizada durante a vitrectomia via *pars* plana para promover a redução das neovascularizações e para criar corioadesão nas áreas de rotura (inclusive as retinectomias). O uso dos sistemas de imagem grande angular nos permitem a manipulação de áreas bem periféricas. No entanto, especialmente em olhos fácicos, pode ser necessária a depressão escleral. Pode haver também dificuldade de fotocoagulação devido à saia vítrea impregnada por sangue. Outra técnica útil é a crioterapia transescleral. No entanto, esta pode ter sua eficácia prejudicada pela formação de exsudação, fibrina e membranas pré-retinianas.[34,107,108]

Exame periférico da retina

Um exame meticuloso da periferia retiniana é essencial antes do fechamento da esclerotomia e da troca fluido-ar. Atenção especial deve ser dada à área adjacente às esclerotomias, já que roturas ou diálises podem ocorrer na inserção dos instrumentais.[109-111]

Troca fluido-ar

Se roturas preexistentes ou iatrogênicas estiverem presentes, a troca fluido-ar deverá ser realizada para permitir a realização da adesão coriorretiniana adequada após tratamento com *laser*.

Tamponamento pós-operatório

Pode ser realizado com os diversos gases utilizados para cirurgia vitreorretiniana: 20% de SF_6 ou 12% a 14% do C_3F_8. A ação mais longa do C_3F_8 faz com que este seja mais utilizado para o tamponameto de retinas isquêmicas.[112] Alternativamente, o óleo de silicone pode ser utilizado para um tamponamento mais prolongado. Raramente é usado em vitrectomias primárias, mas é muito usado em reoperações com alterações retinianas graves.[61-63]

INTERCORRÊNCIAS

Intraoperatórias

A melhora das técnicas e da instrumentação reduziu a incidência e a gravidade das complicações que ocorrem durante a vitrectomia via *pars* plana do paciente. No entanto, estas continuam ocorrendo e o seu manejo é essencial para o sucesso cirúrgico pretendido. São elas:

- **Edema corneano:** anomalia na membrana basal do epitélio corneano e redução da aderência epitelial em olhos diabéticos podem provocar edema durante a vitrectomia via *pars* plana.[113-117] O edema diminui a observação dos diversos passos cirúrgicos. O epitélio pode ser removido por meio de raspagem, no entanto, devido à possibilidade de complicações corneanas, esse procedimento deve ser realizado ao mínimo possível.
- **Contração pupilar:** a contração pupilar intraoperatótia reduz a observação das estruturas periféricas e pode ocorrer após hipotonia, trauma cirúrgico ou cirurgia prolongada.[83,85] Midriáticos tópicos, na câmara anterior ou posterior, podem ser utilizados. Outra opção é a colocação de dilatadores mecânicos da íris.
- **Opacidade cristaliniana:** as opacidades podem ocorrer se houver toque dos instrumentos na cápsula posterior, em cirurgia prolongada, ou se a glicose sérica for substancialmente superior à da infusão.[116]
- **Hemorragia intraocular:** a hemorragia intraocular pode ser uma séria complicação intraoperatória. O sangue pode vir de diversas origens, inclusive esclerotomias, neovascularização de íris, de retina, de disco, dentre outros. Na maioria dos casos, o sangramento pode ser controlado; hemorragias extensas podem comprometer o sucesso cirúrgico.[46] Quando presente, a conduta inicial é o aumento da pressão intraocular. Se a causa do sangramento for identificada, a endodiatermia deverá ser utilizada. Raramente, em sangramentos excessivos, a trombina aplicada na solução de infusão pode auxiliar na coagulação, reduzindo o sangramento.[118,119] Também se podem utilizar viscoelásticos,[100] óleo de silicone, gás e perfluorocarbono líquido para tamponar locais de sangramento. Qualquer sangue na retina deve ser removido antes da formação de coágulo. Sangue coagulado deve ser removido com muito cuidado, pois pode ter grande aderência,

podendo, até mesmo, ser necessária a utilização de tesouras para cortar o coágulo. Reduzir a pressão intraocular pode ajudar a identificar locais de sangramento e o tratamento com diatermia previne o sangramento pós-operatório.

- **Roturas retinianas:** as roturas retinianas são complicações potencialmente sérias que podem ocorrer tanto em polo posterior como na periferia.[109-111] Roturas retinianas periféricas e diálises podem ser resultado de apreensão do vítreo na ponteira ou no instrumento no local das esclerotomias. Outra causa potencial é a extrusão de vítreo pela incisão. Como descrito anteriormente, antes do término de qualquer cirurgia deve haver procura meticulosa de possíveis roturas retinianas. As roturas posteriores ocorrem durante a dissecção das membranas. Quando localizada, é extremamente importante aliviar a tração vítrea no local da rotura. Antes da troca fluido-ar e da laserterapia adequada, a endodiatermia pode ser utilizada para localizar com precisão o local a ser tratado.[110]

Pós-operatórias

Exames regulares, no pós-operatório, devem ser realizados. É recomendado que se examine o paciente com um dia, uma semana e mensalmente até a estabilização ocular. Geralmente, pacientes diabéticos com essa gravidade de doença necessitam de acompanhamento semestral por toda a vida. As intercorrências pós-operatórias podem acontecer em tempos distintos do acompanhamento. São elas:

- **Aumento da pressão intraocular:** durante o pós-operatório imediato, uma das complicações mais comuns é o aumento da pressão intraocular (PIO).[78-80] A incidência de PIO acima de 30 mmHg em 48 h de cirurgia é de aproximadamente 35%.[120] Fatores de risco para o aumento da pressão são: lensectomia, colocação de *buckle* escleral, panfotocoagulação extensa e tamponamento com gás intraocular. Normalmente pressões abaixo de 40 mmHg podem ser usualmente conduzidas com medicação tópica. Se a pressão exceder 40 mmHg, medicação sistêmica, punções oculares e cirurgias filtrantes de urgência podem ser empregados.[78-80]
- **Defeito epitelial corneano:** é outra complicação comum no pós-operatório. A incidência varia de 28% a 52%.[113-117] Geralmente respondem bem à lubrificação adequada; no entanto, pode ser necessário o uso de lentes de contato terapêuticas ou, em casos crônicos e graves, tarsorrafia.
- **Opacificação de cristalino:** a vitrectomia está relacionada com a progressão de catarata nuclear e, apesar de essas opacidades poderem clarear espontaneamente, geralmente podem piorar a acuidade visual.[48,68-70] Vários estudos comprovam

qua a catarata varia de 17% a 37% em olhos diabéticos submetidos à vitrectomia. Esses olhos apresentam bom prognóstico visual, quando submetidos à facectomia após 6 meses do procedimento retiniano.[121]

▪ *Rubeosis* **e glaucoma neovascular:** em vários estudos, a incidência de neovascularização de íris depois da vitrectomia diabética variou de 8% a 26% em olhos fácicos e de 31% a 55% em afácicos.[58,122,123] Além disso, a lensectomia, a ausência de panfotocoagulação prévia à cirurgia e o descolamento de retina pós-operatório foram fatores de risco para o desenvolvimento de neovascularização iridiana. Tratamento com fotocoagulação retiniana e recolamento da retina pode prevenir ou tratar a formação de *rubeosis*. Com as técnicas e as instrumentações atuais, a incidência de glaucoma neovascular pós-operatório é menor.[58,122,123]

▪ **Formação de fibrina intraocular:** a cirurgia de vitrectomia via *pars* plana pode resultar na quebra da barreira hematorretiniana, que pode formar depósito de fibrina intraocular. Em alguns pacientes pode haver formação de bloqueio pupilar.[124,125] Em outros casos, a formação maciça de fibrina (síndrome fibrinoide) ocorre na cavidade vítrea, o que pode resultar em formação de membranas pupilares, descolamento tracional retiniano e de corpo ciliar, levando a hipotonia, *rubeosis* com glaucoma neovascular. Se a retina estiver descolada, pode haver formação de fibrina no espaço sub-retiniano. O paciente típico com síndrome fibrinoide é diabético jovem com isquemia retiniana grave, doença rapidamente progressiva e comumente com pouco controle clínico dos níveis glicêmicos. Fatores de risco incluem lensectomia, dissecção extensa de membranas, introflexão escleral e grande área de panfotocoagulação. Injeção de dexametasona subconjuntival no final da cirurgia e corticosteroide tópico pós-operatório podem diminuir a incidência de inflamação e, consequentemente, fibrina. No entanto, quando presente em alguns pacientes, estes podem ser submetidos a tratamento com tPA recombinante.[124,125] É recomendado que seu uso seja feito de 48 h a 72 h após a cirurgia, pelo risco elevado de hemorragia intraocular. Olhos com formação abundante de fibrina têm prognóstico visual ruim. Há correlação entre a rápida resolução das membranas de fibrina e alívio da tração do descolamento de retina após a injeção de tPA; no entanto, todos os olhos desenvolvem hemorragia intraocular e nova formação de fibrina, assim como possível novo descolamento de retina. Formação maciça de fibrina pode ser melhor conduzida com vitrectomia via *pars* plana e injeção de óleo de silicone.

▪ **Proliferação fibrovascular na hialoide anterior:** uma complicação grave e temida depois da vitrectomia do diabético é a proliferação vascular anterior, que ocorre em até 13% dos casos em alguns estudos.[126-128] É mais comum em pacientes jovens, do sexo masculino, com longo tempo de diabetes, sem nefro-patia ou hipertensão, mas com extensa isquemia retiniana e neovascularização florida apesar da panfotocoagulação. A proliferação ocorre mais comumente em pacientes fácicos com *buckle* escleral.[126-128] Essa condição geralmente começa com hemorragia na cavidade vítrea e na hialoide anterior de 3 a 12 semanas após a vitrectomia e consiste na formação fibrovascular da periferia da retina estendendo-se para o equador da lente e na cápsula posterior. Também pode ocorrer proliferação fibrovascular vindo da esclerotomia.[126-128] Pode progre-dir para tração retiniana periférica e descolamento de corpo ciliar. Apresenta prognóstico visual restrito, comumente levando a hipotonia e *phitiasis bulbi*. O tratamento consiste na complementação da panfotocoagulação e no alívio cirúrgico das traves fibrovasculares. Comumente usa-se, nesses casos, tampona-mento com óleo de silicone.[126-128]

- **Hemorragia vítrea:** a hemorragia vítrea no pós-operatório é um problema comum em olhos com retinopatia diabética proliferativa.[129-133] A incidên-cia dessa hemorragia varia de 29% a 75%, com etiologia muitas vezes des-conhecida. No pós-operatório imediato, geralmente, é oriunda da dissecção das traves fibrovasculares ou do sangue aderido na saia vítrea pós-operatória. Grande parte dos casos é leve e não modifica a acuidade visual. No entanto, em casos mais graves, a recuperação visual pode ser retardada, mas sem mu-dança do prognóstico a longo prazo. O acompanhamento desses casos pode ser feito por meio de observação, troca fluido-ar, lavagem da cavidade vítrea ou vitrectomias repetidas. A maior parte das hemorragias intraoculares clareia gradualmente e a observação pode ser realizada, se houver controle dos níveis pressóricos e não houver descolamento de retina. Exames ultrassonográficos podem ser essenciais em olhos nos quais seja impossível a observação dos de-talhes retinianos. Em olhos com hemorragia vítrea persistente, a troca fluido-ar ou fluido-gás pode produzir clareamento do meio ocular com benefício visual significativo.[129-133]

REFERÊNCIAS BIBLIOGRÁFICAS

1. Aaberg TM. Vitrectomy for diabetic retinopathy. In: Freeman HM, Hirose T, Schepens CL (Eds.). Vitreous surgery and advances in fundus diagnosis and treatment. New York: Appleton-Century-Crofts; 1977. p. 297-313.
2. Sebag J, Balazs EA. Human Vitreous fibers and vitreo-retina disease. Trans Ophthalmol Sok UK. 1984; 104:123-8.
3. Klein R, Klein BE, Moss SE, Davis MD, DeMets DL. The Wisconsin Epidemiologic Study of Diabetic Retinopathy. VI. Retinal photocoagulation. Ophthalmology. 1987; 94:747-53.
4. Klein R. The epidemiology of diabetic retinopathy: findings from the Wisconsin epidemiologic study of diabetic retinopathy. Int Ophthalmol Clin. 1987; 27(4):230-8.

5. Klein R, Klein BE, Moss SE, Davis MD, DeMets DL. The Wisconsin epidemiologic study of diabetic retinopathy. IV. Diabetic macular edema. Ophthalmology. 1984; 91:1464-74.
6. Klein R, Klein BE, Moss SE, Davis MD, DeMets DL. The Wisconsin epidemiologic study of diabetic retinopathy. II. Prevalence and risk of diabetic retinopathy when age at diagnosis is less than 30 years. Arch Ophthalmol. 1984;102(4):520-6.
7. Okun E, Johnston GP, Boniuk I, Arribas N, Escoffery RF, Grand MG. Xenon arc photocoagulation of proliferative diabetic retinopathy (a review of 2688 consecutive eyes in the format of the diabetic retinopathy study-DRS). Trans Am Ophthalmol Soc. 1983; 81:229-45.
8. Bodansky HJ, Cudworth AG, Whitelocke RA, Dobree JH. Diabetic retinopathy and its relation to type of diabetes: review of a retinal clinic population. Br J Ophthalmol. 1982; 66(8):496-9.
9. Kahn HA, Milton RC. Revised Framingham eye study prevalence of glaucoma and diabetic retinopathy. Am J Epidemiol. 1980; 111:769-76.
10. Leibowitz HM, Krueger DE, Maunder LR et al. The Framingham Eye Study monograph: An ophthalmological and epidemiological study of cataract, glaucoma, diabetic retinopathy, macular degeneration, and visual acuity in a general population of 2631 adults, 1973-1975. Surv Ophthalmol. 1980; 24(Suppl):335-610.
11. Cheng H. Photocoagulation and diabetic retinopathy. Br Med J. 1979; 1(6160):365-6.
12. Mountfort DO, Roberton AM. Origins of fermentation products formed during growth of Bacteroides ruminicola on glucose. J Gen Microbiol. 1978; 106:353-60.
13. Henkind P. Ocular neovascularization. The Krill memorial lecture. Am J Ophthalmol. 1978; 85:287-301.
14. Aiello LP, Avery RL, Arrigg PG et al. Vascular endothelial growth factor in ocular fluids of patients with diabetic retinopathy and other retinal disorders. N Engl J Med. 1994; 33l:1480-7.
15. Frank RN, Amin RH, Eliott D et al. Basic fi broblast growth factor and vascular endothelial growth fator are present in epiretinal and choroidal neovascular membranes. Am J Ophthalmol. 1996; 122:393-403.
16. Frank RN, Amin R, Kennedy A et al. An aldose reductase inhibitor and aminoguanidine prevent vascular endothelial growth factor expression in rats with long-term galactosemia. Arch Ophthalmol. 1997; 115:1036-47.
17. Meyer-Schwickerath R, Pfeiffer A, Blum WF et al. Vitreous levels of insulin-like growth factors I and II, and the insulin-like growth factor binding proteins 2 and 3, increase in neovascular eye disease: studies in nondiabetic and diabetic subjects. J Clin Invest. 1993; 92:2620-5.
18. Sivalingam A, Kenney J, Brown GC et al. Basic fi broblast growth factor levels in the vitreous of patients with proliferative diabetic retinopathy. Arch Ophthalmol. 1990; 108:869-72.
19. Malecaze F, Clamens S, Simorre-Pinatel V et al. Detection of vascular endothelial growth factor messenger RNA and vascular endothelial growth factor-like activity in proliferative diabetic retinopathy. Arch Ophthalmol. 1994; 112:1476-82.
20. Miller JW, Adamis AP, Shima DT et al. Vascular endothelial growth factor/vascular permeability factor is temporally and spatially correlated with ocular angiogenesis in a primate model. Am J Pathol. 1994; 145:574-84.
21. Pe'er I, Shweiki D, Itin A et al. Hypoxia-induced expression of vascular endothelial growth factor (VEGF) by retinal cells is a common factor in neovascularization. Lab Invest. 1995; 72:638-45.
22. Pierce EA, Avery RL, Foles ED et al. Vascular endothelial growth factor/vascular permeability factor expression in a mouse model of retinal neovascularization. Proc Natl Acad Sci USA. 1995; 92:905-9.
23. Schweiki D, Itin A, Soffer D et al. Vascular endothelial growth factor induced by hypoxia may mediate hypoxia-initiated angiogenesis. Nature. 1992; 359:843-5.
24. Eliott D. Vitreoretinal attachments in proliferative diabetic retinopathy: effect on outcome. In: Vail vitrecto my meeting. Vail, CO: 2004.
25. Nathan DM, McGee P, Steffes MW, Lachin JM; the DCCT/EDIC Research Group, Relationship of Glycated Albumin to Blood Glucose and Glycated Hemoglobin (HbA1C) Values and to Retinopathy, Nephropathy and Cardiovascular Outcomes in the DCCT/EDIC Study. Diabetes. 2013 Aug 29. [Epub ahead of print.]
26. Jacobson AM, Braffett BH, Cleary PA, Gubitosi-Klug RA, Larkin ME; DCCT/EDIC Research Group. The long-term effects of type 1 diabetes treatment and complications on health-related quality of life: a 23-year follow-up of the Diabetes Control and Complications/Epidemiology of Diabetes Interventions and Complications cohort. Diabetes Care. 2013; 36(10):3131-8.

27. Arevalo JF, Sanchez JG, Fromow-Guerra J et al. Comparison of two doses of primary intravitreal bevacizumab (Avastin) for diffuse diabetic macular edema: results from the Pan-American Collaborative Retina Study Group (PACORES) at 12-month follow-up. Graefe's archive for clinical and experimental ophthalmology. Albrecht von Graefes Archiv fur klinische und experimentelle Ophthalmologie. 2009; 247:735-43.

28. Virgili G, Parravano M, Menchini F, Brunetti M. Antiangiogenic therapy with anti-vascular endothelial growth factor modalities for diabetic macular oedema. Cochrane Database Syst Rev. 2012; 12:CD007419.

29. Smiddy WE. Clinical applications of cost analysis of diabetic macular edema treatments. Ophthalmology. 2012; 119:2558-62.

30. Stewart MW. Corticosteroid use for diabetic macular edema: old fad or new trend? Curr Diab Rep. 2012; 12(4):364-75.

31. Sheth S, Rush R, Natarajan S, Gillies M. Intravitreal triamcinolone acetonide versus combined intravitreal bevacizumab and dexamethasone in diffuse diabetic macular oedema. Clin Experiment Ophthalmol. 2011; 39(7):673-81.

32. Soheilian M, Garfami KH, Ramezani A, Yaseri M, Peyman GA. Two-year results of a randomized trial of intravitreal bevacizumab alone or combined with triamcinolone versus laser in diabetic macular edema. Retina. 2012; 32:314-21.

33. Plumb AP, Swan AV, Chignell AH, Shilling JS. A comparative trial of xenon arc and argon laser photocoagulation in the treatment of proliferative diabetic retinopathy. Br J Ophthalmol. 1982; 66:213-8.

34. Daily MJ, Gieser RG. Treatment of proliferative diabetic retinopathy with panretinal cryotherapy. Ophthalmic Surg. 1984;15:741-5.

35. Davis MD. Vitreous contraction in proliferative diabetic retinopathy. Arch Ophthalmol. 1965; 74:741-51.

36. [No authors listed]. Two-year course of visual acuity in severe proliferative diabetic retinopathy with conventional management. Diabetic Retinopathy Vitrectomy Study (DRVS) report #1. Ophthalmology. 1985; 92:492-502.

37. [No authors listed]. Early vitrectomy for severe vitreous hemorrhage in diabetic retinopathy. Two-year results of a randomized trial. Diabetic Retinopathy Vitrectomy Study report 2. The Diabetic Retinopathy Vitrectomy Study Research Group. Arch Ophthalmol. 1985; 103:1644-52.

38. O'Hanley GP, Canny CL. Diabetic dense premacular hemorrhage. A possible indication for prompt vitrectomy. Ophthalmology. 1985; 92:507-11.

39. Ramsay RC, Knobloch WH, Cantrill HL. Timing of vitrectomy for active proliferative diabetic retinopathy. Ophthalmology. 1986; 93:283-9.

40. Lewis H, Abrams GW, Blumenkranz MS, Campo RV. Vitrectomy for diabetic macular traction and edema associated with posterior hyaloidal traction. Ophthalmology. 1992; 99:753-9.

41. Rosenblatt BJ, Shah GK, Sharma S, Bakal J. Pars plana vitrectomy with internal limiting membranectomy for refractory diabetic macular edema without a taut posterior hyaloid. Graefe's archive for clinical and experimental ophthalmology = Albrecht von Graefes Archiv fur klinische und experimentelle Ophthalmologie 2005; 243:20-5.

42. Kroll P, Wiegand W, Schmidt J. Vitreopapillary traction in proliferative diabetic vitreoretinopathy. Br J Ophthalmol. 1999; 83:261-4.

43. McLeod D. Diabetic tractional papillopathy: a new (and true) nosological entity? Br J Ophthalmol. 1999; 83:257-8.

44. [No authors listed]. Early vitrectomy for severe proliferative diabetic retinopathy in eyes with useful vision. Clinical application of results of a randomized trial-Diabetic Retinopathy Vitrectomy Study Report 4. The Diabetic Retinopathy Vitrectomy Study Research Group. Ophthalmology. 1988;95:1321-1334.

45. [No authors listed]. Early vitrectomy for severe proliferative diabetic retinopathy in eyes with useful vision. Results of a randomized trial-Diabetic Retinopathy Vitrectomy Study Report 3. The Diabetic Retinopathy Vitrectomy Study Research Group. Ophthalmology. 1988; 95:1307-20.

46. Gardner TW, Blankenship GW. Proliferative diabetic retinopathy: principles and techniques of surgical treatment. In: Ryan SJ (Ed.). Retina. 2. ed. St. Louis: Mosby; 1994. p. 515-39.

47. Gollamudi SR, Smiddy WE, Schachat AP, Michels RG, Vitale S. Long-term survival rate after vitreous surgery for complications of diabetic retinopathy. Ophthalmology. 1991;98:18-22.

48. Blankenship GW, Machemer R. Long-term diabetic vitrectomy results: report of 10-year follow-up. Ophthalmology. 1985; 92:503-6.

49. Kuppermann BD, Thomas EL, de Smet MD et al Vitrase for Vitreous Hemorrhage Study Group. Poole-defficacy results from two multinational randomized controlled clinical trials of a single intravitreous injection of highly purified ovine hyaluronidase (Vitrase) for the management of vitreous hemorrhage. Am J Ophthalmol. 2005; 140(4):573-84.

50. [No authors listed]. Early vitrectomy for severe vitreous hemorrhage in diabetic retinopathy. Four-year results of a randomized trial: Diabetic Retinopathy Vitrectomy Study Report 5. Arch Ophthalmol. 1990; 108:958-64.

51. Aaberg TM, Abrams GW. Changing indications and techniques for vitrectomy in management of complications of diabetic retinopathy. Ophthalmology. 1987; 94:775-9.

52. Charles S, Flinn CE. The natural history of diabetic extramacular traction retinal detachment. Arch Ophthalmol. 1981; 99:66-8.

53. Spencer R, McMeel JW, Franks EP. Visual outcome in moderate and severe proliferative diabetic retinopathy. Arch Ophthalmol. 1981; 99:1551.

54. Blankenship G, Machemer R, Mandelcorn M. Pars plana vitrectomy for the management of severe diabetic retinopathy. Am J Ophthalmol. 1976; 81:561-70.

55. Ratner CM, Michels RG, Auer C et al. Pars plana vitrectomy for complicated retinal detachments. Ophthalmology. 1983; 90:1323.

56. Thompson JT, de Bustros S, Michels RG et al. Results and prognostic factors in vitrectomy for diabetic traction retinal detachment of the macula. Arch Ophthalmol. 1987; 105:497-502.

57. Tolentino FI, Freeman HM, Tolentino FL. Closed vitrectomy in the management of diabetic traction retinal detachment. Ophthalmology. 1980; 87:1078-1089.

58. Rice TA, Michels RG, Rice EF. Vitrectomy for diabetic traction retinal detachment involving the macula. Am J Ophthalmol. 1983; 95:22-33.

59. Charles S. Clinical applications of vitreo-retinal surgery: the Ocutome system. Highlights of Ophthalmology Monthly Letter (Mini-Highlights). 1980; 15:(4):178-216.

60. Morse LS, Chapman CB, Eliott D et al. Subretinal hemorrhages in proliferative diabetic retinopathy. Retina 1997; 17:87-93.

61. Federman JL, Schubert HD. Complications associated with the use of silicone oil in 150 eyes after retinavitreous surgery. Ophthalmology. 1988; 95:870.

62. Gonvers M. Temporary silicone oil tamponade in the treatment of complicated diabetic retinal detachments. Graefes Arch Clin Exp Ophthalmol. 1990; 228:415.

63. Heimann K, Dahl B, Dimopoulos S et al. Pars plana vitrectomy and silicone oil injection in proliferative diabetic retinopathy. Graefes Arch Clin Exp Ophthalmol. 1989; 227:152.

64. Oldendoerp J, Spitznas M. Factors influencing the results of vitreous surgery in diabetic retinopathy. I. Iris rubeosis and/or active neovascularization at the fundus. Graefes Arch Clin Exp Ophthalmol. 1989; 227:1.

65. Wilson-Holt N, Leaver PK. Extended criteria for vitrectomy and fl uid/silicone oil exchange. Eye. 1990; 4:850.

66. Yeo JH, Glaser BM, Michels RG. Silicone oil in the treatment of complicated retinal detachments. Ophthalmology. 1987; 94:1109.

67. Blankenship GW, Machemer R. Prophylactic vitrectomy in proliferative diabetic retinopathy. Mod Probl Ophthalmol. 1977; 18:236.

68. de Bustros S, Thompson JT, Michels RG et al. Vitrectomy for progressive proliferative diabetic retinopathy. Arch Ophthalmol. 1987; 105:196.

69. Rice TA, Michels RG. Long-term anatomic and functional results of vitrectomy for diabetic retinopathy. Am J Ophthalmol. 1980; 90:297.

70. Schachat AP, Oyakawa RT, Michels RG et al. Complications of vitreous surgery for diabetic retinopathy. II. Postoperative complications. Ophthalmology. 1983; 90:522.

71. Schimek RA, Spencer R. Cryopexy treatment for proliferative diabetic retinopathy: retinal cryoablation in patients with severe vitreous hemorrhage. Arch Ophthalmol. 1979; 97:1276.

72. Eliott D LJ, Townsend-Pico W et al. Relaxing retinotomy performed during vitrectomy for proliferative diabetic retinopathy. Invest Ophthalmol Vis Sci. 1997;38:483.

73. Celebi S, Kukner AS. Photodisruptive Nd:YAG laser in the management of premacular subhyaloid hemorrhage. Eur J Ophthalmol. 2001; 11:281-6.

74. Nasrallah FP, Jalkh AE, Van Coppenolle F et al. The role of the vitreous in diabetic macular edema. Ophthalmology. 1988; 95:1335-9.

75. Tachi N, Ogino N. Vitrectomy for diffuse macular edema in cases of diabetic retinopathy. Am J Ophthalmol. 1996; 122:258-260.

76. Brucker AJ, Michels RG, Green WR. Pars plana vitrectomy in the management of blood-induced glaucoma with vitreous hemorrhage. Ann Ophthalmol. 1978; 10:1427.

77. Campbell DG, Simmons RJ, Grant WM. Ghost cells as a cause of glaucoma. Am J Ophthalmol. 1976; 81:441.

78. Campbell DG, Simmons RJ, Tolentino FI et al. Glaucoma occurring after closed vitrectomy. Am J Ophthalmol. 1977; 83:63.

79. Weinberg RS, Peyman GA, Huamonte FU. Elevation of intraocular pressure after pars plana vitrectomy. Graefes Arch Clin Exp Ophthalmol. 1976; 200:157.

80. Wilensky JT, Goldberg MF, Alward P. Glaucoma after pars plana vitrectomy. Trans Am Acad Ophthalmol Otolaryngol. 1977; 83:114.

81. Blankenship G. Preoperative iris rubeosis and diabetic vitrectomy results. Ophthalmology. 1980; 87:176.

82. Little HL, Rosenthal AR, Dellaporta A et al. The effect of pan-retinal photocoagulation on rubeosis iridis. Am J Ophthalmol. 1976; 81:804.

83. Michels RG. Vitreoretinal and anterior segment surgery through the pars plana. I. Ann Ophthalmol. 1976; 8:1353-81.

84. Wand M, Dueker DK, Aiello LM, Grant WM. Effects of panretinal photocoagulation on rubeosis iridis, angle neovascularization, and neovascular glaucoma. Am J Ophthalmology. 1978; 86:332-9.

85. Murray TG, Boldt HC, Lewis H et al. A technique for facilitated visualization and dissection of the vitreous base, pars plana, and pars plicata. Arch Ophthalmol. 1991; 109:145.

86. Pavan PR, Folk JC, Weingeist TA et al. Diabetic rubeosis and panretinal photocoagulation: a prospective, controlled, masked trial using iris fl uorescein angiography. Arch Ophthalmol. 1983; 101:882.

87. Michels RG. Proliferative diabetic retinopathy: pathophysiology of extraretinal complications and principles of vitreous surgery. Retina 1981; 1:1-17.

88. Ramsay RC, Cantrill HL, Knobloch WH. Cryoretinopexy for proliferative diabetic retinopathy. Can J Ophthalmol. 1982; 17:17-20.

89. Sihota R, Sandramouli S, Sood NN. A prospective evaluation of anterior retinal cryoablation in neovascular glaucoma. Ophthalm Surg. 1991; 22:256-9.

90. Allen RC, Bellows AR, Hutchinson BT et al. Filtration surgery in the treatment of neovascular glaucoma. Ophthalmology. 1982; 89:1181-7.

91. Machemer R. Vitrectomy in diabetic retinopathy removal of preretinal proliferations. Trans Am Acad Ophthalmol Otolaryngol. 1975; 79:394.

92. Meredith TA, Kaplan HJ, Aaberg TM. Pars plana vitrectomy techniques for relief of epiretinal traction by membrane segmentation. Am J Ophthalmol. 1980; 89:408.

93. Charles S. Vitreous microsurgery. 3. ed. Baltimore: Williams & Wilkins; 1987.

94. Abrams GW. En bloc dissection techniques in vitrectomy for diabetic retinopathy. In: Lewis H, Ryan SJ (Eds.). Medical and surgical retina: advances, controversies, and management. St. Louis: Mosby; 1994. p. 304-20.

95. Abrams GW, Williams GA. En bloc excision of diabetic membranes. Am J Ophthalmol. 1987; 103:302.

96. Han DP, Murphy ML, Mieler WF. A modifi ed en bloc excision technique during vitrectomy for diabetic traction retinal detachment: results and complications. Ophthalmology. 1994; 101:803-8.

97. Williams DF, Williams GA, Hartz A et al. Results of vitrectomy for diabetic traction retinal detachments using the en bloc excision technique. Ophthalmology. 1989; 96:752-8.

98. Pendergast SD, Martin DF, Proia AD et al. Removal of optic disc stalks during diabetic vitrectomy. Retina. 1995; 15:25-8.

99. McLeod D, James CR. Viscodelamination at the vitreoretinal juncture in severe diabetic eye disease. Br J Ophthalmol. 1988; 72:413.

100. Packer AJ, Folk JC, Weingesit TA et al. Procoagulant effects of intraocular sodium hyaluronidate Am J Ophthalmol. 1985; 100:479.

101. Stenkula S, Ivert L. Sodium hyaluronidate (Healon) as an intravitreal aid in retinal and vitreous surgery. J Ocular Ther Surg. 1984; 3:109.

102. Byrne SF, Green RL. Ultrasound of the eye and orbit. St Louis: Mosby; 1992.

103. Chu TG, Lopez PF, Cano MR et al. Posterior vitreoschisis: an echographic finding in proliferative diabetic retinopathy. Ophthalmology. 1996; 103:315-22.

104. Green RL, Byrne SF. Diagnostic ophthalmic ultrasound. In: Ryan SJ (Ed.). Retina. 2. ed. St. Louis: Mosby; 1994. p. 191-273.

105. Schwartz SD, Alexander R, Hiscott P et al. Recognition of vitreoschisis in proliferative diabetic retinopathy: a useful landmark in vitrectomy for diabetic traction retinal detachment. Ophthalmology. 1996; 103:323-8.

106. Kishi S, Shimizu K. Clinical manifestations of posterior precortical vitreous pocket in proliferative diabetic retinopathy. Ophthalmology. 1993; 100:225-9.

107. Benedett R, Olk RJ, Arribas NP et al. Transconjunctival anterior retinal cryotherapy for proliferative diabetic retinopathy. Ophthalmology. 1987; 94:612.

108. Shimizu K, Kobayashi Y, Muraoka K. Midperipheral fundus involvement in diabetic retinopathy. Ophthalmology. 1981; 88:601.

109. Kreiger AE. The pars plana incision: experimental studies, pathologic observations, and clinical experience. Trans Am Ophthalmol Soc. 1991; 89:549.

110. Kreiger AE, Straatsma BR, Foos RY. Incisional complications in pars plana vitrectomy. Mod Probl Ophthalmol. 1977; 18:210.

111. Kreiger AE. Wound complications in pars plana vitrectomy. Retina. 1993; 13:335-44.

112. Abrams GW, Edelhauser HE, Aaberg TM et al. Dynamics of intravitreal sulfur hexafluoride gas. Invest Ophthalmol. 1974; 13:863.

113. Faulborn J, Conway BP, Machemer R. Surgical complications of pars plana vitreous surgery. Ophthalmology. 1978; 85:116.

114. Brightbill FS, Myers FL, Bresnick GH. Postvitrectomy keratopathy. Am J Ophthalmol. 1978; 85:651.

115. Foulks GN, Thoft RA, Perry HD et al. Factors related to corneal epithelial complications after closed vitrectomy in diabetics. Arch Ophthalmol. 1979; 97:1076.

116. Oyakawa RT, Schachat AP, Michels RG et al. Complications of vitreous surgery for diabetic retinopathy. I. Intraoperative complications. Ophthalmology. 1983; 90:517.

117. Perry HD, Foulks GN, Thoft RA et al. Corneal complications after closed vitrectomy through the parsplana. Arch Ophthalmol. 1978; 96:1401.

118. de Bustros S, Glaser BM, Johnson MA. Thrombin infusion for the control of intraocular bleeding during vitreous surgery. Arch Ophthalmol. 1985; 103:837.

119. Thompson JT, Glaser BM, Michels RG et al. The use of intravitreal thrombim control hemorrhage during vitrectomy. Ophthalmology. 1986; 93:279.

120. Han DP, Lewis H, Lambrou FH et al. Mechanisms of intraocular pressure elevation after pars plana vitrectomy. Ophthalmology. 1989; 96:1357.

121. Smiddy WE, Stark WJ, Michels RG et al. Cataract extraction after vitrectomy. Ophthalmology. 1987; 94:483.

122. Aaberg TM, Van Horn DL. Late complications of pars plana vitreous surgery. Ophthalmology. 1978; 85:126.

123. Bopp S, Lucke K, Laqua H. Acute onset of rubeosis iridis after diabetic vitrectomy can indicate peripheral traction retinal detachment. Germ J Ophthalmol. 1992; 1:375-81.

124. Johnson RN, Flynn HW Jr, Parel JM et al. Transient hypopyon with marked anterior chamber fibrin following pars plana vitrectomy and silicone oil injection. Arch Ophthalmol. 1989; 107:683.

125. Lewis H, Han D, Williams GA. Management of fi brin pupillary-block glaucoma after pars plana vitrectomy with intravitreal gas injection. Am J Ophthalmol. 1987; 103:180.

126. Lewis H, Aaberg TM, Abrams GW et al. Current causes of failure following diabetic vitrectomy. Invest Ophthalmol Vis Sci. 1988; 29:220.

127. Lewis H, Abrams GW, Williams GA. Anterior hyaloidal fibrovascular proliferation after diabetic vitrectomy. Am J Ophthalmol. 1987; 104:607.

128. Ulbig MR, Hykin PG, Foss AJE et al. Anterior hyaloidal fibrovascular proliferation after extracapsular cataract extraction in diabetic eyes. Am J Ophthalmol. 1993; 115:321-6.

129. Blankenship GW. Management of vitreous cavity hemorrhage following pars plana vitrectomy for diabetic retinopathy. Ophthalmology. 1986; 93:39.

130. Joondeph BC, Blankenship GW. Hemostatic effects of air versus fl uid in diabetic vitrectomy. Ophthalmology. 1989; 96:1701.

131. Kerman BM, Kreiger AE, Straatsma BR. Resorption of intravitreal blood following vitrectomy. Am J Ophthalmol. 1976; 82:915.

132. Novak MA, Rice TA, Michels RG et al. Vitreous hemorrhage after vitrectomy for diabetic retinopathy. Ophthalmology. 1984; 91:1485.

133. Tolentino FI, Cajita VN, Gancayco T, Skates S. Vitreous hemorrhage after closed vitrectomy for proliferative diabetic retinopathy. Ophthalmology. 1989; 96(10):1495-500.

14.6

Doença cardiovascular

Rodrigo Sá

Iara Atié

Ana Paula Reis Velloso Siciliano

Jacob Atié

INTRODUÇÃO

Radicalmente modificada no último século a partir do advento da insulina, a história natural do diabetes *mellitus* (DM) substituiu a etiologia metabólica (cetoacidose diabética) como causa principal de morbimortalidade nesses pacientes pelas complicações vasculares.

Correlacionada a maior expectativa de vida dos pacientes acometidos pelo diabetes, a incidência de eventos cardiovaculares continua aumentando nesse grupo, e o tratamento dos pacientes diabéticos encontra a prevenção das doenças cardiovasculares em suas diversas formas (doença coronariana, cerebrovascular, arteriais periféricas e insuficiência cardíaca) como um dos principais determinantes dos desfechos negativos.

Seja pela aterosclerose coronariana, pelo envolvimento microangiopático, pela neuropatia autonômica, pela agressão direta ao miocárdio ou por fatores ainda não esclarecidos, a gravidade e o prognóstico da lesão cardíaca são piores em indivíduos com diabetes do que em não diabéticos, e o infarto agudo do miocárdio (IAM) é extensamente documentado como principal causa de morte nesses pacientes, sobretudo por grandes estudos populacionais.[1-7]

Apesar de estudos mais antigos sugerirem um risco cardiovascular associado ao DM similar ao observado em pacientes não diabéticos com IAM prévio (equivalente à doença coronariana), observações mais recentes de ensaios clínicos, inclusive com pacientes com DM, sugerem redução no risco cardiovascular, e aparentemente refletem maior eficácia das intervenções terapêuticas contemporâneas nesse grupo de pacientes.[8-10]

O conhecido sinergismo dos demais fatores de risco cardiovascular com a hiperglicemia justifica a necessidade da abordagem conjunta destas comorbidades, bem como da busca ativa de lesões subclínicas controláveis.

Abordaremos, neste capítulo, os principais determinantes fisiopatológicos dessa associação (DM e doença cardiovascular), a investigação e o tratamento dos pacientes com DM e doença cardiovascular conhecida e, por fim, a investigação e o manejo dos pacientes diabéticos assintomáticos do ponto de vista cardiovascular.

ATEROSCLEROSE E DIABETES

O endotélio propriamente dito é, sem dúvida, o principal alvo da perturbação vascular no diabetes. Seu funcionamento alterado (disfunção endotelial), além de característico da doença vascular diabética, está associado ao aumento dos desfechos adversos cardiovasculares e à hipertensão.

Estão envolvidos nesse mau funcionamento do endotélio vascular, bem como no quadro inflamatório local e sistêmico presentes nestes pacientes, que justifica o encontro de placas de maior risco tanto em artérias coronárias quanto em território carotídeo,[11,12] fatores como:

- A ativação do fator nuclear NF-κB (mediador-chave na regulação de diversos genes-alvo pró-inflamatórios e pró-ateroscleróticos nas células endoteliais).
- A redução da produção de óxido nítrico.
- O aumento na produção de espécies reativas de oxigênio.
- O aumento dos produtos da peroxidação de lipídios.
- A disfunção no componente dependente de endotélio para o relaxamento vascular.
- O aumento da liberação de radicais livres.

Além da disfunção do endotélio, as células musculares lisas dos vasos, os macrófagos derivados de monócitos e outros tipos celulares específicos regionais (podócitos nos rins e pericitos na retina) parecem também ter participação importante nos achados clínicos; estes últimos sobretudo na doença microvascular.

Atribui-se à hiperglicemia a perda da propriedade de não adesividade do endotélio, o que permite maior adesão de monócitos, fato este responsável por um dos estágios mais precoces da aterogênese. A ativação de metaloproteinases degradadoras da matriz também é atribuída à glicose, enzimas estas implicadas na ruptura de placas e no remodelamento arterial.[13]

Alterações patológicas na microvasculatura de pacientes com diabetes alteram a perfusão de órgãos, sobretudo naqueles em que a perfusão é altamente dependente dessa microcirculação, como é o caso da retina, dos rins e dos órgãos do sistema nervoso periférico. Além disso, a doença microvascular contribui também para a doença vascular periférica, para a alteração da vascularização miocárdica e para a cicatrização de feridas.[14]

A principal alteração estrutural microvascular do paciente com diabetes é o espessamento da membrana basal capilar, inclusive as arteríolas dos glomérulos, miocárdio, músculo, pele e retina, que resulta na microangiopatia diabética.

Outro ponto de destaque é o acometimento dos *vasa vasorum*, isto é, da rede de pequenos vasos encontrada na adventícia e na camada média externa de grandes artérias e da aorta.[15] A neovascularização que ocorre nestes vasos é mais um fator promotor da aterosclerose e preditor da ruptura de placas.[16]

É difícil separarmos os efeitos relativos à dislipidemia *versus* hiperglicemia na aterogênese. Sabe-se que a dislipidemia pode ser exacerbada pela hiperglicemia, no entanto, alguns dados sugerem efeitos possivelmente independentes da hiperglicemia sobre a aterosclerose.[17,18]

As dislipidemias são importantes fatores aterogênicos e muito prevalentes nos diabéticos, sendo relacionadas fisiopatologicamente com a doença. No diabetes, ocorre basicamente aumento de triglicerídeos, com aumento da produção de lipoproteínas de muito baixa densidade (VLDL), baixos valores plasmáticos de lipoproteína de alta densidade (HDL), níveis aumentados de lipoproteínas de baixa densidade (LDL) densas, pequenas e glico-oxidadas. As partículas LDL são as mais aterogênicas e mais suscetíveis à glico-oxidação. Quanto menores e mais densas, maior o processo de formação da placa de ateroma.[1,19]

Por fim, perturbações no sistema proteofibrinolítico, na biologia plaquetária, alterações na viscosidade plasmática, aumento da rigidez e agregação das hemácias, entre outros, constituem um estado protrombótico no paciente diabético, bem como um fator para o aceleramento do processo de aterosclerose.[19]

A complexidade e a imbricação dos diversos mecanismos aqui apontados tornam a compreensão da aterosclerose ainda difícil, havendo lacunas importantes a serem preenchidas. Provavelmente, a expressão multifenotípica das diversas etapas do processo da doença aterosclerótica venha a ser definitivamente explicada por estudos na área da genética, que definirão um deflagrador comum.

ALÉM DA ATEROSCLEROSE E DO DIABETES

Grande parte da "atenção cardiovascular" é voltada para o binômio aterosclerose-diabetes; no entanto, outros alvos e fatores de agressão miocárdico são importantes e demandam nossa atenção: é o caso da cada vez mais descrita cardiomiopatia diabética.

Indivíduos com diabetes apresentam fatores lesivos comuns associados a disfunção miocárdica e risco de insuficiência cardíaca (p. ex., hipertensão, hipertrofia ventricular esquerda, doença valvar, doença isquêmica e fibrilação atrial); no entanto, o maior risco de alteração estrutural e insuficiência cardíaca visto em pacientes com diabetes não é completamente explicado por esses fatores, quando analisados isoladamente. Um exemplo é a frequência de hipertrofia ventricular esquerda (HVE): em torno de 10% em indivíduos sem DM e sem hipertensão, 20% com diabetes isolado, 25% com hipertensão e 40% com hipertensão e diabetes, o que mostra claramente os efeitos do sinergismo sobre essa prevalência.

Em 1972, estudos de autópsia em diabéticos identificaram alterações cardiológicas caracterizadas por HVE e sinais histopatológicos típicos da chamada cardiomiopatia diabética.[20] Cerca de 2/3 dos pacientes com diabetes *mellitus* tipo 2 (DM2)desenvolvem cardiomiopatia diabética. A cardiomiopatia se manifesta por disfunção sistólica, diastólica ou ambas, com ou sem insuficiência cardíaca, e/ou por manifestação neuro-humoral.

O efeito direto da hiperglicemia e da resistência à insulina sobre o metabolismo celular miocárdico pode contribuir para a disfunção ventricular nesse grupo de pacientes,[21] seja por alterações do tipo de substrato metabólico utilizado em condições adversas e a consequente produção de metabólitos lesivos, ou por acúmulo de triglicerídeos miocelulares (esteatose miocárdica) com suas implicações metabólicas (apoptose por lipotoxicidade), ou, ainda, por questões mecânicas funcionais atribuídas ao aumento da massa miocárdica.[22,23]

CONSIDERAÇÕES CLÍNICAS NO INDIVÍDUO COM DIABETES E CARDIOPATIA

- **Equivalência de risco:** estudos clássicos da década de 1990, como o National Cholesterol Education Program report from the United States e as diretrizes europeias,[24,25] consideram o DM2 um equivalente de doença coronariana; dados estes, como já referido neste capítulo, questionáveis nos dias de hoje.
- **Extensão da doença coronária:** alguns estudos,[26-33] mas não todos,[34] referem extensão de doença coronariana maior em pacientes com diabetes do que naqueles sem diabetes, o que expressa maior número de acometimento multiarterial e maior número de vasos doentes.[30] Acometimento multiarterial também pode ocorrer em pacientes com DM2 assintomáticos,

particularmente nos que apresentam 2 ou mais fatores de risco coronarianos além do DM.[35]

- **Prevalência de doença assintomática:** além do aumento no número de eventos cardiovasculares, pacientes com DM2 apresentam maior taxa de doença coronariana assintomática, conhecimento este baseado na avaliação da presença de maior taxa de calcificação coronária em pacientes com DM2 por tomografia, para quantificação de escore de cálcio e por indução de isquemia silenciosa em exames de imagem com estresse.[36]

- **Epidemiologia:**
  - □ Mais de 75% das hospitalizações por complicações são atribuídos à doença cardiovascular, e aterosclerose é a responsável por aproximadamente 80% da mortalidade nos pacientes com doença cardiovascular.
  - □ Comparados aos indivíduos não diabéticos, pacientes com diabetes têm 2 a 4 vezes mais risco de desenvolver e morrer de doença coronariana.[37]
  - □ Pacientes com diabetes apresentam pior desfecho cardiovascular após síndromes coronarianas agudas (SCA),[38] gradiente este que se manteve em todas as eras do tratamento das SCA (pré ou pós-unidade coronariana, trombolítica, percutânea).[38]
  - □ O diagnóstico de diabetes prenuncia risco 2 vezes maior de acidente vascular encefálico (AVE), comparado com pacientes não diabéticos, além de trazer risco 2 a 6 vezes maior de desfecho clínico adverso após o AVE.[39]
  - □ Entre pacientes com doença arterial periférica sintomática, a prevalência do diabetes varia de 20% a 30%, e está mais associado à necessidade de amputações de extremidades.[40]
  - □ A insuficiência cardíaca congestiva também apresenta maior prevalência em pacientes com diabetes, com risco aumentado em 600% nos homens e 900% nas mulheres, sendo a principal causa de hospitalização e se associa a pior prognóstico nesse grupo de pacientes.[41,42]

TRATAMENTO DO INDIVÍDUO COM DIABETES E CARDIOPATIA

Assim como em qualquer doença, o manejo clínico do paciente com diabetes e cardiopatia demanda não apenas o conhecimento das melhores drogas e dos seus potenciais benefícios, mas também compreensão, por parte do paciente, do seu estado mórbido e potenciais problemas, e, por parte do médico, das necessidades, preferências e tolerância de cada um dos pacientes. O tratamento baseado em metas é importante, mas sua adequação à realidade de cada paciente é fundamental.

Hoje a palavra individualização ganha espaço e a diversidade de terapias disponível permite essa abordagem.

O tratamento do paciente com diabetes e cardiopatia diabético deve ser feito antes mesmo do aparecimento da doença, por meio da tentativa de eliminação dos fatores de risco cardiovascular e do controle da hiperglicemia. Uma vez estabelecida a cardiopatia, algumas medidas extras deverão ser seguidas.

Controle glicêmico

Durante muito tempo, a aprovação de drogas úteis no tratamento do DM baseou-se na observação das suas capacidades em reduzir os níveis de glicose, sem a necessidade de demonstração da sua eficácia em desfechos clínicos. No entanto, a política regulatória sobre as drogas utilizadas no diabetes vem mudando e justificando a avalanche de estudos clínicos focados nos desfechos cardiovasculares associados a estas terapias.[43]

Desde o estudo UPKDS (United Kingdom Prospective Diabetes Study – 1997), já se encontra bem estabelecido que o controle glicêmico intensivo diminui significativamente a incidência de complicações microvasculares,[44] bem como que o efeito do controle glicêmico sobre a doença macrovascular ainda é controverso, embora se defenda a necessidade de sua obtenção.

Diversas sociedades, como a American Diabetes Association (ADA), a American Heart Association (AHA) e o Americam College of Cardiology (ACC), continuam a recomendar um tratamento que vise à hemoglobina glicada (HbA1c) < 7%, com base nesses benefícios microvasculares,[45] com incertezas quanto ao benefício sobre o risco cardiovascular e sem evidências com relação a desfechos cardiovasculares que justifiquem a busca por um alvo menor.

Pilar na recomendação dessas sociedades, a metformina permanece como terapia de escolha para todos os pacientes, desde que não haja contraindicação, e a terapia combinada, podendo incluir o uso precoce de insulina, o caminho para a obtenção do alvo sobre o valor de hemoglobina A1c.

Entre as demais considerações estão os benefícios cardiovasculares da pioglitazona e o ainda nebuloso risco aumentado de infarto pelo uso da rosiglitazona,[46,47] com ressalvas sobre o risco de ganho de peso, edema de membros inferiores e insuficiência cardíaca dessa classe de drogas (tiazolidinedionas),[48] o risco de ganho de peso e hipoglicemia com o uso tanto de insulinas quanto de secretagogos, bem como a falta de dados sobre a eficácia e a segurança neste grupo de pacientes das novas drogas disponíveis.

Modificação dos fatores de risco

A modificação do risco cardiovascular, seja como intervenção primária ou secundária, beneficia os pacientes com diabetes tanto quanto, ou mais, os que não têm diabetes. Ela inclui alterações no estilo de vida, com o objetivo da perda de peso; atividade física regular; interrupção do tabagismo e controle dietético.

Tratamento da hipertensão arterial

O objetivo a ser atingido deve ser pressão arterial (PA) de 130 mmHg × 80 mmHg.[49] Estudos demonstraram não haver benefícios extras com a diminuição da PA abaixo desses valores.[50] Todas as classes de anti-hipertensivos podem ser utilizadas, sendo frequentemente necessárias associações de 2 ou mais drogas.[49]

Apesar dessas evidências, o controle adequado dos fatores de risco é raramente alcançado. Mesmo a melhora parcial de um fator de risco pode ter um benefício considerável. Assim, todos os esforços devem ser dirigidos na tentativa de se modificar o estilo de vida desse grupo de pacientes de alto risco cardiovascular.

Tratamento da dislipidemia

Apesar da vasta tentativa de controle de triglicerídeos e HDL com diversas drogas, seu benefício sobre o risco cardiovascular permanece obscuro, e o foco segue sobre as medidas e intervenções para controle de LDL colesterol.[51]

Modificações no estilo de vida, com perda de peso (se indicada) e atividade física regular, devem ser recomendadas para melhora do perfil lipídico de pacientes com diabetes.[52]

São considerados pacientes com DM e de baixo risco os que têm LDL colesterol < 100 mg/dL; HDL colesterol > 50 mg/dL, e triglicerídeos < 150 mg/dL.[52]

As recomendações atuais para tratamento da dislipidemia em pacientes com DM estão descritas no Capítulo 15.1.

Interrupção do tabagismo

Deve-se recomendar a todos os pacientes que parem de fumar ou de utilizar produtos à base de tabaco, podendo, para isso, ser oferecido tratamento específico hoje bastante difundido.[52]

Ácido acetilsalicílico

O uso rotineiro do ácido acetilsalicílico (AAS) deve ser recomendado aos pacientes adultos com DM, com risco cardiovascular elevado (risco > 10% de doença cardiovascular em 10 anos), o que inclui a maioria dos homens com mais de 50 anos e mulheres com mais de 60 anos, com pelo menos um fator de risco adicional (história familiar de doença cardiovascular, hipertensão, tabagismo, dislipidemia ou albuminúria).[52] Essa simples intervenção previne diversos eventos cardíacos e mortes.

As recomendações atuais não mais indicam o uso do AAS para todos os pacientes com DM.[52] Em pacientes com risco intermediário, como jovens com um ou mais fatores de risco ou idosos sem fatores de risco, o julgamento clínico deve ser feito individualmente, até que mais pesquisas estejam disponíveis.

Deve ser recomendado aos pacientes com conhecida alergia ao AAS o uso de 75 mg de clopidogrel 1 vez ao dia.

A ADA recomenda o uso de Aspirina (75 a 162 mg/dia) deve ser considerada como estratégia de prevenção primária em pacientes com DM1 ou DM2 e risco cardiovascular aumentado (risco em 10 anos >10%). Isso inclui a maioria dos homens > 50 anos e mulheres > 60 anos com pelo menos um fator de risco maior adicional (história familiar de doença cardiovascular, hipertensão arterial, tabagismo, dislipidemia ou albuminúria). Em pacientes abaixo destas faixas etárias com múltiplos fatores de risco (p. ex., risco em 10 anos entre 5 e 10%), o uso de aspirina deve ser recomendado de acordo com o julgamento clínico. Em homens < 50 anos e mulheres < 60 anos com risco de doença cardiovascular em 10 anos < 5%, o risco de eventos adversos por sangramento ultrapassa os benefícios do uso da droga. Aspirina deve ser utilizada como estratégia de prevenção secundária em todos os pacientes com DM e história de doença cardiovascular. Para pacientes com doença cardiovascular e alergia a aspirina, clopidogrel 75 mg/dia deve ser utilizado. Terapia antiplaquetária dupla é razoável por até um ano após a síndrome coronariana aguda.[66]

β-bloqueadores

Devem ser prescritos, quando bem tolerados e na ausência de contraindicações, a todos os pacientes com DM e IAM prévio.[53]

Diversos estudos demonstram redução 2 vezes maior no risco relativo de morte e nas taxas de reinfarto após IAM com o uso de β-bloqueadores, quando comparados aos sem DM.[41]

As alterações que podem provocar no metabolismo glicídico e lipídico, assim como a possibilidade de se mascararem sintomas de hipoglicemia, não devem ser consideradas contraindicações ao seu uso em pacientes com diabetes do tipo 2.

Inibidores da enzima conversora de angiotensina

O estudo HOPE demonstrou que o ramipril reduz significativamente o risco de morte por eventos cardiovasculares, IAM e mortalidade geral em pacientes de elevado risco cardiovascular que não apresentem insuficiência cardíaca congestiva associada.[53] Outro estudo, o SECURE, demonstrou que o ramipril também reduz o processo de aterosclerose.[54]

Esses resultados sugerem que o sistema renina-angiotensina-aldosterona representa um papel central no desenvolvimento e na progressão da aterosclerose, exercendo ações diretas nos vasos sanguíneos, além dos seus efeitos hemodinâmicos. Assim, pacientes com qualquer evidência de aterosclerose seriam considerados de alto risco e se beneficiariam da inibição do sistema renina-angiotensina-aldosterona.[55,56]

Isso é particularmente importante, se lembrarmos que os pacientes com DM apresentam anormalidades no metabolismo lipídico, com elevado risco aterogênico.

Com base nessas evidências, deve-se considerar fortemente o uso de inibidores da enzima de conversão de angiotensina (IECA) nesses pacientes, sendo o medicamento de primeira escolha naqueles com hipertensão arterial sistêmica e na presença de microalbuminúria.

Bloqueadores de receptor de angiotensina

Diversos estudos têm mostrado evidências de benefício na ação dos bloqueadores de receptor de angiotensina (BRA) sobre eventos cardiovasculares. O estudo LIFE (Losartan Intervention for Endpoint Reduction), em DM2 com nefropatia, comparou, de forma randomizada, 1.195 pacientes hipertensos com sinais eletrocardiográficos de sobrecarga esquerda em uso de losartan *versus* atenolol, considerando, como evento cardiovascular, IAM, AVE e morte. Embora o controle da PA fosse semelhante nos 2 grupos, o risco relativo para os eventos foi menor para o grupo losartan (0,76), assim como para a mortalidade geral (0,61).[57]

INDICAÇÕES DE RASTREAMENTO DE DOENÇA ARTERIAL CORONARIANA

A diretriz prática da ADA, alinhada com a maior parte dos estudos de risco cardiovascular em diabetes, com destaque para um estudo de coorte populacional retrospectivo, de quase 10 milhões de adultos (380 mil com DM) em Ontário, Canadá, considera que a transição para o alto risco cardiovascular ocorra a partir dos 40 anos de idade em pacientes com DM, tanto tipo 1 quanto tipo 2.[52,58,59]

Somado ao aumento do risco cardiovascular, pacientes com DM2 apresentam ainda alta taxa de doença arterial coronariana assintomática, quando comparados com a população geral, fatos estes que levantaram a possibilidade de haver benefício no rastreamento de pacientes com DM assintomáticos para doença coronariana.[35]

A incidência de doença coronariana assintomática no diabetes tem sido avaliada por uma grande variedade de exames diagnósticos, entre eles o escore de cálcio e a angiografia não invasiva para a detecção de aterosclerose (feitas por tomografia computadorizada), testes de esforço com ou sem a associação de imagem (para pesquisa de isquemia) e coronariografia por cateterismo (método invasivo e padrão-ouro). No entanto, uma pergunta se impõe frente a essa investigação: o que fazer com o resultado? Isto é, a intervenção frente a um exame positivo melhora o desfecho clínico?

Os potenciais benefícios prognósticos da intervenção terapêutica mais agressiva (aspirina), do controle da dislipidemia e dos demais fatores de risco, ou até a revascularização miocárdica mais precoce, podem ser questionados, uma vez que muitos desses tratamentos já devem fazer parte do manejo desses pacientes frente ao alto risco cardiovascular inerente ao diabetes, na realidade, não se modificando com a detecção de doença assintomática propriamente dita.

São escassas e controversas, até o presente momento, as evidências de que a intervenção em pacientes com DM assintomáticos e com achados de alto risco em testes de estresse melhorem os desfechos de morte cardíaca ou IAM não fatal. Além disso, não existem dados de peso que suportem o benefício do rastreamento de pacientes assintomáticos com DM2 para a busca de isquemia miocárdica silenciosa, enquanto achados de estudos retrospectivos observacionais e um pequeno estudo randomizado não cego sugerem possível benefício.[60,61] Trabalhos extensos como o DIAD (Detection of Ischemia in Asymptomatic Diabetics) não demonstram esses benefícios.[62]

Alguns critérios gerais são importantes na escolha dos pacientes e dos métodos a serem utilizados para rastreamento:

- A prevalência de doença coronariana deve ser suficientemente alta.
- O teste utilizado deve ser capaz de, acuradamente, diferenciar pacientes de alto e baixo risco cardiovascular (consideração importante é que o bom prognóstico de um teste de baixo risco não pode ser aplicado para pacientes com DM após 2 anos).
- A identificação de pacientes de risco deve orientar tratamentos com melhores desfechos.
- A estratégia deve ser custo-efetiva.

Fato é que a abordagem mais custo-efetiva de rastreamento e prevenção de eventos cardiovasculares no DM assintomáticos ainda é objeto de muito debate.[63,64] Sendo assim, o que recomendam as principais sociedades?

- **ADA:**[52] não recomenda o rastreamento rotineiro em pacientes com DM assintomáticos, uma vez que esse procedimento não se mostrou melhor do que apenas o tratamento agressivo dos fatores de risco.[52] No entanto, alguns pacientes de alto risco podem ser candidatos ao rastreamento com testes provocativos, caso haja história de doença arterial periférica ou doença carotídea. Recomenda-se uma verificação anual do risco cardiovascular para identificar pacientes que se beneficiarão de tratamento com aspirina, IECA ou estatinas, mas não se orienta que esse critério seja utilizado para a identificação de pacientes candidatos a testes provocativos. Vê-se no escore de cálcio e na angiotomografia das coronárias um recurso útil e não invasivo, mas que ainda carece de validação para seu maior uso. Pacientes com sintomas típicos ou atípicos ou, ainda, com eletrocardiograma basal alterado, devem ser referenciados à investigação complementar.
- **American College of Cardiology e American Heart Association:** em sua diretriz de teste ergométrico de 2002, faz uma conclusão questionável, mas que orienta a avaliação de esforço em pacientes com DM, assintomáticos, que planejam iniciar um programa de exercícios vigorosos.[65]

VASCULOPATIA PERIFÉRICA NO PACIENTE DIABÉTICO

Os pacientes com DM desenvolvem alterações vasculares mais extensas e mais graves do que os indivíduos não diabéticos. O risco de arteriopatia periférica oclusiva associada ao diabetes aumenta significativamente em razão direta da idade do paciente e da duração do diabetes. Oito por cento dos pacientes têm evidência clínica de arteriopatia no momento que se sabem diabéticos, chegando a 45% 20 anos mais tarde.[53] As lesões arteriais não se diferenciam anatomopatologicamente da aterosclerose, mas algumas peculiaridades clínicas permitem o estabelecimento do conceito de macroangiopatia diabética, que consiste no acometimento de grandes e médias artérias, e também de microangiopatia muito característica.

Macroangiopatia

Em virtude da íntima relação entre diabetes e vasculopatias, às vezes pouco sintomáticas, em todo indivíduo com DM é imprescindível procurar uma lesão arterial, mesmo sem expressão clínica, pela existência de maior risco para a doença nesses pacientes. Nos indivíduos com arteriopatia oclusiva crônica, a procura sistemática de diabetes é indispensável.

As arteriopatias dos diabéticos entram na classificação geral da aterosclerose, mas nelas apresenta algumas peculiaridades. De acordo com Leriche, o diabetes leva a quadro mais precoce de aterosclerose. E, de fato, em várias arteriografias pode-se notar similitude entre as lesões arteriais do idoso e as do indivíduo com DM ainda jovem. Geralmente admite-se que nestes casos a aterosclerose é mais difusa, mas grave, e se manifesta em uma idade mais precoce (aproximadamente 10 anos antes).

A arteriopatia no DM se caracteriza por:

- Acometimento frequente da artéria femoral profunda, que é um fator importante no aumento do risco de amputação.
- Acometimento mais frequente das artérias tibiais e fibulares, que dificulta os procedimentos de revascularização.

Existe um grau importante de calcificação da média, que dificulta as suturas cirúrgicas e altera de maneira intensa a complacência da parede arterial.

A par do processo de envelhecimento, é preciso destacar o papel do hiperinsulinismo nos indivíduos com DM2 obesos não insulinodependentes: a insulina favorece a proliferação das células musculares da camada média da parede arterial e do tecido conjuntivo.

A calcificação arteriolar da média é mais frequente em pacientes com DM, e considera-se relacionada com a disfunção autonômica. Acredita-se que o desenvolvimento da calcificação da média arterial seja devido à desnervação autonômica da íntima e da média das artérias musculares pequenas. O aumento da calcificação da média tem sido descrito após simpatectomia.

Microangiopatia

A desnervação autonômica altera a homeostase microcirculatória. A alteração do mecanismo de controle inclui aumento das ligações arteriovenosas, distribuição disfuncional entre perfusão capilar e fluxo sanguíneo e alteração da vasoconstrição postural, que leva à hipertensão capilar postural e à formação de edema, prejudicando a resposta hiperêmica cutânea para a lesão.

Abordagem do paciente

A ausência quase total de queixas faz com que muitas vezes se subestime a gravidade da doença arterial oclusiva no diabético, e pode mesmo faltar a claudicação intermitente, um dos mais importantes sintomas reveladores de arteriopatia. Por isso, com a finalidade de detecção precoce das alterações vasculares, a AHA e a ADA recomendam que os pacientes diabéticos sejam submetidos pelo menos 1 vez por ano a um exame vascular, independentemente da presença ou não de lesões tróficas ou de qualquer sintoma.[52,65]

A verificação da PA do 1º pododátilo pode evidenciar, de forma precisa e reprodutível, a pressão de perfusão do pé na ocorrência de calcificação da média das artérias tibiais. O exame é muito útil, uma vez que nas artérias digitais ocorre menos o processo de calcificação da média.

Exames complementares

- Doppler arterial dos membros inferiores, com verificação das pressões segmentares. A PA pode estar falseada pela presença de calcinose da média, que, ao modificar a elasticidade da parede arterial, a torna menos compressível.
- *Ecocolor* **Doppler:** para uma avaliação arterial troncular completa.
- Em caso de isquemia, com ou sem a presença de alteração trófica, verificar a pressão de oxigênio pela via transcutânea.
- Radiografia dos dois pés, de frente e de perfil, para avaliar complicações osteoarticulares e sinais de osteomelite, uma vez que esses achados alteram o prognóstico e influenciam a decisão quanto a um tratamento mais conservador ou mais radical.
- **Arteriografia:** como procedimento pré-cirúrgico. Devem ser tomadas precauções relacionadas com hidratação adequada e proteção da função renal.
- Na prática, as lesões das grandes, médias e pequenas artérias foram definidas pela arteriografia, que permitiu identificar certas imagens muito sugestivas do diabetes.
- **Calcificações arteriais:** visíveis mesmo em raios X simples, sem contraste, frequentes nos idosos, elas devem suscitar uma investigação sistemática do DM quando observadas em pacientes com idade < 45 anos. Trata-se de calcificação da média, que atinge particularmente as artérias do tipo muscular ou musculoesquelética, provavelmente por degradação das fibras elásticas.
- **Acometimento preferencial das artérias de pequeno e médio calibres:** nota-se que o tipo lesional do diabético se aproxima do observado habitualmente nas artérias dos idosos, o que sugere nos pacientes um processo de envelhecimento prematuro. Nas formas mais típicas, os grandes troncos arteriais estão geralmente preservados e a localização da aterosclerose nas artérias

distais, principalmente as artérias das pernas, é muito característica do DM. As imagens arteriográficas do tripé da perna são notadamente sugestivas.

- **Acometimento das vias colaterais:** o acometimento das artérias colaterais é frequente no curso do diabetes.

As lesões das artérias do pé merecem atenção especial. Os principais sinais clínicos são:

- Predominância de lesão distal.
- Concomitância de neuropatia sensitiva e motora.
- Formas assintomáticas mais frequentes.
- Menor resistência à infecção.
- Calcinose da média.
- Evolução rápida e frequente para alterações tróficas.
- Taxa de amputação muito elevada.

Tratamento da arteriopatia periférica

Informação

- Conversar com o doente, para educá-lo em relação aos cuidados preventivos necessários. Sempre que possível, orientá-lo também por escrito.
- Enfatizar a importância de parar de fumar.
- Recomendar que os pés sejam mantidos limpos e secos, especialmente na região interdigital. Cuidados com as unhas e regiões periungueais. Aconselhar a não cortar as cutículas nem usar soluções abrasivas para remover calosidades.
- Alertar sobre o perigo do uso direto do calor. Um dos sintomas comuns nos pacientes com arteriopatias oclusivas é o esfriamento apreciável da extremidade afetada. É natural que o doente ou os familiares apliquem calor na extremidade fria para aquecê-la, levando a dano tecidual grave: queimaduras e necroses.
- **Salientar a atenção necessária na escolha do calçado adequado:**
  - ☐ Proteção contra pressão excessiva sobre o calcâneo ou sobre proeminências ósseas, como os maléolos.
  - ☐ Não usar sandálias sustentadas entre os dedos.
  - ☐ Examinar o interior dos sapatos antes de calçá-los.
  - ☐ Não andar com os pés descalços.
- Tratar imediatamente a menor escoriação cutânea capaz de aumentar a probabilidade de infecção grave, que pode levar a osteomielite e amputação. A presença de uma úlcera é um marco na evolução dos pacientes com DM.

Tratamento medicamentoso

- **Controle da hipertensão arterial:** a hipertensão arterial associada ao DM aumenta em 2,5 vezes o risco de macroangiopatia no homem, e em mais de 5,5 vezes na mulher. Deve-se evitar queda tensional importante, o que poderia provocar baixa do débito da perfusão distal e agravamento da arteriopatia periférica.
- **Medicamentos vasoativos que se propõem a agir nas condições hemorreológicas e na agregação plaquetária:** pentoxifilina, buflomedil e prostanoides.
- Antitrombóticos, heparina e os antivitamina K facilitam a cicatrização das alterações tróficas e mostram tendência para diminuir a frequência de amputações maiores.
- Antibioticoterapia em caso de infecção.
- Tratamento cirúrgico, principalmente em caso de alterações tróficas importantes.

RECOMENDAÇÕES DA AMERICAN DIABETES ASSOCIATION PARA PACIENTES COM DOENÇA CARDIOVASCULAR

As diretrizes da ADA de 2014 indicam uso de IECA, aspirina e estatinas em todos pacientes com doença cardiovascular conhecida, para redução de eventos cardiovasculares (exceto se estas drogas forem contraindicadas). Recomenda-se ainda uso de β-bloqueadores em pacientes com IAM prévio, por pelo menos 2 anos após o evento. Em pacientes com insuficiência cardíaca sintomática, tratamento com tiazolidinedionas deve ser evitado. Em pacientes com insuficiência cardíaca estável, metformina pode ser usada se a função renal estiver preservada, mas a droga deve ser evitada em pacientes instáveis ou hospitalizados.[52]

REFERÊNCIAS BIBLIOGRÁFICAS

1. Goldberg IJ, Semenkovich CF, Ginsberg HN. Diabetes mellitus and vascular disease risk. In Atlas of atherosclerosis. Risk factors and treatment. 2nd ed. Philadelphia: Current Medicine Inc; 2000. p. 193-212.
2. Stratton IM, Adler AI, Neil AW et al. Association of glycaemia with macrovascular and microvascular complications of type 2 diabetes (UKPDS 35): Prospective observational study. Braz Med J. 2000 Aug; 321(12):405-12.
3. American Diabetes Association. Implications of the United Kingdom Prospective Study. Diabetes Care. 2000 Jan; 24 Supp I:28-32.
4. DCCT Research Group. The effect of intensive treatment of diabetes on the development and progression of long-term complications in insulin dependent diabetes mellitus. N Eng J Med. 1993; 329:977-86.
5. Hennersdorfmg MG, Hehn M, Schamwell CM et al. Cardiac complications in diabetes mellitus. Med Klin. 2000; 95 (9):487-95. abstract (PubMed-PMIDM 028165).
6. Gavornik P. Diabetic angiopathy – Ethiopathogenesis and clinical manifestations. Hypersyndrome X. Bratisl Lek Listy. 2000; 101 (10):569-76. Abstract (PubMed – PMIDM 11218948).
7. Lenaers M. Cardiac complications in diabetes type 2. Rev Med Brux. 2000; 21(3):149-56.

8. Holman RR, Paul SK, Bethel MA et al. 10-year follow-up of intensive glucose control in type 2 diabetes. N Engl J Med. 2008; 1577:359.

9. Gerstein HC, Miller ME, Byington RP et al. Effects of intensive glucose lowering in type 2 diabetes. N Engl J Med. 2008; 358:2545.

10. Patel A, MacMahon S, Chalmers J et al. Intensive blood glucose control and vascular outcomes in patients with type 2 diabetes. N Engl J Med. 2008; 358:2560.

11. Orasanu G, Plutzky J. The pathologic continuum of diabetic vascular disease. J Am Coll Cardiol. 2009; 53 Suppl I: 35.

12. Lindsey JB, Cipollone F, Abdullah SM et al. Receptor for advanced glycation end-products (RAGE) and soluble RAGE (sRAGE): Cardiovascular implications. Diab Vasc Dis Res. 2009; 6:7.

13. Orasanu G, Plutzky J. The continuum of Diabetic Vascular Disease: From macro-to-micro. *J Am Coll Cardiol.* 2009 February 3; 53(5 Suppl):35-42

14. He Z, Rask-Madsen C, King GL. Pathogenesis of diabetic microvascular complications. In: De Fronzo RA, Ferrannini E, Keen H, Zimmet P, editors. International Textbook of Diabetes Mellitus. Vol. 2. Hoboken, NJ: John Wiley & Sons; 2004. p. 1135-59.

15. Hayden MR, Tyagi SC. Vasa vasorum in plaque angiogenesis, metabolic syndrome, type 2 diabetes mellitus, and atheroscleropathy: A malignant transformation. Cardiovasc Diabetol. 2004; 3:1.

16. Langheinrich AC, Kampschulte M, Buch T et al. Vasa vasorum and atherosclerosis — Quid novi? Thromb Haemost. 2007; 97:873-9.

17. Gerrity RG, Natarajan R, Nadler JL et al. Diabetes-induced accelerated atherosclerosis in swine. Diabetes. 2001; 50:1654-65.

18. Renard CB, Kramer F, Johansson F et al. Diabetes and diabetes-associated lipid abnormalities have distinct effects on initiation and progression of atherosclerotic lesions. J Clin Invest. 2004; 114:659-68.

19. Consenso Brasileiro sobre dislipidemias. Detecção, avaliação e tratamento. Arq Bras Endocrinol Metabi. 1999; 43 (4):287-305.

20. Bierhaus A, Ziegler R, Nawroth PP. Molecular mechanisms of diabetic angiopathy – Clues for innovative therapeutic interventions. Horm Res. 1998; 50 Suppl 1:1-5.

21. Saunders J, Mathewkutty S, Drazner MH et al. Cardiomyopathy in type 2 diabetes: Update on pathophysiological mechanisms. Herz. 2008; 33:184.

22. Saunders SA, Wallymhamed M, Macfarlane IA. Improvements in glycaemic control and cardiovascular risk factors in a cohort of patients with type 1 diabetes over a 5-year period. QJM. 2009; 102:29.

23. McGavock JM, Victor RG, Unger RH et al. Adiposity of the heart, revisited. Ann Intern Med. 2006; 144:517.

24. National Cholesterol Education Program (NCEP) Expert Panel on Detection, Evaluation, and Treatment of High Blood Cholesterol in Adults (Adult Treatment Panel III). Third Report of the National Cholesterol Education Program (NCEP) Expert Panel on Detection, Evaluation, and Treatment of High Blood Cholesterol in Adults (Adult Treatment Panel III) final report. Circulation. 2002; 106:3143.

25. De Backer G, Ambrosioni E, Borch-Johnsen K et al. European guidelines on cardiovascular disease prevention in clinical practice: Third joint task force of European and other societies on cardiovascular disease prevention in clinical practice (constituted by representatives of eight societies and by invited experts). Eur J Cardiovasc Prev Rehabil. 2003; 10 Suppl I:1.

26. Robertson WB, Strong JP. Atherosclerosis in persons with hypertension and diabetes mellitus. Lab Invest. 1968; 18:538.

27. Waller BF, Palumbo PJ, Lie JT et al. Status of the coronary arteries at necropsy in diabetes mellitus with onset after age 30 years. Analysis of 229 diabetic patients with and without clinical evidence of coronary heart disease and comparison to 183 control subjects. Am J Med. 1980; 69:498.

28. Pajunen P, Taskinen MR, Nieminen MS et al. Angiographic severity and extent of coronary artery disease in patients with type 1 diabetes mellitus. Am J Cardiol. 2000; 86:1080.

29. Stein B, Weintraub WS, Gebhart SP et al. Influence of diabetes mellitus on early and late outcome after percutaneous transluminal coronary angioplasty. Circulation. 1995; 91:979.

30. Granger CB, Califf RM, Young S et al. Outcome of patients with diabetes mellitus and acute myocardial infarction treated with thrombolytic agents. The Thrombolysis and Angioplasty in Myocardial Infarction (TAMI) Study Group. J Am Coll Cardiol. 1993; 21:920.

31. Mueller HS, Cohen LS, Braunwald E et al. Predictors of early morbidity and mortality after thrombolytic therapy of acute myocardial infarction. Analyses of patient subgroups in the Thrombolysis in Myocardial Infarction (TIMI) trial, phase II. Circulation. 1992; 85:1254.

32. Natali A, Vichi S, Landi P et al. Coronary atherosclerosis in Type II diabetes: Angiographic findings and clinical outcome. Diabetologia. 2000; 43:632.

33. Melidonis A, Dimopoulos V, Lempidakis E et al. Angiographic study of coronary artery disease in diabetic patients in comparison with nondiabetic patients. Angiology. 1999; 50:997.

34. Pajunen P, Nieminen MS, Taskinen MR, Syvänne M. Quantitative comparison of angiographic characteristics of coronary artery disease in patients with noninsulin-dependent diabetes mellitus compared with matched nondiabetic control subjects. Am J Cardiol. 1997; 80:550.

35. Scognamiglio R, Negut C, Ramondo A et al. Detection of coronary artery disease in asymptomatic patients with type 2 diabetes mellitus. J Am Coll Cardiol 2006; 47:65.

36. Anand DV, Lim E, Lahiri A et al. The role of non-invasive imaging in the risk stratification of asymptomatic diabetic subjects. Eur Heart J. 2006; 27:905.

37. Preis SR, Hwang SJ, Coady S et al. Trends in all-cause and cardiovascular disease mortality among women and men with and without diabetes mellitus in the Framingham Heart Study, 1950 to 2005. Circulation. 2009; 119:1728.

38. Wiviott SD, Braunwald E, Angiolillo DJ et al. Greater clinical benefit of more intensive oral antiplatelet therapy with prasugrel in patients with diabetes mellitus in the trial to assess improvement in therapeutic outcomes by optimizing platelet inhibition with prasugrel – Thrombolysis in Myocardial Infarction 38. Circulation. 2008; 118:1626.

39. Martini SR, Kent TA. Hyperglycemia in acute ischemic stroke: A vascular perspective. J Cereb Blood Flow Metab. 2007; 27:435.

40. Canavan RJ, Unwin NC, Kelly WF et al. Diabetes- and nondiabetes-related lower extremity amputation incidence before and after the introduction of better organized diabetes foot care: Continuous longitudinal monitoring using a standard method. Diabetes Care. 2008; 31:459.

41. McGuire D, Granger C. Proceedings of a Symposium – diabetes and cardiovascular disease: Current opinions and future directions. AM Heart J. 1999; 138 Suppl I:366-75.

42. Aguilar D. Management of type 2 diabetes in patients with heart failure. Curr Treat Options Cardiovasc Med. 2008; 10:465.

43. Gore MO, McGuire DK. Cardiovascular disease and type 2 diabetes mellitus: Regulating glucose and regulating drugs. Curr Cardiol Rep. 2009; 11:258.

44. Goldberg R. Risk factor modification for cardiac disease. Med Clin of North America. 2000; 84:81-93.

45. Skyler JS, Bergenstal R, Bonow RO et al. Intensive glycemic control and the prevention of cardiovascular events: Implications of the ACCORD, ADVANCE, and VA Diabetes Trials: A position statement of the American Diabetes Association and a Scientific Statement of the American College of Cardiology Foundation and the American Heart Association. J Am Coll Cardiol. 2009; 53:298.

46. Dormandy JA, Charbonnel B, Eckland DJ et al. Secondary prevention of macrovascular events in patients with type 2 diabetes in the PROactive Study (PROspective pioglitAzone Clinical Trial In macroVascular Events): A randomised controlled trial. Lancet. 2005; 366:1279.

47. Nissen SE, Wolski K. Effect of rosiglitazone on the risk of myocardial infarction and death from cardiovascular causes. N Engl J Med. 2007; 356:2457.

48. Nesto RW, Bell D, Bonow RO et al. Thiazolidinedione use, fluid retention, and congestive heart failure: A consensus statement from the American Heart Association and American Diabetes Association. Circulation. 2003; 108:2941.

49. Sociedade Brasileira de Cardiologia/Sociedade Brasileira de Hipertensão/Sociedade Brasileira de Nefrologia. VI Diretrizes de Hipertensão. Arq Bras Cardiol. 2010; 95(1 Suppl 1):1-51.

50. ACCORD Study Group, Cushman WC, Evans GW et al. Effects of intensive blood-pressure control in type 2 diabetes mellitus. N Engl J Med. 2010; 362(17):1575-85.

51. Pignone M, Alberts MJ, Colwell JA et al. Aspirin for primary prevention of cardiovascular events in people with diabetes: A position statement of the American Diabetes Association, a scientific statement of the American Heart Association, and an expert consensus document of the American College of Cardiology Foundation. Circulation. 2010; 121:2694.

52. American Diabetes Association. Standards of medical care in diabetes-2014. Diabetes Care. 2014; 37(Suppl 1): 514-80.

53. Yusuf S, Sleight P, Pogue J et al. Effects of an anfiotensin-converting-enzime inhibitor, ramipril, on cardiovascular events in high-risk patients. The Heart Outcomes Prevention Evaluation Study Investigators. N Engl J Med. 2000; 342:145-53.

54. Lonn E, Yusuf S, Dzavik V et al. Effects of ramipril and vitamin E on atherosclerosis: The study to evaluate carotid ultrasound change in patients treated with ramipril and vitamin E (SECURE). Circulation. 2001; 103:919-25.

55. Yusuf S. From the hope to the ontarget and the transcend studies: Challenges in improving prognosis. Am J Cardiol. 2002; 89(2A).

56. Barzilay J, Spickerman C et al. Prevalence of clinical and isolated subclinical cardiovascular disease in older adults with glucose disorders. Diabetes Care. 2001:1233-39.

57. Berl T, Hunsicker LG, Lewis JB et al. Cardiovascular Effects in type 2 diabetic nephropathy. Ann Int Med. 2003; 138(7):542-9.

58. Bax JJ, Young LH, Frye RL et al. Screening for coronary artery disease in patients with diabetes. Diabetes Care. 2007; 30:2729.

59. Booth GL, Kapral MK, Fung K et al. Relation between age and cardiovascular disease in men and women with diabetes compared with non-diabetic people: A population-based retrospective cohort study. Lancet. 2006; 368:29.

60. Sorajja P, Chareonthaitawee P, Rajagopalan N et al. Improved survival in asymptomatic diabetic patients with high-risk SPECT imaging treated with coronary artery bypass grafting. Circulation. 2005; 112 Suppl I:311.

61. Faglia E, Manuela M, Antonella Q et al. Risk reduction of cardiac events by screening of unknown asymptomatic coronary artery disease in subjects with type 2 diabetes mellitus at high cardiovascular risk: An open-label randomized pilot study. Am Heart J. 2005; 149:e1.

62. Young LH, Wackers FJ, Chyun DA et al. Cardiac outcomes after screening for asymptomatic coronary artery disease in patients with type 2 diabetes: The DIAD study: A randomized controlled trial. JAMA. 2009; 301:1547.

63. Diamond GA, Kaul S, Shah PK. Screen testing cardiovascular prevention in asymptomatic diabetic patients. J Am Coll Cardiol. 2007; 49:1915.

64. Beller GA. Noninvasive screening for coronary atherosclerosis and silent ischemia in asymptomatic type 2 diabetic patients: Is it appropriate and cost-effective? J Am Coll Cardiol. 2007; 49:1918.

65. Gibbons RJ, Balady GJ, Bricker JT et al. ACC/AHA 2002 guideline update for exercise testing: Summary article. A report of the American College of Cardiology/American Heart Association Task Force on Practice Guidelines (Committee to Update the 1997 Exercise Testing Guidelines). J Am Coll Cardiol. 2002; 40:1531.

Pé diabético

Monick Cardoso
Janaina Martins
Ana Lucia Silva de Almeida

INTRODUÇÃO

Pé diabético é o termo empregado para nomear as diversas alterações e complicações ocorridas, isoladamente ou em conjunto, nos pés e nos membros inferiores dos pacientes com diabetes *mellitus* (DM). Pode ser definido como um grupo de alterações nas quais neuropatia, isquemia e infecção levam a lesão tecidual ou ulceração, resultando em morbidade e possível amputação. O custo humano e financeiro dessa complicação é imenso e dependente, para o seu controle ou prevenção, da conscientização quanto à necessidade de um bom controle da doença e da implantação de medidas relativamente simples de assistência preventiva, de diagnóstico precoce e de tratamento mais resolutivo nos estágios iniciais da doença.

Os problemas relacionados ao pé de pacientes com DM são uma importante causa de morbidade nessa população. Estima-se que o risco de desenvolvimento de uma úlcera plantar nos pacientes com DM (tipo 1 ou 2) pode chegar a 25% e é responsável por aproximadamente 2/3 das amputações não traumáticas nos Estados Unidos.[1] Uma informação recente do US Centers for Disease Control and Prevention (CDC) mostrou que o número anual de hospitalizações por pé diabético continuou crescendo progressivamente de 1980 a 2003.[2] Em estudos realizados na cidade do Rio de Janeiro, na década de 1990, verificou-se que a incidência de amputações foi 4 a 13 vezes maior na população diabética em relação à população geral, na faixa etária de 30 a 89 anos.

Em um estudo observacional de 2010, foram avaliados os desfechos de 291 pacientes hospitalizados com pé diabético nos quais 35% foram submetidos a algum tipo de amputação e, em acompanhamentos, 1 ano após a alta hospitalar mais 19% tiveram que se submeter ao procedimento cirúrgico, e 21% daqueles que não foram amputados tiveram infecção recorrente ou persistente no mesmo sítio, o que significa que menos de 30% tiveram um desfecho favorável.[2] No mundo todo, a mortalidade após uma amputação é muito alta, atingindo 13% a 40% em 1 ano e 40% a 80% no 5º ano.[3] Essas observações ilustram a importância da avaliação frequente do pé do paciente com DM para identificar aqueles com maior risco de ulceração.

ETIOPATOGENIA

As úlceras nos pés precedem a maioria dos processos infecciosos. Cerca de 50% das ulcerações se tornam infectadas durante o seu curso. O desenvolvimento de infecção é um fator precipitante em 60% a 90% das amputações para esses pacientes.[4,5,6] Os principais microrganismos encontrados nas úlceras infectadas são estreptococos, seguidos de estafilococos, peptoestreptococos, sendo estes últimos cocos gram-positivos anaeróbios.

A úlcera plantar resulta da interação de vários componentes causais. Nenhum deles sozinho é capaz de causar uma ulceração, mas quando combinados podem levar ao rompimento da pele. Alguns fatores de risco conhecidos são a neuropatia, a doença vascular periférica e o controle glicêmico inadequado, sendo a neuropatia diabética o principal fator permissivo para o desenvolvimento de ulcerações. O risco de lesões de pé em pacientes com neuropatia diabética é 7 vezes maior do que naqueles sem essa complicação do diabetes. A neuropatia periférica acomete 30% dos pacientes com DM, e sua prevalência pode dobrar quando se trata de pessoas acima dos 60 anos de idade.[7]

A neuropatia sensitivo-motora acarreta a perda gradual da sensibilidade tátil e dolorosa que torna os pés vulneráveis a traumas, denominada perda da sensação protetora. Ocorre também a atrofia da musculatura intrínseca do pé, geralmente mais tardia, causando desequilíbrio entre músculos flexores e extensores, desencadeando deformidades osteoarticulares, como dedos "em garra", dedos "em martelo", dedos sobrepostos, proeminências das cabeças dos metatarsos ou hálux valgo (joanete). Essas deformidades alteram os pontos de pressão na região plantar, levando a sobrecarga e reação da pele com hiperceratose local, que, com a contínua deambulação, evolui para ulceração. A perda da integridade da pele nas situações descritas constitui-se em importante porta de entrada para o desenvolvimento de infecções.[8-10,13,39,49]

As fibras autonômicas também são afetadas e levam a alterações da microcirculação, ditadas pela desnervação dos receptores nociceptivos perivasculares com espessamento da membrana basal dos capilares, acarretam desequilíbrio dos mecanismos reguladores da vasodilatação e vasoconstrição, com aumento do fluxo e surgimento de fístulas arteriovenosas, com consequente redução do fluxo capilar nutritivo. Ocorre também a anidrose, que causa o ressecamento da pele, culminando com a formação de fissuras e alterações no crescimento e na matriz das unhas que, à semelhança das úlceras crônicas, constituem-se em importantes portas de entrada para infecções.[11] As úlceras neuropáticas geralmente se manifestam como mal perfurante plantar, tendo início como uma pequena calosidade circular que se espessa e se amplia lentamente. Aos poucos, sua porção central sofre processo de amolecimento, infecta-se e forma ulceração, podendo culminar com desenvolvimento de osteomielite e abscesso plantar.

A doença vascular periférica é outro importante fator de risco para o desenvolvimento de úlceras de pé. Resulta de processo ateroesclerótico que ocorre mais intensamente nos pacientes com DM, acometendo os troncos arteriais em maior extensão. Isoladamente, é raro causar ulceração. No entanto, a combinação comum de doença vascular com traumas mínimos pode levar a ulceração. O trauma e a infecção subsequente aumentam a demanda de sangue, excedendo a capacidade circulatória, surgindo assim o risco de ulceração isquêmica.

O processo de glicação não enzimática e a maior deposição de produtos avançados de glicação tardia em fibra do colágeno, articulações e pele podem favorecer a limitação de mobilidade articular (LMA), com anormalidade da função articular, sobretudo em região subtalar. A junção de deformidades nos pés, alterações no padrão da marcha e LMA resulta em alterações na biomecânica dos pés, com aparecimento de pressões plantares altas e anormais.[11]

IDENTIFICAÇÃO DO PÉ DE RISCO

A identificação precoce dos pacientes que têm risco para doença vascular periférica é essencial para a prevenção das complicações do pé diabético. A maioria dos fatores de risco é rapidamente identificada por meio da história e do exame físico. Os mais importantes são a úlcera plantar prévia, a neuropatia (perda de sensibilidade), a deformidade do pé e a doença vascular.[1] Sendo assim, todo paciente com DM deve ser questionado sobre sintomas de neuropatia como queimação, dor ou parestesia em todas as consultas médicas.

Outros fatores que poderiam contribuir seriam a retinopatia diabética, pela diminuição da acuidade visual, e a nefropatia diabética avançada.

EXAME DO PÉ

Uma história simples, combinada ao exame físico, geralmente consegue estabelecer a presença e a gravidade da neuropatia diabética e da doença arterial periférica (DAP), os 2 fatores de risco mais importantes para o desenvolvimento das úlceras plantares. Na anamnese, deve-se sempre interrogar a duração do diabetes, avaliar o controle glicêmico, a presença de doença micro ou macrovascular, se já apresentou úlcera plantar previamente, presença de dor ou parestesias e tabagismo. Cirurgias de reconstrução vascular e amputações também devem ser questionadas. Dois estudos de coorte demonstraram risco aumentado de úlceras naqueles que já tinham diabetes de longa data.[12,13] Isso pode estar relacionado com o fato de que a incidência da doença arterial periférica parece aumentar quanto maior for o tempo de duração do diabetes tipo 2.

O exame físico deve incluir a avaliação de úlceras preexistentes, neuropatia periférica, DAP e deformidades do pé, como os dedos em garra e a artropatia de Charcot. A neuropatia periférica é avaliada por intermédio da sensibilidade vibratória, da sensibilidade de pressão e da sensibilidade térmica ou dolorosa. Os testes são designados para identificar a perda da sensibilidade protetora, um importante fator de risco para a formação de úlceras.

O teste de rastreamento mais difundido e recomendado para rastreamento do pé de risco é aquele realizado com monofilamentos, que são elementos constituídos de fibras de náilon apoiadas em uma haste. O monofilamento de 10 g representa o logaritmo (5,07) de 10 vezes a força (em mg) necessária para curvá-lo, sendo assim um método semiquantitativo. O uso não deve ultrapassar 10 pacientes ao dia, e é necessário um repouso de 24 h para alcançar as 500 h de meia-vida do instrumento em boas condições. A técnica consiste em pressionar durante 1 segundo a extremidade do monofilamento até que este se curve, e, em seguida, retirá-lo. A não percepção do toque com o monofilamento em qualquer das regiões pesquisadas indica perda da sensibilidade protetora. Seguindo as recomendações da American Diabetes Association (ADA) e das Diretrizes da Sociedade Brasileira de Diabetes (SBD), devem-se testar 4 áreas plantares: hálux e I, III e V metatarsos (sensibilidade de 90% e especificidade de 80%).[1] O examinador pesquisa essas regiões em ordem aleatória, realizando 1 ou 2 toques com o monofilamento. O paciente, de olhos fechados, deve responder se sente a pressão, quantos toques foram realizados e em qual região. O teste deve ser previamente explicado ao paciente, com a aplicação do monofilamento na face ventral do antebraço, para que ele identifique a sensação de pressão.

A sensibilidade vibratória é tipicamente testada com um diapasão de 128 Hz colocado na proeminência óssea do 1º dedo, próximo ao leito ungueal. A forma mais rápida de se realizar o teste é perguntando-se ao paciente quando ele começou a perceber a vibração e quando parou de senti-la. O teste deve ser feito 2 vezes bilateralmente. A sensibilidade e a especificidade do teste com o diapasão para avaliar neuropatia periférica são estimadas em 53% e 99%, respectivamente.[14] A sensibilidade vibratória também pode ser estimada quantitativamente pelo bioestesiômetro, equipamento portátil que tem uma ponteira que vibra a uma frequência de 100 Hz e um transdutor em volts com intensidade variável de 0 V a 50 V. O limiar da sensibilidade vibratória é definido por meio da menor voltagem necessária para que o paciente sinta a vibração no hálux. Um valor acima de 25 V está associado a maior risco de ulceração, segundo estudo prospectivo.[15]

Um exame relativamente simples que ajuda na avaliação vascular é a medida do índice isquêmico com Doppler arterial, ou índice tornozelo-braço (ITB): valor da pressão sistólica no tornozelo dividido pelo da artéria braquial. Uma relação menor que 0,9 tem 95% de sensibilidade para detectar angiografia positiva para doença arterial periférica.[16] Esse dado deve ser interpretado com cautela, porque a presença de *shunts* arteriovenosos e de calcificações arteriais podem levar a falsa elevação da pressão arterial. Um ITB baixo também pode indicar arterioesclerose generalizada e está associado a maior risco de morte por doença cardiovascular.[17]

As alterações biomecânicas dos pés relacionadas com risco aumentado de ulceração e amputação são o aumento localizado de pressão, anormalidades ósseas e redução da mobilidade articular. Há uma variedade de métodos que avaliam a pressão plantar, desde simples plantígrafos sem escala de força ou com escala de força, podobarometria computadorizada, até plataformas e palmilhas dotadas de sensores que captam, por meio da pisada, os pontos de pressão registrados.

A neuroartropatia é incomum, mas também pode ocorrer e contribuir para o desenvolvimento de lesões de pé em pacientes com DM. Afeta aproximadamente 1 em cada 700 pacientes com DM. Indivíduos acometidos normalmente por diabetes de longa data (duração média de 15 anos) e neuropatia periférica e que estejam na 6ª ou 7ª década vida.[18] Um dos principais problemas é que essa condição continua sendo mal diagnosticada e tratada, causando deformidade permanente do pé, com áreas de hiperpressão e ulceração. As manifestações clínicas são variáveis. O paciente pode apresentar surgimento súbito de calor, rubor e edema no pé ou tornozelo, geralmente associado a uma história de pequeno trauma, sendo facilmente confundido com um quadro de celulite. Nessa fase, o teste de elevação da perna por cerca de 20 min diferencia as 2 condições. Se o edema regredir, a sua causa é a disfunção autonômica; se permanecer, confirma a ocorrência de celulite. A falta de sintomas sistêmicos e laboratoriais de infecção ajudam a fechar o diagnóstico. Também pode haver edema com piora progressiva por meses ou anos. O déficit proprioceptivo leva a traumas repetidos, fraturas espontâneas e desestruturação progressiva do pé. Alargamento do tarso com desabamento dos arcos plantares e deformidade em varo do antepé são frequentes.

Para complementar a avaliação biomecânica, alguns testes rápidos podem ser utilizados: caminhar nas pontas dos pés e nos calcanhares e levantar-se da posição ajoelhada servem para identificar fraqueza dos flexores dorsais, flexores plantares e quadríceps, respectivamente. Na inspeção do pé em ortostatismo, observar a presença de pé plano, hálux valgo, sequelas de fraturas ou malformações congênitas, que alteram a condição de apoio plantar. Deformidades angulares dos joelhos e discrepância dos membros inferiores podem também causar pressão plantar aumentada.[19]

Os espaços interdigitais devem ser inspecionados à procura de dermatofitoses e fissuras. No exame das unhas, pesquisar sinais de onicomicose. O exame do pé inclui também a observação do calçado: o desgaste assimétrico da sola e a deformidade nas laterais e na parte superior são indicativos de falta de apoio plantígrado do pé e deformidade dos dedos.

Nos pacientes com úlceras de pé é necessário avaliar se há infecção, o que nem sempre é fácil, visto que febre, leucocitose e calafrio podem estar ausentes em até 2/3 dos casos. O médico deve estar atento a detalhes como elevação da glicemia (ver adiante, Controle da infecção). Gangrena pode ser observada em casos mais avançados por falta de circulação, infecção ou ambas. Manifesta-se inicialmente por palidez, vermelhidão da pele afetada, tendo mau cheiro característico.

MANEJO DO PÉ EM RISCO

Como já foi descrito, sabemos que cuidado adequado do pé poderia evitar algumas das complicações mais temerosas para um paciente com DM, como a amputação dos pododáctilos. Por esse motivo, é necessário que se faça uma busca ativa para identificar os pacientes com maior risco para tal complicação e já orientar o paciente e sua família para os cuidados com o pé diabético.

É recomendado para todos os pacientes com diabetes um exame anual do pé para identificação dos fatores de risco preditivos de úlceras ou amputações (Tabela 14.7.1). O exame do pé deve incluir inspeção, verificação dos pulsos pediosos e teste para avaliar perda da sensibilidade protetora como mostrado anteriormente (monofilamento mais 1 dos demais: sensibilidade vibratória, sensibilidade dolorosa e/ou pesquisa do reflexo aquileu). O rastreamento inicial para doença arterial periférica (DAP) deve incluir história de claudicação e pesquisa de pulsos pediosos.[20]

Como existe alta prevalência de DAP nos pacientes diabéticos e pelo fato de a maioria ser assintomática, é sugerido pela ADA que seja solicitado o ITB em pa-

Tabela 14.7.1 Exame anual do pé para identificação dos fatores de risco preditivos de úlceras ou amputações

Risco	Definição	Recomendação de tratamento	Seguimento
0	Sem PSP Sem DAP Sem deformidades	Educação do paciente, incluindo orientação sobre o uso de calçados apropriados	Anual (clínico e/ou especialista)
1	PSP ± deformidades	Prescrição de calçados Considerar cirurgia profilática se a deformidade não for acomodada de forma segura nos sapatos	Cada 3 a 6 meses (clínico e/ou especialista)
2	DAP ± PSP	Prescrição de calçados Considerar consulta com cirurgião vascular para acompanhamento conjunto	Cada 2 a 3 meses (especialista)
3	Histórico de úlcera ou amputação	Semelhante à categoria 1 Considerar consulta com cirurgião vascular para acompanhamento conjunto caso DAP presente	Cada 1 a 2 meses (especialista)

PSP = perda da sensibilidade protetora; DAP = doença arterial periférica.

cientes com mais de 50 anos e seja considerado em pacientes menores de 50 anos com risco aumentado para DAP (tabagismo, hipertensão, dislipidemia ou duração do diabetes maior que 10 anos). Pacientes sintomáticos ou com ITB positivo serão encaminhados para avaliação pelo cirurgião vascular a fim de considerar exercícios, medicações ou tratamento cirúrgico.[21]

Os pacientes com DM e alto fator de risco para pé diabético devem ser educados e orientados sobre o manejo adequado. Eles devem entender as implicações da perda da sensibilidade protetora, a importância da monitoração do pé, incluindo as unhas e o cuidado com a pele, além a escolha de um sapato adequado. Pacientes com neuropatia ou evidência de pressão plantar aumentada (eritema, calor e/ou calos) devem ser orientados a usar sapatos confortáveis, que acomodem o pé adequadamente e redistribuam a pressão plantar.

Algumas orientações importantes devem ser fornecidas para o paciente e sua família para a prevenção de úlceras nos pacientes com fator de risco:

- Cessar o tabagismo.
- Evitar andar descalço.
- Evitar bolsa de água quente, deixar o pé de molho em água quente e evitar exposição ao frio excessivo.

- As unhas devem ser cortadas retas e não se deve cortar calos ou usar calicidas. Não tirar a cutícula, evitar tratar pés e unhas em salão de beleza. Unhas encravadas e calosidades devem ser avaliadas pela equipe de saúde.
- O pé deve ser inspecionado diariamente, olhando entre e embaixo dos dedos. Procurar por calos, bolhas, onicomicose e ferimentos, com a ajuda de um espelho para melhor avaliação da região plantar.
- Lavar os pés diariamente, enxugando bem entre os dedos. Aplicar hidratante após o banho.
- Os sapatos devem ser de couro macio, salto baixo, frente folgada com profundidade suficiente para acomodar a deformidade dos dedos, não sendo apertados demais. Antes de serem calçados, deve ser identificada a presença de objetos estranhos, como pregos. Não usar sandálias abertas, com tiras entre os dedos, nem calçados de plástico.

Pacientes com deformidades graves ou que já tiveram úlcera plantar podem se beneficiar do uso de sapatos feitos sob medida. Eles podem ter forração interna e palmilhas moldadas com material especial que absorve o impacto, o que oferece maior conforto para os pés muito sensíveis. Outros têm a parte superior ou gáspea em material elástico ou moldável pelo calor para acomodar deformidades do antepé. A preferência é que tenham fechamento com cadarço e lingueta acolchoada, permitindo melhor ajuste ao pé. A sola rígida com solado em "mata-borrão" ou de rolamento evita a pressão excessiva nas cabeças metatarsais. Tiras de velcro podem ser uma boa opção nos casos do déficit de força ou sensibilidade nas mãos e dedos pela neuropatia diabética. O material mais indicado para a confecção de palmilhas pré-fabricadas ou sob medida e também para a forração interna dos calçados é o plastazote. Essa espuma de polietileno, além de ser macia, é termomoldável e pode ser facilmente colada e/ou recortada. A associação do plastazote com PTT (*professional protective technology*), um poliuretano com capacidade de absorção de impacto, confere maior dissipação de pressão e durabilidade às palmilhas. Diversas modificações, como elevação das cabeças metatarsais e cunhas no retropé, podem ser prescritas para promover dissipação de pressão nas áreas de proeminência óssea. Os calçados sob medida, a partir de molde gessado, são a opção para as deformidades dos pés impeditivas de uso de calçado pré-fabricado.[22]

O pé de Charcot, dependendo do estágio, exige conduta diferenciada quanto ao calçado. Se o diagnóstico for feito no estágio 0, no qual estão presentes apenas os sinais inflamatórios, estão indicados repouso e imobilização gessada. Nos estágios 1 e 2, a estabilização articular pode ser obtida com órteses curtas em termoplástico, usadas dentro do calçado de profundidade extra, com sola rígida, de rolamento. Algumas órteses, substitutivas do sapato, são a calha bivalvar, confeccionada sob medida ou pré-fabricada. A última é chamada genericamente de *walker*, consistindo em calçado tipo bota, em material plástico rígido, com palmilha interna e/ou cunhas de plastazote ou PTT de várias espessuras, que podem ser removidas/recortadas para redistribuir a carga da área de proeminência óssea. A sola convexa favorece o rolamento do pé no solo, facilitando o passo.[22]

O tempo de uso da imobilização para se alcançar a consolidação óssea é longo: de 6 a 12 meses nas articulações tarsometatarsais e de 12 a 24 meses nas articulações do retropé/tornozelo. No estágio 3, o pé se apresenta com deformidade definida, estável ou instável: alargamento do medio pé, colapso do arco plantar. No pé estável, é indicado o uso de calçado de profundidade extra, sob medida, se a deformidade for impeditiva de uso de calçado comum. Se a deformidade for instável, sem possibilidade cirúrgica e grande desestruturação do pé, é necessária estabilização máxima. Isso é conseguido com um aparelho ortopédico de descarga: uma órtese tipo tutor curto, com descarga no tendão rotuliano (*patellar tendon bearing orthosis* – PTB). Consiste em uma bota ortopédica sob medida, montada sobre um estribo metálico, de modo que a sola não toque o chão. Do estribo ascendem hastes laterais rígidas até a altura do joelho, que são presas a um encaixe em termoplástico moldado para apoio no tendão rotuliano. O peso corporal é sustentado no nível do joelho pelo encaixe e se transmite ao estribo que se apoia no chão. O pé dentro da bota fica poupado da sustentação do peso. Deve ser usado sempre com um par de muletas canadenses.[23]

CLASSIFICAÇÃO DA ÚLCERA

O 1º passo na abordagem das úlceras do pé diabético é classificar a ferida. Existem inúmeras formas de classificação e todas se baseiam na avaliação clínica da extensão da lesão. Alguns sistemas de classificação também incluem a avaliação de vasculopatia. Diante das controvérsias e diversidades existentes no momento, pode-se afirmar que não há um consenso quanto à classificação das úlceras. A intensidade e a duração do tratamento podem ser determinadas após a avaliação clínica da úlcera.

A classificação de Wagner, uma das primeiras propostas, é comumente utilizada e baseia-se na avaliação clínica (profundidade da úlcera e presença de necrose) e não leva em consideração o estado vascular do pé.[24] A classificação do Grupo de Trabalho sobre Pé Diabético, que leva em consideração perfusão, extensão, profundidade, isquemia e sensibilidade (*perfusion, extension, depth, ischaemia and sensation* – PEDIS), tem sido mais utilizada para fins de pesquisa.[25]

A classificação de Wagner é feita da seguinte maneira:

- **Grau 0:** em úlcera em um pé de alto risco.
- **Grau 1:** úlcera superficial envolvendo toda a espessura da pele, mas não tecidos subjacentes.
- **Grau 2:** úlcera profunda, penetrando até ligamentos e músculos, mas sem envolvimento ósseo ou formação de abscesso.
- **Grau 3:** úlcera profunda com celulite ou formação de abscessos, muitas vezes com osteomielite.
- **Grau 4:** gangrena localizada.
- **Grau 5:** gangrena extensa envolvendo todo o pé.

TRATAMENTO

Lesões grau 0

A princípio apenas aconselhamento sobre os cuidados preventivos devem ser dados a qualquer paciente cujos pés estejam em alto risco, particularmente com neuropatia existente.

Há várias medidas que podem diminuir significativamente a formação de úlceras, como:

- Nunca andar descalço.
- Abandonar o tabagismo.
- Higiene pessoal. Lavar os pés diariamente, enxugando bem entre os dedos.
- Cortar as unhas de forma reta e não retirar cutículas.
- Não utilizar lixa metálica.
- Não colocar os pés de molho em água quente, nem usar compressas quentes.
- Não usar cremes hidratantes entre os dedos.
- Verificar os pés diariamente (uso de espelho para exame da região plantar).
- Não usar sandálias abertas, com tiras entre os dedos e feitas de plástico. Optar sempre por usar sapatos de couro macio, de salto baixo, com a parte da frente folgada e em profundidade suficiente para acomodar dedos com deformidades. Tênis para caminhadas com essas mesmas características também são adequados.
- Examinar os sapatos antes de calçá-los, para detectar objetos estranhos ou pregos.
- Apenas usar sapatos com meia, trocando-as diariamente; sendo estas com a costura para fora, ou de preferência, sem costura.

Lesões graus 1 e 2

Desbridamento, tratamento local das feridas, alívio da pressão sobre a úlcera e controle da infecção (quando presente). Uma causa comum de falha no tratamento é o constante apoio de peso sobre a lesão. A princípio, a hospitalização não é necessária; porém, acompanhamento de perto e repouso são extremamente necessários para o sucesso da terapia. A medida do tamanho da úlcera deve ser realizada a cada consulta. A área da superfície de uma úlcera diabética saudável deve diminuir a uma taxa de 1% ao dia. Úlceras que não melhoram devem ser avaliadas para insuficiência vascular e infecção dos tecidos moles ou osteomielite.[26]

Lesões grau 3

Desbridamento, controle de infecção, avaliação da presença de vasculopatia e osteomielite, cuidados locais e alívio de pressão.

Lesões graus 4 e 5

Internação hospitalar e avaliação cirúrgica de urgência. Amputação, às vezes, pode ser necessária.

CUIDADOS LOCAIS

O processo cicatricial é sistêmico e dinâmico e depende das condições clínicas do paciente. Envolve de 3 a 5 fases complexas, dinâmicas e sobrepostas, podendo a última fase levar de meses até anos para o seu término. Para melhorar a cicatrização de feridas crônicas o profissional deve observar a preparação do leito da ferida (*wound bed preparation*). Esse conceito não é estático e sim dinâmico e de rápida resolução. Para auxiliar nessa avaliação foi desenvolvido por um grupo de profissionais o *tissue/debridement, infection, moisture, edge* (TIME). Essa ferramenta engloba 4 pilares que o avaliador deverá seguir para obter cicatrização com um tempo favorável:[27,28]

- **T (*tissue*/tecido inviável):** se estiver presente esse tipo de tecido o desbridamento deverá ser feito, seja ele enzimático, químico, instrumental conservador ou cirúrgico.
- **I (*infection*/infecção/inflamação):** feridas crônicas podem ser colonizadas por bactérias e fungos. Os sinais clínicos e sintomas das feridas infectadas localmente

são retardo da cicatrização, dor, aumento do exsudato seroso, mudança na cor do leito da ferida, tecido friável, tecido de granulação ausente ou anormal, pus e odor. Tratamento local deve ser instituído com agentes antissépticos tópicos, e se essa infecção se tornar sistêmica o tratamento com antibióticos deve ser instituído.

- **M (*moisture*/desequilíbrio da umidade):** o meio úmido é necessário para que ocorra a cicatrização, porém o excesso de umidade prejudica, além da margem da ferida, a pele perilesional. Produtos que absorvam esse exsudato devem ser indicados, tomando-se cuidado para não ressecar demais o leito da ferida pois isso leva a lenta migração celular, retardando o processo cicatricial.
- **E (*edge*/margem não avança):** no processo cicatricial as margens da ferida se aproximam para reconstruir essa ferida. A margem que não avança pode apresentar espaço morto ou hipertrofia ao mesmo tempo e o tecido de granulação poderá estar friável e com coloração rosa-escuro. A manutenção dos pilares descritos favorecerá o avanço das margens da ferida.

Além do preparo do leito observando-se o TIME, as úlceras no pé diabético devem ter como abordagem obrigatória a exclusão de infecção local, de osteomielite crônica, principalmente em úlceras plantares, e também a exclusão de tinha interdigital, pois pode ser porta de entrada para infecção secundária.

Algumas recomendações devem ser lembradas:

- **Ao realizar um curativo o profissional deve observar alguns passos que, segundo Turner, devem ser considerados para o curativo ideal:**
  - ☐ **Manter a umidade na lesão:** promove epitelização mais rápida, diminui a dor, aumenta o processo de destruição natural dos tecidos necrosados.
  - ☐ **Remover o excesso de exsudação:** para evitar a maceração das bordas da ferida e tecidos circunvizinhos.
  - ☐ Permitir troca de gases.
  - ☐ **Fornecer isolamento térmico:** a manutenção da temperatura constante a 37ºC estimula a atividade da divisão celular durante o processo de cicatrização.
  - ☐ **Ser impermeável às bactérias:** funcionando como barreira mecânica entre a ferida e o meio ambiente.
  - ☐ **Estar isento de partículas e substâncias tóxicas:** evitar a contaminação da ferida.
  - ☐ **Permitir sua retirada sem provocar traumas:** os traumas decorrentes da retirada dos curativos provocam ruptura do tecido recém-formado, prejudicando o processo de cicatrização.

- Para limpeza irrigar a ferida com soro fisiológico a 0,9% utilizando uma seringa de 20 mL com agulha 40 × 12. Essa técnica fornece pressão capaz de remover fragmentos de tecido desvitalizado ou matéria estranha, microrganismos, resíduos de agentes tópicos e exsudatos, sem agredir o tecido de granulação.
- Os antissépticos como PVPI e clorexidina inibem a cicatrização por destruírem as estruturas celulares mesmo quando usados em baixa concentração, portanto o uso no leito da ferida deve ser com cautela, por exemplo, quando o objetivo principal do uso for a redução da carga bacteriana e não a citotoxicidade.
- Evitar a verbalização no momento da realização da técnica, uma mascara cirúrgica deve ser usada.
- Em curativos infectados o profissional, ao realizar a técnica de curativo, deve usar equipamento de proteção individual.
- O ambiente onde será realizado o curativo deve ser bem iluminado, livre de insetos e arejado.
- Não existem dados de estudos clínicos que apoiem a utilização de curativos compostos de gaze com antibióticos tópicos.[29]
- **Nas salas de curativos alguns materiais são necessários para realizar o curativo, tais como:**
  - Pacotes de gaze estéril.
  - Luvas de procedimentos estéreis.
  - Pacote de curativo contendo 2 pinças Rochester Pean, 1 pinça anatômica.
  - Esparadrapo antialérgico e impermeável ou fita-crepe.
  - Seringas de 20 mL.
  - Agulhas 40 × 12.
  - Biombo.
  - Atadura de crepom.
  - Bacia estéril.
  - Solução antisséptica.
  - Solução de álcool a 70%.
  - Lâmina de bisturi.
  - Óculos de proteção.
  - Capote de manga longa.
  - Máscara e gorro.

A maioria das úlceras do pé diabético leva pelo menos 20 semanas para cicatrizar.[30] Em casos de não regressão de uma úlcera com a terapia otimizada, devem-se considerar:

- Alívio na pressão sobre a úlcera inadequado.
- Possibilidade de má adesão do paciente.
- Desbridamento ou curativo inadequados.
- Possibilidade de infecção ou isquemia não detectados ou não adequadamente tratados.
- Possibilidade de malignidade (melanoma ou sarcoma de Kaposi).[2]

MEDIDAS DE ALÍVIO NA PRESSÃO SOBRE A ÚLCERA

A medida mais extrema seria o repouso no leito; porém, esta é impraticável na maioria das vezes pelos efeitos indesejáveis da restrição de atividade física.

Diversas estratégias para retirada da carga e manutenção da marcha têm sido aplicadas. A mais estudada e considerada o padrão-ouro é o gesso de contato total (*total contact cast* – TCC), um tipo especial de bota gessada com acolchoamento mínimo. Sua colocação deve ser precedida de desbridamento, limpeza rigorosa e proteção da úlcera com uma compressa de gaze. O único acolchoamento é realizado com retalhos de feltro, diretamente sobre a pele, protegendo as proeminências ósseas. O gesso moldado, acompanhando a morfologia do pé, sem nenhuma correção, mantém o pé completamente imobilizado e garante a estabilidade das articulações. O apoio ao solo é realizado por intermédio de um salto largo, alocado no centro da sola. Nessas condições, a marcha se desenvolve com distribuição uniforme de pressão na região plantar. As desvantagens do gesso de contato total são dificuldade técnica, que exige pessoal com treinamento, incapacidade para inspecionar a ferida com frequência, inconveniência em atividades de vida diária (p. ex., tomar banho) e risco de desenvolver uma úlcera secundária por um equipamento mal-ajustado (particularmente em pacientes com neuropatia), além da necessidade de trocas semanais.[26] Seu uso parece melhorar a cicatrização da úlcera.[31] Não devem ser usados em pacientes com feridas infectadas, osteomielite, isquemia periférica, ulceração bilateral, amputação de membros inferiores ou úlcera no calcanhar.

São empregados ainda órteses em termoplásticos, calha bivalvar sob medida e *walker*, providos de palmilha interna e/ou cunha de plastazote de várias espessuras e recortes para retirar a carga da área ulcerada. Um dispositivo que tem sido cada vez mais utilizado são os caminhantes de joelho, indicados para qualquer pessoa com patologia de membros inferiores, nos quais a sustentação de peso precisa ser evitada. No entanto, não há estudos que avaliem a eficácia desses dispositivos na cura de úlceras do pé diabético.[32]

DESBRIDAMENTO

Desbridamento envolve a remoção de tecido necrótico ou não viável, sujeira ou material estranho da ferida, bem como a remoção de qualquer hiperceratose circundante (calos). Esse processo também remove as bactérias colonizadoras, ajuda na formação de tecido de reepitelização, reduz a pressão nos locais calejados, facilita a coleta de amostras apropriadas para a cultura e permite a avaliação do envolvimento de tecidos profundos, especialmente ósseo.[31,32] O paciente deve ser advertido de que o sangramento é provável e que a ferida pode parecer maior após o procedimento. Geralmente pode ser realizado sem anestesia, embora pacientes sem neuropatia possam requerer anestesia local. Se a ferida for extensa ou o procedimento de desbridamento estiver sendo muito doloroso, este pode ser realizado em várias sessões diárias. Feridas que necessitem de desbridamento mais profundo ou mais extenso podem exigir o procedimento em centro cirúrgico, que deve ser repetido tantas vezes quanto necessário, enquanto houver formação de tecido não viável.[34] O desbridamento deve sempre ser realizado o mais cedo o possível, uma vez que a demora em sua realização facilita a disseminação da infecção para diversos compartimentos do pé, muitas vezes comprometendo estruturas tendíneas.

A forma de desbridamento mais indicada (desbridamento afiado) envolve a utilização de um bisturi ou tesouras para remover o tecido necrótico.[35] É o método mais utilizado, exceto em determinadas situações como úlceras altamente vasculares ou quando houver comprometimento vascular significativo. Nessas situações, o desbridamento enzimático (aplicação tópica de enzimas proteolíticas, como a colagenase) pode ser preferível.

É recomendado que a área em torno da úlcera seja mantida sempre rosada, apenas com tecido vitalizado.

Desbridamento autolítico, utilizando curativos oclusivos ou semioclusivos (hidrogel) para cobrir a ferida, de modo que o tecido necrótico seja digerido pelas enzimas normalmente presentes no tecido da ferida, pode ser uma boa opção em pacientes com úlceras dolorosas. Em uma revisão sistemática de 6 pequenos estudos randomizados, hidrogéis foram significativamente mais eficazes do que curativos mais simples, que utilizam apenas gaze úmida ou seca na cicatrização de úlceras do pé em pacientes diabéticos.[36]

No entanto, o tratamento otimizado de feridas combinando o hidrogel com as outras terapias recomendadas (como o desbridamento afiado, curativos salinos, alívio da pressão e o controle de infecção) não foi, por si só, significativamente melhor do que o tratamento da ferida.

Assim, há poucos dados para guiar a escolha de desbridamento. Quando os cirurgiões com experiência em desbridamento afiado estiverem disponíveis, esse método deve ser preferível.

Desbridamento está totalmente contraindicado em feridas isquêmicas, como gangrena seca, sem avaliação vascular prévia.

Calosidades com fundo hemorrágico devem ser removidas, sobretudo, para drenagem de secreção infecciosa, comum em sua área mais interna.

NOVAS FORMAS DE TERAPIA

Enxertos de pele sintéticos

Consiste na utilização de derme humana (Dermagraf®), confeccionada pela bioengenharia, visando à reposição da pele destruída. É obtida por meio de cultura tridimensional *in vitro* de fibroblastos da pele do prepúcio de recém-nascidos e mostrou superioridade ao placebo em 2 estudos.[36] Nenhuma rejeição foi detectada até o momento. Não deve ser usado quando houver infecção.

Outra modalidade de enxerto sintético lançada recentemente, o *grafiskin* (Apligraft®), também obtida a partir de bioengenharia, evidenciou resultados superiores ao placebo. Consiste em um gel de colágeno embebido por fibroblastos e coberto com uma camada superficial de queratinócitos.[37]

Um estudo piloto recente também evidenciou a eficácia e a segurança do enxerto com fibroblastos frescos no tratamento de úlceras do pé diabético.[38]

Larvas de moscas

A utilização de larvas esterilizadas de moscas *Lucilia sericata* no tratamento de lesões de partes moles e ósseas tem se mostrado eficaz. As larvas literalmente comem os tecidos necróticos, dificultam o crescimento bacteriano (pela secreção de substâncias que elevam o pH) e estimulam a cicatrização. Utilizam-se 10 larvas por cm^2 de ferida e troca-se o curativo a cada 2 a 3 dias.[1,39]

Fechamento da úlcera a vácuo (*vacuum-assisted closure* – VAC)

Opção para úlceras crônicas de difícil cicatrização.[40]

Terapia com oxigênio hiperbárico

Um número limitado de ensaios clínicos randomizados controlados está disponível para atestar o seu uso para a cicatrização de feridas (mas não para resolver a infecção). Pode ser utilizada em certas situações, como lesões de difícil cicatrização e com perda substancial de tecido, osteomielite refratária, enxertos de pele e transposição de músculos (*flapping*). Só deve ser realizado por equipe com bastante experiência e em casos refratários a outras opções disponíveis. Terapias que combinem oxigenoterapia hiperbárica com mediadores de cicatrização podem aumentar os efeitos do oxigênio hiperbárico; porém, mais estudos são necessários para avaliar sua real eficácia e aplicação clínica.

Fatores de crescimento

Entre esses, destaca-se o fator de crescimento de transformação-1 (TGF-1) e o fator de crescimento derivado de plaquetas (PDGF), os quais estimulam a quimiotaxia e a proliferação celular. O único fator de crescimento aprovado pela Food and Drug Administration (FDA) para uso em úlceras neuropáticas em diabéticos é a becaplermina, fator recombinante humano derivado de plaquetas. Trata-se de uma preparação em gel a 0,01%, para uso tópico sobre a ferida, que deve ser coberta com gaze molhada em solução fisiológica. Estudos de fase III demonstraram que seu uso aumenta em 43% a cicatrização completa da lesão e reduz em 32% o tempo para essa obtenção.[41] Não deve ser utilizada em feridas que cicatrizem por primeira intenção.

Recentemente foi relatado aumento na mortalidade por câncer em pacientes que usaram mais de 3 tubos de becaplermina, quando comparados ao grupo placebo. Por isso, atualmente consta um aviso especial na bula desse medicamento, relatando que não houve aumento na incidência de câncer, mas incremento 5 vezes maior na mortalidade por câncer em quem usou 3 ou mais tubos desse gel. Portanto, deve-se avaliar muito cautelosamente o custo-benefício do uso desse medicamento em pacientes com malignidade.

Éster do ácido hialurônico (Hyaff)

Utilizado na Europa recentemente para promover crescimento e aumento na movimentação dos fibroblastos, a esterificação do ácido hialurônico o torna mais estável. O contato com a lesão produz um gel hidrofílico, que facilita sua cobertura, produzindo uma interface tecidual que promove granulação e cicatrização. Em um estudo multicêntrico controlado, randomizado e prospectivo,[42] as taxas de cura de úlceras plantares (55% *versus* 50%) e dorsais (67% *versus* 31%) foram superiores com seu uso em comparação ao placebo. Além disso, o tempo médio para cicatrização foi menor (77 *versus* 57 dias).

Fatores estimuladores de colônias de granulócitos (G-SCF)

Os resultados de 5 estudos clínicos randomizados, usando várias preparações e protocolos com G-CSF, não evidenciaram redução da probabilidade de resolução da infecção ou cicatrização de feridas, mas foi associado a significativa redução na probabilidade de intervenções cirúrgicas dos membros inferiores (incluindo amputação) e redução da duração da internação hospitalar, mas não da duração da antibioticoterapia. Os dados disponíveis atualmente não são suficientes para apoiar o uso rotineiro desta terapia.[43]

Outros agentes tópicos

Doxiciclina, crisalina (peptídeo da trombina) e agonistas tópicos da adenosina podem ser úteis na cicatrização da úlcera. O gel tópico MRE0094, desenvolvido pela King Pharmaceutical, também tem se mostrado efetivo em estudos de fase II.[44]

Anticorpo anti-TNF-α

A expressão do fator de necrose tumoral alfa (TNF-α) está aumentada em úlceras crônicas não cicatrizadas e pode ser importante em úlceras diabéticas. O tratamento com anticorpo anti-TNF-α foi descrito como capaz de melhorar úlceras experimentais no camundongo ob/ob.[45]

CONTROLE DA INFECÇÃO

O diagnóstico da infecção é clínico e é provável que esteja presente se a úlcera contiver material purulento ou perda da coloração de tecidos de granulação, além da presença de sinais flogísticos ao redor da lesão, como edema, eritema e aumento da temperatura cutânea (18 *up-to-date*). Alguns pacientes infectados podem não apresentar essas modificações, especialmente aqueles que tenham neuropatia periférica (levando à ausência de dor ou sensibilidade) ou isquemia (diminuição do eritema, calor e, possivelmente, do edema).[2] Fatores de risco para infecção incluem teste de sondagem óssea positivo, duração da úlcera > 30 dias, história de úlceras do pé recorrente, ferida traumática, presença de doença vascular periférica, amputação anterior inferior, perda da sensação de proteção, presença de insuficiência renal ou história de andar descalço.[2]

Pacientes com infecções profundas nos pés muitas vezes não têm febre, leucocitose nem elevação acentuada dos marcadores de fase aguda no soro, mas a ausência desses achados não exclui necessariamente uma infecção potencialmente grave. Piora no controle glicêmico muitas vezes é a única evidência de uma infecção sistêmica grave.[2]

Um nível elevado de pró-calcitonina foi recentemente relatado como um adjuvante útil para o diagnóstico de várias infecções bacterianas, incluindo infecção do pé diabético.

Culturas da base da úlcera só devem ser realizadas após o desbridamento e antes do início da terapia antibiótica empírica. Amostras de tecido retiradas por curetagem ou biopsia são preferíveis, porque fornecem resultados mais precisos.[5] Devem ser enviadas amostras para Gram e cultura para aeróbios e anaeróbios. Os organismos mais comumente envolvidos são bactérias aeróbias gram-positivas. Outros agentes patogênicos comuns são bacilos gram-negativos aeróbios e anaeróbios, geralmente como um segundo microrganismo.

A presença de leucócitos polimorfonucleares no Gram sugere infecção (isso é o equivalente a secreções purulentas).[2]

Com base nos estudos disponíveis, nenhuma droga ou combinação parece ser superior aos demais. Terapia antibiótica empírica deve cobrir inicialmente cocos gram-positivos. Antibioticoterapia posterior deve ser adaptada para os resultados da cultura com antibiograma. Nem sempre é necessário cobrir todos os microrganismos isolados a partir de culturas.[2]

Para feridas clinicamente não infectadas, não é recomendada a coleta de amostra para cultura. Para feridas clinicamente infectadas, é recomendável que se obtenham culturas de modo apropriado (tecidos profundos obtidos por biopsia ou curetagem, após limpeza e desbridamento da ferida) antes do início da antibioticoterapia empírica. Recomenda-se não obter culturas por meio de *swabs*, pois estes fornecem resultados menos precisos. No entanto, culturas podem não ser necessárias em quadros infecciosos leves em pacientes que não receberam nenhuma forma de antibioticoterapia recentemente.[2]

Alguns especialistas acreditam que lesões em pés diabéticos que não tenham sinais clínicos de infecção podem ser "subclinicamente" infectadas, isto é, conter elevada "biocarga" de bactérias (geralmente definida como maior ou igual a 10^6 organismos por grama de tecido), resultando em "colonização crítica", o que poderia prejudicar a cicatrização de feridas.[46] Atualmente, há pouca evidência para apoiar esse ponto de vista. Quando a decisão de uma ferida crônica ser ou não infectada for difícil, um curso breve de antibiótico direcionado pela cultura pode ser realizado.[2]

ESCOLHA DO ANTIBIÓTICO

O esquema antibiótico empírico deve ser baseado na avaliação da gravidade e do possível agente etiológico envolvido. Para infecções leves em pacientes que não receberam recentemente nenhuma forma de antibioticoterapia, a cobertura inicial para germes aeróbios gram-positivos (estafilococos e estreptococos) geralmente é suficiente, como cefadroxil, clindamicina, amoxicilina + clavulanato, sulfametoxazol + trimetoprima. Para infecções moderadas, recomendam-se clindamicina + ciprofloxacino, ertapene, piperacilina + tazobactam, ampicilina + sulbactam, clindamicina + cefalosporina de 3ª geração ou ainda levofloxacino + clindamicina intravenoso.[2]

Para infecções mais graves, recomenda-se antibioticoterapia inicial com maior espectro, enquanto se aguarda o resultado da cultura e antibiograma, como, por exemplo, piperacilina + tazobactam ou imipené/meropené associado a linezolida, vancomicina ou teicoplanina.[2]

Deve-se considerar a possibilidade de cobertura antibiótica empírica contra *Staphylococcus aureus* resistente à meticilina (MRSA) em um paciente com história prévia de infecção por MRSA, alta prevalência local desse germe ou se a infecção for clinicamente grave.[2]

Em países com climas quentes, gram-negativos isolados (especialmente *P. aeruginosa*) são mais prevalentes. Organismos anaeróbios são mais comumente isolados em pacientes com múltiplas infecções, uso de múltiplos antibióticos e em pacientes mais graves.[2]

CRITÉRIOS PARA INTERNAÇÃO HOSPITALAR

Devem-se internar todos os pacientes com infecção grave ou pacientes selecionados com infecção moderada e comorbidades, como doença arterial periférica grave ou falta de apoio domiciliar e qualquer paciente incapaz de respeitar o regime de tratamento ambulatorial, por questões psicológicas ou sociais. Pacientes que não estiverem melhorando com o tratamento ambulatorial também devem ser avaliados para internação hospitalar.[2]

DURAÇÃO DA ANTIBIOTICOTERAPIA

Tem sido sugerido continuar antibioticoterapia até a resolução de achados de infecção e não até completar a cicatrização da ferida. O tempo médio do curso de antibiótico inicial de uma infecção de tecidos moles é de cerca de 1 a 2 semanas para infecções leves e 2 a 3 semanas para infecções moderadas a graves.[2]

Em casos de não melhora de uma lesão infectada com a terapia otimizada, deve-se considerar:

- Má adesão do paciente à antibioticoterapia.
- Isquemia não detectada ou inadequadamente tratada.

- Presença de tecido mole ou ósseo necrosado não identificado ou desbridamento inadequado.
- Presença de abscesso não drenado.
- Presença de osteomileite.
- Presença de germe resistente não identificado.
- Distúrbio metabólico não corrigido.

AVALIAÇÃO DE OSTEOMIELITE

Alguns autores têm sugerido que a osteomielite está presente em até 2/3 dos pacientes com DM que tenham úlceras do pé, mas esse número é muito maior do que geralmente se acredita e pode refletir viés na gravidade dos casos estudados.

Osteomielite no pé diabético pode ser adquirida por 3 vias: hematogênica, por uma ferida penetrante ou por contiguidade a um foco infeccioso, sendo esta última a via mais comum. A suspeita clínica de osteomielite no pé diabético inicia-se pelo longo tempo de existência de uma úlcera, seu tamanho (maior que 2 cm × 2 cm), sua profundidade (se houver exposição óssea o risco é maior), bem como pela sua localização (maior risco quando a úlcera se encontra sobre uma proeminência óssea). A suspeita também aumenta quando a sondagem óssea é facilmente realizada por uma sonda de aço estéril. Deve-se atentar também para a possibilidade do chamado dedo em salsicha, que é um dedo edemaciado, de coloração vermelho-amarronzada, podendo ou não apresentar um orifício de drenagem de pus, além da existência de níveis persistentemente altos de velocidade de hemossedimentação (VHS) ou proteína C reativa, de maneira inexplicável.[45]

A VHS bastante elevada, aproximadamente 100 mm na primeira hora (> 40 já é bastante sugestivo) associada a úlcera de pé em paciente com DM é altamente sugestiva de osteomielite subjacente.

É recomendável que todos os pacientes diabéticos com lesão infectada no pé sejam submetidos a radiografias simples para procura de anormalidades ósseas (destruição e/ou deformidades), bem como para a detecção de tecidos moles e radiopacos, além da presença de corpos estranhos. O diagnóstico é claro se os sinais de osteomielite forem visíveis em radiografias simples: osteopenia focal, erosões corticais, reação periosteal e, nos casos mais graves, destruição óssea. No entanto, as alterações radiológicas só ocorrem tardiamente (como a lesão lítica característica que só ocorre quando mais que 3% a 50% do osso mineral é removido) e um exame normal não exclui o diagnóstico. Alguns autores sugerem a realização de radiografias seriadas, após 10 a 21 dias, para esse fim.[47]

A sondagem óssea é uma ferramenta simples e barata que consiste na palpação do osso por meio de uma sonda de aço inoxidável estéril, através da úlcera. Se o osso for tocado pela sonda, existe alta probabilidade de osteomielite, com sensibilidade de 66% e especificidade de 85%.[48]

A ultrassonografia de alta resolução tem surgido como opção em estudos recentes, com sensibilidade de 79% e especifidade de 80%. É mais sensível que a radiografia simples e tem sensibilidade/especificidade comparáveis às da cintilografia, além de ser mais prática, mais barata e mais facilmente disponível.[49,50]

A cintilografia óssea para diagnóstico de osteomielite pode ser realizada com bisfosfonato marcado com tecnécio (Tc-99), citrato de gálio-67 (Ga-67) ou com leucócitos marcados com índio 111 (In-99) ou Tc-99m-HMPAO. A 1ª é a mais utilizada e a mais simples, enquanto as últimas são mais específicas, porém, muito mais caras. Os estudos cintilográficos não conseguem distinguir a osteomielite da neuroartropatia de Charcot aguda quando ela acompanha uma lesão ulcerada. Devem ser considerados quando a radiografia simples for inconclusiva.[1] Em um estudo, a cintilografia com leucócitos marcados com In-111 teve sensibilidade de 100%, especifidade de 70% e acurácia de 86%.[51] A cintilografia com Ga-67 apresentou sensibilidade de 81% e especificidade de 69% em uma revisão de literatura.

A ressonância magnética (RM) é o melhor exame de imagem não invasivo para o diagnóstico de osteomielite. Tem como principais limitações a infecção cortical inicial (que pode passar despercebida), além do edema de medula óssea e a neuroartropatia de Charcot, que podem gerar resultados falso-positivos.[47] É particularmente indicada quando houver suspeita de abscesso.[2] Tem sensibilidade de 91% e especificidade de 82%.

A tomografia com emissão de pósitrons (PET), utilizando como radiotraçador a deoxi-2-D glicose marcada com flúor-18 (18FDG-PET) mostrou ter elevada acurácia no diagnóstico de osteomielite em estudos preliminares.[50] Em comparação à RM apresenta a vantagem de poder ser realizada em pacientes com implante metálico e, principalmente, fazer a distinção entre osteomielite e neuroartropatia de Charcot. Além disso, consegue diferenciar lesões inflamatórias de lesões infecciosas.[52]

Se as avaliações clínica e radiográfica não forem suficientes para fornecer um diagnóstico preciso, a realização de biopsia óssea continua sendo o padrão-ouro. Biopsia óssea não tem o risco de inocular um osso não infectado se for obtida através de um leito de tecido infectado macio.[2]

Ainda se debate se todos os pacientes com osteomielite deveriam ser tratados com hospitalização, antibioticoterapia intravenosa e desbridamento cirúrgico. Um curto período de internação hospitalar, com desbridamento cirúrgico, incluindo a cultura de material obtido a partir de biopsia da úlcera e osso, é frequentemente útil na escolha de antibioticoterapia.[53] Antibioticoterapia parenteral com base nos resultados da cultura tem sido tradicionalmente recomendada por 4 a 6 semanas em pacientes com osteomielite. O momento em que pode ser feita a transição da antibioticoterapia para via oral deve ser individualizado.

Quando o processo infeccioso atinge as falanges dos pododáctilos com destruição do tecido ósseo, a amputação deve ser considerada. Se o acometimento for apenas da falange distal, a amputação poderá ser parcial. A preservação da falange proximal do hálux, sempre que possível, propicia a manutenção do alinhamento dos dedos. Já as infecções que atingem o calcâneo são de difícil tratamento ortopédico, pois estão quase sempre associadas a alterações vasculares que prolongam a cicatrização dos tecidos. O tratamento cirúrgico envolve ressecção parcial ou total do calcâneo para o fechamento das lesões. Esse tipo de cirurgia traz prejuízo funcional e implica necessidade do uso permanente de órteses para a proteção do pé durante a marcha.

Ainda não há consenso se o tratamento da osteomielite deve ser conservador ou imediatamente cirúrgico, estando essa decisão baseada na extensão do comprometimento ósseo.

A duração da antibioticoterapia depende do tipo de cirurgia realizada: de 5 a 7 dias quando houver ressecção óssea total e até um mínimo de 12 semanas em caso de ressecção óssea parcial ou apenas tratamento clínico. A clindamicina, associada ou não a uma quinolona (ciprofloxacino ou levofloxacino), é recomendada pela excelente penetração óssea e possibilidade de uso oral a longo prazo. Dois estudos publicados recentemente apoiam o tratamento não cirúrgico da osteomielite, apresentando percentuais de remissão de 82,3% e 64% apenas com o uso de antibiótibos.[54,55]

REFERÊNCIAS BIBLIOGRÁFICAS

1. Boulton AJ, Armstrong DG, Albert SF et al. Comprehensive foot examination and risk assessment: A report of the task force of the foot care interest group of the American Diabetes Association, with endorsement by the American Association of Clinical Endocrinologists. Diabetes Care. 2008; 31:1679.

2. Lipsky BA, Berendt AR, Cornia PB et al. 2012 Infectious Diseases Society of America Clinical Practice Guideline for the Diagnosis and Treatment of Diabetic Foot Infectious. Clinical Infectious Diseases. 2012;54(12):132-73.

3. Tan JS, Friedman NM, Hazelton-Miller C et al. Can aggressive treatment of diabetic treatment of diabetic foot infections reduce the need for above-ankle amputations? Clin Infec Dis. 1996; 23:286-91.

4. Bowering K, Ekoé JM, Kalla TP. Canadian Diabetes Mellitus Association Clinical Practice Guidelines Expert Committree Foot Care. 2008:S143.

5. Lipsky BA, Berendt AR, Deery HG et al. Diagnosis and treatment of diabetic foot infections. CID. 2004; 39:885-910.

6. National Institute of Clinical Excellence (NICE). Clinical Guidelines 10. Type 2 Diabetes mellitus: prevention and management of foot problems. London: NICE; 2004 jan.

7. Tapp R, Shaw J. Epidemiology of diabetic neuropathy. In: Tesfaye S, Boulton AJM. Diabetic neuropathy. Oxford: Oxford Diabetes Library; 2009.

8. Campell DR, Freeman DV, Kozak GP. Guidelines in the examination of the diabetic leg and foot. In: Kozak GP, Campbell DR, Frykberg RG, Habershaw GM, editors. Management of diabetic foot problems. 2nd ed. Philadelphia: W.B. Saunders; 1995. p. 10-5.

9. Pedrosa HC, Nery ES, Sena FV, Novaes C, Feldkircher TC, Dias MSO, Leme LAP, Miziara M, Assis MA, Kaluma C. O desafio do Projeto Salvando o Pé Diabético. Terapêutica em diabetes. Boletim Médico do Centro B-D de Educação em Diabetes. 1998; 19:10.

10. Steed DL, Attinger C, Colaizzi T et al. Guidelines for the treatment of diabetic ulcers. Wound Rep Reg. 2006; 14:680-92.

11. Vilar L. Endocrinologia clínica. 5. ed. Rio de Janeiro: Guanabara Koogan; 2013. p.764-78.

12. Boyko EJ, Ahroni JH, Stensel V et al. A prospective study of risk factors for diabetic foot ulcer. The Seattle Diabetic Foot Study. Diabetes Care. 1999; 22:1036.

13. Pham H, Armstrong DG, Harvey C et al. Screening techniques to identify people at high risk for diabetic foot ulceration: a prospective multicenter trial. Diabetes Care 2000; 23:606.

14. Perkins BA, Olaleye D, Zinman B, Bril V. Simple screening tests for peripheral neuropathy in the diabetes clinic. Diabetes Care. 2001; 24:250.

15. Young MJ, Breddy JL, Veves A, Boulton AJ. The prediction of diabetic neuropathic foot ulceration using vibration perception thresholds. A prospective study. Diabetes Care. 1994; 17:557.

16. Fowkes FG. The measurement of atherosclerotic peripheral arterial disease in epidemiological surveys. Int J Epidemiol. 1988; 17:248.

17. Ganda OP. Pathogenesis of accelerated atherosclerosis in diabetes. In: Kozak GP, Hoar CS, editors. Management of diabetic foot problems. Philadelphia: Saunders; 1984. p.17.

18. Giurini JM, Chrzan JS, Gibbons GW, Habershaw GM. Charcot's disease in diabetic patients. Correct diagnosis can prevent progressive deformity. Postgrad Med. 1991; 89:163.

19. Sims DS, Cavanagh PR, Ulbrecht JS. Risk factors in the diabetic foot. Recognition and management. Phys Ther. 1998; 68:1887-902.

20. American Diabetes Association. Standards in Diabetes Care-2013. Diabetes Care. 2013; 36:538-9.

21. American Diabetes Association. Peripheral arterial disease in people with diabetes. Diabetes Care. 2003; 26:3333-41.

22. Sobel E, Wernick J, Levitz S. Orthoses: Off-loading strategies heal, prevent ulcers. Biomechanics Diabetes Supplement. 2000 may.

23. Sella E, Barrette C. Charcot: Early staging can improve functional outcomes. Biomechanics Diabetes Supplement. 1999 aug.

24. O'Neal LW, Wagner FW. The diabetic foot. St Louis: Mosby; 1983. p.274.

25. Schaper NC. Diabetic foot ulcer classification system for research purposes: A progress report on criteria for including patients in research studies. Diabetes Metab Res Rev. 2004; 20 Suppl 1:90.

26. Khanolkar MP, Bain SC, Stephens JW. The diabetic foot. QJM. 2008; 101(9):685.

27. Aron S, Gambá MA. Preparo do leito da ferida e a história do TIME. Rev Estima SP. 2009; 7(4):20-4.

28. Jorge SA, Dantas SRPE. Abordagem multiprofissional do tratamento de feridas. São Paulo: Ateneu; 2005.

29. Bergin SM, Wraight P. Silver based wound dressings and topical agents for treating diabetic foot ulcers. Cochrane Database Syst Rev. 2006.

30. Ince P, Game FL, Jeffcoate WJ. Rate of healing of neuropathic ulcers of the foot in diabetes and its relationship to ulcer duration and ulcer area. Diabetes Care. 2007; 30:660-3.

31. Armstrong DG, Nguyen HC, Lavery LA, Van Schie CH, Boulton AJ, Harkless LB. Off-loading the diabetic foot wound: A randomized clinical trial. Diabetes Care. 2001; 24(6):101923-29 Upto

32. Cavanagh PR, Bus SA. Off-loading the diabetic foot for ulcer prevention and healing. J Vasc Surg. 2010; 52(3 Suppl):37.

33. Smith J. Is debridement effective for diabetic foot ulcer? A systematic review: 1. The Diabetic Foot 2001; 1:10-4. In: E Armstrong DG, Nguyen HC, Lavery LA, van Schie CH, Boulton AJ, Harkless LB. Off-loading the diabetic foot wound: A randomized clinical trial. Diabetes Care. 2001; 24:1019-22.

34. Attinger CE, Bulan E, Blume PA. Surgical debridement. The key to successful wound healing and reconstruction. Clin Podiatr Med Surg. 2000; 17:599-630.

35. Steed DL, Donohoe D, Webster MW, Lindsley L. Effect of extensive debridement and treatment on the healing of diabetic foot ulcers. Diabetic Ulcer Study Group. J Am Coll Surg. 1996; 183(1):61.

36. Edwards J, Stapley S. Cochrane. Debridement of diabetic foot ulcers. Database Syst Rev. 2010.

37. Metcalfe AD, Ferguson MW. Harnessing wound healing and regeneration for tissue engineering. Biochem Soc Trans. 2005; 33:413-7.

38. Han SK, Choi KJ, Kim WK. Clinical application of fresh fibroblast allografts for the treatment of diabetic foot ulcers: A pilot study. Plast Reconst Surg. 2004; 114:1738-9.

39. Eldor R, Raz I, Ben Yehuda A, Boulton AJ. New and experimental aproaches to treatment of diabetic foot ulcers: A comprehensive review of emerging treatment strategies. Diabet Med. 2004; 21:1161-73.

40. Armstrong DG, Attinger CE, Boulton AJ et al. Guidelines regarding negative wound therapy (NPWT) in the diabetic foot. Ostomy Wound Manage. 2004; 50(4B Suppl):3-27.

41. Nagai MK, Embil JM. Becaplermin: Recombinant platelet derived growth factor, a new treatment for healing diabetic foot ulcers. Exper Opin Biol Ther. 2002; 2:211-8.

42. Caravaggi C, De Giglio R, Pritelli C et al. HYAFF 11-based autologous dermal and epidermal grafts in the treatment of noninfected diabetic plantar and dorsal foot: a prospective, multicenter, controlled, randomized clinical trial. Diabetes Care. 2003; 26:2853-9.

43. Huang P, Li S, Han M, Xiao Z, Yang R, Han ZC. Autologous transplantation of granulocyte colony-stimulating factor-mobilized peripheral blood mononuclear cells improves critical limb ischemia in diabetes. Diabetes Care. 2005; 28:2155–60.

44. Bloomgarden ZT. The diabetic foot. Diabetes Care. 2008; 31:372-6.

45. Goren I, Muller E, Schiefelbein D et al. Systemic anti-TNFalpha treatment restores diabetes-impaired skin repair in ob/ob mice by inactivation of macrophages. J Invest Dermatol. 2007; 127:2259-67.

46. Edmonds M, Foster A. The use of antibiotics in the diabetic foot. Am J Surg. 2004; 187:25S–28S.

47. Berendt AR, Peters EJ, Bakker K et al. Diabetic foot osteomyelitis: A progress report on diagnosis and a systematic review of treatment. Diabetes Metab Res Rev. 2008; 24 Suppl 1:145-61.

48. Grayson ML, Gibbons GW, Balogh K et al. Probing to bone in infected pedal ulcers. JAMA. 1995; 273:721-3.

49. Chau CL, Grifith JF. Musculoskeletal infections: Ultrasound appearances. Clin Radiol. 2005; 60:149-59.

50. Zucchi P, Ferrari P, Spina ML. Diabetic foot. G Ital Nefrol. 2005; 22 Suppl 31:200-2.

51. Johnson JE, Kennedy EJ, Shereff MJ et al. Prospective study of bone, indium-111 labeled white bood cell and gallium 67 scanning on the evaluation of osteomyelitis in the diabetic foot. Foot Ankle Int. 1996; 17:10-6.

52. Keidar Z, Militianu D, Melamed E. The diabetic foot: Initial experience with 18F-FDG PET/CT. J Nucl Med. 2005; 46:444-9.

53. Mushlin AI, Littenberg B. Diagnosing pedal osteomyelitis: Testing choices and their consequences. J Gen Intern Med. 1994; 9(1):1.

54. Game FL, Jeffcoate WJ. Primarily non-surgical management of osteomyelitis of the foot in diabetes. Diabetologia. 2008; 51:962-7.

55. Senneville E, Lombart A, Beltrand E et al. Outcome of diabetic foot osteomyelitis treated nonsurgically: A retrospective cohort study. Diabetes Care. 2008; 31:637-42.

Doença cerebrovascular

Marcus Vinicius Pinto
Marco Antonio Lima

INTRODUÇÃO

A doença cerebrovascular (DCV) juntamente com a doença arterial coronariana (DAC) e a doença arterial periférica (DAP) fazem parte do grupo de complicações macrovasculares do diabetes *mellitus* (DM). Essas doenças têm em comum na sua fisiopatologia a aterosclerose, que ocorre de forma mais acelerada nos pacientes com DM. Com os aumentos na expectativa de vida da população e na prevalência do DM, essas complicações são cada vez mais frequentes, e estratégias de prevenção e tratamento eficazes tornam-se de extrema importância.

A DCV é a segunda maior causa de incapacidade permanente nos EUA e de morte no mundo.[1] Até o ano 2000, no estado do Rio de Janeiro, a DCV era a maior causa de morte por doença na população.[2] Outras manifestações da associação entre DCV e DM são as isquemias cerebrais silenciosas, que aumentam a chance de demência vascular e do efeito deletério da hiperglicemia na fase aguda das DCV.

Este capítulo tem como objetivo discutir a epidemiologia e a fisiopatologia da relação entre DM e DCV, bem como as manifestações clínicas, o diagnóstico e o tratamento da DCV.

EPIDEMIOLOGIA

DM é um fator de risco estabelecido para doenças cárdio e cerebrovasculares. Considerando-se a prevalência de DM na população adulta de cerca de 10%, 11% das mortes por eventos vasculares são atribuíveis a essa enfermidade.[3] Quando considerado todo o grupo de pacientes com DM, estes apresentam o dobro do risco de um evento cerebrovascular, quando comparados a pacientes sem DM, mesmo após a correção para outros fatores de risco.[4] O risco de DCV na população com DM é maior entre as mulheres e os negros, e mesmo a população com resistência à insulina ainda sem critério para DM tem risco maior para DCV quando comparada à população normoglicêmica.[3]

O risco de DCV associado ao DM é avaliado principalmente em pacientes com DM tipo 2 (DM2), já que constituem a maioria dos pacientes. Entretanto, estudos mostram que o risco de DCV é semelhante, ou até maior, nos pacientes com DM tipo 1 (DM1)em comparação com DM2.[5] Provavelmente, esse risco pode ser mais elevado pelo maior tempo de exposição à hiperglicemia, já que na maioria das vezes estes pacientes desenvolvem diabetes antes da fase adulta.

O DM causa alterações ateroscleróticas cárdio e cerebrovascular e está relacionado com diferentes tipos de acidente vascular encefálico (AVE) isquêmico, como o lacunar, de grande vasos e com tromboembólico. O tipo de AVE isquêmico mais comum nos diabéticos é o lacunar. Esse subtipo de AVE é mais frequente na população com DM em comparação à sem DM, com razão de chances de cerca de 4:1.[6] Além disso, o DM aumenta a incidência de fibrilação atrial em 40% e a chance de tromboembolia nos pacientes com fibrilação atrial. O maior preditor do AVE isquêmico no DM é a nefropatia diabética, já que aumenta o risco de AVE em 10 vezes. Pacientes com DM têm maior tempo de internação e mortalidade pós-AVE, além de maior risco de sequelas graves comparados aos sem DM.[7]

FISIOPATOLOGIA

As complicações microvasculares do DM têm relação direta com a patogênese da DCV. A hiperglicemia leva a inflamação insidiosa, disfunção endotelial, ativação da cascata de coagulação e resistência à insulina, favorecendo a aterosclerose. Além disso, leva à formação de radicais livres, ao aumento da produção de produtos glicosilados e à ativação de isoformas da proteína quinase específica (PKC).[8]

Os radicais livres causam dano celular e diminuem a produção endotelial de óxido nítrico, que leva a vasoconstrição, ativação plaquetária e proliferação de células musculares lisas, além de aumentar o depósito de lipoproteína de baixa densidade (LDL) na parede dos vasos. A glicosilação não enzimática de lipoproteínas e proteínas da parede dos vasos é diretamente proporcional ao nível de hiperglicemia. Esses produtos glicosilados ligam-se aos receptores na parede dos vasos e induzem a deposição de LDL e de reações oxidativas, que resulta na formação de *foam cells*.[9]

A ativação da PKC pela hiperglicemia parece ter papel importante no vaso e na disfunção endotelial. A elevação da glicose aumenta a atividade da via dos polióis, que aumenta a produção de diacilglicerol, que ativa a PKC. As isoformas PKC-β e

PKC-γ ativadas levam à proliferação celular, ao prejuízo do metabolismo da glicose e dos lipídios, à expressão de genes promotores de aterosclerose e à diminuição da vasodilatação. Assim, o DM acelera o processo de aterosclerose de grandes, médias e pequenas artérias, favorecendo o surgimento de DCV.[8,9]

MANIFESTAÇÕES CLÍNICAS

A hipoglicemia é um evento comum em pacientes com DM em tratamento e pode apresentar-se clinicamente com sinais neurológicos focais de início agudo, assemelhando-se a um AVE. Ocasionalmente, pacientes podem apresentar déficits motores ou de linguagem transitórios e, em casos mais extremos, convulsões decorrentes da diminuição do aporte de glicose ao cérebro.[10] Outros sintomas e sinais de hipoglicemia decorrentes da ativação adrenérgica (tremor, palpitações, sudorese e fome) frequentemente estão presentes e auxiliam na diferenciação de uma lesão vascular. Atualmente, devido à possibilidade de trombólise ou de procedimentos endovasculares, os casos potenciais de AVE isquêmico são avaliados de forma mais ágil pelos serviços de emergência. Entretanto, de acordo com o exposto anteriormente, todos os pacientes com sinais focais de início agudo, mesmo sem história de DM, devem ter sua glicemia plasmática determinada precocemente, de forma a excluir possíveis casos de hipoglicemia, evitando assim procedimentos desnecessários.

Sinais neurológicos focais são sinais de disfunção de áreas específicas do sistema nervoso central, que no caso do AVE isquêmico correspondem à disfunção da área irrigada pela artéria envolvida. O sinal mais comum no AVE é a hemiplegia faciobraquiocrural de instalação súbita.[1] Entretanto, outros sinais também são comuns, como a disartria, afasia, hipoestesia dimidiada, hemianopsia e heminegligência. A Tabela 14.8.1 traz um resumo sobre as síndromes clínicas do AVE das principais artérias que irrigam o encéfalo.

O AVE isquêmico e a hemorragia intraparenquimatosa (HIP) têm basicamente a mesma sintomatologia, e não há forma de diferenciar clinicamente, com precisão, esses 2 tipos de AVE.[1] A HIP causa síncope, cefaleia e náuseas com maior frequência, mas, como dito anteriormente, esses sintomas também são observados em lesões isquêmicas. Portanto, é fundamental a realização de exame de imagem em todo o paciente admitido no serviço de emergência com suspeita clínica de AVE para a definição diagnóstica e terapêutica.

CLASSIFICAÇÃO

As DCV, de forma simplificada, podem ser divididas em ataque isquêmico transitório (AIT), AVE isquêmico e AVE hemorrágico. O AIT ocorre pela obstrução arterial transitória, que causa sinais focais que duram menos de 24 h, já que a re-perfusão do vaso ocorre em tempo de evitar a morte neuronal. A maioria dos AIT dura menos de 1 h.

Tabela 14.8.1 Síndromes clínicas das principais artérias intracranianas

Artéria	Síndrome
Lenticuloestriadas	Hemiplegia FBC contralateral
Ramo superior da cerebral média esquerda	Hemiplegia FB direita e afasia motora
Ramo inferior da cerebral média esquerda	Hemi-hipoestesia e hemianopsia homônima à direita e afasia sensitiva
Tronco da cerebral média esquerda	Hemiplegia FBC, hemi-hipoestesia FBC e hemianopsia homônima à direita, afasia global e desvio do olhar para esquerda
Ramo superior da cerebral média direita	Hemiplegia FB esquerda, e pode ocorrer heminegligência à esquerda
Ramo inferior da cerebral média direita	Heminegligência, hemianopsia homônima e hemi-hipoestesia à esquerda
Tronco da cerebral média direita	Hemiplegia FBC, heminegligência, hemianopsia homônima e hemi-hipoestesia à esquerda, e desvio do olhar para direita
Cerebral anterior esquerda	Monoparesia crural direita
Cerebral anterior direita	Monoparesia crural esquerda
Cerebral posterior	Hemianopsia homônima contralateral
Vertebral	Ataxia ipsilateral, vertigem, nistagmo, paralisia de IX e X NC ipsilaterais, síndrome de Horner ipsilateral, e/ou hipoestesia em face ipsilateral e BC contralateral
Perfurantes da basilar	Hemiparesia FBC ou BC contralateral e paralisia de III NC ou VI NC e/ou VII NC ipsilaterais
Tronco da basilar	Coma, tetraplegia, anestesia, e paralisia VI, de VII, VIII, IX, X, XI e XII NC em ambos os lados

FBC = faciobraquiocrural; BC = braquiocrural; NC = nervo craniano.

O AVE isquêmico é dividido principalmente em 3 tipos: obstrução de pequenos vasos (lacunar), cardioembólico e aterosclerose de grandes vasos. O AVE hemorrágico é dividido em HIP e hemorragia subaracnoide (HSA).

O AVE isquêmico de pequenos vasos, ou lacunar, mais comum nos diabéticos, por definição tem tamanho < 1,5 cm e está relacionado com hipo-hialinose e aterosclerose de pequenas artérias, como as lenticuloestriadas que irrigam a cápsula interna. O cardioembólico ocorre por embôlos oriundos do coração e tem, como principal causa, a fibrilação atrial.[1] A Tabela 14.8.2 lista as principais causas de

Tabela 14.8.2 Risco de cardioembolia

Alto risco
Valva metálica
Estenose mitral com fibrilação atrial
Fibrilação atrial (com exceção de fibrilação atrial isoladamente)
Infarto do miocárdio recente (< 4 semanas)
Trombo em átrio e/ou ventrículo esquerdo
Doença do nodo sinusal
Mixoma atrial
Cardiomiopatia dilatada
Acinesia segmentar no ventrículo esquerdo
Endocardite Infecciosa
Médio risco
Prolapso de valva mitral
Calcificação do ânulo da valva mitral
Estenose mitral sem fibrilação atrial
Turbulência no átrio esquerdo
Aneurisma de septo atrial
Forame oval patente
Flutter atrial
Fibrilação atrial isoladamente
Valva cardíaca biológica
Endocardite trombótica não bacteriana
Insuficiência cardíaca congestiva
Hipocinesia segmentar no ventrículo esquerdo
Infarto do miocárdio (> 4 semanas e < 6 meses)

AVE cardioembólico divididos pelo risco de embolia. O de grandes vasos pode ser divido em ateroembólico, causado por embolia de placas de ateroma a montante, e aterotrombótico, causado por trombose arterial na região da placa de ateroma, ambos obstruindo um vaso de médio ou grande calibre.

A HIP ocorre por ruptura de vasos de pequeno ou médio calibre. Ambos têm como fisiopatologia principal a formação de microaneurismas de Charcot-Bouchard e têm como principal fator a hipertensão arterial crônica. A localização mais comum é a região putaminal. A HSA divide-se em traumática e espontânea, e somente a última será abordada neste capítulo. A HSA espontânea ocorre principalmente pela ruptura de aneurismas saculares, localizados principalmente na artéria comunicante anterior, artéria comunicante posterior e artéria cerebral média.

DIAGNÓSTICO

O diagnóstico de AVE é clínico, após afastados os principais diagnósticos diferenciais, como hipoglicemia, traumatismo craniano e déficit focal após crise epiléptica (paralisia de Todd). Na anamnese, é fundamental saber o tempo de instalação e a duração dos sintomas. Em geral, no AVE isquêmico a instalação é súbita e a duração dos sintomas é o primeiro critério de inclusão para a realização de trombólise IV. No tópico sobre o tratamento agudo do AVE isquêmico, explicaremos com detalhes os critérios de inclusão e exclusão para a realização de trombólise IV.

Após o advento da trombólise, foi criada uma escala para o exame neurológico no paciente com AVE, para facilitar a comunicação entre a equipe do AVE e diminuir a subjetividade em relação ao exame físico. Essa escala chama-se Escala de AVE do National Institutes of Health (NIH), vai de 0 a 42 pontos, e avalia nível de consciência, campimetria visual, motilidade ocular, força, coordenação, sensibilidade, linguagem, palavra e negligência (Tabela 14.8.3).[1]

Os AVE isquêmico e hemorrágico têm tratamentos completamente distintos, o que torna a realização de exame de imagem do crânio essencial. A tomografia computadorizada (TC) de crânio pode ser feita de forma rápida, está presente na maioria dos grandes hospitais de emergência de nosso país e tem alta sensibilidade para demonstrar lesões hemorrágicas. Entretanto, na fase aguda do AVE isquêmico, a TC tem baixa sensibilidade, só demonstrando áreas isquêmicas entre 12 h e 48 h após o início dos sintomas. A ressonância magnética (RM) do crânio tem altíssima sensibilidade na fase aguda do AVE isquêmico e pode demonstrar até lesões com minutos de instalação, e também identifica com boa acurácia lesões hemorrágicas. Todavia, é um exame demorado, que leva de 20 min a 40 min para ser realizado, de custo elevado e restrito a emergências de hospitais particulares em nosso país. Assim, na maioria dos hospitais do Brasil e do mundo, o primeiro exame de imagem na suspeita de AVE ainda é a TC de crânio.

Tabela 14.8.3 Escala de AVE do NIH

Instrução	Definição da escala
1a. Nível de consciência O investigador deve escolher uma resposta, mesmo se uma avaliação completa for prejudicada por obstáculos, como um tubo orotraqueal, barreiras de linguagem, trauma ou curativo orotraqueal	0 = Alerta, responde com entusiasmo. 1 = Não alerta, mas ao ser acordado por mínima estimulação obedece, responde ou reage. 2 = Não alerta, requer repetida estimulação ou estimulação dolorosa para realizar movimentos (não estereotipados). 3 = Responde somente com reflexo motor ou reações autonômicas ou totalmente irresponsivo, flácido e arreflexo
1b. Perguntas de nível de consciência O paciente é questionado sobre o mês e a sua idade. A resposta deve ser correta – não há nota parcial por chegar perto. Pacientes com afasia ou estupor que não compreendem as perguntas irão receber 2	0 = Responde ambas as questões corretamente. 1 = Responde uma questão corretamente. 2 = Não responde questão alguma corretamente
1c. Comandos de nível de consciência Ao paciente é solicitado que abra e feche os olhos e então abra e feche a mão não parética. Substitua por outro comando de um único passo, se as mãos não puderem ser utilizadas	0 = Realiza ambas as tarefas corretamente. 1 = Realiza uma tarefa corretamente. 2 = Não realiza qualquer tarefa corretamente
2. Melhor olhar conjugado Somente os movimentos oculares horizontais são testados. Movimentos oculares voluntários ou reflexos (oculocefálicos) recebem nota, mas a prova calórica não é usada. Se o paciente tiver desvio conjugado do olhar, que possa ser sobreposto por atividade voluntária ou reflexa, o escore será 1. Se o paciente tiver uma paresia de nervo periférica isolada (NC III, IV ou VI), marque 1	0 = Normal. 1 = Paralisia parcial do olhar. Esse escore é dado quando o olhar é anormal em um ou ambos os olhos, mas não há desvio forçado ou paresia total do olhar. 2 = Desvio forçado ou paralisia total do olhar que não pode ser vencido pela manobra oculocefálica

(continua)

(continuação)

3. Visual Os campos visuais (quadrantes superiores e inferiores) são testados por confrontação, utilizando contagem de dedos ou ameaça visual, conforme apropriado	0 = Sem perda visual. 1 = Hemianopsia parcial. 2 = Hemianopsia completa. 3 = Hemianopsia bilateral (cego, inclusive cegueira cortical)
4. Paralisia facial Pergunte ou use mímica para encorajar o paciente a mostrar os dentes ou sorrir e fechar os olhos. Considere a simetria de contração facial em resposta a estímulo doloroso em paciente pouco responsivo ou incapaz de compreender	0 = Movimentos normais simétricos. 1 = Paralisia facial leve (apagamento de prega nasolabial, assimetria no sorriso). 2 = Paralisia facial central evidente (paralisia facial total ou quase total da região inferior da face). 3 = Paralisia facial completa (ausência de movimentos faciais das regiões superior e inferior da face)
5. Motor para braços O braço é colocado na posição apropriada: extensão dos braços (palmas para baixo) a 90° (se sentado) ou a 45° (se deitado). É valorizada queda do braço se esta ocorrer antes de 10 segundos. O paciente afásico é encorajado por meio de firmeza na voz e de mímica, mas não com estimulação dolorosa. Cada membro é testado isoladamente, iniciando pelo braço não parético	0 = Sem queda; mantém o braço a 90° (ou 45°) por 10 segundos completos. 1 = Queda; mantém o braço a 90° (ou 45°), porém este apresenta queda antes dos 10 segundos completos; não toca a cama ou outro suporte. 2 = Algum esforço contra a gravidade; o braço não atinge ou não mantém 90° (ou 45°), cai na cama, mas tem alguma força contra a gravidade. 3 = Nenhum esforço contra a gravidade; braço despenca. 4 = Nenhum movimento. 5a. Braço esquerdo; 5b. Braço direito
6. Motor para pernas A perna é colocada na posição apropriada: extensão a 30° (sempre na posição supina). É valorizada queda da perna se esta ocorrer antes de 5 segundos. O paciente afásico é encorajado mediante firmeza na voz e de mímica, mas não com estimulação dolorosa. Cada membro é testado isoladamente, iniciando pela perna não parética	0 = Sem queda; mantém a perna a 30° por 5 segundos completos. 1 = Queda; mantém a perna a 30°, porém esta apresenta queda antes dos 5 segundos completos; não toca a cama ou outro suporte. 2 = Algum esforço contra a gravidade; a perna não atinge ou não mantém 30°, cai na cama, mas tem alguma força contra a gravidade. 3 = Nenhum esforço contra a gravidade; perna despenca. 4 = Nenhum movimento. 6a. Perna esquerda; 6b. Perna direita

(continua)

(*continuação*)

7. Ataxia de membros Este item avalia se existe evidência de lesão cerebelar unilateral	0 = Ausente. 1 = Presente em 1 membro. 2 = Presente em 2 membros
8. Sensibilidade Avalie sensibilidade ou mímica facial ao beliscar ou ao retirar o estímulo doloroso em paciente torporoso ou afásico. Somente a perda de sensibilidade atribuída ao AVE é registrada como anormal	0 = Normal, nenhuma perda. 1 = Perda sensitiva leve a moderada; 2 = Perda da sensibilidade grave ou total; o paciente não sente que está sendo tocado
9. Melhor linguagem Uma grande quantidade de informações acerca da compreensão pode ser obtida durante a aplicação dos itens precedentes ao exame. É solicitado ao paciente que leia a lista de frases, nomeie objetos e repita a frase "Nem aqui, nem ali, nem lá"	0 = Sem afasia; normal. 1 = Afasia leve a moderada; alguma perda óbvia da fluência ou dificuldade de compreensão. 2 = Afasia grave; toda a comunicação é feita por meio de expressões fragmentadas; grande necessidade de interferência, questionamento e adivinhação por parte do ouvinte. 3 = Mudo, afasia global; nenhuma fala útil ou compreensão auditiva
10. Disartria Pede-se ao paciente que leia ou repita palavras. Se o paciente tiver afasia grave, a clareza da articulação da fala espontânea poderá ser graduada	0 = Normal. 1 = Disartria leve a moderada; paciente arrasta pelo menos algumas palavras. 2 = Disartria grave; fala do paciente é tão empastada que chega a ser ininteligível, na ausência de disfasia ou com disfasia desproporcional, ou é mudo/anártrico
11. Extinção ou desatenção Informação suficiente para a identificação de negligência pode ter sido obtida durante os testes anteriores. A presença de negligência espacial visual ou anosognosia pode também ser considerada como evidência de negligência. Como a anormalidade só é pontuada se presente, o item nunca é considerado não testável	0 = Nenhuma anormalidade. 1 = Desatenção visual, tátil, auditiva, especial ou pessoal, ou extinção à estimulação simultânea em uma das modalidades sensoriais. 2 = Profunda hemidesatenção ou hemidesatenção para mais de uma modalidade; não reconhece a própria mão e se orienta somente para um lado do espaço

TRATAMENTO

Estudos de controle intensivo da glicemia tiveram resultados conflitantes em relação à redução dos eventos cerebrovasculares. Estatinas e antiagregantes plaquetários, associados ao controle da pressão arterial, à perda de peso e à modificação de hábitos de vida são as medidas mais importantes para a prevenção do AVE isquêmico.[11,12] No entanto, o uso de antiagregantes não é recomendado para profilaxia primária do AVE.[13] A recuperação pós-AVE é mais lenta, as sequelas são mais graves e o risco de demência vascular é maior nos pacientes DM em comparação aos sem DM.[14,15] Além da prevenção, o tratamento agudo do AVE também é de suma importância.

Após a comprovação do benefício da trombólise IV com o r-TPA no tratamento do AVE isquêmico agudo, tornou-se fundamental rapidez no tratamento desses pacientes. Atualmente, o r-TPA (alteplase) IV deve ser infundido em até 4 h e 30 min do início dos sintomas em pacientes bem selecionados e com nenhum critério de exclusão.[1] O principal critério de inclusão é o tempo de início dos sintomas. Em caso de pacientes em que não se saiba quando se iniciaram os sintomas, assume-se a última vez em que o paciente foi visto assintomático como o momento do início dos sintomas. Os critérios de exclusão são clínicos, laboratoriais e por imagem (Tabela 14.8.4), e devem ser avaliados com cuidado em cada paciente. Em comparação com a trombólise no infarto agudo do miocárdio (IAM), a trombólise no AVE isquêmico tem complicações graves mais frequentes e os seus protocolos devem ser devidamente seguidos. O sangramento sintomático intracraniano pós-trombólise IV em centros especializados no tratamento do AVE ocorre em 6% dos casos, e tem letalidade de 50%.[1]

O controle da glicemia e da pressão arterial também é importante na fase aguda do AVE, bem como os antiagregantes e as estatinas. Nos pacientes submetidos a trombólise, o uso de antiagregantes e heparina para profilaxia de trombose venosa deve ser iniciado somente após 24 h da infusão do r-TPA. A criação de equipes multidisciplinares especializadas no tratamento dessa enfermidade é fundamental, já que agiliza o tratamento e acompanha melhor o paciente.

A hipertensão arterial na fase aguda do AVE isquêmico não deve ser tratada de forma agressiva. Estudos mostram que no momento do AVE, ao redor da área infartada, existe uma área significativa de tecido cerebral com baixo fluxo de sangue, chamada de área de penumbra isquêmica. Para perfusão desse tecido em sofrimento é fundamental que seja mantida pressão de perfusão cerebral alta, evitando assim o infarto dessas áreas adjacentes à região infartada. Sendo assim, as recomendações da American Heart Association (AHA) orientam que, na fase aguda do AVE, a

Tabela 14.8.4 Critérios de inclusão e exclusão para trombólise intravenosa no AVE isquêmico

Critérios de inclusão
Quadro clínico de AVE com início há menos de 4,5 horas desde o primeiro sintoma até a infusão do r-TPa
Idade > 18 anos
Tomografia computadorizada ou ressonância magnética sem sinais de hemorragia intracraniana

Critérios de exclusão
Sinais e sintomas leves (com comprometimento funcional discreto) ou de resolução completa espontânea
Área de hipodensidade precoce à tomografia computadorizada (sugestiva de área isquêmica aguda) e com acometimento > 1/3 do território da artéria cerebral média
Qualquer cirurgia intracraniana, trauma craniano ou histórico de AVE nos 3 meses anteriores ao tratamento trombolítico
Aneurisma, malformações arteriovenosas ou tumores intracranianos conhecidos
Cirurgia de grande porte nos últimos 14 dias
Punção lombar nos últimos 7 dias
Infarto agudo do miocárdio nos últimos 3 meses
Histórico de hemorragia intracraniana
Pressão arterial sistólica após tratamento anti-hipertensivo > 185 mmHg
Pressão arterial diastólica após tratamento anti-hipertensivo > 110 mmHg
Hemorragia gastrintestinal ou geniturinária nos últimos 21 dias
Punção arterial, em local não compressível, nos últimos 7 dias
Glicemia < 50 mg/dL ou > 400 mg/dL
Contagem de plaquetas < 100.000/mm^3
Defeito na coagulação (INR > 1,7)
Uso de heparina nas últimas 48 h com TTPA acima do valor de referência local
Sintomas que apresentaram melhora espontânea antes do tratamento
Evidência de sangramento ativo em local não passível de compressão mecânica ou de fratura ao exame físico
Convulsões no início do AVE (contraindicação relativa – diagnóstico diferencial com paralisia de Todd)

AVE = acidente vascular encefálico; r-TPA = alteplase; INR = razão normalizada internacional; TTPA = tempo de tromboplastina parcial ativada.

pressão arterial (PA) deve ser mantida abaixo de 185 mmHg de pressão sistólica (PS) e 110 mmHg de pressão diastólica (PD) nas primeiras 24 h, em pacientes submetidos a trombólise, e abaixo de 220 mmHg de PS e 120 mmHg de PD em pacientes não trombosados. Para prevenção secundária em diabéticos, a PA deve ser mantida abaixo de 130 mmHg de PS e 80 mmHg de PD.[1,12,13]

Hiperglicemia acontece em 30% a 40% dos pacientes com AVE isquêmico. Grande parte desses pacientes não tem história prévia de DM. Em alguns pacientes, a hiperglicemia reflete o DM preexistente, mas desconhecido pelo paciente; porém, na maioria dos casos, representa a resposta aguda ao estresse, chamada de hiperglicemia do estresse. Nesses casos, a dosagem da hemoglobina glicosilada (HbA1c) ajuda nessa diferenciação, já que se esta for > 6,5%, a chance de o paciente ter DM é muito alta.

A hiperglicemia na fase aguda do AVE aumenta em 30 dias a mortalidade de pacientes diabéticos e em mais de 2 vezes em não diabéticos, independentemente de qualquer outro fator de risco. Apesar da pouca evidência sobre o manejo da hiperglicemia no AVE, a AHA recomenda que a glicemia deve ser mantida < 180 mg/dL e idealmente < 140 mg/DL, na fase aguda do AVE em pacientes DM com e sem DM.[7]

Em relação ao uso de antiplaquetários para profilaxia secundária do AVE isquêmico, a combinação de ácido acetilsalicílico (AAS) com dipiridamol de liberação prolongada é mais eficaz quando comparada ao uso isolado de AAS.[12] Estudos clínicos comparando a dupla antiagregação com AAS e clopidogrel e o uso de AAS ou clopidogrel em monoterapia não mostraram redução no risco de novo evento cerebrovascular, mas mostraram aumento do risco de hemorragia com a dupla antiagregação.[12,13] O uso de antiagregação dupla com AAS e clopidogrel para prevenção secundária do AVE isquêmico não é recomendado pelas diretrizes da AHA.[1] O uso da terapia dupla com AAS e clopidogrel deve ser restrito a casos individualizados, indicados por neurologista. No Brasil, como não temos o dipiridamol de liberação prolongada, o antiagregante de escolha no AVE continua sendo o AAS em monoterapia.

É sempre fundamental investigar a causa do AVE isquêmico. Todos os pacientes devem ser submetidos a ecocardiograma transtorácico, ecocolordoppler de artérias carótidas e vertebrais, eletrocardiograma e, obviamente, TC ou RM de crânio.[1,12] Nos últimos anos, o uso de angiografia por TC e RM de vasos cervicais e crânio vem ganhando espaço na investigação do AVE, e alguns especialistas recomendam a solicitação desses estudos em quase todos os pacientes. Estudos dos vasos cervicais (Doppler, TC ou RM) são muito importantes nesses pacientes, pois a estenose carotídea sintomática é o fator mais relevante para a recorrência do AVE. Em casos de obstrução da artéria carótida interna ipsilateral ao AVE ou AIT > 70%, endarterectomia ou angioplastia com colocação de *stent* está recomendada em todos os pacientes. Em casos de estenose moderada sintomática, 50% a 69%, o benefício da cirurgia é menor, e está recomendada a cirurgia em casos selecionados.[12] Vale lembrar que em casos de estenose carotídea de qualquer grau assintomática, o tratamento deve ser clínico.

Pacientes com DM e fibrilação atrial (FA) e nenhum outro fator de risco devem usar antiagregante plaquetário. Entretanto, a presença de qualquer outro fator de risco do *score* CHA_2DS_2-VASc torna mandatório o uso de escore varfarina para profilaxia de eventos cardioembólicos em pacientes com DM (Tabela 14.8.5). Obviamente, após único episódio de AIT ou AVE isquêmico, o paciente com FA já tem indicação de anticoagulação.[13]

Tabela 14.8.5 CHA_2DS_2-VASc

	Descrição	Pontos
C	Insuficiência cardíaca	1
H	Hipertensão arterial	1
A_2	Idade (≥ 75 anos)	2
D	Diabetes *mellitus*	1
S_2	AIT ou AVE prévio	2
V	Doença vascular (IAM prévio, DAP ou placa aórtica)	1
A	Idade (65 a 74 anos)	1
Sc	Sexo feminino	1

AIT = ataque isquêmico transitório; AVE = acidente cascular encefálico; IAM = infarto agudo transitório; DAP = doença arterial periférica.

REFERÊNCIAS BIBLIOGRÁFICAS

1. Adams Jr PHC, del Zoppo G, Alberts MJ et al. Guidelines for the early management of adults with ischemic stroke: a guideline from the American Heart Association/ American Stroke Association Stroke Council, Clinical Cardiology Council, Cardiovascular Radiology and Intervention Council, and the Atherosclerotic Peripheral Vascular Disease and Quality of Care Outcomes in Research Interdisciplinary Working Groups. Stroke. 2007; 38:1655-711.
2. Soares GP, Brum JD, Oliveira GM et al. Mortalidade por doenças isquêmicas do coração, cerebrovasculares e causas mal definidas nas regiões do estado do Rio de Janeiro, 1980-2007. Rev SOCERJ. 2009; 22(3):142-150.
3. Luitse AM, Biessels GJ, Rutten GM et al. Diabetes, hyperglycaemia, and acute ischaemic stroke. Lancet Neurol. 2012; 11:261-71.
4. Hatzitoliosa AI, Didangelosa TP, Zantidis AT et al. Diabetes mellitus and cerebrovascular disease: Which are the actual data? Journal of Diabetes and Its Complications. 2009; 23:283-96.
5. Daneman D. Type 1 diabetes. Lancet. 2006; 367:847-58.

6. Duckworth W, Abraira C, Moritz T et al. Glucose control and vascular complications in veterans with type 2 diabetes. N Engl J Med. 2009; 360: 129-39.

7. Capes SE, Hunt D, Malmberg K et al. Stress hyperglycemia and prognosis of stroke in nondiabetic and diabetic patients: A systematic overview. Stroke. 2001; 32:2426-32.

8. Mukherjee D. Peripheral and cerebrovascular atherosclerotic disease in diabetes mellitus. Best Practice & Research Clinical Endocrinology & Metabolism. 2009; 23:335-45.

9. Stumvoll M, Goldstein BJ, van Haeften TW. Type 2 diabetes: Principles of pathogenesis and therapy. Lancet. 2005; 365:1333-46.

10. Fernandes PM, Whiteley WN, Hart SR et al. Strokes: Mimics and chameleons. Pract Neurol. 2013; 13:21-8.

11. Strong K, Mathers C, Bonita R. Preventing stroke: Saving lives around the world. Lancet Neurol. 2007; 6:182-7.

12. Davis MS, Donnan GA. Secondary Prevention after ischemic stroke or transient ischemic attack. N Engl J Med. 2012; 366: 1914-22.

13. Furie KL, Kasner SE, Adams RJ et al. Guidelines for the prevention of stroke in patients with stroke or transient ischemic attack: A guideline for healthcare professionals from the American Heart Association/American Stroke Association. Stroke. 2011; 42:227-76.

14. Kamalesh M, Shen J, Eckert GJ. Long term postischemic stroke mortality in diabetes: a veteran cohort analysis. Stroke. 2008; 39:2727-31.

15. Pendlebury ST, Rothwell PM. Prevalence, incidence, and factors associated with pre-stroke and post-stroke dementia: A systematic review and meta-analysis. Lancet Neurol. 2009; 8:1006-18.

Comorbidades associadas ao diabetes *mellitus*

15.1 Dislipidemia

15.2 Obesidade

15.3 Hipertensão arterial

15.1

Dislipidemia

Lenita Zajdenverg
Vivian Kern

INTRODUÇÃO

O diabetes *mellitus* (DM) afeta cerca de 246 milhões de pessoas em todo o mundo. Até 2025, a previsão é de que esse número chegue a 380 milhões.[1] A incidência de doença cardiovascular (DCV) é maior em pacientes com DM do que na população em geral,[2] o que leva a morbidade e mortalidade significativamente mais elevadas em tais pacientes.[3]

A dislipidemia é um fator de risco estabelecido para doença cardiovascular e é extremamente comum em pacientes com diabetes.[4] Apesar de fazerem parte de um grupo de fatores de risco modificáveis, assim como a hiperglicemia e a hipertensão, as alterações no perfil lipídico permanecem mal controladas em uma grande parcela da população com DM.[4] A dislipidemia é um importante fator de risco para complicações macrovasculares em pacientes com diabetes *mellitus* tipo 2 (DM2).[6,7] Sendo assim, a monitoração do perfil lipídico bem como o seu controle com metas agressivas se fazem necessários em pacientes com DM.[8]

FISIOPATOLOGIA

Diabetes *mellitus* tipo 2

A dislipidemia associada ao DM2 geralmente se caracteriza por:[9-12]

- Hipertrigliceridemia.
- Redução dos níveis de lipoproteína de alta densidade (HDL).

- Lipemia pós-prandial.
- Presença de lipoproteína de baixa densidade (LDL) pequena e densa.

Os distúrbios do metabolismo lipídico ocorrem precocemente no desenvolvimento do DM2, podendo anteceder a doença em alguns anos.[13] Adicionalmente, as anormalidades dos lipídios e das lipoproteínas plasmáticas presentes na dislipidemia diabética parecem estar metabolicamente interligadas.[13,14] Em geral, esse fenótipo não é totalmente corrigido pelo controle glicêmico e pode ser encontrado em pacientes com sinais de resistência à insulina, mas com glicemia normal.[15] Portanto, anormalidades na ação da insulina, e não a hiperglicemia, estão associadas a essas alterações lipídicas.

Vários fatores vêm sendo responsabilizados pela dislipidemia do DM2:

- **Resistência às ações periféricas da insulina no adipócito e no músculo:** a resistência à ação da insulina eleva os níveis de ácidos graxos livres (AGL) tanto pelo aumento da lipólise quanto pela redução da captação dos mesmos pelo músculo esquelético. O excesso de AGL tem como consequência incremento da produção de lipotroteína de muito baixa densidade (VLDL) pelo fígado.[16-18]
- **Alteração da atividade de lipoproteína lipase (LpL):** a LpL é a maior enzima responsável pela conversão dos triglicerídeos das lipoproteínas em ácidos graxos livres. Vários passos na composição da LpL ativa podem estar alterados no DM, incluindo sua produção celular e, possivelmente, seu transporte e ligação com as células endoteliais.[19-21]

  A atividade da LpL é alterada em pacientes com DM descompensado, o que leva a diminuição da depuração das lipoproteínas ricas em triglicerídeos. Essa atividade pode ser normalizada com a terapia insulínica.[22]
- **Alteração da atividade da lipase hepática:** a atividade da lipase hepática está aumentada no DM2. Essa enzima é responsável pela hidrólise de triglicerídeos e fosfolipídios nas partículas de LDL e de HDL. Esse aumento da degradação do material do *core* e a remodelação das superfícies dessas 2 classes de lipoproteínas levariam a partículas de LDL menores e mais densas, bem como de HDL mais pobres em colesterol e também menores, as quais são catabolizadas e depuradas da circulação. Assim, há significativa redução da HDL2, uma subclasse de partículas de HDL grandes e flutuantes.[23,24]
- **Alteração da ação da proteína de transferência de ésteres de colesterol (CE-TP):** os triglicerídeos das partículas ricas nesses lipídios são trocados por ésteres de colesterol das partículas de HDL e de LDL pela ação da CETP.[25] A atividade da CETP está aumentada nos pacientes com DM e resistência à insulina, contribuindo para a redução de HDL e formação de LDL pequenas e densas.[26]

- **Alterações na produção hepática de apoproteínas:** a deficiência de secreção ou a resistência hepática à insulina podem aumentar a secreção de apoB, o que leva ao incremento da síntese e da secreção de triglicerídeos e das VLDL pelo fígado.[17,27,28] A insulina também pode modular a produção de algumas proteínas que afetam os níveis circulantes das lipoproteínas, como a apoCIII.[29-31] A apoCIII pode aumentar o VLDL ao inibir a ação da lipoproteína lipase, bem como a captação de lipoproteínas via proteína relacionada com o receptor de LDL.[29]

Diabetes *mellitus* tipo 1

No diabetes *mellitus* tipo 1 (DM1), a deficiência de insulina e o descontrole glicêmico levam a aumento nos níveis plasmáticos de triglicerídeos e lipoproteínas contendo apoB, devido aos efeitos no metabolismo lipídico nos tecidos periféricos e no fígado. Nos tecidos periféricos, a deficiência de insulina leva a comprometimento da atividade da lipoproteína lipase (LpL) e redução da depuração de partículas ricas em triglicerídeos.[32] A deficiência de insulina também aumenta a lipólise, o que eleva o fluxo de AGL para o fígado, levando a síntese de triglicerídeos e síntese e secreção de VLDL rica em triglicerídeos por tal órgão.[16-18]

Os níveis de LDL colesterol (LDL-c) também podem estar aumentados no DM1 não compensado, já que a insulina estimula a degradação receptor-mediada de LDL.[33]

A dislipidemia relacionada com a deficiência de insulina no DM1 é reversível com a insulinoterapia. Na maioria dos casos, anormalidades persistentes no perfil lipídico de pacientes com DM1 e excelente controle glicêmico sugerem que outro distúrbio do metabolismo lipídico esteja presente.[34] Entretanto, a análise de um subgrupo de pacientes com o maior ganho de peso dentro do grupo de tratamento intensivo do DCCT mostrou que este apresentava um perfil lipídico mais aterogênico. Foram evidenciadas elevações nos níveis de triglicerídeos, LDL e apoB na presença de LDL pequena e densa e de níveis reduzidos de HDL2, em comparação com os pacientes intensivamente tratados mas que não tiveram tal ganho de peso.[35] A análise posterior sugeriu que tais alterações estavam associadas a aumento da gordura visceral e dos níveis da lipase hepática em tais indivíduos.[36]

DISLIPIDEMIA E RISCO CARDIOVASCULAR NO DIABETES

Níveis de LDL elevados são mais patogênicos nos pacientes com DM2 do que na população geral devido à presença de LDL menor e mais densa e de outras lipoproteínas potencialmente aterogênicas, como VLDL e lipoproteína de densidde intermediária (IDL).[13,37-39] Quando as partículas de LDL se tornam pequenas e densas, elas são mais propensas à oxidação e aderem à parede arterial mais facilmente, invadindo-a posteriormente, o que contribui para a aterosclerose.[38] O potencial aterogênico aumentado de LDL pequena e densa parece estar relacionado com diversas propriedades físico-químicas e metabólicas dessas substâncias, incluindo:

- Redução da afinidade pelo receptor de LDL.[40,41]
- Maior propensão ao transporte para o espaço subendotelial.[42]
- Aumento da ligação às proteoglicanas da parede arterial.[43]
- Suscetibilidade a modificações oxidativas.[44-46]

Diversos estudos de prevenção primária e secundária demonstraram que a redução dos níveis de LDL diminui os riscos de eventos cardiovasculares em pacientes com DM2.

Dados do CARDS (Collaborative Atorvastatin Diabetes Study) demonstraram benefício clínico como uso de atorvastatina 10 mg/dia em pacientes com DM2 entre 40 e 75 anos, cujo perfil lipídico não estava muito alterado. Houve redução de 37% na incidência de um primeiro evento cardiovascular maior (n = 2.838; p < 0,001), ratificando a importância do controle do perfil lipídico para prevenção primária de DCV em pacientes com DM2.[47]

Similarmente ao CARDS, no HPS (Heart Protection Study) 2.912 pacientes com DM2 e sem doença cardiovascular receberam sinvastatina 40 mg/dia. Houve redução de 33% (p = 0,0003) na taxa de eventos coronarianos, em 5 anos de tratamento. Já no grupo de pacientes do mesmo estudo que tinham história de infarto agudo do miocárdio (IAM), houve redução de 19,7% no risco de um novo IAM e, para aqueles que apresentavam algum tipo de doença vascular prévia, a redução de um novo evento vascular foi de 21,6%.[48]

Tanto no CARDS como no HPS, os benefícios cardiovasculares foram associados à redução de LDL, independentemente de seus valores basais.[47,48]

No ASCOT-LLA (Anglo-Scandinavian Cardiac Outcomes Trial-Lipid-Lowering Arm), atorvastatina foi administrada em uma coorte com 2.532 pacientes com DM2 e pressão arterial e colesterol bem controlados. Redução de 23% (p = 0,04) nos eventos cardiovasculares maiores ou procedimentos em relação ao placebo foi evidenciada. As reduções correspondentes dos níveis de colesterol total e LDL foram de, respectivamente, 17% e 21%.[49]

O TNT (Treating to New Targets) demonstrou benefício na obtenção de valores mais baixos de LDL em pacientes de alto risco. Nos 1.051 pacientes com DM2 e doença cardiovascular, o tratamento intensivo com estatina (atorvastatina

80 mg/dia) levou a redução adicional de 25% no risco de eventos cardiovasculares maiores em 5 anos (p = 0,03).[50]

Em uma metanálise dos dados de 14 estudos randomizados com 18.686 pacientes com diabetes (17.220 com DM2), cada mmol/L de redução do LDL com o uso de estatinas foi associado a diminuição significativa de mortalidade por todas as causas (p = 0,02), refletindo também significativa redução na mortalidade vascular (p = 0,008). Esses resultados foram vistos independentemente da história prévia de doença vascular ou outras características dos pacientes e foram semelhantes àqueles vistos em pacientes sem diabetes.[51]

Por outro lado, o ASPEN (Atorvastatin Study for Prevention of Coronary Heart Disease Endpoints in Non-Insulin-Dependent Diabetes Mellitus) foi um estudo randomizado, duplo-cego, para avaliar o efeito da atorvastatina na prevenção cardiovascular em pacientes com DM2. Os 2.014 pacientes foram incluídos de acordo com os seguintes critérios: IAM ou procedimento de revascularização antes de 3 meses do início do estudo com LDL ≤ 140 mg/dL (prevenção secundária) ou pacientes sem história prévia de doença cardiovascular com LDL ≤ 160 mg/dL (prevenção primária). Apesar da redução significativa dos níveis de LDL com o uso da atorvastatina em comparação com o placebo (p < 0,0001), não houve diferença significativa nos desfechos primários (morte cardiovascular e eventos cardiovasculares não fatais) e secundários.[53]

Em relação à hipertrigliceridemia, metanálise de 17 estudos populacionais prospectivos evidenciou que, para cada 1 mmol/L de aumento nos níveis de triglicerídeos plasmáticos, houve elevação de 32% no risco de doença coronariana em homens e de 76% em mulheres.[64] O ajuste para os efeitos de HDL e de outros fatores de risco atenuou tal risco para 14% em homens e 37% em mulheres, mas esses valores permaneceram estatisticamente significativos. Os efeitos aterogênicos diretos das partículas ricas em triglicerídeos, especialmente IDL e lipoproteínas remanescentes, podem ser responsáveis por essa contribuição, independentemente dos níveis de triglicerídeos plasmáticos para o risco de doença coronariana.[65,66] No entanto, até o momento, também não há evidências que demonstrem que reduzir os níveis de triglicerídeos leve a diminuição do risco cardiovascular.

O estudo FIELD (Fenofibrate Intervention and Event Lowering in Diabetes Study) foi um estudo randomizado, multicêntrico, com 9.795 pacientes com DM2, de 50 a 75 anos, com o objetivo de avaliar o efeito do fenofibrato no risco de eventos coronarianos maiores (óbito por doença coronariana ou IAM não fatal). Houve redução significativa de 24% na incidência de IAM não fatal (p = 0,01) e de 13,9% para 12,5% no total de eventos cardiovasculares (p = 0,035), com diminuição de 21% nas revascularizações coronarianas (p = 0,0003). Menor progressão da albuminúria (p = 0,002) e da retinopatia, necessitando de terapia a *laser* (p = 0,0003), também foram evidenciadas. Entretanto, não houve diferença estatisticamente significativa na taxa de mortalidade entre o grupo do fenofibrato e o do placebo.[52]

O estudo ACCORD (Action to Control Cardiovascular Risk in Diabetes) avaliou se a adição de fenofibrato à terapia com sinvastatina reduziria o risco de doença cardiovascular em pacientes com DM2 e risco elevado. A terapia combinada não levou a redução das taxas de eventos cardiovasculares fatais, IAM não fatal ou acidente vascular encefálico (AVE) não fatal, em comparação com a monoterapia com sinvastatina. A análise de subgrupos sugeriu possível malefício para as mulheres (p = 0,01 para interação) e possível benefício para pacientes com níveis basais elevados de triglicerídeos, associados a níveis basais baixos de HDL (p = 0,057).[54] Os resultados do subgrupo dislipidêmico do ACCORD são similares a analises *post hoc* de outros estudos com o uso de fibratos, incluindo o Helsinki Heart Study,[55] o estudo BIP e o FIELD.[56,57]

Dessa forma, o tratamento da hipertrigliceridemia em pacientes com diabetes passa a ter um papel secundário ao do controle de LDL.[37,67] A American Diabetes Association (ADA) e o American College of Cardiology (ACC) apoiam as recomendações do NCEP ATPIII para o uso do colesterol não HDL (colesterol não HDL = colesterol total – HDL colesterol) como o alvo secundário de tratamento para pacientes com triglicerídeos > 200 mg/dL.[37,68,69]

Níveis reduzidos de HDL estão associados a risco aumentado de doença coronariana.[58] Diversas funções das partículas de HDL podem contribuir para os efeitos cardioprotetores diretos, incluindo a promoção do efluxo celular de colesterol e propriedades antioxidantes e anti-inflamatórias diretas.[59] Além disso, níveis baixos de HDL são frequentemente acompanhados da elevação dos triglicerídeos,[60] e essa combinação foi fortemente relacionada com aumento no risco de doença coronariana.[55,61,62] Apesar da ligação entre HDL baixa e risco cardiovascular estar bem estabelecida, dados disponíveis sugerem que aumentar os níveis de HDL isoladamente não reduz a morbidade ou mortalidade cardiovascular. Em uma metanálise de 108 estudos randomizados envolvendo 299.310 pacientes com risco cardiovascular elevado, a mudança de HDL não se correlacionou a mortalidade ou desfechos cardiovasculares. Esses resultados apoiam a redução do LDL como alvo primário do tratamento da dislipidemia.[63]

A lipemia pós-prandial também tem sido sugerida como fator de risco para doença arterial coronariana.[70,71] Em indivíduos saudáveis, observou-se que os triglicerídeos pós-prandiais associaram-se, de forma independente dos outros fatores de risco, a maior espessura da íntima-média da carótida, indicador precoce de aterosclerose.[72] No DM2, a excursão pós-prandial de triglicerídeos é exagerada e prolongada,[73] associando-se a aumento da íntima-média da carótida.[74]

A lipemia pós-prandial é um possível marcador precoce de anormalidades metabólicas e disfunção vascular ainda não observadas em jejum.[74,75] No estado pós-prandial, maior tempo de permanência da elevação de lipoproteínas ricas em triglicerídeos pode causar disfunção endotelial,[73] menor disponibilidade de óxido nítrico e aumento de estresse oxidativo,[70] alterações envolvidas na gênese da aterosclerose.

Entre os mecanismos responsáveis pela maior aterogênese decorrente da lipemia pós-prandial encontram-se aumento das lipoproteínas ricas em triglicerídeos, hiperglicemia e hiperinsulinemia, estresse oxidativo, processo inflamatório e disfunção endotelial.[76]

Tratamento

Indicações e objetivos

O DM aumenta o risco de mortalidade cardiovascular, independentemente dos níveis de LDL,[77] e a elevação destes é um fator de risco maior para doença cardiovascular.[6] Sendo assim, o manejo do LDL é o alvo primário do tratamento da dislipidemia diabética, e as metas para o controle do perfil lipídico em tal população devem ser agressivas.[8,37,69,78]

Apesar da importância do controle da dislipidemia no diabetes, dados do United States National Health and Nutrition Examination Survey) 1999-2000 (NHANES) evidenciaram que, dentre os pacientes com DM2 recebendo tratamento para dislipidemia, o controle de LDL só foi atingido em 29,7% dos pacientes e valores ótimos de LDL, HDL e triglicerídeos só foram alcançados em 3,4% dos pacientes.[79]

Em 1985, O National Heart, Lung and Blood Institute (NHLBI) dos Estados Unidos fundou o National Cholesterol Education Program (NCEP), para elaborar diretrizes para o tratamento de hipercolesterolemia em adultos. O primeiro relatório do grupo designado para elaborar estas diretrizes (Adult Treatment Panel ou ATP I) foi publicado em 1988 e posteriormente atualizado em 1993 (ATP II) e 2001 (ATP III). Uma nova atualização do documento era aguardada para 2013 (ATP IV). Entretanto, o grupo de especialistas responsável pela elaboração do ATP IV, composto por clínicos, cardiologistas, endocrinologistas, especialistas em estudos clínicos, em epidemiologia cardiovascular e em desenvolvimento de diretrizes, optou por integrar o grupo responsável pelas novas diretrizes da American Heart Association (AHA) e do American College of Cardiologists (ACC), publicadas em 2013, que atualmente estão vigentes para este grupo. A American Diabetes Association, entretanto, ainda não incorporou estas recomendações nas suas diretrizes.

As recomendações da ADA, do ACC/AHA e do National Colesterol Education Program (NCEP III) em relação aos alvos e indicações de tratamento da dislipidemia diabética estão descritas nas Tabelas 15.1.1, 15.1.2 e 15.1.3.

Tabela 15.1.1 Recomendações da ADA[8]

- **Estratégia de rastreamento:**
Na maioria dos pacientes adultos: medir perfil lipídico em jejum ao menos anualmente
Naqueles pacientes com perfil lipídico de baixo risco (LDL < 100 mg/dL, HDL > 50 mg/dL e triglicerídeos < 150 mg/dL): a avaliação do perfil lipídico pode ser realizada a cada 2 anos (nível de evidência E)?
- **Objetivo primário:**
Indivíduos sem doença cardiovascular (DCV): LDL < 100 mg/dL
Indivíduos com doença cardiovascular (DCV): LDL < 70 mg/dL
Caso indivíduos plenamente tratados não atinjam esses valores com a dose máxima tolerada de estatina, considerar como objetivo alternativo uma redução de 30% a 40% nos valores de LDL
- **Indicação de adição de estatina, independentemente dos níveis de lipídios:**
Indivíduos com DCV
Indivíduos > 40 anos sem DCV, mas com 1 ou mais fatores de risco adicionais para DCV (história familiar de doença cardiovascular, hipertensão, tabagismo, dilipidemia ou albuminúria)
Obs.: Em indivíduos < 40 anos sem DCV, considerar associar estatina às mudanças de estilo de vida quando LDL permanecer > 100 mg/dL ou quando houver múltiplos fatores de risco
- **Outros objetivos:**
Triglicerídeos < 150 mg/dL.
HDL > 40 mg/dL em homens e > 50 mg/dL em mulheres
- Se objetivos não forem alcançados com a dose máxima tolerada de estatina, considerar associação com outras drogas hipolipemiantes, embora não haja estudos de desfecho cardiovascular ou segurança

Tabela 15.1.2 Recomendações da American Heart Association[80]

- Prevenção secundária:
Tratamento de alta intensidade (redução ≥ 50% do LDL) com estatinas deve ser iniciado ou mantido como terapia de primeira linha em pacientes < 75 anos com doença cardiovascular associada
Quando tratamento de alta intensidade for contraindicado ou quando houver características que predisponham o paciente aos efeitos colaterais das estatinas: tratamento de moderada intensidade (redução de LDL entre 30 e 50%) com estatinas deve ser utilizado, se tolerado

(continua)

(*continuação*)

Pacientes > 75 anos: avaliar risco × benefício, possibilidade de interação com outras drogas e preferência do pacientes na hora de iniciar estatinas de alta ou moderada intensidade. Para pacientes já em uso de estatina e com boa tolerância, é razoável manter o tratamento
- Prevenção primária em pacientes com DM:
1. LDL ≥ 190 mg/dL em pacientes ≥ 21 anos: tratamento de alta intensidade com estatinas.
2. LDL 70 a 189 mg/dL:
  - Entre 40 e 75 anos: iniciar ou continuar tratamento de moderada intensidade com estatinas
  - Entre 40 e 75 anos com risco estimado de doença cardiovascular ≥ 7,5% em 10 anos: tratamento de alta intensidade com estatinas, caso não haja contraindicações
  - Idade < 40 e > 75 anos: individualizar o tratamento (avaliar benefícios na redução do risco cardiovascular, efeitos adversos potenciais, interações medicamentosas e preferência do paciente)

Tabela 15.1.3 Terapia com estatina de intensidades alta, moderada e baixa[80]

Terapia de alta intensidade	Terapia de moderada intensidade	Terapia de baixa intensidade
Reduz LDL em ≥ 50%	**Reduz LDL em 30 a < 50%**	**Reduz LDL em < 30%**
Atorvastatina (40*) a 80 mg Rosuvastatina 20 (40) mg	Atorvastatina 10 (20) mg Rosuvastatina (5) 10 mg Sinvastatina 20 a 40 mg Pravastatina 40 (80) mg Lovastatina 40 mg Fluvastatina 40 mg duas vezes ao dia Fluvastatina XL 80 mg Pitavastatina 2 a 4 mg	Sinvastatina 10 mg Pravastatina 10 a 20 mg Lovastatina 20 mg Fluvastatina 20 a 40 mg Pitavastatina 1 mg

* Evidência de um estudo clínico apenas, para pacientes incapazes de tolerar 80 mg/dia.

Tratamento não farmacológico

A terapia nutricional é um passo primordial no tratamento da dislipidemia. Sua associação a exercícios físicos afeta diversos fatores de risco cardiovascular por uma variedade de mecanismos, além da redução do colesterol.[68]

O NCEP III dos EUA orienta aos pacientes com hipercolesterolemia uma dieta na qual o consumo de gordura saturada seja menor que 7% das calorias e o de colesterol, inferior a 200 mg por dia. Outras recomendações são a ingestão de 10 g a 25 g diários de fibras solúveis como adjuvante na redução de LDL colesterol e a prática de atividades físicas que levem ao consumo de, no mínimo, 200 kcal por dia.[68]

Em relação aos pacientes com DM, a ADA corrobora as orientações do NCEP em relação ao consumo de gordura saturada e colesterol, mas adiciona as seguintes recomendações: minimizar a ingestão de gorduras *trans,* aumentar a ingestão de ácidos graxos ômega 3 (o que pode ser feito com aumento de ingestão de peixes), aumentar a ingestão de fibras viscosas (como as presentes na aveia e nos legumes) e fitoesteroides.[8,81] Além da terapia nutricional e da atividade física, a ADA também recomenda a cessação do tabagismo como adjuvante para atingir as metas lipídicas.[8]

A dietoterapia recomendada na hipertrigliceridemia secundária ao diabetes e à obesidade é hipocalórica, com limitação da ingestão de carboidratos com alto índice glicêmico.[82] Dietas com alto conteúdo de gordura monoinsaturada levaram à redução dos níveis de triglicerídeos independentemente do consumo energético e do peso.[83] Entretanto, em alguns estudos, quando houve redução do conteúdo energético de dietas ricas em carboidratos complexos e fibras, e pobres em gordura, estas resultaram em perda de peso maior ou igual às dietas ricas em monoinsaturados, sem piora do controle glicêmico ou dos níveis de triglicerídeos.[84,85] Devido à variabilidade individual em resposta às dietas ricas em carboidrato, a ADA sugere que a resposta dos triglicerídeos a uma modificação dietética deva ser monitorizada, principalmente quando não houver perda de peso.[81]

Insulinoterapia

O controle glicêmico rígido é fundamental na dislipidemia relacionada com o DM. O tratamento com insulina leva a aumento da captação de ácidos graxos livres pelo músculo estriado e inibe a lipólise, o que reduz o aporte de ácidos graxos livres no fígado.[18] Além disso, a insulinoterapia minimiza as alterações das enzimas do metabolismo lipídico, como a LpL e a lipase hepática, as quais têm suas atividades, respectivamente, aumentada e reduzida com o tratamento.[22-24] Todas essas ações favorecem a melhora do perfil lipídico no paciente com DM.

Tratamento farmacológico

INIBIDORES DA HMG-CoA REDUTASE (ESTATINAS)

A conversão de hidroximetil-coenzima A (HMG-CoA) em mevalonato pela HMG-CoA redutase é uma etapa limitante na síntese de colesterol.[86] A inibição da biossíntese de colesterol regula positivamente os receptores celulares de LDL e aumenta a depuração do LDL do plasma para o interior das células.[87]

Existem 6 estatinas disponíveis e as suas doses terapêuticas reduzem o colesterol total e o LDL em 20% a 55%, os triglicerídeos em 7% a 30% e aumentam o colesterol HDL em 5% a 15%.[88] As diferenças estruturais das estatinas são as responsáveis pelas diferenças na eficácia da redução de LDL (Tabela 15.1.4).[86] As estatinas reduzem os níveis plasmáticos de todas as subclasses de LDL e IDL de forma equivalente, embora maior redução de LDL pequenas tenha sido relatada em conjunto com a redução dos triglicerídeos.[89] Entretanto, a maioria dos estudos não reporta a reversão do fenótipo de LDL pequenas e densas associado à dislipidemia diabética.[59]

Tabela 15.1.4 Percentual de redução de LDL com as diferentes estatinas[86]

Redução (%)	Atorvastatina (mg)	Fluvastatina (mg)	Lovastatina (mg)	Pravastatina (mg)	Sinvastatina (mg)	Rosuvastatina (mg)
20 a 25	-	20	10	10	-	-
26 a 30	-	40	20	20	10	-
31 a 35	10	80	40	40	20	-
36 a 40	20	-	80	-	40	5
41 a 50	40	-	-	-	80	10
51 a 55	80	-	-	-	-	20, 40

Além dos efeitos na redução dos níveis de lipídios, os inibidores da HMG-CoA redutase também estão sendo associados a outros efeitos potencialmente cardioprotetores, incluindo melhora da função endotelial, maior estabilidade da placa, redução da inflamação e da oxidação de lipoproteínas e melhora da circulação.[86,90]

As estatinas são bem toleradas e causam poucos efeitos colaterais.[86] O efeito colateral potencial mais sério é a miopatia. A mesma é definida como valores de creatinoquinase (CK) > 10 vezes o limite superior de referência, o que ocorre em aproximadamente 0,01% das pessoas em uso de estatinas, e pode causar mioglobinúria e insuficiência renal.[91] A miopatia tende a acontecer mais frequentemente nos seguintes casos:

- Maiores de 80 anos.
- Pacientes com insuficiência hepática ou renal.
- Durante o período perioperatório.
- Quando há doença multissistêmica.

- Em pessoas de baixo peso.
- Pacientes com hipotireoidismo não tratado.[92,93]

O uso de outras drogas que reduzem o catabolismo das estatinas está associado à ocorrência de miopatia em 50% a 60% dos casos.[93] Recomenda-se monitoração cuidadosa em pacientes que apresentarem dor muscular e/ou aumento de CK de 3 a 7 vezes o limite superior da normalidade (LSN). As estatinas devem ser suspensas caso ocorra 1 ou mais dos seguintes critérios: aumento progressivo da CK, aumento da CK > 10 vezes o LSN e/ou persistência dos sintomas musculares. Nessas situações, após a normalização do distúrbio que levou à suspensão, a mesma estatina com dose menor pode ser reiniciada ou outra estatina pode ser tentada.[94]

O aumento das transaminases (acima de 3 vezes o valor normal) ocorre em 1% a 2% dos pacientes e a hepatotoxicidade grave é extremamente rara.[95] Os níveis de aspartato-aminotransferase (AST) e alanina-aminotransferase (ALT) devem ser medidos antes e 3 meses após o início do tratamento. Se os valores estiverem normais, as transaminases devem voltar a ser dosadas apenas se clinicamente indicado.[95]

Há pequeno aumento do risco de DM com o uso de estatinas, o que pode ser limitado apenas a indivíduos com fatores de risco para desenvolvimento de DM. Estes pacientes podem se beneficiar de rastreamento para DM durante o tratamento com estatinas.[8] Entretanto, o benefício cardiovascular conferido pelo uso de estatinas supera os riscos de desenvolvimento de DM, especialmente porque o aumento de risco é pequeno.

SEQUESTRADORES DE ÁCIDOS BILIARES

Os sequestradores de ácidos biliares são resinas que trocam cloreto por ácidos biliares carregados negativamente.[86] Os ácidos biliares ligados são, então, excretados nas fezes.[96] O aumento da excreção desses ácidos causa elevação na oxidação do colesterol para formá-los nos hepatócitos. A resultante regulação positiva dos receptores hepáticos de LDL leva a redução nas concentrações plasmáticas de LDL.[97] Como essas medicações agem no intestino, seus efeitos colaterais são limitados ao trato gastrintestinal, como flatulência e constipação.[34]

Em doses terapêuticas, esses agentes podem reduzir o colesterol em 15% a 25%.[88] Entretanto, eles podem aumentar os níveis de triglicerídeos plasmáticos em até 20%, devendo ser utilizados com cuidado em pacientes com predisposição à hipertrigliceridemia.[88,98] Adicionalmente, como as resinas de troca se ligam a moléculas carregadas negativamente no intestino, tais agentes podem interferir na absorção de outras medicações. Sendo assim, as resinas devem ser ingeridas 4 h antes ou 1 h após outros medicamentos.[94]

As resinas disponíveis são colestiramina (disponível no Brasil, com posologia inicial de 4 g/dia com dose máxima de 24 g/dia), colestipol e colesevelam.[88] O colesevelam é mais bem tolerado, eleva menos os níveis de triglicerídeos e se liga menos a outras drogas do que as outras resinas.[99]

Apesar de reduzirem os níveis séricos de colesterol total e LDL, não há evidências que demonstrem que estas drogas sejam capazes de reduzir de forma significativa o risco cardiovascular.

DERIVADOS DO ÁCIDO NICOTÍNICO (NIACINA)

Doses terapêuticas da niacina reduzem os níveis de colesterol total e LDL em 15% a 30%, os de triglicerídeos em 30% a 40%, e aumentam HDL em 15% a 25%.[85] A niacina também leva a redução de cerca de 40% das concentrações de lipoproteína a [Lp(a)].[100,101]

A niacina inibe a ação da lipase sensível a hormônios nos tecidos periféricos, levando a menor liberação de ácidos graxos livres para a corrente sanguínea, com consequente redução do seu fluxo para o fígado. Assim, ocorre diminuição na síntese de VLDL e redução nos triglicerídeos, bem como em LDL.[88,94] Estudos indicam que o efeito na elevação de HDL da niacina é potencializado por aumento da meia-vida efetiva de HDL, devido à redução da captação pelo receptor responsável pela degradação intrahepática de HDL.[102] A niacina é a droga mais eficaz para aumento de HDL colesterol.

O efeito colateral mais frequente é o *flushing* (enrubescimento), o qual pode ser minimizado com o início da terapia com pequenas doses, com aumento gradual até a dose terapêutica. Outros para efeitos da droga são: hepatotoxicidade (transaminases devem ser monitorizadas durante o tratamento), doença péptica, hiperuricemia e hiperglicemia.[88,94] A formulação de liberação prolongada está mais associada a hepatotoxicidade, bem como a de liberação imediata é a que mais leva ao *flushing*. Sendo assim, a niacina de liberação intermediária, com menos efeitos colaterais (incluindo menor alteração na glicemia) é a mais utilizada.[103]

Apesar da capacidade da niacina em reduzir níveis de colesterol total, LDL e triglicerídeos, além de aumentar os níveis de HDL colesterol, não há evidências significativas de que este medicamento leve a redução do risco cardiovascular. Entretanto, a ADA estabelece que se o HDL colesterol for < 40 mg/dL e o LDL colesterol estiver entre 100 e 129 mg/dL, ácido nicotínico ou fibrato podem ser usados, especialmente em pacientes intolerantes a estatinas.[8]

FIBRATOS

Os fibratos reduzem os níveis de triglicerídeos plasmáticos em cerca de 40% e aumentam os de HDL em torno de 10%,[104] mas apresentam apenas discreto efeito sobre LDL.[86] Tais agentes ativam o PPAR-α (*peroxisome proliferator-activated receptor*), levando a aumento na oxidação de ácidos graxos e na síntese de LpL e a redução na expressão da apo-CIII, culminando com a redução nos níveis de triglicerídeos.[105] Os resultados são redução na produção de VLDL e aumento no catabolismo de lipoproteínas ricas em triglicerídeos mediado pela LpL.[106] Os fibratos também aumentam HDL, aparentemente devido ao aumento na produção de apoproteínas apo-AI e apo-AII e da redução na transferência de ésteres de colesterol HDL para VLDL.[107,108]

Alguns estudos mostraram que os fibratos podem reduzir os níveis de LDL pequena e densa e reverter tal fenótipo.[109-111] É possível que as ações benéficas no metabolismo das lipoproteínas ricas em triglicerídeos, possivelmente associados à redução da atividade da CETP, contribuam para esse efeito.[59]

Os principais efeitos colaterais dessa classe de medicamentos são distúrbios gastrintestinais, colelitíase, miosite e aumento das enzimas hepáticas, sendo contraindicados em caso de disfunção renal ou hepática.[88] Os fibratos são excretados por via renal e a miosite pode ocorrer em pacientes com insuficiência renal devido ao tempo de meia-vida prolongado do fármaco.[112]

O fenofibrato tem efeito inibitório apenas leve do sistema de citocromo CYP 2C9, ao contrário de inibição mais potente do genfibrozil. Sendo assim, ele é o melhor fibrato para ser associado às estatinas, pois leva a menor risco de miopatia com a associação das drogas.[88]

Fibratos são recomendados para redução de triglicerídeos quando os níveis séricos destes ultrapassam 1.000 mg/dL (o que confere risco de pancreatite aguda). Em outras circunstâncias, não há evidências suficientes para recomendar seu uso em pacientes com DM. Niacina e óleo de peixe também podem ser utilizados nos casos de hipertrigliceridemia grave.

EZETIMIBE

O ezetimibe inibe seletivamente a absorção de colesterol pelos enterócitos, levando a menor aporte do mesmo ao fígado. Isso leva a maior expressão dos receptores de LDL em tal órgão, bem como aumento no catabolismo dessa lipoproteína.[113,114]

Em monoterapia, a dose de 10 mg é capaz de levar a uma redução de 15% a 20% no LDL.[114] Quando associado a uma estatina, entretanto, o ezetimibe leva a uma redução adicional de 15% a 20% em relação àquela conseguida com a estatina isoladamente.[114]

Efeitos colaterais, como diarreia e aumento das enzimas hepáticas, são pouco frequentes e a droga não é metabolizada pelo sistema do citocromo P450.[114]

Apesar de reduzirem os níveis séricos de colesterol total e LDL, não há evidências que demonstrem que estas drogas sejam capazes de reduzir de modo significativo o risco cardiovascular.

ÁCIDOS GRAXOS ÔMEGA 3

Os ácidos graxos eicosapentanoico e docosaexanoico, derivados de peixe, têm diversos efeitos no lipidograma, além de ser descrito efeito antiarrítmico que reduz o risco de morte súbita.[115] Eles inibem a secreção de VLDL e têm ação na redução da agregação plaquetária e de radicais livres e na adesão de macrófagos, desempenhando papel na prevenção da doença arterial coronariana.[116]

Na dose de 4 g/dia, há redução de cerca de 50% nos níveis de triglicerídeos, de 40% no VLDL e aumento de cerca de 10% no HDL. Pode haver aumento do LDL, mas com redução da sua forma pequena e densa, com predomínio da forma maior e flutuante.[117-119]

ANTIDIABÉTICOS ORAIS

Além das suas propriedades na redução da glicose, antidiabéticos orais que melhoram diretamente a resistência à insulina podem ter efeitos no perfil lipídico, principalmente nos níveis de triglicerídeos.

A metformina reduz a LDL, o colesterol total e os triglicerídeos, bem como eleva a HDL.[67] Já a pioglitazona reduz os níveis de triglicerídeos e aumenta a HDL, enquanto a rosiglitazona aumenta a LDL, colesterol total e HDL, sem afetar os níveis de triglicerídeos.[67]

Um estudo com a vildagliptina evidenciou redução nos níveis de triglicerídeos, colesterol total e LDL, com pequeno aumento na HDL.[119] Também há descrição de redução dos níveis plasmáticos de triglicerídeos com outro inibidor da depeptidil peptidase-4 (DPP-4), a sitagliptina,[121] bem como com os análogos do glicolipídio-1 (GLP-1) exenatida e liraglutida.[122,123] Outro estudo avaliou a relação entre a perda de peso e o controle glicêmico com mudanças na pressão arterial e lipídios em pacientes com DM2, iniciando terapia com exenatide, sitagliptina ou insulina. Nos pacientes que usaram o análogo do GLP-1, a redução no peso foi significativamente associada à redução nos níveis de triglicerídeos (p = 0,007), LDL (p = 0,005) e colesterol total (p < 0,001). Já naqueles tratados com sitagliptina, a mudança de peso se associou a melhora nos níveis de triglicerídeos (p = 0,001) e de colesterol total (p < 0,001).[124]

Perspectivas futuras

O eprotirome é um análago do hormônio tireoideano que tem mínima captação em tecidos não hepáticos.[124] Um estudo foi realizado com 184 pacientes com LDL ≥ 116 mg/dL em uso de estatina, quase todos com doença cardiovascular conhecida. Os mesmos foram randomizados em 4 grupos: 3 com doses diferentes de eprotirome ou placebo. Após 12 semanas, o eprotirome reduziu o LDL de forma dose-dependente: na dose de 100 µg/dia houve redução de 32% nos níveis de LDL, em comparação com 7% de decréscimo com o placebo. Mudanças semelhantes ocorreram nos níveis de triglicerídeos, lipoproteína A e apolipoproteína B. Desfechos clínicos não foram acessados e, ao longo das 12 semanas, a droga não pareceu produzir hipertireoidismo, hipotireoidismo ou efeitos adversos cardíacos ou ósseos. Alguns pacientes tratados com eprotirome apresentaram elevações nos níveis séricos de transaminases.[125]

O eprotirome parece ser capaz de reduzir os níveis de lipídios plasmáticos. Estudos de longo prazo, com avaliação de desfechos clínicos, são necessários para determinar se a droga vai trazer benefícios clínicos para pacientes com hipercolesterolemia.

REFERÊNCIAS BIBLIOGRÁFICAS

1. Brasil. Ministério da Saúde. Dados Estatísticos. 2012 [acesso em 2012]. Disponível em: portal.saude.gov.br.
2. Kannel WB, McGee DL. Diabetes and cardiovascular disease. The Framingham study. JAMA. 1979; 241 (19):2035-8.
3. Study UKPD. Plasma lipids and lipoproteins at diagnosis of NIDDM by age and sex. Diabetes Care. 1997; 20:1683-7.
4. Saydah SH, Fradkin J, Cowie CC. Poor control of risk factors for vascular disease among adults with previously diagnosed diabetes. JAMA. 2004; 291(3):335-42.
5. Stratton IM et al. Association of glycaemia with macrovascular and microvascular complications of type 2 diabetes (UKPDS 35): prospective observational study. BMJ. 2000; 321(7258):405-12.
6. Turner RC et al. Risk factors for coronary artery disease in non-insulin dependent diabetes mellitus: United Kingdom Prospective Diabetes Study (UKPDS: 23). BMJ. 1998; 316(7134):823-8.
7. Farmer JA. Diabetic dyslipidemia and atherosclerosis: evidence from clinical trials. Curr Diab Rep. 2008; 8(1):71-7.
8. American Diabetes Association. Standards of Medical Care in Diabetes 2014. Diabetes Care. 2014; S14-80.
9. De Man FH et al. Triglyceride-rich lipoproteins in non-insulin-dependent diabetes mellitus: post-prandial metabolism and relation to premature atherosclerosis. Eur J Clin Invest. 1996; 26(2):89-108.
10. Lewis GF et al. Fasting hypertriglyceridemia in noninsulin-dependent diabetes mellitus is an important predictor of postprandial lipid and lipoprotein abnormalities. J Clin Endocrinol Metab. 1991; 72(4):934-44.
11. Ebara T et al. Delayed catabolism of apoB-48 lipoproteins due to decreased heparan sulfate proteoglycan production in diabetic mice. J Clin Invest. 2000; 105(12):1807-18.
12. Haffner SM et al. Insulin-resistant prediabetic subjects have more atherogenic risk factors than insulin-sensitive prediabetic subjects: implications for preventing coronary heart disease during the prediabetic state. Circulation. 2000; 101(9):975-80.
13. Adiels M et al. Overproduction of very low-density lipoproteins is the hallmark of the dyslipidemia in the metabolic syndrome. Arterioscler Thromb Vasc Biol. 2008; 28(7):1225-36.

14. Taskinen MR. Type 2 diabetes as a lipid disorder. Curr Mol Med. 2005; 5(3):297-308.

15. Austin MA. Triglyceride, small, dense low-density lipoprotein, and the atherogenic lipoprotein phenotype. Curr Atheroscler Rep. 2000; 2(3):200-7.

16. Ginsberg HN. Diabetic dyslipidemia: basic mechanisms underlying the common hypertriglyceridemia and low HDL cholesterol levels. Diabetes. 1996; 45(Suppl 3):27-30.

17. Lewis GF et al. Interaction between free fatty acids and insulin in the acute control of very low density lipoprotein production in humans. J Clin Invest. 1995; 95(1):158-66.

18. Kronenberg HM, Polonsky KS, Larsen PR. Complications of diabetes mellitus. Williams textbook of endocrinology. 11th ed.; 2008.

19. Tavangar K et al. Regulation of lipoprotein lipase in the diabetic rat. J Clin Invest. 1992; 90(5):1672-8.

20. Semenkovich CF et al. Insulin regulation of lipoprotein lipase activity in 3T3-L1 adipocytes is mediated at posttranscriptional and posttranslational levels. J Biol Chem. 1989; 264(15):9030-8.

21. Knutson VP. The release of lipoprotein lipase from 3T3-L1 adipocytes is regulated by microvessel endothelial cells in an insulin-dependent manner. Endocrinology. 2000; 141(2):693-701.

22. Taskinen MR, Nikkila EA. Lipoprotein lipase activity of adipose tissue and skeletal muscle in insulin-deficient human diabetes. Relation to high-density and very-low-density lipoproteins and response to treatment. Diabetologia. 1979; 17(6):351-6.

23. Siqueira AF, Abdalla DS, Ferreira SR. LDL: From metabolic syndrome to instability of the atherosclerotic plaque. Arq Bras Endocrinol Metabol. 2006; 50(2):334-43.

24. Bertolami MC. Alterações do metabolismo lipídico no paciente com síndrome metabólica. Rev Soc Cardiol Estado de São Paulo. 2004; 4:551-6.

25. Morton RE, Zilversmit DB. Purification and characterization of lipid transfer protein(s) from human lipoprotein-deficient plasma. J Lipid Res. 1982; 23(7):1058-67.

26. Sandhofer A et al. Cholesteryl ester transfer protein in metabolic syndrome. Obesity (Silver Spring). 2006; 14(5):812-8.

27. Taghibiglou C et al. Mechanisms of hepatic very low density lipoprotein overproduction in insulin resistance. Evidence for enhanced lipoprotein assembly, reduced intracellular ApoB degradation, and increased microsomal triglyceride transfer protein in a fructose-fed hamster model. J Biol Chem. 2000; 275(12):8416-25.

28. Sparks JD, Sparks CE. Insulin modulation of hepatic synthesis and secretion of apolipoprotein B by rat hepatocytes. J Biol Chem. 1990; 265(15):8854-62.

29. Chen M et al. Transcriptional regulation of the apoC-III gene by insulin in diabetic mice: correlation with changes in plasma triglyceride levels. J Lipid Res. 1994; 35(11):1918-24.

30. Ruotolo G et al. Normalization of lipoprotein composition by intraperitoneal insulin in IDDM. Role of increased hepatic lipase activity. Diabetes Care. 1994; 17(1):6-12.

31. Taylor KG, Galton DJ, Holdsworth G. Insulin-independent diabetes: a defect in the activity of lipoprotein lipase in adipose tissue. Diabetologia. 1979; 16 5):313-7.

32. Bagdade JD, Porte Jr. D, Bierman EL. Acute insulin withdrawal and the regulation of plasma triglyceride removal in diabetic subjects. Diabetes. 1968; 17(3):127-32.

33. Chait A, Bierman EL, Albers JJ. Low-density lipoprotein receptor activity in cultured human skin fibroblasts. Mechanism of insulin-induced stimulation. J Clin Invest. 1979; 64(5):1309-19.

34. Kronenberg HM, Polonsky KS, Larsen PR. Disorders of lipid metabolism. Williams textbook of endocrinology. 11th ed. 2008.

35. Purnell JQ et al. Effect of excessive weight gain with intensive therapy of type 1 diabetes on lipid levels and blood pressure: results from the DCCT. Diabetes Control and Complications Trial. JAMA. 1998; 280(2):140-6.

36. Sibley SD et al. Visceral obesity, hepatic lipase activity, and dyslipidemia in type 1 diabetes. J Clin Endocrinol Metab. 2003; 88(7):3379-84.

37. Brunzell JD et al. Lipoprotein management in patients with cardiometabolic risk: Consensus statement from the American Diabetes Association and the American College of Cardiology Foundation. Diabetes Care. 2008; 31(4):811-22.

38. Krentz AJ. Lipoprotein abnormalities and their consequences for patients with type 2 diabetes. Diabetes Obes Metab. 2003; 5(Suppl 1):19-27.

39. Superko HR. Small, dense, low-density lipoprotein and atherosclerosis. Curr Atheroscler Rep. 2000; 2(3):226-31.

40. Campos H et al. Differences in receptor binding of LDL subfractions. Arterioscler Thromb Vasc Biol. 1996; 16(6):794-801.

41. Galeano NF et al. Apoprotein B structure and receptor recognition of triglyceride-rich low density lipoprotein (LDL) is modified in small LDL but not in triglyceride-rich LDL of normal size. J Biol Chem. 1994; 269(1):511-9.

42. Bjornheden T et al. Accumulation of lipoprotein fractions and subfractions in the arterial wall, determined in an in vitro perfusion system. Atherosclerosis. 1996; 123(1-2):43-56.

43. Anber V et al. Influence of plasma lipid and LDL-subfraction profile on the interaction between low density lipoprotein with human arterial wall proteoglycans. Atherosclerosis. 1996; 124(2):261-71.

44. Chait A et al. Susceptibility of small, dense, low-density lipoproteins to oxidative modification in subjects with the atherogenic lipoprotein phenotype, pattern B. Am J Med. 1993; 94(4):350-6.

45. de Graaf J et al. Enhanced susceptibility to in vitro oxidation of the dense low density lipoprotein subfraction in healthy subjects. Arterioscler Thromb. 1991; 11(2):298-306.

46. Tribble DL et al. Variations in oxidative susceptibility among six low density lipoprotein subfractions of differing density and particle size. Atherosclerosis. 1992; 93(3):189-99.

47. Colhoun HM et al. Primary prevention of cardiovascular disease with atorvastatin in type 2 diabetes in the Collaborative Atorvastatin Diabetes Study (CARDS): Multicentre randomised placebo-controlled trial. Lancet. 2004; 364(9435):685-96.

48. Collins R et al. MRC/BHF Heart Protection Study of cholesterol-lowering with simvastatin in 5963 people with diabetes: A randomised placebo-controlled trial. Lancet. 2003; 361(9374):2005-16.

49. Sever PS et al. Reduction in cardiovascular events with atorvastatin in 2,532 patients with type 2 diabetes: Anglo-Scandinavian Cardiac Outcomes Trial-lipid-lowering arm (ASCOT-LLA). Diabetes Care. 2005; 28(5):1151-7.

50. Shepherd J et al. Effect of lowering LDL cholesterol substantially below currently recommended levels in patients with coronary heart disease and diabetes: The Treating to New Targets (TNT) study. Diabetes Care. 2006; 29(6):1220-6.

51. Kearney PM et al. Efficacy of cholesterol-lowering therapy in 18,686 people with diabetes in 14 randomised trials of statins: a meta-analysis. Lancet. 2008; 371(9607):117-25.

52. Keech A et al. Effects of long-term fenofibrate therapy on cardiovascular events in 9795 people with type 2 diabetes mellitus (the FIELD study): Randomised controlled trial. Lancet. 2005; 366(9500):1849-61.

53. Knopp RH et al. Efficacy and safety of atorvastatin in the prevention of cardiovascular end points in subjects with type 2 diabetes: The Atorvastatin Study for Prevention of Coronary Heart Disease Endpoints in non-insulin-dependent diabetes mellitus (ASPEN). Diabetes Care. 2006; 29(7):1478-85.

54. Group TAS. Effects of combination lipid therapy in type 2 diabetes mellitus. NEJM. 2010; 362(17): 1563-74.

55. Manninen V et al. Joint effects of serum triglyceride and LDL cholesterol and HDL cholesterol concentrations on coronary heart disease risk in the Helsinki Heart Study. Implications for treatment. Circulation. 1992; 85(1):37-45.

56. Secondary prevention by raising HDL cholesterol and reducing triglycerides in patients with coronary artery disease: The Bezafibrate Infarction Prevention (BIP) study. Circulation. 2000; 102(1):21-7.

57. Scott R et al. Effects of fenofibrate treatment on cardiovascular disease risk in 9,795 individuals with type 2 diabetes and various components of the metabolic syndrome: The Fenofibrate Intervention and Event Lowering in Diabetes (FIELD) study. Diabetes Care. 2009; 32(3):493-8.

58. Gordon DJ et al. High-density lipoprotein cholesterol and cardiovascular disease. Four prospective American studies. Circulation. 1989; 79(1):8-15.

59. Krauss RM. Lipids and lipoproteins in patients with type 2 diabetes. Diabetes Care. 2004; 27(6):1496-504.

60. Lamarche B et al. Triglycerides and HDL-cholesterol as risk factors for ischemic heart disease. Results from the Quebec cardiovascular study. Atherosclerosis. 1996; 119(2):235-45.

61. Assmann G, Schulte H. Relation of high-density lipoprotein cholesterol and triglycerides to incidence of atherosclerotic coronary artery disease (the PROCAM experience). Prospective Cardiovascular Munster study. Am J Cardiol. 1992; 70(7):733-7.

62. Jeppesen J et al. Relation of high TG-low HDL cholesterol and LDL cholesterol to the incidence of ischemic heart disease. An 8-year follow-up in the Copenhagen Male Study. Arterioscler Thromb Vasc Biol. 1997; 17(6):1114-20.

63. Briel M et al. Association between change in high density lipoprotein cholesterol and cardiovascular disease morbidity and mortality: Systematic review and meta-regression analysis. BMJ. 2009; 338:b92.

64. Hokanson JE, Austin MA. Plasma triglyceride level is a risk factor for cardiovascular disease independent of high-density lipoprotein cholesterol level: A meta-analysis of population-based prospective studies. J Cardiovasc Risk. 1996; 3 (2):213-9.

65. Krauss RM. Atherogenicity of triglyceride-rich lipoproteins. Am J Cardiol. 1998; 81(4A):13B-17B.

66. Krauss RM. Triglycerides and atherogenic lipoproteins: Rationale for lipid management. Am J Med. 1998; 105 (1A):58S-62S.

67. Vijayaraghavan K. Treatment of dyslipidemia in patients with type 2 diabetes. Lipids Health Dis. 2010; 9:144.

68. Third Report of the National Cholesterol Education Program (NCEP) Expert Panel on Detection, Evaluation, and Treatment of High Blood Cholesterol in Adults (Adult Treatment Panel III) final report. Circulation. 2002; 106(25):3143-421.

69. Grundy SM et al. Implications of recent clinical trials for the National Cholesterol Education Program Adult Treatment Panel III guidelines. Circulation. 2004; 110(2):227-39.

70. Plotnick GD, Corretti MC, Vogel RA. Effect of antioxidant vitamins on the transient impairment of endothelium-dependent brachial artery vasoactivity following a single high-fat meal. JAMA. 1997; 278(20):1682-6.

71. Burdge GCCPC. Horizons in nutritional science plasma cytokine response during the postprandial period: A potential causal process in vascular disease? Br J Nutr. 2005; 93:3-9.

72. Sharrett AR et al. Association of postprandial triglyceride and retinyl palmitate responses with asymptomatic carotid artery atherosclerosis in middle-aged men and women. The Atherosclerosis Risk in Communities (ARIC) Study. Arterioscler Thromb Vasc Biol. 1995; 15(12):2122-9.

73. Anderson RA et al. The relationships between post-prandial lipaemia, endothelial function and oxidative stress in healthy individuals and patients with type 2 diabetes. Atherosclerosis. 2001; 154(2):475-83.

74. Teno S et al. Association of postprandial hypertriglyceridemia and carotid intima-media thickness in patients with type 2 diabetes. Diabetes Care. 2000; 23(9):1401-6.

75. Axelsen M et al. Postprandial hypertriglyceridemia and insulin resistance in normoglycemic first-degree relatives of patients with type 2 diabetes. Ann Intern Med. 1999; 131(1):27-31.

76. Signori LU et al. The role of post-prandial lipids in atherogenesis: Particularities of diabetes mellitus. Arq Bras Endocrinol Metabol. 2007; 51(2):222-31.

77. Stamler J et al. Diabetes, other risk factors, and 12-yr cardiovascular mortality for men screened in the Multiple Risk Factor Intervention Trial. Diabetes Care. 1993; 16(2):434-44.

78. Goff Jr. DC et al. Prevention of cardiovascular disease in persons with type 2 diabetes mellitus: Current knowledge and rationale for the Action to Control Cardiovascular Risk in Diabetes (ACCORD) trial. Am J Cardiol. 2007; 99(12A):4i-20i.

79. Jacobs MJ et al. Prevalence and control of dyslipidemia among persons with diabetes in the United States. Diabetes Res Clin Pract. 2005; 70(3):263-9.

80. Stone NJ, Robinson J, Lichenstein AH et al. 2013 ACC/AHA Guideline on the Treatment of Blood Cholesterol to Reduce Atherosclerotic Cardiovascular Risk in Adults. Circulation. 2013 (in press).

81. ADA. Nutrition recommendations and interventions for diabetes. Diabetes Care. 2007; 30(Suppl 1):48-65.

82. Jenkins DJ et al. Glycemic index: Overview of implications in health and disease. Am J Clin Nutr. 2002; 76(1):266S-73S.

83. Garg A. High-monounsaturated-fat diets for patients with diabetes mellitus: A meta-analysis. Am J Clin Nutr. 1998; 67(3 Suppl):577-82.

84. Gerhard GT et al. Effects of a low-fat diet compared with those of a high-monounsaturated fat diet on body weight, plasma lipids and lipoproteins, and glycemic control in type 2 diabetes. Am J Clin Nutr. 2004; 80(3):668-73.

85. Heilbronn LK, Noakes M, Clifton PM. Effect of energy restriction, weight loss, and diet composition on plasma lipids and glucose in patients with type 2 diabetes. Diabetes Care. 1999; 22(6):889-95.

86. Brunton LL, Parker KL. Drug therapy for hypercholesterolemia and dyslipidemia. Goodman and Gilman's the pharmacological basis of therapeutics. 11th ed. 2006.

87. Rader DJ, Cohen J, Hobbs HH. Monogenic hypercholesterolemia: New insights in pathogenesis and treatment. J Clin Invest. 2003; 111(12):1795-803.

88. Tratamento das dislipidemias – como e quando indicar a combinação de medicamentos hipolipemiantes. Arq Bras Endocrinol Metabol. 2006; 50(2):344-59.

89. McKenney JM et al. Effect of niacin and atorvastatin on lipoprotein subclasses in patients with atherogenic dyslipidemia. Am J Cardiol. 2001; 88(3):270-4.

90. Liao JK. Effects of statins on 3-hydroxy-3-methylglutaryl coenzyme a reductase inhibition beyond low-density lipoprotein cholesterol. Am J Cardiol. 2005; 96(5A):24F-33F.

91. Omar MA, Wilson JP, Cox TS. Rhabdomyolysis and HMG-CoA reductase inhibitors. Ann Pharmacother. 2001; 35(9):1096-107.

92. Pasternak RC et al. ACC/AHA/NHLBI Clinical Advisory on the Use and Safety of Statins. Circulation. 2002; 106(8):1024-8.

93. Thompson PD, Clarkson P, Karas RH. Statin-associated myopathy. JAMA. 2003; 289(13):1681-90.

94. Sposito AC et al. IV Brazilian Guideline for Dyslipidemia and Atherosclerosis prevention: Department of Atherosclerosis of Brazilian Society of Cardiology. Arq Bras Cardiol. 2007; 88(Suppl 1):2-19.

95. Law MR, Wald NJ, Rudnicka AR. Quantifying effect of statins on low density lipoprotein cholesterol, ischaemic heart disease, and stroke: Systematic review and meta-analysis. BMJ. 2003; 326(7404):1423.

96. Ast M, Frishman WH. Bile acid sequestrants. J Clin Pharmacol. 1990; 30(2):99-106.

97. Shepherd J et al. Cholestyramine promotes receptor-mediated low-density-lipoprotein catabolism. N Engl J Med. 1980; 302(22):1219-22.

98. Beil U et al. Effects of interruption of the enterohepatic circulation of bile acids on the transport of very low density-lipoprotein triglycerides. Metabolism. 1982; 31(5):438-44.

99. Knapp HH et al. Efficacy and safety of combination simvastatin and colesevelam in patients with primary hypercholesterolemia. Am J Med. 2001; 110(5):352-60.

100. Carlson LA, Hamsten A, Asplund A. Pronounced lowering of serum levels of lipoprotein Lp(a) in hyperlipidaemic subjects treated with nicotinic acid. J Intern Med. 1989; 226(4):271-6.

101. Gurakar A et al. Levels of lipoprotein Lp(a) decline with neomycin and niacin treatment. Atherosclerosis. 1985; 57(2-3):293-301.

102. Kamanna VS, Kashyap ML. Mechanism of action of niacin on lipoprotein metabolism. Curr Atheroscler Rep. 2000; 2(1):36-46.

103. Santos RD. Farmacologia da niacina ou ácido nicotínico. Arq Bras Cardiol. 2005; 85(5):17-9.

104. Frick MH et al. Helsinki Heart Study: Primary-prevention trial with gemfibrozil in middle-aged men with dyslipidemia. Safety of treatment, changes in risk factors, and incidence of coronary heart disease. N Engl J Med. 1987; 317(20):1237-45.

105. Kersten S, Desvergne B, Wahli W. Roles of PPARs in health and disease. Nature. 2000; 405(6785):421-4.

106. Kissebah AH et al. The mechanism of action of clofibrate and tetranicotinoylfructose (Bradilan) on the kinetics of plasma free fatty acid and triglyceride transport in type IV and type V hypertriglyceridaemia. Eur J Clin Invest. 1974; 4(3):163-74.

107. Guerin M et al. Fenofibrate reduces plasma cholesteryl ester transfer from HDL to VLDL and normalizes the atherogenic, dense LDL profile in combined hyperlipidemia. Arterioscler Thromb Vasc Biol. 1996; 16(6):763-72.

108. Yuan J, Tsai MY, Hunninghake DB. Changes in composition and distribution of LDL subspecies in hypertriglyceridemic and hypercholesterolemic patients during gemfibrozil therapy. Atherosclerosis. 1994; 110(1):1-11.

109. Frost RJ et al. Effects of atorvastatin versus fenofibrate on lipoprotein profiles, low-density lipoprotein subfraction distribution, and hemorheologic parameters in type 2 diabetes mellitus with mixed hyperlipoproteinemia. Am J Cardiol. 2001; 87(1):44-8.

110. Guerin M et al. Action of ciprofibrate in type IIb hyperlipoproteinemia: Modulation of the atherogenic lipoprotein phenotype and stimulation of high-density lipoprotein-mediated cellular cholesterol efflux. J Clin Endocrinol Metab. 2003; 88(8):3738-46.

111. Shepherd J. Mechanism of action of fibrates. Postgrad Med J. 1993; 69(Suppl 1):34-41.

112. Xavier HT. Pharmacology of fibrates. Arq Bras Cardiol. 2005; 85(Suppl 5):15-6.

113. van Heek M et al. Comparison of the activity and disposition of the novel cholesterol absorption inhibitor, SCH58235, and its glucuronide, SCH60663. Br J Pharmacol. 2000; 129(8):1748-54.

114. Araujo RG, Casella Filho A, Chagas AC. Ezetimibe-pharmacokinetics and therapeutics. Arq Bras Cardiol. 2005; 85(Suppl 5):20-4.

115. Kris-Etherton PM, Harris WS, Appel LJ. Fish consumption, fish oil, omega-3 fatty acids, and cardiovascular disease. Circulation. 2002; 106(21):2747-57.

116. De Caterina R et al. n-3 fatty acids in the treatment of diabetic patients: Biological rationale and clinical data. Diabetes Care. 2007; 30(4):1012-26.

117. Harris WS et al. Safety and efficacy of Omacor in severe hypertriglyceridemia. J Cardiovasc Risk. 1997; 4(5-6):385-91.

118. Pownall HJ et al. Correlation of serum triglyceride and its reduction by omega-3 fatty acids with lipid transfer activity and the neutral lipid compositions of high-density and low-density lipoproteins. Atherosclerosis. 1999; 143(2):285-97.

119. Stalenhoef AF et al. The effect of concentrated n-3 fatty acids versus gemfibrozil on plasma lipoproteins, low density lipoprotein heterogeneity and oxidizability in patients with hypertriglyceridemia. Atherosclerosis. 2000; 153(1):129-38.

120. Rosenstock J et al. Comparison of vildagliptin and rosiglitazone monotherapy in patients with type 2 diabetes: a 24-week, double-blind, randomized trial. Diabetes Care. 2007; 30(2):217-23.

121. Koren S et al. The effect of sitagliptin versus glibenclamide on arterial stiffness, blood pressure, lipids, and inflammation in type 2 diabetes mellitus patients. Diabetes Technol Ther. 2012.

122. Bunck MC et al. One-year treatment with exenatide vs. insulin glargine: effects on postprandial glycemia, lipid profiles, and oxidative stress. Atherosclerosis. 2010; 212(1):223-9.

123. Varanasi A et al. Clinical use of liraglutide in type 2 diabetes and its effects on cardiovascular risk factors. Endocr Pract. 2012; 18(2):140-5.

124. Horton ES et al. Weight loss, glycemic control, and changes in cardiovascular biomarkers in patients with type 2 diabetes receiving incretin therapies or insulin in a large cohort database. Diabetes Care. 2010; 33(8):1759-65.

125. Ladenson PW et al. Use of the thyroid hormone analogue eprotirome in statin-treated dyslipidemia. N Engl J Med. 2010; 362(10):906-16.

15.2

Obesidade

João Régis Ivar Carneiro
Ana Carolina Nader Vasconcelos Messias

INTRODUÇÃO

O início deste século marcou um importante incremento na prevalência mundial do sobrepeso e da obesidade. Hoje, o excesso ponderal constitui um problema de saúde pública, tanto em países desenvolvidos quanto naqueles ditos "em desenvolvimento".

Segundo dados publicados pela Organização Mundial da Saúde (OMS), em 2012, aproximadamente meio bilhão de pessoas poderiam ser consideradas obesas, o que corresponderia a 12% da população mundial. Quase em todas as regiões do planeta a prevalência de obesidade praticamente dobrou nos últimos 30 anos. As regiões com as maiores prevalências de obesidade são as Américas, onde 26% dos adultos são considerados obesos; em contraste, o Sudeste Asiático apresenta índices bem menores, 3% da população. Observa-se em todas as partes do mundo ligeiro predomínio de obesidade no sexo feminino.[1]

O aumento da prevalência do excesso de peso está intimamente ligado ao surgimento de novos casos de diabetes *mellitus* tipo 2 (DM2). Estima-se que cerca de 90% dos indivíduos com DM2 estejam acima do peso. Além disso, aproximadamente 197 milhões de pessoas apresentam intolerância à glicose pelo mundo, e em sua maioria essa condição metabólica é associada ao excesso de peso e à síndrome de resistência à insulina. Há uma expectativa de que o número de pessoas acometidas por distúrbios do metabolismo glicídico será superior a 420 milhões em 2025.[2]

No Brasil, a Pesquisa de Orçamentos Familiares (POF), realizada nos anos de 2002 e 2003, pelo Instituto Brasileiro de Geografia e Estatística (IBGE), revelou novas tendências sobre a população brasileira, no que diz respeito ao consumo alimentar e ao excesso de peso. O teor excessivo de açúcares e o consumo insuficiente de frutas e hortaliças em todo o país e em todas as classes de rendimento foram responsáveis pelo aumento da prevalência do excesso de peso nas diversas regiões do país. Tal fato superou a prevalência de déficits ponderais, em média, em 8 vezes no caso da população feminina e em 15 vezes no caso da população masculina.[3]

A última POF, realizada entre 2008 e 2009, revelou dados alarmantes sobre o aumento de peso na população brasileira. Metade dos adultos brasileiros está com excesso de peso. Homens de maior renda das regiões Sudeste, Sul e Centro-Oeste brasileiras foram afetados até 3 vezes mais com o excesso de peso, comparados ao restante da população. A pesquisa brasileira mostrou tendência já apresentada anteriormente em países desenvolvidos.[4]

CLASSIFICAÇÃO

A classificação de sobrepeso e obesidade baseia-se no cálculo do índice de massa corporal (IMC), segundo determinação da OMS. Tal recomendação está baseada no fato de que, na maioria da população, o IMC tem boa correlação ao percentual de gordura corporal. Este índice baseia-se nos estudos do belga Lambert Adolphe Jacques Quetelet, que no século XIX desenvolveu este cálculo. Até um século após a descrição permaneceu sendo denominado índice de Quetelet. Em 1972, Ancel Keys validou-o como instrumento apropriado para se estimar a quantidade de gordura no organismo humano, dando início à utilização do termo índice de massa corporal. O IMC é calculado pela medida do peso e da altura do paciente, na seguinte equação: IMC = peso (kg)/altura $(m)^2$.[5]

De acordo com a OMS e a International Federation for Surgery of Obesity and Metabolic Disorders (IFSO), a classificação da população adulta para sobrepeso e obesidade, segundo o IMC, baseia-se no risco de mortalidade independentemente do sexo e da idade e encontra-se descrita na Tabela 15.2.1.

OBESIDADE INFANTIL E NA ADOLESCÊNCIA

Dados da POF 2008-2009 também alertaram sobre a prevalência de excesso de peso na população infantojuvenil brasileira. Entre crianças de 5 a 9 anos de idade, uma em cada três está acima do peso, segundo os padrões da OMS. Entre adolescentes de 10 a 19 anos, o excesso de peso atingiu 21,5% da amostra, considerando o IMC segundo a idade.[4]

Tabela 15.2.1 IMC e risco de comorbidade ligada ao excesso de peso

Classificação IMC (kg/m²)	Risco de comorbidade
Baixo peso – < 18,5	Baixo
Normal – 18,5 a 24,9	
Pré-obeso – 25 a 29,9	Aumentado
Obesidade classe I – 30 a 34,9	Moderado
Obesidade classe II – 35 a 39,9	Grave
Obesidade classe III – ≥ 40	Muito grave
Superobesidade – ≥ 50	
Supersuperobesidade – ≥ 60	

IMC = índice de massa corporal.

A obesidade na infância está frequentemente associada a resistência à insulina, alteração no metabolismo da glicose e, eventualmente, DM2. Ademais, na população infantopuberal de pacientes com diabetes *mellitus* tipo 1 (DM1) também tem havido uma crescente prevalência de excesso de peso, que parece acompanhar a tendência mundial. Esses achados indicam a necessidade de uma abordagem terapêutica que leve em conta intervenções semelhantes àquelas empregadas em pacientes com DM2, como mudanças no estilo de vida e controle de demais fatores relacionados com risco cardiometabólico: excesso de peso, hipertensão arterial e dislipidemia. Ressalta-se o papel da família, imprescindível no tratamento da criança e do adolescente obeso.

Especialmente em pacientes do sexo feminino, adolescentes e portadoras de DM1, o excesso da preocupação com a forma corporal pode gerar transtornos alimentares associados à terapia com insulina, predispostos pela perspectiva de ganho de peso associado à medicação. A "diabulimia" vem sendo observada com cada vez mais frequência em pacientes com DM1 descompensadas por omitirem propositalmente doses de insulina com o intuito de perderem peso ou evitar o ganho de peso associado ao uso desta medicação.[6]

FISIOPATOLOGIA

É sabido que tanto a obesidade quanto o DM2 têm em suas gêneses diversos mecanismos fisiopatológicos envolvidos, que se confundem e geram inúmeras teorias e explicações. A teoria do genótipo poupador (*thrifty genotype*) baseia-se no conceito de que determinados genes podem favorecer, no organismo humano, o acúmulo de energia sob a forma de tecido adiposo. Em épocas antigas, nas quais o acesso aos alimentos era bastante difícil, o genótipo "poupador" seria necessário, essencial para a sobrevivência de diversas sociedades humanas no planeta. Nos tempos modernos, tais características resultariam em risco aumentado para o desenvolvimento de DM2 e obesidade. Podemos estabelecer relações entre a teoria do genótipo poupador e várias outras estabelecidas mais recentemente como, por exemplo, a relação entre a desnutrição intrauterina e o DM2 e distúrbios metabólicos que induzem menor gasto de energia nas 24 horas. Outro exemplo é a "teoria do intestino longo", que defende que o trato digestivo humano não estaria adequado para dietas modernas ricas em açúcares refinados, hipercalóricas e pobres em fibras, resultando em absorção muito maior de energia do que gastamos, com consequente ganho de peso progressivo. Ainda relacionado com as teorias do genótipo poupador e do intestino longo, a pesquisa da microbiota intestinal como causa de obesidade vem sendo estudada. Essa última teoria ganhou destaque a partir de estudos comprovando que a composição da flora intestinal em humanos magros é diferente da que habita o tubo digestivo de obesos. A correlação entre flora intestinal e obesidade pode ser explicada por diferentes hipóteses, entre elas: a flora intestinal como responsável pela extração de energia de polissacarídeos não digeríveis; pela modulação dos níveis de lipopolissacarídeos que levam a inflamação crônica subclínica, obesidade e diabetes; e, por fim, pela regulação de genes que modulariam o gasto e o armazenamento energético.[7]

ASPECTOS CLÍNICOS

A observação de que o excesso de peso pode acarretar algum dano à saúde do ser humano vem de muito tempo atrás. Hipócrates, em pelo menos dois de seus aforismos, associava a obesidade a problemas de saúde, em uma época em que bem notava que a obesidade, quatro séculos antes de Cristo, traria sérias consequências a seus portadores, tais como a morte súbita e a infertilidade. Mais de mil anos passariam-se até a publicação do celebrado *Canon of Medicine*, obra do aclamado médico persa Avicena, no início do século XI. Essa obra, quase obrigatória no currículo dos médicos renascentistas, destinou um capítulo inteiro para o tema obesidade, no qual sugere, ainda que de maneira pitoresca, a associação entre o excesso de peso e a síndrome da apneia obstrutiva do sono.[5]

Algumas investigações longitudinais que acompanharam pacientes obesos desde a infância mostraram que o risco do desenvolvimento de doenças relacionadas com a obesidade aumenta tanto com a idade quanto com o IMC. O acompanhamento de uma população urbana sueca, masculina, de 27 a 61 anos, por 23 anos, revelou correlação linear entre o IMC e a incidência de infarto agudo do miocárdio. Diferentes pesquisas demonstram que a obesidade é um fator de risco independente para eventos cardiovasculares e mortalidade.[8]

A mortalidade associada à obesidade aumenta de maneira proporcional à incidência de doenças cardiovasculares. Nos Estados Unidos, estima-se que em torno de 280 mil a 325 mil mortes anuais possam ser atribuídas, por ano, à obesidade. Em mais de 80% desses casos de óbitos, o IMC era superior a 30 kg/m².[9]

A obesidade é uma doença crônica decorrente do aumento do número e/ou do tamanho das células adiposas. As repercussões clínicas se manifestam tanto pelo excesso de peso corporal quanto pelo acúmulo de tecido adiposo em locais não fisiológicos. Dentre elas destacam-se lesões osteoarticulares, apneia do sono, excesso de gordura pericárdica e arritmias. O excesso de substâncias nocivas secretadas por adipócitos, como ácidos graxos livres, citocinas, adipocinas, fator de necrose tumoral (TNF), entre outras, faz com que o paciente obeso viva sob um estado de constante inflamação sistêmica. Como consequência desse processo inflamatório, comorbidades como DM2, esteatose hepática não alcoólica, dislipidemias, hipertensão arterial sistêmica (HAS) e aterosclerose são frequentemente observadas nessa população. Além das consequências já apontadas, a depressão e a discriminação social são importantes fatores de impacto psicossocial ligados a essa patologia.[10]

SÍNDROME DE RESISTÊNCIA À INSULINA, DIABETES *MELLITUS* TIPO 2 E OBESIDADE

É notória a associação entre obesidade e DM2. Mais de 85% dos indivíduos com DM2 são obesos. Grandes estudos em perspectiva demonstraram que 64% dos casos de DM2 em homens e 74% dos casos de DM2 em mulheres teoricamente poderiam ser evitados caso nenhum indivíduo tivesse IMC superior a 25 kg/m². A síndrome de resistência à insulina (SRI) associa-se de modo ubíquo à obesidade e ao DM2. Provavelmente desempenha importante papel na patogenia da própria obesidade, do DM2 e da HAS. Pode-se definir a SRI como uma resposta biológica subnormal a determinada concentração plasmática desse hormônio. A SRI teve sua associação à obesidade comprovada por diversos estudos. É indiscutível sua participação na patogenia do DM2, fato demonstrado em vários trabalhos cujos resultados levaram seus autores a considerarem-na fator preditivo para o desenvolvimento dessa patologia. Torna-se necessário, porém, que ocorra um defeito secretório das células β do pâncreas para que a doença propriamente dita seja observada.

Quando se analisa a população com obesidade mórbida que procura a cirurgia como alternativa de tratamento, encontram-se índices de prevalência de diabetes e intolerância à glicose (ITG) bastante elevados. ITG ou DM2 foram diagnosticados em 41%-54% dos indivíduos com obesidade mórbida no momento do pré-operatório.[11]

O DM e a HAS constituem as causas mais prevalentes de doença renal crônica (DRC) em nosso meio. Estudos indicam que a obesidade também é um marcador de risco para falência renal progressiva em pacientes com doença renal preestabelecida, porém, é cada vez mais evidente a afirmação de que o excesso de peso pode contribuir para o desenvolvimento de dano renal em pacientes obesos sem doença renal preexistente. Tal evidência também foi apresentada tanto na coorte do estudo de Framingham quanto no estudo National Health and Nutrition Examination Survey II (NHANES III), em que IMC foi positivamente correlacionado ao risco de declínio da filtração glomerular.[12]

Um estudo com pacientes do ambulatório de obesidade do Hospital Universitário Clementino Fraga Filho (HUCFF) demonstrou que marcadores de injúria glomerular e tubular estavam positivos em pacientes com obesidade mórbida, mesmo antes do declínio da função renal estimado pela taxa de filtração glomerular. Nessa população estudada, parece que tanto o peso como o IMC, principalmente o IMC > 50 kg/m^2, associado à distribuição da gordura corporal, avaliada pela medida da circunferência da cintura (CC) e pela relação cintura/quadril (RCQ), podem ser fator de risco de lesões glomerulares e tubulares renais.[13]

TERAPÊUTICA

Entendimento das causas e planejamento do tratamento

Sabe-se que o excesso de peso é um distúrbio de origem multifatorial. Em sua gênese estão envolvidos fatores genéticos, culturais, socioeconômicos, metabólicos e psíquicos. A obesidade é, portanto, uma condição crônica, extremamente difícil de tratar, sobretudo se considerarmos resultados mantidos após longos períodos de observação. Atualmente é muito comum que se utilizem medicamentos sem critérios e a adoção de dietas radicais por prazos curtos de tempo. Medidas como essas resultam em perda de peso relativamente rápida, porém com grandes chances de recuperação do peso perdido em curto/médio prazos. Para emagrecer, melhorar a saúde e manter os resultados por um prazo longo é preciso, além de vontade e disposição por parte do paciente, uma análise mais profunda do problema. É necessário o apoio de uma equipe multidisciplinar, composta de médico, nutricionista, psicólogo e profissional de educação física. Em muitas circunstâncias, a promoção de pequena perda de peso sustentada por um longo período de tempo pode ser considerada como um indicativo de bom resultado. Portanto, antes de iniciar uma dieta ou começar a praticar exercícios, é muito importante avaliar com cuidado a real possibilidade de cumprir o que está sendo planejado. É muito melhor, mais saudável e seguro estabelecer uma estratégia baseada em mudanças de estilo de vida que possam ser aplicadas e mantidas em longo prazo, almejando metas passíveis de serem atingidas. A atividade física mal planejada pode gerar contusões ou precipitar o aparecimento de alguma complicação. Dietas radicais podem causar redução de reservas corporais de vitaminas e proteínas; desidratação e perda de massa muscular. Algumas medicações podem ajudar no controle do peso, sendo bastante úteis em casos bem selecionados. É importante lembrar que todo e qualquer medicamento pode causar efeitos colaterais, por isso é absolutamente indispensável que o acompanhamento do paciente seja feito por um médico, para que os benefícios superem os riscos da prescrição de determinado remédio. Existem vários produtos, como cápsulas, chás, cintas modeladoras, que são comercializados em *sites* ou mesmo nas farmácias, que prometem resultados fantásticos. Não existe comprovação científica de que eles possam ser usados com segurança e eficácia. As famosas "fórmulas milagrosas" manipuladas para emagrecer não são adequadas para promoção segura da perda de peso e podem oferecer grande perigo à saúde. O paciente tem o direito e o dever de receber informações sobre qualquer medicamento que lhe for prescrito. É importante lembrar que a obesidade é um problema crônico de saúde. Não tem cura, e sim controle; portanto, dietas, exercícios e remédios só farão efeito enquanto estiverem fazendo parte do tratamento. Já está provado que aquele que consegue perder apenas uma parte do peso que deveria perder e mantém os resultados em longo prazo obtém vantagens importantes no controle da pressão, dos níveis de lipídios e da glicemia. Isto vale para aqueles que já são hipertensos ou diabéticos e também para os que querem prevenir tais doenças.

Dietoterapia e atividade física

A promoção de bons hábitos alimentares constitui importante instrumento de prevenção e tratamento do excesso de peso e do diabetes. Devem ser implementadas ações educativas, no sentido de promover a conscientização do indivíduo, estimulando-o a manter-se atento às questões relacionadas com o seu problema. Aspectos culturais e sociais devem ser valorizados. Palestras, grupos operativos, oficinas, atividades educacionais e motivacionais têm eficácia e podem ser úteis também para fortalecer vínculos entre o paciente e os profissionais das diferentes áreas que compõem a equipe multidisciplinar envolvida no seu acompanhamento.[14,15]

É de grande importância também a prática regular de atividades físicas no tratamento e na prevenção da obesidade e do DM2. A evolução dos estudos sobre estas condições crônicas e incuráveis, associada ao maior conhecimento sobre a fisiologia do exercício, permite que se elaborem planos de treinamento personalizados, respeitando as limitações de cada indivíduo, reduzindo assim o risco de lesões e eventos cardiovasculares, portanto, com maior segurança. Apesar de existirem evidências de que o excesso de peso pode interferir negativamente na prática de exercícios, até mesmo obesos mórbidos, apesar de sua condição limitante, podem ter sua capacidade cardiorrespiratória dentro dos limites da normalidade, o que justifica a aplicabilidade de um programa de atividades físicas também para este grupo de pacientes.[14,15]

Drogas

O uso de medicações que auxiliem a perda de peso pode estar indicado em um grupo selecionado de pacientes com diabetes. Em especial naqueles em que as medidas comportamentais não forem suficientes para promover a redução do peso e o controle glicêmico desejado e que mantenham o IMC superior a 30 kg/m^2.

A escolha da medicação deverá ser individualizada, respeitando-se especialmente a presença de comorbidades cardiovasculares já existentes.

A sibutramina é um agente inibidor da recaptação da serotonina e noradrenalina que atua no sistema nervoso central (SNC), ocasionando a sensação de plenitude alimentar e, perifericamente, aumentando o gasto energético. Pacientes com DM2 tratados com metformina e sibutramina na dose de 15 mg/dia tiveram pequenas reduções da glicemia de jejum, hemoglobina glicada (HbA1c) e triglicerídeos e pequenos aumentos do colesterol de lipoproteína de alta densidade (HDL) em relação aos pacientes recebendo placebo, e nenhum efeito sobre o colesterol total e o colesterol de lipoproteína de baixa densidade (LDL), em estudos experimentais.

O estudo SCOUT (Sibutramine Cardiovascular Outcomes), publicado em 2009, incluiu aproximadamente 10 mil pacientes com obesidade associada a doenças cardiovasculares e pacientes com DM2, com sobrepeso ou obesidade, associados a fatores de risco de doenças cardiovasculares. Esse estudo, randomizado, duplo-cego e controlado por placebo, foi realizado por um período de 6 anos. Após esse período, houve incremento de eventos cardiovasculares não fatais no grupo recebendo sibutramina que apresentava doença cardiovascular preexistente. Porém, não houve incremento no número de mortes cardiovasculares, ou por qualquer outra causa.[2]

A partir da publicação do SCOUT, a Agência Nacional de Vigilância Sanitária (Anvisa), por intermédio do Alerta SNVS/Anvisa/Nuvig/Gfarm nº 01, de 28 de janeiro de 2010, contraindicou o uso de sibutramina em pacientes com perfil semelhante aos incluídos no estudo em questão, ou seja:

- Pacientes que apresentem obesidade associada a existência ou a antecedentes pessoais de doenças cárdio e cerebrovasculares.
- Pacientes que apresentem DM2 com sobrepeso ou obesidade e associado a mais um fator de risco para o desenvolvimento de doenças cardiovasculares.

O orlistate é um inibidor seletivo das lipases gastrintestinais e pancreáticas que causa diminuição da lipólise de triglicerídeos da dieta e, consequentemente, maior excreção fecal. O uso de orlistate 120 mg, 3 vezes ao dia, inibe cerca de 30% da absorção de gorduras da dieta. O estudo Xenical in the Prevention of Diabetes in Obese Subjects (XENDOS) demonstrou segurança e tolerabilidade no uso de orlistate por 4 anos consecutivos de tratamento. O uso da medicação em pacientes obesos com intolerância à glicose, associado à mudança de hábitos de vida, reduziu significativamente a incidência de DM2 quando comparado ao grupo placebo, após 4 anos de tratamento. O uso de orlistate está associado à redução da glicemia de jejum, da HbA1c, da pressão arterial, do colesterol total e da fração LDL, assim como dos triglicerídeos. Os principais efeitos adversos desta medicação estão relacionados com o trato gastrintestinal, devendo ser monitoradas as reservas de vitaminas lipossolúveis para usuários crônicos.[16]

Agonistas do GLP-1 (*glucagon-like peptide-1*) são drogas capazes de retardar o esvaziamento gástrico, diminuir o apetite e o aporte energético, levando à perda de peso. O uso de agonistas do GLP-1 para melhora do controle glicêmico mostrou-se especialmente interessante em pacientes obesos diabéticos. Uma recente metanálise com essa classe de medicamentos comprova que agonistas do GLP-1 são eficazes não só em reduzir a HbA1c, mas o peso desse grupo de pacientes, sendo que a perda ponderal observada é dose-dependente. Estudos estão sendo realizados com o uso de agonistas de GLP-1 para o tratamento da obesidade.[17]

O uso de medicações combinadas – fentermina/topiramato – foi recentemente lançado nos Estados Unidos nas apresentações de 3,75 mg/23 mg; 7,5 mg/46 mg; 11,25 mg/69 mg e 15 mg/92 mg. Essa medicação não deve ser usada em pacientes com DM2, com doença cardiovascular conhecida, glaucoma, hipertireoidismo, gestantes ou que estejam utilizando inibidores da monoamina oxidase (MAO). Seu uso pode aumentar o risco de hipoglicemias, especialmente em pacientes que utilizam secretagogos ou insulina. Por esse motivo, é recomendável a monitoração glicêmica de maneira mais intensa durante sua utilização. O uso por pacientes com DM2 foi associado à redução do peso, da glicemia de jejum e da HbA1c.[18]

Uma outra combinação de agentes antiobesidade – naltrexona/bupropiona (NB) – está em fase 3 de estudo clínico. O uso combinado de naltrexona SR 32 mg/dia com bupropiona SR 360 mg/dia mostrou-se superior ao placebo após 28 semanas (55,6% *vs.* 17,5%) e 56 semanas (50,5% *vs.*17,1%) para promoção de perda de peso superior a 5% de peso corporal. Benefícios adicionais à perda de peso foram observados em pacientes tratados como redução da circunferência da cintura e melhora do perfil lipídico – triglicerídeos, colesterol LDL e HDL. Um estudo recente demonstrou que pacientes diabéticos tratados com NB apresentaram queda dos níveis de HbA1c superior ao grupo placebo (–0,6 *vs.* –0,1%).[19,20]

Balão intragástrico e *spa*

Em algumas situações, torna-se necessário lançar mão de artifícios terapêuticos que possam promover grandes perdas de peso em curto espaço de tempo. Uma pessoa que se encontre muito acima do peso e precise emagrecer, visando à melhor condição para ser submetida com menos riscos a uma cirurgia ou outro procedimento, pode ser considerada candidata a passar um período em um *spa* ou optar pela utilização do balão intragástrico. O termo *"spa"* origina-se da cidade Spa, localizada na Bélgica, e que na época antiga fazia parte dos domínios do império romano e já era famosa por suas estâncias termais. Hoje o termo é utilizado para designar o local onde seus frequentadores têm a oportunidade de entrar em contato com a natureza, desenvolver atividades saudáveis, descansar e investir no bem-estar. A permanência em um *spa* pode auxiliar na perda de peso; entretanto, na maioria das vezes, opta-se por um curto período de "internação" associado a dieta muito restrita (p. ex., 600 kcal/dia), estratégia que pode aumentar a ansiedade do paciente e levar a perda de massa muscular e desidratação. A melhor alternativa seria optar por uma permanência mais longa, na qual o paciente poderia, além de seguir programação nutricional balanceada e programa de atividades físicas – ajustadas às suas necessidades e limitações –, participar de um processo de aprendizado para que possa levar adiante algumas das mudanças propostas no período de internação no *spa*.

O balão intragástrico (BIG) é uma esfera de silicone que, colocada por intermédio de endoscopia digestiva (no centro cirúrgico sob sedação) no estômago do paciente, acarreta importante restrição da ingestão alimentar. Logo após seu posicionamento, enche-se o artefato de solução salina corada com azul de metileno. Alguns modelos são inflados com ar. Ao final do procedimento, um balão de aproximadamente 500 a 600 mℓ estará instalado dentro da câmara gástrica do paciente. É muito comum que nas primeiras semanas pós-colocação do BIG ocorram náuseas, vômitos, dores e bastante incômodo, sendo necessário acompanhamento de equipe multidisciplinar durante toda a permanência do BIG no estômago do paciente (máximo de 6 meses). Não é um procedimento isento de complicações, tampouco infalível. O paciente ideal para indicação de BIG seria aquele com obesidade mórbida grave que necessite perder grande quantidade de peso em curto espaço de tempo, para que determinado procedimento cirúrgico seja realizado sob risco aceitável. Após a retirada do BIG (que também deve ser realizada em ambiente cirúrgico, sob sedação e assistida por anestesista), observa-se grande risco de reganho progressivo do peso perdido e o paciente pode atingir ou mesmo ultrapassar o peso de antes do tratamento.

Cirurgia bariátrica

O mundo vem observando, nas últimas décadas, crescimento significativo na indicação e na realização de procedimentos cirúrgicos para o tratamento da obesidade mórbida. Em 1993, foram realizadas nos Estados Unidos pouco mais de 16 mil cirurgias bariátricas. Naquele mesmo país, em 2013, estima-se que mais de 300 mil pacientes foram submetidos a alguma técnica cirúrgica para o tratamento da obesidade mórbida e suas complicações. As estatísticas da Sociedade Brasileira de Cirurgia Bariátrica e Metabólica indicam que, em 2011, aproximadamente 60 mil pacientes foram submetidos a alguma técnica cirúrgica bariátrica no Brasil. Somos superados apenas pelos Estados Unidos em número de cirurgias bariátricas e também somos o segundo país em número de cirurgiões credenciados para realização destas técnicas (mais de 700 cirurgiões brasileiros se dizem habilitados para a execução de cirurgias bariátricas).

A seguir estão listadas as indicações para cirurgia bariátrica:

- Paciente com IMC $\geq$ 40 kg/m^2 ou
- paciente com IMC $\geq$ 35 kg/m^2 e
- paciente que tenha alguma comorbidade associada à obesidade que possa ser melhor controlada após a cirurgia (p. ex., DM2, hipertensão, dislipidemias, doenças articulares).

É importante saber que a cirurgia não deve ser considerada primeira opção terapêutica e que o candidato à cirurgia bariátrica precisa ser bem avaliado por uma equipe multidisciplinar experiente, a fim de que sejam considerados os riscos e os benefícios envolvidos no processo cirúrgico e otimizadas as suas condições de saúde no pré-operatório. Destaca-se o caráter eletivo da cirurgia bariátrica. Não há motivo para se acelerar o complexo processo de preparo pelo qual o paciente deve passar no período pré-operatório. Outra questão completamente inadequada com a qual eventualmente nos deparamos é o fato de que em alguns casos o paciente é estimulado a ganhar peso para que o tratamento cirúrgico possa ser custeado pelo plano de saúde. Esta conduta é perigosa, pois além de aumentar o risco de complicações associadas ao procedimento cirúrgico, desvia o paciente do caminho necessário para que se aproveite ao máximo o potencial da cirurgia como poderoso mecanismo facilitador da perda de peso e da manutenção dos resultados em longo prazo. Tem de ser discutida com muita atenção a necessidade de comprometimento do paciente e da equipe de saúde com o acompanhamento no pós-operatório. Atualmente, menos de 20% dos pacientes operados comparecem às consultas de revisão. Devemos ressaltar que a obesidade não é curada pela cirurgia, mas sim sofre um controle bem mais eficiente. A médio/longo prazos podem ocorrer carências de substâncias fundamentais para o funcionamento adequado do organismo do paciente. Diversas vitaminas, minerais e eventualmente proteínas podem ter seus estoques comprometidos e o resultado destas deficiências pode trazer consequências muito ruins para a saúde do indivíduo.

Adolescentes e idosos precisam passar por avaliação bem cuidadosa e criteriosa para que se discutam todos os aspectos envolvidos na indicação e na condução do tratamento cirúrgico da obesidade nesses grupos de pacientes. No final de 2012, o Ministério da Saúde brasileiro estabeleceu limite mínimo de 16 anos de idade para realização de cirurgia bariátrica em território nacional.

Técnicas cirúrgicas

Foi Payne que, em 1963, publicou um dos primeiros artigos que tratava da análise de uma grande amostra de pacientes submetidos a um procedimento cirúrgico gastrintestinal visando à perda ponderal. Sua técnica consistia em um *bypass* jejuno cólico com sérios efeitos colaterais e mortalidade inaceitável, o que motivou procura por intervenções mais eficientes. Em 1966, Mason promoveu a realização de uma cirurgia que combinava a restrição do volume gástrico a um *bypass* intestinal que pode ser considerada ponto de partida para as cirurgias de hoje. A evolução da cirurgia culminou com determinadas técnicas que hoje são utilizadas com mais frequência pelos serviços de cirurgia do Brasil e de outros países. A primeira, de caráter puramente restritivo, consiste em diminuir o reservatório gástrico por meio da utilização de uma banda de material especial fixada logo abaixo da região da cárdia, que também restringe a dimensão das partículas alimentares que passam pelo restante do estômago (Figura 15.2.1). As técnicas de *bypass* gástrico, mais extensas e mais eficazes, além do mecanismo restritivo da gastroplastia, associado ou não à inserção de um anel logo abaixo da cárdia, promovem diminuição da absorção de nutrientes por meio da anastomose entre o recém-criado reservatório gástrico e a segunda porção jejunal, permitindo assim que o alimento ingerido não percorra o restante do estômago e o duodeno (Figura 15.2.2). Uma terceira técnica consiste em promover grande *bypass* gastroileal associado a gastroplastia menos restritiva. Esta última, chamada "cirurgia de Scopinaro" – em homenagem ao cirurgião que a idealizou –, mantém um reservatório gástrico de aproximadamente 250 mℓ e pode ser considerada predominantemente disabsortiva (Figura 15.2.3). A técnica de *sleeve* (manga) gástrico vem sendo realizada com frequência cada vez maior em todo o mundo, inclusive no Brasil. Esta técnica consiste na realização de uma gastroplastia tubular, excluindo 2/3 da câmara gástrica no nível da grande curvatura (Figura 15.2.4). Descrita em 1993 pelo Dr. Marceau, pela rapidez e maior facilidade na sua execução, inicialmente foi considerada e executada com o objetivo de promover perda de peso em portadores de superobesidade para que, em um momento futuro, estes pudessem ser submetidos a procedimento cirúrgico mal-absortivo, teoricamente mais efetivo. Atualmente, vários trabalhos têm surgido na literatura evidenciando efeitos bastante interessantes desta técnica na perda de peso e no controle das comorbidades associadas à obesidade, fato que justifica o crescimento vertiginoso da realização de *sleeve* gástrico pelos "cirurgiões bariátricos".[21]

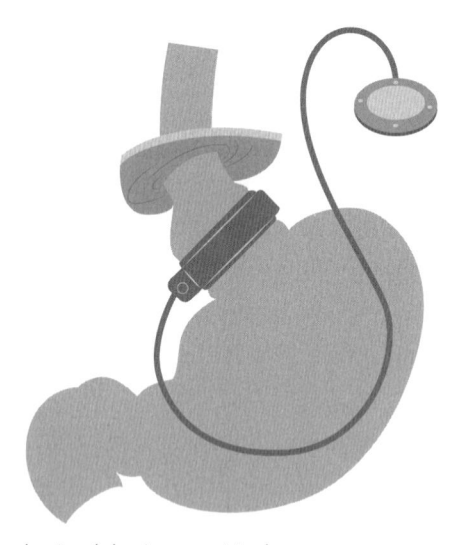

Figura 15.2.1 Banda gástrica (técnica restritiva).

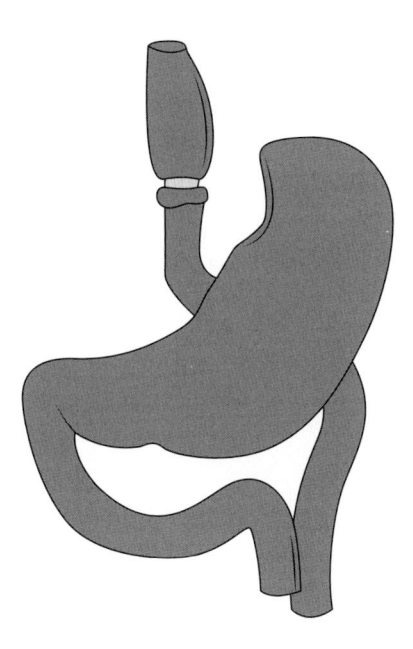

Figura 15.2.2 Cirurgia de Fobi-Capella (técnica mista – restritiva e mal-absortiva).

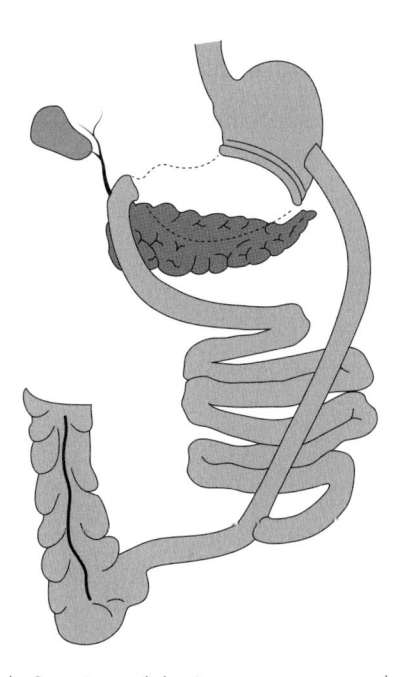

Figura 15.2.3 Cirurgia de Scopinaro (técnica puramente mal-absortiva).

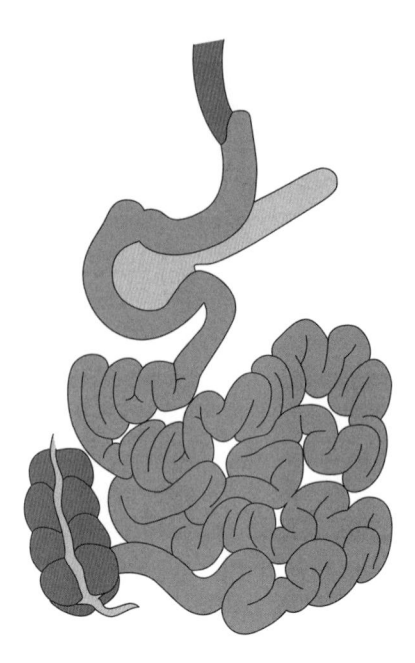

Figura 15.2.4 *Sleeve* gástrico (técnica restritiva).

Impacto da cirurgia na síndrome de resistência à insulina e no diabetes

Os resultados da cirurgia no tratamento da obesidade mórbida são realmente muito superiores aos obtidos por qualquer outra modalidade terapêutica disponível atualmente. A vertiginosa perda de peso que ocorre principalmente no primeiro ano de pós-operatório e persiste até os 18 meses da cirurgia acompanha-se de importante redução nos níveis de pressão arterial, glicemia, HbA1c, colesterol e triglicerídeos, reversão da síndrome da apneia do sono e melhorias na qualidade de vida. Analisando-se os parâmetros clinicometabólicos associados às grandes obesidades, observa-se que os distúrbios do metabolismo dos carboidratos são os primeiros a apresentar alterações significativas no pós-operatório. Antes mesmo de perda ponderal digna de nota, pode-se detectar considerável redução nos níveis circulantes de glicose e insulina. Na prática, muitos indivíduos com DM2 submetidos à cirurgia bariátrica tendem a atingir controle satisfatório da sua glicemia na semana seguinte ao procedimento cirúrgico. No 1º mês de pós-operatório, a maioria dos pacientes tem de reduzir ou suspender a utilização de hipoglicemiante oral ou de insulina. O impacto do tratamento cirúrgico é menor naqueles mais velhos e com mais tempo de doença no pré-operatório. Recomenda-se atenta monitoração dos níveis de glicemia em indivíduos com diabetes submetidos a técnicas cirúrgicas bariátricas a fim de promover ajuste de doses de drogas hipoglicemiantes e/ou insulina e reduzir os riscos de hipoglicemia nos primeiros dias de pós-operatório.

Fatores associados à cirurgia que podem explicar a diminuição dos níveis de glicemia:

- Limitação da ingestão calórica. Diminuição dos níveis de carboidratos na dieta (*dumping* limita a ingestão nas técnicas de *bypass*).
- Exclusão de áreas absortivas e secretórias.
- Alentecimento do trânsito do estômago até o delgado pela reduzida dimensão do anel na técnica de Capella.
- Redução da secreção de ghrelina em técnicas que envolvem gastroplastia.
- Chegada de alimento ao jejuno (ou ao íleo) sem digestão prévia com estímulo à secreção de GLP-1.
- Alterações na microbiota intestinal no pós-operatório de cirurgia bariátrica.
- Aumento do metabolismo celular na alça aferente da anastomose gastrojejunal.

Algumas observações que apoiam essas hipóteses:

- Correção do DM em dias, bem antes de a perda de massa de adipócitos ser significativa.
- Correção durável, ainda que os pacientes não se tornem magros e persistam ainda com certo grau de obesidade após anos de pós-operatório (em longo prazo, mantém-se uma perda de, em média, 50% do excesso ponderal após a cirurgia).
- A cirurgia previne a progressão de ITG para DM2 em mais de 95% dos pacientes.
- Camundongos obesos perdem peso após transplante de microbiota de animais submetidos a *bypass*.[22]
- Foi demonstrado aumento de atividade celular para promoção de metaplasia e manutenção tecidual na alça jejunal do *bypass* de ratos operados, com repercussão na homeostase glicídica desses animais.[23]

CONCLUSÃO

Vivemos uma situação na qual se torna necessário empreender esforços, no sentido de conter a verdadeira pandemia mundial de obesidade que se instalou no mundo moderno. O excesso de peso está intimamente relacionado com inúmeros distúrbios clinicometabólicos, que provocam prejuízos à saúde do ser humano e interferem sobremaneira na qualidade e na expectativa de vida de seus portadores. O DM2 apresenta características epidemiológicas bastante semelhantes. Na medida em que se observa o incremento da prevalência de sobrepeso e obesidade em determinada população, o número de portadores de diabetes e intolerância à glicose também aumenta, caracterizando esta inequívoca e forte correlação.

Medidas terapêuticas que resultam em perda ponderal apresentam forte impacto no controle do diabetes, sobretudo se adotadas em fases mais precoces da doença. O controle do peso pode evitar, ou no mínimo postergar, o surgimento de diabetes em indivíduos predispostos. Um grande desafio deste início de século é descobrir uma maneira eficaz de se promover perda de peso, mantendo os resultados em longo prazo. Esta estratégia deve ser aplicável a um número significativo de pessoas, melhorando assim as preocupantes projeções estatísticas desenhadas para as próximas décadas.

Ressalta-se a temerosa situação das crianças brasileiras. Sabendo que a obesidade na infância constitui fator de risco para a manutenção do estado de obesidade na idade adulta e que os distúrbios associados ao excesso de peso podem surgir em fases bem precoces da vida, não é difícil imaginarmos que se nada acontecer em curto prazo, estaremos em condições de extrapolar para nossa população a triste perspectiva das crianças norte-americanas, que em função do excesso de peso podem ter uma expectativa de vida inferior à de seus pais.

REFERÊNCIAS BIBLIOGRÁFICAS

1. World Health Organization. Data and statistics. Risk factors. Overweight and obesity. Disponível em: http://apps.who.int/bmi/index.jsp Acesso em: jun. 2010.
2. James WPT, Caterson ID, Coutinho W, Finer N, Van Gaal LF, Maggioni AP, et al for the SCOUT Investigators. Effect of sibutramine on cardiovascular outcomes in overweight and obese subjects. N Engl J Med. 2010; 363(10): 905-17.
3. Instituto Brasileiro de Geografia e Estatística. Análise da disponibilidade domiciliar de alimentos e do estado nutricional no Brasil. Pesquisa de Orçamentos Familiares 2002-2003. Disponível em: http://www.ibge.gov.br/home/estatistica/populacao/condicaodevida/pof/2002/. Acesso em: 15 jun. 2012.
4. Instituto Brasileiro de Geografia e Estatística. Antropometria e estado nutricional de crianças, adolescentes e adultos no Brasil. Pesquisa de Orçamentos Familiares 2008-2009. Disponível em: http://www.ibge.gov.br/home/estatistica/populacao/condicaodevida/pof/2008_2009. Acesso em: 27 ago. 2012.
5. Björntorp P, Brodoff BN. Obesity. Philadelphia: Lippincott Company, 1992.
6. Papelbaum M, Appolinário JC, Moreira RO, Duchesne M, Kupfer R, Coutinho W. Distribuição de transtornos alimentares em indivíduos com diabetes melito do tipo 1 e do tipo 2: descrição de dois casos. Rev Psiquiatr RS. 2007; 29(1):93-6.
7. Tsukumo DM, Carvalho BM, Carvalho-Filho MA, Saad MJ. A. Translational research into gut microbiota: new horizons in obesity treatment. Arq Bras Endocrinol Metab. 2009; 53(2): 139-44.
8. Jonsson S, Hedblad B, Engström G, Nilsson P, Berglund G, Janzon L. Influence of obesity on cardiovascular risk. Twenty-three-year follow-up of 22.025 men from an urban Swedish population. Int J Obes Relat Metab Disord. 2002; 26:1046-53.

9. Allison DB, Fontaine KR, Manson JE, Stevens J, VanItallie TB. Annual deaths attributable to obesity in the United States. JAMA. 1999; 282: 1530-8.

10. Bray GA. Medical Consequences of obesity. J Clin Endocrinol Metab. 2004; 89(6):2583–9.

11. Meneghini LF, Orozco-Beltran D, Khunti K, Caputo S, Damçi T, Liebl Ross Meneghini SA et al. Weight beneficial treatments for type 2 diabetes J Clin Endocrinol Metab. 2011; 96(11):3337–53.

12. Fox CS, Larson MG, Leip EP, Bruce Culleton B, Wilson PWF, Levy D. Predictors of new-onset kidney disease in a community-based population. JAMA. 2004; 291(7):844-51.

13. Messias ACNV, Carneiro JRI, Rocha E, Oliveira MAR, Oliveira JEP. Função renal em obesos mórbidos – avalição do impacto do DM, HAS e IMC. In: XVII Congresso Brasileiro de Diabetes, 2009, Fortaleza. Arquivos Brasileiros de Endocrinologia e Diabetologia, 2009.

14. Diretrizes da Sociedade Brasileira de Diabetes. São Paulo: AC Farmacêutica, 2013. 385 p.

15. Carneiro JRI, da Cruz GG, Quaresma JV, Xerez D, de Oiveira JEP. Impact of an exercise program for morbidly obese patients on quality of life and on clinical and metabolic profile. J Obes Wt Loss Ther. 2012; 2:124. Open acess, doi: 10.4172/2165-7904.1000124.

16. Torgerson JS, Hauptman J, Boldrin MN, Sjöström L. XENical in the prevention of diabetes in obese subjects (XENDOS) study: a ramdomized study of orlistat as an adjunct to lifestyle changes for the prevention of type 2 diabetes in obese patients. Diabetes Care. 2004; 27(1):155-61.

17. Horowitz M, Flint A, Jones KL, Hindsberger C, Rasmussen MF, Kapitza C et al. Effect of the once-daily human GLP-1 analogue liraglutide on appetite, energy intake, energy expenditure and gastric emptying in type 2 diabetes. Diabetes Res Clin Pract. 2012; 97(2):258-66.

18. Cameron F, Whiteside G, McKeage K. Phentermine and topiramate extended release (Qsymia™): first global approval. Drugs. 2012; 72(15):2033-42.

19. Apovian CM, Aronne L, Rubino D, Still C, Wyatt H, Burns C et al for the COR-II Study Group. A randomized, phase 3 trial of naltrexone SR/bupropion SR on weight and obesity-related risk factors (COR-II). Obesity (SilverSpring). 2013; 21(5):935-43.

20. Hollander P, Gupta AK, Plodkowski R, Greenway F, Bays H, Burns C et al and for the COR-Diabetes Study Group. Effects of naltrexone sustained-release/bupropion sustained-release combination therapy on body weight and glycemic parameters in overweight and obese patients with type 2 diabetes. Diabetes Care. 2013; 36:12, 4022-29.

21. Deitel M, Cowan Jr, GSM. Surgery for the morbidly obese patient. Reprint. Toronto: FD-Communications Inc, 1998.

22. Saeidi N, Luca Meoli, Nestoridi E, Gupta NK, Kvas S, Kucharczyk J, BonabAA, Fischman AJ, Yarmush LM, Stylopoulos NS. Reprogramming of intestinal glucose metabolism and glycemic control in rats after gastric bypass. Science. 2013; 341:406-10.

23. Liou AP, Paziuk M, Luevano Jr. J-M, Machineni S, Turnbaugh PJ, Kaplan LM. Conserved Shifts in the Gut Microbiota due to gastric bypass reduce host weight and adiposity. Sci Transl Med. 2013; 5(178):178ra41.

15.3

Hipertensão arterial

Claudia Regina Lopes Cardoso
Gloria Maria Benamor Teixeira
Gil Fernando da Costa Mendes de Salles

INTRODUÇÃO

A hipertensão arterial e o diabetes *mellitus* tipo 2 (DM2) estão entre as principais doenças crônicas da atualidade, em virtude da elevada prevalência e do potencial para o desenvolvimento de doenças cardiovasculares, as quais são as principais causas de morte no Brasil. Atualmente, a prevalência de hipertensão arterial referida por indivíduos acima de 20 anos de idade nas capitais brasileiras varia de 22,3% a 43,9%; mais de 50%, entre 60 e 69 anos de idade; e de 75%, acima de 70 anos. A elevação da pressão arterial (PA) em pacientes com DM2 tem sido associada à hiperinsulinemia, à sobrecarga volêmica, ao aumento da atividade simpática e a alterações do sistema renina-angiotensina. Assim como no diabetes, a incidência da hipertensão arterial aumenta com a idade.

A hipertensão arterial sistêmica associa-se, com frequência, a alterações estruturais e funcionais de órgãos-alvo (coração, cérebro, rins e vasos sanguíneos). Suas principais complicações são:

- Doença cardíaca hipertensiva, caracterizada pela presença de hipertrofia ventricular esquerda (HVE).
- Doença arterial coronariana.
- Acidentes vasculares encefálicos isquêmicos e hemorrágicos.
- Doença renal hipertensiva.
- Doença arterial periférica.

É importante enfatizar que a hipertensão arterial, comorbidade comum do diabetes e que afeta a maioria dos pacientes diabéticos, cuja prevalência depende do tipo do diabetes, da idade, da presença de obesidade e da etnia, é um dos principais fatores de risco para a ocorrência das complicações cárdio e microvasculares. Nos pacientes com diabetes *mellitus* tipo 1 (DM1), a hipertensão arterial comumente acompanha a nefropatia diabética, enquanto no DM2, a hipertensão arterial geralmente coexiste com outros fatores de risco cardiometabólicos.

Portanto, além de elevar o risco de doenças cardiovasculares e renais na população, a hipertensão arterial pode agravar o quadro de retinopatia e de nefropatia diabética, que contribui para a perda da visão e para o desenvolvimento de insuficiência renal terminal nesses pacientes.

DIAGNÓSTICO DE HIPERTENSÃO ARTERIAL

A hipertensão arterial é definida como a elevação da PA usual para valores de pressão arterial sistólica (PAS) ≥ 140 mmHg, ou de pressão arterial diastólica (PAD) ≥ 90 mmHg, medida pelo menos em 2 aferições em momentos distintos. Para fins de diagnóstico, considera-se a média das 2 medidas. O conceito de PA usual é importante, pois sabe-se que a PA pode variar com o período do dia, a atividade física, o sono e o estado emocional. Além disso, a PA é, com frequência, mais elevada durante a consulta médica. Assim, a hipertensão arterial não pode ser diagnosticada com base em uma única aferição. Por outro lado, o registro da PA também pode ser feito de forma contínua, sem a presença do médico, no domicílio e no ambiente de trabalho do paciente. A monitoração contínua e não invasiva da PA em regime ambulatorial permite estudar sua variabilidade e contribui para melhorar o diagnóstico, o tratamento e a avaliação de risco de pacientes hipertensos. Essa modalidade de registro da PA é denominada monitoração ambulatorial da pressão arterial (MAPA). A monitoração residencial da pressão arterial (MRPA) é outro método que pode ser utilizado no diagnóstico e manejo da hipertensão arterial, mas que não fornece informações da variabilidade da pressão arterial ao longo das 24 h.

Medida da pressão arterial

A medida da PA deve ser feita por indivíduo treinado e deve seguir as recomendações estabelecidas para essa aferição em não diabéticos. A medida deve ser realizada com o paciente em posição sentada, com os pés apoiados no chão, o braço apoiado no nível do coração, após 5 minutos de repouso. Para diagnosticá-la, devem ser feitas 2 ou mais medidas da PA na primeira consulta (medida casual), repetindo-se a aferição em consultas posteriores. Portanto, para o diagnóstico de hipertensão arterial, valores de PA elevada devem ser confirmados em outro dia. O tamanho do manguito deve ser adequado para a circunferência da parte superior do braço.

Valores de pressão arterial para diagnóstico em pacientes com diabetes

Tendo em vista o alto risco cardiovascular dos pacientes com diabetes e o claro efeito sinérgico sobre o aumento do risco da presença concomitante de diabetes e hipertensão, os valores de PA recomendados para o diagnóstico de hipertensão arterial no DM são menores do que aqueles propostos para indivíduos não diabéticos: ≥ 130 mmHg de PAS ou ≥ 80 mmHg de PAD, respeitando-se a regra de pelo menos 2 medidas em ocasiões distintas. Entretanto, como será discutido a frente, as novas diretrizes de 2013-2014 recomendam valores mais altos, < 140/80-85 mmHg para tratamento da hipertensão arterial em pacientes com diabetes sendo, portanto, esses os valores também para diagnóstico.

HIPERTENSÃO ARTERIAL E MORBIMORTALIDADE

A PA aferida em consultório é a base do diagnóstico da hipertensão arterial e tem valor prognóstico definido com relação às complicações cardiovasculares e lesões de órgãos-alvo. Além disso, sua redução sabidamente é capaz de prevenir a ocorrência de complicações degenerativas crônicas do diabetes, em igualdade com o controle glicêmico e metabólico.

MONITORAÇÃO AMBULATORIAL DA PRESSÃO ARTERIAL (MAPA)

Classificação diagnóstica e valores de corte das pressões arteriais

A PA apresenta variação típica, ao longo do dia e da noite, que pode ser registrada com o uso da MAPA. É usualmente 10% a 20% mais baixa durante o sono (descenso noturno) e atinge o menor nível algumas horas após o adormecer. O descenso é seguido pela elevação matinal, que corresponde ao período de despertar (*morning surge*) e decorre da ativação neuro-hormonal.

A MAPA registra a variação circadiana da PA e utiliza aparelhos portáteis e automáticos que realizam medidas com intervalos de 15 min durante o dia e de 30 min durante a noite, enquanto o paciente faz suas tarefas cotidianas ou dorme. Os períodos de registro são divididos em vigília e sono, de acordo com as informações fornecidas pelo paciente. Devem ser obtidas pelo menos 16 medidas válidas no período de vigília e 8 durante o sono, para que o exame possa ser considerado adequado para a análise. A MAPA obtém valores mais próximos da PA usual, pois diminui o efeito do observador, que tende a aumentar a PA, além de eliminar o viés de registro, como a preferência por números terminados em zero. A monitoração contínua e não invasiva da PA em regime ambulatorial permite estudar a sua variabilidade e contribui para melhorar o diagnóstico, o tratamento e a avaliação de risco em pacientes hipertensos. Porém, situações como distúrbios de movimento e obesidade mórbida (devido à grande circunferência do braço) podem restringir seu uso.

Os valores da PA registrados na MAPA tendem a ser mais baixos que os aferidos durante a consulta médica. Assim, os limites da normalidade da PA ambulatorial são inferiores aos adotados para a medida casual e variam conforme o período do dia. Esses limites são definidos para as médias da PAS e da PAD de cada período (Tabela 15.3.1). Como os valores para diagnóstico de hipertensão arterial em pacientes com diabetes são mais baixos que em indivíduos sem diabetes, esses valores de normalidade na MAPA, provavelmente, não se aplicam a pacientes com diabetes. Valores para PA ambulatorial em pacientes com diabetes ainda não estão bem estabelecidos, mas provavelmente se situam em torno de 5 mmHg a 10 mmHg mais baixos que nos indivíduos sem diabetes.

Tabela 15.3.1 Valores da normalidade da pressão arterial ambulatorial média por período em mmHg para indivíduos sem diabetes

Período	PAS	PAD
24 h	< 130	< 80
Vigília	< 135	< 85
Sono	< 120	< 70

Além das PA médias nas 24 h e durante os períodos de vigília e sono, a MAPA fornece informações adicionais de importância diagnóstica e prognóstica; dentre elas, a variação circadiana da PA é a mais relevante. O descenso noturno fisiológico normal da PA, denominado padrão *dipper*, caracterizado por decréscimo da PA durante o sono de pelo menos 10%, e o descenso noturno anormal da PA, denominado padrão não *dipper*, caracterizado por decréscimo atenuado da PA, durante o sono, inferior a 10% dos valores médios da pressão arterial de vigília, são duas condições com importantes implicações diagnósticas e prognósticas. Em pacientes com diabetes, o padrão anormal não *dipper* se associa à presença de neuropatia autonômica cardiovascular e de nefropatia diabética, bem como a maior risco de morbidade e mortalidade cardiovascular. Um subgrupo particular de pacientes que apresenta elevação da PA noturna em relação aos seus níveis diurnos, denominados *dipper* reverso ou *riser*, é frequentemente associado ao diabetes, especialmente com nefropatia clínica (macroalbuminúria ou insuficiência renal), e indica pior prognóstico cardiovascular.

A hipertensão arterial se caracteriza pela elevação simultânea da PA casual e ambulatorial. Quando ocorre elevação isolada da primeira, o diagnóstico é de hipertensão isolada de consultório ou hipertensão do jaleco branco. Já na elevação da outra, o diagnóstico é de hipertensão ambulatorial isolada ou hipertensão mascarada. A discordância entre os resultados de ambas ocorre em pacientes hipertensos e independe do diagnóstico concomitante de diabetes. Essas categorias distintas quanto ao controle ou não dos níveis pressóricos medidos no consultório e na MAPA têm implicações terapêuticas específicas em pacientes com diabetes. Esses pacientes com hipertensão isolada de consultório têm maior risco de apresentar macroalbuminúria, retinopatia diabética, hipertrofia ventricular esquerda e rigidez aórtica aumentada, em relação aos pacientes com PA controlada no consultório e na MAPA. Da mesma forma, pacientes diabéticos com hipertensão mascarada também apresentam maior risco de desenvolver complicações degenerativas crônicas do diabetes.

Atualmente, a MAPA é recomendada em situações específicas, que incluem a suspeita diagnóstica de hipertensão do jaleco branco ou de hipertensão mascarada, além das avaliações de sintomas de hipotensão, da eficácia terapêutica anti-hipertensiva e de pacientes com hipertensão arterial resistente. Outras situações em que seu uso pode ser considerado incluem a suspeita de disautonomia, em que pode ocorrer ausência de descenso noturno e variabilidade aumentada da PA, além de hipotensão pós-prandial. No entanto, é provável que essas indicações sejam ampliadas para que identifiquemos as categorias anteriormente descritas, particularmente em pacientes com elevado risco cardiovascular, como no diabetes. Em especial, a hipertensão arterial resistente, definida como o não controle da PA de consultório, apesar do uso regular de 3 medicações anti-hipertensivas, inclusive obrigatoriamente um diurético, é frequente em pacientes com diabetes. Esses pacientes têm hipertensão mais grave e necessitam utilizar maior número de fármacos anti-hipertensivos para obterem controle da PA. Por isso, o diabetes é um dos fatores de risco para desenvolvimento de hipertensão resistente, que é uma das indicações precisas para realização de MAPA.

Pelos motivos discutidos anteriormente, apesar de o diabetes não constituir uma indicação clássica para a realização da MAPA, acreditamos que esse método possa ser útil em melhorar o prognóstico e a qualidade de vida destes pacientes e ser incluído como parte integral da abordagem clínica ao paciente com diabetes *mellitus*.

MAPA e predição de risco

Tem-se demonstrado que a MAPA tem melhor valor prognóstico para a ocorrência de eventos cardiovasculares que as medidas de consultório em hipertensos tratados e não tratados, com e sem diabetes, mesmo após a correção para a PA casual e para outros fatores de risco. Em pacientes com hipertensão resistente, foi demonstrado inclusive que a PA ambulatorial elevada é preditora de morbimortalidade, enquanto a PA casual não tem valor prognóstico.

Muitos estudos têm relatado o valor prognóstico da MAPA em relação à medida de pressão convencional em pacientes com hipertensão arterial sistólica (HAS) e, em menor número, no DM. A MAPA tem várias vantagens metodológicas quando comparada à medida da pressão de consultório: independe do operador, oferece informação de um grande número de medidas das pressões e do seu perfil nas 24 h. Também é útil no diagnóstico e permite avaliar a resposta à terapêutica ao longo do dia e da noite. No entanto, seu custo é maior e os limites de diagnóstico das pressões em populações de alto risco não estão estabelecidos. É ainda o único método que fornece informação da variabilidade da PA ao longo de 24 h. Estudos ressaltam a importância das medidas das pressões obtidas na MAPA, das diferentes categorias relacionadas com o controle da PA, como a hipertensão isolada de consultório e a hipertensão ambulatorial isolada ou dos padrões de descenso noturno e de outros parâmetros derivados da MAPA.

Há poucos estudos que investigaram no DM se as pressões da MAPA se correlacionam melhor do que as pressões de consultório a dano de órgãos. Nesses estudos, da mesma forma que em pacientes sem diabetes, as PA obtidas na monitoração ambulatorial parecem se correlacionar melhor a complicações degenerativas, particularmente nefropatia diabética. Pacientes com DM e neuropatia autonômica cardiovascular apresentam pior perfil na MAPA, com pressões ambulatoriais mais elevadas e maior prevalência de padrão não *dipper*.

Os padrões de descenso noturno têm sido estudados em pacientes hipertensos com e sem diabetes, mas os resultados ainda são controversos. Um dos problemas que pode justificar a variabilidade desses resultados é a baixa reprodutibilidade dos padrões de descenso. Esse fato pode estar relacionado com grau de atividade no período de vigília e qualidade do sono. Além disso, tem sido demonstrado que o descenso é menos comum nos pacientes idosos, nos obesos, naqueles com diabetes, complacência arterial ou pressões ambulatoriais mais elevadas, os quais já apresentam maior risco de complicações cardiovasculares. Também a apneia obstrutiva do sono, comumente encontrada em pacientes obesos com DM, está frequentemente associada ao padrão não *dipper* de descenso da PA.

A má reprodutibilidade do padrão não *dipper* é um dos problemas que dificulta a comparação dos resultados. Um estudo demonstrou que os pacientes com DM apresentaram menor variabilidade do padrão de descenso e, portanto, têm registros mais confiáveis quanto ao descenso noturno da PA.

Em pacientes hipertensos, dos quais 1/4 tinha DM, demonstrou-se que a hipertensão noturna foi associada a maior risco de doença cardiovascular, mas não o padrão não *dipper*. Também se evidenciou que a PA matutina mais elevada e a noturna prediziam maior risco de complicações cardiovasculares em pacientes com ou sem DM, em comparação com a casual. No diabetes, as PAS e PAD, em particular as noturnas, parecem preditores mais importantes de eventos cardiovasculares do que os padrões de descenso não *dipper* e *riser*.

Em conclusão, a MAPA parece fornecer, para pacientes com diabetes, informações prognósticas adicionais à medida convencional da PA de consultório, particularmente as medidas noturnas e os padrões de variabilidade circadiana desta.

OBJETIVOS TERAPÊUTICOS

O alvo terapêutico do tratamento anti-hipertensivo em pacientes com diabetes é a obtenção do controle da PA casual medida em consultório, ou seja, < 130/80 mmHg. Por outro lado, os níveis de corte para afirmar o controle da PA de pacientes com DM na MAPA ainda não estão definidos. Com base em estudos prospectivos com análise de desfechos, acredita-se que uma PA de consultório < 140/90 mmHg corresponda aos valores de MAPA considerados como normais em pessoas sem diabetes (PA de vigília < 135/85 mmHg e de 24 h < 130/80 mmHg). Portanto, considerando os valores utilizados para o diagnóstico de hipertensão arterial de 130/80 mmHg, acredita-se que as pressões do MAPA devam ser de 5 mmHg a 10 mmHg menores quando comparadas àquelas de pessoas sem diabetes, ou seja, PA de vigília < 125/75 mmHg e de 24 h < 120/70 mmHg. Até o momento, os estudos que demonstraram benefício do controle da PA no DM se basearam em pressões medidas em consultório. Embora todas as diretrizes das Sociedades de Diabetes e de Hipertensão Arterial desde 2002 recomendem o alvo terapêutico para controle da hipertensão em pacientes com diabetes em níveis de PA casual de consultório abaixo de 130/80 mmHg, não há demonstração inequívoca de que a obtenção desses valores de PA efetivamente melhore o prognóstico cardiovascular e a incidência de complicações microvasculares em relação a valores de controle mais convencionais < 140/90 mmHg. O estudo ACCORD foi o único que comparou 2 alvos pressóricos de tratamento < 130/80 mmHg, PA sistólica < 120 mmHg e PA sistólica < 140 mmHg e observou redução significativa de risco apenas de acidente vascular encefálico, mas não de risco total de eventos cardiovasculares ou de morte. Recentemente um subestudo do ONTARGET também demonstrou benefício de reduções da PA < 130/80 mmHg para a ocorrência de nefropatia diabética (surgimento de microalbuminúria ou progressão para macroalbuminúria e piora da função renal) e para a ocorrência de acidente vascular encefálico, mas novamente não mostrou benefício para a ocorrência de eventos coronarianos ou morte. Por outro lado, os benefícios da redução da PA abaixo de 140/90 mmHg em pacientes com diabetes estão bem estabelecidos, tanto para a prevenção de doenças cardiovasculares quanto para as complicações microvasculares. Portanto, atualmente se aceita que o alvo pressórico para tratamento deva ser individualizado, com objetivo de atingir PA < 130/80 mmHg na maioria dos pacientes com diabetes, mas considerando-se uma PA entre 130 a 139/80 e 85 mmHg como aceitável, principalmente nos indivíduos mais idosos, com diabetes de longa duração ou com doenças cardiovasculares já estabelecidas. As diretrizes mais recentes da American Diabetes Association (ADA) e European Society of Hypertension (ESH) recomendam alvos pressóricos mais altos, < 140/80 mmHg e < 140/85 mmHg, respectivamente.

TRATAMENTO

Em pacientes com DM e hipertensão leve (PAS = 130 a 139 mmHg ou PAD = 80 a 89 mmHg), considerados como pré-hipertensão em pacientes sem diabetes, uma abordagem não farmacológica pode ser tentada por um período de 3 a 6 meses, com realização de exercícios físicos regulares, interrupção do tabagismo e medidas dietoterápicas: redução da ingestão de sódio, perda de peso se houver sobrepeso/obesidade e redução do consumo de álcool. Se após esse período a PA persistir > 130/80 mmHg ou se a PA inicial já for ≥ 140/90 mmHg, o tratamento farmacológico deve ser iniciado, concomitantemente às medidas de mudança do estilo de vida recomendadas anteriormente. A redução em 10 mmHg da PAS demonstrou ser eficaz na redução de eventos cardiovasculares, não só de acidente vascular encefálico como de eventos coronarianos, independentemente do esquema terapêutico utilizado. No entanto, estudos individuais e metanálises sugerem que possa haver algum efeito benéfico causa-específico de acordo com o agente hipertensivo utilizado, que independe da PA (isto é, redução de desfecho sem diferenças nesta). Entretanto, não está claramente demonstrado que haja vantagem específica de determinada classe de fármacos anti-hipertensivos sobre as demais, como tratamento inicial de hipertensão arterial na redução de desfechos cardiovasculares. Os fármacos inibidores do sistema renina-angiotensina, os inibidores da enzima conversora de angiotensina (IECA) e os bloqueadores dos receptores AT1 da angiotensina II (BRA) apresentam, teoricamente, vantagens únicas, independentes do efeito na PA, em relação às outras drogas anti-hipertensivas no DM, e foram demonstrados em alguns estudos serem superiores, particularmente em relação aos β-bloqueadores, em reduzir a morbidade e a mortalidade cardiovascular. Por isso, embora evidências de vantagens específicas dos inibidores do sistema renina-angiotensina em indivíduos com diabetes permaneçam controversas com relação a melhorar o prognóstico cardiovascular, o alto risco cardiovascular associado e a alta prevalência de doença cardiovascular subclínica nesses indivíduos favorecem a recomendação do seu uso como primeira linha no tratamento de hipertensão arterial nestes. Também os benefícios inquestionáveis dos inibidores do sistema renina-angiotensina nos pacientes com DM e com microalbuminúria ou insuficiência renal fornecem forte embasamento para o uso desses agentes. O estudo ADVANCE demonstrou que o grupo que atingiu a maior redução da PA apresentou menos desfechos micro e macrovasculares, efeito provavelmente independente do esquema terapêutico utilizado. Devido à importância prognóstica da PA noturna durante o sono, pelo menos uma das medicações anti-hipertensivas deve ser administrada ao deitar. Demonstrou-se que isso melhora o prognóstico em pacientes com diabetes. Um aspecto importante e que deve ser novamente reafirmado é que esses pacientes têm hipertensão mais grave e necessitarão frequentemente de tratamento com múltiplas drogas para atingir os objetivos terapêuticos.

Esquemas terapêuticos

O tratamento anti-hipertensivo deve incluir um inibidor do sistema renina-angiotensina, um inibidor de enzima conversora de angiotensina ou um bloqueador do receptor de angiotensina 2. Se uma das classes não for tolerada, usualmente os IECA pelo efeito adverso da tosse, poderá ser substituída pela outra classe. Se necessário, para atingir as pressões-alvo, outras classes de medicações anti-hipertensivas devem ser incluídas, como bloqueadores de canal de cálcio, diuréticos ou β-bloqueadores. Um diurético tiazídico pode ser incluído para atingir a pressão-alvo, como segunda ou terceira classe de medicação, naqueles que tiverem taxa de filtração glomerular (TFG) > 30 mL/min/1,73 m², ou um diurético de alça para aqueles com TFG < 30 mL/min/1,73 m². Está indicado monitorar o potássio sérico e a função renal nos pacientes em uso de um inibidor de enzima conversora de angiotensina, de bloqueador do receptor de angiotensina ou de diuréticos. Como afirmado anteriormente, a maioria dos pacientes com DM necessitará da combinação de 2 ou mais fármacos anti-hipertensivos para atingir os objetivos terapêuticos. Uma combinação tripla particularmente eficaz e potente por ser sinérgica é a de inibidor do sistema renina-angiotensina (IECA ou BRA), bloqueador de canal de cálcio di-hidropiridínico e diurético. Os β-bloqueadores podem ser utilizados em pacientes com diabetes, principalmente quando houver doença arterial coronariana ou insuficiência cardíaca concomitante, com preferência para os β-bloqueadores vasodilatadores mais modernos. Também pacientes com taquicardia persistente (acima de 90 bpm), que frequentemente é reflexo de disautonomia cardiovascular, podem se beneficiar do uso de β-bloqueadores. Nos pacientes com hipertensão resistente, ou seja, com PA de consultório ≥ 130/80 mmHg, apesar do uso regular de 3 medicamentos anti-hipertensivos em doses ótimas, inclusive um diurético, a MAPA está claramente indicada para avaliar o tratamento e o prognóstico. Caso a MAPA confirme o não controle da PA ambulatorial (PA de 24 ≥ 125/75 mmHg), o uso adicional de diurético antagonista da aldosterona (espironolactona é o único disponível no Brasil, em doses de 25 a 100 mg/dia) é a medicação de escolha. Novamente, uma cuidadosa monitoração do potássio sérico e da função renal é necessária.

Nefropatia

A nefropatia diabética ocorre em 20% a 40% dos pacientes e é, isoladamente, a principal causa de doença renal em estágio terminal. Uma série de intervenções foi demonstrada como capaz de reduzir o risco e de retardar a progressão da doença renal. Não só o controle glicêmico, mas também o controle pressórico reduz o desenvolvimento de nefropatia. Os inibidores da enzima conversora de angiotensina retardam a progressão não só da microalbuminúria para macroalbuminúria, como também o declínio da função renal em pacientes com macroalbuminúria. Os bloqueadores de receptor de angiotensina também foram eficazes em proteger do aparecimento de microalbuminúria em pacientes com diabetes, hipertensão arterial e normoalbuminúria. Além disso, inibidores da enzima conversora de angiotensina diminuem os eventos cardiovasculares, fornecendo suporte adicional para o seu uso em pacientes com diabetes e microlbuminúria, um claro fator de risco cardiovascular. Os bloqueadores do receptor de angiotensina também foram capazes de reduzir a progressão da doença renal. É importante ressaltar que ambas as drogas têm efeitos benéficos na perda da função renal, além do efeito decorrente do controle da PA. A combinação de ambas as drogas que bloqueiam o sistema renina-angiotensina promove redução adicional da proteinúria, mas o efeito em longo prazo, no desfecho renal ou cardiovascular, é controverso e ainda não foi avaliado em grandes estudos clínicos. Os bloqueadores do receptor de angiotensina parecem ter efeito de elevação do potássio de menor magnitude que os inibidores da enzima conversora de angiotensina. Entretanto, a associação dos 2 eleva significativamente o risco de hiperpotassemia. Outras medicações, como diuréticos, antagonistas de canal de cálcio e β-bloqueadores, podem ser utilizadas em associação aos inibidores da enzima conversora de angiotensina ou bloqueadores do receptor de angiotensina para controle da PA. Da mesma forma, eles podem ser usados como opção terapêutica naqueles raros pacientes que não toleram os inibidores e receptores citados.

LEITURA RECOMENDADA

ACCORD Study Group, Cushman WC, Evans GW et al. Effects of intensive blood-pressure control in type 2 diabetes mellitus. N Engl J Med. 2010; 362:1575-85.

American Diabetes Association. Standards of medical care in diabetes – 2014. Diabetes Care. 2014; 35(Suppl. 1):514-80.

Anderson RJ, Bahn GD, Moritz TE et al. Blood Pressure and Cardiovascular Disease Risk in the Veterans Affairs Diabetes Trial. Diabetes Care. 2011; 34:34-8.

Bouhanick B, Chamontin B. Should pulse pressure and day/night variations in blood pressure be seen as independent risk factors requiring correction or simply as markers to be taken into account when evaluating overall vascular risk? Diabetes Metab. 2007; 33:321-30.

Bursztyn M, Ben-Dov IZ. White-coat hypertension should not treated in subjects with diabetes. Diabetes Care. 2009; 32:S310-S3.

Cardoso CR, Leite NC, Freitas L et al. Pattern of 24-hour ambulatory blood pressure monitoring in type 2 diabetic patients with cardiovascular dysautonomy. Hypertens Res. 2008; 31:865-72.

Chobanian AV, Bakris GL, Black HR et al. The Seventh Report of the Joint National Committee on Prevention, Detection, Evaluation and Treatment of High Blood Pressure. J Am Med Assoc. 2003; 289:2560-72.

Cooper-DeHoff RM, Egelund EF, Pepine CJ. Blood pressure in patients with diabetes: One level might not fit all. Nat Rev Cardiol. 2011; 8:42-9.

Cooper-DeHoff RM, Gong Y, Handberg EM et al. Tight blood pressure control and cardiovascular outcomes among hypertensive patients with diabetes and coronary artery disease. J Am Med Assoc. 2010, 304:61-8.

Eguchi K, Hoshide S, Ishikawa J et al. Cardiovascular prognosis of sustained and white-coat hypertension in patients with type 2 diabetes mellitus. Blood Press Monit. 2008; 13:15-20.

Eguchi K, Pickering TG, Hoshide S et al. Ambulatory blood pressure is a better marker than clinic blood pressure in predicting cardiovascular events in patients with/without type 2 diabetes. Am J Hypertens. 2008; 21:443-50.

Elliott WJ. What should be the blood pressure target for diabetic patients? Curr Opin Cardiol. 2011; 26:308-13.

Fagard RH, Cornelissen VA. Incidence of cardiovascular events in white-coat, masked and sustained hypertension versus true normotension: A meta-analysis. J Hypertens. 2007; 25:2193-8.

Hermida RC, Ayala DE, Mojón A et al. Influence of time of day of blood pressure-lowering treatment on cardiovascular risk in hypertensive patients with type 2 diabetes. Diabetes Care. 2011; 34:1270-6.

Holman RR, Paul SK, Bethel MA et al. Long-term follow-up after tight control of blood pressure in type 2 diabetes. N Engl J Med. 2008; 359:1565-76.

Mancia G, Sega R, Bombelli M et al. Should white-coat hypertension in diabetes be treated? Pro. Diabetes Care. 2009; 32:S305-S9.

Mancia G, De Backer G, Dominiczak A et al. ESH-ESC Task Force on the Management of Arterial Hypertension: 2007 Guidelines for the management of arterial hypertension. The task force for the management of arterial hypertension of the European Society of Hypertension (ESH) and of the European Society of Cardiology (ESC). J Hypertens. 2007; 25:1105-87.

Mancia G, Laurent S, Agabiti-Rosei E et al. Reappraisal of European guidelines on hypertension management: a European Society of Hypertension Task Force document. J Hypertens. 2009; 27:2121-58.

Mancia G, Fagard R, Narkiewicz K et al. ESH/ESC Guidelines for the Management of Arterial Hypertension. The Task Force for the management of arterial hypertension of the European Society of Hypertension (ESH) and of the European Society of Cardiology (ESC). J. Hypertens 2013; 31:1281-357.

Mancia G, Schumacher H, Redon J et al. Blood pressure targets recommended by guidelines and incidence of cardiovascular and renal events in the Ongoing Telmisartan Alone and in Combination With Ramipril Global Endpoint Trial (ONTARGET). Circulation. 2011; 124:1727-36.

McBrien K, Rabi DM, Campbell N et al. Intensive and standard blood pressure targets in patients with type 2 diabetes mellitus: Systematic review and meta-analysis. Arch Intern Med. 2012 Aug 6: 1-8. doi: 10.1001/archinternmed. 2012. 3147. [Epub ahead of print.]

Ministério da Saúde. VIGITEL BRASIL 2007. Vigilância de fatores de Risco e Proteção para Doenças Crônicas por inquérito telefônico. Estimativas sobre frequência e distribuição socio-demográfica de fatores de risco e proteção para doenças crônicas nas capitais dos 26 estados brasileiros e no Distrito Federal em 2007. Brasília; 2008. p. 1-138.

Nakano S, Ito T, Furuya K et al. Ambulatory pressure level rather than dipper/nondipper status predicts vascular events in type 2 diabetes. Hypertens Res. 2004; 27:647-56.

Palmas W, Pickering TG, Teresi J et al. Ambulatory blood pressure monitoring and all-cause mortality in elderly people with diabetes mellitus. Hypertension. 2009; 53:120-7.

Parati G, Bilo G. Should 24-h ambulatory blood pressure monitoring be done in every patient with diabetes? Diabetes Care. 2009; 32:S298-S304.

Patel A, ADVANCE Collaborative Group, MacMahon S et al. Effects of a fixed combination of perindopril and indapamide on macrovascular and microvascular outcomes in patients with type 2 diabetes mellitus (the ADVANCE trial): A randomised controlled trial. Lancet. 2007; 370:829-40.

Reboldi G, Gentile G, Angeli F et al. Effects of intensive blood pressure reduction on myocardial infarction and stroke in diabetes: A meta-analysis in 73,913 patients. J Hypertens. 2011; 29:1253-69.

Salles GF, Cardoso CR, Muxfeldt ES. Prognostic influence of office and ambulatory blood pressures in resistant hypertension. Arch Intern Med. 2008; 168:2340-6.

UK Prospective Diabetes Study Group. Tight blood pressure control and risk of macrovascular and microvascular complications in type 2 diabetes: UKPDS 38. BMJ. 1998, 317:703-13.

VI Diretrizes brasileiras de hipertensão. Hipertensão. 2010; 13:6-64.

Diabetes em crianças

Renata Szundy Berardo
Jorge Luiz Luescher
Daniel Luis Schueftan Gilban

IMPORTÂNCIA

O diabetes *mellitus* (DM) é a segunda doença crônica mais comum na infância, depois apenas da asma.[1] Acomete crianças de todas as faixas etárias e dados do National Diabetes Fact Sheet de 2011 indicam que 215 mil crianças e adolescentes com menos de 20 anos de idade, ou seja, 1 em cada 400 crianças nos Estados Unidos, têm diabetes.[2]

O início precoce de uma doença, na qual o tempo de duração é fator determinante na gênese de complicações, implica uma série de cuidados no controle, bem como atenção às particularidades do tratamento de um ser em desenvolvimento.

O cuidado da criança com diabetes tem aspectos próprios, diferentes das demais faixas etárias, que serão abordados neste capítulo.

EPIDEMIOLOGIA

O diabetes *mellitus* tipo 1 (DM1) sempre foi o mais prevalente na infância e corresponde a 95% dos casos. Estudos como o EURODIAB demonstram incidências do DM1 variando de 3,2/100.000 na Macedônia a até 40,2/100.000 na Finlândia, com aumento anual na incidência de 6,3%, principalmente nas faixas etárias com menos de 5 anos de idade.[3]

Por outro lado, paralelamente ao aumento mundial da obesidade, vem se observando, com maior frequência, o diabetes *mellitus* tipo 2 (DM2), que chega a perfazer quase 50% dos casos novos de diabetes em adolescentes em determinadas populações.

Fatores genéticos não podem ser responsabilizados isoladamente pelo aumento da incidência da doença nas últimas décadas. A importância de fatores ambientais, claramente relacionada com o DM2, também fica evidente no DM1, em que mudanças de hábitos ou condição socioeconômica determinam incidências diferentes em populações geneticamente semelhantes, provavelmente por exposição a gatilhos de desenvolvimento do processo autoimune.

DIAGNÓSTICO

O diagnóstico do diabetes em crianças obedece aos critérios a seguir, determinados pela ADA em 1997 e ratificados posteriormente pela Organização Mundial da Saúde (OMS) e Sociedade Brasileira de Diabetes (SBD).[4]

- Glicemia ao acaso ≥ 200 mg/dL, associada a sinais e sintomas compatíveis com DM (poliúria, polidipsia e emagrecimento); ou
- Glicemia de jejum (8 h sem ingesta calórica) ≥ 126 mg/dL;
- Glicemia 2 h após dextrosol por via oral (1,75 g/kg – máximo de 75 g) ≥ 200 mg/dL.

Com exceção do item 1, em que a hiperglicemia e os sintomas são indiscutíveis, os outros critérios exigem confirmação. Na maioria dos casos de DM1, o diagnóstico é realizado somente com o primeiro.

Recentemente, um grupo de especialistas recomendou, após extensa revisão de evidências epidemiológicas, que a hemoglobina glicada (A1c) fosse usada como teste para o diagnóstico de diabetes, determinando um valor de corte de 6,5%, como limite para o diagnóstico. A hemoglobina glicada reflete o valor médio de glicemias dos últimos 3 meses, demonstrando hiperglicemia crônica. A metodologia do exame deve seguir normas de padronização do National Glycohemoglobin Standardization Program (NGSP) e seu uso tem as vantagens de não requerer jejum e de possibilitar maior estabilidade pré-analítica. Por outro lado, o método não está disponível em todas as regiões e sofre a interferência de variantes de hemoglobina, como, por exemplo, a hemoglobina S, que pode falsear os valores. Em crianças, a hemoglobina glicada ainda não está bem estabelecida como método diagnóstico, pois nos quadros rapidamente instalados, que tipicamente ocorrem nesta faixa etária, ela ainda pode se apresentar normal, apesar de diabetes franco. Em casos duvidosos, principalmente na investigação de DM2 ou de hiperglicemia insidiosa, esta pode ser bastante útil.

CLASSIFICAÇÃO

A classificação atual segue critérios de etiopatogenia e divide o diabetes em quatro grandes grupos:

I. Diabetes *mellitus* tipo 1.
  a. Autoimune.
  b. Idiopático.
II. Diabetes *mellitus* tipo 2.
III. Outros tipos específicos.
IV. Diabetes gestacional.

Classicamente, o diabetes na infância é mais associado ao tipo 1. No entanto, a partir dos anos 1990, vários estudos têm demonstrado crescimento importante do DM2 na adolescência em todo mundo. Entre 8% e 45% dos casos em crianças e adolescentes recentemente diagnosticados nos EUA são do tipo 2. No Brasil, a sua prevalência não é tão importante assim, não ultrapassando 5% dos casos de diabetes na maioria dos centros de endocrinologia pediátrica.

Outros tipos específicos que acometem crianças têm sido mais atentamente estudados e são importantes diagnósticos diferenciais nessa faixa etária, como o diabetes monogênico.

A seguir, descreveremos os mecanismos etiopatogênicos envolvidos e as principais características clínicas que auxiliam na diferenciação desses quadros na infância. Formas raras, como o diabetes lipoatrófico e as formas graves de resistência insulínica, não serão abordadas neste capítulo.

ETIOPATOGENIA E MANIFESTAÇÕES CLÍNICAS

Diabetes *mellitus* tipo 1

O DM1 é uma doença autoimune, causada por destruição citotóxica das células β da ilhota de Langerhans. Histologicamente, há infiltrado linfocitário difuso, com presença de linfócitos CD4, CD8, células *natural killer* e macrófagos, que resulta na insulite típica da doença. Existem antígenos bem conhecidos, marcados por anticorpos que podem ser avaliados na prática clínica, como anticorpo anti-ilhota (ICA), antidescarboxilase do ácido glutâmico (antiGAD), anti-insulina (IAA) e antitirosina fosfatase (IA2 e Ia2β). Usualmente um desses anticorpos está presente em 85% a 90% dos pacientes com DM1. Os demais pacientes, com quadro típico de DM1, porém sem anticorpos detectáveis, são classificados como DM1b (idiopático).

Há forte associação da doença a HLA classe II, que contribui em 30% a 60% na suscetibilidade genética ao diabetes. Os genes HLA que estão relacionados com o diabetes são denominados IDDM1. As principais associações são aos alelos DQA1*0501-DQB1*0201/DQA1*0301-DQB1*0302, que codificam as moléculas DQ2 e DQ8, e DRB1*03/DRB1*04, que codificam DR3 e DR4. Cerca de 95% dos pacientes com DM1 têm HLA DR3 ou DR4, comparados com 50% da população geral. A presença de um desses HLA específicos confere risco de 10 vezes para o aparecimento da doença. Existem ainda cerca de 20 genes localizados em outros cromossomos que estão associados ao diabetes, principalmente os localizados junto aos genes de insulina, IDDM2 no cromossomo 11p15.5 e ao IGF2.5.

Diversos fatores ambientais têm sido considerados na etiologia do diabetes tipo 1, mas relações causais fortes ainda não foram determinadas. Entre os fatores ambientais estudados, são citados infecções virais, principalmente enterovírus, produtos alimentares e características antropométricas como possíveis participantes da fisiopatologia da doença.

O diagnóstico do DM1 em geral é facilmente suspeitado pelo início dos sintomas: poliúria, polidipsia e emagrecimento. Polifagia é um sintoma que pode não estar presente nos lactentes e pré-escolares, já que a irritabilidade pode ser mais importante e os impedir de comer. Um sintoma que deve causar alerta é a nictúria ou enurese noturna em crianças que já apresentavam controle esfincteriano.

Apesar de o emagrecimento ser típico na apresentação, devido ao aumento geral da obesidade na população, ao contrário do que se percebia no passado, as crianças podem apresentar sobrepeso ou obesidade ao diagnóstico, o que dificulta a diferenciação do DM2.

A cetoacidose diabética está presente em cerca de 40% dos casos, mas pode apresentar incidência ainda maior nas faixas etárias menores devido a baixa suspeição da doença e maior gravidade do quadro.[5]

Diabetes *mellitus* tipo 2

O DM2 é caracterizado pela resistência insulínica, que causa deficiência relativa da mesma. Na infância e adolescência, está intimamente relacionado com a obesidade e a história familiar do diabetes. Dos jovens diagnosticados com DM2, cerca de 85% são obesos e 74% a 100% têm um familiar de primeiro grau afetado.

Alguns eventos ambientais podem contribuir para esse ciclo familiar do DM2: filhos de índias Pima que tiveram diabetes na gestação apresentaram DM2 em maior proporção do que filhos de índias que apresentaram DM após a gestação, demonstrando que a exposição ao ambiente intrauterino hiperglicêmico contribui para o risco de resistência insulínica e diabetes. Da mesma forma, recém-nascidos macrossômicos ou pequenos para a idade gestacional, mas que evoluem com ganho rápido de peso nos primeiros meses de vida, também apresentam risco mais elevado. Outro fator de risco é a origem étnica. Pessoas de grupos populacionais selecionados, como nativos americanos, hispânicos e afrodescendentes, têm maior risco do que os caucasianos. A puberdade parece exercer um papel crucial no aparecimento do DM2 em crianças. Nesse período, fisiologicamente, há redução na sensibilidade insulínica de 30% em relação ao período pré-puberal, atribuída principalmente ao pico de hormônio do crescimento que ocorre na época do estirão. Essa resistência é compensada por aumento na secreção de insulina que, em algumas crianças predispostas, pode não ocorrer, surgindo hiperglicemia.

São sinais de alerta para pensarmos em DM2: início do quadro de hiperglicemia de forma pouco sintomática ou assintomática com longo tempo de evolução, história familiar muito positiva para DM2, obesidade, presença de acantose *nigricans*, candidíase de repetição ou balanites e de hipertensão ou outros indícios de síndrome metabólica ao diagnóstico. Em casos duvidosos, nos quais a classificação pode ser difícil, lançamos mão da dosagem dos autoanticorpos já citados e da dosagem de peptídeo C para auxiliar no diagnóstico diferencial, conforme a Tabela 16.1.[6]

Tabela 16.1 Diferenciação entre DM1 e DM2

Características	Diabetes *mellitus* tipo 1	Diabetes *mellitus* tipo 2
Sexo	F = M	F > M
Idade do diagnóstico	Crianças e adolescentes	Adolescentes
Grupo étnico	Caucasianos	Afrodescendentes, hispânicos e nativos americanos
Autoimunidade	Presente	Ausente
Obesidade	Pouco frequente	Muito frequente (90%)
Acantose *nigricans*	Comum	Incomum
História familiar de DM	Pouco frequente	Muito frequente
Dependência de insulina	Desde o diagnóstico	Pode não ser necessária no início

Outros tipos

O DM de aparecimento na infância pode ser causado por um distúrbio na secreção de insulina de origem monogênica. Nesta categoria estão incluídos os pacientes com *maturity onset diabetes of the young* (MODY) e com diabetes neonatal.

MODY

MODY é uma forma rara de diabetes herdada geneticamente, que tem como característica englobar crianças e jovens e tem apresentação clínica bastante heterogênea. Por isso, este termo tem sido substituído por diabetes monogênico. Caracteristicamente, a história familiar é forte, com pelo menos três gerações afetadas, apresentando padrão de herança autossômico dominante.

Existem pelo menos 6 tipos de MODY descritos e cada um está associado a um único defeito genético, daí receberem também a denominação diabetes monogênico. Os MODY dos tipos 2 e 3 são os mais frequentes. O primeiro é causado por mutações no gene da glicoquinase (7p15) e é caracterizado por hiperglicemia leve, sem necessidade de insulinização. O MODY 3, causado por mutação no HNF1alfa (12q24), tem início mais tardio, apresenta glicemias mais elevadas, com progressão, necessitando de insulina, e há risco de complicações crônicas associadas ao nível de controle glicêmico.

Em aproximadamente 10% dos casos diagnosticados com DM1 e 5% dos casos com DM2 trata-se, na verdade, de MODY. Deve-se suspeitar de MODY diante de um jovem magro, que apresente diabetes, em geral não dependente de insulina, com antecedente de diabetes antes dos 25 anos de idade em pelo menos um membro da família e pelo menos três gerações afetadas. Ambos os sexos são afetados, a autoimunidade é negativa, a secreção de insulina diminuída, mas com sensibilidade preservada. O diagnóstico definitivo é feito pelo estudo genético.[7]

Diabetes neonatal

O DM neonatal é bastante raro e ocorre em 1/400.000 nascidos vivos.

É definido pelo surgimento de hiperglicemia em lactentes antes dos 6 meses de idade e pode ser transitório ou permanente. As mutações associadas ao DM neonatal permanente dividem-se em 3 principais grupos de genes:

- Genes implicados no desenvolvimento das ilhotas de Langerhans, PDX1 ou IPF1, responsáveis pelo desenvolvimento pancreático.
- Genes envolvidos na síntese de insulina, mutações com perda de função da glicoquinase (7p15-p13) homozigóticas e mutações do KCNJ11 (11p15.1) responsáveis por alterações na proteína Kir6.2, componente do canal de potássio.

- Genes relacionados com a autoimunidade, mutações do gene FOXP3, que determinam um quadro de poliendocrinopatia associado à desregulação imunológica (síndrome IPEX).

O quadro clínico típico é de crescimento intrauterino restrito, com hiperglicemia e desidratação precoces. Metade dos casos é transitória e se resolve antes de 12 semanas. Nestes, a principal mutação encontrada é no braço longo do cromossomo 6 (6q24) e, apesar da resolução espontânea, com período variável de normalidade, há chance elevada de recorrência no futuro, especialmente na puberdade.

A importância do diagnóstico desse tipo específico de diabetes é que recentemente foram relatados casos de DM neonatal por mutação do gene KCNJ11 que obtiveram sucesso terapêutico com uso oral de glibenclamida. No caso de confirmação da mutação, é recomendada a troca de insulina pelo hipoglicemiante, como a melhor forma terapêutica, mesmo em crianças.[7]

TRATAMENTO AMBULATORIAL

O tratamento do diabetes pediátrico envolve os cuidados habituais dispensados a pacientes com diabetes e um olhar mais global sobre diversos aspectos da saúde infantil, que podem ser afetados pelo diabetes. Além da insulinização para metas adequadas à faixa etária e à condição da criança, são imprescindíveis a atenção ao crescimento e ao desenvolvimento, o acompanhamento da evolução puberal e a realização de orientação nutricional que atenda a essas necessidades.[8]

Socialmente é importante a capacitação do indivíduo para assumir gradativamente seu tratamento, com autonomia compatível com idade e amadurecimento. O paciente e a família devem receber orientações referentes a hipoglicemia, vacinações especiais, tratamento de descompensações agudas e doenças intercorrentes.

Além disso, o atendimento à criança passa também pelo acolhimento da família, que muitas vezes se vê diante da necessidade de mudança de hábitos e é obrigada repentinamente a adaptar sua rotina, para dar conta dos cuidados exigidos. A educação da família e a extensão da parceria nos cuidados ao ambiente escolar têm papel essencial no sucesso do tratamento.

Por toda essa complexidade, o atendimento deve idealmente ser interdisciplinar, contando com endocrinologista, pediatra, nutricionista, psicólogo, enfermeiro, assistente social, educador e outras especialidades. É importante que a diversidade de profissionais venha a somar, para uma visão global da criança, e não compartimentalizá-la.

Em nosso ambulatório, o atendimento é integrado, realizado conjuntamente, no mesmo ambiente, por médicos, enfermeiros e nutricionistas, além de um grupo de apoio de psicólogos e assistentes sociais.

Educação em diabetes

Ao diagnóstico, as orientações devem ser claras e sucintas, evitando excesso de informação que sobrecarregue além do necessário os cuidadores. A família deve ser treinada e capacitada a aplicar insulina, realizar glicemias, reconhecer sinais de hipoglicemia. São essenciais instruções sobre tratamento de hipoglicemia e sinais de descompensação, bem como orientações alimentares básicas. Deve-se assegurar a disponibilidade de todos os insumos essenciais ao tratamento. A abordagem inicial pode ser ambulatorial ou hospitalar, caso não haja suporte suficiente para o tratamento domiciliar, ou em caso de hiperglicemia grave ou cetoacidose.[8]

Após o treinamento inicial, as primeiras consultas são quinzenais, passando a mensais após 2 a 3 meses, e devem abordar inicialmente revisão de técnicas de aplicação, orientação alimentar e aspectos da adaptação às novas rotinas.

Nas consultas subsequentes, realizadas a cada 2 a 3 meses, aprimoramos as informações e abordamos temas como complicações, situações especiais, exercícios. A cada consulta, devem ser revistos os pontos de dúvida e intercorrências no período. A revisão dos problemas deve sempre incluir uma revisão de técnicas de aplicação de insulina e reações da família diante de eventos hipoglicêmicos. Abordamos ainda alimentação, em geral, com um recordatório alimentar simples, a prática de atividades físicas, o desempenho escolar e a vida social. É imprescindível a abertura para questões psicológicas e a escuta atenta das dificuldades percebidas pela família. Pacientes que vivem em famílias com elevado grau de conflito recebem menor grau de cuidado e apresentam controle metabólico pior. Níveis piores de hemoglobina glicada no primeiro ano são preditores de pior controle ao longo da vida.[9]

A participação em atividades educativas, reuniões, passeios e até mesmo festas tem impacto benéfico no tratamento e na aceitação da doença por parte da família e deve ser incentivada e promovida pela equipe. A educação é parte integrante do tratamento e não pode ser negligenciada nem pela família nem pela equipe.

Exame físico

O exame físico deve ser completo e incluir avaliações de tireoide (para presença de bócio), abdome (quanto a hepatomegalia), saúde bucal, inspeção dos locais de aplicação de insulina quanto à presença de lipodistrofias e dos pés. Peso, altura e índice de massa corporal (IMC) devem ser avaliados e a pressão arterial aferida com manguito adequado para o tamanho e comparada para as normas de idade/altura.[10]

Crescimento

O crescimento adequado na criança diabética é um dos indicativos de bom controle. A estatura e o peso são plotados em gráficos padronizados (Centers for Disease Control and Prevention [CDC] ou OMS) e comparados aos padrões de velocidade de crescimento para cada faixa etária e estágio puberal. O intervalo mínimo entre medidas também segue as diferentes fases de velocidade de crescimento, sendo mensal até 6 meses de vida, bimestral até 1 ano, trimestral até 3 anos e depois a cada 4 a 6 meses. Quando ocorrer déficit no crescimento, deve-se verificar o controle glicêmico do paciente, pois descompensações frequentes ou hipoinsulinização podem comprometê-lo. Por outro lado, doenças mais frequentemente associadas ao DM1, como hipotireoidismo e doença celíaca, também cursam com parada estatural e devem ser investigadas.[10]

Puberdade

O desenvolvimento puberal também pode ser comprometido pelo mau controle. Estudos mais antigos demonstravam que a puberdade era atrasada na maior parte das meninas com diabetes, entretanto, com a melhora no tratamento nas últimas décadas, as meninas com diabetes seguiram a tendência secular da população geral de antecipação da idade da menarca e os critérios de avaliação não diferem da população geral. Distúrbios menstruais são mais prevalentes em jovens com diabetes e devem ser investigados e tratados.[11]

Monitoração e objetivos glicêmicos

Em geral, a monitoração glicêmica é feita com pelo menos 4 testes de glicemia capilar ao dia (antes do café, almoço, jantar e ao dormir). Pela maior propensão das crianças, especialmente mais jovens, à hipoglicemia noturna, recomendamos testes na madrugada (às 3 h), por volta de 2 a 3 ×/semana, principalmente nos dias de exercício físico mais intenso, doenças intercorrentes ou hipoglicemias recorrentes. Recomendam-se medidas pós-prandiais quando houver disparidade entre hemoglobina glicada e controle pré-prandial ou quando for necessário o ajuste da relação de carboidrato.

As crianças estão aptas a realizar os próprios testes em torno dos 8 anos. Entretanto, as medidas devem sempre ser supervisionadas pelo responsável, a fim de apoiar as decisões terapêuticas, como o ajuste de dose de insulina, e identificar situações de risco (hipo ou hiperglicemias). Aparelhos mais modernos, que requerem menor quantidade de sangue e são menores, facilitam, respectivamente, o uso em crianças pequenas e a portabilidade por adolescentes que não querem se diferenciar ao carregar um dispositivo volumoso. Para os últimos, programas de descarregamento e gerenciamento dos dados dos glicosímetros e *softwares* de controle da doença em celulares podem ser ferramentas úteis para aumentar a adesão.

Na impossibilidade do emprego de tecnologias, as anotações em caderno das glicemias são úteis e importantes para levantar pontos de dúvida e dificuldade nas consultas e auxiliar na interpretação das glicemias para o ajuste glicêmico.

O ajuste de metas pactuado entre equipe de saúde e família ajuda a traçar objetivos claros e a motivar a criação de estratégias para sua obtenção. Os objetivos variam em função da faixa etária, mas também devem ser levados em consideração fatores como envolvimento familiar, risco de hipoglicemia e doenças associadas.

A International Society for Pediatric and Adolescent Diabetes (ISPAD), no último consenso de 2009, recomenda, como objetivo de tratamento em todas as faixas etárias, hemoglobina glicada inferior a 7,5%, conforme a Tabela 16.2.[12]

Tabela 16.2 Objetivos glicêmicos e de hemoglobina glicada (ISPAD)

	Jejum ou pré-prandial (mg/dL)	Pós-prandial (mg/dL)	Ao dormir	Hemoglobina glicada (%)
Ideal	65 a 100	80 a 126	80 a 100	< 6,05
Ótimo	90 a 145	90 a 180	120 a 180	< 7,5%

A ADA faz recomendações segmentadas por faixa etária, visando ao melhor controle possível para cada idade, balanceado com o menor risco de hipoglicemia (Tabela 16.3).[13]

Tabela 16.3 Objetivos glicêmicos e de hemoglobina glicada por idade (ADA)

Idade	Pré-prandial (mg/dL)	Pós-prandial (mg/dL)	Hemoglobina glicada (%)
< 6 anos	100 a 180	110 a 200	< 8,5 (> 7,5)
6 a 12 anos	90 a 180	100 a 180	< 8
13 a 19 anos	90 a 130	90 a 150	< 7 a 7,5*

Segundo ambos os consensos, os objetivos da hemoglobina glicada para adolescentes deveriam obedecer às recomendações para adultos, com valores < 7%. No entanto, sabe-se que é nessa faixa etária que os pacientes mais se distanciam da meta. Pela extrema dificuldade em se obterem estes níveis, sem incorrer em risco elevado de hipoglicemia, conforme já discutido, a ADA admite o valor de 7,5% como um objetivo mais realista nessa faixa etária.

Insulinoterapia

É a base da terapia dos indivíduos com DM1.[14]

Há dois momentos marcantes na história do DM1. O primeiro, no início dos anos 1920, foi a descoberta da insulina, que mudou o perfil da doença de fatal para crônica. O segundo, entre o final dos anos 1980 e início dos anos 1990, resultado do Diabetes Control and Complications Trial (DCCT), que mostrou que múltiplas aplicações de insulina (no mínimo 3 × ou bomba de infusão contínua de insulina) e aferições frequentes das glicemias capilares (no mínimo 3 a 4 ×/dia) podem baixar a hemoglobina glicada e impedir ou protelar o surgimento das complicações crônicas e, naqueles com complicações iniciais, atenuar a sua evolução. O DCCT só incluiu adolescentes maiores de 13 anos, sendo o benefício nestes igual ao dos adultos.[15] Ao mesmo tempo, já sabemos que os anos de mau controle pré-puberais são importantes para o desenvolvimento de complicações crônicas, principalmente retinopatias.[16] O Epidemiology of Diabetes Interventions and Complications (EDIC), uma continuação do DCCT, mostrou que anos de bom controle glicêmico no grupo intensivo de tratamento protegem contra complicações no futuro, mesmo que esses indivíduos piorem a sua HbA1c depois.[17] Portanto, podemos extrapolar que é preciso intensificar o tratamento desde muito cedo, mesmo em crianças pré-puberes. Porém, o DCCT mostrou 3 × mais hipoglicemia grave no grupo intensivo. Esses episódios, principalmente com convulsões e repetidos, em crianças < 6 anos de idade, podem gerar sequelas neurocognitivas no futuro, principalmente de memória verbal. O grau da intensificação dependerá da fase do diabetes da criança (não indicado na fase de "lua de mel"), se os alvos glicêmicos são alcançados, do crescimento, dos episódios de internações por hipoglicemias ou cetoacidose, do entendimento e do envolvimento da família com o esquema proposto pela equipe multidisciplinar.

O início da terapia no nosso ambulatório costuma ser feito com insulina NPH, 0,3 a 0,5 U/kg/dia, por via subcutânea (SC). Se não houver cetoacidose (CAD), pode-se iniciar com 0,3 U/kg/dia e, após CAD, 0,5 U/kg/dia. Dois terços antes do café e um terço antes da ceia. Aplicam-se doses de insulina rápida ou ultrarrápida para correção das glicemias > 160 ou 200 mg/dL.

- **60 a 200 mg/dL:** 0,1 U/kg.*
- **200 a 300 mg/dL:** valores intermediários.
- **300 a 500 mg/dL:** valores intermediários.
- **500 mg/dL:** 0,4 U/kg.

A insulina prescrita a cada consulta dependerá da análise do padrão glicêmico apresentado, relacionando com o perfil de ação de cada insulina. Inicialmente solicitamos 5 a 6 glicemias capilares por dia.

Muitas dessas crianças, principalmente as menores de 6 anos, com essa dose de NPH matinal, ficam com glicemias normais ou baixas no almoço e elevadas no jantar. Costumamos então dividir a dose da manhã entre café e almoço, ficando com 3 doses de NPH.

Podemos também iniciar com Glargina 0,3 U/kg/dia 1 ×/dia ou Detemir 0,4 ou 0,5 U/kg/dia, dividida em 2 doses, mas estabelecemos "cortes" mais baixos com as insulinas rápida ou ultrarrápidas, já que essas insulinas, ao contrário da NPH, não apresentam picos que possam evitar hiperglicemias importantes após as refeições. Em < 6 anos de idade, glicemias ≥ 150 mg/dL; entre 6 e 12 anos, ≥ 120 mg/dL, e para maiores de 12 anos, ≥ 100 mg/dL.

Por um período de 6 meses até o máximo de 2 anos, após o diagnóstico do DM1, o paciente pode precisar de menores doses de insulina, porque o pâncreas ainda tem alguma reserva de insulina endógena (período de "lua de mel") e a intensificação pode ser desnecessária. Porém, após esse período, o paciente necessitará de insulina de ação rápida ou ultrarrápida antes das principais refeições, mesmo com glicemias normais. Iniciamos, então, o esquema basal-*bolus*. Nesse esquema, utilizamos como insulina basal: NPH, normalmente em 3 doses (antes do café, almoço e ceia), ou Glargina, em dose única diária, ou Detemir, em 2 doses por dia (manhã e noite). Quando transitamos da NPH para a Glargina, reduzimos a dose em 20%. Normalmente a Glargina não deve ultrapassar 0,5 a 0,6 U/kg/dia, já que doses altas doses pequenas de ultrarrápidas geram quedas de glicemia na madrugada. Na transição de NPH para Detemir, fazemos a mesma dose inicialmente, porém notamos que, em muitos pacientes, há necessidade de aumento da dose em até 30% a 40%. Como insulinas de *bolus*, utilizamos a de ação rápida (Regular) ou preferencialmente as ultrarrápidas (Lispro, Asparte ou Glulisina).

A insulina basal tem como objetivo controlar a glicemia nos períodos de jejum, mantendo nível constante de insulinemia sem gerar hipoglicemias, característica

---

* Em menores de 6 anos de idade, só iniciar com 200 mg/dL. Em maiores de 12 anos de idade, pode-se iniciar com 120 mg/dL.

melhor alcançada pelos análogos (Glargina e Levemir). A insulina em *bolus* tem a função de evitar hiperglicemias pós-prandiais.

Análogos de insulina são produzidos por meio de modificações na estrutura da insulina, visando a ações mais fisiológicas das mesmas, gerando principalmente menos hipoglicemias. As ultrarrápidas (Lispro, Asparte, Glulisina) têm início de ação mais rápido que a Regular e podem ser aplicadas em crianças menores, cujo apetite é irregular, logo após as refeições, ao contrário da Regular, que deve ser aplicada 30 min antes. Há melhor controle da hiperglicemia pós-prandial com os análogos de ação ultrarrápida quando comparados com a Regular. Já os análogos de ação prolongada (Glargina e Detemir) produzem curva de insulinemia mais plana e sem picos, proporcionando menos hipoglicemia que a NPH. A variabilidade glicêmica também é menor com os análogos de ação prolongada. Portanto, a grande indicação para os análogos são as hipoglicemias graves e/ou noturnas e repetitivas.[18] Embora ainda haja em bula restrições ao uso de análogos de ação prolongada em crianças < 6 anos de idade, vários estudos mostram os benefícios já citados e garantem segurança para esta faixa etária (Tabela 16.4).[19-21]

Tabela 16.4 Insulinas: ação, início de ação, pico, duração, nome comercial

Preparação de insulina	Tipo de ação	Início	Pico	Duração
Regular	Rápida	30 a 60 min	2 a 4 h	6 a 8 h
NPH	Lenta	1½ a 2 h	4 a 8 h	10 a 15 h
Lispro				
Asparte	Análogo – Ultrarrápida	10 a 15 min	1 a 2 h	3 a 4 h
Glulisina				
Detemir	Análogo – Prolongada	1 a 2 h	Sem picos	18 a 24 h
Glargina		1 a 2 h	Sem picos	24 h

No esquema basal-*bolus*, a relação deve ser de 40% a 50% da dose total de insulina basal e o restante de insulina em *bolus*, relação mais facilmente alcançada com Glargina como insulina basal do que com Detemir ou NPH. De forma ideal, a dose em *bolus* deve ser flexível com relação a insulina/carboidrato (Tabela 16.5). Dessa forma, se o paciente come mais deve usar mais insulina, se come menos, aplica menos insulina. Acima das glicemias de meta, aplica-se uma dose corretiva, que pode utilizar um fator de sensibilidade por idade (Tabela 16.6) ou calculá-lo dividindo-se 1.800 ou 1.700 pela dose total de insulina (basal + *bolus*).[22,23]

Tabela 16.5 Relação insulina/carboidrato

Idade	Relação insulina: CHO
Até 2 anos	1:30 a 1:45
3 a 6 anos	1:25 a 1:30
Escolares	1:20 a 1:25
Adolescentes	1:5 a 1:15

Tabela 16.6 Fator de sensibilidade

Menores de 6 anos	100
Escolares	70 a 100
Adolescentes	30 a 50

Para muitos pacientes e familiares, esse esquema flexível é de difícil entendimento, o que exige disciplina, cálculo matemático e contagem de carboidratos. Para estes, utilizamos *bolus* fixos de insulina, estimados pela cota média de carboidratos que estes consomem em cada refeição, fazendo uma relação insulina/ carboidrato e trabalhando com números redondos e de fácil memorização. Veja os 2 modos (Tabelas 16.7 e 16.8) de insulinização em um adolescente de 12 anos de idade, diabético há 3 anos e com 40 kg.

Tabela 16.7 Terapia intensiva flexível

	Café	Almoço	Lanche	Jantar	Ceia
Glargina	0	0	0	0	20
CHO (g)	60	90	60	90	45
Lispro(U) REI: 1:15g	4	6	4	6	3

Bolus de correção
Sensibilidade = 1.700 ÷ 43 = 39 ≅ 40
Cálculo do *bolus* corretivo: (Glicemia – 120) ÷ 40

Tabela 16.8 Terapia intensiva com doses fixas

		Café	Almoço	Lanche	Jantar	Ceia
Glargina		0	0	0	0	20
Lispro < 150		4	6	4	6	3
≥150	+1	5	7	5	7	4
≥200	+2	6	8	6	8	5
≥250	+3	7	9	7	9	6
≥300	+4	8	10	8	10	7
≥350	+5	9	11	9	11	8

Um tipo de insulina muito utilizado por adultos DM2 são as pré-misturas de insulina lenta com rápida ou ultrarrápida (70% NPH e 30% Regular, 80% NPH e 20% Regular, 90% NPH e 10% Regular, 75% de Protamina Lispro e 25% de Lispro), que são muito pouco usadas em crianças e adolescentes, já que não permitem flexibilidade, devido às proporções fixas de insulina basal e para *bolus*.[24] As pré-misturas somente são recomendadas para adolescentes com baixa adesão e pouco interessados em esquemas mais fisiológicos.

O clínico, pediatra ou endocrinologista deve ficar atento à dose total diária de insulina (basal + *bolus*) que sua criança ou adolescente está usando por dia, avaliando, desse modo, se seu paciente está bem ou mal insulinizado. Como exemplo, é dito que o paciente está em "lua de mel" se o mesmo faz uso < 0,5 U/kg/dia e mantém bom controle metabólico praticamente sem hipoglicemias ou hiperglicemias, com HbA1c dentro do alvo e com < 2 anos de doença. Se a criança estiver com > 2 anos de doença, é provável que sua dose diária seja de 0,7 a 1,2 U/kg/dia e, se for adolescente, entre 0,9 e 1,5 U/kg/dia. Necessidades acima de 2 U/kg/dia indicam resistência insulínica e a sua causa deve ser avaliada.

Infusão contínua de insulina subcutânea (bomba de insulina)

É considerado o padrão-ouro de insulinização. A bomba de insulina ou sistema de infusão contínua de insulina (BICI) é um dispositivo externo, pequeno, que administra insulina de forma contínua no tecido subcutâneo ao longo de 24 horas. Consiste em um reservatório de insulina (geralmente de 300 a 500 unidades de insulina, U100) conectado a um cateter de tubo plástico. Ao final do cateter, há uma cânula que permanece inserida no tecido celular subcutâneo do paciente e deve ser trocada a cada 3 dias. A insulina infundida, atualmente, na maioria das vezes é um análogo de insulina de curta duração. Seu uso vem crescendo em todo o mundo e não há restrição de idade para essa terapêutica. Neste sistema, há duas formas de liberação de insulina:

1. **Contínua:** ao longo das 24 h, que permite controle glicêmico entre as refeições e à noite (infusão basal, em microdoses de 0,1 unidade de cada vez).
2. **Em pulsos (*bolus*):** geralmente antes das refeições, com base na quantidade de carboidratos a ser ingerida, glicemia capilar e atividade física. *Bolus* complementares podem ser administrados para tratar hiperglicemias (*bolus* de correção). Os *bolus* podem ser infundidos de forma rápida (usual, mais comum) ou ao longo de algumas horas (*bolus* quadrado). Há ainda *bolus* duplo, em que uma parte do *bolus* é infundida imediatamente e outra ao longo de algumas horas. A administração de *bolus* duplos e quadrados é útil para situações específicas, como ingesta de refeições ricas em gorduras, festas etc.

Pelo fato de infundir insulina em quantidades basais variáveis ao longo do dia e *bolus* alimentares com doses decimais, é uma terapia com maior benefício quanto menor for a criança, pois diminui muito o risco de hipoglicemias. Entretanto, não é uma terapia para todos. A utilização de bomba de insulina em pacientes com má adesão ao tratamento e com famílias incapazes de compreender os cuidados necessários à utilização do tratamento apresenta mais riscos do que benefícios. São necessários cuidados quanto à higiene durante a troca dos cateteres (para evitar infecções locais), atenção aos avisos e alarmes da bomba (os quais podem acusar obstrução de cateter e interrupção da infusão, capazes de desencadear cetoacidose diabética, já que toda insulina infundida é de curta duração), realização de diversas glicemias capilares ao dia, compreensão dos cálculos da dose de insulina a ser administrada e adesão ao acompanhamento médico proposto. Os critérios de elegibilidade para a utilização de bomba de insulina em crianças incluem os seguintes: pais motivados com adesão adequada ao tratamento do diabetes e familiarizados com contagem de carboidratos; tratamento anterior com múltiplas injeções diárias de insulina; aceitação pela criança da realização de 6 a 9 testes diários de glicemia. Ressaltamos que, além da necessidade do comprometimento familiar intenso, é necessário que o médico e sua equipe multidisciplinar estejam preparados e tenham experiência com esse tipo de terapêutica. Quando bem indicada, a bomba de insulina, em comparação aos sistemas de múltiplas aplicações de insulina, não tem mostrado grande efeito nos valores de hemoglobina glicada, porém melhora a qualidade de vida da criança e dos pais, pois permite maior flexibilidade em relação aos horários de alimentação e atividades esportivas. Suas maiores desvantagens são o alto custo e o risco de cetoacidose diabética quando há obstrução do cateter.[24]

Para iniciar o tratamento com BICI, deve-se calcular a dose de insulina a ser infundida. A dose inicial diária total de insulina (DTDI) em bomba deve ser de 70% a 80% da dose total em uso com múltiplas injeções. Deste total, 50% devem ser infundidos como insulina basal e 50% em *bolus*. A quantidade de insulina basal infundida deve ser dividida pelas 24 h e programada em U/h. A dose de insulina basal deve ser ajustada posteriormente, de acordo com as glicemias capilares apresentadas com a taxa inicial. Geralmente são necessárias programações de insulina basal diferentes para os diferentes períodos do dia, que variam para cada paciente. A dose total de insulina basal geralmente corresponde a 40 a 60% da DTDI. Para cálculo do *bolus*, antes de cada refeição e para correção de hiperglicemia, deve-se levar em consideração a quantidade de carboidratos (em gramas) a serem ingeridos e a glicemia aferida naquele momento, utilizando a relação insulina:carboidratos (I:C; 500/DTDI) e o fator sensibilidade (FS; 1.700/DTDI). É importante frisar ao paciente que é fundamental administrar o *bolus* nestas situações e que o esquecimento disto pode implicar piora do controle glicêmico.

A monitoração contínua subcutânea da glicose (sensor) associada à bomba mostrou melhor HbA1c e menor variação glicêmica em crianças > 7 anos de idade e adolescentes no Star 3 Study, correlacionando-se ao tempo de utilização deste. Este método mede continuamente a glicose no líquido intersticial, mostrando as médias dos valores obtidos a cada 5 minutos no visor da bomba. Pode identificar tendências das variações da glicose não identificadas pelas glicemias capilares. Estão disponíveis alarmes para identificar hipoglicemias (o que pode ajudar a prevenir hipoglicemias graves), setas para cima ou para baixo (identificando a tendência das glicemias, em elevação ou queda, respectivamente) e gráficos das oscilações da glicose ao longo dos dias, que permitem ajustes do esquema de insulina em uso. Entretanto, o método ainda apresenta algumas limitações: há um atraso de 10 a 15 minutos em relação à glicemia, pode subestimar a hipoglicemia, incorre em erros de cerca de 15% e alto custo. Além disso, ainda não substitui a realização das glicemias capilares.

Apesar de todos estes avanços na insulinoterapia, os estudos que avaliam a proporção de pacientes com DM1 que alcançam os alvos glicêmicos mostram resultados decepcionantes. Foi o que revelou um estudo multicêntrico brasileiro, no qual só 23,2% das crianças e adolescentes estavam dentro do alvo de HbA1c.[26] O nível econômico, que incluía o educacional, foi inversamente relacionado com a HbA1c, apontando que devemos investir mais em educação dos pacientes com DM, promover atendimento por equipe multidisciplinar e melhorar a nossa comunicação com os pacientes, para facilitar o entendimento das nossas recomendações terapêuticas, inclusive a insulinização.

Nutrição

O desenvolvimento ponderoestatural traz demandas energéticas variáveis, portanto, o planejamento alimentar deve contemplar essas necessidades e ser revisto ao longo do tempo. A alimentação deve conter os macronutrientes necessários, além de vitaminas e sais minerais, para otimizar o estado de saúde e prevenir eventuais carências. A insulina deve ser adequada à alimentação e não são recomendadas dietas restritas em calorias ou carboidratos. O aconselhamento nutricional deve ser adaptado às características individuais da criança e aos costumes locais e familiares, desde que não sejam práticas maléficas à saúde.

O cálculo do requerimento energético diário é feito tomando-se por base o peso ideal da criança (obtido por meio do percentil 50% de IMC para idade em referências próprias) e multiplicando-o pelos valores de necessidades energéticas (FAO/OMS, 2004). O total de calorias obtido é dividido em 50% a 55% de carboidratos, 30% de gorduras, 10% a 15% de proteínas e distribuído entre as refeições. Recomendamos 4 refeições principais: desjejum, almoço, jantar e ceia, e 2 lanches intermediários, pela manhã e à tarde, evitando jejum prolongado e ingestão calórica excessiva e desproporcional.[27]

Existem 2 métodos básicos de planejamento nutricional:

- **Convencional:** distribuição do valor calórico, preferencialmente em 6 refeições, de acordo com os equivalentes por grupo de alimentos.
- **Contagem de carboidratos:** leva em consideração o impacto direto que o total de carboidratos, independentemente do seu tipo, exerce sobre a glicemia. Tem como objetivo otimizar o controle glicêmico em função das menores variações das glicemias pós-prandiais. Inicialmente, oferecemos a contagem de carboidratos com cotas fixas por refeições, que podem ser substituídas eventualmente por alimentos de grupos diferentes, mas com o mesmo valor de carboidratos. Posteriormente, estabelecemos a relação dose de insulina (UI)/quantidade de carboidrato (g). As relações variam amplamente em função da idade, indo de 1/45 em pré-escolares até 1/5 em adolescentes. A contagem pode ser utilizada por pacientes com DM1 em terapia insulínica convencional ou terapia intensiva com múltiplas doses ou com bomba de infusão e por pacientes com DM2

em uso de insulinoterapia ou apenas em tratamento dietético, em qualquer faixa etária, dependendo basicamente da motivação e da capacidade matemática para contar os carboidratos.[28]

A contagem torna a alimentação mais flexível e pode reduzir os problemas de irregularidade alimentar, comumente observados em pré-escolares. Estudos recentes mostram que a precisão da contagem de carboidratos efetuada pelos pais associa-se à redução dos níveis de hemoglobina glicada em crianças. Por outro lado, é importante manter em foco os preceitos de uma alimentação saudável, evitando-se o excesso de ingestão de gorduras ou incrementos frequentes de doses de insulina para aumentar o aporte calórico, sob pena de contribuir na gênese da obesidade. A recomendação é de que o consumo de sacarose não ultrapasse 10% do VET. Em adolescentes, o menor consumo de açúcar simples e a maior ingestão de fibras na dieta, além de padrões regulares de alimentação, foram associados a melhor controle glicêmico.[29-31]

Crianças e adolescentes com DM podem seguir um plano alimentar saudável, igual ao recomendado para a população geral, sem precisar de alimentos especiais. Devem ser prudentes no uso de produtos dietéticos, que muitas vezes são calóricos, ricos em gorduras ou têm quantidade excessiva de edulcorantes.

Em relação aos edulcorantes, aspartame, acessulfame K, ciclamato e sucralose são aprovados para a utilização em crianças, porém com uso limitado para as quantidades aceitáveis por dia, determinadas pela Food and Drug Administration (FDA) e pela Agência Nacional de Vigilância Sanitária (Anvisa).[32]

Vacinas

A imunização da criança com diabetes segue o calendário preconizado pelo Ministério da Saúde e é acrescida das vacinações penumocócica 23 e anti-influenza anual. As vacinas são oferecidas nos Centros de Referência de Imunobiológicos Especiais (endereços disponíveis no *site* <http://portal.saude.gov.br/portal/arquivos/pdf/relacao_cries_2007.pdf>) mediante pequeno relatório do médico assistente, constando o código internacional de doenças (CID) da patologia de base.[33]

Exercício

Todos os tipos de exercício podem ser praticados por pacientes com DM1 que não tenham complicações. O exercício promove desenvolvimento físico e motor, auxilia na sociabilização e no entrosamento dos jovens, reduz o risco cardiovascular e pode contribuir no controle da doença.

A maior preocupação relacionada com o exercício é o aumento do risco de hipoglicemia. Com o uso de regimes de insulinização flexíveis, tem sido mais fácil ajustar o controle glicêmico à atividade física. Qualquer atividade física só deve ser realizada com adequado controle metabólico, evitando-se glicemias > 300 mg/dL ou 250 mg/dL com cetose. Para evitar hipoglicemia durante a realização do exercício, é indicada a ingestão de 15 g de carboidrato caso a glicemia pré-exercício seja inferior a 100 mg/dL. A monitoração glicêmica deve ser realizada antes e após o exercício e nas noites após atividade intensa, pois o consumo de glicose independente de insulina pelo músculo trabalhado pode durar mais de 12 h.[34,35]

Exames laboratoriais:

A rotina laboratorial consiste em:

- Hemoglobina glicada a cada 3 meses.
- Dosagem anual de hormônio estimulante da tireoide (TSH) e, se alterado, determinação de tiroxina (T4) livre e autoanticorpos.
- Lipidograma anual e a cada 3 a 6 meses, se alterado.
- **A triagem para doença celíaca pode ser feita ao diagnóstico e depois, conforme indicação clínica:** extrema labilidade glicêmica, falência no crescimento ou queixas gastrintestinais. Outras doenças autoimunes são avaliadas conforme as queixas.

Abordagem de comorbidades

Dislipidemia

O processo de aterosclerose inicia-se já na infância, como demonstrado em estudos como o Bogalusa Heart Study (BHS), entre outros.[36] A extensão da doença relaciona-se com o número e a gravidade dos fatores de risco cardiovascular encontrados. O diabetes já é um fator de risco isolado para o desenvolvimento de doença coronariana em adultos e contribui também para aterosclerose precoce em crianças. Portanto, outros fatores de risco, como dislipidemia e hipertensão, devem ser rastreados e tratados agressivamente dentro das indicações próprias para a faixa etária.[37]

As recomendações atuais da Academia Americana de Pediatria (AAP) para crianças em geral e da ADA 2003 e 2005 indicam rastreamento para dislipidemia em crianças com DM1 a partir dos 2 anos de idade e para pacientes com DM2 ao diagnóstico e a cada 2 anos (Tabela 16.9).[38]

Níveis limítrofes (lipoproteína de baixa densidade [LDL] = 100 a 129 mg/dL) ou anormais (LDL superior a 130 mg/dL) devem ser rechecados, e, caso confir-

Tabela 16.9 Valores de referência para avaliação de dislipidemia em crianças com 2 a 19 anos de idade.[39]

Idade	Valores dos lípides (mg/dL)	Categoria
CT (colesterol total)		
2 a 19 anos	< 150	Desejável
	150 a 169	Limítrofe
	≥ 179	Aumentado
LDL-C (colesterol de lipoproteínas de baixa densidade)		
2 a 19 anos	< 100	Desejável
	100 a 129	Limítrofe
	≥ 130	Aumentado
HDL-C (colesterol de lipoproteínas de alta densidade)		
2 a 19 anos	> 45	
TG (triglicérides)		
2 a 19 anos	< 100	Desejável
	100 a 129	Limítrofe
	> 130	Aumentado

Fonte: SBC, 2005.

mados, recomenda-se tratamento nutricional inicial, reduzindo gorduras saturadas para menos de 7% das calorias diárias e limitando a ingestão de colesterol a menos de 200 mg/dia. Indica-se tratamento medicamentoso para níveis de LDL superiores a 160 mg/dL ou que se mantenham acima de 130 mg/dL após intervenção nutricional e mudança do estilo de vida.

O posicionamento recente da American Heart Association (AHA) insere os pacientes com DM1 em um grupo de alto risco para desenvolver doença cardiovascular precoce, recomendando níveis de LDL colesterol < 100 mg/dL, associados a IMC inferior ao percentil 90, pressão arterial inferior ao percentil 90 e controle glicêmico com A1c < 7%. Caso esses objetivos não sejam atingidos, recomenda-se o uso de medicações hipolipemiantes.[40]

As estatinas são liberadas para uso em crianças > 8 anos de idade e podem ser indicadas em pacientes diabéticos com LDL > 160 mg/dL ou > 130 mg/dL e com outros fatores de risco cardiovascular, caso as medidas dietético-comportamentais não tenham sido eficazes. Medidas da creatinofosfatase muscular e de enzimas hepáticas devem ser realizadas antes e durante o tratamento para detectar possíveis efeitos adversos.[41,42]

Hipertensão arterial

A pressão arterial deve ser rotineiramente medida e comparada a gráficos apropriados. Idealmente deve ser mantida inferior ao percentil 95 para sexo e idade. Os inibidores da enzima de conversão da angiotensina (IECA) são a medicação de escolha. Dependendo da idade de início, da gravidade da elevação pressórica e da história familiar, é indicado o rastreamento de causas primárias de hipertensão.

Os demais exames para rastreamento são discutidos no tópico referente a complicações crônicas.

TRATAMENTO DO DIABETES *MELLITUS* TIPO 2 NA INFÂNCIA E ADOLESCÊNCIA

Poucas condições dispõem de um arsenal terapêutico tão amplo e diversificado quanto o DM2. Entretanto, foram realizados estudos de segurança na faixa etária pediátrica com pouquíssimas drogas, o que restringe bastante as opções de tratamento medicamentoso na infância.[43]

Os objetivos do tratamento incluem:

- Manutenção de crescimento e desenvolvimento adequados.
- Promoção de mudanças nos hábitos dietéticos.
- Estímulo à prática de atividades físicas.
- Adequação na composição corporal.
- Prevenção de comorbidades.
- Controle glicêmico adequado à faixa etária.

As evidências sobre a importância do controle glicêmico estrito na prevenção do aparecimento de complicações crônicas se aplicam também a pacientes pediátricos com DM2. Como em grande parte trata-se de uma população de adolescentes, a intensificação das metas glicêmicas é apropriada, desde que episódios de hipoglicemias graves não sejam frequentes.

As estratégias de tratamento devem abranger 3 componentes: a glicemia de jejum, a glicemia pós-prandial e a hemoglobina glicada dos pacientes.[44]

O tratamento enfatiza a necessidade de mudanças no estilo de vida, ou seja, plano alimentar adequado e prática regular de atividades físicas. Para tanto, o alvo da mudança deve ser a família e não somente a criança afetada. Quase 50% das crianças e adolescentes com DM2 tratam-se exclusivamente por meio de mudanças de estilo de vida.

É descrita uma grande resistência por parte dos pacientes a essas recomendações, com resultados muitas vezes frustrantes. Apenas 17% dos pacientes apresentam redução significativa do IMC após 1 ano de tratamento e a taxa de abandono de seguimento pode chegar a 65% dos pacientes.[45]

A terapia médica nutricional direciona os pacientes a obterem perda ponderal leve e progressiva, com consequentes controles dos níveis lipêmicos e dos níveis pressóricos. Em geral, essa meta é alcançada com dietas normocalóricas, porém pequenas restrições no VET podem ser necessárias. Dietas muito restritivas não estão indicadas a crianças e adolescentes, já que a fase de crescimento demanda gastos energéticos contínuos.

A prática regular de atividades físicas é altamente indicada como forma de diminuição da resistência insulínica, além de promover mudanças na composição corporal, melhorar a autoestima e estimular a sociabilização desses pacientes.

Em relação aos hipoglicemiantes orais, a única droga aprovada para uso na faixa etária pediátrica é a metformina. Trata-se de opção segura e eficaz, confirmada em revisões sistemáticas,[46] sendo, portanto, a primeira linha de tratamento em medicamentos. A liberação em bula é para pacientes > 10 anos de idade.

A proporção de pacientes pediátricos com DM2 em uso de metformina varia entre 28% e 71%, com dose máxima efetiva de 2 g/dia.[45] Os efeitos colaterais mais frequentes são as perturbações gastrintestinais. Entretanto, os efeitos são dose-dependentes e transitórios.

A insulinoterapia também é uma importante opção terapêutica para esses pacientes. As indicações de uso imediato de insulinoterapia são: pacientes < 10 anos de idade, pacientes com manifestações clínicas graves, hiperglicemia grave ou hemoglobina glicada > 8,5%.[45]

Verifica-se que, em grande parte dos países europeus, endocrinologistas pediátricos tendem a preferir o uso de insulina, seja como dose basal noturna ou mesmo como esquema pleno de insulinização aos hipoglicemiantes orais.[47] Essa tendência pode refletir a grande experiência desses profissionais no uso de insulinoterapia em pacientes com DM1, mas reflete ainda a falta de estudos específicos para a faixa etária pediátrica a respeito de outras alternativas terapêuticas.

Como resposta a essa demanda, o estudo Today começou a esclarecer alguns pontos importantes.[48] Esse trabalho aponta para possibilidades de terapias medicamentosas combinadas como alternativas à insulinização e capazes de manter controle glicêmico estrito. Entretanto, os resultados ainda precisam de confirmação e afirmação de segurança entre crianças e adolescentes.

No momento, a prática terapêutica recomendada rotineiramente é a seguinte:

- Ao diagnóstico de DM2 em adolescentes, iniciar as recomendações de mudanças de estilo de vida, práticas de autocuidado e metformina, com objetivos de controle glicêmico adequado e hemoglobina glicada < 7%.
- Se o objetivo foi alcançado, continuar acompanhamento trimestral.
- Em caso de falha em alcançar o objetivo após 3 a 6 meses, iniciar insulina basal noturna e posteriormente avaliar a necessidade de insulinização plena.

Outro aspecto importante que deve ser observado nesses pacientes é o acompanhamento de possíveis comorbidades relacionadas com o excesso de gordura corporal, notadamente a dislipidemia e a hipertensão arterial sistêmica, com medidas direcionadas especificamente ao controle desses fatores de risco.

COMPLICAÇÕES AGUDAS

Cetoacidose diabética

A cetoacidose diabética (CAD) é o resultado de um estado de deficiência absoluta de insulina e é a principal causa de mortalidade associada ao diabetes em crianças. Pode se apresentar como manifestação inicial de diabetes, o que ocorre em cerca de 25% a 40% dos casos, ou como um evento no tratamento de um paciente previamente com diabetes.

O diagnóstico é dado pela presença de hiperglicemia (glicemia > 200 mg/dL), acidose (pH < 7,3 e/ou bicarbonato inferior a 15 mEqL) e cetonemia ou cetonúria. A cetoacidose pode ocorrer com níveis menores de glicemia em pacientes previamente insulinizados.

As manifestações clínicas são típicas do quadro de diabetes, como poliúria, polidipsia e polifagia, e evoluem com náuseas, vômitos e dor abdominal, respiração acidótica de Kussmaul, desidratação e finalmente alteração do nível de consciência e coma.

O diagnóstico diferencial inclui intoxicação por salicilato, abdome agudo e sepse. Na intoxicação por salicilato, há glicosúria e acidose, mas a hiperglicemia é mais discreta e não há cetonúria. A dor abdominal é um sintoma comum inespecífico que acompanha a acidose, mas causas de abdome agudo devem ser afastadas caso a dor permaneça, mesmo após resolução da acidose. Sepse é um diagnóstico diferencial difícil, especialmente em lactentes, pois pode haver hiperglicemia, acidose e alteração de consciência em ambas as condições. A presença de cetonemia e cetonúria são os melhores dados para auxiliar no diagnóstico, e toda vez que avaliarmos hiperglicemia que não cede em lactente com sepse deve-se suspeitar de CAD.

Uma vez estabelecido o diagnóstico, uma anamnese sucinta deve procurar determinar a causa da descompensação. O paciente tinha diagnóstico prévio de diabetes? Fazia uso irregular de insulina? Há sinais de infecção? É importante diferenciar o paciente diabético hiperglicêmico descompensado, mas sem cetoacidose, do paciente em CAD. No primeiro pode haver hiperglicemia, até desidratação, mas sem acidose, e, em geral, insulinização mais intensiva é suficiente.

A avaliação inicial do paciente deve observar o nível de consciência, o padrão respiratório (deprimida ou de Kussmaul), o grau de desidratação e os sinais de infecção.

Depois de garantido o suporte básico ao paciente, deve-se estabelecer acesso venoso calibroso (idealmente 2 acessos). A monitoração ao longo do tratamento consiste em avaliação horária de sinais vitais, diurese, nível de consciência e sinais e sintomas de edema cerebral.

A rotina dos exames laboratoriais a ser seguida é:

- Glicemia capilar a cada 30 a 60 min.
- Glicemia sérica na internação e a cada 2 h.
- Cetonemia na internação.
- Gasometria (pode ser venosa), na internação, após expansão e a cada 2 h.
- Eletrólitos, a cada 2 h nas primeiras 6 h, depois a cada 4 h.
- Cálcio e fósforo a cada 4 h.
- Ureia e creatinina na internação.
- **Outros:** rastrear infecção conforme indicado pela história e o exame.

Tratamento

Os objetivos do tratamento são a expansão intravascular, correção dos déficits e insulinização adequada.

Hidratação
- **Expansão:**
  - □ Soro fisiológico a 0,9% – 10 a 20 mL/kg, em 30 a 60 min.
  - □ Pode ser repetido 2 ×, até estabelecer diurese.

Após diurese inicial, calcula-se a hidratação venosa, que consiste na taxa hídrica de manutenção, além da reposição de perdas. Utilizamos o método de Holiday Segar para as necessidades hídricas diárias e optamos por subestimar as perdas.

- **Necessidades hídricas diárias (NHD):**
  - □ Até 10 kg = 100 mL/kg/dia.
  - □ 11 kg a 20 kg = 50 mL/kg/dia.
  - □ > 21 kg = 20 mL/kg/dia.

- **Cálculo de perdas:** optamos por subestimar e repor em 24 h.
  - ☐ Desidratação.
  - ☐ Leve = 50 mL/kg.
  - ☐ Moderada = 70 mL/kg.
  - ☐ Grave = 100 mL/kg.

O total calculado para hidratação nas 24 h (NHD + perdas) é dividido em 1/3 nas primeiras 6 h, 1/3 de 6 a 12 h e o restante nas 12 h seguintes. Deve-se ter cuidado de não ultrapassar o volume máximo de 4 $L/m^2/dia$ de hidratação.

A solução de escolha para reposição é cristaloide (Ringer lactato ou soro fisiológico), com concentração > 0,45% ou 75 mEq/L de sódio na solução.

A glicose é adicionada ao soro quando a glicemia atingir valores entre 250 e 300 mg/dL, na proporção de soro (1:1), e pode-se aumentar a taxa de infusão de glicose, se necessário, para manter a glicemia > 120 mg/dL até a correção completa da acidose. Soluções com concentração de glicose > 12,5% devem ser evitadas em veia periférica.

A reposição de potássio é iniciada após a presença de diurese, conforme a concentração incialmente verificada.

- Se ≤ 4,5 mEq/L = 40 mEq de potássio por litro de solução.
- Se ≥ 4,5 mEq/L = 20 mEq de potássio por litro de solução.
- Se > 6,0 mEq/L = aguardar queda para iniciar reposição.

O fósforo geralmente está reduzido, porém não apresenta repercussões clínicas, exceto em pacientes com patologia pulmonar concomitante ou em jejum muito prolongado. Da mesma forma, a reposição de cálcio só se faz necessária quando a reposição de fósforo for realizada.

O bicarbonato não deve ser utilizado. Seu emprego foi associado a maior risco de edema cerebral e atualmente é bastante restrito, podendo ser considerado com pH < 7,1 mEq/L após fase de expansão. Nesse caso, devemos repor 1 mEq/kg em 4 h.

INSULINIZAÇÃO

A insulinização deve ser feita em infusão contínua venosa de insulina regular, na dose de 0,1 U/kg/h. É importante saturar o equipo com 50 mL da solução e desprezar, repetindo-se a operação a cada troca da solução, que deve ser feita de 6/6 h. Para facilitar os cálculos preparamos a solução da seguinte forma:

30 U insulina Regular + 300 mL SF 0,9% (0,1 U/kg/h = 1 mL/kg/h).

A infusão contínua deve ser mantida até a resolução completa da acidose, ou seja, pH = 7,3 e bicarbonato > 15 mEq/L . Quando a glicemia atingir 250 a 300 mg/dL, especialmente em crianças pequenas, muito sensíveis à insulina, pode-se reduzir a infusão para 0,05 U/kg/h. A queda desejada de glicemia é de 75 a 100 mg/dL/h, podendo-se ajustar a dose de insulina e a taxa de infusão de glicose conforme a evolução.

FASE DE TRANSIÇÃO

Uma vez corrigida a acidose e com glicemia < 250 mg/dL, pode-se fazer a transição para insulina subcutânea. O ideal é que esta seja feita durante a refeição, com a criança plenamente desperta e sem náusea.

Inicia-se a aplicação da insulina ultrarrápida ou Regular (0,1 a 0,2 U/kg), respectivamente, de 15 a 30 min antes da suspensão da insulina venosa, para garantir o início de ação e, em seguida, pode-se oferecer a refeição.

A partir deste momento, passa-se ao esquema basal-*bolus*, com monitorações pré-prandiais e ajuste conforme o esquema descrito previamente. Nos pacientes previamente diabéticos, pode-se retornar ao esquema habitual, corrigindo-se as eventuais falhas. O ideal é fazer a transição no momento de uma refeição.

Edema cerebral

O edema cerebral é a principal complicação da cetoacidose diabética, com mortalidade e morbidade importantes. É mais frequente entre 6 h e 12 h de tratamento, mas pode ocorrer em qualquer momento. A apresentação é aguda e requer diagnóstico e tratamento imediatos. Alguns cuidados podem ser tomados para a prevenção de edema cerebral, como evitar administrar líquidos em excesso, com baixa osmolaridade e uso de bicarbonato de sódio. Algumas características foram apontadas em análises multivariadas como fatores de risco: pacientes < 2 anos, abertura do quadro, hipocapnia, níveis mais elevados de ureia e uso de bicarbonato.

Os sinais e sintomas de alerta para o surgimento de edema são cefaleia, alteração de comportamento, incontinência inapropriada para idade, pupilas fixas, dilatadas, instabilidade hemodinâmica e convulsões.

Nesse caso, o tratamento deve ser iniciado imediatamente com manitol (0,5 a 1 g/kg IV), restrição hídrica e elevação da cabeceira.[49]

Hipoglicemia

A hipoglicemia é um evento comum no tratamento do paciente com DM. Cerca de 10% a 25% dos pacientes com DM experimentam pelo menos um episódio de hipoglicemia por ano. No DCCT, o grupo de tratamento intensivo apresentou 3 vezes mais episódios de hipoglicemia que o grupo em tratamento convencional.[15]

Em crianças, pode-se observar deterioração aguda da função cerebral em valores < 60 mg/dL. Recomendação da ADA sugere o nível de 70 mg/dL como definição para trabalhos de pesquisa e alvo glicêmico inferior no controle de crianças e adolescentes com diabetes.[50-52]

Alguns estudos em crianças relacionaram hipoglicemias graves com comprometimento neurocognitivo em funções visuoespaciais. No entanto, em adultos, não houve declínio cognitivo substancial em pacientes seguidos após o DCCT, apesar de taxa elevada de hipoglicemias, inclusive com convulsão.[53]

A percepção de hipoglicemia por crianças pequenas e seus cuidadores é menor, portanto, são indicadas medidas mais frequentes, especialmente em momentos em que se pode antecipar maior flutuação glicêmica, como durante a noite, em dias de doença e após exercício físico intenso.[54]

Outros fatores de risco para hipoglicemia, além da idade, são história prévia de hipoglicemia grave, hipoglicemias despercebidas, doses mais altas de insulina, níveis menores de hemoglobina glicada, maior duração da doença e sexo masculino.[55,56]

A conduta diante de um paciente hipoglicêmico varia em função da gravidade do quadro. Hipoglicemias leves (caracterizadas por fome, tremor, nervosismo, ansiedade, sudorese, palidez, taquicardia, déficit de atenção e comprometimento cognitivo leve) ou assintomáticas podem ser tratadas com 15 g de carboidrato, preferencialmente glicose. Se não estiverem disponíveis tabletes de glicose, pode-se utilizar uma colher de sopa de açúcar ou mel, 150 mL de suco de laranja ou 150 mL de refrigerante comum.

Nos casos moderados a graves com cefaleia, dor abdominal, agressividade, visão turva, confusão, tontura, dificuldade para falar ou midríase, deve-se oferecer imediatamente 30 g de carboidrato (açúcar ou glicose) por via oral.[12]

A quantidade de carboidrato necessária depende da idade e do tamanho da criança, do tipo de insulina utilizado, da última aplicação e da ocorrência de exercício físico vigoroso. Em geral, quando é oferecida frutose, necessita-se de quantidades maiores do que quando são utilizados tabletes de glicose. Alimentos gordurosos, como leite e chocolates, causam absorção mais lenta do açúcar e devem ser evitados no tratamento inicial da hipoglicemia. Após o tratamento, deve-se reavaliar a glicemia em 10 a 15 min. Caso não haja melhora, todo processo deve ser repetido.[12]

Se o paciente estiver inconsciente ou apresentando convulsões, o tratamento extra-hospitalar de escolha é o glucagon, na dose de 0,5 mg SC, para < 5 anos, e 1 mg, para > 5 anos, podendo-se repeti-lo em 10 min, se não houver resposta.

O tratamento hospitalar consiste em infusão venosa de glicose — 0,3 a 0,5 mg/kg —, seguida por glicose IV de manutenção.[12]

COMPLICAÇÕES CRÔNICAS

As complicações crônicas micro e macrovasculares relacionadas com o diabetes *mellitus* são resultado de exposição prolongada a níveis glicêmicos elevados devido à incapacidade de restauração da homeostase metabólica, ou seja, são fruto do tratamento imperfeito e do aumento da sobrevida de pacientes diabéticos.[57]

Sabe-se sobre o grande impacto socioeconômico de comorbidades, como a doença renal terminal, a perda de acuidade visual, as lesões nos membros e a doença arterial coronariana, em pacientes adultos economicamente ativos. Entretanto, grande parte da gênese dessas condições e mesmo as lesões em estágios iniciais já podem estar presentes na infância.

A puberdade é um conhecido fator de risco para o mau controle metabólico, por questões fisiológicas e comportamentais. Diversos estudos reforçam a ideia de que a puberdade acelera o desenvolvimento da doença microvascular.[58]

Pacientes que abrem quadro de DM antes dos 15 anos de idade também se mostram mais propensos a apresentar complicações, simplesmente pelo aumento no tempo de exposição à doença.

Grandes estudos, como o DCCT e o UKPDS, já estabeleceram com sucesso a relação entre mau controle metabólico e aparecimento de complicações crônicas. Apesar de não contar com crianças entre os pacientes estudados, estudos sugerem que é possível extrapolar resultados e inferir a importância do bom controle durante toda a faixa etária pediátrica como fator protetor contra o aparecimento de lesões endoteliais micro e macrovasculares.[15,59]

O seguimento a longo prazo desses grupos de pacientes revelou que os que adquiriram bom controle metabólico há mais tempo se mantiveram livres de complicações, mesmo após posterior aumento da hemoglobina glicada, ou seja, aparentemente, existe uma "memória do bom controle" que permanece a longo prazo.[17]

As complicações crônicas relacionadas com o DM1 ocorrem em geral após pelo menos 5 anos do aparecimento da doença, período este em que os diversos consensos passam a recomendar o rastreamento anual da nefropatia e da retinopatia diabética. Em adolescentes mal controlados, é razoável antecipar o rastreio a partir de 3 anos de doença. Pacientes com DM2 devem ser rastreados ao diagnóstico.

As recomendações de rotina para rastreamento de complicações crônicas são as seguintes:

- Aferir a pressão arterial dos pacientes pelo menos a cada 3 meses.
- Incluir no exame físico de rotina inspeção dos pés e orientações a respeito dos cuidados com ferimentos.
- Hemoglobina glicada a cada 3 a 4 meses.
- Lipidograma anual.
- Dosagem de microalbuminúria anual a partir de 5 anos do aparecimento da doença, com confirmação em 2 de 3 amostras em intervalo de 6 meses.
- Fundoscopia anual a partir de 5 anos do aparecimento da doença.

O manejo dos pacientes que apresentam complicações crônicas, mesmo que em estágios iniciais e transitórios, deve incluir medidas de intensificação do controle glicêmico e o controle da hipertensão arterial sistêmica e outros eventuais fatores de risco que possam estar presentes, como o tabagismo, por exemplo. Tratamentos mais específicos para fases avançadas, como a terapia de substituição renal para doença renal terminal ou o tratamento com *laser* focal ou panretiniano para retinopatia proliferativa dificilmente serão necessários durante a adolescência, mas devem servir como alerta para a intensificação do controle em fases ainda reversíveis das complicações.

Mais do que rastrear e tratar as complicações, o grande foco é sempre a prevenção do aparecimento destas. Para tanto, a educação em diabetes e a discussão com a família a respeito da individualização dos objetivos do tratamento, buscando a intensificação do controle glicêmico sem hipoglicemias significativas, devem ser preocupações constantes da equipe de saúde.[60]

REFERÊNCIAS BIBLIOGRÁFICAS

1. Sperling MA. Aspects of the etiology, prediction, and prevention of insulin-dependent diabetes mellitus in childhood. Pediatr Clin North Am. 1997; 44(2):269-84.
2. Centers for Disease Control and Prevention. National diabetes fact sheet: National estimates and general information on diabetes and prediabetes in the United States, 2011. Atlanta, GA: U.S. Department of Health and Human Services, Centers for Disease Control and Prevention; 2011.
3. Incidence and trends of childhood Type 1 diabetes worldwide 1990-1999. Diabet Med. 2006; 23:857-66.
4. Diagnosis and Classification of Diabetes Mellitus. Diabetes Care. 2012; 32:S62–S67.
5. Rennert OM, Francis GL. Update on the genetics and pathophysiology of type 1 diabetes mellitus. Pediatr Ann. 1999; 28(9):570-5.
6. Craig ME, Hattersley A, Donaghue KC. Definition, epidemiology and classification of diabetes in children and adolescents. Pediatric Diabetes. 2009; 10(Suppl. 12):3-12.
7. Della Manna T. Not every diabetic child has type 1 diabetes mellitus. J Pediatr (Rio J). 2007; 83(Suppl. 5): S178-S183.
8. Pihoker C, Forsander G, Wolfsdorf J et al. The delivery of ambulatory diabetes care to children and adolescents with diabetes. Pediatric Diabetes. 2009; 10(Suppl. 12):58-70.
9. Shalitin S, Phillip M. Which factors predict glycemic control in children diagnosed with type 1 diabetes before 6,5 years of age? Acta Diabetol. 2011 Aug 25.

10. Kuczmarski RJ, Ogden CL, Grunner-Strawn LM et al. CDC growth charts: United States. Advance data from vital and health statistics. n. 314. Hyattsville: National Center for Health Statistics; 2000.

11. Codner E, Soto N, Merino PM. Contraception and pregnancy in adolescents with type 1 diabetes: A review. Pediatric Diabetes. 2012; 13:108-23.

12. Rewers M, Pihoker C, Donaghue K et al. Assessment and monitoring of glycemic control in children and adolescents with diabetes. Pediatric Diabetes. 2009; 10 (Suppl. 12):71-81.

13. American Diabetes Association. Care of children and adolescents with type 1 diabetes. Diabetes Care. 2005; 28(1):186-212.

14. Pires AC, Chacra AR. A evolução da insulinoterapia no diabetes tipo 1. Arq Bras Endocrinol Metab. 2008 mar; 52(92):268-78.

15. Diabetes Control and Complication Trial Research Group. The effect of intensive treatment on development and progression of long-term complications in insulin-dependent diabetes mellitus. N Engl J Med. 1993; 329:977-86.

16. McNally PG et al. Does the prepubertal duration of diabetes influence the onset of microvascular complications? Diabetic Medicine. 1997; 10(10):906-8.

17. Epidemiology of Diabetes Interventions and Complications (EDIC). Design, implementation, and preliminary results of a long-term follow-up of the Diabetes Control and Complications Trial cohort. Diabetes Care. 1999 Jan; 22(1):99-111.

18. Hirsch IB. Insulin analogues. N Engl J Med. 2005 Jan; 352(2):174-83.

19. Dixon B, Chase H, Burdick J. Use of insulin glargine in children under age 6 with type 1 diabetes. Pediatric Diabetes. 2005 Sep; 6(3):150-4

20. Rollin G, Punales M, Geremias C et al. Utilização da insulina glargina em crianças menores de oito anos de idade. Arq Bras Endocrinol Metab. 2009; 53/6.

21. Thalange N et al. Treatment with Detemir or NPH insulin in children aged 2-5 years with type 1 diabetes Mellitus. Pediatric Diabetes. 2011; 12(7):632-41.

22. Steck AK, Klingensmith GJ, Fiallo-Scharer R. Recent advances in insulin treatment of children. Pediatric Diabetes. 2007; 8(Suppl. 6):49-56.

23. Posicionamento Oficial SBD N. 6. O papel da bomba de insulina nas estratégias de tratamento do diabetes. Revista Brasileira de Medicina. 2007; Suppl 6.

24. Kimberly F et al. Insulin pumps in young children. Diabetes Technology & Therapeutics. 2001; 12(1):67-71.

25. Effectiveness of sensor-augmented pump therapy in children and adolescents with type 1 diabetes in the STAR 3 study. Pediatric Diabetes. 2012 Feb; 13(1):6-11.

26. Gomes MB et al. Economic status and clinical care in young type 1 diabetes patients: A nitonwide multicenter study in Brazil. Acta Diabetologica On line. 2012 Jun 12.

27. Institute of Medicine. Dietary reference intakes: Energy, carbohydrate, fiber, fat, fatty acids, cholesterol, protein, and amino acids. Washington, DC: National Academy Press; 2000.

28. American Diabetes Association. Evidence-based nutrition principles and recommendations for the treatment and prevention of diabetes and related complications (position statement). Diabetes Care. 2003; 26(Suppl. 1):S51-61.

29. Wolever TM, Hamad S, Chiasso JL et al. Day-today consistency in amount and source of carbohydrate associated with improved blood glucose control in type 1 diabetes. J Am Coll Nutr. 1999; 18:242-7.

30. Mehta SN, Quinn N, Volkening LK et al. Impact of carbohydrate counting on glycemic control in children with type 1 diabetes. Diabetes Care. 2009; 32(6):1014-6.

31. Øverby N, Margeirsdottir H, Brunborg C et al. The influence of dietary intake and meal pattern on blood glucose control in children and adolescents using intensive insulin treatment. Diabetologia. 2007; (50):2044-51.

32. RDC N. 18 de 24 de março de 2008. Diário Oficial da União, Seção1, 31.

33. Brasil. Ministério da Saúde. Relação dos Centros de Referência de Imunobiológicos Especiais. Atualizada em: 2006 Jan. Disponível em: http://portal.saude.gov.br/portal/arquivos/pdf/relacao_cries_2007.pdf.

34. Robertson K, Adolfsson P, Riddell M et al. Exercise in children and adolescents with diabetes. Pediatric Diabetes. 2009; 10 (Suppl. 12):154-68.

35. The Diabetes Research in Children Network Study Group. Impact of exercise on overnight glycemic control in children with type 1 diabetes. J Pediatr. 2005 October; 147(4):528-34.

36. Berenson GS, Srinivasan SR, Bao W et al. Association between multiple cardiovascular risk factors and athe-rosclerosis in children and young adult: The Bogalusa Heart Study. N Eng J Med. 1998; 338:1650-6.

37. Kershnar AK, Daniels SR, Imperatore G et al. Lipid abnormalities are prevalent in youth with type 1 and type 2 diabetes: The SEARCH for Diabetes in Youth study. J Pediatr. 2006; 149:314-9.

38. American Diabetes Association. Management of dyslipidemia in children and adolescents with diabetes (con-sensus statement). Diabetes Care. 2003; 26:2194-7.

39. I Diretriz de Prevenção da Ateroesclerose na Infancia e Adolescência. Arquivos Brasileiros de Cardiologia. 2005; 85(VI).

40. Kavey RE, Allada V, Daniels SR et al. Cardiovascular risk reduction in high-risk pediatric patients: A scien-tific statement from the American Heart Association Expert Panel on Population and Preventions Science. Circulation. 2006; 114:2710-38.

41. de Jongh S, Ose L, Szamosi T et al. Efficacy and safety of statin therapy in children with familial hypercho-lesterolemia: A randomized, double-blind, placebo-controlled trial with simvastatin. Circulation. 2002; 106: 2231-7.

42. Maahs DM, Wadwa RP, Bishop F et al. Dyslipidemia in youth with diabetes: To treat or not to treat? J Pe-diatr. 2008; 153:458-65.

43. Vaidyanathan J et al. Type 2 diabetes in pediatrics and adults: Thoughts from a clinical pharmacology pers-pective. Journal of Pharmaceutical Sciences. 2012; 101(5):1659-71.

44. Ceriello A, Colagiuri S. International Diabetes Federation guideline for management of postmeal glucose: A review of recommendations. Diabet Med. 2008; 25(10):1151-6.

45. Flint A, Arslanian S. Treatment of type 2 Diabetes in youth. Diabetes Care. 2011; 34(10):177-83.

46. Park MH et al. Metformin for obesity in children and adolescents: A systematic review. Diabetes Care. 2009; 32(9):1743-5.

47. Neubert A et al. Comparison of anti-diabetic drug prescribing in children and adolescents in seven European countries. Br J Clin Pharmacol. 2011; 72(6):969-77.

48. Today study group. A clinical Trial to maintain glycemic control in youth with type 2 diabetes. N Engl J Med. 2012; 366(24):2247-56.

49. Wolfsdorf J, Craig ME, Daneman D et al. Diabetic ketoacidosis in children and adolescents with diabetes. Pediatric Diabetes. 2009; 10(Suppl. 12):118–33.

50. Workgroup on Hypoglycemia ADA. Defining and reporting hypoglycemia in diabetes: A report from the American Diabetes Association Workgroup on Hypoglycemia. Diabetes Care. 2005; 28:1245-9.

51. Bloomgarden ZT. Treatment issues in type 1 diabetes. Diabetes Care. 2002; 25(1):230-6.

52. Ryan CM, Atchison J, Puczynski S et al. Mild hypoglycemia associated with deterioration of mental efficiency in children with insulin-dependent diabetes mellitus. J Pediatr. 1990; 117:32-8.

53. Diabetes Control and Complications Trial Research Group. Long Term Effect of Diabetes and Its Treatment on Cognitive Function. N Engl J Med. 2007; 356:1842-52.

54. Martin DD, Davis EA, Jones TW. Acute effects of hyperglycaemia in children with type 1 diabetes mellitus: The patient's perspective. J Pediatr Endocrinol. 2006; 19:927-36.

55. Cryer PE, Davis SN, Shamoon H. Hypoglycemia in diabetes. Diabetes Care. 2003; 26(6):1902-12.

56. Ryan CM, Becker DJ. Hypoglycemia in children with type 1 diabetes mellitus. Risk factors, cognitive func-tion and management. Endocrinol Metabol Clin North Am. 1999; 28(4):1-18.

57. Donaghue KC, Chiarelli F, Trotta D et al. Microvascular and macrovascular complications associated with diabetes in children and adolescents. Pediatric Diabetes. 2009: 10(Suppl. 12):195-203.

58. Lueder GT et al. Screening for retinopathy in the pediatric patient with type 1 diabetes. Pediatrics. 2005; 116(1):170-3.

59. UK Prospective Diabetes Study Group. Effect of intensive blood-glucose control with metformin on compli-cation in overweight patients with type 2 diabtes (UKPDS34). Lancet. 1998; 352:854-65.

60. Kahn CR, Weir GC, King GL, Jacobson AM, Moses AC, Smith RJ. Joslin: Diabetes Mellitus. 14ª ed. Artmed, 2009.

Situações especiais associadas ao diabetes

17.1 Diabetes e gravidez

17.2 Diabetes *mellitus* no idoso

17.3 Diabetes e fígado

17.4 Transplante e diabetes: transplante de pâncreas no tratamento do diabetes e diabetes pós-transplante

Diabetes e gravidez

Daniel Bulzico
Lenita Zajdenverg

INTRODUÇÃO

As anormalidades no metabolismo dos carboidratos são frequentes durante a gestação, sendo o diabetes *mellitus* (DM) preexistente e o diabetes *mellitus* gestacional (DMG) as principais alterações observadas.[1] Dentre os casos de DM preexistente em gestantes, a prevalência de DM tipo 1 (DM1) é de aproximadamente 0,1% por ano, enquanto a de DM tipo 2 (DM2) varia entre 2 e 3%. Os valores de prevalência de DMG – definido como aquele iniciado ou primeiramente detectado durante a gestação – variam de acordo com a população estudada e critérios diagnósticos utilizados. Dados do Estudo Brasileiro de Diabetes Gestacional, conduzido por Schmidt *et al.*, revelam prevalência de 7,6% dentre as gestantes brasileiras, entre as décadas de 1980 e 1990.[2-4]

É importante ressaltar que o DM preexistente e o DMG exercem diferentes impactos na saúde materno-fetal, daí a importância de sua diferenciação. A hiperglicemia, em períodos precoces da gravidez, é uma característica do DM preexistente e é capaz de afetar a organogênese fetal. Consequentemente, o controle glicêmico inadequado nesses casos acarreta aumento do risco de abortamento, defeitos congênitos graves e retardo no crescimento fetal.[5] Além das complicações fetais, as manifestações maternas também são relevantes, principalmente nos casos que já apresentavam complicações, como retinopatia e nefropatia.[6]

O DMG está relacionado com a alteração na sensibilidade à insulina própria da gestação, acompanhada de ineficaz contrarresposta pancreática. Aparece, em geral, na segunda metade da gravidez e afeta principalmente o ritmo de crescimento fetal.[7] Gestações complicadas por DMG têm risco maior de evoluírem com macrossomia e hipoglicemia neonatal. Obesidade e desenvolvimento psicomotor mais lento são complicações que podem se desenvolver em longo prazo nos filhos de gestantes com DMG.[8]

FISIOPATOLOGIA

Por não realizar gliconeogênese e necessitar de aporte energético, mesmo nos períodos de jejum materno, a demanda por glicose é permanente no feto. As suas únicas fontes energéticas são a glicose e os aminoácidos, que atravessam a placenta por difusão facilitada. Ácidos graxos livres (AGL) não são capazes de atravessar a barreira placentária. Fisiologicamente, durante a gestação, há progressiva tendência a um estado de hipoglicemia pós-absortiva materna, de acordo com o desenvolvimento fetal, sendo os níveis glicêmicos da gestante, durante o período de jejum, entre 15 e 20 mg/dL, inferiores aos observados em não gestantes.[9]

A mobilização de nutrientes maternos para o feto é mediada por diversos hormônios. Ao longo da gestação, sobretudo nos últimos 2 trimestres, nota-se significativo aumento nas concentrações séricas de estrogênio, progesterona, cortisol e hormônio lactogênico placentário humano (HPL). Devido à sua ação anti-insulínica e lipolítica, o HPL tem papel fundamental nas mudanças metabólicas capazes de levar à intolerância à glicose.

Apesar de níveis mais elevados de insulina circulante, a sensibilidade periférica à insulina cai em 50% no terceiro trimestre, e a produção hepática de glicose é 30% maior do que no início da gestação.[10] Nota-se ainda maior disponibilização de AGL por aumento da lipólise. Em gestantes não obesas, durante o primeiro trimestre, a glicemia de jejum e a insulinemia diminuem de modo leve e não significativo, devido ao consumo ininterrupto de glicose pelo feto. Estudos revelam que, durante o primeiro trimestre, há redução de cerca de 40% na sensibilidade à insulina.[11] Além disso, acredita-se que mulheres que cursam com DMG apresentam redução significativa na capacidade de secreção de insulina em comparação a gestantes com tolerância normal à glicose.[10]

As alterações evidenciadas na homeostase da glicose a partir do segundo semestre são: aumento de cerca de 30% na glicogenólise materna em comparação a valores pré-gravídicos e aumento de 3 a 4 vezes na resposta insulínica pósprandial durante a 36ª semana, com queda de mais de 50% na sensibilidade à insulina, também quando comparada a valores pré-gravídicos.[12,13] Já no terceiro trimestre de gestação, o aumento dos níveis circulantes de insulina em mulheres não diabéticas é da ordem de 30% em comparação com o período fora da gravidez.

Em gestantes com DMG, a resistência à insulina é mais pronunciada e está associada à redução de função das células β pancreáticas. Em comparação com grávidas sem diabetes, encontra-se aumento da produção de glicose com sua menor utilização periférica.[14] Outro mecanismo proposto é de que a presença de resistência à insulina leva ao aumento na concentração sérica de AGL, agravando ainda mais o estado de insulinorresistência em um ciclo vicioso. Acredita-se que gestantes com disfunções na secreção e/ou ação da insulina precedentes à gestação não suportem as alterações metabólicas que ocorrem neste período e, desse modo, desenvolvam DMG.[10,15]

DIABETES *MELLITUS* PRÉ-GESTACIONAL

Devido ao melhor entendimento dos mecanismos fisiopatológicos e melhora no acompanhamento e no tratamento de mulheres com as gestações complicadas por DM preexistente, atualmente a taxa de mortalidade perinatal de filhos de mães com diabetes que recebem cuidados adequados tem se aproximado à da população geral. Nota-se que, ao longo das últimas décadas, houve melhora significativa no prognóstico dessas gestações. Com base nesse conhecimento adquirido, importantes recomendações são direcionadas a essa população de gestantes.

Inicialmente, a gravidez não planejada deve ser evitada,[5] conscientizando as mulheres com DM preexistente de que a doença pode complicar a gravidez e vice-versa.[17]

O período pré-concepcional deve receber especial atenção. Mulheres em idade fértil com DM devem estar sempre conscientes sobre a importância de manter bom controle glicêmico antes do planejamento da gestação e que este deve ser mantido durante todo o período da gravidez. As pacientes devem ser informadas de que essa medida não elimina, mas reduz, de maneira significativa, os riscos de aborto, malformação congênita, natimortalidade e morte neonatal.[5]

Complicações crônicas do DM, como retinopatia, nefropatia e neuropatia, além de condições relacionadas com o DM preexistente (comuns ou específicas ao DM1 e ao DM2), como doença cardiovascular, hipertensão arterial, dislipidemia, depressão e disfunção tireoidiana, devem ser avaliadas e tratadas adequadamente, conforme o caso.[18] Medidas educacionais habitualmente fornecidas aos pacientes com DM, como aspectos relacionados com a dieta, contagem de carboidratos, autoaplicação de insulina e automonitoração da glicemia capilar, devem ser peculiarizadas à situação da gestação. Essas informações devem ser fornecidas e enfatizadas preferencialmente antes da concepção ou o mais próximo possível do diagnóstico da gravidez.

OBJETIVOS DO TRATAMENTO

O tratamento do DM durante a gestação, assim como em qualquer outra ocasião fora da gravidez, deve ser individualizado; no entanto, metas como níveis de HbA1c e valores de medidas de glicemia capilar pré e pós-prandiais são instrumentos que guiam esse tratamento.

Em relação aos valores de hemoglobina glicada (HbA1c), estes devem idealmente estar o mais próximo da normalidade desde o período pré-gestacional. Essa medida tem como objetivo reduzir os riscos de desfechos desfavoráveis tanto para a mãe quanto para o feto.[20] Valores inferiores a 6%, em caso de ensaios semelhantes ao empregado no Diabetes Control and Complications Trial (DCCT),[20] ou de até 1% acima do valor máximo informado pelo laboratório de análises clínicas onde os testes são feitos estão relacionados com melhor prognóstico. Há recomendação de que a HbA1c seja avaliada na primeira consulta de pré-natal e, posteriormente, a cada mês, até a meta ser atingida. Depois de alcançada a meta, as dosagens devem ser realizadas a cada 2 ou 3 meses. A ocorrência de hipoglicemia deve ser a menor possível durante toda a gravidez e a paciente deve ser orientada para reconhecer os sintomas e para realizar medidas de prevenção e tratamento.

Outro parâmetro de avaliação do controle glicêmico são as medidas de glicemia capilar, que devem ser realizadas rotineiramente nos períodos pré e pós-prandiais. Medidas antes de dormir e durante a madrugada, em alguns casos, podem ser necessárias.

Os valores de glicemia capilar que traduzem controle glicêmico satisfatório são:[21]

- **Medidas pré-prandial, ao deitar-se e noturna:** entre 60 e 95 mg/dL.
- **Medidas no período de 1 h pós-prandial:** entre 100 e 140 mg/dL.

RECOMENDAÇÕES NUTRICIONAIS

A dieta tem importante efeito terapêutico e deve conter os nutrientes necessários para o desenvolvimento adequado do concepto, além de minimizar a hiperglicemia e prevenir a hipoglicemia materna. Assim como todos os demais tratamentos, deve ser individualizada. Influências culturais e mudanças nos hábitos alimentares, muito frequentes durante a gestação, devem ser levadas em consideração em relação à população-alvo.

O planejamento nutricional deve ter como objetivo evitar variações extremas na glicemia, como hipo ou hiperglicemia, além de cetose. Idealmente, a dieta deve ser fracionada ao longo do dia, constituída de 3 grandes e 3 pequenas refeições que se intercalam.[22] Nas pacientes tratadas com insulina, deve-se ter atenção especial à adequação das doses da medicação e dos horários de sua administração, ao conteúdo dos nutrientes fornecidos em cada refeição, em especial na ceia, que pelo risco de hipoglicemia noturna deve ser composta por carboidaratos complexos (aproximadamente 25 g) associados a lipídios ou proteínas. O cálculo do valor energético diário da dieta pode ser baseado no peso pré-gravídico, visando ao ganho de peso adequado, que mesmo em mulheres obesas deve ocorrer (Tabela 17.1.1).[23]

Tabela 17.1.1 Recomendações para o cálculo do valor energético diário da dieta

Peso pré-gestacional	Primeiro trimestre	Segundo trimestre	Terceiro trimestre
Baixo peso (< 90% peso ideal)	30 cal/kgPI/dia	36 a 40 cal/kgPI/dia	36 a 40 cal/kgPI/dia
Peso adequado	30 cal/kg/dia	36 cal/kg/dia	36 a 38 cal/kg/dia
Sobrepeso ou obesidade (> 120% peso ideal)	24 cal/kg/dia	24 cal/kg/dia	24 cal/kg/dia

PI = Peso ideal.

O conteúdo calórico diário deve ser idealmente distribuído em:

- 40% a 45% de carboidratos.
- 15% a 20% de proteínas (não inferior a 1,1 g/kg/dia).
- 30% a 40% de gorduras.

O consumo de carboidratos simples deve ser evitado, dando-se preferência aos açúcares complexos. Com exceção do ciclamato (que não foi estudado), os adoçantes artificiais, como o aspartame, a sacarina, o esteviosídeo e o acessulfame-K, são considerados seguros para o consumo moderado durante a gestação, sendo seu uso liberado pela agência reguladora americana (Food and Drug Administration [FDA]).[21] Em relação à passagem transplacentária dessas substâncias, a sacarina e o acessulfame-K ultrapassam a barreira, enquanto o aspartame somente a ultrapassa quando ingerido em grandes quantidades. Não há relatos de efeitos adversos relacionados com o seu consumo.

Com o objetivo de reduzir o risco de malformações neurológicas, o uso de ácido fólico (600 µg a 5 mg por dia), desde a fase pré-concepcional até o período de fechamento do tubo neural (12ª semana de gravidez), é recomendado a todas as mulheres, inclusive àquelas que têm diabetes.[24]

Durante a gestação, a demanda de cálcio está aumentada devido à formação dos ossos fetais. Assim, a ingestão diária deve ser de 1.200 mg/dia, principalmente no terceiro trimestre. Adicionalmente, para suprir necessidades fetais e repor perdas maternas, recomenda-se consumo adicional de ferro, especialmente após o segundo trimestre.

EXERCÍCIOS FÍSICOS

Sempre que não houver contraindicação, a prática de exercícios físicos deve ser estimulada durante a gravidez. Dentre os potenciais benefícios da atividade física, destacam-se o menor ganho de peso, a redução da adiposidade fetal, a redução de intercorrências durante o parto, o melhor controle glicêmico decorrente da redução da resistência à insulina e a consequente melhor utilização da glicose nos tecidos periféricos.[25] Exercícios físicos regulares podem evitar ou retardar a necessidade de insulinoterapia em gestantes com DMG. Gestantes que já praticavam regularmente atividade física antes da gravidez podem manter seus exercícios, evitando sobrecarga cardíaca e mecânica, enquanto as mulheres previamente sedentárias devem ser estimuladas a praticar atividades de menor intensidade.

Entretanto, gestantes que apresentem doença hipertensiva induzida pela gravidez, ruptura prematura de membranas, ameaça de trabalho de parto prematuro, sangramento uterino persistente após o segundo trimestre, restrição de crescimento fetal intrauterino, síndrome nefrótica, retinopatia diabética pré-proliferativa ou proliferativa, histórico de hipoglicemia sem sinais de alerta ou neuropatia periférica avançada (principalmente se acompanhada de disautonomia) não devem praticar exercícios físicos durante a gestação.

A prática diária recomendada é de pelo menos 30 minutos, preferencialmente após as refeições. Os exercícios devem ser feitos em ambiente apropriado, evitando calor excessivo, quedas ou traumas abdominais, aumento da pressão arterial, contrações uterinas ou sofrimento fetal.[26] Recomenda-se que a glicemia capilar seja monitorada nos períodos pré e pós-exercícios.

TRATAMENTO MEDICAMENTOSO

Insulinoterapia

A insulinoterapia é o tratamento de escolha para pacientes com DM preexistente. Devido à eficácia e à segurança comprovadas das insulinas disponíveis que apresentam mínima passagem transplacentária, recomenda-se que mesmo aquelas mulheres que vinham mantendo controle glicêmico adequado com medicações orais devam ter seu esquema de tratamento trocado para insulina. Essa troca idealmente deve ser realizada durante o planejamento da gestação ou o mais breve possível do diagnóstico de gravidez.

Em relação a mulheres que já faziam uso de insulina previamente à gestação, estas geralmente têm sua dose diária reduzida em até 20% durante o primeiro trimestre. Ao longo do segundo e terceiro trimestres, devido ao aumento da resistência à insulina gerada por hormônios citados previamente, nota-se a necessidade de aumento progressivo da dose total diária de insulina, que pode chegar ao triplo da usada no período pré-gestacional. Em pacientes com DM2, a dose inicial diária habitual é de 0,7 a 1,0 unidade/kg de peso. Para a obtenção de controle glicêmico adequado, frequentemente é necessário um esquema intensivo de insulinização composto por múltiplas doses de insulina de ação basal e prandial ou por meio de sistemas de infusão subcutânea contínua.

Para esquemas de insulinização basal, a insulina humana NPH e o análogo Detemir têm eficácia semelhante e podem ser indicados. Estudos não controlados não mostraram efeitos adversos do análogo Glargina durante a gestação. Entretanto, diferentemente das insulinas NPH e Detemir, a insulina Glargina tem seu uso restrito durante a gravidez, segundo FDA e Anvisa.[18]

Os análogos de insulina de ação ultrarrápida, tais como as insulinas Asparte e Lispro, têm sido descritos como seguros e eficazes durante a gestação. Seu uso está relacionado com a melhora nos níveis de glicemia pós-prandial e a diminuição da ocorrência de hipoglicemias.[18] Quando disponíveis, sistemas de infusão contínua de insulina podem ser utilizados. Os locais ideais para injeções de insulina durante a gravidez são abdome e coxa.[18]

Antidiabéticos orais

O uso de medicações antidiabéticas orais durante a gestação tem sido alvo de discussão há vários anos. Apesar da recomendação de que as drogas orais devem ser substituídas por insulina, estudos que envolvem principalmente sulfonilureias e metformina vêm sendo publicados. Em relação às sulfonilureias, estudos revelam que a passagem transplacentária da glibenclamida é pequena. Revela ainda que a glibenclamida foi capaz de prevenir a macrossomia fetal, parecendo seu uso ser seguro e eficaz no tratamento do DMG a partir do segundo trimestre de gestação. Entretanto, o número de gestações estudadas ainda é pequeno e faltam estudos para avaliar efeitos em longo prazo da exposição precoce de crianças às sulfonilureias. Até o momento, recomenda-se que seu uso deve ser indicado apenas em casos excepcionais e evitado durante o primeiro trimestre da gestação.[27]

Estudos recentes têm descrito como seguro o uso de metformina durante a gravidez.[28-31] Teoricamente, por ultrapassar a placenta em quantidades significativas, a droga pode agir sobre o transportador de glicose 1 (GLUT-1) placentário e aumentar o fluxo de glicose para o feto. Assim como a glibenclamida, até o momento, a metformina não é considerada o tratamento de primeira escolha para gestantes com diabetes e deve ser substituída pela insulina nas mulheres que vinham em uso da medicação ao engravidarem.

COMPLICAÇÕES E RISCOS MATERNOS

- **Hipoglicemia:** é importante alertar as pacientes em insulinoterapia sobre como reconhecer os sinais e os riscos de hipoglicemia, em especial durante a noite e a madrugada, estabelecendo medidas de prevenção. Os parceiros e familiares das gestantes devem estar cientes sobre esses riscos e sobre como prestar os primeiros socorros.[18]
- **Cetoacidose:** deve-se descartar a presença de cetoacidose diabética caso a paciente com DM1 apresente intercorrências infecciosas, desidratação e aumento da glicemia.[17]
- **Nefropatia:** em gestantes com nefropatia diabética já estabelecida, o aumento de 30 a 50% do fluxo de filtração glomerular característico da gestação pode levar, inicialmente, à melhora do *clearance* de creatinina e à piora da proteinúria. A partir do terceiro trimestre, devido ao aumento da resistência vascular periférica, mulheres com microangiopatia podem evoluir com declínio da filtração glomerular, aumento dos níveis pressóricos e pré-eclâmpsia. Preferencialmente antes da gestação e a cada trimestre, mulheres com diabetes pré-gestacional devem ter avaliação do *clearance* de creatinina, da pesquisa de microalbuminúria e de proteinúria.[19] A presença de insuficiência renal crônica piora o prognóstico da gestação e leva a aumento no risco de morte neonatal, retardo do crescimento intrauterino e abortamento. Gestações após transplante renal têm risco perinatal menor quando comparadas com gestações em mulheres em tratamento dialítico.
- **Retinopatia:** durante a gestação, há risco de piora da retinopatia pré-proliferativa e proliferativa precedentes. Desse modo, as gestantes com DM preexistente devem ter avaliação de fundo de olho preferencialmente antes da gestação ou o mais próximo possível do diagnóstico de gravidez. Mulheres com retinopatia leve somente devem ser reavaliadas ao longo da gravidez em caso de alguma suspeita clínica. Não há contraindicação para o tratamento com *laser* durante

a gestação para mulheres com retinopatia grave, e o acompanhamento deve ser feito a cada trimestre ou em intervalos menores, a critério do especialista. Nesses casos, o parto transpélvico deve ser contraindicado, devido ao risco de hemorragia vítrea e descolamento de retina.

- **Neuropatia:** a presença de neuropatia autonômica pode ter especial importância. No primeiro trimestre, o quadro de hiperêmese pode ser exacerbado nas mulheres com gastroparesia diabética. A presença de bexiga neurogênica aumenta o risco de infecções do trato urinário. Um quadro de disautonomia do sistema cardiovascular pode aumentar o risco de arritmias e intolerância aos esforços, sendo, nesses casos, indicado parto cesáreo sob rigorosa monitoração cardíaca.
- **Hipertensão arterial sistêmica:** distúrbios hipertensivos relacionados com a gestação, em especial a pré-eclâmpsia, são mais frequentes em mulheres com DM. Recomenda-se a monitoração dos níveis pressóricos, do ganho de peso e da proteinúria, principalmente na segunda metade da gestação.

DIABETES *MELLITUS* GESTACIONAL

Definição e conceitos

É definido como a intolerância à glicose, de qualquer grau, diagnosticada pela primeira vez durante a gravidez, podendo ou não persistir após o parto.[32] O DMG teve sua relevância clínica sugerida e posteriormente confirmada por meio de estudos que relacionaram a condição com o aumento na frequência de abortamentos, macrossomia e mortalidade perinatal.[32]

Fatores de risco

- Idade materna avançada.
- Sobrepeso ou obesidade prévia à gestação ou já no primeiro trimestre.
- Ganho excessivo de peso na gravidez atual.
- História familiar de DM em parentes de primeiro grau.
- Complicações obstétricas na gravidez atual, tais como crescimento fetal excessivo (macrossomia ou fetos grandes para a idade gestacional [GIG]), polidrâmnio, hipertensão ou pré-eclâmpsia.
- História obstétrica prévia de abortos de repetição, malformações fetais, morte fetal ou neonatal, macrossomia ou DMG.
- Síndrome de ovários policísticos.
- Uso de medicamentos que possam causar hiperglicemia, tais como glicocorticoides, diuréticos tiazídicos, doses excessivas de hormônios tireoidianos etc.

Diagnóstico

Apesar da grande controvérsia sobre o critério para se estabelecer o diagnóstico de DMG, atualmente existe recomendação de que o teste oral de tolerância à glicose (TOTG), com 75 g de glicose, seja realizado em todas as gestantes entre a 24ª e a 28ª semana de gestação.

A confirmação do diagnóstico de DMG é feita utilizando-se os pontos de corte de glicemia plasmática preconizados pela International Association of Diabetes and Pregnancy Study Groups (IADPSG) e endossados pela Organização Mundial da Saúde (OMS): jejum 92 mg/dL, 1 hora 180 mg/dL ou 2 horas 153 mg/dL.[36] A presença de 1 ponto alterado confirma o diagnóstico de DMG.

Estes pontos de corte foram estabelecidos com base nos achados do estudo HAPO,[35] levaram à realização de um encontro de *experts*, o International Workshop Conference on Diagnosis of Gestational Diabetes Mellitus (IADPSG) (Tabela 17.1.2).

Tabela 17.1.2 Teste oral de tolerância à glicose com 75 g no diagnóstico de DMG

	International Workshop Conference on diagnosis of gestational diabetes mellitus (IADPSG, 2009), OMS (2013) **1 ponto alterado ou mais é diagnóstico**
Jejum	92 mg/dL
1 h	180 mg/dL
2 h	153 mg/dL

IADPSG – International Association of Diabetes and Pregnancy Study Groups.

O teste deve ser realizado após 3 dias de dieta sem restrições de carboidratos (> 150 g/dia). Além disso, a paciente deve permanecer sentada ou deitada durante o mesmo e não fumar.

Independentemente da presença de fatores de risco, na primeira avaliação pré-natal as gestantes devem realizar um exame de glicemia em jejum. O resultado deve ser interpretado conforme os critérios de fora da gestação, ou seja, caso ≥ 126 mg/dL a gestante receberá o diagnóstico de diabetes *mellitus* permanente (não gestacional). Caso a glicemia de jejum, mesmo no primeiro trimestre esteja ≥ 92 e < 126, o diagnóstico é de DMG. O resultado alterado deve ser sempre confirmado com mais uma medida que deve ser preferencialmente realizada na mesma semana.

Recomendações para gestantes com diabetes *mellitus* gestacional

Do mesmo modo que gestantes com DM preexistente, as pacientes com DMG devem estar cientes dos benefícios do bom controle.

Devem também conhecer as técnicas corretas da automonitoração de sua glicemia capilar, assim como com que frequência realizar suas medidas.

Tratamento

Pelo potencial de reduzir a ocorrência de eventos adversos da gravidez, mesmo as gestantes com elevações menos graves de glicemia devem receber intervenções terapêuticas.[37,38] Como parte do tratamento inicial, as pacientes devem receber orientações nutricionais, como o cálculo do valor calórico adequado, a fim de buscar normalização da glicemia sem prejuízo no ganho de peso adequado. Este deve permitir ganho de peso em torno de 300 g a 400 g por semana, a partir do segundo trimestre da gravidez.[23]

Também de maneira semelhante às gestantes com DM preexistente, sempre que não houver contraindicação, as pacientes com DMG devem ser estimuladas a praticar atividade física.[25]

Os objetivos de medidas da glicemia capilar são os mesmos já citados para os casos de DM preexistente, devendo ser avaliadas as glicemias pré e 1 h pós-prandiais.

A falência do controle glicêmico apesar da terapêutica nutricional é indicação de início de tratamento farmacológico.[1] Outra indicação para o tratamento farmacológico pode ser a evidência de crescimento fetal excessivo, confirmado por meio da medida da circunferência abdominal fetal $\geq 70\%$ na ecografia entre a 29ª e a 33ª semana.[39] As doses iniciais de insulina variam de 0,6 a 1,0 U/kg, dependendo do período da gestação. Os valores de glicemias pré e pós-prandiais ditam o esquema de insulina a ser prescrito. O uso de esquemas de insulinização, compostos por insulina basal associada à insulina de ação rápida ou análogos de ação ultrarrápida em formulações fixas ou ajustáveis, são os mais indicados.

Risco de evolução para diabetes *mellitus* tipo 2

Após o parto, as gestantes com DMG devem ser avaliadas quanto à persistência ou não do DM ou de intolerância à glicose. Entre 6 e 8 semanas após o parto, as gestantes são orientadas a realizar um TOTG com 75 g. Os critérios da OMS devem ser adotados para diagnóstico de diabetes fora da gravidez, isto é, glicemia de jejum $\geq$ 126 mg/dL e/ou glicemia 2 h após a sobrecarga de glicose $\geq$ 200 mg/dL, confirmada em uma segunda medida. A medida da HbA1c nesta fase do puerpério não está validada para o diagnóstico de diabetes. Se o teste estiver normal, recomenda-se a realização de glicemia de jejum ao menos uma vez por ano.[17]

Mulheres com diagnóstico de DMG apresentam risco aumentado de evoluírem para DM2.[40,41] Devido a diferentes protocolos de rastreamento, assim como variações populacionais nos estudos, as taxas de risco para conversão de DMG para DM2 no futuro variam de 6 até 70%.[42] Algumas características observadas antes, durante e após a gestação podem ser consideradas preditoras de risco para DM2 futuro, dentre elas:

- O número de glicemias alteradas durante o TOTG com 100 g.
- A idade gestacional mais precoce no momento do diagnóstico de DMG.
- A presença de índice de massa corporal (IMC) > 27 kg/m^2 prévio à gestação.
- A necessidade de tratamento do DMG com insulina, assim como sua dose diária.
- História familiar positiva para DM2 em parentes de primeiro grau.[15,43-45]

Nas gestantes com DMG que não persistiram com DM no pós-parto, esse risco pode ser reduzido por meio de manutenção do peso corporal adequado, alimentação saudável e prática de atividade física regular. O uso de metformina pode ser indicado para aquelas que apresentem glicemia de jejum alterada ou intolerância à glicose.

COMPLICAÇÕES FETAIS

Malformações fetais relacionadas com o DM são mais frequentes em gestantes com DM preexistente, pela presença de hiperglicemia durante o período em que há organogênese.[46] As demais complicações fetais podem ocorrer tanto nos filhos de mulheres com diabetes preexistente como naqueles de mulheres com DMG. É importante ressaltar que o bom controle da glicemia reduz a chance de todas as complicações.[46]

- **Macrossomia:** ocorre em 15% a 45% das pacientes com DM prévio (21% nas pacientes com DM1 e 25% nas com DM2). Está relacionada com hiperinsulinemia fetal (detectada a partir da 12ª semana de gestação), obesidade materna, além de fatores genéticos. É definida como o peso ao nascer acima de 90% para idade gestacional, ou peso acima de 4 kg nas gestações a termo. Devido ao acúmulo de gordura no terceiro trimestre, os fetos apresentam desproporção cabeça-ombro e organomegalia. Até 74% das distocias de ombro e 76% das lesões do plexo braquial ocorrem em fetos com peso acima de 4 kg. A macrossomia fetal é provavelmente o problema mais significativo na gravidez complicada por diabetes.[47] Contraditoriamente, em casos mais graves de DM, em que há diminuição do fluxo sanguíneo placentário, pode-se observar retardo do crescimento intrauterino.[48]

- **Malformações congênitas:** a incidência de anomalias congênitas na população de gestantes com DM é 4 a 8 vezes maior em comparação a gestantes normoglicêmicas.[49,50] As lesões mais encontradas são as do sistema cardiovascular (sendo a hipertrofia do septo interventricular a mais prevalente) e do sistema nervoso (principalmente defeitos no tubo neural) (Tabela 17.1.3). A frequência de malformações está relacionada com o grau de descontrole do DM em fases bem precoces da gravidez.[46,49]

Tabela 17.1.3 Anomalias congênitas relacionadas com o DM materno

Regressão caudal
Espinha bífida, hidrocefalia, defeitos diversos no sistema nervoso central
Anencefalia
Anomalias cardiovasculares diversas
Atresia anal/retal
Agenesia renal
Cisto renal
Duplicação de ureter
Situs inversus

- **Policitemia e hiperviscosidade:** ocorrem em 5 a 10% dos filhos de mães com diabetes e estão relacionadas com o mau controle glicêmico. Decorrem de poderoso estímulo para a eritropoiese fetal, secundário à hiperglicemia, e são mediadas pela diminuição da tensão fetal de oxigênio. Podem levar à trombose de veia renal.[51]
- **Hipoglicemia neonatal:** é definida como glicemia inferior a 40 mg/dL nas primeiras 5 h após o parto, mantendo-se até 2 a 3 dias de vida. A descompensação do DM materno leva à hiperinsulinemia fetal por hipertrofia de células

β pancreáticas.[7] É usualmente branda e pouco comum em gestantes que permanecem euglicêmicas, sobretudo durante o trabalho de parto. Se não tratada, pode levar a convulsão, coma e lesão cerebral, com sequelas neurológicas permanentes.

- **Outras complicações relacionadas com o DM:** podem acometer os neonatos a hipocalcemia (frequentemente associada à hipomagnesemia materna), que geralmente é assintomática; a hiperbilirrubinemia, decorrente de hiperinsulinemia e hipoxemia, observada em até 25% dos neonatos de mães diabéticas, que pode complicar, levando a icterícia e *kernicterus*. As causas são múltiplas, mas prematuridade e policitemia são os fatores principais; além disso, o risco de síndrome da angústia respiratória é 6 vezes mais comum em filhos de mães diabéticas do que o habitual.[52] O desconforto respiratório neonatal observado nestas crianças pode ser devido a taquipneia transitória, cardiomiopatia hipertrófica ou complicações infecciosas pulmonares.

- **Obesidade e intolerância à glicose:** estudos têm demonstrado que indivíduos expostos a ambiente intrauterino hiperglicêmico apresentam risco aumentado de desenvolver obesidade na adolescência e intolerância à glicose na infância ou início da vida adulta.[53,54]

ACOMPANHAMENTO PRÉ-NATAL

O acompanhamento de gestantes com DM preexistente ou DMG deve ser intensivo, com avaliações de parâmetros glicêmicos a cada 2 semanas inicialmente e semanalmente no período mais próximo do parto (ou sempre que julgado necessário pela equipe). A Tabela 17.1.4 sumariza os procedimentos recomendados para avaliação do bem-estar fetal durante a gestação; no entanto, em pacientes com controle glicêmico inadequado e em hipertensas, esses procedimentos devem ser antecipados e realizados em intervalos menores de tempo, tendo em vista que o risco de morte fetal é proporcional ao grau de hiperglicemia materna. Devido aos variados aspectos envolvidos na saúde materno-fetal, a abordagem multiprofissional é a ideal nessas pacientes.

RECOMENDAÇÕES PARA O PARTO

É importante ressaltar que a indicação da via de parto é feita avaliando-se parâmetros obstétricos, não sendo a presença de qualquer forma de DM indicação de cesariana.[55] O parto deve ser preferencialmente a termo, no entanto, gestantes com glicemia de difícil controle, assim como nos casos de macrossomia, não devem ter as gestações postergadas para além da 38ª semana. Na presença de comorbidades, como obesidade e neuropatia autonômica, monitoramento car-díaca materna durante o trabalho de parto é recomendada.

Durante todo o trabalho de parto, os níveis glicêmicos devem ser avaliados a ca-da hora, tendo-se como objetivo valores entre 70 e 120 mg/dL. Esse controle deve ser obtido por meio do uso de glicose e/ou insulina em forma de infusão contínua intravenosa.[17] Em pacientes com DM1, o uso de glicose ou insulina desde o início do trabalho de parto deve ser considerado.[17]

Tabela 17.1.4 Avaliação fetal na gravidez complicada por DM

1º trimestre	- US com translucência nucal para avaliação da idade gestacional, pesquisa de malformações fetais e risco de cromossomopatia
2º trimestre	- Doppler de artérias uterinas (20ª semana) - US morfológica (20ª a 24ª semanas) - Ecocardiograma fetal em casos de DM preexistente (24ª a 26ª semanas) - US mensal para avaliar o crescimento fetal e a presença de polidrâmnio (a partir da 24ª semana)
3º trimestre	- US mensal (a partir da 24ª semana) para avaliar o crescimento fetal e a presença de polidrâmnio* - CTG basal em casos de diabetes preexistente (24ª a 28ª semanas) - Doppler de artérias umbilicais em caso de hipertensão arterial, pré-eclampsia ou vasculopatia - Contagem de movimentos fetais 3×/dia após a 28ª semana

US = ultrassonografia.
CTG = cardiotocografia.
* Em caso de restrição de crescimento fetal ou crescimento fetal excessivo, deve ser realizada a cada 2 semanas.

RECOMENDAÇÕES PARA O PERÍODO PÓS-PARTO

No caso de gestantes com DM preexistente e que faziam uso de insulina pre-viamente à gestação, a dose da medicação deve ser reduzida e ajustada de acordo com os valores de glicemia capilar. Nas primeiras 48 horas após o parto geralmen-te a necessidade de insulina cai em torno de 30 a 50% da dose pré-gestacional. Pelo risco aumentado de hipoglicemia nas pacientes que estão amamentando, a ingestão de lanche ou refeição antes ou durante as mamadas é recomendada. Estudos mostram que a quantidade de medicações orais, como metformina e glibenclamida, para tratamento do DM no leite materno é mínima.[56,57] Desse modo, as pacientes com DM2 que estiverem amamentando e que faziam uso de antidiabéticos orais podem ter a terapia oral retomada. Medicações usadas no tratamento de complicações ou distúrbios associados ao DM que foram suspensas durante a gestação por motivo de segurança devem ser reavaliadas ainda no período de lactação.

No caso de gestantes com DMG, a terapia com insulina deve ser descontinuada imediatamente após o parto, e deve-se avaliar a persistência ou não da hiperglicemia antes da alta hospitalar. Na alta, as pacientes devem receber orientações sobre como reconhecer sintomas de hiperglicemia e a procurarem tratamento médico no caso de seu surgimento. Por fim, as puérperas devem ser informadas sobre o risco de diabetes gestacional em gravidezes futuras, além do risco de evolução para DM2. Deve ser dado enfoque na importância do planejamento familiar e no rastreamento para DM no período pré-concepcional.

Em todos os casos, informações sobre medidas de contracepção devem ser fornecidas. Esta deve ser individualizada, levando em consideração fatores como efetividade, efeitos adversos e o potencial de agravar complicações ou comorbidades associadas ao DM (aumento do risco de infecção, alteração em perfil lipídico, efeitos cardiovasculares ou trombóticos, por exemplo).

REFERÊNCIAS BIBLIOGRÁFICAS

1. American Diabetes Association Clinical Practice Recommendations 2001. Diabetes Care. 2001 Jan; 24 Suppl 1:1-133.
2. Reichelt AJ, Spichler ER, Branchtein L et al. Fasting plasma glucose is a useful test for the detection of gestational diabetes. Brazilian Study of Gestational Diabetes (EBDG) Working Group. Diabetes Care. 1998 Aug; 21(8):1246-9.
3. Schmidt MI, Duncan BB, Reichelt AJ et al. Gestational diabetes mellitus diagnosed with a 2-h 75-g oral glucose tolerance test and adverse pregnancy outcomes. Diabetes Care. 2001 Jul; 24(7):1151-5.
4. Schmidt MI, Matos MC, Reichelt AJ et al. Prevalence of gestational diabetes mellitus-Do the new WHO criteria make a difference? Brazilian Gestational Diabetes Study Group. Diabet Med. 2000 May; 17(5): 376-80.
5. Ray JG, O'Brien TE, Chan WS. Preconception care and the risk of congenital anomalies in the offspring of women with diabetes mellitus: A meta-analysis. QJM. 2001 Aug; 94(8):435-44.
6. Ferreira I, Henry RM, Twisk JW et al. The metabolic syndrome, cardiopulmonary fitness, and subcutaneous trunk fat as independent determinants of arterial stiffness: The Amsterdam Growth and Health Longitudinal Study. Archives of internal medicine. 2005 Apr 25; 165(8):875-82.
7. Fetita LS, Sobngwi E, Serradas P et al. Consequences of fetal exposure to maternal diabetes in offspring. The Journal of Clinical Endocrinology and Metabolism. 2006 Oct; 91(10):3718-24.
8. Rizzo TA, Dooley SL, Metzger BE et al. Prenatal and perinatal influences on long-term psychomotor development in offspring of diabetic mothers. American Journal of Obstetrics and Gynecology. 1995 Dec; 173 (6):1753-8.
9. Kalkhoff RK, Kissebah AH, Kim HJ. Carbohydrate and lipid metabolism during normal pregnancy: Relationship to gestational hormone action. Seminars in Perinatology. 1978 Oct; 2(4):291-307.
10. Catalano PM, Tyzbir ED, Wolfe RR et al. Carbohydrate metabolism during pregnancy in control subjects and women with gestational diabetes. The American Journal of Physiology. 1993 Jan; 264(1 Pt1):E60-7.
11. Bowes SB, Hennessy TR, Umpleby AM et al. Measurement of glucose metabolism and insulin secretion during normal pregnancy and pregnancy complicated by gestational diabetes. Diabetologia. 1996 Aug; 39 (8):976-83.

12. Catalano PM, Tyzbir ED, Roman NM et al. Longitudinal changes in insulin release and insulin resistance in nonobese pregnant women. American Journal of Obstetrics and Gynecology. 1991 Dec; 165(6 Pt1):1667-72.

13. Sivan E, Chen X, Homko CJ et al. Longitudinal study of carbohydrate metabolism in healthy obese pregnant women. Diabetes Care. 1997 Sep; 20(9):1470-5.

14. Xiang AH, Peters RK, Trigo E et al et al. Multiple metabolic defects during late pregnancy in women at high risk for type 2 diabetes. Diabetes. 1999 Apr; 48(4):848-54.

15. Buchanan TA, Xiang A, Kjos SL et al. Gestational diabetes: Antepartum characteristics that predict postpartum glucose intolerance and type 2 diabetes in Latino women. Diabetes. 1998 Aug; 47(8):1302-10.

16. Hare JW, White P. Pregnancy in diabetes complicated by vascular disease. Diabetes. 1977 Oct; 26(10): 953-5.

17. Management of diabetes from preconception to the postnatal period: Summary of NICE guidance. BMJ. Clinical Research ed. 2008 Mar 29; 336(7646):714-7.

18. Kitzmiller JL, Block JM, Brown FM et al. Managing preexisting diabetes for pregnancy: Summary of evidence and consensus recommendations for care. Diabetes Care. 2008 May; 31(5):1060-79.

19. Young EC, Pires ML, Marques LP, de Oliveira JE, Zajdenverg L. Effects of pregnancy on the onset and progression of diabetic nephropathy and of diabetic nephropathy on pregnancy outcomes. Diabetes Metab Syndr. 2011; 5(3):137-42.

20. Mosca A, Paleari R, Dalfra MG et al. Reference intervals for hemoglobin A1c in pregnant women: Data from an Italian multicenter study. Clinical chemistry. 2006 Jun; 52(6):1138-43.

21. Manderson JG, Patterson CC, Hadden DR et al. Preprandial versus postprandial blood glucose monitoring in type 1 diabetic pregnancy: A randomized controlled clinical trial. American Journal of Obstetrics and Gynecology. 2003 Aug; 189(2):507-12.

22. Position of the American Dietetic Association: Use of nutritive and nonnutritive sweeteners. Journal of the American Dietetic Association. 2004 Feb; 104(2):255-75.

23. Rasmussen KM, Catalano PM, Yaktine AL. New guidelines for weight gain during pregnancy: What obstetrician/gynecologists should know. Current Opinion in Obstetrics & Gynecology. 2009 Dec; 21(6):521-6.

24. Recommendations for the use of folic acid to reduce the number of cases of spina bifida and other neural tube defects. MMWR Recomm Rep. 1992 Sep 11; 41(RR-14):1-7.

25. ACOG Committee Opinion. Number 267, January 2002: Exercise during pregnancy and the postpartum period. Obstetrics and Gynecology. 2002 Jan; 99(1):171-3.

26. Davies GA, Wolfe LA, Mottola MF et al. Exercise in pregnancy and the postpartum period. J Obstet Gynaecol Can. 2003 Jun; 25(6):516-29.

27. Langer O, Conway DL, Berkus MD et al. A comparison of glyburide and insulin in women with gestational diabetes mellitus. The New England Journal of Medicine. 2000 Oct 19; 343(16):1134-8.

28. Glueck CJ, Goldenberg N, Pranikoff J et al. Height, weight, and motor-social development during the first 18 months of life in 126 infants born to 109 mothers with polycystic ovary syndrome who conceived on and continued metformin through pregnancy. Human reproduction (Oxford, England). 2004 Jun; 19(6):1323-30.

29. Glueck CJ, Goldenberg N, Sieve L et al. An observational study of reduction of insulin resistance and prevention of development of type 2 diabetes mellitus in women with polycystic ovary syndrome treated with metformin and diet. Metabolism: Clinical and Experimental. 2008 Jul; 57(7):954-60.

30. Glueck CJ, Pranikoff J, Aregawi D et al. Prevention of gestational diabetes by metformin plus diet in patients with polycystic ovary syndrome. Fertility and Sterility. 2008 Mar; 89(3):625-34.

31. Rowan JA, Hague WM, Gao W et al. Metformin versus insulin for the treatment of gestational diabetes. The New England Journal of Medicine. 2008 May 8; 358(19):2003-15.

32. Report of the Expert Committee on the Diagnosis and Classification of Diabetes Mellitus. Diabetes Care. 1997 Jul; 20(7):1183-97.

33. Diagnosis and classification of diabetes mellitus. Diabetes Care. 2009 Jan; 32 Suppl 1:S62-7.

34. Carpenter MW, Coustan DR. Criteria for screening tests for gestational diabetes. American Journal of Obstetrics and Gynecology. 1982 Dec 1; 144(7):768-73.

35. Metzger BE, Lowe LP, Dyer AR et al. Hyperglycemia and adverse pregnancy outcomes. The New England Journal of Medicine. 2008 May 8; 358(19):1991-2002.

36. Metzger BE, Gabbe SG, Persson B et al. International association of diabetes and pregnancy study groups recommendations on the diagnosis and classification of hyperglycemia in pregnancy. Diabetes Care. Mar; 33 (3):676-82.

37. Crowther CA, Hiller JE, Moss JR et al. Effect of treatment of gestational diabetes mellitus on pregnancy outcomes. The New England Journal of Medicine. 2005 Jun 16; 352(24):2477-86.

38. Negrato CA, Jovanovic L, Tambascia MA et al. Mild gestational hyperglycaemia as a risk factor for metabolic syndrome in pregnancy and adverse perinatal outcomes. Diabetes/Metabolism Research and Reviews. 2008 May-Jun; 24(4):324-30.

39. Buchanan TA, Kjos SL, Montoro MN et al. Use of fetal ultrasound to select metabolic therapy for pregnancies complicated by mild gestational diabetes. Diabetes Care. 1994 Apr; 17(4):275-83.

40. Dalfra MG, Lapolla A, Masin M et al. Antepartum and early postpartum predictors of type 2 diabetes development in women with gestational diabetes mellitus. Diabetes & Metabolism. 2001 Dec; 27(6):675-80.

41. O'Sullivan JB. Diabetes mellitus after GDM. Diabetes. 1991 Dec; 40 Suppl 2:131-5.

42. Kim C, Newton KM, Knopp RH. Gestational diabetes and the incidence of type 2 diabetes: A systematic review. Diabetes Care. 2002 Oct; 25(10):1862-8.

43. Noussitou P, Monbaron D, Vial Y et al. Gestational diabetes mellitus and the risk of metabolic syndrome: A population-based study in Lausanne, Switzerland. Diabetes & Metabolism. 2005 Sep; 31(4 Pt1):361-9.

44. Pallardo F, Herranz L, Garcia-Ingelmo T et al. Early postpartum metabolic assessment in women with prior gestational diabetes. Diabetes Care. 1999 Jul; 22 (7): 1053-8.

45. Ratner RE. Prevention of type 2 diabetes in women with previous gestational diabetes. Diabetes Care. 2007 Jul; 30 Suppl 2:S242-5.

46. Sermer M, Naylor CD, Gare DJ et al. Impact of increasing carbohydrate intolerance on maternal-fetal outcomes in 3637 women without gestational diabetes. The Toronto Tri-Hospital Gestational Diabetes Project. American Journal of Obstetrics and Gynecology. 1995 Jul; 173(1):146-56.

47. Oral E, Cagdas A, Gezer A et al. Perinatal and maternal outcomes of fetal macrosomia. European Journal of Obstetrics, Gynecology, and Reproductive Biology. 2001 Dec 1; 99(2):167-71.

48. Jaffe R. Identification of fetal growth abnormalities in diabetes mellitus. Seminars in Perinatology. 2002 Jun; 26(3):190-5.

49. Mazze RS, Langer O. Primary, secondary, and tertiary prevention. Program for diabetes in pregnancy. Diabetes Care. 1988 Mar; 11(3):263-8.

50. Svare JA, Hansen BB, Molsted-Pedersen L. Perinatal complications in women with gestational diabetes mellitus. Acta Obstetricia et Gynecologica Scandinavica. 2001 Oct; 80(10):899-904.

51. Langer O. A spectrum of glucose thresholds may effectively prevent complications in the pregnant diabetic patient. Seminars in Perinatology. 2002 Jun; 26(3):196-205.

52. Piper JM. Lung maturation in diabetes in pregnancy: If and when to test. Seminars in Perinatology. 2002 Jun; 26(3):206-9.

53. Pettitt DJ, Knowler WC. Long-term effects of the intrauterine environment, birth weight, and breast-feeding in Pima Indians. Diabetes Care. 1998 Aug; 21 Suppl 2:138-41.

54. Silverman BL, Rizzo TA, Cho NH et al. Long-term effects of the intrauterine environment. The Northwestern University Diabetes in Pregnancy Center. Diabetes Care. 1998 Aug; 21 Suppl 2:B142-9.

55. Naylor CD, Sermer M, Chen E et al. Cesarean delivery in relation to birth weight and gestational glucose tolerance: Pathophysiology or practice style? Toronto Trihospital Gestational Diabetes Investigators. JAMA. 1996 Apr 17; 275(15):1165-70.

56. Briggs GG, Ambrose PJ, Nageotte MP et al. Excretion of metformin into breast milk and the effect on nursing infants. Obstetrics and gynecology. 2005 Jun; 105(6):1437-41.

57. Hale TW, Kristensen JH, Hackett LP et al. Transfer of metformin into human milk. Diabetologia. 2002 Nov; 45(11):1509-14.

17.2

Diabetes *mellitus* no idoso

Ricardo Andrade Oliveira
Lenita Zajdenverg

INTRODUÇÃO

O diabetes *mellitus* (DM) se caracteriza por um espectro de síndromes de distúrbio do metabolismo de carboidratos caracterizado por hiperglicemia. As 2 formas de principal importância clínica são o DM tipo 1 (DM1) e o tipo 2 (DM2), sendo este último, de longe, a forma mais comum na população adulta, inclusive a de idosos.

PREVALÊNCIA

O DM é uma enfermidade extremamente prevalente na idade adulta, sobretudo em adultos mais velhos. Estima-se que 1 em 5 pessoas > 65 anos tenham DM2 e a prevalência dessa doença aumentou cerca de 44% nos últimos 20 anos. Espera-se que o número de pacientes com diabetes dobre até o ano de 2030. Dados brasileiros atuais indicam que, na cidade de São Carlos, por exemplo, a prevalência de DM2 na população entre 60 e 69 anos e entre 70 e 79 anos de idade foi de 26% e 29%, respectivamente, havendo predomínio do sexo feminino. Números americanos do National Health and Nutrition Examination Survey (NHANES) indicam que a prevalência de DM2 vem aumentando e atinge um pico entre 60 e 74 anos de idade naquele país. No Brasil, os dados do estudo multicêntrico realizado pelo Ministério da Saúde indicam que, em nosso país, a prevalência da enfermidade também vem aumentando e chega a atingir 17% dos indivíduos entre 60 e 69 anos de idade, tendo sido essas taxas significativamente maiores entre os obesos e aqueles com história familiar de DM. Indivíduos idosos com diagnóstico recente de DM2 experimentam, nos 10 anos subsequentes ao diagnóstico, altas taxas de complicações, superiores àquelas observadas em indivíduos da mesma faixa etária sem o diagnóstico de DM2.

PRINCIPAIS FORMAS CLÍNICAS/PATOGÊNESE

O DM1 é caracterizado pela destruição imunomediada das células beta das ilhotas pancreáticas e culmina com deficiência insulínica. É a forma habitualmente diagnosticada na infância e na adolescência, embora haja relatos de DM1 em idosos.

O DM2 é a forma mais comumente encontrada em idosos, caracterizada por graus variáveis de deficiência e resistência à ação da insulina. Na resistência à insulina, há redução da ação da insulina em seus tecidos-alvo, em especial fígado, músculo e tecido adiposo. Na maioria das vezes, tal resistência é decorrente de adiposidade abdominal, obesidade e sedentarismo. A deficiência de insulina, por sua vez, tende a surgir e se acentuar com a evolução da doença. Tais pacientes geralmente se apresentam com hiperglicemia e sem tendência à cetoacidose, a qual, no entanto, pode ocorrer em situações especiais, tais como infecções, uso de glicocorticoides ou outras condições em que haja excesso dos hormônios contrarregulatórios. Eventualmente, pode existir dificuldade na diferenciação entre DM1 no idoso e formas atípicas de DM2, sendo necessária, nestas circunstâncias, a pesquisa de autoanticorpos. Um exemplo dessa situação é o caso de paciente que abre o quadro de DM na terceira idade, não responde ao tratamento com antidiabéticos orais e necessita precocemente de terapia com insulina para o controle glicêmico.

Já foi demonstrado que a glicemia plasmática aumenta cerca de 1 a 2 mg/dL por década, enquanto a glicemia pós-prandial se eleva em 8 a 20 mg/dL por década após os 30 anos. Não há indícios de que a fisiopatologia do DM2 seja diferente em idosos, no entanto, alterações fisiológicas que acompanham o envelhecimento produzem mudanças no metabolismo de carboidratos. O processo de envelhecimento associa-se ao desenvolvimento de resistência à insulina, condição esta que predispõe o idoso a hiperglicemia, hipertensão arterial sistêmica (HAS), dislipidemia e a chamada síndrome metabólica, as quais, por sua vez, aceleram o aparecimento de doença cardiovascular. Como resultado fisiológico de tal processo, ocorrem modificações da composição corporal, notadamente com diminuição da massa magra (sarcopenia), decorrente da redução dos níveis de hormônio do crescimento (GH) e do fator de crescimento insulina-símile (IGF-1). Dessa forma, além de maior dificuldade de locomoção com consequente redução de atividade física, há também menor captação muscular de glicose, o que leva, em última instância, a maior resistência à insulina e obesidade. Além disso, já foi descrito também que os idosos apresentam alteração na composição de suas fibras musculares, e têm um predomínio de fibras do tipo I (de contração lenta), as quais exibem um menor potencial glicolítico. Tais alterações justificam, pelo menos em parte, a maior taxa de intolerância à glicose nesta população. Parece, ainda, que marcadores inflamatórios podem desempenhar um importante papel na identificação de pacientes de alto risco para o desenvolvimento de DM. O Women's Health Initiative mostrou que níveis elevados de marcadores inflamatórios, tais como interleucina-6 (IL-6) e proteína C reativa, se mostraram fortes e independentes fatores preditores de DM2.

APRESENTAÇÃO CLÍNICA

Alterações relacionadas com o envelhecimento e o aumento nas comorbidades tornam os pacientes idosos com DM especialmente vulneráveis aos sintomas de hiperglicemia, mesmo que esses sintomas não sejam "clássicos". Na realidade, nessa população, o DM raramente se apresenta com tais sintomas. Dessa forma, é importante o reconhecimento de sintomas atípicos relacionados com a hiperglicemia, que não raramente acometem os idosos. Enquanto os sintomas mais evidentes de insulinopenia (p. ex., polidipsia, poliúria e perda ponderal acentuada) não costumam estar presentes, aumento na incontinência, infecção do trato urinário, infecção fúngica ou bacteriana de pele, perda de peso inexplicada, aumento da fadiga, cicatrização lenta de ferimentos ou aumento na letargia/confusão mental podem ser os primeiros sintomas a se apresentar nos idosos. Aumento nas parestesias, hipotensão ortostática com quedas frequentes ou diminuição da acuidade visual também podem significar DM não tratado ou não diagnosticado.

Como já foi citado, a perda ponderal não costuma ser comum, porém, quando presente, decorre da perda de calorias na urina, induzida pela glicosúria. Esta pode, ainda, por meio de diurese osmótica, levar à perda de micronutrientes e minerais, como, por exemplo, a fosfatúria, a qual pode, por sua vez, levar a maior perda de cálcio pelo osso no esqueleto já frágil.

A resposta comprometida no centro da sede nos idosos pode levar a maior depleção de volume em virtude da diurese osmótica induzida pela hiperglicemia. É válido, ainda, ressaltar que os mecanismos de regulação da sede costumam estar acometidos nos idosos, de modo que, ainda que em vigência de desidratação, a polidipsia não costuma ser um sintoma encontrado nessa faixa etária.

Com o processo normal de envelhecimento, há aumento do limiar de excreção renal, o que previne, até certo ponto, a glicosúria. Dessa forma, esta última e a poliúria decorrente da diurese osmótica que ela acarreta só estarão presentes diante de níveis glicêmicos muito elevados.

Aumento da concentração de glicose ou de seus metabólitos na lente ou no humor aquoso do bulbo do olho pode levar à diminuição da acuidade visual. A hiperglicemia pode predispor os pacientes a infecções fúngicas ou bacterianas, assim como a aumento da percepção de dor. Diminuição da adesividade plaquetária também pode ocorrer, o que precipita em alguns casos os sintomas de claudicação intermitente. Anormalidades lipídicas, em especial a hipertrigliceridemia, também podem ocorrer, sendo esta última um fator de risco para pancreatite.

A complicação mais grave do DM em indivíduos idosos é o estado hiperosmolar não cetótico, condição grave que pode levar o indivíduo ao coma e à morte. Tal complicação é vista quase exclusivamente em idosos e costuma ser precipitada por um evento catastrófico, tal como infarto agudo do miocárdio ou acidente vascular encefálico.

O diabetes que se inicia em idosos por vezes é a manifestação inicial de câncer de pâncreas. Esse diagnóstico deve ser lembrado particularmente em pacientes com emagrecimento significativo e/ou dor abdominal.

RASTREAMENTO/DIAGNÓSTICO

As evidências apontam que o diagnóstico de DM deve ser feito precocemente. Hiperglicemia de jejum e, principalmente, hiperglicemia pós-prandial estão relacionadas com aumento do risco cardiovascular. A Academia Americana de Diabetes (ADA) recomenda a pesquisa de DM2 em indivíduos adultos de qualquer idade com sobrepeso ou obesidade e que apresentem 1 ou mais fatores de risco adicionais para DM: sedentarismo, história familiar de DM em parente de primeiro grau, pertencer a grupos étnicos de alto risco (p. ex., afro-americanos), mulheres com história de macrossomia fetal ou diabetes gestacional, mulheres com história de síndrome dos ovários policísticos, lipoproteína de alta densidade (HDL) < 35 g/dL e/ou triglicerídeos > 250 mg/dL, hemoglobina glicada (HbA1c) > 5,7% ou glicemia de jejum alterada/intolerância oral à glicose, outras condições clínicas associadas à resistência à insulina (p. ex., obesidade grave, acantose *nigricans*) e história de doença cardiovascular. Na ausência destes critérios anteriormente citados, o rastreamento de DM deve começar aos 45 anos. Dessa forma, indivíduos com idade superior a 45 anos, inclusive a população de idosos, em caso de resultados normais, devem repetir os testes (glicemia de jejum, teste de tolerância oral à glicose [TOTG] e HbA1c) a cada 3 anos e, em casos selecionados, em intervalos menores.

Os critérios diagnósticos de DM em idosos são os mesmos utilizados para indivíduos não idosos. A ADA, em sua última publicação, acrescentou aos já consagrados critérios (glicemia em jejum $\geq$ 26 mg/dL, TTOG $\geq$ 200 mg/dL e glicemia randômica $\geq$ 200 mg/dL na presença de sintomas relacionados com hiperglicemia) a inclusão de HbA1c $\geq$ 6,5% como mais um critério diagnóstico independente.

TRATAMENTO

Objetivos

Em 2005, a Academia Americana de Geriatria formou uma comissão de especialistas multidisciplinares para desenvolver diretrizes baseadas em evidências para melhorar o tratamento do DM em idosos. A recomendação principal foi que o "tratamento seja individualizado, de acordo com o estado de saúde e as preferências do paciente idoso".

É importante considerar as semelhanças e diferenças entre idosos e jovens portadores de DM. Assim como nos mais jovens, as complicações macrovasculares são as principais causas de morbidade e mortalidade relacionadas com o DM.

Os objetivos do tratamento do DM no idoso incluem o controle glicêmico adequado, a prevenção e o tratamento das complicações micro e macrovasculares, assim como o controle dos sintomas relacionados.

É válido ressaltar que o idoso apresenta peculiaridades que o tornam um paciente de uma complexidade ainda maior. Polifarmácia, disfunção cognitiva, incontinência urinária, depressão, risco de queda e fragilidade são alguns exemplos de condições clínicas que tornam o manejo do DM nessa população ainda mais complexo.

A avaliação da expectativa de vida do paciente idoso é também de fundamental importância, principalmente no que diz respeito ao alvo glicêmico de tais pacientes. Quando tal expectativa for > 5 anos, o alvo de HbA1c se situa entre 7% e 8%. Em caso de expectativa de vida mais curta, níveis glicêmicos mais elevados são tolerados.

Hipoglicemias devem ser evitadas, pois pioram a função cognitiva que, muitas vezes, é comprometida em idosos. Hipoglicemias, em idosos, também podem aumentar o risco de eventos adversos cardiovasculares e disfunção cardíaca autonômica. Tonturas e fraquezas causadas por hipoglicemias podem aumentar o risco de quedas e fraturas.

Metas de tratamento para pacientes idosos com DM

- Alívio da hiperglicemia sintomática.
- Monitoração e tratamento das complicações relacionadas com o DM.

- Prevenção do desenvolvimento ou da piora das complicações do DM.
- Educação do autogerenciamento do DM e aconselhamento.
- Identificação e tratamento dos fatores de risco para doença aterosclerótica.
- Melhoria na saúde geral, inclusive na capacidade funcional e no estado nutricional.
- Identificação e tratamento das comorbidades.

Dieta

Em geral, não há uma dieta uniformemente recomendada, de modo que a dietoterapia deve ser individualizada.

É importante lembrar que a dietoterapia não visa especificamente à perda de peso, lembrando que até 1/3 dos pacientes idosos com diabetes não são obesos. Ela deve, portanto, também contemplar o êxito no controle dos níveis tensionais, glicêmicos e lipídicos.

Farmacoterapia

Os dados relacionados com a farmacoterapia em indivíduos idosos são escassos e, em geral, o manejo clínico é guiado por informações oriundas de estudos que envolvem adultos não idosos. Além disso, idosos portadores de DM podem apresentar comorbidades, tais como demência, incapacidade funcional, dificuldade para se alimentar e outras condições que os coloquem em alto risco para o desenvolvimento de hipoglicemia. As opções terapêuticas nos idosos são semelhantes àquelas disponíveis para indivíduos mais jovens. No entanto, devido às mudanças nas funções renal e hepática, expectativa de vida, limitação à atividade física e *status* cognitivo, a escolha de uma medicação específica pode ser um desafio e deve ser tomada com cautela.

Metformina

A metformina (MTF) é uma biguanida e, quando usada isoladamente, o risco de hipoglicemia é praticamente nulo. Devido ao possível, porém extremamente incomum, risco de acidose láctica, ela deve ser usada com cautela em idosos com diabetes portadores de disfunções renal (*clearance* de creatinina < 60 mL/min), cardíaca e hepática, assim como naqueles em situações de desidratação. Condições em que haja baixa perfusão tecidual (infarto agudo do miocárdio, acidente vascular encefálico, sepse) também indicam a sua suspensão. Ela deve ser também evitada na situação de idosos frágeis e portadores de baixo peso. Existe, no Brasil, uma formulação de liberação estendida, a qual, além de poder ser usada apenas uma vez ao dia, implica menor incidência de efeitos colaterais gastrintestinais (náuseas, vômitos e diarreia).

Sulfonilureias

As sulfonilureias (SU) geralmente bem toleradas nos idosos, no entanto, como estimulam a secreção endógena de insulina, implicam risco de hipoglicemia. Além disso, os idosos parecem ser mais suscetíveis à ocorrência de hipoglicemia que os adultos jovens. Disfunção renal, uso de outras drogas hipoglicemiantes ou sensibilizadores de insulina, alta hospitalar recente, abuso de álcool, restrição calórica e polifarmácia são alguns dos fatores que aumentam esse risco. Drogas menos modernas, como, por exemplo, clorpropamida e glibenclamida, estão associadas a maior chance de hipoglicemia, quando comparadas a glimepirida, gliclazida e glipizida. Estas últimas, portanto, devem ser as sulfonilureias de primeira escolha nos idosos.

Meglitinidas (glinidas)

A repaglinida e a nateglinida atuam estimulando a liberação de insulina nas células β pancreáticas, de modo similar às sulfonilureias, porém atuam em um sítio de ligação diferente. Apresentam rápido início de ação e curta duração do efeito hipoglicemiante (4 a 6 h). Com isso, implicam menor risco de hipoglicemia, quando comparadas às sulfonilureias. As glinidas são administradas antes das refeições para controle glicêmico pós-prandial, o que permite maior flexibilidade, uma vez que a sua administração pode ser cancelada, em caso de omissão de alguma refeição. A repaglinida é primariamente metabolizada pelo fígado com apenas mínima eliminação pelos rins, de modo que a sua dose não precisa ser ajustada em casos de disfunção renal leve a moderada. Dessa forma, a repaglinida pode ser considerada como terapia inicial no idoso com diabetes e disfunção renal, situação na qual tanto a MTF quanto as SU podem não ser bem toleradas.

Tiazolidinedionas

Atualmente, a sua única representante no mercado brasileiro das tiazolinedionas (TZD) é a pioglitazona (PIO), uma vez que a outra representante desta classe de medicamentos, a rosiglitazona, teve a sua comercialização suspensa em razão de aumento do risco de eventos cardiovasculares. Atuam como agonistas dos receptores PPAR-γ, melhorando a resistência à insulina, assim como a sensiblidade dos tecidos periféricos à ação da insulina. A PIO não implica risco de hipoglicemia; no entanto, ganho de peso, edema periférico, retenção hídrica e descompensação de quadro de insuficiência cardíaca podem ocorrer. Ela deve ser, portanto, evitada em pacientes com insuficiência cardíaca e estão contraindicadas naqueles portadores de insuficiência cardíaca classes III e IV. Fraturas em locais incomuns (p. ex., terço distal do rádio) são também complicações possíveis, sobretudo em mulheres pós-menopausadas, como é o caso das idosas. Recentemente, 2 metanálises apontaram para um possível aumento do risco de câncer de bexiga nos usuários desta droga. Embora tal associação não seja ainda definitiva, parece prudente evitar o uso de PIO naqueles com fator de risco para essa doença, como é o caso dos tabagistas.

Inibidores da alfaglucosidase

Seu único representante no mercado brasileiro é a acarbose, a qual, apesar de sua segurança e eficácia, é pouco estudada na população idosa, possivelmente em razão de seu perfil de efeitos colaterais gastrintestinais (diarreia, flatulência). Atuam primordialmente no controle da hiperglicemia pós-prandial e devem ser evitados em pacientes portadores de disfunção renal.

Análogos de GLP-1 (glucagon-like peptide 1)

Seus representantes são a exenatida e a liraglutida, sendo respectivamente um incretinomimético e um análogo do GLP-1 propriamente dito. Embora os dados em idosos sejam limitados com este tipo de drogas, elas, quando usadas isoladamente, não apresentam risco de hipoglicemia. Ambas podem cursar ainda com perda de peso, mas esse aspecto ser levado em conta, sobretudo nos idosos, quando nem sempre a perda de peso é desejada. Outro aspecto é que tais medicações são de uso injetável (subcutâneo), o que muitas vezes pode dificultar a adesão por parte dos pacientes. Náuseas, vômitos e diarreia são os efeitos colaterais mais comuns e podem atingir até 40% dos indivíduos.

Inibidores da dipeptidil-peptidase 4

Tais drogas inibem a dipeptidil-peptidase-4 (DPP-4), a qual é responsável pela degradação dos hormônios incretínicos, tais como o GLP-1, e levam a secreção de insulina glicose-dependente, assim como diminuição da produção de glucagon. Esse mecanismo de liberação de insulina glicose-dependente minimiza o risco de hipoglicemia, tornando-as relativamente seguras nos idosos. No entanto, a segurança destas, a longo prazo, não está bem estabelecida e tais drogas, com exceção da linagliptina, requerem ajuste de doses em caso de disfunção renal.

Insulinas

O seu uso, isolado ou em associação a outras drogas utilizadas no tratamento do DM, pode levar a hipoglicemia e ganho de peso. A insulina é subutilizada no tratamento do DM, sobretudo devido ao temor de hipoglicemia, a qual, especificamente nos idosos, pode ter consequências catastróficas. Com o advento dos análogos de insulina de longa duração, elas podem ser usadas com maior comodidade posológica e com menor risco de hipoglicemia, quando comparadas à insulina NPH. Os análogos de longa duração atualmente disponíveis são a Glargina e a Detemir. É de extrema importância avaliar as capacidades cognitiva e funcional do idoso, como a sua capacidade de realizar a automonitoração glicêmica, reconhecer e tratar a hipoglicemia, assim como a disponibilidade de algum cuidador que possa auxiliar na administração da mesma. Por apresentar metabolização renal, a insulina deve ter a sua dose ajustada em pacientes portadores de insuficiência renal.

Atualmente, encontra-se em fase 3 um estudo com a insulina Degludec. Esta é fruto de avanços na tecnologia de DNA recombinante, que leva a um refinamento das propriedades farmacocinéticas dos análogos de insulina de longa duração atualmente disponíveis. A insulina Degludec sofre a formação de múltiplos hexâmeros após a injeção subcutânea, conferindo-lhe maior duração (> 24 h), assim como menor incidência de hipoglicemia. No entanto, sua segurança a longo prazo, sobretudo no que diz respeito a possível potencial carcinogênico, ainda não está estabelecida.

CONCLUSÃO

O manejo do DM no idoso é desafiador, uma vez que este se constitui em um grupo heterogêneo com variáveis capacidades cognitiva e funcional, assim como diferentes comorbidades. Tal manejo deve ser sempre individualizado, respeitando as preferências do paciente ou de seu cuidador. O controle dos níveis pressóricos e lipídicos, o abandono do tabagismo e o uso de aspirina devem ser considerados na maioria dos pacientes. Idosos com expectativa de > 10 anos devem ter alvo de HbA1c < 7,0%, enquanto idosos frágeis ou com expectativa de vida limitada devem ter metas glicêmicas menos rigorosas, sendo razoável < 8,0%. O tratamento deve ser equacionado, no sentido de se evitarem as complicações crônicas relacionadas com o DM, assim como a ocorrência de hipoglicemia, visando sempre preservar a qualidade de vida destes pacientes.

LEITURA RECOMENDADA

Araki A. Insulin therapy in elderly patients with diabetes mellitus. Nippon Ronen Igakkai Zasshi. 2004 Mar; 41 (?)· 157-60.

Barnett A. DPP-IV inhibitors and their potential role in the management of type 2 diabetes. Int J Clin Pract. 2006; 60: 1454-70.

Bosi PL et al. Prevalência de diabetes melito e tolerância à glicose diminuída na população urbana de 30 a 79 anos da cidade de São Carlos, São Paulo. Arq Bras Endocrinol Metab. 2009. p. 53-6.

California Healthcare Foudation/American Geriatrics Society Panel on Improving Care for Elders with Diabetes. Guidelines for improving the care of the older persons with diabetes mellitus. J Am Geriatr Soc. 2003; 51: 265-80.

Cayea D, Boyd C, Durso S. Individualising therapy for older adults with diabetes mellitus. Drugs Aging. 2007; 10: 851-63.

Chiniwala N, Jabbour S. Management of diabetes mellitus in the elderly. Current Opinion in Endocrinology, Diabetes and Obesity. 2011; 18: 148-52.

DiMagno EP. Pancreatic cancer: clinical presentation, pitfalls and early clues. Ann Oncol. 1999;10 (Suppl 4):140-2.

Garber AJ, King AB, Del Prato S et al. Insulin degludec, an ultra-longacting basal insulin, versus insulin glargine in basal-bolus treatment with mealtime insulin aspart in type 3 diabetes (BEGIN basal-bolus type 2): A phase 3, randomized, open-label, treat-to-target-non-inferiority trial. Lancet. 2012; 379: 1498-507.

Gerstein HC, Bosch J, Dagenais GR et al. Basal insulin and cardiovascular and other outcomes in dysglycemia (ORIGIN Trial). N Engl J Med. 2012; 367: 319-28.

Harris MI, Flegal KM, Cowie CC et al. Prevalence of diabetes, impaired fasting glucose, and impaired glucose tolerance in U.S adults. The Third National Health and Nutrition Examination Survey, 1988-1994. Diabetes Care. 1998; 21: 518-24.

Nathan DM, Buse JB, Davidson MB et al. Medical management of hyperglycemia in type 2 diabetes: A consensus algorithm for the initiation and adjustment of therapy. A consensus statement of the American Diabetes Association and the European Association for the Study of Diabetes. Diabetes Care. 2009; 32: 193-203.

Neumiller JJ, Setter SM. Pharmacologic management of the older patient with type 2 diabetes mellitus. Am J Geriatr Pharmacother. 2009; 7: 324.

Rockwood K, Tan M, Phillips S et al. Prevalence of diabetes mellitus in elderly people in Canada: Report from the Canadian Study of Health and Aging. Age Ageing. 1998; 27: 573-7.

UK Prospective Diabetes Study (UKPDS) Group. Intensive blood-glucose control with sulphonylureas or insulin compared to conventional treatment and risk of complications in patients with type 2 diabetes (UKPDS-33). Lancet. 1998; 352: 837-53.

17.3

Diabetes e fígado

Natalie Leite

INTRODUÇÃO

O papel do fígado é fundamental no metabolismo dos carboidratos, lipídios e proteínas. O fígado é o local de produção e armazenamento de glicogênio, da gliconeogênese e da degradação de insulina. Sendo assim, ele tanto participa dos mecanismos fisiopatológicos do diabetes, como sofre as consequências das alterações encontradas no metabolismo glicídico.

Diabetes *mellitus* (DM) é um fator de risco para a doença hepática gordurosa não alcoólica (DHGNA) e pode levar a outras patologias hepáticas, como a doença por aumento de deposição de glicogênio e a hepatosclerose. Neste capítulo, maior ênfase será dada à DHGNA, em razão de sua prevalência elevada e de seu potencial de evolução para cirrose hepática e predisposição para carcinoma hepatocelular.

Em contrapartida, a doença hepática crônica pode causar tanto intolerância à glicose como DM, pela redução da captação periférica da glicose e da sensibilidade à ação da insulina. É válido acrescentar a associação de DM a causas específicas de doença hepática – infecção pelo vírus da hepatite C e hemocromatose –, independentemente da presença de cirrose hepática.

A coexistência de DM e doença hepática requer uma abordagem diferenciada, inclusive determinação do prognóstico e tratamento da DHGNA; rastreamento de complicações da doença hepática crônica; tratamento do DM, levando em consideração o metabolismo hepático de fármacos e o risco de hepatotoxicidade.

DOENÇA HEPÁTICA GORDUROSA NÃO ALCOÓLICA

Histórico

A DHGNA não é uma condição recente, visto que na década de 1950 já haviam sido descritos casos de hepatopatia em indivíduos obesos. Em 1980, Ludwig *et al.* encontraram – em 20 biopsias de pacientes com obesidade, sobrepeso e sem ingestão alcoólica – uma entidade com alterações histológicas compatíveis com hepatopatia alcoólica que denominaram então de esteato-hepatite não alcoólica (EHNA).[1] Mais tarde, essa entidade passou a ser conhecida por DHGNA, pois, na verdade, compreende um amplo espectro que vai desde a esteatose, passando pela esteato-hepatite (EH), podendo progredir para cirrose e até carcinoma hepatocelular.

Patogênese

A resistência à insulina, que tem papel central no desenvolvimento da DHGNA, decorre da redução da ação da insulina em vários órgãos e tecidos.

A resistência à ação da insulina no tecido adiposo (principalmente do tecido adiposo visceral) leva a um nível elevado de ácidos graxos na circulação sanguínea, com subsequente acúmulo e toxicidade nos músculos, fígado e células β do pâncreas.

Os ácidos graxos presentes no fígado resultam principalmente da lipólise no tecido adiposo e, em menor proporção, da síntese *de novo* de ácidos graxos e da dieta rica em gorduras. A síntese *de novo* de ácidos graxos é o processo no qual são produzidos ácidos graxos a partir da conversão de carboidratos que, posteriormente, são esterificados para formar triglicerídeos (lipogênese hepática).

Independentemente das alterações no metabolismo lipídico, a resistência à insulina leva à hiperglicemia pelo aumento da gliconeogênese e glicogenólise hepática e redução da captação no músculo estriado. Em resposta à hiperglicemia, as células β do pâncreas aumentam a sua produção de insulina. Tanto o estado de hiperinsulinemia como a hiperglicemia induzem os fatores de transcrição nucleares que ativam genes importantes na lipogênese hepática, agravando a esteatose hepática.

Em condições normais, o fígado se defende do excesso de ácidos graxos e subsequente esterificação e formação de triglicerídeos pela oxidação mitocondrial ou pela síntese e liberação de lipoproteínas de muito baixa densidade (VLDL). A esteatose hepática se forma quando os mecanismos de degradação não conseguem compensar a captação e a síntese de ácidos graxos.

O aumento da oxidação mitocondrial, associado à disfunção mitocondrial e à ativação de outras vias de oxidação (peroxissomos e microssomos), acarreta grande aumento na produção de espécies reativas de oxigênio. Níveis exagerados dessas espécies reativas de oxigênio causam: peroxidação lipídica e subsequente dano de membranas plasmáticas e organelas intracelulares; alterações na expressão de proteínas na membrana celular, que determinam apoptose celular; disfunção mitocondrial, com geração de maior quantidade de espécies reativas de oxigênio. Pacientes com DHGNA, apesar de apresentarem níveis absolutos elevados de secreção de VLDL, não conseguem aumentar a capacidade de exportação de triglicerídeos em proporção direta ao acúmulo de gordura intrahepática.

O perfil de liberação de altos níveis de citocinas inflamatórias, principalmente o fator de necrose tumoral alfa (TNF-α), e reduzidos níveis de adiponectina pelo tecido adiposo também contribui na patogênese da DHGNA.

O TNF-α ativa proteínas quinases que modificam os receptores intracelulares de insulina, diminuindo a ligação da mesma ao seu receptor. A ativação dessas mesmas proteínas aumenta a produção de outras citocinas inflamatórias e do próprio TNF-α, contribuindo para a manutenção de um estado inflamatório crônico e de resistência à insulina. Níveis elevados de TNF-α também promovem disfunção mitocondrial com maior produção de radicais livres e alterações celulares que desencadeiam a morte celular. Por outro lado, a morte programada ou apoptose celular serve como sinal para recrutamento de células inflamatórias e liberação de maior quantidade de TNF-α.

A adiponectina produzida pelo tecido adiposo modula o metabolismo glicídico e lipídico no fígado. Ela estimula a oxidação mitocondrial de ácidos graxos, inibe a lipogênese, diminui a gliconeogênese hepática e contribui para o aumento da sensibilidade à insulina. A adiponectina também tem efeitos anti-inflamatórios, pois reduz a ativação de proteínas quinases pelo TNF-α, diminui a produção do próprio TNF-α e de outras citocinas inflamatórias.

Por fim, tanto o aumento de citocinas inflamatórias como a apoptose celular estimulariam a fibrogênese, por meio da liberação de citocinas pró-fibrogênicas e ativação de células estreladas no fígado.

Não há evidências na literatura que garantam a sequência de eventos da esteatose para esteato-hepatite e progressão da fibrose. Tanto a resistência à insulina como os insultos adicionais que justificam as alterações inflamatórias e a degeneração hepatocelular mais encontradas na esteato-hepatite são importantes e podem ocorrer simultaneamente.

Mais recentemente, o papel de fatores ambientais, como a composição da dieta, a influência da flora residente e seu conjunto de genes (microbioma), vem sendo recentemente estudado na gênese e evolução da DHGNA.[2]

Considerando a complexidade dos mecanismos envolvidos na patogênese da DHGNA, dificilmente um único gene seria identificado como responsável por esta patologia. Estudos vêm demonstrando associação de esteatose e esteato-hepatite com polimorfismos em genes implicados no acúmulo de gordura hepática, na produção de adipocinas e citocinas, na gênese da fibrose e do estresse oxidativo.[3,4] Diferentes estudos demonstraram associação de polimorfismo de nucleotídeo único no gene da adiponutrina ou *patatin-like phospholipase 3 gene* (PNPLA 3) tanto à presença de esteatose como de formas mais graves de apresentação de DHGNA.[3,5,6]

Epidemiologia

A DHGNA vem ganhando destaque nos últimos 30 anos, com prevalência de até 30% em países ocidentais. Como para a definição de esteato-hepatite há necessidade de biopsia hepática, poucos estudos avaliaram a sua prevalência na população geral. Estima-se que ela varie entre 2% e 3%.

A prevalência de DHGNA parece aumentar com a idade, e faixas etárias maiores constituem fator de risco para fibrose e cirrose. Entretanto, há relato de prevalência elevada em crianças e adolescentes acompanhando o crescente aumento da obesidade na população pediátrica.

Nos primeiros estudos epidemiológicos, havia predominância do sexo feminino, porém estudos mais recentes demonstraram maior prevalência nos indivíduos do sexo masculino, tanto em adultos como em crianças.

A prevalência da DHGNA também pode variar de acordo com os grupos populacionais estudados. Em estudos americanos, a frequência de esteatose em americanos de origem africana foi inferior à de brancos não hispânicos e de hispânicos, mesmo ajustando para presença de outros fatores de risco, como obesidade e DM.[7]

Associação a diabetes *mellitus*

Até 70% dos pacientes com DHGNA têm diagnóstico de intolerância à glicose e/ou DM quando submetidos ao teste de tolerância à glicose com 75 g de glicose anidra.[8] Cerca de 25% dos pacientes com DHGNA vão desenvolver DM em um período de 5 anos de acompanhamento.[9]

Em contrapartida, DM é um dos fatores de risco que mais se correlacionou à presença de DHGNA, inclusive com formas mais graves de apresentação histopatológica.[10,11] Além de ser um fator preditivo de formas mais graves de apresentação histológica da DHGNA, o DM aumentou a taxa de progressão de fibrose em estudos de seguimento.

Estudos em pacientes com diabetes demonstraram prevalência elevada de DHGNA, que variou entre 25% e 69,5%.[12,13] Targher *et al.* acompanharam 2.839 pacientes com diabetes *mellitus* tipo 2 (DM2) com objetivos de estabelecer a prevalência de esteatose pela ultrassonografia (US) abdominal em pacientes com DM e, em seguida, avaliar a associação de doença cardiovascular à presença de DHGNA em uma grande coorte de indivíduos com diabetes.[12] A prevalência de DHGNA foi de 69,5% e pacientes com DHGNA apresentaram maior prevalência de complicações cardiovasculares (doença cerebrovascular, doença coronariana, doença arterial periférica). Essa associação foi independente de outros fatores de risco cardiovascular, como controle glicêmico, medicações prescritas e presença de síndrome metabólica.

Em nosso primeiro estudo encontramos uma prevalência de DHGNA pela US abdominal de 69,4%.[14] Demonstramos associação da presença de esteatose à US a todas as medidas antropométricas (medida da circunferência abdominal [CA], relação cintura-quadril e índice de massa corporal [IMC]), os níveis de triglicerídeos séricos e da alanina aminotransferase. Dentre os pacientes submetidos à análise histológica, 78% tinham esteato-hepatite, e fibrose moderada a acentuada esteve presente em até 60% dos pacientes.[15] Apenas 19% dos pacientes com esteato-hepatite apresentavam valores séricos das aminotransferases acima do normal. Não houve associação dos parâmetros de controle glicêmico, complicações degenerativas e tempo de diagnóstico do DM à presença de esteatose na US, nem à presença de esteato-hepatite e fibrose significativa à biopsia hepática. Em um estudo indiano com metodologia semelhante, a esteato-hepatite esteve presente em 62,6% dos pacientes e a fibrose moderada em 37,3% daqueles pacientes submetidos a biopsia hepática. Os parâmetros de controle do DM, o tempo de diagnóstico do DM e as medidas antropométricas não foram capazes de predizer a presença ou gravidade da DHGNA.[16] Pacientes com esteato-hepatite tinham valores maiores de alanina aminotransferase (ALT), ainda que dentro da faixa da normalidade.

O impacto sobre a presença de DM no carcinoma hepatocelular (CHC) não está estabelecido, embora alguns estudos venham demonstrando maior incidência e pior prognóstico do CHC em pacientes diabéticos.

A razão pela qual pacientes com diabetes apresentam formas mais graves de DHGNA não é conhecida. Além da resistência à insulina, pacientes com DHGNA e DM compartilham outros mecanismos fisiopatológicos, como aumento de citocinas circulantes e do estresse oxidativo. Diferenças em todos esses mecanismos, bem como diferentes polimorfismos genéticos, poderiam justificar maior gravidade na apresentação histopatológica da DHGNA em pacientes com diabetes.

Em contrapartida, a DHGNA também tem influência no curso clínico do DM. Existem evidências do maior risco de desenvolvimento de DM em pacientes com DHGNA e este risco foi maior em pacientes com esteato-hepatite do que naqueles com apenas esteatose. Estudos demonstraram maior presença de complicações macrovasculares e microvasculares em pacientes com diabetes e DHGNA. A presença de esteatose hepática agrava a resistência à insulina e pode elevar as doses necessárias de insulina para equilibrar o controle glicêmico. Dessa forma, medidas que reduzam a esteatose hepática poderiam ter influência tanto no prognóstico como na resposta terapêutica do DM2.

Diagnóstico

O diagnóstico da DHGNA é estabelecido em pacientes com alterações histopatológicas semelhantes às da hepatopatia alcoólica, cuja ingestão alcoólica seja < 20 g nas mulheres e < 30 g nos homens.

As informações fornecidas pelo paciente e seus familiares são muito importantes para a exclusão de hepatopatia alcoólica, já que nenhuma manifestação clínica ou exame laboratorial é suficientemente específico para o uso de álcool. Aumento do volume corpuscular médio, níveis séricos de gamaglutamil transferase (gama-GT) e relação aspartato aminotransferase (AST)/ALT mais elevados são sugestivos de etiologia alcoólica, mas de utilidade limitada. Além do álcool, é importante excluir também outras causas secundárias de esteatose hepática. Vários fármacos e exposição ambiental a hepatotoxinas podem causar esteatose, esteato-hepatite e até cirrose hepática por diferentes mecanismos. Os casos de esteatose secundários ao uso de fármacos são pouco frequentes na prática clínica e representam menos de 2% do total de casos. No entanto, a identificação de exposição a um fármaco ou hepatotoxina é muito importante, pois a retirada do agente causal pode reverter a lesão hepática.

A DHGNA é em geral assintomática, porém pode cursar com fadiga, dor ou leve desconforto no hipocôndrio direito e hepatomegalia ao exame físico. Raramente, sinais de insuficiência hepática e/ou hipertensão portal podem estar presentes em pacientes com doença hepática avançada.

A elevação de aminotransferases varia entre duas até cinco vezes o limite da normalidade, e, em geral, ocorre mais frequentemente na esteato-hepatite do que na esteatose simples. Por outro lado, dosagens repetidamente normais de aminotransferases não excluem o diagnóstico de DHGNA e nem mesmo de estágios mais avançados de fibrose. Diversos autores não encontraram um ponto de corte da ALT em que se possa determinar com segurança a presença de esteato-hepatite e fibrose. Uma outra consideração é que a ALT nem sempre é um bom marcador para o acompanhamento evolutivo da DHGNA, pois pacientes com cirrose podem, inclusive, apresentar redução de ALT à medida que a doença progride e torna-se inativa.

A AST é menor do que ALT em 65% a 90% dos pacientes com DHGNA. A AST aumenta com a redução de seu *clearance* à medida que progride a fibrose sinusoidal, e a relação de AST/ALT > 1 está associada à fibrose avançada. Níveis de fosfatase alcalina e gama-GT podem estar elevados em até 2 a 3 vezes em mais da metade dos casos de DHGNA.

Em relação à cinética do ferro, podemos encontrar ferritina e saturação de transferrina elevada em até 50% e 10% dos casos, respectivamente. A hiperferritinemia não traduz maior sobrecarga de ferro, mas sim injúria e inflamação hepática.

Alterações das provas de função hepática com hipoalbuminemia, hiperbilirrubinemia e aumento do tempo de atividade de protrombina podem ocorrer na presença de cirrose. Anemia, leucopenia e trombocitopenia podem surgir como manifestações do hiperesplenismo.

Os métodos de imagem têm sido utilizados para pesquisa de DHGNA, sendo que o mais estudado foi a US abdominal. A US também é o método mais utilizado para avaliar a presença de esteatose, por ser mais disponível e de menor custo. A presença de esteatose é inferida pelo aumento da ecogenicidade do fígado em relação à do baço e à dos rins, redução da visualização do lúmen de veias hepáticas e diafragma. Quanto à intensidade do aumento da ecogenicidade, a esteatose será classificada em: leve (aumento da ecogenicidade e visualização normal de vasos e diafragma); moderada (aumento maior da ecogenicidade e leve redução da visualização de vasos e diafragma), e grave (aumento marcante da ecogenicidade e ausência da visualização de vasos e diafragma).

Em estudos que correlacionaram os achados ultrassonográficos à histopatologia, a sensibilidade e a especificidade foram elevadas quando o percentual de esteatose era > 30% na biopsia hepática.[17,18] A associação do ecodoppler à US abdominal pode melhorar o diagnóstico da esteatose, já que o acúmulo de gordura nos hepatócitos pode determinar padrão anormal de fluxo nas veias supra-hepáticas. Também contribui para o diagnóstico de estágios avançados da DHGNA com sinais de hepatopatia crônica e/ou hipertensão portal.

Na tomografia computadorizada abdominal, a esteatose se reflete como uma diminuição da atenuação do parênquima hepático, o que pode ser determinado visualmente pela comparação com o baço. O critério objetivo para determinação da esteatose é a medida da atenuação hepática pelo menos 10 UH (unidades Hounsfield) menor que a do baço. Quanto menor a atenuação do parênquima, maior a intensidade da esteatose.

A principal vantagem atribuída à ressonância nuclear magnética em relação aos métodos mais disponíveis e de menor custo é a menor variabilidade interobservador na quantificação da esteatose. A aquisição de imagens ponderadas em T1 em que gordura e água estejam "em fase" e "fora de fase" permite a identificação e a quantificação da esteatose pela ressonância nuclear magnética. O fígado com esteatose aparece hiperintenso em relação ao baço nas imagens em T1 "em fase". Nas imagens em T1 "fora de fase", o fígado esteatótico encontra-se hipointenso em relação ao baço. Quanto maior a perda de sinal obtida nessas duas fases, maior a quantidade de esteatose. O depósito de ferro no fígado distorce o campo magnético local, determinando então queda do sinal da sequência T1 "em fase" em comparação à "fora de fase". Isto pode gerar dificuldade na determinação da presença de esteatose e sequências triplo-eco ou múltiplos-ecos e espectroscopia de prótons devem ser utilizadas em caso de sobrecarga férrica tissular. A avaliação por espectroscopia pode quantificar melhor líquidos e lipídios teciduais, porém ainda não há estudos clínicos que demonstrem a utilidade desse método no seguimento dos pacientes com DHGNA. Outra vantagem da ressonância nuclear magnética é a sua superioridade no diagnóstico de lesões focais em fígados com esteatose. A esteatose focal e a área poupada são lesões benignas comuns que podem ser diferenciadas do carcinoma hepatocelular pelas técnicas de supressão de gordura e estudo dinâmico com contraste paramagnético.

Novas técnicas radiológicas podem ser úteis no diagnóstico da esteato-hepatite e fibrose em pacientes com DHGNA. Tanto a US como a ressonância nuclear magnética combinadas à elastografia vêm sendo estudadas para a detecção de fibrose.

Em um estudo em 246 pacientes com DHGNA, houve boa acurácia para fibrose avançada da rigidez hepática medida pela elastografia hepática transitória por meio do Fibroscan.[19] O valor preditivo negativo para fibrose avançada foi de 97% em pacientes com medidas inferiores a 7,9 kPa (quilopascais). Não houve influência do grau de esteatose ou do tecido adiposo subcutâneo na medida da rigidez hepática. Entretanto, não foram obtidas medidas válidas em 26% dos pacientes com IMC > 30. A interferência na mensuração da rigidez hepática pode ser superada pelo uso de sondas apropriadas para pacientes com obesidade. O parâmetro de atenuação controlada (CAP), um programa para detecção e quantificação da esteatose, foi incorporado ao Fibroscan. Poucos estudos foram desenvolvidos até o momento, mas as vantagens demonstradas foram a capacidade de detectar esteatose em níveis bem inferiores à US e boa acurácia para definir diferentes graus de esteatose.[20] A ideia de analisar simultaneamente os graus de fibrose e esteatose pode trazer avanços no acompanhamento de pacientes com DHGNA.

Boa acurácia para a detecção de fibrose também vem sendo demonstrada em estudos que utilizaram a elastografia combinada à ressonância nuclear magnética.[21]

Histologia

Até o presente momento, a biopsia hepática é o único método capaz de definir a presença de esteato-hepatite e fibrose e, portanto, de estimar o prognóstico da DHGNA. Ela também afasta outras etiologias que podem ser as responsáveis ou contribuir com a DHGNA para as alterações das enzimas hepáticas. A avaliação histológica também é de grande valor para determinar a abordagem terapêutica.

Desde a descrição dos primeiros casos de esteato-hepatite não alcoólica foram propostas diferentes classificações que vêm sendo utilizadas em protocolos de estudo e na prática clínica. Pela classificação de Brunt, o diagnóstico de esteato-hepatite será estabelecido quando, além de esteatose, estiverem presentes 2 das 3 alterações em zona 3: focos de necroinflamação com infiltrados de polimorfonucleares e/ou mononucleares; balonização de hepatócitos com ou sem corpúsculos de Mallory e presença de fibrose pericelular e perissinusoidal.[22]

Em pacientes com esteato-hepatite que desenvolvem fibrose avançada, a esteatose e a atividade necroinflamatória, que caracterizam a doença, podem desaparecer. Por esse motivo, muitos autores vêm considerando que um grande percentual das cirroses criptogênicas são, na verdade, secundárias à esteato-hepatite não alcoólica.

Os patologistas precisam da correlação aos dados da história clínica para a determinação do diagnóstico, pois as mesmas alterações histopatológicas podem ser encontradas na esteato-hepatite por álcool ou fármacos. São observados quadros mais intensos de esteato-hepatite na lesão secundária ao álcool, com maior número de neutrófilos e corpúsculos de Mallory. A interpretação da biopsia hepática auxilia pouco no diagnóstico diferencial de DHGNA e lesões secundárias à exposição a fármacos. A esteatose pode predominar na zona 1 nas lesões causadas por amiodarona e corticoides. A esteatose microvesicular é menos frequente e correlaciona-se a lesão hepática mais grave, desencadeada por disfunção mitocondrial. Tetraciclina, ácido valproico, didanosina (DDI) e zidovudina (AZT) são os principais fármacos associados a esse tipo de esteatose.

Com certeza, a histologia é de grande valor no diagnóstico da esteato-hepatite, no estadiamento da fibrose e no diagnóstico diferencial de outras patologias hepáticas, mas não existe consenso em relação à realização da biopsia nos pacientes com DHGNA. Os principais argumentos contra o procedimento são os custos, a morbidade e a falta de um tratamento comprovadamente eficaz. A dor no local da biopsia é a complicação mais comum, e acomete a maioria dos pacientes submetidos ao procedimento. Sangramento maior com alteração dos sinais vitais, necessidade de hospitalização, avaliação radiológica e intervenção terapêutica ocorrem em até 1 de cada 2.500 procedimentos realizados. Outras complicações – como pneumotórax, hemotórax e perfuração de vísceras ocas – podem ocorrer em menor frequência e devem ser imediatamente reconhecidas e tratadas. A morte após biopsia percutânea é muito rara, em torno de 1 a cada 10 mil procedimentos, sendo mais relacionada com sangramento maior. Para justificar o risco do procedimento invasivo é importante que o tamanho do fragmento seja suficiente, o que permitirá a visualização de um número representativo de espaços-porta. A amostra obtida pela biopsia hepática representa apenas 1/50.000 do total da massa hepática, e, além disso, o acometimento do parênquima é heterogêneo na DHGNA. Então, quanto maior o tamanho da amostra, maior a reprodutibilidade da análise histológica. Fragmentos superiores a 25 mm oferecem melhor concordância entre patologistas. O auxílio da US abdominal na definição do local da biopsia percutânea contribui para a qualidade dos fragmentos obtidos e a menor incidência de complicações. Por fim, as amostras devem ser encaminhadas a patologistas com experiência em hepatopatias para que sejam utilizadas as colorações apropriadas e adotados os critérios para graduação e estadiamento da DHGNA.

Diagnóstico não invasivo de esteato-hepatite e fibrose avançada

Há crescente interesse na literatura em identificar métodos não invasivos que possam diagnosticar esteato-hepatite e determinar a presença e a extensão da fibrose. Marcadores séricos envolvidos na patogênese e progressão da DHGNA podem ser úteis no diagnóstico, no acompanhamento clínico e na resposta a intervenções terapêuticas. Pacientes com esteato-hepatite apresentam níveis elevados de citocinas pró-inflamatórias como fator de necrose tumoral e interleucina 6 e níveis reduzidos de adiponectina, com propriedades anti-inflamatórias. Níveis de derivados da citoqueratina 18, resultantes da ativação da apoptose, também estão elevados em pacientes com esteato-hepatite. No entanto, é uma ilusão imaginar que um único marcador possa ter sensibilidade e especificidade suficientes para o diagnóstico das formas avançadas da DHGNA.

Vários modelos que reúnem parâmetros clínicos e laboratoriais foram propostos com o objetivo de identificar pacientes com maior gravidade nos achados histopatológicos. Dois modelos para avaliação de fibrose apresentaram resultados promissores. Um sistema de escore de fibrose desenvolvido em colaboração com vários centros utilizou seis parâmetros para a construção de uma fórmula: $-1,675$ $+ 0,037 \times$ idade $+ 0,094 \times$ IMC $+ 1,13 \times (0)$ na ausência ou (1) na presença de diabetes e/ou intolerância à glicose + 0,99 × relação AST/ALT − 0,013 × contagem de plaquetas − 0,66 × albumina. Valores superiores a 0,676 e inferiores a − 1,455 associaram-se, respectivamente, à presença e à ausência de fibrose avançada (http://nafldscore). O escore proposto por Angulo *et al.* teve boa acurácia em prever fibrose avançada com área sob a curva ROC de 0,88.[23] Harrisson *et al.* desenvolveram um escore ainda mais simples, que consiste na soma ponderada de três variáveis: IMC > 28 (1 ponto), relação AST/ALT ≥ 0,8 (2 pontos) e diabetes (1 ponto). Soma de 2 a 4 esteve associada a fibrose avançada com razão de chances de 17 (IC: 9,2 a 31,9).[24] Chamamos a atenção para o fato de que nos dois modelos a presença de DM foi um dos parâmetros para detectar a presença de fibrose avançada.

Apesar da expectativa de incorporar métodos não invasivos à prática clínica, os modelos e testes preditivos ainda necessitam de validação em estudos prospectivos antes de sua ampla utilização.

Tratamento

Com o aumento da prevalência da DHGNA e formas mais graves de apresentação histológica em pacientes com DM, é fundamental que se identifiquem medidas terapêuticas que reduzam o risco de progressão da doença hepática neste grupo de pacientes.

As medidas terapêuticas da DHGNA visam ao controle das condições clínicas associadas, como obesidade, DM, hiperlipidemia e hipertensão arterial.

A redução do peso por meio de dieta e prática de exercícios é a medida primordial no tratamento desta condição. Entretanto, existem dificuldades em sustentar as mudanças de estilo de vida por longo prazo. A perda de 5% do peso com intervenção dietética tem importância na redução de níveis séricos de enzimas hepáticas e da esteatose hepática. Perdas superiores a cerca de 10% do peso habitual parecem necessárias para a melhora do grau de inflamação à biopsia hepática. A restrição calórica é o principal objetivo para a redução da esteatose hepática, porém, alimentos contendo xarope de milho rico em frutose, gorduras *trans* e poli-insaturados com predomínio de ômega 6 podem estar associados à presença de DHGNA e devem ser evitados. A atividade física, além de contribuir para a redução de peso, leva à redução da esteatose hepática e melhora das enzimas hepáticas. Ainda não há definição quanto ao melhor programa de atividade física no tratamento da DHGNA, mas a inclusão progressiva de exercícios na rotina diária já pode trazer benefício. Indivíduos sedentários não devem iniciar exercícios vigorosos sem avaliação prévia do risco cardiovascular.

Medicamentos utilizados para o tratamento da obesidade, como o orlistate, foram avaliados no tratamento da DHGNA. Estudos randomizados não demonstraram diferença significativa na melhora histológica da DHGNA entre os grupos tratados com orlistate ou placebo. Os pacientes que melhoraram foram os que perderam peso, independentemente do tratamento oferecido.[25]

Como a maioria dos pacientes submetidos à cirurgia bariátrica tem DHGNA, há crescente interesse em avaliar o papel dos principais tipos de cirurgias no tratamento da esteatose hepática (EH) com e sem fibrose avançada. No estudo de Mathurin *et al*,[26] 381 pacientes foram acompanhados com análise histológica antes, e 1 e 5 anos após a cirurgia. O percentual de pacientes com diagnóstico provável ou definitivo de EH caiu de 27,4% para 14,2% no primeiro ano de cirurgia. Houve progressão da fibrose após 5 anos de cirurgia, mas 95,7% dos 381 pacientes mantiveram estágio inicial de fibrose. Como nenhum dos pacientes incluídos no estudo apresentava fibrose avançada, o efeito da cirurgia bariátrica neste grupo de pacientes não pôde ser avaliado. Sabemos que a queda muito acentuada do peso aumenta o fluxo de ácidos graxos livres para o fígado, o qual se encontra desprovido de proteínas e demais nutrientes, com subsequente peroxidação de lipídios. Assim, a curto prazo, a redução excessiva de peso pode reduzir a esteatose, porém poderia agravar a lesão hepática subjacente (inflamação lobular e fibrose). O tipo de procedimento, bem como a segurança e a eficácia da cirurgia bariátrica em pacientes com cirrose não estão estabelecidos. Entretanto, alguns autores consideram que pacientes com cirrose compensada, sem evidências de hipertensão portal, são elegíveis para procedimentos restritivos.

Medicamentos hipolipemiantes têm sido utilizados para o controle da hipercolesterolemia e, principalmente, da hipertrigliceridemia associada à DHGNA. A prescrição de estatinas se justifica pelo risco cardiovascular elevado e baixo risco de hepatotoxicidade nesses pacientes. Além disso, resultados favoráveis foram demonstrados com o uso da atorvastatina, inclusive um pequeno número de pacientes com melhora histológica em biopsias de seguimento.[27]

O sistema renina-angiotensina parece estar envolvido na fibrogênese hepática. Em pacientes com DHGNA e hipertensão arterial o uso de antagonistas do receptor de angiotensina pode ser recomendado pelos benefícios obtidos na melhora da inflamação e da fibrose em estudos com pequeno número de pacientes tratados com esta classe de anti-hipertensivos.[28]

Pela importância da resistência à insulina na patogênese da DHGNA foram avaliados fármacos que elevam a sensibilidade à insulina no tratamento desta condição, em pacientes com e sem DM. Entretanto, a maioria dos estudos incluiu número inadequado de pacientes, por curto período de acompanhamento, sem avaliação histológica e sem grupo-controle. Maior destaque vem sendo dado às glitazonas, as quais atuam reduzindo a produção e aumentando a oxidação de ácidos graxos. Desse modo, ocorre redistribuição da gordura para o tecido adiposo, o que aumenta a sensibilidade à insulina no fígado e músculo. Os efeitos colaterais mais frequentes das glitazonas são o ganho ponderal de 2 kg a 5 kg e a perda óssea em mulheres no período após a menopausa. Há relato de maior mortalidade cardiovascular e infarto agudo do miocárdio relacionado com o uso de roziglitazona, mas, ao contrário, menor incidência de eventos isquêmicos com o uso de pioglitazona. Um estudo recente francês descreveu maior risco de neoplasia de bexiga em pacientes que usavam pioglitazona. O risco aumentava com a dose e tempo de uso superior a 2 anos. O maior benefício da utilização das glitazonas reside na redução dos níveis séricos das aminotransferases e da esteatose hepática. Três estudos com pioglitazona (doses de 30 a 45 mg/dia) foram randomizados com grupo-controle e incluíram um número mínimo de 50 pacientes e avaliação histológica ao final do tratamento.[29-31] Em todos os estudos houve melhora da atividade necroinflamatória, enquanto apenas Aithal *et al.* comprovaram redução da fibrose hepática.[29] É importante enfatizar que a maioria dos pacientes incluídos nesses estudos não tinha diabetes.

Outra medicação utilizada para o tratamento do DM, a metformina, foi estudada na DHGNA. A metformina reduz a produção de glicose hepática ao mesmo tempo que aumenta a sua utilização periférica no músculo esquelético. Em estudos randomizados com metformina e dieta *versus* apenas dieta houve melhora dos níveis séricos de aminotransferases e da esteatose em exame de imagem.[32,33] Não houve diferença da presença de esteatose detectada por US abdominal entre os pacientes que utilizaram metformina ou apenas dieta e atividade física no estudo de Nar *et al.*[34] Foram avaliadas diferentes doses (1.500 a 2.000 mg/dia) por um período de 6 até 12 meses, sem melhora significativa dos parâmetros histológicos.[32,35,36] Dois estudos do tipo caso-controle demonstraram redução do risco relativo de carcinoma hepatocelular tanto em cirróticos com diabetes[37] como em pacientes com diabetes tratados com metformina.[38] Além do possível efeito protetor em relação ao carcinoma hepatocelular, há também outras vantagens conhecidas na utilização da metformina, como redução: de 4% a 8% do peso; do risco de desenvolvimento de diabetes em pacientes com intolerância à glicose; do risco de complicações cardiovasculares, este último independente da redução dos níveis glicêmicos. Os principais efeitos colaterais são náuseas, desconforto abdominal e diarreia. A metformina não deve ser prescrita em pacientes com insuficiência renal (> o estágio 3) e em insuficiência cardíaca avançada.

Os análogos de *glucagon-like peptide-1* (GLP-1) e os inibidores de dipeptidil-peptidase 4 (DPP- 4) (a enzima que degrada o GLP-1) aumentam os níveis de GLP-1 que estimulam fisiologicamente a insulina, suprimem a secreção do glucagon e retardam o esvaziamento gástrico, promovendo a saciedade. Há estudos em curso com esses novos fármacos, randomizados, incluindo pacientes com e sem diabetes com previsão de seguimento por longo prazo e avaliação histológica ao término do acompanhamento.

Diversos agentes antioxidantes, citoprotetores e anticitocinas vêm sendo testados no tratamento da DHGNA. A vitamina E reduz o estresse oxidativo e diminui os níveis de citocinas que estimulam a fibrogênese hepática. O uso da vitamina E merece maior ênfase pelos resultados obtidos em um estudo randomizado em pacientes com EHNA sem DM publicado recentemente. Sanyal *et al.*[31] demonstraram a superioridade da vitamina E (800 UI/dia) em comparação à pioglitazona (30 mg/dia) e ao placebo na melhora do escore de esteato-hepatite. Tanto a vitamina E como a pioglitazona reduziram significativamente os níveis de aminotransferases. Como há evidências prévias na literatura de maior morbidade e mortalidade com o uso de vitamina E, necessitamos ser cautelosos na recomendação do seu uso em todos os pacientes com DM e DHGNA. Agentes citoprotetores, como o ácido ursodesoxicólico em doses elevadas, e fármacos que atuam no perfil de citocinas, como a pentoxifilina, aguardam estudos com maior número de pacientes, controlados e com análise histológica.

Outras medidas são importantes no tratamento de pacientes com DHGNA, como orientação a respeito de fármacos e/ou quaisquer substâncias que possam ser hepatotóxicas e ingestão alcoólica. Níveis seguros de ingestão alcoólica são difíceis de definir. Há evidências de que o consumo de pequenas quantidades de álcool (menos que 7 *drinks* por semana) pode ter um efeito protetor pelo aumento da sensibilidade à insulina. No entanto, doses diárias < 20 g podem contribuir para lesão celular, fibrogênese e carcinogênese na esteato-hepatite não alcoólica, e pacientes com evidência de fibrose avançada não devem ingerir qualquer quantidade de álcool. Os pacientes também devem receber aconselhamento em relação à interrupção pelo risco de acelerar a progressão da fibrose hepática. Todos os pacientes com testes sorológicos negativos para hepatite A ou B devem ser imunizados, já que os pacientes com doença hepática crônica podem apresentar quadros mais graves de hepatite aguda.

Prognóstico

Pacientes com DHGNA têm maior risco de morte por doenças cardiovasculares e complicações de doença hepática. Vários estudos longitudinais identificaram que a doença cardiovascular é a causa de óbito mais comum nos pacientes com DHGNA. Alguns autores vêm sugerindo que a DHGNA não é apenas um marcador de risco para doença cardiovascular, mas que ela poderia estar ativamente envolvida na sua patogênese. Os mecanismos seriam a liberação de substâncias pró-aterogênicas (proteína C, fibrinogênio, inibidor do ativador de plasminogênio 1 c citocinas inflamatórias) e contribuição na resistência à insulina e na dislipidemia.

A longo prazo, pacientes com DHGNA também podem evoluir com cirrose hepática, aparecimento de carcinoma hepatocelular e falência hepática com indicação de transplante hepático.

A DHGNA é fator de risco para carcinoma hepatocelular, que pode ocorrer até em pacientes com esteato-hepatite sem cirrose. A carcinogênese hepática induzida pela esteato-hepatite resulta do estresse oxidativo com liberação de citocinas e mecanismos de aumento da proliferação celular em contrapartida à inibição da apoptose. Esses dados apontam para a necessidade de detecção precoce de carcinoma hepatocelular nessa população.

Com o aumento da prevalência da DHGNA, estima-se que ela será a principal indicação de transplante hepático nos próximos 10 a 20 anos. A sobrevida após três anos de transplante é semelhante às outras indicações, mas a DHGNA pode recorrer ou surgir de novo no período pós-transplante.

HEPATOSCLEROSE

Recentemente vem sendo descrita em biopsias hepáticas de pacientes diabéticos uma nova condição denominada hepatosclerose. Em um estudo de autópsias por um período de 10 anos, 19 (12%) de 159 pacientes com DM incluídos apresentavam densa proliferação de colágeno perissinusoidal característica da hepatosclerose. Houve associação dessa lesão à presença de nefropatia diabética, e alguns autores têm sugerido que ela seja consequência da microangiopatia diabética no fígado.

DOENÇA HEPÁTICA POR ACÚMULO DE GLICOGÊNIO

Em pacientes com DM tipo 1 (DM1) mal controlados, devido à hiperglicemia, à hiperinsulinização e aos níveis elevados de cortisol secundários à hipoglicemia, pode ocorrer depósito aumentado de glicogênio intra-hepático. As manifestações clínicas características sao: hepatomegalia, esplenomegalia (menos frequente) e atraso do crescimento e/ou hipogonadismo secundário ao aumento de cortisol sérico. Níveis de aminotransferases podem estar elevados e há aumento da ecogenicidade hepática à US abdominal. A biopsia hepática demonstra depósito de glicogênio intracitoplasmático, com mínima necrose e sem fibrose.

A melhora do controle glicêmico leva à regressão da hepatomegalia e das alterações nas enzimas hepáticas.

DIABETES SECUNDÁRIO À DOENÇA HEPÁTICA CRÔNICA

Pacientes com cirrose hepática têm elevada prevalência de intolerância à glicose (60%) e diabetes (20%). No entanto, o quadro clínico e a evolução do diabetes que surgem no contexto da doença hepática crônica são diferentes. São menos frequentes nesses pacientes história familiar de diabetes e aparecimento das complicações micro e macrovasculares do diabetes. As complicações degenerativas são menos frequentes devido ao menor tempo do diabetes e a alterações da cirrose hepática – redução do colesterol, dos níveis tensionais – que podem proteger o sistema cardiovascular da aterosclerose. O prognóstico a longo prazo é determinado pela extensão da doença hepática e suas complicações.

Qualquer intervenção terapêutica em pacientes com cirrose e diabetes deve ser avaliada em termos de riscos e benefícios. Já que não é grande o impacto das complicações crônicas relacionadas com o diabetes, não é prudente a conduta agressiva no controle dos parâmetros metabólicos.

Mudanças de estilo de vida não podem ser adotadas com facilidade em pacientes hipercatabólicos e com comprometimento geral pela cirrose hepática. Mais de 50% dos pacientes com doença hepática avançada podem estar desnutridos e muitos já vêm ingerindo uma dieta com restrição de sal ou limitação de proteínas.

As alterações no metabolismo de drogas secundárias à doença hepática e o risco de hepatotoxicidade de alguns fármacos são outras limitações que serão discutidas. A doença hepática reduz a capacidade de realizar gliconeogênese e reduz o metabolismo de fármacos, com elevação de seus níveis séricos. Não há recomendação de rotina para monitoração das aminotransferases no tratamento farmacológico do diabetes. No entanto, como regra geral, quando há elevação > 3 vezes o valor superior da normalidade de aminotransferases, recomenda-se a suspensão do medicamento suspeito de hepatotoxicidade. Há também poucos estudos que avaliem o uso de medicamentos orais para o tratamento do diabetes em pacientes com hepatopatia. Sulfonilureias e glinidas podem ser utilizadas em pacientes com doença hepática, apenas com maior cautela em relação ao risco de hipoglicemia. Apesar de seguras, drogas que aumentam a secreção de insulina são de menor utilidade no diabetes secundário à doença hepática crônica. A metformina não depende da metabolização hepática e seu risco de hepatotoxicidade é baixo (1 caso de insuficiência hepática/6.000.000 de tratamentos). Apesar de haver a descrição de maior risco de acidose láctica em pacientes com hepatopatia, esse risco é provavelmente ligado ao etilismo ou à redução da função renal também presentes nesses pacientes. A pioglitazona tem metabolização hepática e o risco de hepatotoxicidade é superior ao da metformina (3 casos de insuficiência hepática/3.000.000 de tratamentos). Anormalidades de aminotransferases que não determinam interrupção de seu uso podem ser encontradas. O uso de pioglitazona em pacientes com cirrose leva à retenção hídrica e ao possível desenvolvimento de edema e/ou ascite. Inibidores de DPP-4 podem ser usados em pacientes com leve a moderado acometimento da função hepática. Têm menor influência na redução do peso do que a metformina e oferecem menor risco de hipoglicemia quando comparados às sulfonilureias. Em pacientes cirróticos com importante comprometimento da função renal, ajustes na dose podem ser necessários, principalmente com a saxagliptina.

Pacientes com cirrose descompensada têm menor habilidade em compensar episódios de hipoglicemia. A maioria dos hipoglicemiantes orais é contraindicada nesse grupo de pacientes devido aos efeitos tóxicos potenciais em decorrência da redução do metabolismo renal e hepático. O uso de insulina com monitoração cuidadosa é a melhor opção terapêutica nesse grupo de pacientes. Variações no metabolismo da insulina, da regularidade da dieta, podem dificultar a obtenção do controle glicêmico.

A prevalência de diabetes em candidatos a transplante hepático é elevada e pode afetar a sobrevida no pós-transplante. O transplante pode curar o diabetes secundário à cirrose hepática em 2/3 dos casos. Em contrapartida, pacientes com história familiar de diabetes e condições clínicas associadas à síndrome metabólica podem vir a desenvolver diabetes no pós-transplante. A prevenção de diabetes no pós-transplante requer orientação de dieta e programa de exercícios regulares. Não há um protocolo recomendado para o tratamento do diabetes nesse contexto, mas o objetivo é alcançar o controle glicêmico, reduzindo riscos de infecção e morte no pós-transplante. Há evidências da redução da frequência de complicações metabólicas limitando-se o uso de corticoides e evitando-se o uso de tacrolimo.

DIABETES E HEPATITE C

O vírus da hepatite C pertence à família Flaviviridae, gênero *Hepacivirus*. É um vírus RNA de fita simples e, com base na variação de sua sequência nucleotídica, 6 genótipos foram identificados. Os genótipos têm distribuição geográfica diversa e aplicação clínica na seleção do tipo e do tempo de tratamento com antivirais.

A hepatite C é transmitida predominantemente por via parenteral. São consideradas populações de risco acrescido para a infecção pelo vírus da hepatite C (HCV) por via parenteral: indivíduos que receberam transfusão de sangue e/ou hemoderivados antes de 1993, usuários de drogas intravenosas ou usuários de cocaína inalada que compartilham os equipamentos de uso, pessoas com tatuagem, *piercings* ou que apresentem outras formas de exposição percutânea. Entretanto, em um percentual significativo de casos, não é possível identificar a via de transmissão.

Pacientes com hepatite C têm maior risco de apresentar diabetes e o risco é independente do desenvolvimento de cirrose. O HCV atua diretamente na sensibilidade à insulina e aumenta indiretamente a liberação de citocinas e o estresse oxidativo. A resistência à insulina está associada a pior prognóstico da hepatite C e redução da resposta ao tratamento com interferon peguilado e ribavirina.

Pacientes com diabetes, por outro lado, têm elevada prevalência de sorologia para hepatite C. Por isso, em pacientes com diabetes e manifestações clínicas e/ou exames laboratoriais que sugiram doença hepática, devemos solicitar exame sorológico para a detecção do anticorpo contra o vírus da hepatite C.

DIABETES E HEMOCROMATOSE

Hemocromatose hereditária pode cursar com cirrose hepática, cardiomiopatia, diabetes, artrite, disfunção tireoideana e impotência. O acúmulo de ferro no tecido hepático leva ao aumento da resistência à insulina, enquanto a deposição de ferro nas células β do pâncreas diminui a secreção de insulina. No estágio pré-cirrótico 20% dos pacientes com hemocromatose apresentam critérios diagnósticos de diabetes. Diante da suspeita clínica devem ser solicitados exames para avaliação da presença de sobrecarga de ferro. Pacientes com índice de saturação de transferrina superior a 45% e/ou níveis de ferritina > 1.000 ng/mL devem ser posteriormente investigados com avaliação genética, exames de imagem e análise histológica para a quantificação tecidual. Após a confirmação do diagnóstico, os pacientes serão tratados com sangrias regulares para a redução do acúmulo de ferro.

Essa estratégia pode evitar o dano progressivo do fígado e do pâncreas e contribuir para a preservação da secreção de insulina e de complicações ligadas ao diabetes.

AVALIAÇÃO DAS ALTERAÇÕES HEPÁTICAS EM PACIENTES COM DIABETES *MELLITUS*

Como discutimos ao longo do capítulo, o DM é um fator de risco para a DHGNA e pode estar associado a causas específicas de doença hepática. Além disso, a coexistência de DM e doença hepática requer abordagem diagnóstica e terapêutica diferenciada e pode levar a outras patologias hepáticas, como a doença por aumento de deposição de glicogênio e hepatosclerose. Maior ênfase será dada à DHGNA por sua prevalência elevada e potencial de evolução para cirrose hepática e predisposição para carcinoma hepatocelular.

Sendo assim, é fundamental que todos os pacientes com diabetes sejam submetidos à avaliação clínica, laboratorial e ultrassonográfica inicial (Figura 17.3.1). Não está estabelecido que pacientes com DM e avaliação inicial (clínica, laboratorial e radiológica) normal tenham maior risco de evoluir para doença hepática crônica. No entanto, é válido que sejam reavaliados em 1 a 2 anos com o intuito de detectar o aparecimento de alterações laboratoriais e/ou radiológicas.

Pacientes com suspeita em razão da avaliação clínica, de fatores de risco e/ou de exames complementares devem ser submetidos a exame sorológico para detecção do HCV e pesquisa de sobrecarga de ferro e, de acordo com o resultado, serão orientados a prosseguir com a investigação diagnóstica.

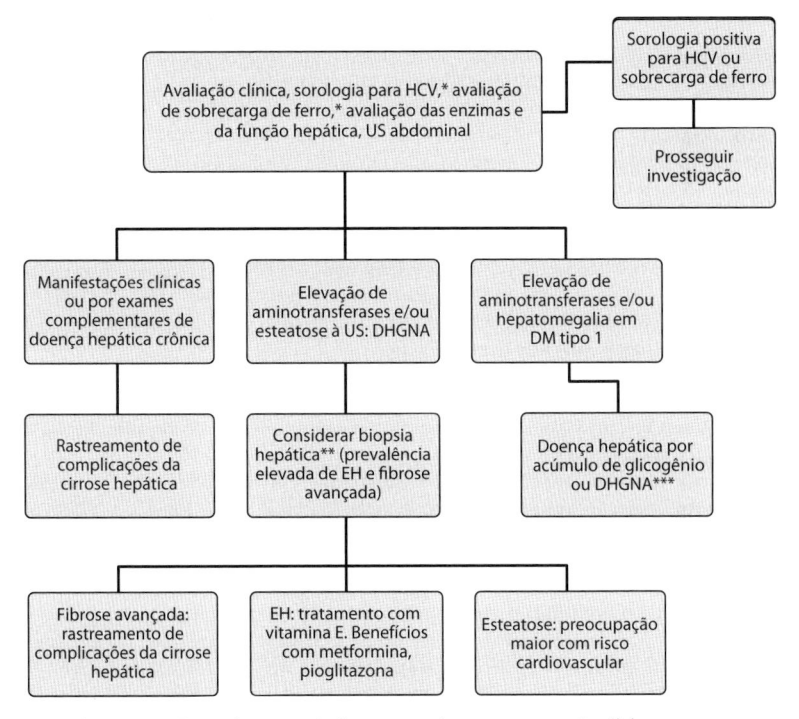

* Pesquisar sorologia para HCV e sobrecarga de ferro em pacientes com suspeita clínica.
** É possível adotar estratégias não invasivas para selecionar os melhores candidatos à biopsia hepática.
*** Maior prevalência da doença por acúmulo de glicogênio do que DHGNA em pacientes com DM1.

Figura 17.3.1 Avaliação hepática em pacientes com diabetes. HCV = vírus da hepatite C; US = ultrassonografia; DHGNA = doença hepática gordurosa não alcoólica; EH = esteatose hepática.

Pacientes com DM que apresentem elevação de aminotransferases em dosagens seriadas e/ou na presença de esteatose na US apresentam maior risco de EH e/ou fibrose moderada/acentuada. A biopsia hepática estaria indicada neste grupo de pacientes para definir com precisão o risco de evolução para formas mais graves de DHGNA. Outras estratégias, entretanto, vêm sendo estudadas para evitar o número de procedimentos invasivos. A utilização das novas técnicas radiológicas, como a elastografia transitória e a pesquisa do polimorfismo de nucleotídeo único no gene da adiponutrina ou *patatin-like phospholipase 3 gene* (PNPLA 3) poderia selecionar candidatos com maior risco, que então seriam submetidos à análise histológica.

Por fim, quando a avaliação inicial já sugerir a presença de doença hepática crônica, será necessário o acompanhamento em ambulatórios especializados com hepatologista para o rastreamento de complicações crônicas.

REFERÊNCIAS BIBLIOGRÁFICAS

1. Ludwig J, Viggiano TR, McGill DB et al. Nonalcoholic steatohepatitis: Mayo Clinic experiences with a hitherto unnamed disease. Mayo Clin Proc. 1980 Jul; 55(7):434-8.
2. Matherly SC, Puri P. Mechanisms of simple hepatic steatosis: not so simple after all. Clin Liver Dis. 2012 Aug; 16(3):505-24.
3. Romeo S, Kozlitina J, Xing C et al. Genetic variation in PNPLA3 confers susceptibility to nonalcoholic fatty liver disease. Nat Genet. 2008 Dec; 40(12):1461-5.
4. Musso G, Gambino R, De Michieli F et al. Adiponectin gene polymorphisms modulate acute adiponectin response to dietary fat: Possible pathogenetic role in NASH. Hepatology. 2008 Apr; 47(4):1167-217.
5. Zain SM, Mohamed R, Mahadeva S et al. A multi-ethnic study of a PNPLA3 gene variant and its association with disease severity in non-alcoholic fatty liver disease. Hum Genet. 2012 Jul; 131(7):1145-52.
6. Petta S, Grimaudo S, Cammà C et al. IL28B and PNPLA3 polymorphisms affect histological liver damage in patients with non-alcoholic fatty liver disease. J Hepatol. 2012 Jun; 56(6):1356-62.
7. Browning JD, Szczepaniak LS, Dobbins R et al. Prevalence of hepatic steatosis in an urban population in the United States: impact of ethnicity. Hepatology. 2004 Dec; 40(6):1387-95.
8. Willner IR, Waters B, Patil SR et al. Ninety patients with nonalcoholic steatohepatitis: insulin resistance, familial tendency, and severity of disease. Am J Gastroenterol. 2001 Oct; 96(10):2957-61.
9. Adams LA, Sanderson S, Lindor KD et al. The histological course of nonalcoholic fatty liver disease: a longitudinal study of 103 patients with sequential liver biopsies. J Hepatol. 2005b Jan; 42(1):132-8.
10. Marchesini G, Brizi M, Morselli-Labate AM et al. Association of nonalcoholic fatty liver disease with insulin resistance. Am J Med. 1999 Nov; 107(5):450-5.
11. Matteoni CA, Younossi ZM, Gramlich T et al. Nonalcoholic fatty liver disease: a spectrum of clinical and pathological severity. Gastroenterology. 1999 Jun; 116(6):1413-9.
12. Targher G, Bertolini L, Padovani R et al. Prevalence of nonalcoholic fatty liver disease and its association with cardiovascular disease among type 2 diabetic patients. Diabetes Care. 2007 May; 30(5):1212-8.
13. Kotronen A, Juurinen L, Hakkarainen A et al. Liver fat is increased in type 2 diabetic patients and underestimated by serum alanine aminotransferase compared with equally obese nondiabetic subjects. Diabetes Care. 2008 Jan; 31(1):165-9.
14. Leite NC, Salles GF, Araujo AL et al. Prevalence and associated factors of non-alcoholic fatty liver disease in patients with type-2 diabetes mellitus. Liver Int. 2009 Jan; 29(1):113-9.
15. Leite NC, Villela-Nogueira CA, Pannain VL et al. Histopathological stages of nonalcoholic fatty liver disease in type 2 diabetes: prevalences and correlated factors. Liver Int. 2011 May; 31(5):700-6.
16. Prashanth M, Ganesh HK, Vima MV et al. Prevalence of nonalcoholic fatty liver disease in patients with type 2 diabetes mellitus. J Assoc Physicians India. 2009 Mar; 57:205-10.

17. Mathiesen UL, Franzen LE, Aselius H et al. Increased liver echogenicity at ultrasound examination reflects degree of steatosis but not of fibrosis in asymptomatic patients with mild/moderate abnormalities of liver transaminases. Dig Liver Dis. 2002 Jul; 34(7):516-22.

18. Saadeh S, Younossi ZM, Remer EM et al. The utility of radiological imaging in nonalcoholic fatty liver disease. Gastroenterology. 2002 Sep; 123(3):745-50.

19. Wong VW, Vergniol J, Wong GL et al. Diagnosis of fibrosis and cirrhosis using liver stiffness measurement in nonalcoholic fatty liver disease. Hepatology. 2010 Jun; 51(6):1945-53.

20. de Lédinghen V, Vergniol J, Foucher J et al. Non-invasive diagnosis of liver steatosis using controlled attenuation parameter (CAP) and transient elastography. Liver Int. 2012 Jul; 32(6):911-8.

21. Yin M, Chen J, Glaser KJ et al. Abdominal magnetic resonance elastography. Top Magn Reson Imaging. 2009 Apr; 20(2):79-87.

22. Brunt EM, Janney CG, Di Bisceglie AM et al. Nonalcoholic steatohepatitis: a proposal for grading and staging the histological lesions. Am J Gastroenterol. 1999 Sep; 94(9):2467-74.

23. Angulo P, Hui JM, Marchesini G et al. The NAFLD fibrosis score: a noninvasive system that identifies liver fibrosis in patients with NAFLD. Hepatology. 2007 Apr; 45(4):846-54.

24. Harrison SA, Oliver D, Arnold HL et al. Development and validation of a simple nafld clinical scoring system for identifying patients without advanced disease. Gut. 2008; 57:1441-7.

25. Kral JG, Schaffner F, Pierson RN Jr. et al. Body fat topography as an independent predictor of fatty liver. Metabolism. 1993 May; 42(5):548-51.

26. Mathurin P, Hollebecque A, Arnalsteen L et al. Prospective study of the long-term effects of bariatric surgery on liver injury in patients without advanced disease. Gastroenterology. 2009 Aug; 137(2):532-40.

27. Horlander JC, Kwo PY, Cummings OW et al. Atorvastatin for the treatment of NASH [abstract]. Gastroenterology. 2001; 120:A544.

28. Georgescu EF, Ionescu R, Niculescu M et al. Angiotensin-receptor blockers as therapy for mild to moderate hypertension-associated non-alcoholic steatohepatitis. World J Gastroenterol. 2009 Feb 28; 15(8):942-54.

29. Aithal GP, Thomas JA, Kaye PV et al. Randomized, placebo-controlled trial of pioglitazone in nondiabetic subjects with nonalcoholic steatohepatitis. Gastroenterology. 2008 Oct; 135(4):1176-84.

30. Belfort R, Harrison SA, Brown K et al. A placebo-controlled trial of pioglitazone in subjects with nonalcoholic steatohepatitis. N Engl J Med. 2006 Nov 30; 355(22):2297-307.

31. Sanyal AJ, Chalasani N, Kowdley KV et al. Pioglitazone, vitamin E, or placebo for nonalcoholic steatohepatitis. N Engl J Med. 2010 May 6; 362(18):1675-85.

32. Uygun A, Kadayifci A, Isik AT et al. Metformin in the treatment of patients with non-alcoholic steatohepatitis. Aliment Pharmacol Ther. 2004 Mar 1; 19(5):537-44.

33. Nadeau KJ, Ehlers LB, Zeitler PS et al. Treatment of non-alcoholic fatty liver disease with metformin versus lifestyle intervention in insulin-resistant adolescents. Pediatr Diabetes. 2009 Feb; 10(1):5-13.

34. Nar A, Gedik O. The effect of metformin on leptin in obese patients with type 2 diabetes mellitus and nonalcoholic fatty liver disease. Acta Diabetol. 2009 Jun; 46(2):113-8.

35. Haukeland JW, Konopski Z, Eggesbø HB et al. Metformin in patients with non-alcoholic fatty liver disease: a randomized, controlled trial. Scand J Gastroenterol. 2009; 44(7):853-60.

36. Shields WW, Thompson KE, Grice GA et al. The effect of metformin and standard therapy versus standard therapy alone in nondiabetic patients with insulin resistance and nonalcoholic steatohepatitis (NASH): a pilot trial. Therap Adv Gastroenterol. 2009 May; 2(3):157-63.

37. Donadon V, Balbi M, Mas MD et al. Metformin and reduced risk of hepatocellular carcinoma in diabetic patients with chronic liver disease. Liver Int. 2010 May; 30(5):750-8. Epub 2010 Mar 12.

38. Hassan MM, Curley SA, Li D et al. Association of diabetes duration and diabetes treatment with the risk of hepatocellular Cancer. 2010 Apr 15; 116(8):1938-4.

17.4

Transplante e diabetes: transplante de pâncreas no tratamento do diabetes e diabetes pós-transplante

Jorge Eduardo S. Soares Pinto

TRANSPLANTE DE PÂNCREAS NO TRATAMENTO DO DIABETES *MELLITUS*

Introdução

O transplante de pâncreas (TP) é a única modalidade terapêutica reconhecida como passível de cura do diabetes *mellitus* tipo 1 (DM1). Outras modalidades promissoras em avaliação são: o transplante de ilhotas pancreáticas (TIP) e o transplante de células-tronco. O seu possível papel na cura do diabetes *mellitus* tipo 2 (DM2) é bastante discutível. Mesmo com os resultados clínicos melhorando significativamente nos últimos anos, o TP permanece um desafio técnico em que continuam a ser discutidas variantes de implante do órgão.

Graças à complexidade do TP, vários fatores devem ser cuidadosamente analisados para o sucesso final do transplante. Entre os mais importantes podem ser citados: seleção adequada do doador e do receptor, preservação dos órgãos, tempo de isquemia até o implante, técnica de montagem e implante, suporte per e pós-operatório e imunossupressão.[1]

O TP, se comparado aos outros transplantes de órgãos sólidos, apresenta a mais alta incidência de complicações técnicas que levam a reoperações. O fato de os pacientes receptores apresentarem diabetes habitualmente de longa data e comumente com doenças renal, cardiovascular e neuropática, em vista da necessidade de terapia imunossupressora permanente e vigorosa, torna o procedimento, por si, de grande risco.

Os principais motivos para se avançar em estruturação e investimento no TP são, sobretudo, a péssima qualidade de vida e o mau prognóstico que os pacientes com diabetes têm quando estão em tratamento dialítico (maior grupo de beneficiados com essa modalidade terapêutica).

No Brasil, a sobrevida dos pacientes com diabetes que são submetidos à hemodiálise é de 74% no primeiro ano e de apenas 33% após 5 anos. Fato similar ocorre em outros locais do mundo. A principal causa de mortalidade é a complicação cardiovascular.[2,3]

O transplante de ilhotas pancreáticas (TIP), apesar de ter vantagens sobre o TP convencional, como procedimento menos invasivo e recuperação pós-procedimento mais rápida, apresenta menor efetividade quanto ao período sem necessidade de insulina, em relação ao TP: 75% *versus* 59%.[4]

Apesar de possivelmente avançarmos nas questões técnicas para maior sobrevida das células no TIP, os seus benefícios clínicos, atualmente, são inferiores ao risco causado pela imunossupressão.[5]

Indicações do transplante de pâncreas e seleção do receptor

Um ponto fundamental para definirmos a qual tipo de TP o paciente deverá ser submetido diz respeito à sua função renal, além, é claro, a ter DM1.

A Associação Americana de Diabetes (ADA) tem as seguintes recomendações para a realização de TP elaboradas em 2006:[6]

- O TP deve ser considerado terapêutico para DM1 em pacientes com insuficiência renal terminal ou com iminência de desenvolvê-la e que tenham realizado ou planejem realizar transplante renal.
- Na ausência de indicação do transplante de rim, o TP só deve ser considerado caso o paciente preencha pelo menos 1 dos critérios a seguir: ter história frequente de complicações metabólicas agudas e graves comprovadas por equipe médica (hipoglicemia, hiperglicemia ou cetoacidose diabética); ter graves problemas emocionais pelo uso de insulina exógena; apesar do tratamento adequado, apresentar falência na prevenção de complicações metabólicas agudas.
- O transplante de ilhotas pancreáticas para pacientes com DM1 é um procedimento experimental que só deve ser realizado em centros sob rigoroso protocolo de pesquisa.

Com a evolução dos sensores de glicose, a indicação de transplante de pâncreas e/ou ilhotas pancreáticas com objetivo de prevenir hipoglicemias graves tem se tornado cada vez mais questionável, uma vez que podem ser eficazes para tal sem a necessidade de imunossupressão.

Além dos critérios de inclusão já expostos, existem outros fatores a serem avaliados para a adequada indicação do TP:

- Condicionamento físico e mental adequados para suportar o procedimento cirúrgico e o tratamento imunossupressor.
- Boa condição psicossocial.
- Entendimento da complexidade do transplante de pâncreas e suas implicações.
- Capacidade de cumprir o regime de imunossupressão e estar ciente da necessidade de acompanhamento por toda a vida.

Contraindicações

As contraindicações do TP são similares a outros tipos de transplantes de órgãos sólidos e incluem:

- Doença cardiovascular avançada.
- Neoplasia maligna.
- Alcoolismo e/ou dependência de drogas ilícitas.
- História de não cooperação com o tratamento.
- Doença psiquiátrica grave.
- Idade > 65 anos.
- Obesidade mórbida.
- Instabilidade psicossocial.

Técnica de realização

Os TP podem ser classificados de várias maneiras. Essas formas de classificação não são excludentes e podem informar quanto à complexidade e ao prognóstico esperado.

Quanto ao número e à sequência de órgãos transplantados

- **Transplantes duplos:** pâncreas e rim simultâneos (SPK).
- Transplante de pâncreas, após o paciente já ter se submetido a transplante renal (PAK).
- Transplante isolado de pâncreas (PTA).

O TP mais comumente realizado é o SPK, seguido do PAK e do PTA.

No Brasil, em 2010, tivemos 133 transplantes de pâncreas. O SPK foi realizado em 87 casos (65,4%), o PAK em 34 pacientes (25,6%) e o PTA (9%) em apenas 12.[7]

Em relação ao tempo de sobrevida do enxerto, o SPK tem sobrevida maior do que nos transplantes PAK e PTA, além de a sobrevida ser maior em 1 ano nos pacientes que foram submetidos ao transplante em relação àqueles que permaneceram em tratamento dialítico – 95% *versus* 74%.[3,8,9]

O SPK é o transplante preferido para os pacientes com DM1 e insuficiência renal terminal ou com grave disfunção renal (pela legislação brasileira, *clearance* de creatinina < 20 mL/min).[10]

Existem algumas explicações para que o SPK tenha resultados melhores do que os outros transplantes. Nesse transplante, o doador dos 2 órgãos é o mesmo. O rim serve como sentinela para os casos de rejeição, pois enquanto a elevação de escórias nitrogenadas é fenômeno inicial na rejeição renal, a hiperglicemia é o terminal na rejeição pancreática. O paciente renal crônico apresenta alterações da função plaquetária e da coagulação, que cursam com menor incidência de trombose do órgão transplantado.[11]

O PTA tem indicação apenas quando, a despeito do tratamento adequado e da função renal com *clearance* de creatinina > 70 mL/min e sem proteinúria nefrótica, o paciente apresentar hipoglicemia frequente, com perda de consciência ou com grave distúrbio de comportamento, sem sintomatologia prévia, diabetes *mellitus* hiperlábil, neuropatia e/ou retinopatia e/ou vasculopatia aterosclerótica progressiva, apesar de bom controle glicêmico.[12]

Nos pacientes com DM1 que já tenham recebido transplante renal, caso apresentem as indicações clínicas do transplante de pâncreas isolado ou não consigam manter o controle glicêmico adequado, a realização do PAK é uma boa indicação.[13]

O PAK tem ainda a capacidade de reverter a nefropatia diabética não terminal.[14]

Quanto à origem do órgão

Doador cadáver ou doador vivo. O número de TP realizados com doadores vivos ainda é muito pequeno. Entretanto, os doadores não estão livres de complicações cirúrgicas (fístula pancreática e infecção no período pós-operatório) ou tardias (desenvolvimento de DM2). Logo após a sua retirada, o órgão deve ser conservado em um recipiente com líquido gelado que tenha propriedade de inibição das enzimas pancreáticas, preservando a funcionalidade do pâncreas e das ilhotas.[15]

Quanto à drenagem exócrina do pâncreas transplantado

Na drenagem entérica, o duodeno do doador é anastomosado no jejuno do receptor, enquanto na drenagem vesical, o duodeno do doador é anastomosado na bexiga.

Os primeiros TP foram realizados com drenagem entérica, mas com resultados iniciais desalentadores. Após a retomada dos TP, a drenagem exócrina do pâncreas passou a ser realizada, com maior frequência, para a bexiga. Tecnicamente mais fácil de se realizar, a drenagem vesical cursa com maior incidência e prevalência de complicações urológicas, infecções urinárias e acidose metabólica, devido à perda urinária de grande quantidade de bicarbonato oriunda do pâncreas transplantado.[16-19]

Embora possa apresentar maior dificuldade técnica e aumento do tempo cirúrgico, a drenagem entérica é mais fisiológica e a qualidade de vida dos pacientes submetidos a ela é melhor, quando comparada com a drenagem vesical. Atualmente, a maioria dos grandes centros de TP no mundo dá preferência à drenagem entérica quando é realizado o transplante duplo.[16-19]

Quanto à drenagem venosa do pâncreas transplantado

Portal ou sistêmica. Podem-se utilizar as veias mesentérica superior (drenagem portal) ou ilíaca do receptor (drenagem sistêmica).

Trabalhos científicos mais recentes têm demonstrado que a drenagem venosa portal é preferível à sistêmica, pois diminui a possibilidade de rejeição devido a maior tolerância imunológica, menor hiperinsulinemia e menores alterações do perfil lipídico.[20-22]

A técnica que conjuga as drenagens venosa portal e exócrina do pâncreas para o intestino em Y de Roux, na qual somos pioneiros no país, é a que temos preferido.[23]

Efeitos adversos

Devido à alta complexidade do procedimento cirúrgico e à potencialidade de complicações dos pacientes que são submetidos ao TP, é esperada taxa elevada de complicações do procedimento.

As complicações mais comuns no período pós-operatório devem-se ao próprio procedimento cirúrgico, já que a incidência de rejeição hiperaguda, hoje em dia, é bem menor, graças às novas drogas imunossupressoras.

Enquanto a frequência de reoperações em grandes cirurgias abdominais é de 2% a 5%, no TP esse número pode ser superior a 30%, principalmente devido à trombose e às fístulas.[2,11,24]

Após a alta hospitalar, as principais complicações são infecções oportunísticas e episódios de rejeição aguda.

CONCLUSÃO

Os objetivos do TP são restaurar a secreção de insulina, interromper ou reverter a progressão das complicações crônicas do DM1 e melhorar a qualidade de vida dos pacientes.

O TP deve ser considerado naqueles que apresentam complicações graves e péssima qualidade de vida, como pacientes em programa dialítico e que estejam em fila para transplante de rim. Nesses pacientes, a realização do transplante duplo pâncreas-rim melhora o controle glicêmico e confere maior sobrevida ao enxerto renal e pancreático.

Na ausência de indicação do transplante de rim, o TP só deve ser considerado caso o paciente tenha graves e frequentes distúrbios metabólicos, a despeito do uso adequado do tratamento, ou graves problemas emocionais pelo uso de insulina exógena.

Embora seja muito frequente a percepção do paciente e de seus familiares de que o transplante cura o DM, o que aumenta a pressão para a realização do procedimento, a imensa maioria dos DM1 não tem indicação de realizá-lo.

Costumamos dizer, em nosso ambulatório, para os pacientes que não têm indicação precisa para o TP: "Fazer a cirurgia é trocar uma doença, o DM, por outra, a imunossupressão, e tomar insulina é muito melhor e mais seguro do que viver imunossuprimido."

Transplante de ilhotas pancreáticas

Há décadas, o transplante de ilhotas pancreáticas vem sendo usado para substituição das células β e cura do DM1. Shapiro *et al.* demonstraram que o transplante de ilhotas, utilizando um esquema imunossupressor sem corticoides (sirolimo, tacrolimo e daclizumab), foi capaz de induzir independência de insulina em pacientes com DM1.[25] Entretanto, apenas 7,5% dos pacientes mantiveram independência de insulina em 5 anos, com um período médio de independência de insulina de 15 meses.[26] Mais estudos estão em andamento para permitir que a independência de insulina se mantenha após o procedimento, com medidas capazes de proteger as células transplantadas de nova destruição.[27]

Transplante de células-tronco

As células-tronco têm se tornado uma ferramenta promissora para o tratamento de diversas doenças por intermédio da promoção do reparo tecidual e da proteção a lesões associadas ao ataque de células do sistema imune, entre elas o DM1.[28] O transplante autólogo de células-tronco hematopoiéticas não mieloablativo demonstrou melhora da função de células β e possibilidade da interrupção da insulina exógena em um número significativo de pacientes acompanhados por período médio de 29,8 meses, mas requer imunossupressão transitória e suas potenciais complicações.[29] As células-tronco mesenquimais (CTM) apresentam propriedades imunomodulatórias promissoras sem a necessidade de imunossupressão e com poucas complicações relatadas.[30] Podem ser derivadas de células da medula óssea, tecido adiposo ou da geleia de Wharton. Estudos utilizando estas células estão em andamento para o tratamento do DM1.[31]

DIABETES PÓS-TRANSPLANTE

Introdução

O número de transplantes de órgãos em todo o mundo cresce de maneira significativa, apesar de não suprir todas as necessidades.

No Brasil, na última década, os transplantes de órgãos sólidos subiram de pouco mais de 3 mil por ano para cerca de 6 mil.[32,33]

Com a melhoria das técnicas cirúrgicas, de preservação dos órgãos e tecidos, o melhor entendimento dos processos imunológicos e o desenvolvimento de novas drogas imunossupressoras, o número e a intensidade de rejeições diminuíram, elevando a sobrevida do enxerto e dos pacientes transplantados. Por outro lado, a morbimortalidade por infecções oportunistas e doenças cardiovasculares aumentou, assim como os casos de neoplasias malignas e nefrotoxicidade.

A maioria dos estudos é realizada principalmente em transplantes renais, já que estes estão entre os mais antigos transplantes, além de serem os mais frequentes entre os órgãos sólidos.

O diabetes *mellitus* pós-transplante (DMPT), o que não é de se estranhar, está ligado a maior prevalência de doenças cardiovasculares, piora da função do enxerto, maior incidência de infecções graves e aumento do custo do tratamento e da mortalidade.[34-36]

Prevalência e risco

No passado, a prevalência do DMPT variava de 2% a 53%. Essa enorme variação se justifica pelo subdiagnóstico de alguns autores, que só consideravam o diagnóstico quando tinham que iniciar tratamento com insulina para os pacientes. A alta prevalência era atribuída ao uso de elevadas doses de glicocorticoides.[37]

Em transplantados renais, a prevalência atual é de 9%, 16% e 24% em 3 meses, 1 ano e 3 anos, respectivamente. Não há grande diferença entre os transplantados de fígado: 29%, após 20 meses de acompanhamento.[38-40]

A presença de DMPT impacta desfavoravelmente tanto o tempo e o funcionamento do órgão implantado quanto a sobrevida do paciente.

Em transplantados renais, a manutenção do funcionamento do enxerto após 12 anos dos transplantes foi de 70% entre os sem diabetes e 48% para os que apresentaram DMPT.[41]

Em relação à mortalidade, a comparação entre pacientes sem diabetes e aqueles com DMPT é de 98% *versus* 83% em 1 ano, respectivamente.[35] Estima-se que a sobrevida pós-transplante seja de 11 *versus* 8 anos.[43]

Diagnóstico

Em 2003, houve o consenso para o diagnóstico do DMPT. Os critérios são os mesmos para o diagnóstico do DM; entretanto, recentemente foi incluída a hemoglobina glicada (HbA1c) como critério diagnóstico do DM.[44,45]

Como recomendação, a HbA1c deve ser realizada para diagnóstico e/ou acompanhamento apenas a partir do terceiro mês após o transplante.[46]

Todos pacientes submetidos a transplantes devem realizar aferição semanal de glicemia nas primeiras quatro semanas após o transplante e, a seguir, 3 a 6 meses após e anualmente a partir de então.

Fatores de risco

Vários são os fatores de risco para o desenvolvimento do DMPT. Aqueles que são fatores de risco para o DM também o são para o DMPT. Entretanto, vale ressaltar alguns aspectos, em particular no paciente transplantado:

- **História familiar:** DM, principalmente do tipo 2, nos parentes de primeiro grau, mesmo nos pacientes que foram submetidos a transplante de pâncreas.[47]
- **Idade:** o risco de desenvolvimento de DMPT em receptores > 40 anos de idade é maior do que em mais jovens, principalmente nos transplantes de rim e coração, e menos importante nos transplantes de fígado.[44,48]
- **Obesidade:** é um dos principais fatores de risco para o aparecimento do DMPT, principalmente naqueles com índice de massa corporal (IMC) > 30.[32]

- A presença de intolerância à glicose e intolerância de jejum à glicose no período pré-transplante ou de hiperglicemia no período perioperatório são fortes preditores de DMPT.[49,50]
- **Etnia:** nos Estados Unidos, afro-americanos e hispânicos têm maior risco de desenvolver DMPT em relação aos caucasianos e asiáticos (20% a 21% *versus* 4% a 5%) transplantados.[51] No Brasil, falar em etnias bem definidas é muito difícil, o que torna pouco expressiva essa avaliação.

Outros fatores de risco de DMPT estão muito mais associados às próprias características dos transplantes:

- Doadores cadáveres e do sexo masculino.[7]
- Receptores sem compatibilidade ideal com o doador, principalmente em relação ao HLA-DR e/ou à presença do HLA B-27 do doador.[38]
- **Vírus da hepatite C (HCV):** principalmente nos transplantados hepáticos, mas também nos renais, há associação entre HCV e DMPT, o que poderia ser ocasionado por ação direta do vírus na célula β das ilhotas pancreáticas.[52,53] O tratamento prévio do HCV com interferon pode reduzir a chance do desenvolvimento de DMPT.[54]
- **Citomegalovírus (CMV):** mesmo em transplantados infectados por CMV e assintomáticos, o risco de DMPT pode aumentar em até 4 vezes, por diminuição da secreção de insulina pelas células β pancreáticas.[55]
- **Imunossupressores:** há forte associação entre DMPT e vários imunossupressores.
  - ☐ **Glicocorticoides:** esses são os imunossupressores tradicionalmente mais relacionados com o DMPT. Em doses baixas (prednisona 5 mg/dia), há menor efeito diabetogênico por aumento de resistência à ação de insulina. Mesmo quando usados, ocasionalmente, em pulsoterapia, também aumentam a prevalência do DMPT. Atualmente, tentam-se esquemas imunossupressores de manutenção sem glicocorticoides, ou com doses baixas.[56]
  - ☐ **Inibidores da calcineurina:** são drogas que atuam nos linfócitos T ativados, diminuindo a síntese de interleucina 2 (IL-2). Atuam também interferindo no metabolismo do cálcio intracelular, na degranulação dos grânulos de insulina e transportadores de glicose (GLUT).[57] Ciclosporina e tacrolimo são as drogas do grupo. O tacrolimo é mais diabetogênico do que a ciclosporina, embora tenha um perfil de imunossupressão melhor.

- □ **Sirolimo:** é uma droga antimetabólica e antiproliferativa que estimula a serina/treonina quinase mTOR, que interfere na via AKT, podendo levar ao aumento da resistência à insulina e, portanto, ao DMPT.[58]
- □ **Outros:** micofenolato mofetila e azatioprina são imunossupressores bastante usados em transplantes, não estando relacionados com o desenvolvimento de DMPT.

Fatores de proteção

Todos os pacientes que serão submetidos a transplante devem, já no período pré-operatório, receber informações e aconselhamentos sobre o DMPT. Seus hábitos de vida inadequados devem, idealmente, ser modificados. São fundamentais o não ganho de peso e o aconselhamento nutricional.[59]

Outras medidas que, apesar de não terem fortes evidências, podem diminuir a ocorrência do DMPT, são: a utilização dos bloqueadores dos receptores de angiotensina, inibidores da enzima de conversão da angiotensina e estatinas. Sendo assim, essas drogas, sempre que possível, devem ser prescritas para o tratamento de hipertensão arterial sistêmica e dislipidemias nos pacientes transplantados.[60]

O uso do antibiótico sulfametoxazol e trimetoprima para a profilaxia do *Pneumocystis jirovecii*, nos pacientes transplantados, talvez possa estimular os receptores SUR (como as sulfonilureias) e diminuir a chance de DMPT.

Pesquisa de DMPT

O quadro clínico do DMPT não difere do DM tradicional.

Todo paciente que seja candidato a transplante de órgão sólido deve ter o seu metabolismo glicêmico avaliado.

No pós-transplante, devem-se realizar glicemia de jejum e/ou teste oral de tolerância à glicose (TOTG):

- Semanalmente, no primeiro mês.
- No 3º, 6º e 12º meses pós-transplante.
- Após, anualmente ou em caso de suspeita de DMPT.[61]

Tratamento

O tratamento com drogas antidiabéticas orais e/ou insulina segue o mesmo padrão do DM tradicional, com suas indicações e contraindicações. Pacientes com

HbA1c ≥ 6,5% devem iniciar medicamentos antidiabéticos. A escolha do agente deve levar em consideração a função renal, os efeitos adversos potenciais e os tipos de imunossupressores em uso. Pacientes em uso de inibidores de calcineurina tendem a se beneficiar de secretagogos de insulina. Pacientes em uso de corticoides se beneficiam do uso de drogas capazes de reduzir a resistência à insulina. Entretanto, metformina deve ser evitada se houver disfunção renal. Tiazolidinedionas são pouco utilizadas pois aumentam o risco de redução de massa óssea associada à imunossupressão e muitas vezes são associadas a edema. Caso os objetivos do controle glicêmico não sejam atingidos em 2 a 4 meses, deve-se reavaliar o tratamento. Mesmo em pacientes transplantados de pâncreas, o DMPT pode ser adequadamente tratado com drogas orais. As combinações medicamentosas e o uso da insulina muitas vezes são necessários.[62]

Em relação à imunossupressão, que pode contribuir para o DMPT, principalmente quando for de difícil controle, recomenda-se:

- Usar a menor dose possível de glicocorticoide.
- Caso esteja em uso de tacrolimo, tentar a mudança para ciclosporina ou reduzir a dose da medicação.
- Não trocar tacrolimo ou ciclosporina por sirolimo.[44]

REFERÊNCIAS BIBLIOGRÁFICAS

1. Humar A, Kandaswamy R, Granger D et al. Decreased surgical risks of pancreas transplantation in the modern era. Ann Surg. 2000 Feb; 231(2):269-75.
2. Sesso R, Belasco AG. Late diagnosis of chronic renal failure and mortality on maintenance dialysis. Nephrol Dial Transplant. 1996 Dec; 11(12):2417-20.
3. Sesso R, Belasco AG, Ajzen H. Late diagnosis of chronic renal failure. Braz J Med Biol Res. 1996 Oct; 29 (10):1473-8.
4. Maffi P, Scavini M, Socci C et al. Risks and benefits of transplantation in the cure of type 1 diabetes: Whole pancreas versus islet transplantation. A single center study. Rev Diabet Stud 2011; 8(1):44-50.
5. Khan MH, Harlan DM. Counterpoint: Clinical islet transplantation: Not ready for prime time. Diabetes Care 2009; 32(8):1570-4.
6. American Diabetes Association. Pancreas and islet transplantation in type 1 diabetes. Diabetes Care. 2006 Apr; 29(4):935.
7. Associação Brasileira de Transplantes de Órgãos. Registro Brasileiro de Transplantes. 2010.
8. Bergan A. Ancient myth, modern reality: A brief history of transplantation. J Biocommun. 1997 Apr; 24 (4):2-9.
9. International Pancreas Transplant Registry [Internet]. Disponível em: http://www.iptr.umn.edu/
10. Sistema Nacional de Transplantes [Internet]. Disponível em: http://dtr2001.saude.gov.br/transplantes/legislacao.htm/
11. Sutherland DER, Gruessner RWG, Dunn DL et al. Lessons learned from more than 1,000 pancreas transplants at a single institution. Ann Surg. 2001 Apr; 233(4):463-501.
12. Stratta RJ. Indications for solitary pancreas transplantation. In: Hakim N, Stratta R, Gray D, editors. Pancreas and islet transplantation. Oxford: Oxford University Press; 2002. p. 67-78.

13. Haritopoulos KN, Hakim N. Indications for kidney and pancreas transplantation and patient selection. In: Hakim N, Stratta R, Gray D, editors. Pancreas and islet transplantation. Oxford: Oxford University Press; 2002. p. 59-66.

14. Fioretto P, Steffes MW, Sutherland DER et al. Reversal of lesions of diabetic nephropathy after pancreas transplantation. NEJM. 1998 Jul; 339(2):69-75.

15. Iwanaga Y, Sutherland DE, Harmon JV et al. Pancreas preservation for pancreas and islet transplantation. Curr Opin Organ Transplant. 2008; 13(2):135-41.

16. Stratta RJ, Gaber AO, Shokouh-Amiri MH et al. Allograft pancreatectomy after pancreas transplantation with systemic-bladder versus portal-enteric drainage. Clin Transplant. 1999 Dec; 13(6):465-72.

17. Stratta RJ, Gaber AO, Shokouh-Amiri MH et al. A prospective comparison of systemic bladder versus portal-enteric drainage in vascularized pancreas transplantation. Surg. 2000 Feb; 127(2):217-26.

18. Stratta RJ, Gaber AO, Shokouh-Amiri MH et al. A 9-year experience with 126 pancreas transplants with portal enteric drainage. Arch Surg. 2001 Oct; 136(10):1141-9.

19. Stratta RJ, Shokouh-Amiri MH, Egidi MF et al. A prospective comparison of simultaneous kidney-pancreas transplantation with systemicenteric versus portalenteric drainage. Ann Surg. 2001 Jun; 233(6):740-51.

20. Philosophe B, Farney AC, Schweitzer EJ et al. Superiority of portal venous drainage over systemic venous drainage in pancreas transplantation: A retrospective study. Ann Surg. 2001 Nov; 234(5):689-96.

21. Carpentier A, Patterson BW, Uffelman KD et al. The effect of systemic versus portal insulin delivery in pancreas transplantation on insulin action and VLDL metabolism. Diabetes. 2001 Jun; 50(6):1402-13.

22. Philosophe B, Taylor JP, Schweitzer EJ et al. Portal venous drainage in pancreas transplantation. Is there an immunologic advantage? Transplant. 1999 May; 67(9):S565.

23. Eulalio JMR, Pinto JESS, Renteria JM et al. Transplante duplo de rim e pâncreas: Experiência do Hospital Universitário Clementino Fraga Filho da UFRJ. Rev Bras de Terap Intens. 2002; 14 Supl 1:99.

24. Troppmann C, Gruessner AC, Dunn DL et al. Surgical complications requiring early relaparotomy after pancreas transplantation: A multivariate risk factor and economic impact analysis of the cyclosporine era. Ann Surg. 1998 Feb; 227(2):255-68.

25. Shapiro AM, Lakey JR, Ryan EA et al. Islet transplantation in seven patients with type 1 diabetes mellitus using a glucocorticoid-free immunosuppressive regimen. N Engl J Med. 2000 Jul 27; 343(4):230-8.

26. Ryan EA, Paty BW, Senior PA et al. Five-year follow-up after clinical islet transplantation. Diabetes. 2005 Jul; 54(7):2060-9.

27. Lysy PA, Weir GC, Bonner-Weir S. Concise review: pancreas regeneration: recent advances and perspectives. Stem Cells Transl Med. 2012 Feb; 1(2):150-9.

28. Vlja L, Farge D, Gautier JF et al. Mesenchymal stem cells: stem cell therapy perspectives for tipe 1 diabetes. Diabet Metabolism. 2009; 35:85-93.

29. Couri CE, Oliveira MC, Stracieri AB et al. C-peptide levels and insulin independence following autologous nonmyeloablative hematopoietic stem cell transplantation in newly diagnosed type 1 diabetes mellitus. JAMA. 2009 Apr 15; 301(15):1573-9.

30. Abdi R, Fiorina P, Adra CN et al. Immunomodulation by mesenchymal stem cells: a potential therapeutic strategy for type 1 diabetes. Diabetes. 2008 Jul; 57(7):1759-67.

31. Chhabra P, Brayman KL. Stem cell therapy to cure type 1 diabetes: from hype to hope. Stem Cells Transl Med. 2013 May; 2(5):328-36.

32. Associação Brasileira de Transplante de Órgãos. Registro Brasileiro de Transplantes. 2009; 15(4):3-46.

33. Associação Brasileira de Transplante de Órgãos. Registro Brasileiro de Transplantes. 2010; 16(2):3-44.

34. Kasiske BL, Chakkera HA, Roel J. Explained and unexplained ischemic heart disease risk after renal transplantation. J Am Soc Nephrol. 2000; 11:1735-43.

35. Cosio FG, Pesavento TE, Kin S et al. Patient survival after renal transplantation. IV. Impact of post-transplant diabetes. Kidney Int. 2002; 62:1414-40.

36. Woodward RS, Schnitzler MA, Baty J et al. Incidence and cost of new onset diabetes melito among U.S. wait-listed and transplanted renal allograft recipients. Am J Transplant. 2003; 3:590-8.

37. Montori VM, Velosa JA, Basu A et al. Posttransplantation diabetes: A systematic review of the literature. Diabetes Care. 2002; 25:583-92.

38. Kasiske BL, Snyder JJ, Gilbertson D et al. Diabetes melito after kidney transplantation in the United States. Am J Transplant. 2003; 3:178-85.

39. Cosio FG, Pesavento TE, Osei K et al. Post-transplant diabetes melito: Increasing incidence in renal allograft recipients transplanted in recent years. Kidney Int. 2001; 59:732-7.

40. Parolin MB, Zaina FE, Araújo MV et al. Prevalence of new-onset diabetes melito in Brazilian liver transplant recipients: Association with HCV infection. Transplant Proc. 2004; 36:2776-7.

41. Miles AM, Sumrani N, Horowitz R et al. Diabetes melito after renal transplantation: As deleterious as non-transplant-associated diabetes? Transplantation. 1998; 65:380-4.

42. Boudreaux JP, McHugh L, Canafax DM et al. The impact of cyclosporine and combination immunosuppression on the incidence of posttransplant diabetes in renal allograft recipients. Transplantation. 1987; 44:376-81.

43. Jindal RM, Hjelmesaeth J. Impact and management of posttransplant diabetes melito. Transplantation. 2000; 70:58-63.

44. Davidson J, Wilkinson A, Dantal J et al. New-onset diabetes after transplantation: 2003 International Consensus Guidelines. Proceedings of an international expert panel meeting. Barcelona, Spain. Transplantation. 2003 Feb 19; 75:3-24.

45. International Expert Committee. International Expert Committee report on the role of the A1C assay in the diagnosis of diabetes. Diabetes Care. 2009; 32:1327-34.

46. Wilkinson A, Davidson J, Dotta F et al. Guidelines for the treatment and management of new-onset diabetes after transplantation. Clin Transplant. 2005; 19:291-8.

47. Rangel EB, Melaragno CS, Neves MD et al. Exp Clin Transplant. 2010; 8:29-37.

48. Driscoll CJ. Risk factors for post-transplant diabetes melito: A review of the literature. Progress in Transplantation. 2007; 17:295-301.

49. Caillard S, Eprinchard L, Perrin P et al. Incidence and risk factors of glucose metabolism disorders in kidney transplant recipients: Role of systematic screening by oral glucose tolerance test. Transplantation. 2011; 91: 757-64.

50. Carey EJ, Aqel BA, Byrne TJ et al. Pretransplant fasting glucose predicts new-onset diabetes after liver transplantation. J Transplant. 2012; 1-6.

51. Sumrani N, Delaney V, Ding Z et al. Posttransplant diabetes melito in cyclosporine-treated renal transplant recipients. Transplant Proc. 1991; 23:1249-50.

52. Markell M. New-onset diabetes melito in transplant patients: Pathogenesis, complications and management. Am J Kidney Dis. 2004; 43:953-65.

53. Soule JL, Olyaei AJ, Boslaugh TA et al. Hepatitis C infection increases the risk of new-onset diabetes after transplantation in liver allograft recipients. Am J Surg. 2005; 189(5):552-7.

54. Gürsoy M, Köksal R, Karavelioğlu D et al. Pretransplantation alpha-interferon therapy and the effect of hepatitis C virus infection on kidney allograft recipients. Transplant Proc. 2000; 32:580-2.

55. Helmesaeth J, Sagedal S, Hartmann A et al. Asymptomatic cytomegalovirus infection is associated with increased risk of new-onset diabetes melito and impaired insulin release after renal transplantation. Diabetologia. 2004; 47:1550-6.

56. Vesco L, Busson M, Bedrossian J et al. Diabetes melito after renal transplantation: Characteristics, outcome and risk factors. Transplantation. 1996; 61:1475-8.

57. Heit JJ. Calcineurin/NFAT signaling in the β-cell: From diabetes to new therapeutics. BioEssays. 2007; 29: 1011-21.

58. Johnston O, Rose CL, Webster AC et al. Sirolimus is associated with new-onset diabetes in kidney transplant recipients. J Am Soc Nephrol. 2008; 19:1411-8.

59. Gaston RS, Basadonna G, Cosio FG et al. Transplantation in the diabetic patient with advanced chronic kidney disease: A task force report. Am J Kidney Dis. 2004; 44:529-42.

60. Prasad GV, Kim SJ, Huang M et al. Reduced incidence of new-onset diabetes mellitus after renal transplantation with 3-hydroxy-3-methylglutaryl-coenzyme a reductase inhibitors (statins). Am J Transplant. 2004; 4:1897.

61. Shah A, Kendall G, Demme RA et al. Home glucometer monitoring markedly improves diagnosis of post renal transplant diabetes melito in renal transplant recipients. Transplantation. 2005; 80:775-81.

62. Ghisdal L, Van Laecke S, Abramowicz MJ, Vanholder R, Abramowicz D. New-onset diabetes after renal transplantation: risk assessment and management. Diabetes Care. 2012 Jan;35(1):181-8.

Infecção no paciente diabético

Fernanda Vaisman
Mario Vaisman
Melanie Rodacki

INTRODUÇÃO

O diabetes *mellitus* (DM) é considerado um fator de risco para o desenvolvimento de infecções. São diversos os mecanismos propostos para essa associação.[1-6] Sabe-se que o paciente com DM apresenta:

- Depressão da atividade dos polimorfonucleares neutrófilos.
- Alteração na aderência, quimiotaxia e opsonização leucocitária.
- Resposta imune celular ineficiente e retardada aos agentes nocivos (a função humoral, por outro lado, parece estar preservada).
- Alteração dos sistemas antioxidantes e menor produção de interleucinas (IL-2).
- Redução da resposta vascular a mediadores inflamatórios, como histamina e bradicinina, diminuição da ligação proteica com consequente edema, redução da degranulação dos mastócitos e piora da oxigenação tecidual.

Todas essas anormalidades parecem contribuir para a suscetibilidade a infecções em pacientes com DM e estariam direta ou indiretamente relacionadas com a hiperglicemia crônica.[3] Parece que a duração da hiperglicemia é mais importante que o valor absoluto dos níveis de glicose plasmática para aumentar o risco de infecções no paciente com DM. Sendo assim, um dos principais fatores de risco para um paciente diabético desenvolver infecção é a longa duração do diabetes mal controlado.

A outra face dessa situação, que não pode deixar de ser mencionada, são as frequentes descompensações do próprio DM (como cetoacidose e estado hiperosmolar não cetótico) frente aos quadros infecciosos. As principais causas de hospitalização em pacientes diabéticos são, em primeiro lugar, doenças cardiovasculares (33%), seguidas pelas infecções (18%).[7]

Outro ponto importante a se destacar são as complicações vasculares e neurológicas frequentes em pacientes com DM, principalmente as mal controladas, as quais podem contribuir para o desenvolvimento de infecções. Essas complicações podem ser divididas em macro e microvasculares. O acometimento vascular tem um papel muito importante, tanto na predisposição a infecções como na perpetuação ao agravamento destas. Levam ao prejuízo da visão, por acometimento dos vasos retinianos, da cicatrização, por dificultar a chegada dos macrófagos ao local infectado e ainda prejudicando a retirada de substâncias citotóxicas do local agredido. Já a neuropatia, além de limitar a vida do indivíduo diabético, provoca diminuição da sensibilidade periférica, facilitando o aparecimento de ferimentos e mascarando sinais de infecção, como dor, taquicardia e febre, o que pode retardar o diagnóstico. Ambas aumentam muito a chance de uma lesão simples evoluir para infecção nesses pacientes.

Por fim, há também alguns quadros infecciosos quase exclusivos do diabético, como otite externa maligna, mucormicose rinocerebral, colecistite enfizematosa, pielonefrite xantogranulomatosa, entre outras, que serão abordadas com mais detalhes no decorrer deste capítulo.[8] Estes merecem bastante atenção, já que apresentam morbimortalidade bastante elevada.

TRATO RESPIRATÓRIO

Trato respiratório superior

Infecções do trato respiratório superior são responsáveis por boa parte das consultas ambulatoriais dos clínicos e pediatras. As faringites e amigdalites ainda são as infecções mais comuns. Em pacientes com DM a realidade é a mesma, sendo o *Streptococus pyogenes* seu principal agente etiológico.

As sinusites são outra entidade bastante comum, podendo ser de origem viral, bacteriana ou fúngica. Os agentes mais frequentemente isolados são o *S. pneumoniae* e *H. influenzae* não encapsulado. Infecções mistas são comuns quando a sinusite é odontogênica. A sinusite fúngica é rara e pode ser causada por *Aspergillus* sp., *Mucor* sp., *Candida* sp., *Penicillium* sp. Ocorre preferencialmente em pacientes imunodeprimidos, neutropênicos e com DM.[9]

Trato respiratório inferior

Não está bem definido se o DM é um fator de risco independente na incidência e na gravidade dessas infecções. Os germes mais comuns no paciente com DM não são diferentes da população geral, sendo eles *S. pneumoniae*, o mais frequente, *Haemophilus influenzae*, não tipável, e *Moraxella catarrhalis*, geralmente em pacientes que apresentam pneumopatias prévias. Maior incidência de certos microrganismos em pacientes com DM, como *Staphylococcus aureus*, bacilos gram-negativos (BGN) e *Mycobacterium tuberculosis*, já foi evidenciada. Um estudo realizado com 2.931 pacientes com pneumonia comunitária na Dinamarca avaliou a mortalidade em pacientes com DM e sem DM. Na população estudada, 9,8% tinham diabetes *mellitus* tipo 2 (DM2). Verificou-se que a mortalidade por pneumonia neste grupo era maior quando comparados aos pacientes sem DM (19,9% *versus* 15,1% nos primeiros 30 dias e 27% *versus* 21,6% em 90 dias). Dados desse mesmo estudo sugerem que a hiperglicemia na admissão hospitalar de pacientes com pneumonia foi um bom preditor de mortalidade, independentemente da etiologia da pneumonia.[10]

Outro ponto interessante a se destacar é a alta incidência e a maior gravidade de infecções por *influenza* em pacientes com DM. Sabe-se que indivíduos com DM têm 2 a 3 vezes mais chance de ter pneumonia e *influenza* como causas diretas de mortalidade. Essa estatística aumenta nas épocas do ano em que há epidemia do vírus. Na população geral, indivíduos entre 25 e 64 anos com DM têm 4 vezes mais chance de falecer de pneumonia associada à infecção pelo vírus *influenza*. Acima de 65 anos de idade o risco de pacientes com ou sem DM é semelhante.[10]

Por estes motivos, a American Diabetes Association (ADA) recomenda que os pacientes com DM devam ser vacinados anualmente contra *influenza* a partir dos 6 meses de idade (recomendação C) e para pneumococo pelo menos 1 vez na vida a partir de 2 anos de idade.[11] Um reforço da vacina antipneumocócica é recomendado para pacientes acima de 64 anos de idade caso a primeira dose tenha sido administrada antes de 65 anos e há mais de 5 anos, bem como em pacientes com síndrome nefrótica, insuficiência renal crônica e imunossuprimidos.[11]

TRATO URINÁRIO

Bacteriúria assintomática

A bacteriúria assintomática (BA) é definida com 2 ou mais uroculturas positivas com um mesmo germe, com contagem de colônias $\geq 10^5$ UFC/mL, obtidas a partir do jato urinário intermediário, na ausência de qualquer sintoma urinário.[12]

Quando coletada por cateterismo vesical, uma contagem $\geq 10^3$ UFC/mL pode ser considerada diagnóstica. Nesses casos, uma urocultura é suficiente. Deve-se considerar tratamento com antimicrobiano, caso a bacteriúria persista por mais de 48 h após a retirada do cateter.

Pacientes com DM, especialmente do sexo feminino, apresentam frequência de BA cerca 2 a 4 vezes maior do que os demais.[13] A maioria dos estudos que associam DM e BA foi realizada antes da década de 1970 e não deixa claro um motivo para essa associação.[13,14] Uma metanálise com mais de 3 mil pacientes mostrou que a incidência de BA é 3 vezes maior em pacientes com diabetes tipo 1 (DM1) e 3,2 vezes mais prevalente nos pacientes com DM2 quando comparados a indivíduos controles.[15] Glicosúria, grau do controle glicêmico e duração do DM não parecem ser fatores importantes.[13,16] Por sua vez, a presença de neuropatia diabética com bexiga neurogênica é apontada como o principal fator de risco para desenvolvimento de bacteriúria e infecção devido à urina residual.[16] Postula-se ainda um papel das alterações leucocitárias e maior facilidade de adesão bacteriana ao epitélio vesical.[13] A importância de outros fatores, como instrumentações frequentes e a existência de nefropatia, não parece estar bem estabelecida.[13,16] Observa-se que pacientes com doença vascular diabética avançada, na forma de retinopatia, cardiopatia ou doença vascular periférica, têm também maiores taxas de bacteriúria.[13,16,17] O mais provável é que a maior frequência de colonização urinária em pacientes com DM seja resultado do somatório destas alterações e não consequência de um único fator isolado. A maioria dos pacientes com BA não apresenta complicações e não necessita antibioticoterapia. Em pacientes com DM, isso pode ser questionado. Devido ao maior risco de complicações potencialmente graves decorrentes de infecções do trato urinário alto, alguns recomendam antibioticoterapia para pacientes com DM e BA pela alta prevalência de acometimento do parênquima renal,[13,16] além da possível associação a albuminúria.[10,15] Entretanto, estudos têm demonstrado que o tratamento não reduz a frequência de infecções sistêmicas. Além disso, após a interrupção da antibioticoterapia, 70% dos pacientes têm recorrência da bacteriúria em até 34 meses,[13] em 75% dos casos por novos germes.[13,14] Dessa forma, a conduta mais aceita atualmente tem sido não indicar tratamento para esses casos. Uma exceção seriam os pacientes com BA no pré-operatório, principalmente de cirurgias com cateterização vesical prolongada, que necessitam obrigatoriamente de tratamento. A Sociedade Americana de Doenças Infecciosas (em inglês, IDSA) não recomenda o tratamento de bacteriúria assintomática em pacientes com DM. Recomendam-se ainda o *screening* e o tratamento de todos os pacientes que serão submetidos a procedimentos urológicos nos quais se preveja sangramento de mucosa. Ainda de acordo com a IDSA, pacientes em uso de cateter vesical estão mais propensos a desenvolver bacteriúria, porém, se assintomáticos, não devem ser tratados.

Infecção urinária

A infecção urinária sintomática é bastante comum em pacientes com DM. Assim como na população geral, o germe mais frequentemente associado é *Escherichia coli*. Entretanto, infecções por *Klebsiella pneumoniae, Streptococcus* do grupo B e fungos, principalmente *Candida albicans*, são especialmente comuns em pacientes com DM. O quadro clínico é semelhante entre pacientes com e sem DM, exceto pelo fato bem documentado de acometimento do trato urinário superior em até 80% das infecções do trato urinário (ITU) naqueles com DM.[12,14] Existem várias alterações nos mecanismos de defesa do hospedeiro diabético que o tornam mais suscetível às complicações decorrentes de ITU, como: defeito no poder quimioterápico e fagocítico dos leucócitos polimorfonucleares devido ao ambiente hiperosmolar; doença microvascular que leva à isquemia tecidual local e fraca mobilização leucocitária e, por fim, neuropatia vesical (bexiga neurogênica). Para o diagnóstico, deve-se ficar atento a sintomas como disúria, estrangúria e urina malcheirosa, principalmente em crianças, lembrando que quadros de poliúria podem se confundir com descompensação glicêmica. O exame físico completo é de fundamental importância na tentativa de diferenciação entre infecção urinária baixa (cistite) e pielonefrite. Sinais clínicos como febre e dor lombar com punho-percussão positiva (sinal de Giordano) apontam para um quadro de pielonefrite. Em pacientes com DM, há incidência maior de bilateralidade de pielonefrite, além de frequência mais elevada de complicações.[17]

Em adultos, o tratamento de escolha são as quinolonas. Já em crianças, deve-se preferir antibióticos, como sulfametoxazol + trimetoprima. Não se deve esquecer sempre de afastar causas obstrutivas, como cálculos, estenoses de uretra e, em meninos, válvula de uretra posterior. A ultrassonografia de vias urinárias deve ser pedida caso haja infecção urinária em meninos, sintomas de litíase renal associada, suspeita de pielonefrite e infecção de repetição em mulheres. A antibioticoterapia preconizada para cistite é ciprofloxacino 500 mg, 2 vezes ao dia por 3 dias, ou norfloxacino 400 mg, 2 vezes ao dia por 3 dias. Para infecções altas, essa terapia deve se estender para, no mínimo, 10 dias. Em homens jovens, a ITU não complicada é rara. Portanto, devem ser avaliados anormalidades anatômicas, cálculos ou obstrução urinária, história de cateterização ou instrumentação recente ou cirurgia. Afastadas essas causas associadas, o tratamento deve ter a duração mínima de 7 dias. Já em caso de ITU acompanhada de febre e hematúria ou em casos de recorrências com o mesmo microrganismo, deve-se considerar a possibilidade de prostatite. O diagnóstico é feito com base no resultado de culturas seriadas de jato urinário inicial antes e após massagem prostática, mas deve-se ter cuidado com essa última pelo risco de bacteriemia. Para prostatite aguda, a melhor escolha seriam fluorquinolonas, como o ciprofloxacino, com melhor penetração tecidual. O tratamento deve ser longo, por no mínimo 4 a 6 semanas, para evitar relapso. Além dos germes habituais, após instrumentações frequentes, há grande risco de ITU por *Staphylococcus aureus,* para a qual devem ser utilizadas medicações antiestafilocócicas.

Em pacientes com DM, as complicações dessas infecções são mais frequentes. Entre elas, destacam-se a necrose papilar, cujo diagnóstico é estabelecido pela tomografia helicoidal; o abscesso renal ou perinéfrico; a pielonefrite xantogranulomatosa e a cistite ou pielonefrite gangrenosa.

Pielonefrite gangrenosa (enfisematosa)

A pielonefrite enfisematosa é uma forma rara de infecção necrosante do parênquima renal que cursa com a formação de gás intra ou perirrenal. Surge como pielonefrite aguda, com degradação rápida do estado geral e dos parâmetros hemodinâmicos, por vezes com hematúria ou flutuação no flanco. A tomografia computadorizada é o exame diagnóstico de eleição.[13] A maioria dos doentes tem DM mal controlado (> 90%), com ou sem uropatia obstrutiva associada (aproximadamente 40%) ou imunodepressão. *E. coli* é o agente bacteriano mais frequente (70%), seguida por *Klebsiella, Proteus* e *Pseudomonas.*[17] O tratamento baseia-se em terapêutica médica agressiva com hidratação venosa e ressuscitação hemodinâmica, antibioticoterapia de amplo espectro, controle metabólico associado a medidas cirúrgicas imediatas. Embora raros relatos refiram evolução favorável apenas com terapêutica clínica conservadora, a maioria dos autores advoga atitude agressiva com imediata eliminação da obstrução (se presente), em doentes estáveis com rins preserváveis; ou a nefrectomia (para muitos a primeira opção), em casos de envolvimento extenso ou com fatores de risco (trombocitopenia, insuficiência renal, choque, alteração do estado de consciência).

Tratamento antimicrobiano proposto: (1) fluoroquinolonas (ciprofloxacino 400 mg IV 12/12 h) + metronidazol 7,5 mg/kg IV 6/6 h; ou (2) ceftriaxona 2 g/d; ou (3) piperacilina/tazobactam 4,5 g IV 8/8 h; ou (4) carbapenêmicos (imipeném/cilastatina 0,5 g IV 6/6 h ou meropeném 1 g IV 8/8 h) por 14 a 21 dias relacionando com evolução clínica (Tabela 18.1).

Tabela 18.1 Resumo do tratamento proposto para infecções comuns em pacientes com DM

Infecção	Clínica	Diagnóstico	Tratamento empírico	Observações
Abscesso perinéfrico	Febre após 4 dias de ATB e sinal de Giordano	US de vias urinárias ou TC abdominal com contraste	1. Associado a estafilococcia - Oxacilina 2 g IV 4/4 h; ou - Cefazolina 2 g IV 8/8 h; ou - Vancomicina 15 mg/kg IV 6/6 h (alergia a penicilina) 2. Associado a pielonefrite - Fluoroquinolona (ciprofloxacino 400 mg IV 12/12 h); ou - Ceftriaxona 2 g/d; ou - Piperacilina/tazobactam 4,5 g IV 8/8 h Tempo: 7 a 14 dias	Geralmente é necessária drenagem cirúrgica ou percutânea Afastar fatores obstrutivos
Pielonefrite enfisematosa	Febre após 4 dias de ATB e sinal de Giordano	TC abdominal com contraste	1. Fluoroquinolonas (ciprofloxacino 400 mg IV 12/12 h) + metronidazol 7,5 mg/kg IV 6/6 h; ou 2. Ceftriaxona 2 g/dia; ou 3. Piperacilina/tazobactam 4,5 g IV 8/8 h; ou 4. Carbapenêmicos (imipeném/cilastatina 0,5 g IV 6/6 h ou meropeném 1 g IV 8/8 h) Tempo: 14 a 21 dias	Intervir cirurgicamente o quanto antes Muitas vezes necessita de nefrectomia de urgência

(continua)

(continuação)

Otite externa maligna	Otalgia, otorreia, hipoacusia e celulite	RNM	1. Ceftazidima, 2 g IV 8/8 h; ou 2. Fluoroquinolonas (ciprofloxacino 500 mg IV 12/12 h) + ácido acético tópico ou 3. Cefalosporinas de 4ª geração (cefepime 1 a 2 g IV 12/12 h); ou 4. Carbapenêmico (imipeném/cilastatina 0,5 g IV 6/6 h ou meropeném 1 g IV 8/8 h) Anfotericina B 1,0 a 1,5 mg/kg IV/dia. Dose total 2,5 g a 3,0 g Tempo: 14 a 21 dias	Avaliação otorrinolaringológica imediata Debridamento cirúrgico
Mucormicose rinocerebral	Dor facial ou ocular, febre, letargia e lesões nasais enegrecidas	RNM de crânio e seio da face	Anfotericina B 1,0 a 1,5 mg/kg IV/dia Dose total 2,5 a 3,0 g Tempo: até 21 dias	Cirurgia de emergência (repetida sempre que houver necrose) Alta associação a cetoacidose
Colecistite gangrenosa (enfisematosa)	Dor abdominal, febre, sinais de irritação peritoneal e crepitação em hipocôndrio direito	US abdominal, TC abdome	Ceftriaxona 2 g/dia + metronidazol 7,5 mg/kg IV 6/6 h; ou ampicilina/sulbactam, 3 g IV 6/6 h; ou ampicilina 2 g IV 6/6 h, + gentamicina 5 mg/kg dose única diária + metronidazol 7,5 mg/kg 6/6 h; ou carbapenêmico: imipeném/cilastatina 0,5 g IV 6/6 h ou meropeném 1 g IV 8/8 h) Tempo: depende da evolução clínica	Colecistectomia de emergência

(continua)

(continuação)

Periodontite	Dor e mau cheiro em cavidade oral, gengiva hiperemiada e edemaciada	Exame clínico	Limpeza e se necessário amoxicilina 500 g VO 6/6 h ou amoxicilina/clavulanato 500 mg 6/6 h ou 875 mg 12/12 h Tempo: 5 a 7 dias	Pode ser necessária extração dentária
Erisipela	Edema, rubor, calor, febre, marcada delimitação entre pele acometida e pele sadia	Exame clínico	Oxacilina 1 a 2 g IV 4/4 h Tempo: 10 a 14 dias	Procurar micose interdigital e outras Possíveis portas de entrada
Fasciite necrosante	Dor, rubor, calor, edema, enfisema subcutâneo e intensa toxicidade sistêmica	US do membro acometido ou TC	Penicilina G 24 milhões UI 1 ×/dia + clindamicina 600 mg 12/12 h + gentamicina 5 mg/kg 8/8 h Tempo: 14 a 21 dias	Cirurgia de emergência
Infecção respiratória	Tosse e febre	Raios X de tórax	Tratar como pneumonia em não diabéticos levando em conta se é comunitária ou hospitalar	
Pielonefrite	Dor lombar e febre	US + urinocultura	Ciprofloxacino 500 mg 12/12 h em adultos e sulfametoxazol/trimetoprima em crianças Tempo: 7 a 14 dias	Afastar obstrução do trato urinário

Modificada de Arq Bras Endocrinol Metab. 2002 jun; 46(3); New England Journal of Medicine, 1999.
TC = tomografia computadorizada; US = ultrassonografia; RNM = ressonância nuclear magnética; VO = via oral; IV = intravenosa; ATB = antibiótico.
(Obs.: sinal de Giordano = punhopercussão lombar positiva.)

Abscesso perinefrético

Cerca de 1/3 dos abscessos perinéfricos ocorre em pacientes com DM.[17] Deve-se suspeitar desse diagnóstico, bem como da possibilidade de pielonefrite gangrenosa, quando houver persistência da febre por mais de 4 dias após o início do tratamento com o antibiótico adequado (com base em antibiograma). O tratamento a ser escolhido deve levar em conta a condição prévia do paciente se: 1. Associado a estafilococcia: oxacilina 2 g IV 4/4 h; ou cefazolina 2 g IV 8/8 h; ou vancomicina 15 mg/kg IV 6/6 h (alergia a penicilina); 2. Associado a pielonefrite: fluoroquinolona (ciprofloxacina 400 mg IV 12/12 h); ou ceftriaxona 2 g/d; ou piperacilina/tazobactam 4,5 g IV 8/8 h (Tabela 18.1).

Deve-se afastar fatores obstrutivos e geralmente é necessária drenagem cirúrgica ou percutânea. O tempo de tratamento pode durar de 7 a 14 dias, dependendo da evolução clínica.

MUCORMICOSE

A mucormicose é a infecção fúngica humana mais agudamente fatal. A rápida disseminação da infecção é favorecida pela capacidade de os fungos invadirem e se propagarem dentro dos vasos sanguíneos, resultando em infarto isquêmico do tecido envolvido.[18] Em geral, essa infecção envolve pacientes com DM (70%), dos quais metade dos casos se apresenta em cetoacidose, já que o fungo tem grande tropismo por ambientes ácidos.[19] *Rhizopus* e *Rhizomucor* são os agentes mais comumente implicados na infecção. A forma rinocerebral é a mais frequente. Essa, classicamente, se origina no nariz e nos seios paranasais e produz um quadro clínico de febre baixa, dor maciça nos seios paranasais e, às vezes, secreção nasal sanguinolenta fluida. Esses sintomas são seguidos em alguns dias por visão dupla, febre crescente e mal-estar geral. O exame físico pode revelar redução dos movimentos oculares do lado afetado, quemose e proptose. Uma nítida área delineada de necrose, respeitando estritamente a linha média, pode surgir no palato duro. A bochecha pode se tornar inflamada e a invasão fúngica do globo ocular ou da artéria oftálmica pode levar à cegueira. A mucormicose pulmonar manifesta-se como pneumonia grave progressiva acompanhada de febre alta e sinais de toxemia.[19] O diagnóstico definitivo é obtido por meio da biopsia de áreas suspeitas e envio dos espécimes para estudo histopatológico, coloração por prata e cultura. A análise histopatológica demonstra a presença de hifas não septadas ou esparsamente septadas, com ramificações em 90º, invadindo tecidos viáveis e, principalmente, vasos sanguíneos. O atraso no diagnóstico pode levar à progressão da infecção, às vezes com necessidade de debridamentos extensos e repetidos, e cirurgias mutiladoras.

O tratamento da mucormicose baseia-se em 5 princípios: controle das condições mórbidas subjacentes, anfotericina B intravenosa, debridamento cirúrgico, oxigenoterapia hiperbárica e utilização de fatores estimuladores de colônias granulocíticas.[20] O controle das condições mórbidas subjacentes é importante, na medida em que a correção da cetoacidose e o restabelecimento da função imunológica do paciente são fatores fundamentais para a inibição da proliferação do fungo e da progressão da doença.

Antes da descoberta da anfotericina B, a mortalidade por mucormicose aproximava-se de 100%. A partir de 1960, sua utilização associada ao debridamento cirúrgico proporcionou queda da mortalidade para aproximadamente 40% dos casos.[19] A anfotericina B é um antifúngico sistêmico de eficácia indiscutível no tratamento da mucormicose, mas que, às vezes, pode ser associada a outros antifúngicos de amplo espectro. É necessária a utilização de doses elevadas de anfotericina B, mas raramente ultrapassando 0,5 mg/kg/dia.[20] O debridamento cirúrgico deve ser precoce e agressivo, com ressecção ampla de todo tecido necrótico. A oxigenoterapia hiperbárica foi introduzida no tratamento da mucormicose, com base na fisiopatologia da angioinvasão, da qual resultam trombose, hipoxia e acidose. Esse tipo de ambiente é extremamente favorável ao crescimento do fungo, além de reduzir a atividade fungicida da anfotericina B.[23] Alguns autores têm proposto o uso da terapia hiperbárica como adjuvante ao tratamento convencional, demonstrando melhora da sobrevida nos pacientes que usaram terapia combinada.[20-22] Os fatores estimuladores de crescimento de colônias granulocíticas foram incorporados ao tratamento, com base em estudos que mostram o aumento da atividade fungicida dos polimorfonucleares após a sua administração.[20] Alguns dos fatores utilizados são o levamisol e o fator de transferência. É importante ter em mente que, em alguns pacientes com mucormicose rino-orbitocerebral, o prognóstico acaba sendo desfavorável, mesmo com adoção no momento apropriado de todas estas medidas terapêuticas. O tempo recomendado para tratamento depende da evolução clínica e da tolerância do paciente ao antifúngico (Tabela 18.1).

OTITE EXTERNA MALIGNA

A otite externa maligna (OEM) é uma celulite progressiva e grave do canal auditivo externo e base do crânio. Essa infecção tornou-se muito menos comum nas últimas décadas, porém permanece uma complicação com alta morbidade e potencialmente fatal.[24] A menor incidência deve-se principalmente ao melhor controle metabólico dos pacientes com DM. Essa doença acomete principalmente pacientes idosos com DM (mais de 90% dos pacientes com OEM apresentam alguma forma de intolerância à glicose).[25] O agente causador é *Pseudomonas aeruginosa* em mais de 95% dos casos.[25] Com relação ao seu diagnóstico, é imprescindível que, na presença de otalgia constante, otorreia e perda auditiva sem febre, seja aventada a possibilidade de OEM. A dor é geralmente intensa, não responsiva às medicações tópicas usadas na otite externa aguda. Com a progressão da infecção e a ocorrência de osteomielite da base do crânio, pode ocorrer comprometimento de nervos cranianos, em especial do sétimo, com paralisia facial em até 50% dos casos.[25,36] Esse achado é sugestivo de pior prognóstico.[25,26] Outros nervos, como glossofaríngeo, vago e hipoglosso, podem ser afetados nos seus forames correspondentes. O acometimento do nervo abducente e do trigêmeo ocorre raramente e neurite óptica foi relatada.[26] Os nervos olfatório, oculomotor e troclear aparentemente são poupados.[25,26] Apesar de ser inespecífica, uma velocidade de hemossedimentação bastante elevada é o achado laboratorial mais característico da OEM.[25] O "padrão-ouro" para diagnóstico parece ser a ressonância nuclear magnética (RNM) com gadolínio. O diagnóstico diferencial se faz com tumores malignos do conduto auditivo externo, como o carcinoma epidermoide. Na suspeita, deve-se fazer biopsia. Outras doenças incluem otite externa difusa grave, glomo jugular, colesteatoma, carcinoma nasofaríngeo, doença de Hans-Schüller-Christian (doença rara em que ocorre acúmulo de lipídios no corpo e manifesta-se por meio de granulomas de histiócitos nos ossos, principalmente crânio), granulomatose de Wegener, granuloma eosinofílico e carcinoma meníngeo.

O tratamento se baseia na antibioticoterapia sistêmica prolongada (4 a 6 semanas) com cobertura para *Pseudomonas*, não havendo utilidade do uso de antimicrobianos tópicos (Tabela 18.1). O paciente deve ser acompanhado de perto por especialistas da área otorrinolaringológica.

COLECISTITE GANGRENOSA (ENFISEMATOSA)

A colecistite gangrenosa é uma infecção intra-abdominal grave e incomum, caracterizada pela formação de gás dentro da vesícula biliar. Os microrganismos mais comumente envolvidos são *Clostridium* sp. (46%), sendo os principais *C. welchii* (mais comum) e *C. perfringens*, além de gram-negativos como *E. coli* (33%).[27] A faixa etária mais acometida é a de homens idosos > 60 anos. Mesmo em pacientes sem DM, a colecistite enfisematosa apresenta taxa de mortalidade mais elevada que a colecistite aguda por outras etiologias (15% *versus* 1% a 4%). Cerca de 1/3 dos casos ocorre em DM, e em mais da metade das vezes não se detecta a presença de cálculos. Acredita-se que o processo se inicie com a colecistite aguda, seguida por isquemia ou gangrena da parede da vesícula biliar com posterior infecção pelos germes formadores de gás. A apresentação clínica não difere muito dos quadros de colecistite aguda com dor em hipocôndrio direito, descompressão dolorosa e febre baixa, porém tem instalação súbita e evolução mais rápida. Nesses casos, nem sempre estão presentes sinais de irritação peritoneal, mas pode haver crepitação durante a palpação abdominal, um sinal patognomônico.[28] É fundamental rápido diagnóstico para que se proceda com colecistectomia de emergência e antibioticoterapia de amplo espectro. O diagnóstico pode ser feito por ultrassonografia abdominal capaz de visualizar gás na topografia da vesícula biliar. O radiologista deve estar atento a esse sinal para não o interpretar erroneamente como uma alça intestinal sobreposta à vesícula biliar. Isto poderia levar a retardo no diagnóstico e, consequentemente, piora no prognóstico. Por esse motivo, hoje a tomografia helicoidal é considerada o melhor exame para o diagnóstico. Possíveis complicações de um atraso no diagnóstico incluem gangrena e perfuração da vesícula, além de sepse abdominal de origem biliar. O tempo recomendado de antibiótico depende da evolução clínica do paciente. Se o diagnóstico foi feito de maneira rápida e eficiente, a antibioticoterapia pode ser suspensa 24 h após a colecistectomia, como nas outras formas de colecistite.[28]

PERIODONTITE

Essa infecção ocorre com grande frequência em pacientes com DM, sendo até 4 vezes mais comum nesses pacientes que na população geral. Caracterizada por infecção bacteriana crônica das estruturas periodontais, tem como possível complicação a perda do dente afetado. Os pacientes com diabetes frequentemente têm doença mais agressiva do que os sem diabetes.[29] O risco parece ser semelhante entre pacientes com DM com bom controle glicêmico e nos sem diabetes e é maior em pacientes com DM de longa duração.[30] A periodontite favorece piora nos níveis glicêmicos nos pacientes com DM e ainda pode predispor a infecções pulmonares.[29-31] É recomendável, portanto, estar sempre alerta aos sinais desta infecção ao examinar um paciente com DM.

O tratamento depende da gravidade da periodontite. A doença pode ser classificada como leve, moderada ou grave. A periodontite leve geralmente é tratada com uma limpeza, que remove placas e tártaro (cálculos). Em conjunto com a boa higiene oral em casa, geralmente este tratamento é suficiente para a resolução do problema. O tratamento da periodontite moderada também pode ser iniciado com limpeza e tratamento das raízes, porém muitas vezes o tratamento é cirúrgico. Os casos graves geralmente necessitam de cirurgia. Nessa fase, existe grande possibilidade de perda do dente. Nos casos graves, antibioticoterapia sistêmica pode ser necessária (Tabela 18.1).

INFECÇÕES DE PELE E PARTES MOLES

As infecções que envolvem os pés são as mais frequentes em pacientes com DM e serão abordadas em outro capítulo. Além destas, abscessos, celulites, erisipela, fasciite necrosante e piomiosite também ocorrem mais comumente nestes indivíduos.[32,33] A fasciite necrosante é a mais importante delas devido ao risco de rápida evolução para sepse, até falência de múltiplos órgãos e sistemas.[34] Deve ser suspeitada sempre que o paciente se apresentar com febre e dor local intensa, geralmente com poucos sinais inflamatórios na pele suprajacente, acompanhado por sinais de toxicidade sistêmica.[34] Na maioria das vezes, ocorre formação de gás, palpável em cerca de 50% dos casos, mas melhor identificada por meio da radiografia simples. Para se fazer o diagnóstico definitivo, é necessário demonstrar reduzida resistência da fáscia à dissecção romba durante a exploração cirúrgica.[33,34] Os locais mais afetados são as extremidades, o períneo e a parede abdominal, mas pode acometer qualquer parte do corpo. No diabetes, essa infecção é tipicamente polimicrobiana e conta com 1 germe anaeróbio e 1 ou mais aeróbios. O tratamento exige início precoce de antimicrobianos e debridamento cirúrgico agressivo, além de medidas de apoio e, eventualmente, oxigênio hiperbárico. Recomenda-se esquema associado a clindamicina (com ou sem adição de aminoglicosídeos, de acordo com o resultado das culturas). A gangrena de Fournier é um tipo específico de fasciite necrosante que ocorre na genitália masculina. Não há evidências contundentes de sua maior frequência em pacientes com DM.

Outra infecção comprovadamente mais frequente em pacientes com DM é a piomiosite, uma infecção purulenta primária da musculatura estriada esquelética, frequentemente acompanhada por 1 ou mais abscessos intramusculares. É mais comum em países tropicais, sendo raramente encontrada em outras regiões. O *Staphylococcus aureus* é o agente causador na maioria dos casos. Inicialmente, o paciente se apresenta com dor leve, edema e induração local, com ou sem febre. Cerca de 10 a 21 dias após, a dor já é mais intensa, o paciente se encontra febril, e à punção já se pode obter secreção purulenta. Após esta fase, iniciam-se as manifestações de sepse e a lesão inicial se torna extremamente dolorosa e eritematosa. O tratamento consiste na drenagem cirúrgica de todos os abscessos e antibioticoterapia sistêmica, com penicilinas resistentes à penicilinase (como a oxacilina) ou cefalosporinas de primeira geração (p. ex., cefazolina).

HEPATITE E DIABETES

Estudos mostram uma maior prevalência de DM2 em pacientes infectados pelo vírus da hepatite C, em todos os graus de lesão hepática.[34] Um estudo realizado por Thuluvat e John comparou pacientes com cirrose pelo vírus C e pacientes com cirrose por outras causas e encontrou maior incidência de DM2 naqueles com cirrose de etiologia viral. Esses mesmos autores encontraram incidência aumentada de DM2 mesmo naqueles pacientes sem os fatores de risco clássicos para o seu desenvolvimento, como sobrepeso/obesidade, história familiar positiva para diabetes e síndrome metabólica.[34] Sendo assim, o estudo sugeriu que a infecção pelo vírus da hepatite C seria um fator de risco independente para o desenvolvimento de DM2.[35,36] Ainda não está esclarecido o mecanismo pelo qual o vírus da hepatite C está associado a maior ocorrência de DM, mas muitos autores acreditam que essa infecção possa ser causa direta para DM2. É possível que tanto a esteatose hepática quanto a produção excessiva de citocinas inflamatórias estejam envolvidas no processo diabetogênico.[36,37] Reforçam a hipótese de associação causal entre infecção pelo vírus C e desenvolvimento de DM2 trabalhos que mostraram redução de incidência de DM2 naqueles pacientes que obtiveram resposta satisfatória após o tratamento da hepatite C.[37]

A hepatite B também é mais comum em pacientes com DM do que na população em geral. O vírus da hepatite B é altamente transmissível e estável por longos períodos em superfícies como lancetas e glucosímetros, mesmo quando não há sangue visível. Sangue suficiente para transmitir o vírus já foi encontrado em reservatórios de canetas de insulina, o que impõe a pacientes com DM não compartilharem estes insumos. Epidemias de infecções por vírus da hepatite B foram relatadas em instituições para cuidados a longo prazo nos Estados Unidos. Dessa forma, a vacinação para hepatite B passou a ser recomendada em 2012 para todos os pacientes com DM de 19 a 59 anos de idade. A vacina também deve ser considerada em indivíduos a partir de 60 anos de idade.

HELICOBACTER PYLORI E DIABETES

Estudos recentes mostraram que pacientes soropositivos para *H. pylori* apresentaram risco 2,7 vezes maior de ter ou desenvolver diabetes.[38,39] Além disso, a soropositividade para *H. pylori* do tipo A estaria associada a níveis mais elevados de hemoglobina glicada, sendo esse efeito potencializado pelo aumento do IMC em pacientes sem diagnóstico prévio de diabetes.[40]

REFERÊNCIAS BIBLIOGRÁFICAS

1. Malerbi DA, Franco LJ. Multicenter study of the prevalence of diabetes mellitus and impaired glucose tolerance in the urban Brazilian population aged 30-69 yr. The Brazilian Cooperative Group on the Study of Diabetes Prevalence. Diabetes Care. 1992; 15: 1509-16.

2. Alba-Loureiro TC, Munhoz CD, Martins JO et al. Curi1 and P. Sannomiya Neutrophil function and metabolism in individuals with diabetes mellitus. Brazilian Journal of Medical and Biological Research. 2007; 40: 1037-44.

3. Delamaire M, Maugendre D, Moreno M et al. Impaired leucocyte functions in diabetic patients. Diabet Med. 1997; 14:29-34.

4. Gallacher SJ, Thomson G, Fraser WD et al. Neutrophil bactericidal function in diabetes mellitus: Evidence for association with blood glucose control. Diabet Med. 1995; 12: 916-20.

5. de Marie S. Diseases and drug-related interventions affecting host defence. Eur J Clin Microbiol Infect Dis. 1993; 12 Suppl 1:36.

6 McMahon MM, Bistrian BR. Host defenses and susceptibility to infection in patients with diabetes mellitus. Infect Dis Clin North Am. 1995; 9:1-9.

7. Cook CB, Tsui C, Ziemer DC et al. Common reasons for hospitalization among adult patients with diabetes. endocrine practice. 2006; 12(4).

8. Joshi N, Caputo GM, Weitekamp MR et al. Infections in patients with diabetes mellitus. N Engl J Med. 1999; 41:1906.

9. Valdez R, Narayan KM, Geiss LS et al. Impact of diabetes mellitus on mortality associated with pneumonia and influenza among non-Hispanic black and white US adults. Am J Public Health. 1999; 89(11):1715-21.

10. Koziel H, Koziel MJ. Pulmonary complications of diabetes mellitus: Pneumonia. Infect Dis Clin North Am. 1995; 9:65-96.

11. American Diabetes Association. Standards of medical care in diabetes 2013. Diabetes Care. 2013; 36(1):S11-S66.

12. Zhanel G, Harding GKM, Nicolle LE. Asymptomatic bacteriuria in diabetics. Rev Infect Dis. 1991; 13:150-4.

13. Patterson JE, Andriole VT. Bacterial urinary tract infections in diabetes. Inf Dis Clin N Amer. 1997; 11: 735-50.

14. Zhanel GG, Harding GKM, Guay DRP. Asymptomatic bacteriuria: Which patients should be treated? Arch Int Med. 1990; 150:1389-96.

15. Geerlings SE, Stolk RP, Camps MJ et al. Risk factors for symptomatic urinary tract infection in women with diabetes. Diabetes Care. 2000; 23:1737-41.

16. Renko M, Tapanainen P, Tossavainen P et al. Meta-analysis of the significance of asymptomatic bacteriuria in diabetes. Diabetes Care. 2011 Jan; 34 (1):230-5.

17. Edelstein H, McCabe RE. Perinephric abscess: Modern diagnosis and treatment in 47 cases. Medicine (Baltimore). 1988; 67:118-31.

18. Bodenstein NP, McIntosh WA, Vlantis AC et al. Clinical signs of orbital ischemia in rhino-orbitocerebral mucormycosis. Laryngoscope. 1993; 103(12):1357-61.

19. Yohai RA, Bullock JD, Aziz AA et al. Survival factors in rhino-orbital-cerebral mucormycosis. Surv Ophthalmol. 1994; 39(1):3-22.

20. Covarrubias LG, Bartlett R, Barratt DM et al. Rhino-orbitocerebral mucormycosis attributable to Apophysomyces elegans in an immunocompetent individual: Case report and review of the literature. J Trauma. 2001; 50(2):353-7.

21. Medoff G, Kobayashi G. Strategies in the treatment of systemic fungal infection. New Engl J Med. 1980; 302(3):145-50.

22. Pereira VG, Pereira MAA, Cruz JOB et al. Mucormicose rino-orbitária: Relato de um caso. Rev Hosp Clin Fac Med S. Paulo. 1982; 37(3):140-6.

23. Ferguson BJ, Mitchell TG, Moon R et al. Adjunctive hyperbaric oxygen for treatment of rhinocerebral mucormycosis. Rev Infect Dis. 1988; 10 (3):551-9.

24. Rubin J, Yu VL. Malignant external otitis: Insights into pathogenesis, clinical manifestations, diagnosis, and therapy. Am J Med. 1988; 85:391.

25. Rene R, Mas A, Villabona CM et al. Otitis externa maligna and cranial neuropathy. Neurologia. 1990; 5: 222-7.

26. Slattery WH III, Brackmann DE. Skull base osteomyelitis: Malignant external otitis. Otolaryngol Clin North Am. 1996; 29(5):795-806.

27. Tellez LG, Rodriguez-Montes JA, deLis SF et al. Acute emphysematous cholecystitis: Report of twenty cases. Hepatogastroenterology. 1999; 46:2144-8.

28. Sabbiston J. Tratado de Cirurgia: As bases biológicas da prática cirúrgica moderna. 15. ed. Rio de Janeiro: Guanabara-Koogan; 1999.

29. Collin HL, Uusetupa M, Niskanem L et al. Periodontal findings in elderly patients with non-insulin dependent diabetes mellitus. J Periodontol. 1998; 69(9):962-6.

30. Oliver RC, Tervonen T. Diabetes: A risk factor for periodontitis in adults? J Periodontol. 1994; 65(Suppl 5): 530-8.

31. Taylor GW, Burt BA, Becker MP et al. Severe periodontitis and risk for poor glycemic control in patients with non-insulin-dependent diabetes mellitus. J Periodontol. 1996; 67:1085-93.

32. Sader HS, Jones RN, Silva JB, SENTRY Latin American Participants Group. Skin and soft tissue infections in Latin American medical center: Four-year assessment of the pathogen frequency and antimicrobial susceptibility patterns. Diagn Microbiol Infect Dis. 2002; 44(3):281-8.

33. Sinert R, Adamson O, Johnson E et al. The incidence of previously undiagnosed diabetes mellitus in patients with soft tissue infections. Acad Emerg Med. 2001; 8:538.

34. Thuluvath PJ, John PR. Association between hepatitis C, diabetes mellitus, and race: A case-control study. Am J Gastroenterol. 2003; 98(2):438-41. Coments in Am J Gastroenterol. 2003 Feb; 98(2):243-6; Am J Gastroenterol. 99(3):564; author reply 565, 2004.

35. Zekry A, McHutchinson JG, Diehl AM. Insulin resistance and steatosis in hepatitis C virus infection. Gut. 2005; 54:903-6.

36. Knobler H, Schattner A. TNF-alpha, chronic hepatitis C and diabetes: A novel triad (Review). QJM. 2005; 98:1-6.

37. Simó R, Lecube A, Genescà J et al. Sustained virological response correlates with reduction in the incidence of glucose abnormalities in patients with chronic hepatitis C virus infection. Diabetes Care. 2006; 29(11):2462-6.

38. Centers for Disease Control and Prevention. Use of hepatitis B vaccination for adults with diabetes mellitus: recommendations of the Advisory Committee on Immunization Practices (ACIP). MMWR. 2012; 60:1709-11.

39. Jeon CY, Haan MN, Cheng C et al. Helicobacter pylori infection is associated with an increased rate of diabetes. Diabetes Care. 2012 Mar; 35(3):520-5.

40. Chen Y, Blaser MJ. Association between gastric Helicobacter pylori colonization and glycated hemoglobin levels. J Infect Dis. 2012 Apr 15; 205(8):1195-202.

Alterações na homeostase de glicose em pacientes com HIV/AIDS

Leonardo Eksterman
Isabel Tavares

INTRODUÇÃO

Desde a década de 1980 sabe-se da existência do vírus da imunodeficiência humana (HIV) como causa da síndrome de imunodeficiência adquirida (AIDS). Ao longo desse período, muitas mudanças ocorreram no que diz respeito ao acompanhamento da doença, tratamento e sobrevida dos pacientes, principalmente após a era da terapia antirretroviral combinada de alta potência (TARV).

A partir da evolução da TARV, com a redução drástica do número de mortes relacionadas com a AIDS, a infecção pelo HIV passou a ser considerada uma doença crônica. Nesse contexto, começaram a surgir preocupações no que diz respeito aos efeitos adversos desses medicamentos e seus impactos na qualidade de vida, morbidade e mortalidade. Dentre os mais desafiadores efeitos, que estão associados diretamente ao tempo de exposição à TARV, estão as complicações metabólicas, que incluem alterações na distribuição da gordura corporal, dislipidemia, alterações no metabolismo da glicose e, como consequência, aparecimento de doenças cardiovasculares.[1] Com a queda da mortalidade, o envelhecimento da população infectada e a consequente exposição aos fatores de risco tradicionais, além da exposição à TARV, o perfil de mortalidade dos pacientes foi gradativamente se modificando, com grande aumento de mortes por causas não associadas diretamente à AIDS, particularmente doenças cardiovasculares.[2] Desde meados da década de 1990, começaram a surgir relatos de aumento da prevalência de diabetes em pacientes infectados pelo HIV em uso de TARV, o que, associado às outras complicações metabólicas, teve grande impacto na incidência de doença coronariana.[3,4]

O diabetes, de prevalência crescente nessa população, tem origem multifatorial e, na maioria das vezes, os fatores de risco tradicionais são tão ou mais importantes que a própria exposição à TARV. Sua fisiopatologia é complexa e ainda com muitas lacunas a serem preenchidas. Seu tratamento é desafiador, principalmente pelo alto grau de resistência à insulina encontrada e deve ser agressivo com foco na redução das complicações crônicas do diabetes e principalmente na redução da mortalidade cardiovascular.[5]

EPIDEMIOLOGIA

Atualmente existem cerca de 33 milhões de pessoas que vivem com o HIV no mundo.[6] No Brasil, de 1980 a junho de 2011 foram notificados 608.230 casos de infecção por HIV e estima-se que, hoje, 630 mil pessoas vivam com o vírus, sendo que destes, cerca 200 mil estão em uso de TARV.[7] As principais drogas usadas em TARV estão indicadas na Tabela 19.1.

Em paralelo à epidemia HIV-AIDS, a epidemia de diabetes vem crescendo rápida e perigosamente no mundo ocidental. Na apresentação das estatísticas da Organização Mundial da Saúde de 2012, foi exposto que quase 1 em cada 10 adultos no mundo tem glicose alterada,[8] o que é uma estatística alarmantemente pior do que as projeções feitas para os próximos 20 anos no início da década passada. No Brasil, baseando-se em estudos prévios de prevalência e no censo de 2010, estima-se que vivam mais de 12 milhões de pessoas com diabetes.[9]

Um aumento da incidência de diabetes em pacientes com HIV foi observado em associação à redução da mortalidade por doenças relacionadas com a AIDS, principalmente após a introdução dos inibidores de protease (IP) em 1996. Como visto na coorte Data Collection on Adverse Events of Anti-HIV Drugs (D:A:D), a incidência de diabetes nessa população foi estimada em torno de 5,7/1.000 pacientes-ano, o que é maior que a incidência da população geral e está diretamente associada ao tempo de exposição à TARV.[10] Outro estudo mostrou ainda que a incidência de diabetes é 4 vezes maior em homens infectados pelo HIV expostos a TARV do que em homens soronegativos.[11]

A redução dramática da mortalidade por doenças relacionadas com a AIDS e a exposição à TARV com aumento da incidência de distúrbios metabólicos, mais notadamente dislipidemia e diabetes, trouxe mudança no perfil de mortalidade desta população. Em 2010, foi publicado o resultado de uma grande coorte que comprovou essa mudança, com prevalência de cerca de 14% em doença hepática como causa de morte, principalmente associada a coinfecção com hepatite B e C e de cerca de

11% de mortalidade por doença cardiovascular. É interessante observar que o diabetes *mellitus* foi um fator independente associado ao aumento de mortalidade de todas as causas não relacionadas com a AIDS, exceto malignidade (Figura 19.1).[2]

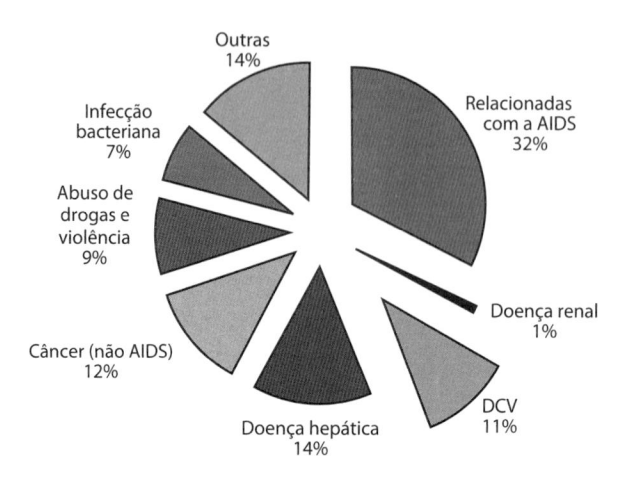

Figura 19.1 Mortalidade em pacientes com HIV. DCV = doença cardiovascular.

FISIOPATOLOGIA

Apesar do grande progresso na determinação da epidemiologia da resistência à insulina em pacientes infectados pelo HIV, ainda restam muitas lacunas a serem preenchidas para a compreensão de sua base molecular. Para isto, é importante observar inicialmente que, apesar das diferenças, há grandes semelhanças quando comparamos esse contexto clínico com a população geral.[12]

Enquanto a subnutrição e a emaciação eram os grandes problemas da era pré-TARV, o sucesso na contenção da replicação viral e a reconstituição imune expuseram os pacientes infectados aos mesmos fatores ambientais que levaram à epidemia de obesidade e diabetes no mundo ocidental. Dessa forma, nem todo o aumento da gordura visceral observado estará necessariamente relacionado com o tratamento do HIV.[12,13] Além disso, a eficácia da terapia no prolongamento da vida, adicionada ao aumento na incidência de infecções por HIV em adultos mais velhos, levou a envelhecimento maior da população infectada, trazendo a idade como fator de risco adicional.[14] A idade e a obesidade associadas à herança genética são os principais fatores de risco para o desenvolvimento do diabetes tipo 2 na população geral[15] e, nos pacientes soropositivos, isto não é diferente, com estes exercendo um papel mais importante na patogênese do diabetes que a própria infecção pelo HIV e sua terapia.[3,16,17]

A hiperglicemia é o ponto final de uma série de processos que resultam da incapacidade da célula β pancreática em secretar quantidade de insulina suficiente para manutenção da homeostase glicêmica. Essa demanda é determinada diretamente pela sensibilidade periférica dos tecidos à ação deste hormônio na captação da glicose.[5] Apesar de a alteração predominante observada durante a TARV ser na captação periférica de glicose, outros efeitos têm sido observados na produção hepática de glicose, na função e massa de células β e nas funções endócrinas dos adipócitos.[12]

Entre os processos que ocorrem com maior frequência em pacientes em tratamento da infecção pelo HIV e que podem levar a deterioração da homeostase glicêmica estão o aumento da circulação de ácidos graxos livres, o acúmulo de gordura visceral, o aumento do conteúdo muscular de gordura, as alterações hormonais, a inflamação crônica e as doenças associadas.[3]

A infecção pelo HIV pode, de forma independente, contribuir para a redução da sensibilidade à insulina por ação direta no aumento da sensibilidade aos glicocorticoides pela proteína acessória Vpr do HIV-1. Além disso, esta proteína parece agir também diretamente reduzindo a atividade do receptor do peroxissomo ativador da proliferação gama (PPAR-γ).[18] Outra proteína acessória, chamada Tat, atua ativando o fator nuclear κ-B, que aumenta a secreção de fator de necrose tumoral alfa (TNF-α), bloqueia a captação de ácidos graxos livres pelos adipócitos e reduz a sinalização da insulina. Ainda assim, estudos em pacientes virgens de terapia não foram capazes de evidenciar alteração na sensibilidade insulínica ou alteração no metabolismo glicêmico.[3,17]

INFLAMAÇÃO E HIV

Muitos estudos já demonstraram a manutenção de um estado inflamatório crônico em pacientes com HIV, apesar de supressão virológica adequada. Esse estado pode ser resultado de diversos fatores, que podem incluir replicação viral residual e manutenção da expressão viral, associadas à perda de células imunorreguladórias que bloqueariam a ativação. A presença de inflamação crônica pelo citomegalovírus (CMV) e pelos vírus das hepatites C (HCV) e B (HBV) também foi associada a inflamação persistente e consequente envelhecimento imunológico (Figura 19.2).[19]

A inflamação é um fator independente na diabetogênese nos pacientes com HIV. Os níveis de citocinas circulantes, particularmente fator de necrose tumoral alfa (TNF-α) e interleucina-6 (IL-6), estão frequentemente elevados, mais notadamente

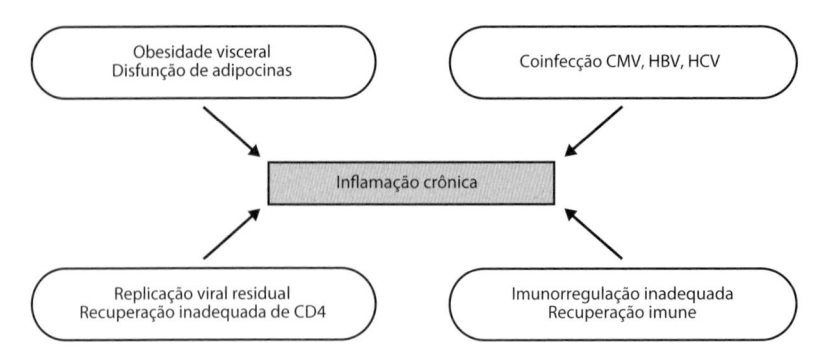

Figura 19.2 Causes de inflamação crônica. CMV = citomegalovírus; HBV = vírus da hepatite B; HCV = vírus da hepatite C.

nos pacientes com coinfecção pelo HCV e em pacientes com lipoatrofia periférica.[12,13] Além disso, são também observadas elevações nos níveis da proteína C reativa (PCR) e baixos níveis de adiponectina. A resistência à insulina, medida por *clamp* hiperinsulinêmico, tem relação direta com os níveis de TNF-α e indireta com os níveis de adiponectina, independentemente da composição corporal na população geral, o que provavelmente pode ser replicado nesta situação em particular.[5]

Esse aumento de citocinas pode influenciar diretamente a supressão normal da produção hepática de glicose e a captação periférica de glicose dependente de insulina. O TNF-α ainda pode influenciar a sensibilidade periférica à insulina de forma indireta, por meio do estímulo à produção de triglicerídeos e ácidos graxos livres pelo fígado.[12]

Na era pré-TARV, acreditava-se que a infecção pelo HIV não alterasse a resistência à insulina e, em pacientes emaciados, era observado, inclusive, aumento na sensibilidade à insulina. No entanto, devido à capacidade dos adipócitos em secretar citocinas inflamatórias, há conexão entre o aumento do tecido adiposo visceral e a hipersecreção de TNF-α na síndrome metabólica independente do HIV. Assim, com a introdução de TARV e as mudanças na composição corporal, associadas a aumento da produção de citocinas pela própria infecção, surgiu um cenário propício para o aparecimento de resistência à insulina.

A abordagem da inflamação crônica na gênese do desequilíbrio da homeostase glicêmica inclui, dessa forma, o início precoce da TARV, o que pode prevenir alterações imunológicas irreversíveis pela exposição ao vírus, além de maximizar a recuperação dos linfócitos CD4+.[19] Outra estratégia que pode maximizar essa recuperação pode incluir o uso de esquemas contendo inibidores de protease associados a ritonavir, que estão associados a redução na apoptose de células CD4+.[20] O uso de interleucina-7 está em estudo atualmente e mostra aumento rápido e duradouro de linfócitos CD4+, predominantemente de células *naïve* e células de memória.[21] Estudos ainda sugerem efeito direto do hormônio de crescimento recombinante (GH) na renovação de células T. No entanto, antes da aplicação desta estratégia em larga escala são necessários estudos de longo prazo mostrando benefício clínico e imunológico superior ao risco de efeitos adversos.[22]

Também, como a presença de coinfecções está associada à inflamação crônica e ao envelhecimento imunológico acelerado, a importância do tratamento destas não deve ser subestimada, mais, particularmente no caso das hepatites B e C, visto que o risco dos tratamentos atuais para CMV é maior do que o potencial benefício.[19]

IMPORTÂNCIA DA TARV NA DIABETOGÊNESE E NA MORTALIDADE

Considerando o reconhecido efeito da TARV no aparecimento da resistência à insulina, poderia haver questionamento se deveríamos iniciar a terapia mais tardiamente ou se deveríamos expor o paciente à terapia o menor tempo possível. Esta última resposta foi dada pelo estudo SMART em 2006. Neste, os pacientes foram divididos em dois grupos: o poupador de droga, que fazia ou suspendia a TARV baseando-se na contagem de CD4, e o de supressão viral, que mantinha o uso contínuo da TARV após o início, quando apresentava CD4 < 350 cél./mm³. O grupo de supressão viral obteve melhor resultado em todos os *end-points*, que incluíam doenças oportunistas, renais, hepáticas, cardiovasculares e morte por todas as causas. Esse resultado evidencia que a própria infecção pelo HIV é um fator de risco adicional para doença cardiovascular, provavelmente pela reação inflamatória crônica associada, e que a exposição prolongada à TARV oferece menos risco de complicações não associadas à AIDS do que a infecção não controlada.[23] Apesar da importância da TARV já estabelecida no controle e na redução da mortalidade, inclusive em condições não associadas à AIDS, o tempo de exposição prolongado ao tratamento é um fator de risco independente para aparecimento de resistência à insulina e diabetes.[17]

LIPODISTROFIA E RESISTÊNCIA À INSULINA

Uma das principais alterações metabólicas associadas ao tratamento do HIV é a redistribuição de gordura corporal, a lipodistrofia, que inclui geralmente perda de gordura periférica (lipoatrofia), aumento da gordura central (lipo-hipertrofia) ou ambos. Em alguns estudos, essas anormalidades podem atingir entre 10% e 80% dos pacientes expostos cronicamente à TARV, com o tempo de exposição associado diretamente a aumento na incidência. Um dos principais problemas quando analisamos grandes estudos sobre o assunto é a falta de padronização do diagnóstico, o que dificulta a noção exata da magnitude do problema e de seus principais fatores de risco, levando a essa grande variabilidade na incidência.[24,25]

Os esquemas de TARV mais utilizados e recomendados para pacientes virgens de tratamento atualmente incluem em geral 2 inibidores de transcriptase reversa análogos de nucleosídeos ou nucleotídeo (ITRN) e 1 inibidor de transcriptase reversa não análogo de nucleosídeo (ITRNN) ou IP e, por conseguinte, também são os mais estudados quanto às suas complicações metabólicas. Pode-se dizer que virtualmente todos os esquemas iniciais para tratamento podem induzir, em maior ou menor escala, alterações na composição corporal. Em estudos que avaliaram lipoatrofia, os maiores fatores de risco associados foram o uso de ITRN, idade, gravidade da doença por medida de CD4 e carga viral e duração da terapia, enquanto em pacientes com lipo-hipertrofia, os fatores de risco com maior associação estatística foram o uso de IP, a duração do tratamento e a gravidade da doença.[26] No entanto, parece ser necessária a presença de ITRN para que os IP estejam associados à lipodistrofia.[27] Ainda, o efavirenz, da classe dos ITRNN, já demonstrou também que pode ser responsável, em menor escala, por aumento da gordura visceral e quando combinado com estavudina ou zidovudina há agravamento da lipoatrofia.[28,29] A intensidade e as características das anormalidades na composição corporal estão não só associadas à classe da medicação. Também podem ser observadas grandes variações dentro da mesma classe de drogas, com os derivados timidínicos (estavudina, zidovudina e didanosina, com maior intensidade do primeiro) induzindo a mais lipoatrofia que os outros ITRN, como tenofovir, lamivudina e entricitabina.[26,29]

Os efeitos dos ITRN na gordura periférica já foram parcialmente explicados quando demonstrada a ação inibitória dos derivados timidínicos (particularmente a estavudina) na DNA polimerase-γ, levando à toxicidade mitocondrial,[3,27] com consequente redução na captação de ácidos graxos livres, aumento da apoptose de adipócitos periféricos e possível lipotoxicidade (Figura 19.3).

Os mecanismos propostos para as alterações na distribuição de gordura associados ao uso de inibidores de protease incluem acúmulo anormal da proteína ligadora do elemento responsivo a esterol-1 (SREPB-1) no fígado, devido à inibição da ativação, que leva à intensificação da lipogênese hepática com aumento de triglicerídeos e ácidos graxos livres circulantes e possivelmente lipotoxicidade.

Além dos efeitos citados, os IP parecem ter um efeito direto de *down-regulation* do PPAR-γ, importante para a diferenciação dos adipócitos e para o metabolismo dos ácidos graxos, com consequente disfunção de adipocinas e aumento de ácidos graxos livres circulantes, que levam à resistência à insulina (Figura 19.4).[12,24,30]

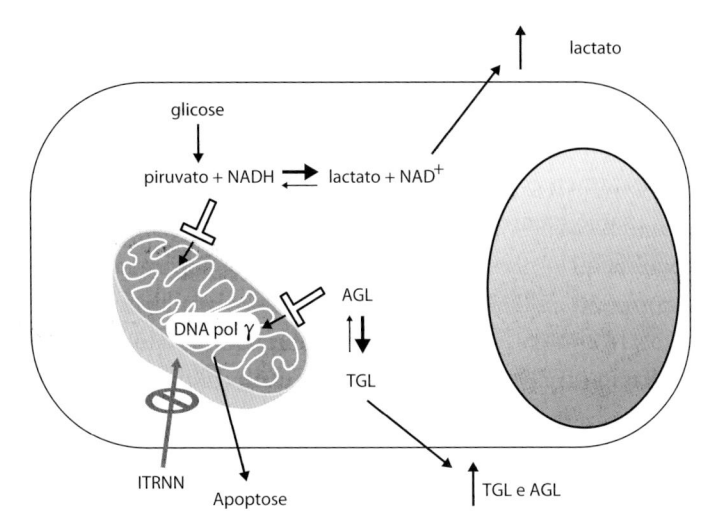

Figura 19.3 Efeitos dos inibidores de transcriptase reversa não análogo de nucleosídeo na gordura periférica inibindo a DNA-polimerase. AGL = ácidos graxos livres; TGL = triglicerídeos; NAD = dinucleotídeo de nicotinamina e adenina; NADH = NAD reduzida.

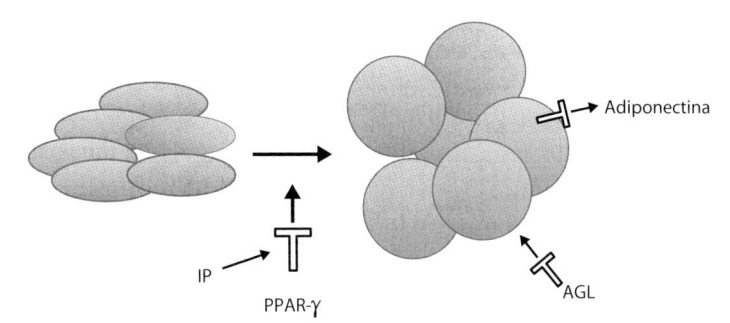

Figura 19.4 Efeito dos inibidores de protease (IP) no receptor do peroxissomo ativador de proliferação gama (PPAR-γ), induzindo *down-regulation* destes receptores. AGL = ácidos graxos livres.

Recentemente, estudos têm confirmado a associação de acúmulo de gordura visceral à resistência à insulina, como já era esperado. No entanto, também foi observada associação independente do aumento da gordura na porção superior do tronco ("giba de búfalo") com aparecimento de resistência à insulina nos pacientes com HIV.[31] Apesar de a lipoatrofia isoladamente não ter apresentado correlação significativa a distúrbios da homeostase glicêmica, quanto maior a relação entre a gordura visceral e a gordura subcutânea em segmento inferior, maior o incremento na resistência à insulina, o que sugere contribuição da lipoatrofia periférica na gênese do diabetes em pacientes com aumento da gordura visceral.[32]

PAPEL DOS IP NA DIABETOGÊNESE

Desde o final da década de 1990, quando a FDA (Food and Drug Administration) emitiu alerta sobre risco de diabetes associado ao uso de inibidores de protease para tratamento do HIV, vêm sendo investigados os mecanismos associados ao seu aparecimento. A grande dúvida era se a alteração na homeostase glicêmica poderia ser explicada somente por efeito indireto das mudanças na composição corporal. Em 2000, Mulligan *et al.*,[33] em um estudo comparando efeito de adição de lamivudina ou IP (indinavir, saquinavir ou ritonavir) a outro inibidor de transcriptase reversa, observaram piora significativa da resistência à insulina pelo HOMA-IR no grupo em uso de IP, independentemente de mudanças na composição corporal, o que evidenciava um provável efeito direto da droga no metabolismo.[33]

No mesmo ano, Murata *et al.*[34] observaram pela primeira vez um efeito direto do indinavir na inibição do transporte de glicose dependente de insulina pelo GLUT-4,[34] que mais tarde foi comprovado não ter relação com a sinalização da insulina ou expressão do transportador na membrana e sim por um efeito direto neste.[12] Verificou-se que esse efeito sobre o GLUT-4 não é necessariamente um efeito de classe, com maior atividade inibitória do transporte de glicose induzida pelo indinavir e ritonavir, com seletividade do primeiro para o GLUT-4 e o segundo inibindo também o transporte pelo GLUT-1. Ainda foi observada ação inibitória não seletiva pelo atazanavir, mas não nas doses terapêuticas. O tipranavir mostrou-se incapaz de inibir o transporte de glicose por ambas as proteínas, mesmo em doses supraterapêuticas,[35] ou seja, a afinidade e a seletividade pelos GLUT varia dentro da classe.

Além do efeito direto na captação periférica da glicose, os inibidores de protease também podem afetar direta e agudamente a liberação de insulina glicose-dependente da célula β, efeito este que parece estar associado, pelo menos em parte, à captação de glicose mediada pelo GLUT-2, levando à anormalidade na primeira fase de secreção de insulina *in vivo*.[36]

Enquanto os efeitos agudos dos IP parecem estar associados aos transportadores de glicose, já há clara evidência de interferência também na sinalização da insulina associada à exposição crônica a essas drogas, provavelmente ao bloqueio na expressão e fosforilação do substrato do receptor de insulina-1 (IRS-1),[12,18] o que, entre outros efeitos, reduzirá a expressão do GLUT-4 no músculo e no tecido adiposo, agravando a resistência à insulina. Outro estudo recente demonstrou que a redução da responsividade da célula β pode estar associada ao efeito de alguns IP na fosforilação do IRS-2, com a ressalva de que as diferentes drogas dessa classe exercem efeitos diferentes sobre os IRS.[37] Extrapolando-se para os efeitos da sinalização de insulina associados ao IRS-2, sabe-se que, no pâncreas, a regulação da apoptose de células β é feita por essa via, o que pode levar não só a redução na responsividade, mas também na massa de células β (Figura 19.5).[38] Ainda, o bloqueio da fosforilação do IRS-1 aumenta a produção hepática de glicose e a sinalização por ambos IRS no tecido adiposo está diretamente associada à diferenciação de adipócitos e à expressão do PPAR-γ, o que contribui, assim, provavelmente para a lipodistrofia associada aos IP e resistência à insulina.[39,40]

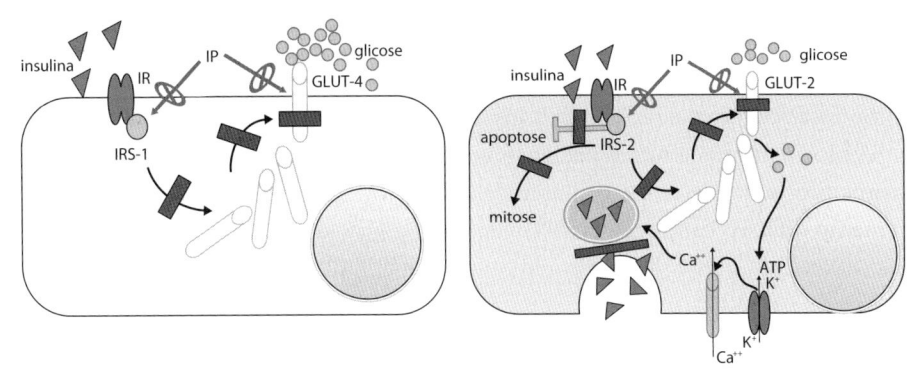

Figura 19.5 Efeitos da sinalização de insulina associados ao IRS. IR= receptor de insulina; IRS-1= substrato do receptor de insulina 1; GLUT-4: proteínas transportadoras de glicose tipo 4; IRS-2= substrato do receptor de insulina 2; IP = inibidor de protease; GLUT-2 = proteínas transportadoras de glicose tipo 2; ATP= trifosfato de adenosina.

PAPEL DAS ADIPOCINAS

Atualmente, cada vez mais adipocinas são descritas e estudadas, o que traz uma nova luz sobre o papel do tecido adiposo na homeostasia e, atualmente, além das bastante estudadas leptina, adiponectina e resistina, integram a lista vifastina, apelina, proteína de estimuladora da acilação, omentina e vaspina. Ainda, o TNF-α, as interleucinas e as proteínas de fase aguda derivadas do tecido adiposo têm habitualmente sido considerados também como adipocinas.[18]

Neste capítulo, serão discutidas as principais adipocinas implicadas na patogênese da resistência à insulina associada ao tratamento do HIV.

Leptina

A leptina tem um papel crucial na regulação da homeostase energética, ação da insulina e metabolismo lipídico. Esse hormônio é secretado pelos adipócitos e reflete a quantidade de energia armazenada no corpo, que age centralmente no controle do apetite e perifericamente na redução da gliconeogênese e no aumento da captação periférica de glicose.

Nos pacientes com lipodistrofia associada à TARV, há correlação significativa entre níveis baixos de leptina em pacientes com lipoatrofia pura, hiperleptinemia em pacientes com lipo-hipertrofia e níveis intermediários de leptina em pacientes com distúrbio misto e sem lipodistrofia.[41] Estudos em pacientes com lipoatrofia e níveis baixos de leptina, tratados com doses fisiológicas do hormônio, demonstraram melhoras significativas na glicemia e insulina de jejum, na resistência à insulina e nos níveis de lipoproteína de alta densidade (HDL). Associada a estas, ainda houve redução de 14,6% na adiposidade central em 2 meses e até 32% em 6 meses, mostrando a importância da deficiência deste hormônio na patogênese das alterações da composição corporal e resistência à insulina em um subgrupo de pacientes.[42]

A hiperleptinemia nesses pacientes e também em pacientes sem HIV parece ter efeitos pró-inflamatórios e pró-aterogênicos, provavelmente contribuindo para o aumento do risco cardiovascular.[18]

Adiponectina

A adiponectina está associada a uma ação contrarregulatória na aterogênese por sua ação antioxidante, anti-inflamatória e antitrombótica e sua expressão está reduzida em pacientes com obesidade e diabetes *mellitus* tipo 2 (DM2). Nos pacientes infectados pelo HIV, mesmo antes da TARV, há supressão em seus níveis, o que também ocorre em pacientes tratados com lipodistrofia, provavelmente contribuindo para a resistência à insulina e o aumento do risco cardiovascular. Estudos em ratos demonstraram efeito benéfico da reposição desse hormônio com melhora da sensibilidade à insulina, dislipidemia e perda de peso, trazendo uma perspectiva para possível uso futuro em humanos com hipoadiponectinemia.[42]

A hipoadiponectinemia está correlacionada ainda ao uso de ITRN, com o tempo de exposição associado significativamente à piora da alteração, sugerindo que este possa ser um mecanismo possível para a piora da resistência à insulina associada a essas drogas.[43]

RASTREAMENTO E DIAGNÓSTICO

A recomendação atual, devido ao alto risco de diabetes, é de que se realize uma glicemia de jejum ao diagnóstico e antes do início de qualquer TARV, com monitoramento posterior a cada 3 a 6 meses, em casos de mudança de TARV ou em casos em que haja alto risco para desenvolvimento de resistência à insulina,[1] podendo ser realizado acompanhamento mais espaçado em pacientes considerados de baixo risco.[13] Para os pacientes de alto risco (glicemia de jejum alterada ou múltiplos fatores de risco), deve ser considerado ainda, para o diagnóstico, um teste de tolerância de 2 h e dosagem de hemoglobina glicada (HbA1c);[1] apesar de não haver recomendação específica para a população com HIV,[3] seu uso pode estabelecer o diagnóstico de diabetes independentemente da glicemia de jejum ou auxiliar na análise de risco e nas consequentes estratégias de prevenção.[9]

TRATAMENTO

Recomendações para terapia antirretroviral de alta potência

Atualmente, segundo orientações do Ministério da Saúde, combinações iniciais de TARV incluem o uso de 2 ITRN, associados a 1 ITRNN, preferecialmente o efavirenz. Esquemas alternativos manterão a "espinha dorsal" com 2 ITRN associados a 1 IP, preferencialmente com o uso do ritonavir como potencializador (Figura 19.3).[44] É importante notar que virtualmente todos esses esquemas podem, em maior ou menor grau, afetar a homeostase glicêmica.[1]

A identificação dos fatores de risco e o diagnóstico precoce do diabetes *mellitus* e de outras complicações metabólicas possibilitam a escolha da melhor estratégia terapêutica a ser adotada. Essa questão se torna muito importante nos casos em que o paciente tem indicação de iniciar TARV e, posteriormente, nos casos em que o paciente já está em tratamento e necessita trocar seu esquema, seja por falha ou por intolerância, minimizando os efeitos metabólicos relacionados com o esquema terapêutico a ser escolhido.

Antes de iniciar a TARV, deverão ser analisados 3 fatores fundamentais: comodidade posológica do paciente para maximizar a adesão, supressão da replicação viral a longo prazo e riscos de complicações associados à exposição prolongada ao tratamento, principalmente de doenças metabólicas, hepáticas, renais e cardiovasculares.[44] Em pacientes com diabetes prévio, ao início da TARV deve ser fortemente considerado esquema com menos associação à resistência à insulina.[13]

O desenvolvimento de novas drogas com menor efeito metabólico é um desafio que tem sido alcançado com ITRN mais novos com menor efeito no metabolismo lipídico, na sensibilidade à insulina e na composição corporal, como tenofovir e entricitabina, além da lamivudina, e IP como atazanavir e darunavir. Além disso, novas classes, como os inibidores da integrase — como o raltegravir — e os inibidores da CCR5 — como o maraviroque — têm apresentado pouco ou nenhum efeito metabólico.[44]

Em pacientes que desenvolvem resistência à insulina ou diabetes após o início da TARV, deve-se recordar que os fatores de risco tradicionais para desenvolvimento de diabetes têm um papel tão ou mais importante para diabetogênese quanto a terapia.[3,16,17] Dessa forma, apesar de alguns resultados positivos no metabolismo lipídico, a troca de antirretroviral para melhora do diabetes normalmente não estará recomendada por não apresentar benefício.[13]

Em relação à troca de terapia dentro da classe dos IP, Stanley *et al.*,[45] em um estudo com 15 homens e mulheres, demostraram algum benefício na captação periférica de glicose e glicemia de jejum quando trocado lopinavir por atazanavir, ambos potencializados por ritonavir.[45] No entanto, outros estudos com mais pacientes não conseguiram replicar estes resultados, seja no controle glicêmico ou na resistência à insulina. Não há dados suficientes para apoiar também trocas dentro do grupo dos ITRN; dentre os estudos que buscaram avaliar o benefício, não foi encontrada diferença no controle glicêmico ou resistência à insulina quando trocado o derivado timidínico por abacavir. Apesar de os ITRNN apresentarem estudos mostrando menores efeitos metabólicos com a etravirina e nevirapina, ainda faltam estudos comparando diretamente as drogas com efavirenz e não há estudos mostrando benefício na troca.[46]

A troca entre classes também ainda é pouco estudada no que tange ao metabolismo glicêmico. No entanto, estudos de troca de esquemas com lopinavir potencializado por ritonavir para raltegravir não evidenciaram melhora no controle glicêmico ou melhora na composição corporal.[47] Esquemas que poupam o uso de ITRN ou ITRNN também não demonstraram até o momento melhorar o controle glicêmico.[46]

Mudança de estilo de vida

Assim como na população geral, recomendações dietéticas para controle do peso com uma alimentação saudável, já descritas anteriormente neste livro, e início de atividade física são fundamentais não só para pacientes com diabetes, mas também como estratégia de prevenção para futuro desenvolvimento de resistência à insulina e prevenção de complicações.[9,13] Apesar de alguns estudos mais antigos não terem demonstrado sucesso na melhora do controle glicêmico com as mudanças alimentares e perda de peso em pacientes com HIV,[3] Fitch *et al.*[48] demonstraram, mais recentemente, os benefícios de alimentação saudável e atividade física moderada com redução da circunferência da cintura, HDL-colesterol, proteína C reativa, pressão arterial e melhora da hemoglobina A1c nestes pacientes.[48]

Com relação à atividade física, Lindegaard *et al.*[49] compararam pacientes infectados pelo HIV, com lipodistrofia e resistência à insulina, submetidos à atividade aeróbica ou de força e evidenciaram que a captação periférica de glicose melhorou nos 2 grupos, com a atividade de força sendo mais eficaz na melhora da composição corporal.[49]

Metformina

O manejo farmacológico do diabetes não deve ser diferente do manejo na população geral. Porém, algumas considerações devem ser feitas devido às peculiaridades de alguns pacientes. A metformina é a droga mais estudada em pacientes com HIV e deve ser iniciada ao diagnóstico de diabetes.[9,13] Pacientes em uso de IRTN timidínicos raramente podem desenvolver acidose láctica, particularmente com estavudina, que vem deixando de ser usada para o tratamento do HIV em todo o mundo.[44] Mesmo raramente, pacientes em uso de didanosina ou zidovudina devem ser acompanhados e monitorados nos primeiros meses quanto ao risco de desenvolvimento de acidose láctica após início da metformina, sendo que pacientes com insuficiência renal ou com níveis de lactato superiores a 2 vezes o limite da normalidade devem ser tratados de forma alternativa.[3,44]

O efeito da metformina na melhora da resistência à insulina e no controle glicêmico foi confirmado ser igualmente importante em pacientes com HIV. Estudos ainda demonstraram efeitos adicionais, como redução de inibidor do ativador do plasminogênio (PAI-1) e do ativador do plasminogênio tecidual (tPA). Pode-se, dessa forma, extrapolar para um efeito benéfico sobre a disfunção endotelial e formação de trombo.[3] Recentemente foi evidenciado também efeito importante da droga na progressão da aterosclerose nessa população, quando comparada com placebo, minimizando, provavelmente, o risco de doença cardiovascular.[48]

Pioglitazona

As tiazolidinedionas também já demonstraram efeitos na melhora da insulinorresistência em pacientes com HIV. No momento, somente uma das drogas da classe, a pioglitazona, mantém-se no mercado. A rosiglitazona, já não mais comercializada por suspeita de aumentar o risco de doenças cardiovasculares, foi estudada por diversos autores, que demonstraram melhora da sensibilidade à insulina com aumento dos níveis de adiponectina, redução de ácidos graxos livres, além de redução do PAI-1 e do depósito hepático gorduroso. Porém, paradoxalmente, em alguns pacientes parecia haver piora do perfil lipídico.[3] A pioglitazona também já demonstrou segurança e melhora da sensibilidade à insulina neste grupo de pacientes. Slama *et al.*,[50] em 2008, demonstraram também efeito benéfico significativo da droga na melhora da lipoatrofia periférica, que era ainda mais significativo quando não havia histórico de exposição à estavudina.[50] A pioglitazona em pacientes com DM ou intolerância à glicose ainda mostra melhora na esteatose, nos níveis de aminotransferases e inflamação, e foi recomendada com nível de evidência B1 como droga de escolha para esteato-hepatite não alcoólica comprovada por biopsia.[51] Devido à fisiopatologia da alteração em pacientes com HIV, é suposto que possa haver melhora semelhante, exceto nos pacientes com coinfecção por HCV nos quais o benefício não foi confirmado e em pacientes com doença hepática avançada ou com insuficiência cardíaca, em que a droga deve ser evitada.[13]

Outras drogas

O restante da terapia para o diabetes deve seguir as diretrizes para tratamento da população geral. Há poucos estudos específicos para os pacientes com HIV em uso de sulfonilureias, glinidas, gliptinas, acarbose ou incretinas. Por isso, deve ser considerada insulinização precoce.[3,13] As sulfonilureias são atualmente usadas extensamente devido à disponibilidade por programas governamentais, ao seu baixo custo e melhor adesão que a terapia injetável. No entanto, estudo recente evidenciou redução do efeito da gliclazida, em modelo animal, quando associada ao efavirenz.[52] Outra consideração deve ser feita em relação à saxagliptina que, por interagir com o CYP3A4, pode ter seus níveis aumentados em pacientes em uso de ritonavir. Dessa forma, deve-se optar por outras gliptinas ou fazer ajuste de dose, sempre considerando o custo-benefício.[53] O uso de análogos do GLP-1 está restrito ainda a relatos de casos em que se evidenciaram benefícios na resistência à insulina, esteatose e peso corporal, necessitando de estudos posteriores para confirmação.

Acompanhamento

O acompanhamento dos pacientes deve seguir as diretrizes atuais para seguimento de pacientes com DM com manutenção da glicemia de jejum < 100 mg/dL e hemoglobina glicada (HbA1c) < 7,0%, ou ainda, a menor A1c possível que não aumente desnecessariamente o risco de hipoglicemias.[9]

No entanto, em pacientes com HIV, o principal parâmetro de acompanhamento pode não apresentar a confiabilidade adequada, com a A1c subestimando a glicemia média. Em 2009, Kim *et al.*[54] divulgaram estudo prospectivo que evidenciou discrepância em torno de 29 mg/dL entre a glicose estimada por A1c e a glicemia média, sendo os principais fatores associados à possível discordância o uso de ITRN timidínicos, o uso de abacavir e a macrocitose. Um problema, neste trabalho em particular, é que a glicemia média foi calculada a partir da média entre glicemia de jejum e de uma glicemia aleatória e não por métodos de maior acurácia, como monitoramento contínuo. Mesmo assim, houve diferença significativa entre o grupo de pacientes com DM e HIV e o controle sem HIV, o que sugere que realmente possa haver alguma interferência. Estudos futuros deverão analisar estes fatores com mais profundidade e, no momento, a recomendação é a mesma em relação ao uso da A1c, com a ressalva de que talvez, em alguns pacientes, haja necessidade de maior atenção e rigor nas metas ou uso de métodos adicionais, como a frutosamina na suspeita de interferência.[54]

Complicações

O diabetes *mellitus* é reconhecidamente um fator de risco importante para o desenvolvimento de doença aterosclerótica. Após o estudo de Haffner *et al.*,[55] em 1998, por meio do qual foi demonstrado que o risco de eventos cardiovasculares era semelhante entre os indivíduos com doença coronariana estabelecida e indivíduos com diabetes sem doença coronariana,[55] o diabetes passou a ser considerado pelo National Cholesterol Education Program (NCEP) como um equivalente de doença coronariana.

Uma coorte publicada em 2007 demonstrou que o risco da incidência de infarto do miocárdio em pacientes soropositivos era significativamente maior do que em pacientes soronegativos com risco relativo de 1,75%, assim como a prevalência dos fatores de risco tradicionais (dislipidemia, diabetes e hipertensão) também era significativamente maior. Essa diferença acontecia em todas as faixas etárias, com aumento maior do risco em pacientes com idade superior a 64 anos e em mulheres infectadas.[56]

No entanto, ao verificar se nesta população o diabetes também poderia ser considerado um equivalente de doença coronariana, o estudo D:A:D (Data Collection on Adverse Events of Anti-HIV Drugs) constatou que, apesar de evidenciar risco relativo de 2,41 em pacientes soropositivos com DM, o risco relativo em pacientes sem DM sabidamente coronariopatas foi de 7,52%. A grande conclusão é que, apesar da importância dos fatores de risco tradicionais, existem outros mecanismos associados a inflamação crônica, exposição à TARV e o próprio vírus na gênese da doença aterosclerótica em pacientes HIV-reativos.[4]

Em 2012, Medapalli *et al.*[57] estudaram a progressão de doença renal em indivíduos com diabetes e HIV. Nesse estudo, o risco de desenvolver taxa de filtração glomerular < 45 mL/min/1,73 m^2 foi semelhante em pacientes com DM e em pacientes com HIV (2,48 e 2,80); no entanto, quando associados os 2 fatores, o risco aumentou para 4,47, o que mostrou um possível efeito aditivo das duas doenças no risco de doença renal crônica.[57] Se a incidência de nefropatia diabética é maior em doentes com HIV, é algo que ainda precisa ser estudado, assim como o risco de outras complicações microvasculares.

CONCLUSÃO

O risco de diabetes na população soropositiva em uso de TARV é 4 vezes maior que a encontrada em soronegativos. Por isso, é importante a busca constante de conhecimento, para a melhor compreensão da fisiopatologia singular associada à gênese das complicações metabólicas provocadas pela doença e seu tratamento.

O desenvolvimento e uso de novas drogas com menos efeitos metabólicos, a detecção precoce de complicações da terapia e o tratamento rigoroso dos fatores de risco, além da capacitação dos profissionais de saúde e orientação aos pacientes, podem levar o tratamento e a sobrevida dos indivíduos infectados pelo HIV a um novo patamar (Tabela 19.1).

Tabela 19.1 Principais drogas usadas em TARV por classe terapêutica

ITRN	ITRNN	IP	Inibidores da Integrase	Antagonistas do receptor CCR 5
Zidovudina (AZT)	Efavirenz (EFV)	Lopinavir (LPV)	Raltegravir (RAL)	Maraviroque (MVQ)
Didanosina (DDi)	Nevirapina (NVP)	Saquinavir (SQV)		
Estavudina (d4T)	Etravirina	Ritonavir (RTV)		
Lamivudina (3TC)		Atazanavir (ATV)		
Abacavir (ABC)		Darunavir (DRV)		
Entricitabina (FTC)				
Tenofovir (TDF)				

REFERÊNCIAS BIBLIOGRÁFICAS

1. Wohl D, McComsey G, Tebas P et al. Current concepts in the diagnosis and management of metabolic complications of HIV Infection and Its Therapy. Clin Infect Dis. 2006 Sep 1; 43(5):645-53.

2. Data Collection on Adverse Events of Anti-HIV drugs (D:A:D) Study Group. Factors associated with specific causes of death amongst HIV-positive individuals in the D:A:D Study. AIDS. 2010 Jun 19; 24(10):1537-48.

3. Paik IJ, Kotler DP. The prevalence and pathogenesis of diabetes mellitus in treated HIV-infection. Best Pract Res Clin Endocrinol Metab. 2011 Jun; 25(3):469-78.

4. Worm SW, Wit S, Weber R et al. Diabetes mellitus, preexisting coronary heart disease, and the risk of subsequent coronary heart disease events in patients infected with human immunodeficiency Virus. Circulation. 2009 Feb; 805-11.

5. Samaras K. Prevalence and pathogenesis of diabetes mellitus in hiv-1 infection treated with combined antiretroviral therapy. J Acquir Immune Defic Syndr. 2009 Apr 15; 50(5):499-505.

6. Joint United Nations Programme on HIV/AIDS (UNAIDS). Global report: UNAIDS report on the global AIDS epidemic 2010. 2010.

7. Ministério da Saúde, Secretaria de Vigilância em Saúde, Departamento de DST, Aids e Hepatites Virais. Boletim Epidemiológico – Aids e DST. Brasília: Ministério da Saúde; 2012.

8. World Health Organization 2012. World health statistics 2012. France: WHO Library Cataloguing-in-Publication Data; 2012.

9. Sociedade Brasileira de Diabetes. Diretrizes da Sociedade Brasileira de Diabetes 2009. Itapevi, SP: A. Araujo Silva Farmacêutica; 2009.

10. De Wit S, Sabin CA, Weber R et al. Incidence and risk factors for new-onset diabetes in HIV-infected patients. Diabetes Care. 2008 Jun. p. 1224-9.

11. Brown TT, Cole SR, Li X, Kingsley LA, Palella FJ, Ridler SA. Antiretroviral therapy and the prevalence and incidence of diabetes mellitus in the multicenter AIDS cohort study. Arch Intern Med. 2005 May; 1179-84.

12. Hruz P. Molecular mechanisms for altered glucose homeostasis in HIV infection. Am J Infect Dis. 2006 Dec 21; 2(3):187-92.

13. Tebas P. Insulin resistance and diabetes mellitus associated with antiretroviral use in hiv-infected patients: pathogenesis, prevention, and treatment options. J Acquir Immune Defic Syndr. 2008; 49:S86-S92.

14. High K, Brennan-Ing M, Clifford D et al. HIV and aging: State of knowledge and areas of critical need for research. A report to the NIH Office of AIDS Research by the HIV and Aging Working Group. J Acquir Immune Defic Syndr. 2012 Jul 1; 60(Suppl. 1):S01-18.

15. Haffner SM. Epidemiology of type 2 diabetes: risk factors. Diabetes Care. 1998 Dec; 21(Suppl. 3):C3-C6.

16. Jones C, Wilson I, Greenberg A et al. Insulin resistance in HIV-infected men and women in the nutrition for healthy living cohort. J Acquir Immune Defic Syndr. 2005 Oct 1; 40(2):202-11.

17. Butt AA, McGinnis K, Rodriguez-Barradas MC et al. HIV Infection and the risk of diabetes mellitus. AIDS. 2009 Jun 19; 23(10):1227-34.

18. Palios J, Kadoglou N, Lampropoulos S. The pathophysiology of HIV-/HAART-related metabolic syndrome leading to cardiovascular disorders: the emerging role of adipokines. Exp Diabetes Res. 2012 Dec 8; 2012:103063. Epub 2011.

19. Deeks S. Immune dysfunction, inflammation, and accelerated aging in patients on antiretroviral therapy. Top HIV Med. 2009 Sep-Oct; 17(4):118-23.

20. Riddler SA, Haubrich R, DiRienzo G et al. Class-sparing regimens for initial treatment of HIV-1 Infection. N Engl J Med. 2008 May 15; 358(20):2095-106.

21. Lévy Y, Sereti I, Tambussi G et al. Effects of recombinant human interleukin 7 on T-cell recovery and thymic output in HIV-infected patients receiving antiretroviral therapy: Results of a phase I/IIa randomized, placebo-controlled, multicenter study. Clin Infect Dis. 2012 Jul; 55(2):291-300.

22. Tesselaar K, Miedema F. Growth hormone resurrects adult human thymus during HIV-1 infection. J Clin Invest. 2008 Mar; 118(3):844-7.

23. The Strategies for Management of Antiretroviral Therapy (SMART) Study Group. CD4+ Count-guided interruption of antiretroviral treatment. N Engl J Med. 2006 Nov; 355(22).

24. van Wijk J, Cabezas M. Hypertriglyceridemia, metabolic syndrome, and cardiovascular disease in hiv-infected patients: effects of antiretroviral therapy and adipose tissue distribution. Int J Vasc Med. 2011 Aug; 2012.

25. Sweet DE. Metabolic complications of antiretroviral therapy. Top HIV Med. 2005 Jun-Jul; 13(2):70-4.

26. Lichtenstein KA. Redefining lipodystrophy syndrome: Risks and impact on clinical decision making. J Acquir Immune Defic Syndr. 2005 Aug 1; 39(4):395-400.

27. Gkrania-Klotsas E, Klotsas AE. HIV and HIV treatment: Effects on fats, glucose and lipids. Br Med Bull. 2007 Nov 2; 84:49-68.

28. Maggiolo F. Efavirenz: A decade of clinical experience in the treatment of HIV. J Antimicrob Chemother. 2009 Nov; 64(5):910-28.

29. Han S, Zhou J, Saghayam S et al. Prevalence of and risk factors for lipodystrophy among HIV-infected patients receiving combined antiretroviral treatment in the Asia-Pacific region: Results from the TREAT Asia HIV Observational Database (TAHOD). Endocr J. 2011 Apr; 58(6):475-84.

30. Satler FR. Pathogenesis and treatment of lipodystrophy: what clinicians need to know. Top HIV Med. 2008 Oct-Nov; 16(4):127-33.

31. Grunfeld C, Rimland D, Gibert CL et al. Association of upper trunk and visceral adipose tissue volume with insulin resistance in control and HIV-infected subjects in the FRAM study. J Acquir Immune Defic Syndr. 2007 Nov 1; 46(3):283-90.

32. Freitas P, Carvalho D, Santos AC et al. Lipodystrophy defined by fat mass ratio in HIV-infected patients is associated with a high prevalence of glucose disturbances and insulin resistance. BMC Infect Dis. 2012 Aug; 12.

33. Mulligan K, Grunfeld C, Tai V et al. Hyperlipidemia and insulin resistance are induced by protease inhibitors independent of changes in body composition in patients with HIV infection. J Acquir Immune Defic Syndr. 2000 Jan 1; 23(1):35-43.

34. Murata H, Hruz P, Mueckler M. The mechanism of insulin resistance caused by HIV protease inhibitor therapy. J Biol Chem. 2000 Jul 7; 275(27):20251-54.

35. Hresko RC, Hruz PW. HIV Protease inhibitors act as competitive inhibitors of the cytoplasmic glucose binding site of GLUTs with differing affinities for GLUT1 and GLUT4. PLoS One. 2011 Sep; 6(9).

36. Koster JC, Remedi MS, Qiu H et al. HIV Protease inhibitors acutely impair glucose-stimulated insulin release. Diabetes. 2003 Jul; 52(7):1695-700.

37. Schütt M, Zhou J, Meier M et al. Long-term effects of HIV-1 protease inhibitors on insulin secretion and insulin signaling in INS-1 beta cells. J Endocrinol. 2004 Dec; 183(3):445-54.

38. Assmann A, Ueki K, Winnay JN et al. Glucose effects on beta-cell growth and survival require activation of insulin receptors and insulin receptor substrate 2. Mol Cell Biol. 2009 June; 29(11):3219-28.

39. Farese RV, Sajan MP, Standaert ML. Insulin-sensitive protein kinases (atypical protein kinase C and protein kinase B/Akt): actions and defects in obesity and type II diabetes. Exp Biol Med (Maywood). 2005 Oct; 230(9):593-605.

40. Miki H, Yamauchi T, Suzuki R et al. Essential role of insulin receptor substrate 1 (IRS-1) and IRS-2 in adipocyte differentiation. Mol Cell Biol. 2001 Apr; 21(7):2521-32.

41. Nagy GS, Tsiodras S, Martin LD et al. Human immunodeficiency virus type 1-related lipoatrophy and lipohypertrophy are associated with serum concentrations of leptin. Clin Infect Dis. 2003 Mar 15; 36(6):795-802.

42. Mantzoros CS. Leptin in relation to the lipodystrophy-associated metabolic syndrome. Diabetes Metab J. 2012 Jun 14; 36(3):181-9.

43. Barbaro G. Metabolic and cardiovascular complications of highly active antiretroviral therapy for HIV infection. Curr HIV Res. 2006 Jan; 4(1).

44. Ministério da Saúde, Secretaria de Vigilância em Saúde, Programa Nacional de DST e Aids. Recomendações para terapia anti-retroviral em adultos infectados pelo HIV: 2008. 7ª ed. Brasília: Ministério da Saúde; 2008.

45. Stanley T, Joy T, Hadigan C et al. Effects of switching from lopinavir/ritonavir to atazanavir/ritonavir on muscle glucose uptake and visceral fat in HIV-infected patients. AIDS. 2009 Jul; 1349-57.

46. Lake JE, Currier JS. Switching antiretroviral therapy to minimize metabolic complications. HIV Ther. 2010 Nov; 693-711.

47. Lake J, McComsey G, Hulgan T et al. A randomized trial of raltegravir replacement for protease inhibitor or non-nucleoside reverse transcriptase inhibitor in HIV-infected women with lipohypertrophy. AIDS Patient Care STDS. 2012 Sep; 532-40.

48. Fitch K, Abbara S, Lee H et al. Effects of lifestyle modification and metformin on atherosclerotic indices among HIV-infected patients with the metabolic syndrome. AIDS. 2012 Mar; 587-97.

49. Lindegaard B, Hansen T, Hvid T et al. The effect of strength and endurance training on insulin sensitivity and fat distribution in human immunodeficiency virus-infected patients with lipodystrophy. J Clin Endocrinol Metab. 2008 Oct; 93(10):3860-9.

50. Slama L, Lanoy E, Valantin M et al. Effect of pioglitazone on HIV-1-related lipodystrophy: A randomized double-blind placebo-controlled trial (ANRS 113). Antivir Ther. 2008. p. 67-76.

51. Chalasani N, Younossi Z, Lavine JE et al. The diagnosis and management of non-alcoholic fatty liver disease: Practice Guideline by the American Association for the Study of Liver Diseases, American College of Gastroenterology, and the American Gastroenterological Association. Hepatology. 2012 Jun; 2005-23.

52. Influence of non-nucleoside reverse transcriptase inhibitors (efavirenz and nevirapine) on the pharmacodynamic activity of gliclazide in animal models. Diabetol Metab Syndr. 2009 Oct.

53. Brown TT, Glesby MJ. Management of the metabolic effects of HIV and HIV drugs. Nat Rev Endocrinol. 2011 Sep; 11-21.

54. Kim PS, Woods C, Georgoff P et al. A1C underestimates glycemia in HIV infection. Diabetes Care. 2009 Sep; 1591-3.

55. Haffner S, Lehto S, Rönnemaa T et al. Mortality from coronary heart disease in subjects with type 2 diabetes and in nondiabetic subjects with and without prior myocardial infarction. N Engl J Med. 1998 Jul; 229-34.

56. Triant V, Lee H, Hadigan C et al. Increased acute myocardial infarction rates and cardiovascular risk factors among patients with human immunodeficiency virus disease. J Clin Endocrinol Metab. 2007 Jul; 2506-12.

57. Medapalli RK, Parikh CR, Gordon K et al. Comorbid diabetes and the risk of progressive chronic kidney disease in HIV-infected adults: Data from the Veterans Aging Cohort Study. J Acquir Immune Defic Syndr. 2012 Aug 1; 60(4):393-9.

Pré-diabetes: definição, consequências e abordagem

Joana Dantas
Karina Tabet Munoz
Melanie Rodacki

INTRODUÇÃO

O diabetes *mellitus* (DM) é um grave problema de saúde pública. Com a expectativa de progressão da obesidade mundial, é esperado um aumento exponencial do número de casos diagnosticados de diabetes nos próximos 20 anos.[1] Por isso, é importante identificar medidas capazes de prevenir o desenvolvimento do DM e suas complicações micro e macrovasculares. Além disso, é necessário identificar quais indivíduos apresentam risco exacerbado de desenvolver a doença, condição que tem sido denominada como pré-diabetes. Este termo por vezes é questionado, uma vez que nem todos pacientes desse grupo desenvolverão diabetes. Também é importante ressaltar que o pré-diabetes não pode ser considerado uma doença, e sim um estágio pré-clínico do DM.[2,3] Entretanto, já pode estar associado a aumento do risco de algumas complicações da doença.[2] Na maioria dos casos, os indivíduos desse grupo apresentam risco aumentado de DM tipo 2 (DM2), cujo aparecimento é influenciado por fatores ambientais modificáveis, como a obesidade e o sedentarismo.[2-4] A abordagem adequada desses fatores pode resultar em prevenção do DM, o que será discutido neste capítulo.

DEFINIÇÃO E PREVALÊNCIA

A definição de um grupo de indivíduos com níveis intermediários de glicemia, ou seja, acima da normalidade, porém não satisfazendo o critério para DM2, foi estabelecida pela primeira vez pelo Expert Committe on the Diagnosis and Classification of Diabetes Mellitus, em 1997.[5] Posteriormente, foi utilizado o termo pré-diabetes, o que, segundo a Sociedade Brasileira de Diabetes (SBD) e a American Diabetes Association (ADA), compreende aqueles com glicemia de jejum alterada (GJA) e/ou tolerância diminuída à glicose (TDG).[1,6] A GJA é definida por glicose > 100 mg/dL e menor do que 126 mg/dL após 8 horas de jejum.[2,6,7] A TDG depende da realização do teste de tolerância oral à glicose (TTOG) com 75 g de glicose após 8 horas de jejum, estabelecendo como intolerância à glicose ou tolerância diminuída a glicose um valor de glicemia, 2 horas após a sobrecarga, entre 140 e 200 mg/dL. O TTOG é mais sensível, porém de realização mais complexa.[2,6-9]

A ADA e a SBD também recomendam a utilização da hemoglobina glicada (HbA1c) mensurada por cromatografia líquida de alta performance (HPLC/CLAE) entre 5,7% e 6,4% como forma de diagnosticar o pré-diabetes.[1,6] A sua utilização em conjunto com glicemia de jejum é capaz de predizer melhor o risco de desenvolvimento do diabetes do que o nível de glicemia de jejum sozinho.[1,6,10] A HbA1c entre 6% e 6,5% em uma revisão recente estimou um risco de 25% a 50% de desenvolver DM em 5 anos.[11,13] A HbA1c apresenta a boa especificidade, mas é importante considerar algumas limitações, como variação de acordo com algumas hemoglobinopatias, anemias, situações que alterem a meia-vida das hemácias, hemotransfusões, gravidez e sangramento recente.[1,6,9] As definições e as recomendações para a realização dos testes estão descritas na Tabela 20.1.

Tabela 20.1 Critérios para diagnóstico de diabetes *mellitus*, intolerância à glicose e glicemia de jejum inadequada

	Método/diagnóstico			
Categoria	Glicemia de jejum (mg/dL)	Teste de tolerância oral à glicose (mg/dL)	HbA1c (%)	Glicemia casual (mg/dL)
Normal	< 100	< 140	< 5,7	
Glicemia de jejum alterada	100 a 125	< 140	5,7 a 6,4: pré-diabetes	
Tolerância diminuída à glicose	< 100	140 a 199		
DM	≥ 126	≥ 200	≥ 6,5	≥ 200

A prevalência da GJA e TDG é muito variável em várias populações estudadas. Nos Estados Unidos, a prevalência da GJA em adultos foi de 26,2%, 13,7% para TDG e, considerando a HbA1c para o diagnóstico, foi de 14,2%.[12] No Brasil há poucos estudos em grandes populações, mas considerando 8.795 pacientes admitidos com alterações eletrocardiográficas na cidade de São Paulo, 10,8% tinham GJA. Nesse estudo não foi feito TTOG.[14] Em outro estudo brasileiro realizado no final da década de 1990, na região de Ribeirão Preto, a prevalência de TDG pelo TTOG e GJA foi de 7,7% e 19%, respectivamente, e não foi realizado HbA1c.[15] Ainda são necessários estudos em todas as regiões do Brasil para saber a real prevalência do pré-diabetes na nossa população.

O desenvolvimento de DM não é obrigatório em indivíduos com pré-diabetes.[16] Estima-se que cerca de 25% dessas pessoas permanecerão ao longo do tempo com a glicemia estável, 50% evoluirão para o diagnóstico de diabetes e outros 25% normalizarão a glicemia.[13,17,18] Outros estudos indicam que, entre os pacientes com pré-diabetes, 5% a 10% evoluem anualmente para níveis de glicemia compatíveis com DM e, dependendo do tempo de acompanhamento e do grupo estudado, até 70% desses evoluirão para esse diagnóstico ao longo da vida.[19,20] A associação de GJA e TDG dobra a chance de desenvolver diabetes quando comparada à presença de apenas um desses.[13,21] É importante ainda compreender a disglicemia como um *continuum* de risco para o desenvolvimento do diabetes, sendo substancialmente maior naqueles com valores no limite superior.[13,21] A mesma consideração deve ser feita em relação à HbA1c.[13,21] Metanálise de 16 estudos, com 44.203 indivíduos, indicou que a frequência de desenvolvimento de DM em 5 anos é de 0,1% para pessoas com HbA1c de 5%, de 9% a 25% para pessoas com HbA1c de 5,5% a 6% e de 25% a 50% para pessoas com HbA1c entre 6% e 6,5%.[22]

A etiopatogenia do pré-diabetes é similar à do DM propriamente dito, já que esta entidade representa um estágio pré-clínico da doença.[21] Todos os tipos de DM podem passar por este estágio. Entretanto, como o DM2 é mais prevalente e se apresenta de forma mais insidiosa na maioria dos casos, a maior parte dos indivíduos com pré-diabetes tem etiopatogenia e fatores de risco comuns ao DM.[21,23]

RISCO CARDIOVASCULAR, COMPLICAÇÕES CRÔNICAS MICROVASCULARES E CÂNCER

O DM é um importante fator de risco cardiovascular, porém a disglicemia, na ausência do diagnóstico de diabetes, também foi associada à mortalidade e à doença cardiovascular (DCV).[16] Não há um consenso entre todos os estudos em relação à superioridade da TDG em relação à GJA quanto ao risco cardiovascular.[16] O estudo DECODE, que avaliou 25.364 indivíduos por 7,3 anos em vários centros europeus, concluiu que a TDG seria um fator de risco independente para a mortalidade geral e por DCV (risco relativo [RR] 1,21 para homens e 1,08 para mulheres), mas o mesmo não ocorreu com a GJA de forma isolada.[24] A mortalidade da GJA foi dependente da TDG.[24] Outros autores confirmaram esse achado.[25,26] Por outro lado, outras coortes mais recentes também encontraram uma associação linear entre a glicemia de jejum e o risco de DCV, sendo ainda mais elevado quando considerado a GJA e a TDG, independente de outros fatores de risco cardiovascular já bem estabelecidos, como hipercolesterolemia, hipertensão arterial, baixo colesterol HDL (lipoproteína de alta densidade), idade e tabagismo.[27,28,30] Metanálise que considerou estudos prospectivos de 1997 a 2008 encontrou efeito modesto tanto da GJA (RR 1,18) quanto da TDG (RR 1,20) no risco cardiovascular, porém sendo mais significativo o efeito da glicemia de jejum quando utilizado o ponte de corte de 110 a 126 mmmg/dL.[29] Apesar dessas conclusões, ainda não está claro se o risco cardiovascular atribuído à GJA e TDG não está associado ao desenvolvimento posterior do DM, ou se essas condições por si só já implicam risco exacerbado.[29]

Assim como o diabetes, a mortalidade por câncer também está aumentada em níveis de glicemia subnormal, com RR de 1,12, como demonstrado no estudo DECODE com mais de 40 mil indivíduos após 6 a 37 anos de acompanhamento.[31] As complicações microvasculares, antes atribuídas apenas aos pacientes com diabetes, também foram descritas, recentemente, nos pacientes com pré-diabetes.[12,16] A prevalência de neuropatia periférica nesse grupo de pacientes varia de 11% a 25% nos diferentes estudos, e 13% a 21% podem apresentar dor neuropática,[32] porém é importante considerar que 3,9% da população pode ter neuropatia periférica com glicemia normal por outras etiologias.[33]

A microalbuminúria, que é um marcador importante da nefropatia diabética, também pode ocorrer em indivíduos com TDG e GJA, sugerindo que as anormalidades renais associadas ao diabetes podem preceder o seu diagnóstico. Uma análise do estudo de Framingham com 24 anos de acompanhamento encontrou associação entre glicemia de jejum alterada e presença de microalbuminúria, independentemente de outros fatores de risco, como hipertensão arterial e índice de massa corporal (IMC).[34] Platinga *et al.* identificaram que o risco de disfunção renal em indivíduos com pré-diabetes é superior ao da população geral, embora inferior ao de indivíduos com DM.[35] Vários autores também encontraram incidência aumentada dos achados característicos da retinopatia diabética em indivíduos com glicemia subnormal, com o risco aumentado a partir de HbA1c de 5,5%.[36,37] No Diabetes Prevention Program (DPP), uma coorte que acompanhou pacientes com GJA e TDG, todos realizaram retinografia após 5,6 anos do início do estudo, 12,6 % daqueles que evoluíram para DM apresentavam retinopatia diabética, enquanto 7,9% daqueles que não evoluíram para DM foram diagnosticados com alterações características da retinopatia diabética.[38] Outros estudos encontraram frequência variável de alterações oftalmológicas do diabetes, entre 2% e 9,8%, de acordo com o método utilizado.[39-41]

PREVENÇÃO DO DIABETES *MELLITUS* TIPO 2 – MODIFICAÇÃO DO ESTILO DE VIDA

Há evidências clínicas demonstrando que o risco de desenvolvimento do diabetes pode ser diminuído por modificações do estilo de vida (dieta, atividade física regular e perda ponderal) e medicamentos.[13,16] Os objetivos do tratamento preventivo para o DM2 são: retardar o início da doença, preservar a função das células β e evitar o desenvolvimento das complicações crônicas micro e macrovasculares associadas ao diabetes. Retardar o diagnóstico já apresenta um potencial benefício em reduzir a duração do diabetes e, portanto, das suas complicações, porém ainda não há dados que comprovem esta hipótese.[2,13,16,21,23]

O estudo Diabetes Prevention Program (DPP) incluiu 3.234 pacientes em vários centros nos Estados Unidos com alto risco para desenvolver DM2 (pacientes com GJA ou TDG e idade superior a 25 anos e IMC $\geq$ 24 kg/m^2). Os participantes receberam orientação alimentar (redução do consumo calórico, diminuição das gorduras saturadas e aumento da ingestão de fibras), realizavam 150 minutos/semana de atividade física moderada a intensa e redução de 7% do peso corporal durante o período do estudo. No grupo de modificação do estilo de vida (MEV) ocorreu redução de 58% do risco de desenvolver DM. Quando comparados os três componentes da MEV (dieta, exercícios e perda de peso), a redução ponderal foi o mais importante. Além da redução do diabetes, houve melhora de outros parâmetros do risco cardiovascular, como perfil lipídico e pressão arterial.[42,43] Nesse estudo também havia um braço que usava a metformina como intervenção, que será discutida a seguir.

No estudo observacional de *follow-up* do DPP, o Diabetes Prevention Program Outcomes (DPPOS), os benefícios das MEV persistiram em 10 anos. Nesse estudo, participaram 85% dos pacientes originalmente inscritos no DPP. A todos esses pacientes, atividade física em grupo foi oferecida. Nos 10 anos cumulativos de *follow-up*, a incidência de DM foi significantemente reduzida em 34% com MEV, em comparação ao placebo.[44]

Outros estudos de prevenção do diabetes avaliaram o benefício da MEV. O estudo Finlandês de Prevenção do Diabetes (DPS) incluiu indivíduos com TDG e sobrepeso/obesidade (IMC médio de 33 kg/m^2), comparando pelo menos 30 minutos/dia de atividade física moderada a intensa, perda de 5% ou mais do peso corporal, redução da ingestão de gorduras saturadas e aumento do consumo diário de fibras. A idade média foi de 55 anos. A incidência cumulativa de diabetes foi reduzida em 58% após 3,2 anos. O benefício foi ainda superior naqueles que tiveram maior perda ponderal e faziam mais de 4 horas/semana de atividade física, reduzindo 74% e 80%, respectivamente, o risco de desenvolver DM.[45] Na China, o estudo Da Qing Diabetes Prevention Study (CDQDPS) mostrou que as intervenções no estilo de vida também são eficazes em asiáticos com TDG. Os participantes foram randomizados em um grupo controle e outro de intervenção, comparando a realização de atividade física regular ou dieta ou ambos. Após 6 anos, a incidência do DM2 foi menor em todos os três grupos, com redução de 48% apenas com a dieta, 41% apenas com a prática de atividade física e 46% com ambas as intervenções.[46,47] A MEV também foi capaz de prevenir o desenvolvimento do DM em outros grupos étnicos.[46,47] Em homens japoneses com TDG, 30 minutos de atividade física e redução do peso reduziu em 67,4% a evolução para o DM, mesmo com IMC normal (IMC < 24 kg/m² no grupo controle e IMC < 22 kg/m² no grupo de intervenção).[48] Outros estudos que realizaram MEV para prevenção do DM indicam redução de risco semelhante de desenvolvimento da doença, entre 29% e 67%.[42-50]

Os efeitos da prevenção do diabetes se sustentaram após o fim desses estudos, de modo geral. Após 10 anos de acompanhamento dos participantes do DPP, a incidência do DM permaneceu menor do que o controle, com redução de 34% com a MEV apesar do ganho de 5 kg após o fim do estudo.[43,44] No DPS, a intervenção no estilo de vida resultou em redução de 15% após 15 anos de acompanhamento, permanecendo o benefício após a suspensão do aconselhamento. O mesmo foi observado no estudo CDQDPS, em que o efeito preventivo persistiu por 14 anos após o fim da intervenção.[47]

É importante ressaltar que a MEV tem excelente relação custo-benefício em todas as faixas etárias (estudos de custo-eficácia).[44] Devido à importância desses estudos, todos os pacientes com TDG ou GJA devem adotar essas modificações do estilo de vida, que incluem: perda de 5% a 10% do peso corporal, atividade física moderada (30 minutos/dia) e dieta pobre em gorduras saturadas (< 7% do total de calorias), com < 200 mg/dL de colesterol/dia, pobre em gorduras *trans* e com quantidade adequada de fibras.[2,16]

PREVENÇÃO DO DIABETES *MELLITUS* TIPO 2 – TRATAMENTO FARMACOLÓGICO

A terapia medicamentosa também demonstrou alguma capacidade em prevenir ou retardar o aparecimento do DM2, podendo ser recomendada especialmente para indivíduos com alto risco de desenvolver diabetes e baixa adesão a mudanças no estilo de vida.[2,16] Porém, é importante ressaltar que, exceto para a metformina, faltam estudos de custo-eficácia e recomendações para a utilização dessas drogas fora de um contexto de pesquisa clínica.[50]

Metformina

A metformina é uma das principais medicações antidiabéticas orais prescritas para o DM2. Além disso, seu custo é baixo e tem baixa prevalência de efeitos colaterais (náuseas e distúrbios do trato gastrintestinal em 5% a 10% dos casos).[2] No DPP, o uso de 850 mg 2×/dia reduziu o risco de DM em 31% comparado com o controle. Aqueles indivíduos mais jovens (< 60 anos) e mais obesos (IMC ≥ 35 kg/m²) foram os que mais se beneficiaram do uso da metformina.[42,43,51] Apesar do seu benefício ser menor do que o das MEV, no subgrupo de pacientes que tiveram diabetes gestacional, a metformina e a intervenção no estilo de vida foram igualmente eficazes em prevenir o DM.[42,51] É possível que isso se deva à dificuldade dessas mulheres em manter um programa de atividade física regular e perda de peso. O DPPOS demonstrou redução da incidência de DM em 10 anos de 18% com metformina em comparação ao placebo.[44]

Em um estudo com indianos (IDPP) com TDG, a metformina reduziu em 26,4% a evolução para o diabetes, porém a dose prescrita foi pequena (500 mg/dia). Não houve efeito sinérgico da medicação com MEV nesse grupo de indivíduos.[52]

A metformina é a única droga para a prevenção do diabetes que tem estudos de custo-eficácia. No DPP, o uso da metformina teve o seu melhor custo-benefício em pacientes com menos de 65 anos de idade.[50]

Há dúvida se as medicações são capazes de prevenir o diabetes ou apenas retardar o seu aparecimento, especialmente porque em geral o acompanhamento é feito em uso das drogas. No DPP, contudo, o TTOG foi realizado em 1.247 pacientes após a suspensão da metformina por 11 dias, em média. Essa análise mostrou que 75% do benefício da medicação persistiu, sugerindo que a metformina realmente estaria associada à prevenção do DM2.[53]

Tiazolidinedionas

As tiazolidinedionas (TZD) são agonistas do PPAR-γ e reduzem a resistência à insulina. O estudo Troglitazone in the Prevention of Diabetes (TRIPOD) foi o primeiro com esta classe terapêutica, tendo sido realizado com 266 mulheres de origem hispânica com diabetes gestacional prévio. Após 30 meses, 12,1% dos controles e 5,4% do grupo de intervenção (troglitazona 400 mg/dia) desenvolveram diabetes, respectivamente. Posteriormente, essa medicação foi retirada do mercado por hepatotoxicidade.[54] No DPP, um dos braços de intervenção incluía essa droga e, apesar do benefício na prevenção do diabetes, a medicação foi interrompida por problemas de segurança.[55]

O estudo Diabetes Reduction Assesment with Ramipril and Roziglitazone Medication (DREAM) avaliou a capacidade da roziglitazona (8 mg/dia) em prevenir/retardar a evolução para o DM2 em 5.269 pacientes com GJA e TDG. Após 3 anos, houve redução de 62% do risco de desenvolver diabetes, porém com maior ganho de peso e maior ocorrência de insuficiência cardíaca congestiva do que os controles, apesar de as frequências em ambos os grupos terem sido pequenas (0,5% *vs* 0,1%, respectivamente).[56] Além disso, um estudo subsequente demonstrou que não houve persistência deste efeito três meses após retirada da droga.

O estudo ACT NOW com pioglitazona 30 a 45 mg também encontrou redução do risco de desenvolvimento do DM2 em 72% após 2,4 anos de intervenção.[57] Também houve maior ganho de peso e edema com a pioglitazona do que com o placebo. Como esses efeitos são dose-dependentes, o uso da dose de 30 mg/dia mantém os benéficos, porém com redução dos efeitos adversos. Devido ao aumento das fraturas traumáticas em mulheres pós-menopausa em tratamento com pioglitazona, ela deve ser utilizada com cautela nessa população.[58] Também há discussão da associação da pioglitazona a câncer de bexiga, ainda com dados inconclusivos.[59]

Inibidores da α-glicosidase

A acarbose e a voglibose são inibidores da α-glicosidase, enzima intestinal envolvida na absorção de sacarídeos, que atua diminuindo a hiperglicemia pós-prandial. Além disso, poderia aumentar a secreção de incretinas e alterar a flora intestinal, mecanismos que poderiam ser importantes para a prevenção do diabetes.[21] Ambos foram eficazes na prevenção do diabetes. A voglibose mostrou redução de 40,5% no risco de desenvolver diabetes em uma população de pacientes japoneses com TDG após 48 semanas de tratamento.[60]

No Study to Prevent Non-Insulin-Dependent Diabetes Mellitus (STOP-NIDDM), 1.429 pacientes com TDG foram randomizados para receber acarbose 100 mg, 3×/dia, ou placebo. A medicação foi capaz de reduzir em 25% o risco de desenvolver diabetes, além de diminuição de 34% nos novos casos de hipertensão e redução de 49% no risco de ocorrer qualquer evento cardiovascular, um achado inesperado devido ao número relativamente pequeno de eventos cardiovasculares

(15 no grupo tratado e 32 no grupo placebo). Devido aos efeitos gastrintestinais, 19% dos pacientes não completaram o estudo, representando uma barreira para a adesão ao tratamento.[61]

Além disso, após o término do estudo, todos os pacientes receberam apenas placebo por 3 meses. Nesse período a incidência do DM foi maior no grupo que estava em uso da acarbose previamente do que naqueles que já estavam em uso do placebo, sugerindo que o diabetes não estava sendo prevenido, mas sim mascarado por uma medicação capaz de tratar a hiperglicemia leve.[22,61]

Orlistate

O orlistate é um medicamento utilizado no tratamento da obesidade por inibição da lípase gastrintestinal. No estudo Xenical in the Prevention of Diabetes in Obese Subjects (XENDOS), indivíduos com IMC $\geq$ 30 kg/m^2 foram acompanhados por 4 anos em uso do orlistate 120 mg, 3×/dia, ou placebo associado a MEV. Ocorreu redução de 37,3% no risco de desenvolver o diabetes em todos os participantes do estudo e de 45% no subgrupo de pacientes com TDG. Os pacientes do grupo do orlistate apresentaram maior perda de peso, dificultando atribuir o benefício da prevenção do diabetes especificamente à medicação. Os efeitos adversos foram muito frequentes no grupo de intervenção, o que limita a manutenção do tratamento a longo prazo.[62]

Agonistas do receptor GLP-1 e inibidores de DPP-4

Os agonistas do receptor GLP-1 (glucagon-like peptide-1) exenatide e liraglutide, agem aumentando a secreção de insulina dependente do GLP-1, retardando o trânsito do alimento do trato gastrintestinal, diminuindo a produção hepática de glicose, melhorando a função das células α com a redução da secreção do glucagon e redução central do apetite, levando à perda ponderal.[63] Além disso, tanto *in vitro* (células de ilhotas pancreáticas) quanto *in vivo* em modelos animais, agonistas do receptor GLP-1 pode expandir as células β e prevenir a apoptose.[64] Esses seriam os potenciais mecanismos pelos quais essas medicações poderiam ter um papel na prevenção do diabetes. Náuseas e vômitos podem ocorrer em cerca de 20% a 30% dos pacientes, mas geralmente são transitórios e leves, embora 5% dos pacientes não tolerem a medicação. Pancreatite também foi relatada com o uso dos agonistas do receptor GLP-1, mas o exato aumento desse risco ainda não foi bem estabelecido.[63]

Há poucos estudos randomizados e controlados para avaliar a conversão para DM de pacientes de alto risco em uso de agonistas do receptor GLP-1. O tratamento de indivíduos obesos com liraglutide por 20 semanas, comparado com o placebo e com o orlistate, reduziu a evolução para o diabetes em 84% a 96% em 564 pacientes obesos, dos quais 31% tinham TDG.[67] A continuidade desse estudo por dois anos confirmou a sustentabilidade desse benefício.[68] Um pequeno estudo com 68 pacientes com pré-diabetes demonstrou que o liraglutide 1,8 mg/dia por 14 semanas foi capaz de induzir perda de peso, melhora da resistência à insulina, da pressão arterial, da glicemia e dos triglicerídeos séricos em comparação ao placebo.[64] Outro estudo com exenatide para pacientes com pré-diabetes, em associação a mudanças de estilo de vida, demostrou perda de peso (5,1 kg para a droga *vs.* 1,6 kg com placebo), além de maior proporção de normalização da disglicemia (77% em uso de exenatide *vs.* 56% no grupo com placebo).[65] Apesar de os incretinomiméticos serem considerados drogas potenciais para os pacientes com pré-diabetes, ainda são necessários estudos maiores e de custo-eficácia, ainda mais levando-se em conta o seu elevado custo.

Os inibidores da depeptidil peptidase 4 (DPP-4) também têm potencial benefício na prevenção do diabetes, porém sem resultar em redução do apetite e perda de peso.[63] Não há estudos que avaliem essas medicações nos pacientes com TDG ou GJA.

Secretagogos da insulina

As sulfonilureias são drogas eficazes em reduzir a glicemia em pacientes com DM2 mas com risco aumentado de hipoglicemias. Não há estudos de prevenção do diabetes com essas medicações. Além disso, com base em resultados de estudos com pacientes com DM2, essas medicações poderiam causar perda progressiva das células β, além do risco de hipoglicemia, não sendo interessante para esse grupo de indivíduos com pré-DM.[21] Outro secretagogo da insulina de ação curta, nateglinida, não demonstrou benefício na prevenção do DM ou de eventos cardiovasculares em 9 mil participantes do estudo Effect of Nateglinide and Valsartan on the Incidence of Diabetes and CV Events (NAVIGATOR) com TDG.[69]

Insulina

O estudo ORIGIN incluiu 12.537 pacientes com disglicemia (DM2, TDG e/ou GJA) e elevado risco cardiovascular que utilizaram insulina Glargina por 6,2 anos. Os desfechos primários eram eventos cardiovasculares e morte, não especificamente prevenção do diabetes. Desses pacientes, 12% tinham TDG e/ou GJA, e em uma subanálise, a insulina Glargina reduziu o risco de diabetes em 28%, avaliado por meio do TTOG 6 e 12 semanas após o fim do estudo. Por outro lado, essa medicação levou a aumento da frequência de hipoglicemia e a discreto ganho de peso (1,6 kg).[70]

Outras drogas

O estudo NAVIGATOR avaliou o efeito da nateglinida e valsartan em 9.306 indivíduos com TDG e doença cardiovascular ou fatores de risco cardiovasculares acompanhados por 5 anos. Esse estudo demonstrou que a nateglinida não reduziu de forma significativa a incidência de DM (36% *vs.* 34% no grupo placebo) nem de desfechos cardiovasculares (14,2% *vs.* 15,2%) nesses indivíduos, além de aumentar o risco de hipoglicemia. O valsartan resultou em pequena redução na incidência de DM (33,1% *vs.* 36,8%, com risco relativo de 14% e 38 casos a menos de DM por 1.000 pacientes tratados por 5 anos), sem redução na taxa de eventos cardiovasculares.[72] Outros estudos com inibidores da enzima conversora de angiotensina (ECA) e bloqueadores dos receptores da angiotensina 2 (BRA) também apresentaram benefício variável na redução da incidência do diabetes, como confirmado em algumas metanálises.[73-75] É possível que a inibição da produção ou da atividade da angiotensina 2 tenha um papel no metabolismo da glicose e na sensibilidade à insulina. Alguns mecanismos possíveis seriam aumento do fluxo sanguíneo do músculo esquelético, alteração na via de sinalização da insulina ou aumento da diferenciação dos pré-adipócitos em adipócitos maduros.[75]

Alguns estudos com intervenções não direcionadas para a glicemia demonstraram potencial efeito em reduzir o risco de DM com drogas como fibratos, estatinas e estrogênio, mas resultados conflitantes e limitados à análise de *end-points* secundários.[76,77] Há ainda estudos que demonstram que as estatinas podem aumentar a incidência de DM.[78,79]

Cirurgia bariátrica

A cirurgia bariátrica é uma terapia efetiva para reduzir o peso corporal e as complicações clínicas relacionadas, sendo o diabetes uma delas. Em um estudo realizado na Suécia (Swedish Surgery Subjects [SOS]) com 851 pacientes submetidos a procedimentos cirúrgicos (*bypass* gástrico, banda gástrica ou gastroplatia vertical) e 852 indivíduos mantidos em tratamento convencional, houve redução de 86% em 2 anos e de 75% em 10 anos de evoluir para o diabetes.[71]

RECOMENDAÇÕES PARA ABORDAGEM DO PRÉ-DIABETES

A ADA recomenda que todos os pacientes com pré-diabetes sejam encaminhados para programas de perda de peso (objetivando perda de 7% do peso corporal) e atividade física moderada (pelo menos 150 minutos por semana). Recomenda ainda que a metformina seja considerada nesses indivíduos, especialmente nos casos de IMC > 35 kg/m², idade < 60 anos e mulheres com DM gestacional prévio. O acompanhamento para desenvolvimento de DM deve ser anual e rastreamento e tratamento de fatores de risco para doença cardiovascular também são sugeridos.[2]

A American Association of Clinical Endocrinologists (AACE) recomenda que o objetivo primário nos pacientes com pré-diabetes seja a perda de peso, atingida por MEV, farmacoterapia, cirurgia ou combinação destes. De acordo com estas diretrizes, a terapia anti-hiperglicemiante também pode ser indicada, especialmente para pacientes com múltiplos critérios para pré-diabetes. As drogas recomendadas pela AACE são preferencialmente a metformina e a acarbose. Entretanto, essas diretrizes mencionam que as tiazolidinedionas também previnem o desenvolvimento de DM em indivíduos com pré-diabetes, embora resultem em eventos adversos com frequência. É possível que os agonistas de GLP-1 sejam igualmente eficazes, mas dados ainda são escassos quanto a este uso. Tiazolidinedionas e agonistas GLP-1 devem, dessa forma, serem reservados a pacientes com maior risco de desenvolvimento de DM no futuro e naqueles em que houve falha de terapias mais convencionais.[7]

O National Institute for Health and Care Excellence (NICE) da Inglaterra recomenda MEV para todos pacientes com pré-diabetes. Recomenda o uso de metformina para pacientes com glicemia de jejum inadequada ou HbA1c de 6% a 6,5% que sejam incapazes de participar de intervenções para mudança de estilo de vida ou nos quais haja piora progressiva de GJ ou HbA1c apesar da participação nestes programas. Sugere ainda uso de orlistate como parte de uma estratégia para perder peso, principalmente para aqueles com IMC > 28 kg/m² ou com glicemia e HbA1c que apresentem piora.[80]

PRÉ-DIABETES COMO FASE PRÉ-CLÍNICA DO DIABETES *MELLITUS* TIPO 1

O DM tipo 1 (DM1) é uma doença autoimune caracterizada por inflamação e destruição das células β das ilhotas pancreáticas. Geralmente a doença se apresenta com sinais e sintomas abruptos, em crianças, adolescentes ou adultos jovens.[81] Mesmo esses indivíduos passam por uma fase de tolerância anormal da glicose antes do diagnóstico de DM1, o que foi demonstrado pelo estudo Diabetes Prevention Trial-Type 1 (DPT-1), a qual pode durar vários meses ou até anos.[82]

Antes do desenvolvimento das alterações da glicemia, os pacientes com DM1 apresentam um período pré-clínico, em que autoanticorpos séricos podem ser detectados, sendo os principais o antidescarboxilase do ácido glutâmico (anti-GAD65), o anti-insulina (IAA) e o antitirosina fosfatase (anti-IA2) e, mais recentemente, o antitransportador de zinco (ZnT8Ab). A primeira anormalidade da homeostase de glicose observada no período que antecede o DM1 é a perda da primeira fase (rápida) de secreção de insulina. Subsequentemente, há alteração no teste de tolerância oral à glicose (TTOG) e glicemia de jejum. Essas anormalidades progridem até que, quando cerca de 85% a 90% das células β foram destruídas, as glicemias atingem valores capazes de preencher os critérios para diagnóstico de DM.[81] Aumento progressivo de HbA1c também é observado nesta fase.[83]

Ainda não há nenhuma forma de prevenir o DM1. O uso de alguns imunossupressores, como a ciclosporina, resultou em efeitos apenas transitórios (duração apenas equivalente ao período de uso da medicação) e efeitos adversos inaceitáveis, como nefrotoxicidade. Entretanto, diversos estudos estão em andamento para atingir a prevenção primária (antes do desenvolvimento do processo autoimune, ou seja, antes do aparecimento dos autoanticorpos séricos) ou secundária (após o aparecimento dos autoanticorpos) da doença. Intervenções capazes de curar o DM1 em pacientes com doença recém-diagnosticada também estão em andamento. Algumas das terapias em teste são antígeno-específicas e outras promovem imunomodulação inespecífica ou imunossupressão.[84] Como medida antígeno-inespecífica, um exemplo é o estudo Trial to Reduce Insulin-dependent Diabetes Mellitus in the Genetically at Risk (TRIGR) que está avaliando a influência de proteínas do leite de vaca na deflagração da autoimunidade das células β. A perspectiva de prevenção, caso a ligação entre o aparecimento de DM e a proteína do leite de vaca seja comprovada, é a formulação de leites com caseína hidrolisada para a prevenção de DM1 em crianças com suscetibilidade genética.[85]

Um grande obstáculo para a prevenção e a cura do DM1 é o desconhecimento dos fatores que desencadeiam a autoimunidade. Outro desafio ainda é identificar indivíduos de risco para o desenvolvimento de DM1, visto que a maioria dos casos de DM1 ocorre em indivíduos sem parentesco com pacientes acometidos. Além disso, a maioria das pessoas que apresenta genótipo de risco para a doença não desenvolve DM1. Outro agravante é que, normalmente, os grupos de risco são compostos por crianças, tornando-se necessário identificar medidas seguras e inócuas.

CONCLUSÃO

Pacientes com pré-diabetes apresentam risco aumentado de desenvolvimento do DM e suas complicações. Para pacientes com risco aumentado de DM2 são recomendadas mudanças de estilo de vida (com perda de peso e prática de atividades físicas regulares) e, por vezes, medicações, especialmente a metformina. Para o DM1, nenhuma medida preventiva se mostrou eficaz até o momento. Levando-se em conta o aumento da incidência de DM na atualidade e suas potenciais implicações, formas de prevenção do DM são essenciais como medidas de saúde pública.

REFERÊNCIAS BIBLIOGRÁFICAS

1. American Diabetes Association. Economic costs of diabetes in the U.S. Diabetes Care. 2008 Mar; 31(3):596-615.
2. American Diabetes Association. Standards of medical care in diabetes-2014. Diabetes Care. 2014 Jan; 37 Suppl 1:S14-80.
3. Souza CF, Gross JL, Gerchman F, Leitão CB. Prediabetes: diagnosis, evaluation of chronic complications, and treatment. Arq Bras Endocrinol Metabol. 2012 Jul; 56(5):275-84.
4. Shin JA, Lee JH, Kim HS, Choi YH, Cho JH, Yoon KH. Prevention of diabetes: a strategic approach for individual patients. Diabetes Metab Res Rev. 2012 Dec; 28 Suppl 2:79-84.
5. Report of the Expert Committee on the Diagnosis and Classification of Diabetes Mellitus. Diabetes Care. 1997 Jul; 20(7):1183-97.
6. Diretrizes da Sociedade Brasileira de Diabetes 2012-2013. Sociedade Brasileira de Diabetes. São Paulo, SP: SBD, 2013.
7. Tamez-Pérez HE, Proskauer-Peña SL, Hern[ndez-Coria MI, Garber AJ. AACE Comprehensive Diabetes Management Algorithm 2013. Endocrine Practice. Endocr Pract. 2013 Jul-Aug; 19(4):736-7.
8. Definition and diagnosis of diabetes mellitus and intermediate hyperglycaemia. Report of a WHO/IDF consultation. 2006.
9. Gabir MM, Hanson RL, Dabelea D. The 1997 American Diabetes Association and 1999 World Health Organization criteria for hyperglycemia in the diagnosis and prediction of diabetes. Diabetes Care. 2000; 23(8):1108-1.
10. International Expert Committee. International Expert Committee report on the role of the A1C assay in the diagnosis of diabetes. Diabetes Care. 2009 Jul; 32(7):1327-34.
11. Zhang, X, Gregg EW, Williamson DF. A1C level and future risk of diabetes: a systematic review. Diabetes Care. 2010; 33(7):1665-73.
12. James C, Bullard KM, Rolka DB, Geiss LS, Williams DE, Cowie CC, Albright A, Gregg EW. Implications of alternative definitions of prediabetes for prevalence in U.S. adults. Diabetes Care. 2011 Feb; 34(2):387-91.
13. Nathan DM, Davidson MB, DeFronzo RA, Heine RJ, Henry RR, Pratley R, Zinman B; American Diabetes Association. Impaired fasting glucose and impaired glucose tolerance: implications for care. Diabetes Care. 2007 Mar; 30(3):753-9.
14. Giraldez RR et al. Prevalence and clinical outcomes of undiagnosed diabetes mellitus and prediabetes among patients with high-risk non-ST-segment elevation acute coronary syndrome. Am Heart J. 2013 Jun; 165(6):918-925.
15. Torquato MT ET al. Prevalence of diabetes mellitus and impaired glucose tolerance in the urban population aged 30-69 years in Ribeirão Preto (São Paulo), Brazil. São Paulo Med J. 2003 Nov 6; 121(6):224-30.
16. Authors/Task Force Members, Rydén L et al. ESC Guidelines on diabetes, pre-diabetes, and cardiovascular diseases developed in collaboration with the EASD: the Task Force on diabetes, pre-diabetes, and cardiovas-

cular diseases of the European Society of Cardiology (ESC) and developed in collaboration with the European Association for the Study of Diabetes (EASD). Eur Heart J. 2013 Oct; 34(39):3035-87.

17. Gerstein, Santaguida P, Raina P. Annual incidence and relative risk of diabetes in people with various categories of dysglycemia: a systematic overview and meta-analysis of prospective studies. Diab Res Clin Pract. 2007; 78:305-12.

18. de Vegt F. Relation of impaired fasting and postload glucose with incident type 2 diabetes in a Dutch population: The Hoorn Study. JAMA. 2001 Apr 25; 285(16):2109-13.

19. Shaw JE, Sicree RA, Zimmet PZ. Global estimates of the prevalence of diabetes for 2010 and 2030. Diabetes Res Clin Pract. 2010 Jan; 87(1):4-14.

20. Tabák AG, Herder C, Rathmann W, Brunner EJ, Kivimäki M. Prediabetes: a high-risk state for diabetes development. Lancet. 2012 Jun 16; 379(9833):2279-90.

21. Bergman M. Pathophysiology of prediabetes and treatment implications for the prevention of type 2 diabetes mellitus. Endocrine. 2013 Jun; 43(3):504-13.

22. Zhang X, Gregg EW, Williamson DF, Barker LE, Thomas W, Bullard KM, Imperatore G, Williams DE, Albright AL. A1C level and future risk of diabetes: a systematic review. Diabetes Care. 2010 Jul; 33(7):1665-73.

23. Souza CF, Gross JL, Gerchman F, Leitão CB. Prediabetes: diagnosis, evaluation of chronic complications, and treatment. Arq Bras Endocrinol Metabol. 2012 Jul; 56(5):275-84.

24. Glucose tolerance and mortality: comparison of WHO and American Diabetes Association diagnostic criteria. The DECODE study group. European Diabetes Epidemiology Group. Diabetes Epidemiology: Collaborative analysis Of Diagnostic criteria in Europe. Lancet. 1999 Aug 21; 354(9179):617-21.

25. Bartnik M, Malmberg K, Norhammar A, Tenerz A, Ohrvik J, Rydén L. Newly detected abnormal glucose tolerance: an important predictor of long-term outcome after myocardial infarction. Eur Heart J. 2004 Nov; 25(22):1990-7.

26. Tominaga M, Eguchi H, Manaka H, Igarashi K, Kato T, Sekikawa A. Impaired glucose tolerance is a risk factor for cardiovascular disease, but not impaired fasting glucose. The Funagata Diabetes Study. Diabetes Care. 1999 Jun; 22(6):920-4.

27. Shaw JE et al. Impaired fasting glucose: how low should it go? Diabetes Care. 2000 Jan; 23(1):34-9.

28. Lim SC, Tai ES, Tan BY, Chew SK, Tan CE. Cardiovascular risk profile in individuals with borderline glycemia: the effect of the 1997 American Diabetes Association diagnostic criteria and the 1998 World Health Organization Provisional Report. Diabetes Care. 2000 Mar; 23(3):278-82.

29. Ford, ES, Zhao G, Li C, Pre-diabetes and the risk for cardiovascular disease: a systematic review of the evidence. J Am Coll Cardiol. 2010; 55(13):1310-7.

30. Selvin E, Steffes MW, Zhu H. Glycated hemoglobin, diabetes, and cardiovascular risk in nondiabetic adults. N Engl J Med. 2010; 362:800-811.

31. Zhou XH, Qiao Q, Zethelius B, Pyörälä K, Söderberg S, Pajak A, Stehouwer CD,Heine RJ, Jousilahti P, Ruotolo G, Nilsson PM, Calori G, Tuomilehto J; DECODE Study Group. Diabetes, prediabetes and cancer mortality. Diabetologia. 2010 Sep; 53(9):1867-76.

32. Papanas N, Vinik AI, Ziegler D. Neuropathy in prediabetes: does the clock start ticking early? Nat Rev Endocrinol. 2011 Jul 12; 7(11):682-90.

33. Franklin GM, Kahn LB, Baxter J, Marshall JA, Hamman RF. Sensory neuropathy in non-insulin-dependent diabetes mellitus. The San Luis Valley Diabetes Study. Am J Epidemiol. 1990 Apr; 131(4):633-43.

34. Meigs JB, D'Agostino RB Sr, Nathan DM, Rifai N, Wilson PW; Framingham Offspring Study. Longitudinal association of glycemia and microalbuminuria: the Framingham Offspring Study. Diabetes Care. 2002 Jun; 25(6):977-83.

35. Plantinga LC, Crews DC, Coresh J. Prevalence of chronic kidney disease in US adults with undiagnosed diabetes or prediabetes. Clinical Journal of the American Society of Nephrology. 2010; 5(4):673-682.

36. Singleton JR, Smith AG, Russell JW, Feldman EL. Microvascular complications of impaired glucose tolerance. Diabetes. 2003 Dec; 52(12):2867-73.

37. Nagi DK, Pettitt DJ, Bennett PH, Klein R, Knowler WC. Diabetic retinopathy assessed by fundus photography in Pima Indians with impaired glucose tolerance and NIDDM. Diabet Med. 1997 Jun; 14(6):449-56.

38. Diabetes Prevention Program Research Group. The prevalence of retinopathy in impaired glucose tolerance and recent-onset diabetes in the Diabetes Prevention Program. Diabet Med. 2007 Feb; 24(2):137-44.

39. Hubbard LD et al. Methods for evaluation of retinal microvascular abnormalities associated with hypertension/sclerosis in the Atherosclerosis Risk in Communities Study. Ophthalmology. 1999 Dec; 106(12):2269-80.

40. Wong TY et al. The prevalence and risk factors of retinal microvascular abnormalities in older persons: The Cardiovascular Health Study. Ophthalmology. 2003 Apr; 110(4):658-66.
41. Yu T, Mitchell P, Berry G, Li W, Wang JJ. Retinopathy in older persons without diabetes and its relationship to hypertension. Arch Ophthalmol. 1998 Jan; 116(1):83-9.
42. Hamman RF et al. Effect of weight loss with lifestyle intervention on risk of diabetes. Diabetes Care. 2006 Sep; 29(9):2102-7.
43. Ratner RE; Diabetes Prevention Program Research. An update on the Diabetes Prevention Program. Endocr Pract. 2006 Jan-Feb; 12 Suppl 1:20-4.
44. Diabetes Prevention Program Research Group. The 10-year cost-effectiveness of lifestyle intervention or metformin for diabetes prevention: an intent-to-treat analysis of the DPP/DPPOS. Diabetes Care. 2012 Apr; 35(4):723-30.
45. Lindstrom J, Ilanne-Parikka P, Peltonen M. Sustained reduction in the incidence of type 2 diabetes by lifestyle intervention: follow-up of the Finnish Diabetes Prevention Study. Lancet. 2006; 368:1673-9.
46. Pan XR, Li GW, Hu YH. Effects of diet and exercise in preventing NIDDM in people with impaired glucose tolerance. The Da Qing IGT and Diabetes Study. Diabetes Care. 1997; 20:537-44.
47. Li G et al. The long-term effect of lifestyle interventions to prevent diabetes in the China Da Qing Diabetes Prevention Study: a 20-year follow-up study. Lancet. 2008 May 24; 371(9626):1783-9.
48. Kosaka K, Noda M, Kuzuya T. Prevention of type 2 diabetes by lifestyle intervention: a Japanese trial in IGT males. Diabetes Res Clin Pract. 2005 Feb; 67(2):152-62.
49. Tuomilehto J, Lindström J, Eriksson JG, Prevention of type 2 diabetes mellitus by changes in lifestyle among subjects with impaired glucose tolerance. N Engl J Med. 2001; 344:1343-1350.
50. Shin JA, Lee JH, Kim HS, Choi YH, Cho JH, Yoon KH. Prevention of diabetes: a strategic approach for individual patients. Diabetes Metab Res Rev. 2012 Dec; 28 Suppl 2:79-84.
51. Knowler WC, Barrett-Connor E, Fowler SE, Hamman RF, Lachin JM, Walker EA,Nathan DM; Diabetes Prevention Program Research Group. Reduction in the incidence of type 2 diabetes with lifestyle intervention or metformin. N Engl J Med. 2002 Feb 7; 346(6):393-403.
52. Ramachandran A, Snehalatha C, Mary S, Mukesh B, Bhaskar AD, Vijay V; IndianDiabetes Prevention Programme (IDPP). The Indian Diabetes Prevention Programmeshows that lifestyle modification and metformin prevent type 2 diabetes in Asian Indian subjects with impaired glucose tolerance (IDPP-1). Diabetologia. 2006 Feb; 49(2):289-97.
53. Diabetes Prevention Program Research Group. Effects of withdrawal from metformin on the development of diabetes in the diabetes prevention program. Diabetes Care. 2003 Apr; 26(4):977-80.
54. Buchanan TA et al. Preservation of pancreatic beta-cell function and prevention of type 2 diabetes by pharmacological treatment of insulin resistance in high-risk hispanic women. Diabetes. 2002 Sep; 51(9):2796-803.
55. Knowler WC et al. Diabetes Prevention Program Research Group.Prevention of type 2 diabetes with troglitazone in the Diabetes Prevention Program. Diabetes. 2005 Apr; 54(4):1150-6.
56. Gerstein HC et al. DREAM Trial Investigators. Lancet. 2006; 368 (9549):1770.
57. DeFronzo RA et al. ACT NOW Study. Pioglitazone for diabetes prevention in impaired glucose tolerance. N Engl J Med. 2011 Mar 24; 364(12):1104-15.
58. Meier C, Kraenzlin ME, Bodmer M, Jick SS, Jick H, Meier CR. Use of hiazolidinediones and fracture risk. Arch Intern Med. 2008 Apr 28; 168(8):820-5.
59. Dolin P. Pioglitazone, bladder cancer, and detection bias ([). J Diabetes. 2014 Mar; 6(2):193-4.
60. Kawamori R, Tajima N, Iwamoto Y, Kashiwagi A, Shimamoto K, Kaku K; Voglibose Ph-3 Study Group. Voglibose for prevention of type 2 diabetes mellitus: a randomised, double-blind trial in Japanese individuals with impaired glucose tolerance. Lancet. 2009 May 9; 373(9675):1607-14.
61. Chiasson JL, Josse RG, Gomis R, Açarbose for prevention of type 2 diabetes mellitus: the STOP-NIDDM randomised trial. Lancet. 2002; 359:2072-2077.
62. Torgerson JS, Hauptman J, Boldrin MN, XENical in the prevention of diabetes in obese subjects (XENDOS) study: a randomized study of orlistat as an adjunct to lifestyle changes for the prevention of type 2 diabetes in obese patients. Diabetes Care 2004; 27(1):155-61.
63. Duncker DJ, Nauck The incretin system:glucagon-like peptide -1 receptor agonist and dipeptidyl peptidase-4 inhibitors in type 2 diabetes. Lancet. 2006; 368(9548):1696-705.
64. Vells A. Mechanism of action of DPP-4 inhibitors-new insights. J Clin Endocrinol Metab. 2012; 97(8):2616-2628.

65. Kim SH, Liu A, Ariel D, Abbasi F, Lamendola C, Grove K, Tomasso V, Reaven G. Pancreatic beta cell function following liraglutide-augmented weight loss in individuals with prediabetes: analysis of a randomised, placebo-controlled study. Diabetologia. 2014 Mar; 57(3):455-62.

66. Rosenstock J, Klaff LJ, Schwartz S. Effects of exenatide and lifestyle modification on body weight and glucose tolerance in obese subjects with and without pre-diabetes, Diabetes Care. 2010; 33(6):1173-5.

67. Astrup A. Effects of liraglutide in the treatment of obesity: a randomised, double-blind, placebo-controlled study. Lancet. 2009 Nov 7; 374(9701):1606-16.

68. Astrup A et al. Safety, tolerability and sustained weight loss over 2 years with the once-daily human GLP-1 analog, liraglutide. Int J Obes (Lond). 2012 Jun; 36(6):843-54.

69. NAVIGATOR Study Group, Holman RR et al. Effect of nateglinide on the incidence of diabetes and cardiovascular events. N Engl J Med. 2010 Apr 22; 362(16):1463-76.

70. ORIGIN Trial Investigators, Gerstein HC et al. Basal insulin and cardiovascular and other outcomes in dysglycemia. N Engl J Med. 2012 Jul 26; 367(4):319-28.

71. Carlsson LM et al. Bariatric surgery and prevention of type 2 diabetes in Swedish obese subjects. N Engl J Med. 2012 Aug 23; 367(8):695-704.

72. Latini R et al. Incidence of atrial fibrillation in a population with impaired glucose tolerance: the contribution of glucose metabolism and other risk factors. A post hoc analysis of the Nateglinide and Valsartan in Impaired Glucose Tolerance Outcomes Research trial. Am Heart J. 2013 Nov; 166(5):935-40.

73. Kjeldsen SE et AL.VALUE Trial Investigators. Effects of valsartan compared to amlodipine on preventing type 2 diabetes in high-riskhypertensive patients: the VALUE trial. J Hypertens. 2006 Jul; 24(7):1405-12.

74. Gillespie EL, White CM, Kardas M, Lindberg M, Coleman CI. The impact of ACE inhibitors or angiotensin II type 1 receptor blockers on the development ofnew-onset type 2 diabetes. Diabetes Care. 2005 Sep; 28(9):2261-6.

75. Elliott WJ, Meyer PM. Incident diabetes in clinical trials of antihypertensive drugs: a network meta-analysis. Lancet. 2007 Jan 20; 369(9557):201-7.

76. Kanaya AM et al. Heart and Estrogen/progestin Replacement Study. Glycemic effects of postmenopausal hormone therapy: the Heart and Estrogen/progestin Replacement Study. A randomized, double-blind, placebo-controlled trial. Ann Intern Med. 2003 Jan 7; 138(1):1-9.

77. Margolis KL et al. Health Initiative Investigators. Effect of oestrogen plus progestin on the incidence of diabetes in postmenopausal women:results from the Women's Health Initiative Hormone Trial. Diabetologia. 2004 Jul; 47(7):1175-87.

78. Rajpathak SN, Kumbhani DJ, Crandall J, Barzilai N, Alderman M, Ridker PM. Statin therapy and risk of developing type 2 diabetes: a meta-analysis. Diabetes Care. 2009; 32:1924-1929.

79. Sattar N, Preiss D, Murray HM et al. Statins and risk of incident diabetes: a collaborative meta-analysis of randomised statin trials. Lancet. 2010; 375:735-742.

80. Morgan A et al. NICE public health guidance update. J Public Health (Oxf). 2013 Dec; 35(4):628-9.

81. Atkinson M. The pathogenesis and natural history of type 1 diabetes. Cold Spring Harb Perspect Med. 2012; 2:a007641.

82. Sosenko JM, Palmer JP, Greenbaum CJ, Mahon J, Cowie C, Krischer JP, Chase HP, White NH, Buckingham B, Herold KC, Cuthbertson D, Skyler JS. Patterns of metabolic progression to type 1 diabetes in the Diabetes Prevention Trial-Type 1. Diabetes Care. 2006 Mar; 29(3):643-9.

83. Stene LC, Barriga K, Hoffman M, Kean J, Klingensmith G, Norris JM, Erlich HA, Eisenbarth GS, Rewers M. Normal but increasing hemoglobin A1c levels predict progression from islet autoimmunity to overt type 1 diabetes: Diabetes Autoimmunity Study in the Young (DAISY). Pediatr Diabetes. 2006 Oct; 7(5):247-53.

84. Staeva TP, Chatenoud L, Insel R, Atkinson MA. Recent lessons learned from prevention and recent-onset type 1 diabetes immunotherapy trials. Diabetes. 2013 Jan; 62(1):9-17.

85. Nokoff N, Rewers M. Pathogenesis of type 1 diabetes: lessons from natural history studies of high-risk individuals. Ann NY Acad Sci. 2013; 1281:1-15.

Índice remissivo

A

Abordagem do paciente internado com diabetes *mellitus*, 293
    importância do controle glicêmico e objetivos, 294
    manejo clínico, 314
    preparo cirúrgico e para exames, 301
Abscesso perinefrético, 656
Acantose nigricans, 19, 110, 123
Acarbose, 2
Acetoexamida, 2
Ácido(s)
    acetilsalicílico, 449
    biliares, 512
    graxos ômega 3, 515
    nicotínico, 513
Acidose láctica, 271
Ações do oxigênio e da glicose no endotélio, 376
Acometimento
    das vias colaterais, 456
    preferencial das artérias de pequeno e médio calibres, 455
Adiponectina, 100, 674
Adipsina, 102
Adoçantes, 206
Adultos, controle glicêmico de, 143
Agonistas do receptor GLP-1, 692
Ajuste(s)
    da ingestão de carboidratos, prática de atividade física, 233
    de doses de insulina para o exercício, 182
    de insulina para o exercício, 234
Alteração(ões)
    da função plaquetária, 363
    na homeostase de glicose em pacientes com HIV/AIDS
        diagnóstico, 674
        epidemiologia, 665
        fisiopatologia, 666
        importância da TARV na diabetogênese e na mortalidade, 669
        inflamação e HIV, 667
        lipodistrofia e resistência à insulina, 668
        papel das adipocinas, 673
        rastreamento, 674
        tratamento, 675
Alto risco para diabetes *mellitus* (pré-diabetes), 43
Alvo glicêmico, 304
Amilina, 285
Análogos de glp-1, 610
Anemia, 275
    megaloblástica responsiva à tiamina, 25
1,5 anidroglucitol, 134
Anormalidades da secreção sudoral, 116
Anticorpo
    anti-ilhotas pancreáticas, 16
    anti-insulina, 16
    anti-TNF-α, 478
Antidiabéticos orais, 2, 515
Antígeno leucocitário humano (*human leukocyte antigen*) classe II, 70
Apeced (*Polyendocrinopathy-Candidiasisectodermal Dystrophy*), 14
Apoptose, 362
Arteriografia, 455
Arteriopatia periférica, 456
Aterosclerose e diabetes, 444
Ativação
    da coagulação, 365
    da proteína quinase C, 354
    de TGF-β, 391
Atividades educativas
    com alimentos, 186
    com grandes grupos, 187
Atletas com diabetes, 232
Atrofia superior com hipertrofia inferior, 26
Aumento
    da pressão intraocular, 434
    de fluxo pela via das hexosaminas, 355
Autoanticorpos pancreáticos, 16, 77
Autoantígenos pancreáticos
    antidescarboxilase do ácido glutâmico (anti-GAD), 16
    anti-insulina, 16
    antitirosina fosfatase (anti-IA2), 16
    antitransportador de zinco, 16

Avaliação
    da função endotelial, 381
    dos dentes, 186
    dos pés, 185
    nutricional da gestante, 213

B
Balão intragástrico, 531
Bebidas alcoólicas, 209
Biguanidas, 2
β-bloqueadores, 450
Bloqueadores de receptor de angiotensina, 451
Bomba de insulina, 185
Bulose diabética, 122
Butilbiguanida, 2

C
Calcificações arteriais, 455
Câncer
    de bexiga, 275
    insulinoterapia e, 258
Candidíase, 118
Características físicas da dieta, 206
Carboidratos, 196
    exercício e, 227
Carbutamida, 2
Carcinoma medular de tireoide, 282
Cardiomiopatia diabética, 446
Células fantasma, 427
Cetoacidose diabética, 16, 19, 111
    diabetes em crianças e, 575
Cetonemia, 130
Cetonúria, 127
Circunferência abdominal, 156
Cirurgia bariátrica, 7, 532, 694
    impacto da cirurgia na síndrome de resistência à
      insulina e no diabetes, 536
    técnicas cirúrgicas, 533
Citocinas envolvidas no desenvolvimento do DM1, 75
Citomegalovírus, 642
Classificação
    das lipoatrofias, 26
    do diabetes *mellitus*, 11
    etiológica do, 12
Clorpropamida, 2
Coagulação, 365
Colecistite gangrenosa (enfisematosa), 658
Comorbidades associadas ao diabetes *mellitus*
    dislipidemia, 501
    hipertensão arterial, 540
    obesidade, 522
Complicações
    agudas no diabetes *mellitus*, 327
      cetoacidose diabética, 327
      estado hiperosmolar não cetótico, 327
        acidose láctica, 342
        cetoacidose leve, 334
        cetoacidose moderada a grave, 335
        hipoglicemia, 340
      manejo em algumas complicações infecciosas,
        343
        antraz, 344
        AVC, 347
        dengue, 343
        furunculose, 344
        grandes cirurgias, 347
        IAM, 347
        mucormicose, 345
        otite externa maligna, 346
        papilite necrosante, 346
        pielonefrite aguda, 346
        pielonefrite enfisematosa, 347
        queimadura externa, 347
    crônicas do diabetes *mellitus*
      doença cardiovascular, 443
      doença cerebrovascular, 486
      fisiopatologia, 350
      nefropatia diabética, 386
      neuropatia diabética, 396
      pé diabético, 461
      resistência à insulina e disfunção endotelial,
        369
      retinopatia diabética, 414
    macrovasculares, 358
    microvasculares, 350
Contagem de carboidratos, 253
Contração pupilar, 433
Controle
    da pressão arterial, 6
    estrito da glicemia, 141
    glicêmico, 143, 294
      anormalidades na glicemia sérica no ambiente
        hospitalar, 297
      de adultos, 143
      de crianças e adolescentes, 144
      de gestantes, 146
      de idosos, 144
      efeito da cirurgia no, 303
      em pacientes internados, 146
      estudos clínicos, 294
      métodos para a avaliação do, 147
      monitoração, 298
      na admissão, 297
      no período perioperatório, 305
      objetivos gerais do, 304
      objetivos glicêmicos, 298
        pacientes críticos, 298
        pacientes não críticos, 299
        pacientes recebendo nutrição enteral ou
          parenteral, 299
Correção
    de hipoglicemias, 209
    dos distúrbios eletrolíticos, 337
Cotransportador sódio-glicose do tipo 2, 284
Crianças, diabetes em, 552
    classificação, 554
    complicações agudas, 575
    complicações crônicas, 580
    diabetes neonatal, 557
    diagnóstico, 553
    epidemiologia, 552
    etiopatogenia, 554

manifestações clínicas, 554
MODY, 557
tratamento, 573
tratamento ambulatorial, 558
    abordagem de comorbidades, 571
    bomba de insulina, 566
    crescimento, 560
    educação em diabetes, 559
    exame físico, 559
    exames laboratoriais, 571
    exercício, 570
    infusão contínua de insulina subcutânea, 566
    insulinoterapia, 562
    monitoração e objetivos glicêmicos, 560
    nutrição, 569
    puberdade, 560
    vacinas, 570
Crianças e adolescentes, controle glicêmico de, 144
Cromatografia
    por afinidade, 133
    por troca iônica, 133
CXCL5, 102

D
Defeito epitelial corneano, 434
Deficiência de vitamina B12, 271
Dentes, avaliação dos, 186
Derivados do ácido nicotínico, 513
Dermatofitoses, 119
Dermopatia diabética, 122
Descolamento da retina misto (tracional e regmatogênico), 425
Descolamento de retina tracional que envolve recentemente a mácula, 424
Desenvolvimento da autoimunidade e da lesão pancreática, 76
Dexcom STS, 137
Diabetes *mellitus*
    abordagem do paciente internado com, 293
    associado a mutações no receptor insulínico, 25
    atletas com, 232
    autoimune, formas raras de, 31
    classificação do, 11
    com manifestações extrapancreáticas, 24
    comorbidades associadas ao
        dislipidemia, 501
        hipertensão arterial, 540
        obesidade, 522
    complicações agudas no, 327
        cetoacidose diabética, 327
        estado hiperosmolar não cetótico, 327
            acidose láctica, 342
            cetoacidose leve, 334
            cetoacidose moderada a grave, 335
            hipoglicemia, 340
        manejo em algumas complicações infecciosas, 343
            antraz, 344
            AVC, 347
            dengue, 343
            furunculose, 344
            grandes cirurgias, 347
            IAM, 347
            mucormicose, 345
            otite externa maligna, 346
            papilite necrosante, 346
            pielonefrite aguda, 346
            pielonefrite enfisematosa, 347
            queimadura externa, 347
    complicações crônicas do
        doença cardiovascular, 443
        doença cerebrovascular, 486
        fisiopatologia, 350
        nefropatia diabética, 386
        neuropatia diabética, 396
        pé diabético, 461
        resistência à insulina e disfunção endotelial, 369
        retinopatia diabética, 414
    controle glicêmico do, 143
    diagnóstico do, 36
        alto risco para diabetes *mellitus*, 43
        clínico, 38
        diabetes gestacional, 44
        laboratorial, 38
        pesquisa de diabetes *mellitus* em indivíduos assintomáticos, 45
    e fígado, 613
        avaliação das alterações hepáticas em pacientes com diabetes *mellitus*, 630
        diabetes secundário à doença hepática crônica, 628
        doença hepática gordurosa não alcoólica, 614
            associação a diabetes *mellitus*, 616
            diagnóstico, 618
            epidemiologia, 616
            esteato-hepatite e fibrose avançada, 622
            histologia, 621
            histórico, 614
            patogênese, 614
            prognóstico, 626
            tratamento, 623
        doença hepática por acúmulo de glicogênio, 627
        hemocromatose, 630
        hepatite C, 629
        hepatosclerose, 627
    e gravidez, 585
        acompanhamento pré-natal, 598
        antidiabéticos orais, 591
        complicações e riscos maternos, 592
        complicações fetais, 596
        diabetes *mellitus* gestacional, 593
        diabetes *mellitus* pré-gestacional, 587
        exercícios físicos, 590
        fisiopatologia, 586
        insulinoterapia, 590
        objetivos do tratamento, 588
        recomendações nutricionais, 588
        recomendações para o parto, 598
        recomendações para o período pós-parto, 599
        tratamento medicamentoso, 590

em crianças, 552
    classificação, 554
    complicações agudas, 575
    complicações crônicas, 580
    diabetes neonatal, 557
    diagnóstico, 553
    epidemiologia, 552
    etiopatogenia, 554
    manifestações clínicas, 554
    MODY, 557
    tratamento ambulatorial, 558
        abordagem de comorbidades, 571
        bomba de insulina, 566
        crescimento, 560
        educação em diabetes, 559
        exame físico, 559
        exames laboratoriais, 571
        exercício, 570
        infusão contínua de insulina subcutânea,
            566
        insulinoterapia, 562
        monitoração e objetivos glicêmicos, 560
        nutrição, 569
        puberdade, 560
        vacinas, 570
    tratamento, 573
exames laboratoriais no acompanhamento do,
    125
    monitoração do controle glicêmico, 125
    perfil glicêmico/glicemia média semanal
        (GMS), 137
    variabilidade glicêmica (VG), 137
flatbush, 19
gestacional, 44
histórico, 1
importância do controle glicêmico e objetivos,
    294
induzido por drogas, 29
lipoatrófico, 26
manejo clínico do, 314
    ajuste de dose de insulina subcutânea em
        pacientes hospitalizados, 321
    alta hospitalar, 326
    hipoglicemia no paciente intra-hospitalar, 325
    orientações para controle glicêmico, paciente
        crítico com diabetes *mellitus*, 322
        tipo 1 hospitalizado, não crítico, 317
        tipo 2 hospitalizado, não crítico, em dieta
            por via oral, 315
        tipo 2, não crítico, em dieta por via
            parenteral, 321
        tipo 2, não crítico, em uso de dieta por via
            enteral contínua, 320
manejo clínico, 314
mitocondrial, 25
monogenético, 20
neonatal, 23, 557
    permanente, 23
    transitório, 23
no idoso
    apresentação clínica, 605

    diagnóstico, 606
    patogênese, 604
    prevalência, 603
    principais formas clínicas, 604
    rastreamento, 606
    tratamento, 607
obesidade, 522
    aspectos clínicos, 525
    balão intragástrico e spa, 531
    cirurgia bariátrica, 532
        impacto, 536
        técnicas cirúrgicas, 533
    classificação, 523
    diabetes *mellitus* tipo 2 e, 526
    dietoterapia e atividade física, 528
    drogas, 529
    fisiopatologia, 524
    infantil e na adolescência, 523
    síndrome de resistência à insulina e, 526
    terapêutica, 527
objetivos no tratamento do 140
    controle estrito da glicemia, 141
    métodos para a avaliação do controle
        glicêmico, 147
    perspectivas, 158
    prevenção e controle de fatores de risco
        cardiovasculares, 151
pós-transplante, 740
    diagnóstico, 641
    fatores de proteção, 643
    fatores de risco, 641
    pesquisa de dmpt, 643
    prevalência, 640
    risco, 640
    tratamento, 643
preparo cirúrgico e para exames, 301
problema de saúde pública, 48
    carga do diabetes para a saúde pública, 60
    doenças associadas ao diabetes e suas
        complicações, 59
    envelhecimento, 49
    história natural, 48
    hospitalizações, 59
    morbidade, 50
    mortalidade, 56
quadro clínico do 107
    déficit na ação da insulina, 107
    doença periodontal diabética, 118
    manifestações clínicas
        associadas à síndrome de resistência à
            insulina, 110
        cognitivas do diabetes, 123
        cutâneas do diabetes, 118
        da macroangiopatia diabética, 117
        decorrentes da nefropatia diabética, 117
        decorrentes das complicações agudas do
            diabetes *mellitus*, 111
        decorrentes das complicações crônicas do
            diabetes *mellitus*, 113
        decorrentes de insulinopenia, 107
        decorrentes de neuropatia diabética, 114

mastopatia diabética, 118
tipo 1, 11
   antígeno leucocitário humano (*human leukocyte antigen*) classe II, 70
   autoanticorpos pancreáticos, 77
   citocinas envolvidas no desenvolvimento do DM1, 75
   desenvolvimento da autoimunidade e da lesão pancreática no diabetes *mellitus* tipo 1, 76
   etiopatogenia do, 67
   fatores genéticos associados ao desenvolvimento, 69
   genes envolvidos na patogênese do, 70
      fatores alimentares, 73
      fatores ambientais associados ao desenvolvimento, 72
      fatores epigenéticos, 74
      fatores estocásticos, 75
      fatores psicológicos, 74
   história familiar, 69
   metabolômica, 75
tipo 2, 19
   ambiente, 88
   etiopatogenia do, 84
   falência das células β, 93
   genética, 84-87
   incretinas, 96
   obesidade e resistência à ação da insulina, 91
   órgãos envolvidos no desenvolvimento de DM2, 98
      cérebro, 103
      fígado, 98
      musculatura esquelética, 98
      pâncreas, 102
      rim, 103
      tecido adiposo, 99
   problemas associados ao desenvolvimento de DM2, 97
   resistência à ação da insulina, 89
   transmissão do sinal da insulina, 89
transplante de pâncreas no tratamento do
   contraindicações, 636
   efeitos adversos, 638
   indicações, 635
   técnica de realização, 636
tratamento medicamentoso
   insulinas, 238
      análogos de insulina de ação prolongada, 247
         detemir, 248
         glargina, 247
      análogos de insulina de ação ultrarrápida, 244
         asparte, 245
         glulisina, 246
         ispro, 244
      bifásicas, 249
      complicações do uso de, 256
      esquema de insulina, como intensificar o, 255
      esquemas de insulina no DM1, 251

esquemas de insulina no DM2, 254
      histórico, 238
      insulinoterapia no DM2, 254
      neutral protamine hagedorn (NPH), 243
      regular, 242
      técnicas de utilização de, 250
      terapia com sistema de infusão contínua de insulina, 256
      tipos de, 241
      uso terapêutico, 240
   medicamentos antidiabéticos
      agentes incretinomiméticos, 278
         agonistas do receptor de GLP-1, 280
         inibidores da DPP-4, 283
      drogas que atuam na resistência insulínica, 268
         biguanidas, 268
         tiazolidinedionas, 272
      drogas que diminuem a absorção de glicose, 276
      inibidor de SGLT-2, 284
      recomendações para uso de drogas antidiabéticas em monoterapia e em associação, 286
      secretagogos de insulina, 263
         derivados da metiglitinida e da fenilalanina, 266
         sulfonilureias, 263
      terapias baseadas em amilina, 285
tratamento não medicamentoso do
   plano alimentar, 194
      avaliação nutricional do diabetes, 195
      prescrição nutricional nas doenças associadas, 210
      prescrição nutricional no diabetes, 195
      prescrição nutricional no diabetes durante a gestação, 213
   plano de exercícios físicos, 217, 223
      ação do exercício físico no metabolismo glicídico, 219
      atividade física, exercício e esporte, 222
      avaliação médica pré-exercício no diabetes *mellitus*, 221
      particularidades do exercício no paciente com diabetes *mellitus*, 225
      recomendações especiais, 230
   plano educativo, 163
      abordagem da equipe multidisciplinar, 169
      educadores, 165
      estratégia para manutenção do processo educativo, 168
      expectativas de programa de educação e atenção ao diabético, 167
      requisitos básicos para ser integrante da equipe de educação, 167
      tipos de abordagem educativa, 171
Diagnóstico do diabetes *mellitus*, 36
   alto risco para diabetes *mellitus* (pré-diabetes), 43
   clínico, 38
   diabetes gestacional, 44

laboratorial, 38
pesquisa de diabetes *mellitus* em indivíduos assintomáticos, 45
Dieta, características físicas da, 206
Dietoterapia e atividade física, 528
Disfunção
da musculatura lisa vascular no diabetes, 363
endotelial, 359
ovariana, 111
Dislipidemia(s), 210, 501
diabetes em crianças e, 571
fisiopatologia, 501, 503
insulinoterapia, 510
risco cardiovascular no diabetes, 503
tratamento, 507
tratamento da, 449
tratamento farmacológico, 510
tratamento não farmacológico, 509
Distúrbios
autonômicos do trato geniturinário, 116
do aparelho geniturinário, 109
neurovasculares gastrintestinais, 115
visuais, 109
Doença cardiovascular, 151
aterosclerose e diabetes, 444
cardiomiopatia diabética, 446
considerações clínicas, 446
controle glicêmico, 448
indicações de rastreamento, 451
modificação dos fatores de risco, 449
recomendações da american diabetes association, 457
tratamento, 447
vasculopatia periférica no paciente diabético, 453
Doença celíaca, 212
Doença cerebrovascular, 486
classificação, 488
diagnóstico, 491
epidemiologia, 486
fisiopatologia, 487
manifestações clínicas, 488
tratamento, 495
Doença coronariana, exercício e, 230
Doença hepática gordurosa não alcoólica, 212
Doença periodontal diabética, 118
Doença vascular periférica, exercício e, 230
Doenças do pâncreas endócrino, 28
Drogas orais para o tratamento de diabetes, 183
Duração do exercício, 224

E

Ecocolor Doppler, 455
Edema, 274
cerebral, diabetes em crianças e, 578
corneano, 433
macular
clinicamente significativo, 421
do diabético associado à tração de hialoide posterior, 427
Educação
em grupo, 172, 173
em massa, 174
individual, 171, 172
Edulcorantes, 206
na gestação, 215
Efeito(s)
antabuse-símile, 265
hemodinâmicos, 374
opositor, 375
Eletroforese, 133
Elevação de enzimas hepáticas, 278
Emagrecimento, 108
Endocrinopatias, 29
Energia, 195
Enxertos de pele sintéticos, 476
Eritrasma, 120
Escleredema *diabeticorum*, 121
Estado
hiperglicêmico hiperosmolar, 112
hiperosmolar não cetótico, 19
Estatinas, 510
Estavudina, 27
Éster do ácido hialurônico, 477
Etiopatogenia do diabetes *mellitus* tipo 1, 67
antígeno leucocitário humano classe II, 70
autoanticorpos pancreáticos, 77
citocinas envolvidas no desenvolvimento do DM1, 75
desenvolvimento da autoimunidade e da lesão pancreática no diabetes *mellitus* tipo 1, 76
fatores genéticos associados ao desenvolvimento, 69
genes envolvidos na patogênese do, 70
fatores alimentares, 73
fatores ambientais associados ao desenvolvimento, 72
fatores epigenéticos, 74
fatores estocásticos, 75
fatores psicológicos, 74
história familiar, 69
metabolômica, 75
Etiopatogenia do diabetes *mellitus* tipo 2, 84
ambiente, 88
falência das células β, 93
genética, 84-87
incretinas, 96
obesidade e resistência à ação da insulina, 91
órgãos envolvidos no desenvolvimento de DM2, 98
cérebro, 103
fígado, 98
musculatura esquelética, 98
pâncreas, 102
rim, 103
tecido adiposo, 99
problemas associados ao desenvolvimento de DM2, 97
resistência à ação da insulina, 89
transmissão do sinal da insulina, 89
Exame periférico da retina, 432
Exames laboratoriais no acompanhamento do diabetes *mellitus*, 125

monitoração do controle glicêmico, 125
perfil glicêmico/glicemia média semanal (GMS), 137
variabilidade glicêmica (VG), 137
Exenatida, 2
Exercício(s)
    aeróbico, 223
    ajuste de insulina para o, 234
    de alongamento, 223
    de flexibilidade, 225
    de resistência/fortalecimento muscular, 223, 225
    doença coronariana, 230
    doença vascular periférica, 230
    duração do, 224
    e carboidrato, 227
    e hiperglicemia, 228
    e hipoglicemia, 225
    e insulina, 227
    físico, 154, 217
    frequência do, 224
    funcionais, 223
    intensidade do, 224
    microalbuminúria, 229
    nefropatia, 229
    neuropatia
        autonômica, 229
        periférica, 229
    retinopatia, 228
    tipo de, 223
Ezetimibe, 514

F
Falência das células β, 93
Fator de crescimento do endotélio vascular, 391
Fator(es)
    de crescimento, 477
    de sensibilidade, 253
Fechamento da úlcera a vácuo, 476
Fenformina, 2
Fibratos, 6, 514
Fibrose cística, 29
Ficomicoses, 119
Fígado, diabetes e, 613
    avaliação das alterações hepáticas em pacientes com diabetes *mellitus*, 630
    diabetes secundário à doença hepática crônica, 628
    doença hepática gordurosa não alcoólica, 614
        associação a diabetes *mellitus*, 616
        diagnóstico não invasivo de esteato-hepatite e fibrose avançada, 622
        diagnóstico, 618
        epidemiologia, 616
        histologia, 621
        histórico, 614
        patogênese, 614
        prognóstico, 626
        tratamento, 623
    doença hepática por acúmulo de glicogênio, 627
    hemocromatose, 630

hepatite C, 629
    hepatosclerose, 627
Formação de fibrina intraocular, 435
Formas raras de diabetes autoimune, 31
Fotocoagulação/crioterapia, 432
Fraqueza, 109
FreeStyle Navigator Continuous Glucose Monitoring System, 136
Frequência do exercício, 224
Frutosamina, 134

G
Ganho de peso, 258, 265, 274
Gastroparesia diabética, 117
Gestantes, controle glicêmico de, 146
Gincana, 187, 188
Glaucoma hemolítico, 427
Glibenclamida, 2
Glibornurida, 2
Glicazida, 2
Glicemia
    capilar, 127, 179
    controle estrito da, 141
    de jejum, 38
        alterada, 49
Glicocorticoides, 642
Glicogênio, 220
Glicose, 220
    teste oral de tolerância à, 38
Glicosúria, 126
Glipizida, 2
Gliquidona, 2
Gluco Watch Biographer, 136
Gluco-Day (*Menarini Diagnostics*), 137
Granuloma anular disseminado, 120
Gravidez, diabetes e, 585
    acompanhamento pré-natal, 598
    complicações e riscos maternos, 592
    complicações fetais, 596
    diabetes *mellitus* gestacional, 593
    diabetes *mellitus* pré-gestacional, 587
    exercícios físicos, 590
    fisiopatologia, 586
    objetivos do tratamento, 588
    recomendações nutricionais, 588
    recomendações para o parto, 598
    recomendações para o período pós-parto, 599
    tratamento medicamentoso, 590
        antidiabéticos orais, 591
        insulinoterapia, 590

H
Helicobacter pylori e diabetes, 661
Hemocromatose, 122
Hemoglobina glicada, 39, 131, 148
Hemorragia
    intraocular, 433
    pré-macular densa, 426
    vítrea, 436
        grave, 423
Heparanase, 391

Hepatite e diabetes, 660
Hepatotoxicidade, 274
Hidratação, 335
Hiperandrogenismo, 111
Hipercoagulabilidade, 157
Hiperglicemia
    e glicação de macromoléculas, 390
    exercício e, 228
    familiar leve, 22
Hipertensão arterial, 211, 540
    diabetes em crianças e, 573
    diagnóstico de, 541
    medida da pressão arterial, 541
    monitoração ambulatorial da pressão arterial, 542
        classificação diagnóstica e valores de corte das
            pressões arteriais, 542
        e predição de risco, 545
    morbimortalidade e, 542
    objetivos terapêuticos, 546
    tratamento da, 449
    tratamento, 547
        esquemas terapêuticos, 548
        nefropatia, 549
    valores de pressão arterial para diagnóstico em
        pacientes com diabetes, 542
Hiperviscosidade, 597
Hipoglicemia, 256, 265
    diabetes em crianças e, 578
    exercício, 225
    neonatal, 597
Hipoglicemiantes orais, 2
Hiponatremia, 597
HIV, lipoatrofia adquirida associada ao, 27
Humor vítreo, 414

I

Idoso, diabetes *mellitus* no
    apresentação clínica, 605
    controle glicêmico de, 144
    diagnóstico, 606
    patogênese, 604
    prevalência, 603
    principais formas clínicas, 604
    rastreamento, 606
    tratamento, 607
Il-1β, 102
Il-6, 102
Imunologia, 3
    planejamento alimentar, 3
    tecnologia, 3
    tipos de tratamento, 4
Imunossupressores, 642
Incretinas, 2, 96
Índice
    de massa corporal, 16, 156
    glicêmico, 196
Infecção(ões), 30
    bacterianas, 119
    de pele e partes moles, 660
    do trato respiratório superior, 268
    no paciente diabético, 647

colecistite gangrenosa (enfisematosa), 658
Helicobacter pylori e diabetes, 661
hepatite e diabetes, 660
infecções de pele e partes moles, 660
mucormicose, 656
otite externa maligna, 657
periodontite, 659
trato respiratório inferior, 649
trato respiratório superior, 648
trato urinário
    bacteriúria assintomática, 649
    infecção urinária, 651
Inibidores
    da alfaglucosidase, 610
    da calcineurina, 642
    da dipeptidil-peptidase 4, 610
    da enzima conversora de angiotensina, 451
    da HMG-CoA redutase, 510
    da α-glicosidase, 2, 276, 691
    de DPP-4, 692
Insulina(s), 610, 693
    exercício e, 227
    NPH (*Neutral Protamine Hagendorn*), 2
Insulinoterapia, 180, 335
    e câncer, 258
Intensidade do exercício, 224

L

Lamivudina, 27
Larvas de moscas, 476
Latent autoimmune diabetes of adults (LADA), 17
Leprechaunismo, 25
Leptina, 27, 99, 673
Lesão do sistema simpático, 116
Linagliptina, 2
Lipase hepática, 502
Lipídios, 152
Lipoatrofia(s)
    adquirida associada ao HIV, 27
    classificação das, 26
    congênita parcial, 26
Lipodistrofia(s), 258
    com outras características dismórficas, 27
    congênita generalizada, 28
Lipoproteína lipase, 502
Liraglutida, 2
Lopinavir, 27

M

Macroangiopatia, 453
Macronutrientes, 195
Macrossomia, 596
Malformações congênitas, 597
Manejo clínico do diabetes *mellitus*, 314
    ajuste de dose de insulina subcutânea em
        pacientes hospitalizados, 321
    alta hospitalar, 326
    hipoglicemia no paciente intra-hospitalar, 325
    orientações para controle glicêmico, paciente
        crítico com diabetes *mellitus*, 322
    tipo 1 hospitalizado, não crítico, 317

tipo 2 hospitalizado, não crítico, em dieta por
via oral, 315
tipo 2, não crítico, em dieta por via
parenteral, 321
tipo 2, não crítico, em uso de dieta por via
enteral contínua, 320
Manifestações
extrapancreáticas, 24
oculares, 113
Mastopatia diabética, 118
MCP-1, 102
Mecanismo unificado, 356
Medicações antidiabéticas, 286
Meglitinidas, 609
Memória
do bom controle glicêmico, 142
glicêmica, 6
metabólica, 366
Metabolômica, 75
Metas no controle glicêmico
de adultos, 143
de crianças e adolescentes, 144
de gestantes, 146
de idosos, 144
do diabetes, 143
em pacientes internados, 146
prática de atividade física, 232
Metformina, 6, 608, 677, 690
Métodos
de automonitoração, 126
laboratoriais de avaliação do controle do diabetes
mellitus, 131
para a avaliação do controle glicêmico, 147
Microalbuminúria e nefropatia, exercício e, 229
Microangiopatia, 454
Micronutrientes, 206
MODY (Maturity Onset Diabetes of the Young), 21
Moléculas de adesão, 374
Monitoração glicêmica, 147
Mononeuropatia, 115
Mucormicose, 656
Mutação no gene PPAR-γ, 28

N
Nateglinida, 2
Necrobiose lipoídica, 120
Nefrina, 391
Nefropatia diabética, 211
fisiopatologia, 389
papel dos fatores hemodinâmicos, 389
papel dos fatores metabólicos, 390
patogênese, 389
perspectivas futuras, 393
prevenção, 392
quadro clínico e evolução da, 386
quadro histopatológico, 388
tratamento, 392
Neovascularização de segmento anterior com
opacidade de meios, 427
Neuropatia
autonômica

cardiovascular, 115
exercício e, 229
diabética, 120, 396
apresentações clínicas, 397
mononeuropatias, 405
neuropatia associada à intolerância à
glicose, 402
neuropatia diabética autonômica, 401
neuropatia hiperglicêmica, 403
neuropatia truncal diabética, 404
neuropatias cranianas, 405
neuropatias diabéticas assimétricas: focais/
multifocais, 403
polineuropatia associada à cetoacidose,
402
polineuropatia diabética dolorosa, 400
polineuropatia diabética sensitiva distal,
399, 406
polineuropatias diabéticas simétricas, 399
polirradiculoneuropatia desmielinizante
inflamatória crônica, 403
radiculoplexoneuropatia cervical diabética,
404
radiculoplexoneuropatia lombar diabética,
403
diagnóstico, 406
tratamento das neuropatias diabéticas, 408
atividade aeróbica/fisioterapia, 411
neuropatias diabéticas generalizadas, 408
neuropatias por encarceramento, 410
tratamento da neuropatia autonômica,
411
tratamento do pé diabético, 411
periférica, exercício e, 229
toracoabdominal, 114
Niacina, 513

O
Obesidade, 6, 20, 156, 522
aspectos clínicos, 525
balão intragástrico e spa, 531
central, 19, 110
cirurgia bariátrica, 532
impacto da cirurgia na síndrome de resistência
à insulina e no diabetes, 536
técnicas cirúrgicas, 533
classificação, 523
diabetes *mellitus* tipo 2 e, 526
dietoterapia e atividade física, 528
drogas, 529
e intolerância à glicose, 598
e resistência à ação da insulina, 91
fisiopatologia, 524
infantil e na adolescência, 523
síndrome de resistência à insulina e, 526
terapêutica, 527
Objetivos
glicêmicos, 298
pacientes críticos, 298
pacientes não críticos, 299

pacientes recebendo nutrição enteral ou parenteral, 299
no tratamento do diabetes *mellitus*, 140
    controle estrito da glicemia, 141
    métodos para a avaliação do controle glicêmico, 147
    perspectivas, 158
    prevenção e controle de fatores de risco cardiovasculares, 151
Olhos
    com descolamento de vítreo posterior
        completo, 429
        incompleto, 429
    sem separação do vítreo posterior, 431
Omentina, 102
Opacidade cristaliniana, 433
Opacificação de cristalino, 434
Órgãos envolvidos no desenvolvimento de DM2, 98
    cérebro, 103
    fígado, 98
    musculatura esquelética, 98
    pâncreas, 102
    rim, 103
    tecido adiposo, 99
Orlistate, 692
Osteomielite, 481
Otite externa maligna, 120, 657
Óxido nítrico, 374

P
Pacientes internados, controle glicêmico em, 146
PAI-1, 102
Pancreatite aguda, 282
Parestesias, 109
Pé diabético
    avaliação de osteomielite, 481
    avaliação dos, 185
    classificação da úlcera, 469
    controle da infecção, 478
    critérios para internação hospitalar, 480
    cuidados locais, 471
    desbridamento, 475
    duração da antibioticoterapia, 480
    escolha do antibiótico, 479
    etiopatogenia, 462
    exame do pé, 464
    identificação do pé de risco, 463
    manejo do pé em risco, 466
    medidas de alívio na pressão sobre a úlcera, 474
    terapia, 476
        anticorpo anti-TNF-α, 478
        enxertos de pele sintéticos, 476
        éster do ácido hialurônico, 477
        fatores de crescimento, 477
        fechamento da úlcera a vácuo, 476
        larvas de moscas, 476
        terapia com oxigênio hiperbárico, 476
    tratamento, 470
Pendra, 137
Periodização do plano alimentar, 183

Periodontite, 659
Pesquisa de diabetes *mellitus* em indivíduos assintomáticos, 45
Pielonefrite gangrenosa (enfisematosa), 652
Pioglitazona, 2, 609, 677
Plano alimentar, 194
    avaliação nutricional do diabetes, 195
    prescrição nutricional nas doenças associadas, 210
    prescrição nutricional no diabetes durante a gestação, 213
    prescrição nutricional no diabetes, 195
Plano de exercícios físicos, 217, 223
    ação do exercício físico no metabolismo glicídico, 219
    atividade física, exercício e esporte, 222
    avaliação médica pré-exercício no diabetes *mellitus*, 221
    particularidades do exercício no paciente com diabetes *mellitus*, 225
    recomendações especiais, 230
Plano educativo, 163
    abordagem da equipe multidisciplinar, 169
    educadores, 165
    estratégia para manutenção do processo educativo, 168
    expectativas de programa de educação e atenção ao diabético, 167
    requisitos básicos para ser integrante da equipe de educação, 167
    tipos de abordagem educativa, 171
Policitemia, 597
Polidipsia, 108
Polifagia, 108
Polineuropatia simétrica distal, 114
Polióis, 351
Poliúria, 107
Porfiria cutânea tardia, 122
Pré-diabetes, 43
    câncer, 687
    como fase pré-clínica, 695
    complicações crônicas microvasculares, 686, 687
    definição e prevalência, 684
    prevenção do diabetes *mellitus* tipo 2, 688
        modificação do estilo de vida, 688
        tratamento farmacológico, 689
    recomendações para abordagem, 695
    risco cardiovascular, 686, 687
Preparo cirúrgico e para exames, 301
    abordagem do controle glicêmico no período perioperatório, 305
    alvo glicêmico, 304
    avaliação pré-operatória, 301
    cirurgias de grande porte, 310
    cirurgias de pequeno e médio portes, 306
    efeito da cirurgia no controle glicêmico, 303
    objetivos gerais do controle glicêmico, 304
    preparo de pacientes para a realização de exames complementares, 311
Pressão
    arterial, 151
    intraocular, 434

Prevenção
  e controle de fatores de risco cardiovasculares, 151
  e tratamento de hiperglicemia, 184
  e tratamento de hipoglicemia, 184
Pró-renina, 390
Produção
  hepática de apoproteínas, 503
  intracelular de produtos finais de glicação
    avançada, 354
Produtos dietéticos, 206
Proliferação
  fibrovascular na hialoide anterior, 435
  vitreomacular grave, 426
Proteína(s)
  de transferência de ésteres de colesterol, 502
  quinase C, 354
  séricas glicadas (frutosamina), 134
Proteoglicanos, 391

Q
Quadro clínico do diabetes *mellitus*, 107
  déficit na ação da insulina, 107
  doença periodontal diabética, 118
  manifestações clínicas
    associadas à síndrome de resistência à insulina,
      110
    cognitivas do diabetes, 123
    cutâneas do diabetes, 118
    da macroangiopatia diabética, 117
    decorrentes da nefropatia diabética, 117
    decorrentes das complicações agudas do
      diabetes *mellitus*, 111
    decorrentes das complicações crônicas do
      diabetes *mellitus*, 113
    decorrentes de insulinopenia, 107
    decorrentes de neuropatia diabética, 114
  mastopatia diabética, 118

R
Radiculopatia truncal, 114
Rash cutâneo, 265
Rbp-4 (proteína ligadora do retinol-4), 100
Repaglinida, 2
Resistência
  à ação da insulina, 19, 89
    e disfunção endotelial, 369, 379
      ação da insulina no endotélio vascular,
        373
      fisiologia do endotélio, 370
  do tipo A, 25
Resistina, 100
Retenção hídrica, 265
Retina, 414
Retinectomia relaxante, 431
Retinopatia diabética, 414
  classificação da, 418
  epidemiologia da, 416
  equipamentos cirúrgicos utilizados, 428
  exercício e, 228
  história natural da, 416
  humor vítreo, 414

  intercorrências, 433
  retina, 414
  tecido coroidiano posterior, 414
  técnica cirúrgica, 428
  tratamento da, 420
Rinite, 268
Risco de fraturas, 275
Ritonavir, 27
Rosiglitazona, 609
Rotulagem *diet, light* ou "zero", 207
Roturas retinianas, 434
Rubeose, 123
Rubeosis e glaucoma neovascular, 435

S
Saúde pública e diabetes *mellitus* (DM), 48
  carga do diabetes para a, 60
  doenças associadas ao diabetes e suas
    complicações, 59
  envelhecimento, 49
  história natural, 48
  hospitalizações, 59
  morbidade, 50
  mortalidade, 56
Saxagliptina, 2
Secretagogos da insulina, 693
Sensor de glicose, 235
Sensores contínuos de glicose, 134
Sequestradores de ácidos biliares, 512
Síndrome(s)
  da mão rígida diabética, 121
  de Barraquer-Simons, 27
  de Berardinelli, 26, 28
  de cistos renais, 24
  de Cushing, 27
  de Dunnigan, 26, 27
  de Koeberling, 26
  de Lawrence, 26
  de Rabson-Mendenhall, 25
  de Roger, 25
  de Turner, 30
  de Wolfram, 24, 30
  genéticas ocasionalmente relacionadas com o
    diabetes, 30
  Immune Dysregulation, Polyendocrinopathy,
    Enteropathy, X-Linked (IPEX), 13
  IPEX, 14
  poliglandular autoimune do tipo 1 (SPA-1), 13
Sirolimo, 643
Sistemas de monitoração de glicose contínuos
  (CGM), 135
Sitagliptina, 2
Sprint, 234
Sulfonilureias, 609
Suplementação de carboidratos na atividade física,
  207

T
Tabagismo, 153
  interrupção do, 449
Tamponamento pós-operatório, 432

Tecido coroidiano posterior, 414
Terapia antirretroviral combinada de alta potência (TARV), 664, 675
  importância da TARV na diabetogênese e na mortalidade, 669
Terapia com oxigênio hiperbárico, 476
Teste oral de tolerância à glicose, 38
Testes sanguíneos, 127
Testes urinários, 126
Tiazolidinedionas, 2, 609, 690
Tipo de exercício, 223
TNF-α, 100
Tolazamida, 2
Tolbutamida, 2
Tolerância à glicose diminuída, 49
Tontura, 268
Transmissão do sinal da insulina, 89
Transplante
  de células-tronco, 639
  de ilhotas pancreáticas, 639
  de pâncreas no tratamento do diabetes *mellitus*
    contraindicações, 636
    efeitos adversos, 638
    indicações, 635
    técnica de realização, 636
  do diabetes tipo 2, 5
Tratamento medicamentoso do diabetes *mellitus*
  insulinas, 238
    análogos de insulina de ação prolongada, 247
      glargina, 247
      detemir, 248
    análogos de insulina de ação ultrarrápida, 244
      asparte, 245
      glulisina, 246
      lispro, 244
    bifásicas, 249
    complicações do uso de, 256
    esquema de insulina, como intensificar o, 255
    esquemas de insulina no DM1, 251
    esquemas de insulina no DM2, 254
    histórico, 238
    insulinoterapia no DM2, 254
    Neutral Protamine Hagedorn (NPH), 243
    regular, 242
    técnicas de utilização de, 250
    terapia com sistema de infusão contínua de insulina, 256
    tipos de, 241
    uso terapêutico, 240
  medicamentos antidiabéticos
    agentes incretinomiméticos, 278
      agonistas do receptor de GLP-1, 280
      inibidores da DPP-4, 283
    drogas que atuam na resistência insulínica, 268
      biguanidas, 268
      tiazolidinedionas, 272
    drogas que diminuem a absorção de glicose, 276
    inibidor de SGLT-2, 284

recomendações para uso de drogas antidiabéticas em monoterapia e em associação, 286
  secretagogos de insulina, 263
    derivados da metiglitinida e da fenilalanina, 266
    sulfonilureias, 263
  terapias baseadas em amilina, 285
Tratamento não medicamentoso do diabetes *mellitus*
  plano alimentar, 194
    avaliação nutricional do diabetes, 195
    prescrição nutricional nas doenças associadas, 210
    prescrição nutricional no diabetes, 195
    prescrição nutricional no diabetes durante a gestação, 213
  plano de exercícios físicos, 217, 223
    ação do exercício físico no metabolismo glicídico, 219
    atividade física, exercício e esporte, 222
    avaliação médica pré-exercício no diabetes *mellitus*, 221
    particularidades do exercício no paciente com diabetes *mellitus*, 225
    recomendações especiais, 230
  plano educativo, 163
    abordagem da equipe multidisciplinar, 169
    educadores, 165
    estratégia para manutenção do processo educativo, 168
    expectativas de programa de educação e atenção ao diabético, 167
    requisitos básicos para ser integrante da equipe de educação, 167
    tipos de abordagem educativa, 171
Troca fluido-ar, 432

U
Úlceras diabéticas, 120

V
Variabilidade glicêmica, 150
Vasculopatia
  diabética, 416
  periférica no paciente diabético, 453
Via dos polióis, 351
Vildagliptina, 2
Vírus da hepatite C, 642
Visfatina, 100
Vitiligo, 123
Vitrectomia
  membranectomia, 429
  via *pars plana* precoce, 422

X
Xantocromia, 121
Xantomas, 121

Z
Zidovudina, 27